临床工程学

主　编　赵国光　严汉民

科学出版社

北　京

内 容 简 介

全书共分三篇二十四章。首先阐述了临床工程学学科内涵、学科建设必要性和内容及国外临床工程发展的现状，然后按照技术篇、管理篇和质量控制篇的顺序进行介绍。技术篇介绍了临床最重要的几种医疗设备，包括核医学分子影像学设备、放射治疗装备、CT、磁共振、超声诊断仪、临床检验设备、神经电生理设备的原理及其前沿应用技术，以及临床工程与信息技术融合的有关知识。管理篇包含医疗设备临床使用管理、购置管理和卫生经济管理。质量控制篇的内容涉及生命支持设备、医学影像设备及核医学设备的质控检测技术与方法。

本书内容丰富、新颖并具有前瞻性，可供高等院校生物医学工程专业的本科生、研究生作为教材选用；也可供医院临床工程部门的工程技术人员和管理人员作为继续教育培训教材使用；同时，也可作为医疗器械相关企业技术、管理人员的参考资料。

图书在版编目（CIP）数据

临床工程学 / 赵国光，严汉民主编 . —北京：科学出版社，2019.7
ISBN 978-7-03-061796-5

Ⅰ.①临… Ⅱ.①赵… ②严… Ⅲ.①临床工程学 – 高等学校 – 教材Ⅳ.① R4

中国版本图书馆 CIP 数据核字（2019）第 131826 号

责任编辑：戚东桂 / 责任校对：张小霞
责任印制：赵　博 / 封面设计：龙　岩

科 学 出 版 社
北京东黄城根北街 16 号
邮政编码：100717
http://www.sciencep.com

三河市春园印刷有限公司 印刷
科学出版社发行　各地新华书店经销

*

2019 年 7 月第 一 版　开本：889×1194　1/16
2019 年 7 月第一次印刷　印张：40 1/2
字数：1 118 000
定价：268.00 元
（如有印装质量问题，我社负责调换）

《临床工程学》编写人员

主　　编　赵国光　严汉民

副 主 编　白　玫　邱　杰　吴　航　费晓璐

编　　委　（排名不分先后）

赵国光　教授　首都医科大学宣武医院

严汉民　教授　首都医科大学宣武医院

白　玫　教授　首都医科大学宣武医院

邱　杰　研究员　北京协和医院

吴　航　主任医师　首都医科大学宣武医院

费晓璐　教授级高级工程师　首都医科大学宣武医院

董　硕　高级工程师　首都医科大学宣武医院

苏立楠　高级工程师　北京清华长庚医院

赵　蕾　高级工程师　首都医科大学附属北京佑安医院

王建国　高级工程师　首都医科大学附属北京胸科医院

柳　渊　高级工程师　首都医科大学宣武医院

张　淳　高级工程师　首都医科大学附属北京地坛医院

荣　瑶　工程师　首都医科大学宣武医院

李　东　工程师　首都医科大学宣武医院

刘　峡　工程师　北京协和医院

吴　萍　工程师　首都医科大学宣武医院

参编人员　（排名不分先后）

郑吉锋　黄　岗　侯艺威　乔　磊　李　音
崔笑颜　张文龙　蔡津京　廖　鑫　吴天棋
王晓龙　谢　峰　田德峰　庄静文　黄　跃
魏　岚

主编简介

赵国光　医学博士，主任医师，教授，博士研究生导师，北京市突出贡献专家。现任首都医科大学宣武医院院长，国家老年疾病临床医学研究中心主任，北京市老年病医疗研究中心主任，首都医科大学第一临床医学院院长。

社会任职：国家卫生健康委员会脑损伤质控评价中心执行主任、国家卫生健康委员会脑卒中防治专家委员会医院管理专业委员会主任委员、中华预防医学会健康促进与教育分会主任委员、中国人体器官捐献与移植委员会委员、中国医师协会神经外科医师分会副会长、北京市脑重大疾病研究院癫痫研究所首席研究员、北京市西城区政协委员。

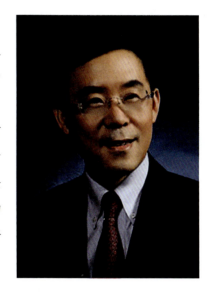

严汉民　教授级高级工程师、教授、硕士研究生导师，首都医科大学临床工程学系主任，首都医科大学宣武医院医学工程处原主任。

现担任中国医学装备协会常务理事，中国医学装备协会临床工程学分会主任委员，《中国医学装备》副主任编委，全国医学计量技术委员会委员。

在核心期刊上发表论文40余篇，主编著作1部，参编著作2部，参与国家重点科研项目4项、市级科研项目2项。

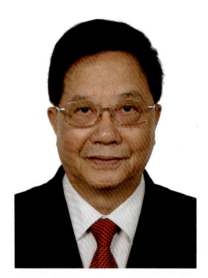

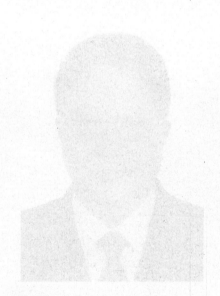

临床工程学是运用现代工程学和管理学的技术与方法，以医院中临床使用的医学装备为服务和研究对象，解决与诊疗有关的医学装备技术管理、技术保障、技术创新和质量安全等方面的问题，与临床共同开展应用研究的交叉学科。

随着现代科技的进步和发展，大量高、精、尖医学装备应用于临床，极大地促进了临床工程部门的建设和发展，尤其是近年来，随着大数据、云计算和移动互联网技术的高速发展，智能医疗和智能医学装备已经成为驱动医疗技术跨越式发展的新引擎。面对这样的发展新态势，临床工程部门应抓住机遇，迎接挑战，主动求变应变。在实践中不断学习新知识、新技术；努力适应智能化条件下临床工程面临的新业态、新模式和新需求。

临床工程部门在医院中最基本的任务：对医院的医学装备进行全生命周期的科学管理；保障医学装备临床使用的有效性、安全性和可靠性；医学装备的风险防控和质量保证；医学装备临床使用的性能评价、绩效评价和成本管理；采用工程和医学相结合的手段努力推动医疗卫生技术的创新发展。

临床工程学科形成、创建于美国，自20世纪70年代初开始，美国各医院相继成立临床工程部门，并逐步建立了临床工程师国家考试与资格认证制度。目前，美国各大医院，尤其是大学教学医院的临床工程部门，其工程技术能力和学术影响力已处于很高的水平，他们能够研发先进的医疗器械和应用软件，对临床医疗技术的发展起到了重要的推动作用。我国医院的临床工程部门起步比较晚，发展也很不平衡，在功能定位、职业资格认证、人才培养、学科体系建设方面还缺乏明晰的规范和标准。正因为如此，我国临床工程学科的发展滞后于西方发达国家。

临床工程要取得跨越式的发展，最重要的是人才的培养。俗话说，打铁还得自身硬，只有具备了一支过硬的专业队伍，学科建设才能够扎实推进。有鉴于此，我们组织编写了《临床工程学》一书，全书共分三篇二十四章。首先阐述了临床工程学学科内涵、学科建设必要性和内容及国外临床工程发展的现状，然后按照技术篇、管理篇和质量控制篇的顺序进行介绍。技术篇介绍了临床最重要的几种医疗设备，包括核医学分子影像学设备、放射治疗设备、CT、磁共振、超声诊断仪、临床检验设备、神经电生理设备及其技术，同时还介绍了临床工程与信息技术融合的有关知识。管理篇包含医学装备临床使用管理、医学装备购置管理和卫生经济管理。质量控制篇的内容包括生命支持设备质控检测技术与方法、医学影像设备质控检测技术与方法及核医学设备质控检测技术与方法。参加本书编著的作者大都是临床工程学界资深的技术专家和管理专家。本书内容丰富、新颖并具有前瞻性，可供高等院校生物医学工程专业的本科生、研究生作为教材选用；也可供医院临床工程部门的工程技术人员和管理人员作为继续教育培训教材使用；同时，也可作为医疗器械相关企业技术、管理人员的参考资料。

相信本书对临床工程学科的建设和发展，将起到一定的推动作用。

编　者

2018 年 10 月

目　录

管　理　篇

质量控制篇

第一章

临床工程学概论

第一节　临床工程

临床工程是临床诊疗环境下的生物医学工程应用学科。它以临床为依托，又反过来服务于临床。临床工程是运用现代工程学和管理学的方法与技术，以医院中临床使用的医学装备为服务和研究对象，解决与诊疗有关的医学装备技术管理、技术保障、技术创新和质量安全等方面的问题，是与临床共同进行应用研究的交叉学科。

临床工程是生物医学工程的重要组成部分。它的核心目标：遵循生物医学工程的基本原理和技术，保障临床医学装备使用安全、可靠和有效；推动医疗质量的改善和提高；通过工程和医学的有机结合，达到医疗卫生技术的改进和创新。它的核心功能：技术保障、技术管理和技术创新，应用质量和风险管理，技术评估和评价，教育培训等。

临床工程形成、创建于美国。20世纪70年代初，生物医学工程学领域科学技术高速发展，促进了医学装备产业进步。新颖的医疗仪器设备和医用材料源源不断地进入医院，大大推动了医疗卫生技术的现代化。与此同时，医学装备的技术保障、安全保障和使用质量保障等问题被提到了议事日程。由此，生物医学工程的一个分支——临床工程逐步形成。实际上，临床工程是生物医学工程在自身发展和延伸过程中派生出来的，它的出现进一步丰富了生物医学工程学科的内涵。自20世纪70年代初，美国各医院相继成立临床工程部门并建立临床工程师国家资格考试与资格认证制度。目前，美国各大医院，尤其是大学教学医院的临床工程部门，学术水平和技术创新能力已处于很高的水平，他们能够按照临床需求研发先进的医疗器械和应用软件，对临床医疗技术的发展起到了重要的推动作用。我国的临床工程部门起步比较晚，发展也很不平衡，在功能定位、职业资格认证、人才培养、学科体系建设方面还缺乏明晰的规范和标准。正因为如此，我国临床工程技术的发展滞后于西方发达国家。

要实现临床工程从弱到强、从裹足不前到跨越式发展，应从以下几个方面努力：第一，尽快从"职能工作"模式转变为"学科建设"模式，努力以学科建设理念指导职能工作。第二，切实遵循"医工结合，学科融合"的方针来发展临床工程学科，把临床"需求"作为创新发展的原动力。第三，加速临床工程优秀人才的培养，高校要采用"有宽度、有高度、有创造性、有适应性"的人才培养模式，努力培养适合临床工程学科发展需要的复合型、综合素质人才；继续教育是培养人才的重要手段，要重效果，同时应注意先进性、针对性和实用性，重视从业人员创造力的开发和创造性思维的培养。第四，积极推动临床工程师职业资格认证体系的建立，实现临床工程师的职业化。第五，加强国内外学术交流，逐步与国际接轨。

临床工程作为生物医学工程的重要分支，与生物医学工程的核心目标虽然不尽相同，但是其专业理论和知识体系主要来源于生物医学工程。

第二节　生物医学工程

生物医学工程是一个多学科交叉融合的知识领域。该学科的形成、发展和日臻成熟归结于两方面的原因：其一，生物医学自身发展的强烈要求，尤其是对生命奥秘的探索和对人类健康的追求；其二，自然科学和工程科学的高速发展，并不断向生物医学领域渗透。在二者的共同驱动下，催生出生物医学工程学科。

生物医学工程学融物理学、化学、光学、机械学、声学、磁学、电子学、计算机科学、人工智能等，以及生物学、医学领域各基础学科的理论和方法为一体，相互交叉、相互渗透、相互联系。由此，发展成了一门新兴的、现代化的工程技术类学科——生物医学工程学科。它的显著特点是将工程科学与生命科学的原理与方法相结合，在生命体的多个层面对生命体的现象与运动规律进行定量研究，并发展相应的医疗技术及仪器设备系统，应用于诊疗、康复、保健，维持和促进人类健康。生物医学工程涵盖生物材料与人工器官，生物力学，生物系统的建模、仿真及控制，生物医学信号检测及处理技术，医学成像及图像处理，物理因子的生物学效应，治疗与康复工程，生物医学电磁学，生物系统的质量、能量及信息传递等。

生物医学工程作为 21 世纪的高新技术产业，对社会经济的发展和人类福祉的提高都有重要意义。

第三节　临床工程学学科

一、临床工程学学科的定义及其本质属性特征

学科的形成一般要经由以下这样一个过程：通过实践产生经验，经验积累和总结形成认识，认识通过去伪存真、去粗存精的筛选、归纳和抽象后上升为知识，知识在实践中应用并不断得到验证后逐步上升到科学层面，形成知识体系。这样，一个相对独立的知识体系就构成了一个学科。应该说任何一个学科所包含的知识体系都是处在不断发展、提高和演进中的。

临床工程学经过半个世纪的发展逐步形成一个相对独立的知识体系，这就是我们所说的临床工程学学科，它是由生物医学工程学学科派生而来，属于生物医学工程学的一个分支。临床工程学学科到目前为止还没有形成一个完全独立的理论体系，它所使用的许多概念、原理、规律等都还属于生物医学工程学的理论体系范畴，如生物医学电子学理论、生物医学测量与控制学理论，生物系统的建模、仿真与控制理论，医学成像及图像处理理论，生物医学电磁学理论，物理因子的生物学效应理论等，所以人们常常把临床工程学学科称作临床诊疗环境下的生物医学工程学学科。国家标准之所以把它列为一个独立的学科，主要是因为临床工程的研究对象或研究领域是独特的、不可代替的。临床工程所研究的对象是临床使用的医学装备，包括装备的使用环境、装备操作人员及其服务对象——患者所组成的一个体系。该学科的研究目的和目标：第一，确保医学装备临床使用的安全性、有效性、可靠性和适宜性，并不断探索和研究各种影响因素，创新保障手段和方法，逐步形成具有规律性的、有一定影响力的技术、知识甚至理论；第二，采用工程和医学相结合的手段，对使用中的医学装备进行技术、质量、效能和适宜性的临床验证和临床评价，形成在用医学装备更新、改进和不断完善的意见方案，并主动参与跨行业、跨学科、协同创新研究，促进临床需求向技术产品转化，形成创新与应用之间的良性循环；第三，根据临床医学个性化需求，运用工程技术手段开展医学装备临床应用技术的创新研究，推动临床医学学科的持续进步和发展。

临床工程学依托于临床，以医学装备临床应用研究为主要工作内容，力求使工程学和医学紧密结合和深度融合；保障和促进医学装备所提供的技术在临床医学创新发展中发挥更大的作用。这就是临床工程学学科所具备的客观的、本质的属性特征。

学科是与知识相联系的一个学术概念。学科发展的目标是知识的发现和创新。学科以知识形态的成果服务于社会，一般称为科研成果。由此可见，学科与"职能工作"（或具体的"业务体系"）是完全不同的两个概念。

二、临床工程学学科建设与临床工程职能工作的关系

临床工程学学科建设的目标在于相关知识的

发现和技术的创新，并由此驱动临床医学的创新发展，而临床工程职能工作的目标则是保障医院的医教研工作正常有序的开展。这二者的目标虽然不相同，但却是相互依存和相互促进的关系。如果没有临床工程职能工作的开展，则临床工程学学科建设就只能是"空中楼阁"，没有基础。就像临床医学学科一样，如果没有日常的临床工作，如门急诊、病房查房、手术、护理等，那临床医学学科就不可能存在。同样，无论是临床工程还是临床医学，如果不进行学科建设和学科管理，那就不可能有创新，或者说不可能有学术影响力，只能亦步亦趋地跟在别人后面、墨守成规地去做那些日常的业务性工作。目前国内医院临床工程日常的职能工作一般包含如下几部分：第一，工程技术管理，包括产品购置中的论证、选型和相关的采购商务活动，设备的安装、调试、验收，预防性维修和故障性维修等。第二，质量控制和质量保证，通过建立完整可靠的质量管理体系，保证医学装备在全生命周期中质量符合既定目标。第三，风险评估与管理，从设备的类型、临床用途及和患者相互作用关系、使用环境、使用频度等方面识别医疗环境下医疗设备的不安全因素并对其进行量化分析，然后针对不同的风险等级实施相应的风险控制和质量管理。第四，继续教育与专业培训，为了更好地完成职能工作，应不断地接受培训和继续教育。对于以上这些职能工作，绝大部分医院都是以完成工作计划和任务为目标，按照相关的规程、制度、标准、方法、方案而管理和执行。这些计划和任务基本属于"业务体系"范畴的工作，其特征表现为"事务性""重复性"和"熟练工种"式的劳动和作业，虽然这些工作中也包含一些技术性成分，如医疗设备的故障维修、质量控制和风险防控等。但其大都是成熟技术的再应用，缺乏创新性。而对于技术含量较高的工作，如复杂医学装备的维修就难以胜任了。

应该说，临床工程职能工作对于支撑医院日常工作的正常运转，保障医学装备在临床使用的安全性、有效性和可靠性方面起到了举足轻重的作用。但是其由于缺乏创新能力和学术影响力，而对临床医学在学科发展中需要较高层次的技术支持时，显得无能为力，难以满足。这就造成当

下各医院临床工程部门学术地位低下，有的医院甚至把相应的工作外包给社会第三方。要扭转这种被动局面，唯一的途径就是加强临床工程的学科建设，以"学科"理念引领日常的职能工作。

为什么说学科建设是临床工程健康发展的唯一途径呢？这是因为只有进行学科建设，才能从根本上提升自身的学术水平，提高解决临床实际问题的技术能力和管理能力。近年来，随着科技的进步和发展，各级医院尤其是三级以上的医院以提高临床诊疗水平为目的，以自主创新为动力，持续推进临床医学学科迅猛发展。在这种背景下，迫切需要临床工程技术人员的支持和配合。然而因为"自身不硬"，所以临床工程学学科很难担当起"打铁"的重任。换言之，临床医学已不满足于临床工程学学科目前所做的职能工作，它们需要临床工程学学科人员做学术水平和技术含量更高的工作来支撑临床医学学科的发展。

以创新引领临床工程学学科发展，以"学科"理念指导职能工作开展，是促进临床工程从弱到强，从裹足不前到跨越式发展的正确选择。

如何以"学科"理念指导职能工作的开展？归纳起来应能做到如下几点：

第一，对待工作不能只满足"熟练工种"模式，切忌不动脑、不上心，片面追求完成任务的态度。要用科学的思维方法，制定严密的工作计划，让工作完成得更有创意，效果更好，在同行里出类拔萃并具有一定的指导意义和推广价值。

第二，切忌成为一个忙忙碌碌的事务主义者，要善于思考和探索，凡事多问几个为什么，培养自己敏锐的洞察能力和分析问题、解决问题的能力。

第三，在工作中不墨守成规，要有创新观念和开拓意识，善于总结经验、发现规律，力求使工作具有一定的学术意义和较大的影响力。

一般来说，学科建设做得好的单位其职能工作一定是非常出色的，不管是管理工作、技术工作，抑或是人才培养。这是学科影响力的多元表现。同样，高水平、高质量、创新型的职能工作会使"学科"基石更加坚实，发展后劲更足。其实，很多研究课题和创新成果都来源于职能工作，或是从职能工作中"发掘"出来的，研究课题越多就预

示着成果越丰富，学科影响力也就会更大。

下面举一些临床工程职能工作的实例，进一步阐明如何以"学科"理念来指导职能工作的开展。

（一）输液泵和注射泵的质量控制工作

医学装备质量控制是临床工程工作中的一项很重要的任务，定期对在用医学装备进行性能指标检测又是质量控制工作中的重要环节。输液泵和注射泵（以下简称输注设备）属生命支持设备，其临床使用质量情况与患者生命安全息息相关。

目前，国内各大医院中，定期对输注设备进行检测已逐步成为一项常规工作，这对保障输注设备的安全性、有效性、可靠性起到十分重要的作用。然而对待这样一项工作，绝大多数的医院只是把它作为一种事务性的工作来对待：用相关的检测仪器对在用输注设备逐一进行检测，检测合格的设备送回临床继续使用，有问题的设备送去维修，仅此而已。

然而，也有少数医院的做法与上述情况不一样，他们也是每年定期对输注设备逐台进行检测，这一点是一致的，但下面这两点是与众不同的。

1. 检测完成后，对所测的数据进行整理、归纳、分析，然后给出一份图文并茂的检测报告，让人很直观地看到本年度全院输液泵和注射泵的质量情况，包括合格台数、不合格台数、不合格原因、合格率、优良率、每台设备一定时间内指标偏差分析、趋势分析、可靠性分析及稳定性分析等。这样一份检测报告为医院进一步制定质量控制计划及针对相关型号的输注设备进行技术评价提供了可靠的依据。

2. 除完成上述第 1 项工作外，其还进行更深入的研究，探索输注设备临床使用质量的影响因素有哪些，或除输注设备本身的质量外，还有哪些因素影响了临床药物输注的准确性和稳定性。通过反复调研，他们认识到，药物的输注过程并非只是简单地提供一台输注设备，而是一个由输注设备、输注管路、输注药物、环境条件、操作人员、患者等多个环节组成的系统，系统中任一环节的细微改变都可能影响临床使用质量。

有鉴于此，这些医院的临床工程技术人员通过查阅文献，理论分析和大量、反复的模拟试验，基本弄清楚了影响临床药物输注质量的主要因素，具体如下。

（1）不同品牌的输注管路在性能指标上存在较大差异，这会对输注设备的临床应用质量尤其是准确度造成显著影响。只有按照厂商技术要求规范使用，才能消除这方面的影响。

（2）输注设备对其运转中的垂直位移会产生性能指标的影响。相比之下，注射泵比输液泵产生的影响更大，垂直移动会使注射泵流量产生大幅度的波动，且设定流速越低受到的影响越剧烈。

（3）输出端压力的改变对输液泵和注射泵的输送流量在统计学上都有显著影响。例如，患者在进行输注治疗时体位的较大改变会引起血压的波动进而导致输注设备流量的波动；输注心血管扩张类药物时，要密切关注血压波动，适时调整输注液流量，并尽量使用小容量注射器。

（4）输注药物黏稠度太高会对流量的准确性产生影响，所以临床在输注这类药物时应优先考虑选择专用输注设备，如胰岛素泵、营养泵、镇痛泵、局部麻醉泵等。

（5）所有品牌的输注设备都不可避免地存在启动延迟问题，启动延迟的存在会影响流量的精度，同时会存在安全方面的隐患。解决措施：使用快推功能缩短启动延时，或设定较高的流速和采用较小容量的注射器，可降低系统的压缩性，有效减少启动延时。

（6）气压的改变，尤其剧烈改变会显著影响输注质量。

（7）不同品牌的输注设备，其临床使用质量有较大差异，临床选择品牌时应广泛调研和论证。

以上是在输注设备日常质量控制检测工作中出现的两种不同的做法。第一种做法是当前的"主流"做法，即把这项工作作为事务性的"工作任务"。虽然在客观上也做了输注设备的质量控制工作，但做得很不全面，且缺乏创造性，总体上没有达到临床的目标要求。第二种做法则表现出科学态度、勇于探索和追求卓越的精神。这是一种真正做质量控制的态度和方法，唯有这样才能切实保障医疗器械临床使用的安全性、有效性和可靠性。这种做法体现了学科的理念和一定的学术精神。

（二）计算机断层成像的风险防控和质量控制

X射线计算机断层成像（CT）是临床最重要的影像设备之一，它扫描速度快、影像质量好，在各级医院的装机量越来越大。对于CT机来说，辐射剂量和图像质量一直是人们最关注的问题。如何在保证影像诊断质量的同时，最大限度降低辐射剂量是影像部门和临床工程部门对CT设备实施风险防控和质量控制的主要目标。目前的主要做法：第一，定期巡查，观察机器是否正常工作；第二，及时发现错误代码和报警信息；第三，定期用体模检测空间分辨率（仅检测单层）；第四，用剂量模块和电离室检测CT剂量。事实上，目前大部分医院的CT机都是由生产（销售）企业承担售后服务业务，因此以上大部分工作都由厂家工程师来完成。总体来说，国内临床工程部门在大型医疗设备的风险管理、质量控制和技术保障方面还显得十分薄弱。以上四项是CT机技术管理方面最基本的职能工作，完成这些工作对于保障CT设备的使用安全和有效是有一定意义的。但是与临床实际要求还有不小的距离。

下面我们来看几个临床工程学科基础比较好的医院是如何进行CT的风险管理和质量控制的。这几个单位除了完成上面提到的四项工作外，他们紧紧围绕"安全、有效"这个核心问题做了一些更加深入、更加有意义的探索工作，概括起来有以下几点。

1. 对多排螺旋CT空间分辨率的评价　由于目前CT机全部采用多排探测器，在进行CT的性能评价时，需要同时检测各层图像的一致性，才能确保图像的质量，而一些用于单层检测的体模已无法完成多层图像性能一致性的评价。有鉴于此，他们采用点扩散函数的方法对多层螺旋CT各层图像重建系统的调制传递函数（modulation transfer function，MTF）进行检测和比较，用以检测螺旋CT各层成像系统空间分辨率（spatial resolution）。为此，他们开发设计了检测系统调制传递函数的软件，直接读取DICOM图像文件，操作简单方便，可移植性强且易于功能扩展。其为全面准确评价多排螺旋CT空间分辨率提供了可靠依据。

2. 对自动曝光技术的评价　现代CT的设计概念是，在不影响诊断的情况下，尽量降低剂量。为此各主要生产厂家都采用了自动曝光技术。自动曝光技术是根据人体被扫描部位的大小、结构和对射线的衰减特性，自动调整管电流，从而达到降低剂量和保证图像质量的目的。但目前还没有对其进行检测和质量控制的标准，生产厂家也没有相应技术指标。针对这个问题，相关医院临床工程部门本着对患者高度负责的态度，围绕CT自动曝光技术临床使用中的"剂量"问题和"图像质量"问题做了有益的探索和研究。第一，模拟人体各主要部位设计和制作了用于CT自动曝光性能检测的多个体模；第二，提出利用减影图像测量系统伪影的客观方法，并对自动曝光下图像质量进行了检测；第三，定量分析了自动曝光对剂量和图像质量的影响程度，为临床应用提供了参考数据，并可为制定自动曝光性能的检测标准提供参考。

他们对国际上主要品牌多排螺旋CT的研究结果表明，多层螺旋CT采用自动曝光模式时，其剂量降低的幅度依赖人体大小、结构和衰减程度。用成人扫描方案时，对体重轻的儿童，其同样具有良好的剂量调控能力，该技术在降低剂量的同时可保证图像质量。

该项研究结果还提示，采用自动曝光模式时，如果人体远离扫描视野中心，则对图像质量和曝光剂量有着重要影响。

这是一项学术性较强的工作，与那些采用现成方法、以"事务性工作"为内容的质量控制工作相比，在工作效果、临床满意度及技术含量、学术影响力等方面都是不可同日而语的。

3. 对CT辐射剂量表征量的修正　目前获得公认的CT辐射剂量表征量（CTDI$_{100}$，CT剂量指数100）是20世纪80年代由多家国际权威组织定义并采用的。这一概念定义了CT的剂量指数为沿Z轴 $-50 \sim +50$mm长度上的剂量积分，如式（1-1）所示。

$$CTDI_{100} = \int_{-50mm}^{+50mm} \frac{D_{(Z)}}{N_X T} dZ \qquad （1-1）$$

其中，$D_{(Z)}$ 为沿Z轴剂量分布，N 为扫描层数，T 为层厚。三十多年来，随着CT技术的不断发展，螺旋CT的探测器排数迅速增加，致使射线宽度不断增大。对于目前大多数型号的CT来说，其射线宽度通常远远超过了剂量曲线 100mm 的积分长度。因此在使用 100mm 笔形电离室测量 CTDI 值时，$CTDI_{100}$ 只能涵盖部分主射线和很少一部分散射射线，也就是说，此时 $CTDI_{100}$ 是不准确的，由它测出的剂量比受检者实际接受的剂量要低。有鉴于此，相关医院的临床工程技术人员本着以患者为中心的理念和责任感，以探索患者在进行多排螺旋 CT 检查时所致的更为接近真实情况的辐射剂量为临床研究的突破口。他们以科学客观的实验数据为依据，经过对多种型号 CT 机的实验检测，得出了自己的研究结论：第一，随着探测器排数的增加，射线束宽度随之增宽，$CTDI_{100}$ 所能涵盖的射线量占实际总射线量的比例越来越小，而 $CTDI_{100}$ 与 $CTDI_\infty$ 之间存在的差异越来越大。也就是说目前常用的 CT 辐射剂量表征量 $CTDI_{100}$ 与实际的 CT 辐射剂量表征量之间已经出现较为明显的差异。第二，由于患者做一次 CT 检查的辐射剂量是以 $CTDI_{100}$ 值为基础计算出来的，因此，CT 显示屏上显示的患者所接受的辐射值比实际值低。第三，通过实验研究得到目前常用的 CT 辐射剂量表征量 $CTDI_{100}$ 与 CT 辐射剂量表征量准确值之间的校正参数。也就是说医务人员只要使用 CT 机上显示的辐射剂量表征量乘以校正参数就可以很简单地得到较为准确的 CT 所致受检者辐射剂量表征量。第四，改变沿 Z 轴的剂量曲线积分长度，将积分长度延长到一适当值时，对于大多数型号的 CT 机其 CTDI 值与实际的 CT 辐射剂量表征量之间会非常接近，达到 99% 左右。该项研究已经发表了多篇高质量的论文。

三、临床工程学科与临床医学学科之间的关系

临床工程学学科客观、本质的属性告诉我们，依托于临床、与临床相互依存、医工紧密结合、学科深度融合，是临床工程学学科得以健康发展的唯一保证。现代医院中，工程学的元素大量进入临床医学，包括诊断和治疗阶段所采用的各种工程学手段和方法，如诊断检查中的 CT 检查、磁共振检查、超声检查、内镜检查等，又如治疗中的机械通气治疗、透析滤过替代治疗、除颤治疗、放射治疗等，医用机器人是最典型的工程学手段

介入临床医学的应用实例。这里就提出一个问题：医学装备工程学参数、模式的设置和优化如何在诊断、治疗方面最大程度地适应生理学、病理学指标的要求，从而达到诊断更明晰、准确，治疗更安全、有效的目标？很明显，要很好地解决这个问题，必须要求使用这些医学装备的临床医师既要有医学知识，也要具有工程学知识。这就是为什么美国医学教育需要先学理工科，然后再学医科的答案了。

当前的情况是，国内医院的临床医师普遍缺乏工程学知识，对医学装备显示的工程学参数、指标、模式难以理解或理解得很肤浅，不能根据患者的个体差异和特点进行灵活设置和优化。在这种情况下就很难保证医学装备临床使用的安全性和有效性，同时，临床医学的学科建设和创新发展也会受到严重制约。客观现状十分明确地给我们以启迪和提示，临床医师与工程师必须打破学科边界，跨界合作，这样才能使临床医学和临床工程学互利共赢，获得跨越式发展。

下面举一些实例，进一步说明医工紧密结合和学科深度融合的重要性和必要性。

（一）磁共振设备技术保障和技术支持中的医工融合

磁共振在软组织成像、功能成像、脑科学研究等方面具有得天独厚的优势，是最重要的影像设备之一。

磁共振设备在硬件条件基本确定之后，成像质量的好坏、新的成像方法的实现，都是在脉冲序列的控制下完成的。因此，无论技术开发还是临床应用，脉冲序列的作用都非常大。在临床实际应用中，序列参数的选择和优化直接影响成像结果的可靠性，并在很大程度上制约磁共振新技术在诊断中的有效应用。临床工程技术人员由于既具有磁共振成像原理、序列参数及计算机技术等工程学方面的理论基础，又有一定的生理、病理、解剖诊断等基本医学知识，通过一定的培训，是完全可以担当起脉冲序列开发的重任的。不过其前提是要长期与磁共振医师、技师一起工作，熟练掌握磁共振检查的全部流程，包括基本的阅片能力。通过不断地与影像科医师、技术人员进

行日常的专业技术交流，最终达到工程与医学深度融合的境界。只有这样，才能提供更加优质的磁共振图像，才会不断出现磁共振新的成像技术。这对于磁共振设备临床高质量的应用和创新研究开发，都是非常有意义的。

（二）放射治疗学——学科交叉融合的典范

放射治疗是一个大的系统工程，除要求放射治疗医师具有一定临床医学、放射影像学、放射物理学、放射生物学等综合知识外，必须要有既具有一定临床医学基础知识又具有较高水平放射物理、计算机技术、医学影像知识的中高级物理师配合工作，否则对当今精确放射治疗、三维（四维）适形放射治疗、调强放射治疗、图像引导下的放射治疗等现代放射治疗新技术、新手段将会束手无策，一筹莫展。放射治疗物理师属于临床工程技术人员，他们掌握的主要是工程学的方法和手段，同时也具备临床医学基本知识，因而与放射治疗医师沟通起来就没有任何障碍，他们通过工程与医学的交叉融合，为肿瘤患者实施放射治疗保驾护航，最大限度地保障了治疗的安全性和有效性。物理师的工作主要包括：第一，放射治疗计划系统设计，包括靶区的精确确定、剂量分布和计算、计划优化与评估、计划验证等。第二，质量控制与质量保证，涉及算法、精度、工作流程、验证记录、报告等。既要保证放射治疗设备使用的安全、有效、准确，又要保证治疗中每个步骤的精确无误。第三，制定放射治疗规范与标准，物理师在完成这些工作的过程中不断地与相关临床医师进行交流、讨论和论证，直到从工程和临床医学的角度去审视都感到满意为止。这种学科间的交叉、渗透、融合，不仅保证了临床治疗的高质量，而且对开展临床创新研究、推动学科发展也是非常有益的。

第四节 临床工程学学科建设

一、学科建设的必要性和紧迫性

目前，国内各级医院临床工程部门，绝大多数被拒之于学科管理大门之外，学术水平普遍较低，很难完成保障医学装备临床使用安全性和有效性的重任。随着临床医学的发展和进步，其对临床工程的要求越来越高，不仅要求保障医疗设备的安全、有效，同时要求进一步挖掘和拓展设备的功能，寻求设备之间功能的融合与互补，开发新的医疗器械和应用软件，努力适应互联网、大数据、人工智能为代表的新技术发展的特点。临床需要我们用工程学的手段和方法，通过工程学和医学结合这个切入点来达到医学创新的目的。而目前从事临床工程的管理人员和技术人员难以担当这样的重任，因而迫切需要这些人员提高学术水平和管理水平。推动临床工程学学科建设，加快培养临床工程高级人才，是提高临床医学不断发展和进步的重要保证。

临床工程之所以要实施学科管理和学科建设，与以下三个因素密切相关。

第一，临床工程部门最鲜明的特征和属性就是以工程技术作为依托和支撑。正因为如此，其才能履行保障医疗设备的安全性、有效性和可靠性的职能。对于这样一个技术类型的部门，要提高该专业的技术水平、管理水平和创新能力，唯有对其进行学科管理和学科建设。在技术应用和创新能力培养、科研水平提升、人才梯队组建、学科平台建设等方面进行科学、系统的规划和管理，使其真正成为医疗机构实施创新发展战略的一支重要力量。

第二，现代医院里，随着医学装备的大量"涌入"，专一的临床部门受限于知识的单一性和局限性，对于这种革命性的变化感到束手无策。临床医护人员对医学装备的工程学参数、指标、模式难以理解或理解得很肤浅，不能根据患者的个体差异和特点进行灵活设置、优化，更无能力去挖掘和拓展设备的潜在功能，这势必造成以下两种情况：其一，医学装备使用的安全性、有效性难以保证；其二，临床医学的创新发展受制约。

客观现实提出了一个十分严肃的问题：医学装备工程学参数、模式的设置和优化如何在诊断、治疗方面适应生理学病理学指标的要求，从而达到诊断更明晰、准确，治疗更安全、有效的目标？对这个问题的最佳答案是，临床工程学必须介入临床医学，同时临床医学与临床工程学要交叉渗透、深度融合，只有这样，才能从根本上解决和回答上述问题。这也进一步告诉我们，加快发展临床工程学学科对临床医学是多么重要！

第三，临床工程人员不仅懂得工程技术，而且也具备基本的医学知识。一方面，临床工程师了解临床作业环境与医学装备应用原理和方法，同时他们也特别了解临床在医疗服务和学科发展方面的需求；另一方面，临床工程技术人员在临床实践中了解医疗技术的使用范围与限制。在临床需求向商品转化时，即医疗产品研发阶段，临床工程师起到了"桥梁"的作用，其一端连接着医学装备研发（生产）部门，另一端连接着临床。当临床在学科发展中提出各种需求时，临床工程师会把这些需求转化为"工程学方案"，当然这些"工程学方案"还只是初级的、粗线条的。然后，这些"工程学方案"会以某种方式传递到研发部门，研发部门在此基础上推出完整的"设计方案"，经过临床部门反复论证、修正和改进，最后形成最终版的"设计方案"。在整个研发阶段，临床工程师起到了十分关键的作用。因此，重视发展临床工程学科，培养相关人才，是提高我国医疗技术自主创新能力及医学装备产业发展的必然选择，符合我国医学科技发展的战略目标，也符合医疗技术发展的客观规律。

二、学科建设的内容

临床工程学学科建设的内容主要包括学科方向、临床技术应用能力、学科梯队、科研绩效和支撑平台。

（一）学科方向

确定学科方向应根据医院和科室的实际情况，如人才梯队、专业背景、业绩与特色、硬件环境等。学科方向可以确定一个或几个。确定学科方向主要针对那些学科基础比较好的医院，以使他们在一些重点和特色领域取得更好的发展。对于学科基础比较差的医院，可以暂时不考虑学科方向，待条件成熟后再确定。

（二）临床技术应用能力

首先，要坚定不移地保持"与临床相互依存，医工紧密结合，学科深度融合"的方向。确保医学装备临床使用的安全性、有效性、可靠性和适宜性并不断探索和研究各种影响因素，创新保障手段和方法。根据临床发展的个性化需求，运用工程技术手段，开展医学装备临床应用创新技术研究，推动临床医学学科的不断进步和发展。要用学科发展的理念指导日常的职能工作，职能工作一定要做深、做精、做出成效，在同行里出类拔萃，具有推广价值。在工作中，不墨守成规，要有创新观念和开拓意识，善于总结经验，发现规律。力求使自己的工作具有一定的学术意义和较大的影响力。

（三）学科梯队

在临床工程学学科建设内容中，学科梯队是重中之重。没有人才，学科建设就是一句空话。

学科梯队主要包括两个主要因素：一是学科带头人，二是合理的人才队伍。一支高水平的学术团队，一定有一个高水平的学术带头人在前面引领。学科带头人在本学科领域必须具有较高的学术造诣和较强的影响力，同时还必须具备一定的组织领导能力，能够带领和指导学术团队开展技术创新和学术研究并不断取得研究成果。一个优秀的学科带头人除了具有深厚的基础理论外，还必须经过较长时间的实践锤炼和知识经验的积累，才能担负起所赋予的重任。一个单位如果还没有发现具有学科带头人潜质的"苗子"，则应考虑外部引入，这样有利于学科建设的加快推进。

学科梯队的第二个要素是合理的人才队伍，所谓合理主要是指年龄、资历、职称和专业结构的合理，形成一定的梯次。优秀的人才离不开优质的培养教育。

人才培养教育是一个终生连续过程，总体上可分为三个阶段：院校教育、毕业后教育和继续教育。

院校教育是指对学生实施系统的高等教育，毕业后获得相应的学位或学历证书。近三十多年来，我国生物医学工程教育取得了很大发展。据不完全统计，国内已有140余所高等院校设立了生物医学工程专业，近30所高校获准设立生物医学工程一级学科博士点，其中8所大学拥有生物医学工程国家重点学科。

毕业后教育是整个教育体系中的一个重要阶段，是继基础教育后以发展各种能力为目标的教育阶段，这个阶段的教育要求结合岗位工作需要，加强专业培训，充实专业知识，培养独立从事相关工作的能力，是学历教育过渡到继续教育的桥梁。目前临床工程技术人员的毕业后教育还很不系统和规范，应借鉴临床住院医师规范化培训的经验，认真探索，逐步规范。

继续教育是继毕业后教育之后，学习新理论、新知识、新技术和新方法为主的一种终生性教育，这种教育应注意先进性、针对性和实用性，重视从业人员创造力的开发和创造性思维的培养。随着新知识、新技术、新领域、新设备的不断涌现，临床工程技术人员要通过各种途径参加继续教育活动，为自己充电，以适应飞速发展的形势对其知识、认识和理念不断更新的要求。

在临床工程技术人员质量方面，据调查显示，美国医院临床工程部门人员分为临床工程师和生物医学设备技师两类，其中临床工程师70%为研究生学历，26%为大学本科学历；我国临床工程技术人员中研究生学历者只有8%，高学历人才明显不足，创新、科研方面都将受到严重制约；48%为本科以下学历，低学历人员比例太高。由此可见，我国医院临床工程技术人员继续教育的任务相当繁重。

（四）科研绩效

技术进步和科研创新是学科发展的标志。学科带头人应集思广益，广泛发动、组织、动员和激励具有本科以上学历（尤其是硕士、博士）的工程技术人员，在完成本职工作的同时，做科研的"有心人"。要不断调动他们的积极性、创造性，加强责任心和使命感的培养。首先要搭建好科研平台，积极培育学科建设的创新点。可以从以下几点入手。

1. 瞄准医学与工程结合的"切入点"，一旦时机成熟就应全力以赴组织实施。

2. 把"临床需求"作为学科发展的助推器，在支持临床学科的同时，也发展和壮大了自己。

3. 进一步扩大科研合作范围，争取与国内外更多的学术机构建立科研协作关系，为本学科的工程技术人员搭建一个更宽广的科研平台。

4. 积极开展学术交流，举办各种学术活动，支持和鼓励技术人员参加国内外学术会议。

临床工程学学科的科研工作必须立足于临床，坚定不移地保持医工结合、学科交叉融合的方向，离开临床其将会一事无成。可以深入研究的内容包括：适合临床需求的医疗器械和材料的临床验证及研发；医学装备信息化、智能化管理的研究；医疗设备质量控制技术及标准、规范研究；影像学中的多模态图像处理技术研究；对医学装备社会效益、经济效益的评价、评估；医学装备临床使用的技术、质量、安全评价；医疗设备资产和物流管理优化；医疗设备临床使用参数的优化设置等。

（五）支撑平台

支撑平台就是为学科建设和发展提供必要的支撑条件，包括硬件和软件。

硬件包括工作场所、试验场地、仪器设备、信息化管理手段及研究资金等。

软件包括配套的政策法规、医院层面对临床工程学学科建设认识程度、临床工程部门内部管理水平及文化氛围等。

支撑平台对于临床工程学学科建设起到保驾护航的作用。但是，支撑平台的建设不可能在短时期内完全满足临床工程学学科建设和发展的需要，需要一个循序渐进的过程，这里最重要的原因是，国内医院对临床工程学学科还没有一个清晰的认识，要改变这种既有的观念，需要在工作中埋头苦干，要学会用学科建设的理念指导日常工作，力求在技术上不断创新，学术上不断提升。只要我们不懈努力了，支撑平台自然会妥善解决。千万不能等万事俱备了才付诸行动，必须创造条件迎难而上，用实际行动证明临床工程学学科在医院的作用和价值。

第五节　国外临床工程发展的现状

一、美国临床工程发展现状

20世纪70年代初，美国大多数医院设立了临床工程部门，其属于医院的医技科室。美国现有的临床工程技术人员总数约为20万人。其中临床工程师 70% 为研究生学历，26% 为本科学历。1991 年，美国临床工程学会（ACCE）成立，致力于促进临床工程学学科的发展。2002 年，ACCE 建立临床工程师认证体系，以负责对美国各医疗机构的所有临床工程师和临床工程技师进行上岗资格认证。根据 ACCE 的定义，临床工程师是将工程技术和管理技能应用到医疗技术领域以支持和促进患者治疗的专业人员，在现代医学和现代工程学之间起到桥梁纽带作用。ACCE 认为，临床工程是一门跨学科的科学，不仅包含工程学方面的知识，还包含了生理学、人体工程学、系统分析学及管理学等多方面的知识。

（一）临床工程部门职责

临床工程的主要工作和职责：负责医疗设备的论证和购置、保养、维护、维修、质量控制及安全、风险预防，设备报废的论证与审定工作；开展医疗设备临床使用有效性和可靠性的检测工作，只有经过临床工程师检测合格的医疗设备方可使用，包括购置前对设备的可用性、有效性和安全性的评估，购置后的验收；另外，临床工程师的一项重要工作是对设备操作人员进行操作培训。在美国医院，临床工程师和科研机构、大学或医疗设备制造商合作开展科学研究，研究新产品，并在产品投入市场前进行可用性和安全性的评估和检测工作。由此可见，临床工程师在美国医院中有着举足轻重的地位。

（二）临床工程学学科建设情况

美国临床工程学学科建设在全世界是做得最好的，尤其是一些大的教学医院和研究型医院，临床工程学和临床医学紧密结合，把临床"需求"作为临床研究的助推器，在技术创新和临床研究方面，取得了卓有成效的业绩。像梅奥诊所这样一个以不断创新医学教育和世界领先医学研究为基础建立起来的综合性医疗体系，其临床工程技术人员就有 200 名，包括电气工程师、机械工程师、生物工程师、化学工程师、软件工程师等，此外还包括项目主管、技术员、设计开发人员、技师、机械师等专业人员。在这 200 名临床工程技术人员中，设计开发工程师就占到了 70 名。梅奥诊所的临床工程部门成立 65 年来，在心肺复苏机、患者信息云监护、生物人工肝支持系统、骨折预测、立体定向外科等领域中形成大量的研发成果，成为梅奥诊所先进医疗的重要支柱。

美国麻省总医院在《美国新闻和世界报道》评出的全美最佳医院中，位列第一名，是全美开展医学研究最多的医院，可以称为最佳"研究型医院"之一。其每年投入研究基金超过 7 亿美元，拥有超过 1400 位科学家，并有 3600 位研究支持人员，其中临床工程研究人员占有不小的比例。临床工程部门负责临床辅助研究和新仪器设备的开发研究，并拥有相当于中小企业水平的基础设备条件。

美国政府是支持医疗器械临床研究的重要力量，临床研究及其他类型的以医院为基础的研究占到了美国医疗器械领域公共投入资金的很大一部分，临床研究费用在美国国家卫生研究院（National Institute of Health，NIH）资助的大学研究费用中约占 13%。临床工程师及临床医师是获取医疗器械使用信息及改进意见的直接用户，他们积极参与临床研究对医疗器械创新发展具有重要作用，可以提高产品质量及安全性，降低产品的差错率。因此美国产业界的普遍做法是根据用户的实际工作环境及其对相关专业知识和技能的掌握程度来鼓励他们参与设计、测试和试验、开发等相应的环节，以保证产品成功问世。

二、日本临床工程现状

日本国会于 1987 年 6 月通过了《临床工学技士法》，并于 1988 年 4 月正式颁布实施，至今已修改了多次。根据这部法律，日本建立了临床工学技士的国家资格考试制度，并在日本医院中设置了临床工学技士职位，同时规范了临床工学技士的培养和教育，这对减少日本临床医疗事故的发生，促进医疗事业的健康发展，发挥了积极的作用。

（一）临床工学技士的定义

根据日本《临床工学技士法》，凡获得日本厚生省颁发的临床工学技士资格证书，在医师指导下，从事与呼吸、循环、代谢有关的生命维持管理装置的操作使用、检修、维修、保养和管理任务的医疗职业的人，称为临床工学技士。这里说的"生命维持管理装置"，是指人工呼吸机、氧疗法仪器、人工心肺机及其辅助循环装置、血液人工透析机及其他血液净化装置、心脏起搏器、心脏除颤器等抢救患者需要的仪器和设备。此外，其还包括上述工作配套的各种监护仪器（如心电分析仪、血压监护仪、血气监测仪等），以及各种外围配套设备（如输液泵、加温及冷却装置等）。

（二）临床工学技士的工作范围

日本厚生省颁布的《临床工学技士业务指针》规定：在呼吸治疗（包括人工呼吸和吸入疗法等）、人工心肺、血液净化（包括血液透析、血液过滤及血浆分离等）、手术室、ICU（危重患者监护病房，包括机能代替、抢救、监护等）和高压氧治疗及其他治疗业务（包括心脏除颤、心脏起搏等）中有关生命维持装置的准备、运转和管理，包括这些装置使用前和使用后的保养、检查和定期测试等一系列的相关业务工作。

（三）临床工学技士的工作内容

1. 购置和验收 对计划购入的仪器进行调查和评价，对购入的仪器进行验收、检查测试。

2. 保养和管理 对维持生命的仪器设备及其相关装置和器具的安装、定期保养、检测并记录仪器的安全和性能指标，使其处于能随时投入使用的状态。同时负责设备的配套协调。

3. 故障的处理 日常故障发生的应急处理。随后进行故障检查，并负责与维修人员联系。维修人员修理完成后的检查验收。

4. 维持生命装置的操作 在投入使用前，对仪器设备的检查、运行参数及条件的设定和调整；在使用过程中，仪器和设备与患者间的连接，治疗中的操作、监视、测定和记录；在使用结束时，仪器和设备与患者间的解脱、整理、检查。

5. 培训和联络等 对患者和医务人员进行仪器和设备相关知识，特别是安全知识的培训和教育；与仪器设备制造厂商保持必要的联系，并做好相关资料和数据的整理保存，以及自身的业务进修等。

（四）国家考试科目

根据日本厚生省省令规定，临床工学技士国家考试应包含如下 9 个科目的内容：医学概论（包括公共卫生学、人体形态和机能、病理学概论、相关医学法规等）；临床医学总论（包括临床生理学、临床生化学、临床免疫学、临床药理学等）；医用电子工学（包括信号处理工学）；医用机械工学；生物物性材料工学；人体机能代行装置学；医用治疗仪器学；人体诊断监测装置学；医用仪器安全管理学。

三、国外临床工程专业理论、知识体系和课程设置情况

临床工程专业理论和知识体系在世界范围内尚无统一的模式，各国的实践各不相同。美国，以康涅狄格大学为例，临床工程专业设置是在生物医学工程课程基础上加设临床工程课程，包括：①临床工程基础，技术和设备管理、质量管理、风险管理、伦理学、行政管理、安全管理；②人因失误和医疗器械事故，人因失误、人因设计、FDA 和医疗设备、根因分析、失效模式与效应分析；③医院工程问题，网络、PACS、远程医疗、电磁干扰/频率管理、暖通空调、院内感染控制、医疗建筑设计。

日本，按照《临床工学技士法》的规定，培养临床工程师技术人才的学校有大学、短期大学和专门学校三类，学制 3 年或 4 年，各类学校共计 49 所。上述培养教育单位规定了统一的教育大纲，课程包括三部分：科学思考的基本人文课程；人体的构造和机能、临床工学必需的理工学基础、临床工学必需的医疗信息技术和系统工程的基础；医用生物体工学、医用机器学、人体机能代行技术学、医用安全管理学、相关临床医学、临床实习。

与此同时，一些临床工程社会团体和组织推出的职业认证考试是从所在国家当前实际应用出发，符合实际需要，内容很值得参考。

美国临床工程学会临床工程师认证考试要点包括管理、技术评估、法规/质量控制、维修及系统思维、风险管理、教育、产品开发及其他。

德国生物医学工程学会临床工程师认证理

论知识考核要点包括：医学类的生理学、解剖学、卫生学与急救医学，技术类的生物材料与人工器官、临床剂量测定和放射治疗计划制定、辐射防护、临床检验与分析、生物信号处理、生物电医学与医学计量、影像学、医学计算机、统计方法、生物力学、组织与法律、医学工程及医学中的安全技术与质量保证、临床试验与医疗器械依法审批。

目前，国内临床工程学学科建设尚处于起步阶段，还未形成并建立系统的临床工程学学科体系，尚缺乏基本的理论体系和方法论支撑，较国外有较大的差距。我们应虚心学习国外的先进理念和经验并结合我国的实际情况，加速完善国内的临床工程专业人才培养体系。

技术篇

第二章

核医学分子影像学设备及其关键技术

第一节 概 述

分子影像学是 21 世纪医学影像学的发展方向，是连接分子生物学和临床医学影像学的重要桥梁。本节综述分子影像学及分子探针的发展及现状，并讨论分子影像学的临床应用及其未来的发展。

一、分子影像学起源

分子影像学是在活体内于细胞和分子水平对生物过程进行描述与测量的新兴交叉学科，是细胞生物学、分子生物学和影像技术学的高度结合。分子影像学最早应用于观察碘化物在甲状腺的分布。早在 1995 年就有学者利用分子荧光成像技术和正电子发射断层成像（PET）在活体小动物上观察到了基因的表达。1999 年美国国家癌症中心主要开展了小动物肿瘤显像研究，建立了小动物成像资源计划（small animal imaging resource program，SAIRP），紧接着在 2000 年成立了在体细胞和分子影像中心（In-vivo Cellular and Molecular Imaging Center，ICMIC）。2001 年 Weissleder 首先提出了分子影像学这一概念，即采用影像学的方法在活体的条件下反映细胞和分子水平的变化。他的出现犹如一把神奇的钥匙，让我们可以看到分子水平上机体生理或病理的生物学过程，并由此探讨诊断和治疗疾病的有效方法。

作为一种诊断手段，分子影像学有可能提供所有疾病，包括从疾病诊断到后续治疗的各个方面的信息。因此，分子影像学自诞生之日起就得到了医学界、生物学界甚至物理学和化学界等的广泛关注。2002 年 8 月在美国波士顿召开了第一届分子影像学学术年会，并正式成立了分子影像学学会。2003 年 9 月在西班牙马德里又召开了分子影像学年会，大会讨论的重点就是 PET 及 PET/CT；同年《欧洲核医学杂志》为了适应分子影像学的发展更名为《欧洲核医学及分子影像学杂志》。2002 年 10 月国家科技部在杭州召开了以"分子影像学"为题的香山会议，这是国家探讨前沿科学的高峰会议；与会专家一致建议，国家应把分子影像学列为医学发展的重大课题，并成立相应学术团体和研究中心。自此分子影像学在国内外受到科学界的高度重视并获得了长足发展。美国和欧盟已将分子影像学研究计划提至继人类基因组计划后的重大研究计划高度。

二、分子影像学简介

分子影像学组成要素主要有三个，即高度特异性的分子探针、合适的扩增方法及高分辨率的成像系统。其中以特异性分子探针最为重要，其也是进行分子影像学研究的先决条件。

在分子生物学中，分子探针是指用于检测互补核酸序列的标记 DNA 或 RNA。而在分子影像学中，分子探针是指能与靶组织特异性结合的物质（如配体或抗体等），与能产生影像学信号的物质（如同位素、荧光素或顺磁性原子）以特定方法相结合而构成的一种复合物。在分子影像学中要求探针的相对分子质量要小，与靶目标有高度的亲和力而与非靶目标的亲和力低，靶与背景率要大于 1，能迅速穿过细胞膜，半衰期长，不能被机体迅速代谢。

分子影像学探针的分类：①根据所用影像学手段的不同其可分为核医学探针、光学探针、超声分子探针及磁共振成像（MRI）探针；②根据探针的特异性其分为靶向性探针和可激活探针；③根据相对分子质量大小其可分为小分子探针及大分子探针。靶向性探针由与靶具有亲和性的配体（如抗体、肽或小分子化合物）经特定的方法与同位素、荧光素、顺磁性复合物及声学对比剂连接组成。可激活探针又称智能探针，是利用预靶向分子激活特异的分子事件，随后其活动可用特异的分子探针探测并成像，大大提高了信噪比。常用的小分子探针是与靶分子特异结合的受体和生物酶，单克隆抗体则属于大分子探针。

分子影像学成像技术主要包括：核医学成像技术，如正电子发射断层成像（PET）和单光子发射计算机断层成像（SPECT）；磁共振成像（MRI）技术；光学成像和超声分子成像技术等。不同的成像手段各有不同的优势和临床应用。

核医学的分子探针是靶向探针，由产生影像信号的放射性同位素与能和靶分子特异结合的配体组成。核医学分子成像是将放射性同位素标记在人体所需的某种代谢产物上制成探针，将这种探针注入人体后观察一定时间内同位素在体内的分布、代谢、排泄情况，以了解人体内某种特定功能。常用的放射性核素有氮（^{13}N）、氧（^{15}O）、碳（^{11}C）和氢的类似物氟（^{18}F），它们是组成人体生命的基本元素，其自身及其标记化合物的代谢过程反映了人体生理及病理变化，其中以 ^{18}F 最为常用。

MRI 的检测敏感性较核医学及光学成像技术低几个数量级，因此需要大量的对比剂在靶组织内聚集及强大的信号扩增系统。MRI 常用的分子探针有两类。一类是以钆（Gd）为基础的顺磁性分子探针，产生 T_1 阳性信号对比。Gd^{3+} 因为具有 7 个不成对电子，故具有强顺磁性，从而缩短周围水中质子的纵向弛豫时间。另一类是以氧化铁为基础的超顺磁性分子探针，能产生强烈的 T_2 阴性信号对比剂。目前已经开发的超顺磁性探针主要包括超顺磁性氧化铁颗粒（SPIO）、超微型超顺磁性氧化铁颗粒（USPIO）和单晶体氧化铁颗粒（MION）等。一般直径较大的 SPIO 主要被肝、脾的网状内皮系统所摄入，而 USPIO 颗粒小，主要进入淋巴结组织及骨髓组织中。铁是参与正常细胞代谢的必需物质，可参与细胞的正常代谢过程，降解后释放入正常血浆铁池。以上特点使氧化铁类对比剂更受关注，其是目前较理想的磁共振示踪剂。

光学成像技术主要包括荧光成像及生物发光成像。通过探针的聚集或智能探针的激活可获得信号扩增。绿荧光蛋白（green fluorescent protein，GFP）是荧光成像技术常用的一种标志物。光学成像的探针主要有 2 种：①由一些可以穿过血管壁进入细胞间隙的小分子物质构成的非特异性探针，它们利用肿瘤组织的血管通透性较正常组织高的特点进行光学成像。这种探针成像的图像效果较差，而且缺乏特异性。②智能探针，在自然状态下，它们是没有荧光作用的，但是一旦被一些特异性的酶激活后，它们可以产生巨大的荧光效果。这种探针的特点为成像效果较好、特异性较高。

光学成像的方法较多，主要有弥散光学成像、多光子成像、活体显微镜成像、近红外线荧光成像及表面共聚焦成像等。其中近红外线荧光成像、表面共聚焦成像和双光子成像技术是分子生物学基础研究最早、最常用的成像方法。

超声分子成像技术，是通过将目的分子特异性抗体或配体连接到声学造影剂表面构筑靶向声学造影剂，从而使声学造影剂主动结合到靶区，进行特异性的超声分子成像。将特异性配体连接到小于红细胞的超声微泡造影剂或纳米级微球造影剂表面形成靶向超声造影剂，然后从静脉注入，通过血液循环特异性地积聚于靶组织，观察靶组织在分子或细胞水平的特异性显像，反映其病变组织在分子基础上的变化。它标志着超声影像学从非特异性物理显像向特异性靶分子成像的转变，体现出从大体形态学向微观形态学、生物代谢、基因成像等方面发展的重要动向，代表了超声影像技术的发展方向。

广义上讲，分子影像学是以分子生物学为基础，借助现代医学影像技术，实现在活体细胞及分子水平无创、动态、定量观测功能蛋白和功能基因表达及产生作用的实时成像；目前分子影像学已发展为涵盖影像医学、分子与细胞生物学、生理学、病理生理学及免疫学等，并与计算机科学、材料科学及电子学等多学科交叉融合，形成了一门崭新的综合学科。分子影像学作为未来医学影像学的发展方向，是未来最具有发展潜力的医学科学前沿领域之一。

第二节　核医学分子影像设备简介

自从 19 世纪末期发现天然放射性元素以后，在大量人为核转变的实验基础上，科学家们发现原子核也是可分的，从而诞生了专门研究原子核的结构、特性和相互转变等问题的新学科——原子核物理学。原子核物理学的研究成果获得了广泛的应用，如原子核技术与医学相结合就产生了一门新兴学科——核医学。

核医学是采用核技术来诊断、治疗和研究疾病的一门新兴学科，是应用放射性核素或核射线诊断、治疗疾病和进行医学领域研究的学科，是核技术、电子技术、计算机技术、化学、物理和生物学等现代科学技术与医学相结合的产物。核医学检查对患者安全、无创伤，它能以分子水平在体外定量、实时、动态或静态地观察人体内部生理病理代谢引起的早期、细微、局部或全身的代谢变化，可以定量无损地研究人体组织器官（心、脑、肺、肾、胃、甲状腺等）的功能情况，以及代谢物质或药物在人体内的分布和变化，为临床提供了其他医学技术所不能替代的既简便、又准确的诊断方法。

早在 1913 年，匈牙利化学家 Hevesy 就应用放射性元素作为化学及物理学的示踪剂。1923 年他利用铅（Pb）在豆类植物进行生物示踪实验；1934 年他利用氚水检测全身含水量，第一次在人体应用稳定性核素；1935 年他首次用 ^{32}P 进行生物示踪研究；同年，他又建立了中子活化分析法，所以，在核医学界，Hevesy 被称为"基础核医学之父"，1943 年获诺贝尔奖。1926 年美国波士顿内科医师 Blumgart 首先应用放射性氡研究循环时间，第一次应用了示踪技术。将氡从一侧手臂静脉注射后，在暗室中通过云母窗观察其在另一手臂出现的时间，以了解动－静脉血管床之间的循环时间。后来他又进行了多领域的生理、病理和药理学研究。Blumgart 被誉为"临床核医学之父"。1960 年美国的 Berson 和 Yalow 将核技术与免疫学技术结合建立了放射免疫分析法，其首先用于测定血浆胰岛素浓度，开创了医学生物学超微量分析方法，从而使人体内微量生物活性物质的测量成为可能。稍后又发展出非竞争性结合的免疫放射分析，在此基础上又建立了酶标免疫分析、化学发光免疫分析、荧光免疫分析等。1951 年美国加利福尼亚大学的 Cassen 研制出第一台闪烁扫描仪，首次采用逐点打印方式获得了人体第一张甲状腺扫描图像，这也成为核素显像技术建立的标志。1957 年 Anger 研制出第一台 γ 照相机，称为 Anger 照相机（安格照相机），使得核医学的显像由单纯的静态步入动态阶段，并于 20 世纪 60 年代初应用于临床，开创了核医学显像的新纪元。1972 年，Kuhl 博士应用三维显示法和 ^{18}F- 脱氧葡萄糖（^{18}F-FDG）测定了脑局部葡萄糖的利用率，成为 ^{18}F-FDG 检查的开端。他的发明成了正电子发射断层成像（PET）和单光子发射计算机断层显像（SPECT）的基础，人们称 Kuhl 博士为"发射断层之父"。

核医学包括实验核医学和临床核医学。实验核医学主要包括核衰变测量、标记、示踪、外放射分析、活化分析和放射自显影。临床核医学是利用开放型放射性核素诊断和治疗疾病的临床医学学科。

临床核医学由诊断和治疗两部分组成。诊断核医学包括以脏器显像和功能测定为主要内容的体内诊断法和以体外放射分析为主要内容的体外诊断法。治疗核医学是利用放射性核素发射的核射线对病变进行高密度集中治疗，如应用放射性 ^{131}I 治疗甲状腺功能亢进及甲状腺转移癌、^{125}I 粒子植入治疗前列腺癌及采用放射性锶等同位素敷贴疗法治疗血管瘤等浅表部位的皮肤病等。钴治疗机、电子感应加速器、直线加速器等外照射治疗已成为治疗恶性肿瘤的重要手段。

诊断核医学可划分为两类：①体外诊断，将放射性核素放在试管中进行放射性免疫测量或活化分析，可以准确测出血、尿等样品中的激素、药物、毒物等成分；②体内诊断，把放射性核素引入活体内，进行脏器功能测量或显像，如采用 ^{131}I 进行甲状腺功能测定。体内诊断为当代核医学最主要的工作领域。体内诊断领域目前发展较快的是影像核医学。影像核医学是将放射性核素或其标记化合物引入体内，利用核医学成像仪器在体外探测体内放射性药物的分布并成像。它是一种以脏器内外正常组织与病变组织之间的放射性浓度差别为基础的脏器或病变的显像方法，可以反映人体代谢、组织功能和结构形态的变化。

影像核医学显像的条件：①具有能够选择性聚焦在特定脏器、组织和病变的放射性核素或放射性标记药物，使该脏器、组织或病变与邻近组织之间达到一定的放射性浓度差；②利用核医学显像装置探测到这种放射性浓度差，根据需要采用合适的影像设备以一定的方式将它们显示成像，得到的就是脏器、组织或病变的影像。

影像核医学在临床上的应用：内分泌系统疾病诊断，如甲状腺功能亢进症、甲状腺结节功能判断、异位甲状腺等；心血管系统，如冠心病的早期诊断、心肌梗死等；神经系统，如脑肿瘤、癫痫、脑功能等疾病诊断；骨关节系统，如骨原发性及继发性肿瘤的早期诊断；消化系统，如肝癌及肝血管瘤的鉴别诊断、消化道出血等疾病诊断；泌尿系统，如肾功能测定；以及全身肿瘤的良恶性鉴别诊断、分期等各个方面。其中骨显像应用最为广泛，是核医学检查最多的项目，主要应用于恶性肿瘤的骨转移、骨股头坏死、骨质疏松等。其次是心脏显像、核素心肌灌注显像。^{99m}Tc 等标记化合物的广泛应用和单光子及正电子发射断层技术与图像处理系统的发展，已经使心肌灌注显像诊断心肌缺血的准确性提高了一大步，目前已经成为评价冠心病最重要的无创伤性技术之一。

核医学仪器按用途可以分为以下类型。

1. 防护用核医学仪器 为了保障核医学工作的顺利进行，用于对工作环境、器皿物件及工作人员体表可能受到的污染进行监测。例如：用于放射性药物的活度测量的活度计（活度计又称强度计、同位素刻度计、居里计）；用于个人剂量监测和防护监测的仪器，如个人剂量计、热释光剂量计及 α、β 或 γ 辐射表面污染监测仪，环境监测仪等。

2. 测量用核医学仪器 主要在医学研究和临床检验中，用于对被检测样品如血、尿、粪便、组织中的放射性测量。常用的仪器有 γ 闪烁计数器、液体闪烁计数器。

3. 诊断用核医学仪器 主要在临床核医学工作中，用来进行脏器功能测定和脏器显像，如脏器功能测定仪（肾功能测定仪、甲状腺功能测定仪、心功能测定仪等）、脏器显像仪器（γ 照相机、发射型计算机断层成像仪等）。

发射型计算机断层成像方法与 CT 的不同之处是 CT 的射线源在成像体的外部，而发射型计算机断层成像的射线源在成像体的内部。发射型计算机断层成像是先让人体接受某种放射性药物，这些药物聚集在人体某个器官中或参与体内某种代谢过程，再对脏器组织中的放射性核素的浓度分布进行成像。因此，利用发射型计算机断层成像不仅可得到人体的解剖图像，还可得到生理、生化、病理过程及功能图像。目前的发射型计算机断层成像包括三种成像装置，即 γ 照相机、SPECT 和 PET。

一、γ 照相机简介

一次成像的 γ 照相机擅长快速的动态显像，它可以输出动态的二维平片，它是核医学最常用的成像设备。它主要由探测器、电子学读出系统和图像显示记录装置等几部分组成。探测器包括准直器、闪烁晶体、光电倍增管及维持探头正常工作的电子线路，其中电子线路又包括维持光电倍增管工作的高压电源、电子信号的前置放大电路、确定接受射线的位置坐标的 X 和 Y 定位电路等。

γ 照相机（Anger 型）多数采用一块大直径的碘化钾（铊激活）晶体和数十只按一定形状（如正六角形）排列分布的光电倍增管相耦合的方法进行成像。

γ 照相机基本工作原理：人体接受某种放射性药物后，脏器中的放射性核素发出的 γ 射线通过准直孔射入晶体产生荧光，晶体产生的闪烁荧光可同时经光导传输到所有的光电倍增管上，光电倍增管输出电脉冲的幅度与接受的闪烁光强度成正比，靠近荧光点的光电倍增管接收到的光子多，输出的电脉冲幅度大。对应于每个入射的 γ 光子，光电倍增管分别输出两种信号，即位置信号和能量信号。晶体中发生一个闪烁事件就会使排列有序的光电倍增管阳极输出众多的幅度不等的电脉冲信号，这些信号经过权重处理，就可得到这一闪烁事件的位置信号：每一个光电倍增管都与 4

个权重电阻相连接，各电阻的阻值根据管的位置不同而异。任何闪烁事件发生在晶体的某个部位，相对应的光电倍增管通过位置权重电阻矩阵，再利用加法电路和减法电路将所有经过的位置权重的信号总和，利用比分电路得出这一事件将有的位置信号。每个光电倍增管的位置信号经过矩阵电阻链分别输入四个放大器，其输出信号给出晶体中荧光产生点的重心位置，它即为入射的 γ 光子击中晶体的位置；同时，所有光电倍增管的能量信号通过加和电路，其输出作为总的能量信号，它的大小与荧光光量成正比，从而在图像显示上呈现内脏器官投影面的图像。

　　γ 照相机探头结构主要由准直器、闪烁晶体、光电倍增管几部分组成。其中 γ 照相机准直器是由具有单孔或多孔的铅或铅合金块构成，其孔的几何长度、孔的数量、孔径大小、孔与孔之间的间隔厚度、孔与探头平面之间的角度等依准直器的功能不同而有所差异。由于放射性核素是任意地向各个方向呈立体空间发射 γ 射线，因而要准确地探测 γ 光子的空间位置分布，就必须使用准直器。准直器安装在探头的最外层，由于一定视野范围内的一定角度方向上的 γ 射线通过准直器小孔进入晶体，而视野外的与准直器孔角不符的射线则被准直器所屏蔽，从而也就是起到空间定位选择器的作用。准直器虽然只是探头前端的覆盖物，但它决定了 γ 照相机的系统均匀性、分辨率、灵敏度等重要性能指标，是探头很重要的组成部分。因为碘化钠晶体昂贵，又脆弱易碎，经不起机械撞击和挤压，经不起 ±3℃ 的温度变化，所以铅制的准直器又成为它最好的保护层。

　　闪烁晶体的作用是将 γ 射线转化为荧光光子。γ 射线进入晶体后，与之发生相互作用，闪烁晶体吸收带电粒子的能量而激发原子、分子，受激发的原子、分子在退激时发射荧光光子，荧光光子的数目、能量、输出的光脉冲幅度与入射 γ 射线的能量成正比，入射 γ 射线的能量越小，所产生的光子能量越小，输出的光脉冲幅度也就越小，反之亦然。

　　光电倍增管是在光电管的基础上发展起来的一种光电转换器件，它的作用是将微弱的光信号（闪烁晶体在射线作用下发出的荧光光子）按比例转换成电子并倍增放大成易于测量的电信号，

其放大倍数可高达 $10^6 \sim 10^9$。光电倍增管主要由光阴极、多级倍增极、电子收集极（阳极）组成，整个系统密封在抽成真空状态的玻璃壳内。射线在晶体中引起的闪烁光打在光阴极上，通过光电效应产生一定数目的光电子。由于光阴极和各级倍增极之间都加有电压（高压电源经分压电阻供给），从而阴极产生的电子被有效地放大并集中到下一极，最后在阳极形成很大的电子流，通过负载电阻即得到易于测量的电压脉冲。此过程产生的电流量与入射在光阴极上的光子数目成正比。因此，输出的脉冲幅度与射线在闪烁体中的能量损失成正比。

　　γ 照相机的探测器（探头）固定不动，在整个视野上对体内发出的 γ 射线都是敏感的，所以是一次性成像。γ 照相机能做连续动态显像，可以观察脏器内药物随时间的吸收、代谢情况，判断脏器的功能及进行脏器动态研究。γ 照相机检查时间相对较短，操作方便简单，比较适合儿童和危重患者检查；γ 照相机显像迅速，便于多体位、多部位观察；γ 照相机可以对图像作后处理，可获得有助于诊断的数据或参数。

　　γ 照相机的缺点主要是结构与电子线路较为复杂，获取优质图像的设备调整过程较为复杂；γ 照相机的空间分辨率较低，在形态学诊断上不及 CT 及 MRI，并且图像受脏器的厚度影响较大。核医学影像设备的主要缺点是无法获得足够的信息量，这就形成了对 γ 照相机性能提高的制约。为弥补这一先天不足，γ 照相机增加了能量校正、线性校正和均匀性校正。20 世纪 70 年代的 γ 照相机通过硬件完成这些校正，而现在则全部由计算机软件完成这些工作。全数字化的 γ 照相机探头只要经过一次模型校正之后，不用每天重复进行这些人工校正操作，校正可由软件和数字化线路自动完成。

　　提高 γ 照相机性能的关键是增加它采集的信息量，特别是断层采集。为此，研制出 SPECT，设计了双探头、三探头和类似 CT 的环状多探头 SPECT。它们增加了单位时间的信息量，提高了系统的分辨率，但也增加了设备的成本。

二、SPECT 简介

　　单光子发射计算机断层成像（single photon

emission computerized tomography，SPECT）以 γ 发射体为成像对象，其探测光子的原理和 γ 照相机相同。简单而言，SPECT 就是在一台高性能 γ 照相机的基础上增加了探头旋转装置和图像重建的计算机软件系统的新的成像设备。SPECT 采用横向断层扫描，即断层面与人体轴垂直，将一个或两个 γ 照相机探头绕人体轴连续或分度旋转 1 周，将探头从多角度上得到的连续的二维投影数据重建后即可得到横断面的图像。SPECT 可提供任意方位的二维断层图像及三维立体图的成像数据；提供功能性测量的量化信息，提高了灵敏度，缩短了断层采集的时间，较 γ 照相机大大提高了肿瘤及脏器的功能性诊断效率。

SPECT 机的基本结构由探头、旋转运动机架、计算机及其辅助设备三大部分构成。探头部分主要构成为准直器、晶体和光电倍增管。

准直器最基本的性能指标是灵敏度和分辨率。所谓准直器灵敏度是指准直器接收来自放射源的放射线的能力。所谓准直器分辨率（空间分辨率）是指准直器探头鉴别两个紧密相连的放射源的能力，目前多用点源或线源响应曲线最大高度一半处的全宽度即半峰全宽（full width at half maximum，FWHM）表示。分辨率越好，FWHM 越小。灵敏度和分辨率呈相反的关系。要求有较高的灵敏度，往往要以牺牲分辨率为代价，反之亦然。准直器的设计就是在灵敏度和分辨率之间选择最佳的折中匹配。因此，它是 SPECT 影像装置的关键部件。准直器的性能是直接影响系统性能的主要因素。准直器的另外一项性能指标是间壁穿透率，它反映准直器小孔之间的间壁屏蔽视野外与准直器孔角不符的射线的能力，一般要求穿透率 ≤ 10%。如果间壁太厚，探测几何效率将会降低；如果太薄，将使影像对比度降低。

目前，大多数 SPECT 机均采用大直径的碘化钠（铊激活）[NaI（Tl）] 晶体。NaI（Tl）晶体是含有约 0.1% 铊的碘化钠单晶体。掺铊的目的是使铊成为 NaI 晶体中的发光中心，提高晶体转换效率和减少晶体本身的自吸收。NaI（Tl）晶体的优点是对 γ 射线阻止本领大，发光效率很高，其最强发射光谱波长为 4150nm 左右，能与光电倍增管的光谱响应较好匹配，晶体透明度也很好。NaI（Tl）晶体的密度较大，$\rho=3.67\text{g/cm}^3$，有效原子序数高达 50，所以对 γ 射线的探测效率特别高。但它的主要缺点是容易潮解，必须在密封条件下保存和使用，而且质脆，容易碎裂，故使用时应避免大的震动和温度的较大变化，一般室内温度要严格控制在 15 ～ 30℃，每小时温差变化不超过 3℃。

目前，圆探头的 SPECT 机使用的光电倍增管一般为 37 ～ 91 个，方形或矩形探头的 SPECT 机使用光电倍增管一般为 55 ～ 96 个。光电倍增管的形状有圆形和六角形两种。

圆形光电倍增管一般通过六角形的光导与晶体紧密相贴。光导是装在晶体和光电倍增管之间的薄层有机玻璃片或光学玻璃片，其作用是把呈圆形排列的光电倍增管通过光耦合剂（一般为硅脂）与 NaI（Tl）晶体耦合，把晶体受 γ 射线照射后产生的闪烁光子有效地传送到光电倍增管的光阴极上。此外，光导的侧面涂有对荧光反射性能良好的氧化镁涂剂，以便让更多的闪烁光进入光电倍增管，也可以防止光线从光导的侧面透射到其他光电倍增管的光阴极上。光导从每次荧光事件中收集闪烁光的能力和正确地把它分配到光电倍增管的能力影响着 γ 照相机、SPECT 机的空间分辨率、线性度、均匀性和灵敏度。一般来说，薄的光导提供较好的分辨率，而厚的光导则提供较好的均匀性。

六角形的光电倍增管是圆形光电倍增管的最新改进型，其主要优点是去除光导，直接与晶体相贴，消除探测间隙，提高灵敏度和空间分辨率。这种光电倍增管已经逐渐取代圆形光电倍增管和光导。光电倍增管在探头中呈蜂窝状排列。

整体光电倍增管的性能稳定性取决于各个光电倍增管的性能参数是否一致、各个光电倍增管的工作电压是否稳定及是否有足够长的预热时间，它们直接影响着系统的均匀性、分辨率和线性度。对光电倍增管性能影响最大的是直流高压的稳定性。而高压又是由低压交流电经整流升压获得的，所以 SPECT 机都要求有稳压电源。在经常停电的地方，还要配备不间断供电电源，以保证 SPECT 机的稳定性和工作的连续性。

SPECT 机的机架部分由机械运动组件、机架运动控制电路、电源保障系统、机架操纵器及其运动状态显示器等组成。SPECT 旋转机架的形式主要有圆环形机架、悬臂形机架、悬吊式机架、龙门形机架等。它的主要功能：①根据操作控制命令，完成不同采集条件所需要的各种运动功能，如直线全身扫描运动、圆周断层扫描运动、预置定位运动等；②把心电 R 波触发信号及探头的位置信号、角度信号等通过模数转换器（ADC）传输给计算机，并接受计算机指令进行各种动作；③保障整个系统（探头、机架、检查床、采集计算机及其辅助设备等）的供电，提供稳定的各种规格的高低压电源。

SPECT 机的成像算法与 CT 类似，也是采用滤波反投影法进行图像重建：①由探测器获得断层的投影函数；②用适当的滤波函数进行卷积处理；③将卷积处理后的投影函数进行反投影，重建二维的活度分布。SPECT 图像重建相比 X 射线 CT 图像重建要复杂一些，SPECT 还需要进行衰减校正、衰变校正及散射校正等数据处理以减轻射线衰减和散射的影响。

SPECT 机主要缺点是测量灵敏度较低，量化精度较差，图像中反映的信息量小（即计数率低）。SPECT 重建图像上的信息量远比 CT、MRI 图像低。即使加大给患者注入的药量，延长采集数据时间，仍然相差悬殊。

SPECT 受衰减及散射影响很大。由于人体代谢造成放射性药物的排出，发射断层成像只能用到少部分放射性剂量。而且光子由体内发射穿过软组织及骨骼时被吸收衰减，根据研究发现，5cm 的软组织对 ^{99m}Tc 射线的衰减可达 50%。由于路径不同，衰减造成图像上各部分的影像严重失真。另外，体内发射的光子碰到硬物质（如骨、准直孔边缘等）发生的散射同样也会使正常图像叠加上一幅完全不均匀的伪像。这一直是发射断层成像明显存在的固有缺陷。

SPECT 重建图像的空间分辨率低。SPECT 重建空间分辨率一直远低于 X 射线 CT、MRI 重建图像的分辨率。SPECT 平面图像目前最好的固有空间分辨率为 3 ~ 4mm（FWHM，半高宽值），重建图像固有空间分辨率为 6 ~ 8mm。而 X 射线 CT 及 MRI 图像分辨率可达 0.5mm 以下。

SPECT 与 γ 照相机相比具有一定的优势，SPECT 断层采集的时间更短，灵敏度和图像质量均有一定程度的提高。SPECT 机可以发现较小的病灶和深部病变，帮助进行定量分析并兼有多种显像方式，在心肌血流灌注、脑血流灌注、骨盆显像、全身显像等方面其比 γ 照相机具有明显的优势。

三、PET 简 介

正电子发射断层成像（positron emission tomography，PET）是临床上应用广泛的一种无创核医学影像诊断技术，它通过对注入活体的可以产生正电子的放射性示踪剂进行成像，从而提供活体的新陈代谢等功能信息。与传统的 X 射线计算机断层成像技术、磁共振成像技术和超声等结构成像技术相比，PET 使人们对疾病的认识从形态学的范畴进入到对疾病的病理生理、功能和代谢的领域，极大地提高了对肿瘤及心脑血管疾病等多种疾病的诊断和研究水平，成为医学诊断学上一个新的里程碑。

（一）正电子核素的发现

19 世纪 20 年代，物理学家根据量子力学理论和相对论推断，宇宙中应存在与电子对应的"反物质"。1934 年，年轻的物理学家 Carl Anderson 研究宇宙射线时，拍摄到与电子轨迹相同但方向相反的粒子的轨迹，第一次证实了"反物质"的存在。Anderson 将这一粒子命名为"positron"，意为带正电的电子，为此，年仅 31 岁的 Anderson 获得了 1936 年诺贝尔物理学奖。

1932 年美国科学家 Lawrence 等发明了能生产放射性核素的回旋加速器，为人工方法制造放射性核素奠定了基础。放射性同位素是居里夫妇于 1934 年用天然放射性物质发射的 α 粒子发现的，在回旋加速器发明以前，人们只局限于使用天然放射性物质发射的 α 粒子来进行核反应，能够进行核反应的物质和反应产物的数量都受到很大的限制。有了回旋加速器，才可能大量地产生放射性同位素，这也是放射性核素能够应用于生物学和医学的一个重要条件。回旋加速器引起了医学上的巨大变革，为治疗癌症及其他疾病提供了新的有效手段，它可以将普通的元素如钠、钾、碘和磷等变成它们的同位素，代替昂贵的镭来治疗癌症及其他疾病。

（二）PET 历史和发展

正电子是一种反物质，在自然界中难以独立存在，因此，在产生后 $10^{-12} \sim 10^{-11}$ 秒，便与环境中的普通电子结合湮没，转化为两个方向相反、能量各为 511keV 的光子。由于其发出的光子成对、能量高、半衰期又短，因此需要特殊的探测和显像装置来探测。

1962 年，美国科学家 Rankowitz 和 Robertson 等将 32 个碘化钠探测器配置成圆环状，用以收集人脑部的血流信息，这是正电子断层成像的首次尝试，但当时还没有相应的数学算法进行图像重建。20 世纪 60 年代后半期，美国科学家 Phelps 与 Pogossian 和 Hoffman 设计出一种带铅准直器的探测器用以探测正电子，这是初期的正电子平面扫描机，但成像结果不很理想。1966 年，Anger 等用两个闪烁照相机在不使用传统准直器的情况下以同步的模式对正电子湮没产生的辐射光子进行扫描，设计出首个正电子照相机的技术模型，同时也创立了符合探测方法。20 世纪 70 年代初期，Brownell 等发明了第一台医用正电子照相机，这台正电子照相机由两个互成 180° 的碘化钠（NaI）晶体、光电倍增管及符合探测线路组成。这以后，S. James 和 Robertson 等设计出一种环状的、不连续的探测器以进行正电子断层成像，从而迈出了断层成像的第一步，但却不知用什么数学算法进行图像重建。1973 年后，受 Housfield 发明的 X 射线 CT 机的启发，Phelps、Hoffman 和 Pogossian 放弃了原有的设计，制造出了最早的可行断层成像的 PET 扫描仪原型。1976 年，第一台商业化（ORTEC 公司）PET 扫描仪（ECAT）面市。20 世纪 90 年代后，多环探测器、模块化晶体、三维重建等多种新技术及新型的晶体材料锗酸铋（BGO）的应用，使 PET 的射线探测能力和分辨率都有了明显的提高，能更好地满足临床的需要，从而促进了 PET 临床应用的推广。20 世纪 90 年代中期，在发达国家 PET 已成为重要的影像学诊断工具。

第一台 SPECT/CT 商品化设计是美国通用电气（GE）公司的 Hawkeye，它由一台低电流 X 射线 CT 和一台高性能、具有符合功能的 SPECT 组装在一起，共用一个检查床，并共用一台工作站。Hawkeye 的诞生开创解剖、功能和代谢分子成像的新时代。根据相同设计理念，1991 年推出了第一台把 PET 和 CT 组装在一起的复合设备，直到 1998 年 PET/CT 样机才面世，又花费三年时间进行改进，2001 年 PET/CT 进入临床应用。

PET/CT 是序列化扫描的多模式分子成像设备，先进行 CT 的定位和 CT 螺旋扫描，然后进行 PET 扫描。PET/CT 分子成像设备中的 PET 和 CT 并没有实现 CT 与 PET 同步扫描，属于顺序扫描模式，并且 PET/CT 设备中 PET 使用正电子示踪剂和 CT 使用的 X 射线均对人体组织细胞具有电离辐射作用。为此，在 PET/CT 设备的基础上西门子公司于 2011 年推出商品化的第一代一体化 PET/MR。西门子公司于 2013 年推出第二代 PET/MR，除对重建算法进行改进，PET 和 MR 硬件无明显变化。GE 公司于 2014 年推出一体化具有飞行时间（time of flight，TOF）技术的 PET/MR。迄今，一体化 PET/MR 分子成像设备已经发展到第三代。第三代 PET/MR 能够同步获得 PET 和 MR 在同一中心、同一体积和同一时间的影像，实现真正意义的 PET 和 MR 的同步扫描技术。

在 PET 扫描仪发展的同时，回旋加速器的研制和正电子显像剂的临床应用也同样取得很大进展。小型回旋加速器的自动控制、显像剂的自动合成系统的发展使正电子核素的产生及正电子显像剂的合成更加简单、方便，工作人员的辐射剂量也明显降低。20 世纪 80 年代末，多种正电子显像剂的应用研究逐步拓展，^{18}F-FDG 在脑显像和心肌存活显像，尤其是在恶性肿瘤显像中的成功应用，使 PET 逐步受到临床的认可和青睐。20 世纪 90 年代开始 PET 开始从研究进入临床。1997 年美国食品药品监督管理局（FDA）批准了 ^{18}F-FDG 的临床应用；1998 年美国健康卫生财政管理局（Health Care Financing Administration，HCFA）同意将多种 ^{18}F-FDG PET 适应证纳入医保范畴，PET 从而获得了一张广泛临床应用的"绿卡"，标志着 PET 进入现代化、成熟的临床实用阶段。目前医学常用的正电子放射性核素有 ^{15}O、^{13}N、^{11}C、^{18}F，均可由回旋加速器生产得到。

PET 的最大优势是能定量评价在体组织的生理、生化功能，PET 相对于 SPECT 又有空间分辨力高、灵敏度高、测量精度高、引入的放射性制剂量少等特点，被誉为活体的分子断层图像。PET

采用人体富有的贫中子短半衰期同位素作为放射性制剂；正电子湮没辐射有自准直作用，无需准直器，这种具有自准直的符合探测计数方法使PET的灵敏度大大提高，引入体内的放射性药物的剂量大为减少。而CT中的X射线、SPECT中的γ射线需要在探测器中加装准直器，这样很多的光子就被准直器挡掉了。PET采用环形探测器，检测系统灵敏度和系统分辨率较高。但是，相对于SPECT，PET结构较复杂、价格较高。

（三）PET临床应用

在肿瘤应用方面，PET可以进行疾病的早期诊断、鉴别诊断、分期及治疗方案选择、疗效评估及指导放疗靶区勾画；在心脏应用方面，PET可以进行冠心病诊断、心肌存活性等治疗方案选择、疗效评估；在神经系统应用上，PET可以进行痴呆、癫痫诊断和各种受体疾病的研究及脑功能研究等。

第三节　PET成像物理基础

一、湮没反应

正电子发射断层成像（PET）是目前最先进的医疗诊断设备。当人体内含有发射正电子的核素时，正电子在人体中很短的路程内（小于几毫米）即可和周围的负电子发生湮没而产生一对γ光子，这两个γ光子的运动方向相反，能量均为511keV，因此，用两个位置相对的探测器分别探测这两个γ光子，并进行符合测量即可对人体的脏器成像。正电子的产生有两种方式，一种是通过放射性核素的核衰变，另外一种是电子对效应。前者是PET成像中正电子的主要来源。

正电子衰变主要发生在中子数相对不足的核素，正电子放射性核素衰变的过程：一个不稳定的放射性同位素经过β^+衰变（又称正电子衰变），自发的放射出正电子，同时原子核中的一个质子转化成一个中子，并发出一个中微子。该过程可以用式（2-1）表示：

$$P \rightarrow n + \beta^+ + \nu + E \qquad (2-1)$$

其中，P为质子，n为中子，β^+为正电子，ν为中微子。E为能量，释放出的正电子带有一部分的初始动能。

例如：$^{13}_{7}N \rightarrow {}^{13}_{6}C + \beta^+ + \nu + 1.19MeV$。

正电子是电子的反粒子，基本性质与电子相同，电荷相反。正电子寿命很长，却是不稳定的粒子，会在极短的时间内与其邻近的电子（β^-）碰撞而发生湮没辐射，即在两者湮没时，β^+、β^-的质量转化为γ光子的能量，产生两个方向相反的、能量都为511keV的γ光子，此即质量湮没现象（图2-1）。

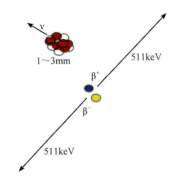

图2-1　正电子的产生与湮没现象

发生湮没反应后，正负电子变成两个光子，该过程遵从爱因斯坦质能方程，见式（2-2）：

$$E = mC^2 \qquad (2-2)$$

根据电子的质量及能量守恒和动量守恒定律，可知放出的两个γ光子方向相反，能量均为511keV。事实上由于正电子在发生湮没反应前仍然带有一定的初始动能（E），该动能使得正电子和周围负电子发生湮没反应前会运动一小段距离（正电子湮没前在人体组织内行进1～3mm），这段距离被称为正电子的自由程。该段自由程使得发生湮没反应的位置并不是严格意义上放射性核素发生衰变的位置，成为制约PET空间分辨率极限的因素。

由于自由电子运动的影响，放出的两个γ光子并不是呈完全的180°角。湮没光子的非共线性和正电子自由程共同造成PET空间分辨率的下降。除以上所说两个因素外，根据场论及量子电动力学理论的分析可知，正负电子湮没时可能会发射出单光子、双光子和三光子，其中单光子和三光子湮没在PET成像中表现为噪声，造成图像质量的下降。

二、射线与物质的相互作用

湮没反应产生的一对光子在穿过物质时会

和物质中的原子发生相互作用，发生能量的沉积，通过这些作用，我们可以对射线进行有效的探测。

γ射线与物质的相互作用有五种，即光电效应、康普顿效应、电子对效应、瑞利散射和光核相互作用，其中前三种最为重要。γ射线在物质中的散射、衰减和能量沉积等都和这三种相互作用密切相关。

（一）光电效应

γ光子与原子的束缚电子发生相互作用，将能量全部转移给束缚电子，电子克服原子核的束缚成为自由电子，这一过程称为光电效应，释放出的自由电子称为光电子。光电子的能量等于入射γ光子的能量减去电子的结合能，如式（2-3）

$$E_e = h\nu - B_i \qquad (2-3)$$

其中，E_e 为光电子获得的动能，$h\nu$ 为入射光子的能量，B_i 为第 i 层电子的结合能。光电子克服原子核的束缚后，原子处于激发态，原子退激过程释放出能量，该能量以荧光形式表现出来或者将能量传递给外层电子使其成为俄歇电子。

在低能光子与物质的相互作用中，光电效应占主导作用。另外，随着物质的原子序数 Z 的增大，光电截面也迅速增大，因而原子序数越高，发生光电效率的可能性越大。光电倍增管就是基于光电效应的原理制成的。

（二）康普顿散射

能量为 $h\nu$ 的光子，与原子的外层电子发生非弹性碰撞，光子将一部分能量传递给电子，散射的光子能量减小，成为散射光子，这种现象称为康普顿散射。当光子能量上升到原子最高能级以上时，康普顿散射替代光电效应，成为主导过程。

（三）电子对效应

光子在经过靠近原子核的场中，光子被吸收，同时产生一个负电子和一个正电子，这种现象称为电子对效应。

电子对效应一般发生在库仑场，在电子场中也可能发生，只不过概率很低。只有当入射光子能量大于 1.02MeV 时，才有可能发生电子对效应，

光子的能量变成正负电子对时，多余的能量转换为电子的动能。电子对效应截面随γ光子的能量增大而增大，因而在入射光子的能量较高时，电子对效应占优势。

三、荧光的产生与光电转换

荧光的产生是将高能的γ光子转换成多个低能量光子的过程。γ光子当入射到闪烁晶体上时，与物质发生相互作用，能量被沉积下来，从而闪烁晶体内的原子（分子）发生激发或电离，此时会产生高能态的原子，高能态原子在退激时释放出的能量以荧光的方式释放出来。

光电转换是指将低能的荧光转换成电信号的过程。常用的光电转换器是光电倍增管，它是利用光电效应，将荧光转换为光电子，再经过逐级倍增获得电脉冲信号，然后通过对电信号的分析测量来获得γ光子的信息。γ光子的探测主要由闪烁晶体和光电倍增管共同完成。

第四节　PET 基本结构

PET 总体结构包括探测器、电子线路、数据处理计算机、扫描机架、检查床等。PET 探测器是 PET 设备的核心部分。PET 探测器由晶体、光电转换器、放大和定位电子线路几部分组成。探测器最前端的晶体通过光电耦合连接于光电转换器。光电转换器将光信号转化成电信号后，由电子线路读出，并确定出光子入射晶体的具体位置和入射时间。电子线路的构成包括放大、甄别、采样保持、符合线路、模拟/数字变换、数据缓存、定位计算等。数据采集结束后，数据处理计算机对原始数据进行校正（包括衰变校正、死时间校正、偶然符合校正、归一化校正、散射校正、衰减校正等），然后由图像重建算法将投影数据转化为图像，即示踪药物的活度分布图。还可以将标志物的分布图按时间顺序记录下来，经过处理，便可得到新陈代谢率等的功能信息。

一、探　测　器

PET 探测器是 PET 设备的核心部分。PET 的

探测器是由若干探测器环排列组成，探测器环的多少决定了PET轴向视野的大小和层面的多少。PET的轴向视野（field of view，FOV）是指与探测器环平面垂直的PET长轴范围内可以探测真符合事件的最大长度。因此，PET探测器环数越多，探测的轴向视野越大，一次扫描可以获得的断层面也越多。

PET的探头和探测环结构示意图如图2-2所示，其中的 X-Y 平面为PET的横断面，与探测环平面平行；Z轴是PET的长轴，与探测环平面垂直。探测器整体性能由晶体材料、尺寸、排列组合和光电转换器类型决定。PET探测器的结构为晶体阵列与光电倍增管耦合的形式，即先将晶体模块切割成小的晶体条，组成一个模块（block），然后与光电倍增管进行耦合。晶体条之间加入高反光率的薄膜，以减少闪烁光穿出晶体条的概率。这种晶体切条的方式较之整块晶体，能够更好地对位置信息进行区分。

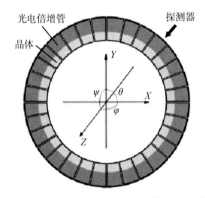

图 2-2　PET 的探头和探测环结构示意图

射线探测器通常被分为三大类，即气体探测器、闪烁体探测器和半导体探测器。其中闪烁体探测器在PET成像中应用最为广泛，且通常采用闪烁晶体和光电倍增管耦合的方式。

闪烁晶体的密度和有效原子序数决定了晶体对γ光子的吸收能力，密度和有效原子序数越大，对γ光子的阻止能力就越强；光产额直接决定了探测器的能量分辨率；而发光衰减时间是影响时间分辨率的最主要因素；为了能够对晶体进行封装，还应要求晶体具有不易潮解、易于做成块状等特点。理想PET闪烁晶体的特性如表2-1所示。

表 2-1　理想 PET 闪烁晶体的特性

晶体特性	目的
高密度	系统计数率高，提高γ射线探测效率
高原子序数	提高γ射线探测效率
余辉时间短	符合时间窗短
高光输出量	系统转换效率高，提高光电探测器效率
好的能量分辨率	全能事件的清晰辨认
发射波长接近 400nm	光电倍增管反应匹配好
发射波长透明度好	光子从晶体到光电倍增管的传输好
衰减常数短	提高γ射线探测效率
辐射低	晶体性能稳定，包装简单
生产过程经济	制造成本低

二、PET 选用的晶体

早期研制的PET仪晶体材料为碘化钠（NaI），第一台商品化PET也是应用NaI晶体作为探测晶体。20世纪80年代初期，EG&G Ortec与Scanditronix公司将锗酸铋（BGO）与硅酸钆（GSO）两种晶体作为PET探测晶体。1990年，硅酸镥（LSO）晶体的研究引起人们的很大关注。第一台商品化临床LSO PET仪于2001年由CTI/CPS推出，这种新型探测器材料对PET的发展具有重要贡献。

表2-2列出了用于PET成像的几种主要闪烁晶体特性参数，可以看出NaI晶体最大优点是光输出量大、能量分辨能力较强、能提高系统固有的分辨率，另外其成本最低，最适合实用型PET，不过该晶体容易受潮，对环境要求比较高。BGO晶体密度较大，探测效率高、稳定性好。所以能够明显提高系统的计数率，但是它适用于二维采集，三维采集时图像质量下降明显。目前该晶体已不适现在全身快速扫描的要求。GSO晶体性能比较均衡，扫描速度与图像质量也兼顾最好，但该晶体较脆，因此切割工艺技术要求较高。CeF 和 BaF_2 是最早用于 TOF-PET 的晶体材料，这两种晶体发光衰减时间快，可以达到很好的时间分辨率（200～300ps），做成系统也可以达到550～750ps的时间分辨率。然而 CeF 易潮解，光产额低，能量分辨率低；BaF_2 的快衰减成分在紫外区域，因而配套的光电倍增管需要带有石英玻璃窗。这些原因导致这两种晶体没有得到进一步

的发展，1980～2000 年，BGO 由于各方面性能比较综合是当时 PET 的主流探测器晶体材料，而 NaI 与 GSO 在商品化 PET 中应用相对较少。

表 2-2　用于 PET 成像的闪烁晶体特性参数

晶体名称	密度（g/cm³）	有效原子序数(Z)	衰减长度（cm）	光产额（photons/keV）	衰减时间（ns）	能量分辨率（%）	潮解性
BGO	7.13	74	1.05	6	300	10.2	否
NaI	3.67	51	2.88	38	230	6.6	是
BaF$_2$	4.89	52	2.2	2	0.6	11.4	否
CeF	4.64	53	2.7	2.5	2.9	20	是
GSO	6.71	59	1.43	10	60	8.5	否
LSO	7.4	66	1.16	29	40	10	否
LYSO	7.3	54	1.14	30	42	8	否

1991 年出现的 LSO 晶体推动了 TOF-PET 的发展，它的衰减长度和 BGO 相似，但光产额比 BGO 高，且发光衰减时间也更快。LSO 晶体密度大、衰减时间小、光产额高，适合快速三维采集，其扫描速度最快，但是图像质量会有所下降，属于有得有失。硅酸钇镥闪烁晶体（LYSO）是一种掺杂的斜方硅酸镥晶体，以其高光子产额、快发光衰减、有效原子序数多、密度大等特性引起国际闪烁晶体界极大关注，并且其物化性质稳定、不潮解、对 γ 射线探测效率高，被认为是综合性能最好的无机闪烁晶体材料，是未来代替 NaI（Tl）、BGO 的理想 SPECT 和 PET 用闪烁晶体。

三、光电转换器

光电转换器分为传统真空管的光电倍增管（photomultipliers tube，PMT）和固态光电转换器（solid state photomultiplier，SSPM）。前者已经被广泛用于 PET 设备，但是由于传统 PMT 含真空管，不能用于一体化 PET/MR 设备中。一体化 PET/MR 设备必须选择固态光电转换器。

固态光电转换器又分为雪崩二极管（avalanche photo diode，APD）和固态阵列式光电转换器(silicon photomultiplier，SiPM）。

光电转换器将光信号转化成电信号后，由电子线路读出，并确定出光子入射晶体的具体位置和入射时间。根据符合探测原理，当两个光子入射时间差小于设定的符合时间窗时，相应的湮没事例将被作为好的符合事例记录下来。

PMT 是一种真空电子器件，主要功能是将微弱的光信号转换成电信号。它的组成部分主要有入射窗、光阴极、倍增极（打拿级）和阳极。它的工作原理如下：闪烁光透过入射窗打到光阴极上，然后通过光电效应产生光电子，光电子通过倍增级进行倍增，然后通过阳极收集起来，输出电信号。

雪崩二极管（APD），又称固态光电倍增管。在以硅或锗为材料制成的光电二极管的 P-N 结上加上反向偏压后，射入的光被 P-N 结吸收后会形成光电流。加大反向偏压会产生"雪崩"（即光电流成倍地激增）的现象，因此这种二极管被称为雪崩光电二极管。

APD 的优势为固态光电转化器，对磁场敏感度不高，能够达到一定程度的集成化。但是，其缺点是对热极其敏感，需要专门的水冷系统，磁场对其有一定程度的干扰，因而影响其 PET 成像质量。

固态阵列式光电转换器（SiPM）技术（又称硅光电倍增管）发明于 20 世纪 90 年代末，是一种新型的光电探测器件，由雪崩二极管阵列组成。每个硅光电倍增管由大量的（几百到几千个）APD 单元组成，每个单独的 APD 的尺寸可以从 20μm 至 100μm 而变化，并且它们的密度每平方毫米可高达 1000 个以上，这些单元并联成一个面阵列。

表 2-3 是三种不同光电转化器结构、性能比较。从表 2-3 可以看出，PMT 具有很好的性价比，这也是 PET 设备广泛采用传统 PMT 的主要原因。SiPM 具有增益和灵敏度高、工作偏置电压低、受温度影响小、对磁场不敏感、能够实现高度集成化、能够实现 PET 的 TOF 技术等绝对优势，已成为一体化 PET/MR 设备的最佳选择。APD 不能实现 TOF 技术，所以 APD 与 BGO 晶体组合成探测器比较合适，APD 并不适合与 LSO 或 LYSO 类晶体组合。这也是在一体化 PET/MR 设备中 APD 技术已经趋于被淘汰的主要原因之一。APD 同样也存在对热敏感问题，APD 和 SiPM 转化器在探测器中均配有专用的水冷系统，以确保其性能稳定。

表 2-3　三种不同光电转化器结构和性能比较

	SiPM	APD	PMT
增益	10^6	10^2	10^6
工作偏置电压（V）	30	> 100	1000
光谱范围	绿	红	蓝 /UV
对温度敏感性	低	高	低
对磁场敏感性	不敏感	敏感	高度敏感
集成化程度	高	一般	无
飞行时间技术	可以	无	可以
转化效率（%）	50	50	25
噪声	低	高	低
冷却装置	专用水冷系统	专用水冷系统	气冷系统
价格	高	低	低

与 APD 相比较，SiPM 具有增益和灵敏度高、偏置电压低、对磁场不敏感、受温度影响小、结构紧凑和能够实现 PET 的 TOF 技术等特点。SiPM 由于工作的偏置电压低，所以几乎不受磁场影响；结构紧凑有利于对 PET 探测器进行更有效的屏蔽（磁场和放射线）；SiPM 将 APD 以阵列方式高度集成化起来使其对热变化更加稳定。在一体化 PET/MR 设备中，SiPM 已经成为最佳的选择。

四、电子学系统

电子学系统主要由模拟电路、数字处理电路、符合电路、数据传输电路、时钟电路和控制电路组成。其中模拟电路负责信号的放大和形成，以及能量甄别等；数字处理电路主要将模拟信号转换为数字信号，并提取出位置、时间、能量等信息；符合电路主要负责符合判选，选择属于同一事例的信号；数据传输电路负责将数据传输到后端计算机进行处理；控制电路负责对各个电路的整合，实现计算机对各个电路的控制及各个电路之间的协同工作。这里我们主要对能量信息、时间信息、位置信息的提取及符合判选做一个简单介绍。

（一）能量信息提取

由于产生的荧光光子和入射的 γ 光子在晶体中沉积的能量呈正比关系，而光电倍增管产生的电荷数量和荧光光子数目成正比，因而可以通过对光电倍增管输出的电脉冲信号进行处理而获得能量信息。

由于 γ 光子在穿过物体时会损失能量，或其能量在晶体中未能完全沉积，从而 γ 光子的能谱呈连续分布。一般来说，PET 探测会设置不同的能窗，因为康普顿散射导致光子失去一部分能量，因而除设置主能窗外，同时设置一个低能窗。通过低能窗的辅助计数来剔除主能窗中的散射计数，这就是传统的双能窗散射校正法。

（二）时间信息提取

在 PET 系统里，正负电子湮没产生一对能量为 511keV 的 γ 光子，这对光子经过闪烁晶体和光电倍增管等处理之后产生电信号，由于荧光光子的数量变化规律是呈指数上升和指数衰减，因而得到的电脉冲也表现为同样的规律。通过对输出的两个电脉冲信号进行分析，可以精确测量两个光子被探测到的时间。一般认为，电脉冲信号的上升前沿就是射线入射到晶体条上的时刻，定时甄别电路就是通过准确检测电脉冲信号上升前沿波形发生的时间提取时间信息，输出与事件发生时刻精确相关的逻辑脉冲信号。这种时间上的对应关系越精确，则定时精度越高。

（三）位置信息提取

晶体条发出的荧光经过光电倍增管的处理，

转换为电信号，根据该电信号，可计算出γ光子入射位置的坐标，进而确定光子入射的晶体条的位置，为后期图像重建提供信息。晶体条单元位置信息获取的精确与否，直接关系到PET探测器能量校正和时间校正的准确度，以及PET原始数据的信噪比、重建图像的分辨率。

理想情况下，晶体条对应的位置坐标应该是线性的，其所覆盖的范围应该与晶体条的尺寸成正比。在实际的PET系统中，由于探测器易受到晶体条物理特性非均一、光电转换器件响应非线性、前端读出电路及康普顿散射等因素的影响，从而计算出来的入射γ光子二维位置坐标$(X，Y)$和实际晶体条单元之间呈非线性对应关系。因此，需要通过建立晶体位置查找表将事件位置信息精确映射到实际对应的晶体条单元中。

晶体与伽马光子作用位置映射表基本确定方法如下：以点源或泛源持续照射晶体阵列，对光电转换器接收信号进行计算得到反映符合事件作用位置的散点图，经数字化处理后对目标区域进行分割。这样，每个小区域内的事件即可与阵列上的每个晶体一一对应，进而确定出系统的位置映射表。

（四）符合探测

湮没反应产生的一对γ光子被两个晶体条探测到，这两根晶体条的连线确定了一条直线，被称为符合响应线（line of response，LOR），这条响应线确定了湮没反应发生的位置所在的直线（图2-3）。

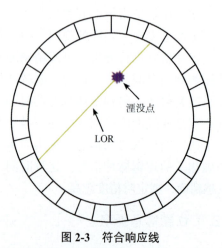

图2-3　符合响应线

符合探测原理：湮没辐射产生的双光子飞行在同一直线上，但方向相反。在β⁺衰变发生的区域两侧，放置两个光子探测器，当两个探测器同时接收到光子时，符合电路会给出一个计数。湮没辐射发生的位置限于这两个探头的有效视野内，凡在此视野外或在此视野内发生的湮没辐射，所产生的两个γ光子不能同时进入两个探头者，都不能形成符合信号，因而不能被记录，此即符合检测原理。湮没辐射有自准直作用，无需准直器，这样PET的灵敏度大大提高，引入体内的放射性制剂的量大为减少。

确定湮没反应事例的两个γ光子后，根据它们入射到晶体条上的位置信息（位置信息提取），就能确定这条LOR的位置。另外，对LOR是否处于有效视野进行判断，就能获得这条LOR是否有效的信息，提取多个有效事例之后，就能进行下一步的数据处理。

由于飞行时间及时间测量的不确定性，一个湮没事例产生的一对γ光子到达两端晶体条的时间有一定的时间差。要确定一条有效的LOR，需先测量γ光子入射到晶体条的准确时间（时间信息提取），然后对一段时间内提取到的时间点信息进行排序，如果相邻两个时间点之间的差异小于一定的数值（称为时间窗宽度），则认为这两个γ光子是由同一个湮没反应事例产生的。如果在时间窗宽度内，探测到多个γ光子，则有多种处理方法。可以采用先到先符合的方式，取前两个γ光子的信息，这样做的坏处是不能确定是否取到了湮没反应发生的两个γ光子的准确信息；也可以采用直接摒弃的方式，这样做可以避免带来错误信息，但同时也降低了探测灵敏度；另外，还可以结合LOR的几何位置对多符合进一步甄别。

经过电子学系统的符合探测，输出的事例均为有效符合事例，然而有效符合事例并不一定就是我们需要的事例，在实际的探测中，有四种符合情况，即真符合、散射符合、偶然符合及多事例符合（图2-4）。

1. 真符合　探测到的两个γ光子来自同一个湮没反应，并且在传播过程中没有发生任何相互作用，这种符合事例是我们需要的。

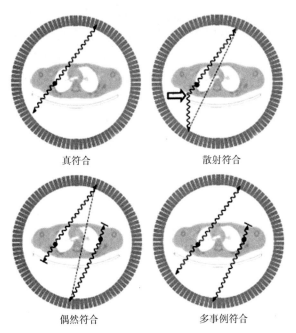

真符合　　　　　　　　散射符合

偶然符合　　　　　　　多事例符合

图 2-4 符合判选类型

2. 散射符合 探测到的两个 γ 光子来自同一个湮没反应，然而在传播过程中其中一个或两个 γ 光子在被检测对象体内发生了康普顿散射，从而偏离了原来的方向，这种散射符合事例需要进行剔除。

3. 偶然符合 探测到的两个 γ 光子并不来自同一个湮没反应，只是由于两个湮没反应发生的时间接近，从而导致在一个时间窗内被探测到，这种偶然符合事例也需要进行剔除。

4. 多事例符合 在同一个时间窗内探测到多个光子的事例，这种事例的处理一般在电子学的符合判选部分进行。

（五）数据校正

在上述几种符合事例的种类中，散射符合事例和偶然符合事例都会影响图像质量。事实上，影响 PET 图像质量的因素远不止这两种，还有放射性药物的衰变、电子学系统的死时间效应、探测效率的不一致性、光子在被检测物体内传播过程中的衰减效应等，这些都会造成图像质量的下降，因而在进行图像重建之前，必须要先进行数据校正。

通常来说，需要进行的校正主要有如下几种：衰变校正、死时间校正、偶然符合校正、归一化校正、散射校正及衰减校正。在传统 PET 中，先进行数据校正，然后进行图像重建，由于各校正的特点，数据校正须有一定的顺序。

1. 衰变校正 放射性核素会随时间而不断衰变，虽然每种核素半衰期不同，但 PET 常用的正电子放射性核素的半衰期一般都较短，相对于采集时间来说核素衰变并不能被忽略，即采集开始时和采集结束时由于核素自身衰变造成的放射性活度已经有了比较大的变化，这将影响到 PET 成像数据测量的准确性，因而衰变校正是必需的。表 2-4 列出了 PET 常用正电子放射性核素的半衰期。

表 2-4 常用放射性核素半衰期

放射性核素	^{18}F	^{15}O	^{13}N	^{11}C	^{99m}Tc	^{131}I
半衰期	110min	2min	10min	20min	6.02h	8.04d

某个采集时刻 t_1，放射性活度 A_1 可通过式（2-4）计算。

$$A_1 = A_0 e^{-0.693(t_1-t_0)/T_{1/2}} \qquad (2-4)$$

其中，A_0 为药物初始活度，t_0 为初始时刻，$T_{1/2}$ 为放射性核素的半衰期。同理可得出 t_2 时刻的放射性活度，如果需要对 t_1 到 t_2 这段时间做衰变校正，首先需要按照式（2-5）计算 t_1 到 t_2 这段时间内的平均放射性活度：

$$A_{ave} = \frac{A_1 \cdot T_{1/2}}{0.693(t_2-t_1)}(1-e^{-0.693(t_2-t_1)/T_{1/2}}) \qquad (2-5)$$

则衰变校正的校正因子为式（2-6）。

$$\eta_{decay} = \frac{A_0}{A_{ave}} \qquad (2-6)$$

2. 死时间校正 产生死时间效应的原因有两个：①电子学处理一个事例需要一定的时间，如果在这段时间内有多个事例产生，电子学系统则无法进行处理，造成计数丢失；②当在一个非常短的时间内，有两个或两个以上光子入射到晶体条，产生的闪烁光重叠在一起，这样能量就会发生叠加，从而导致超过电子学的能量上限而无法记录，这样也会造成计数损失。以上两种原因导致的计数丢失称为死时间效应，死时间效应在计数率高时尤其严重，造成系统无法有效的采集数据，因而需要进行校正。

对死时间的校正通常通过测量计数率随活度

的变化曲线来进行，即按相同的时间间隔记录即时采集到的符合计数，做出计数率随放射性活度变化的曲线。当药物强度低时，计数率随药物强度呈正比增加，当药物强度达到某一限度后，曲线逐渐弯曲，它与直线的距离就是丢失的计数率，可以据此计算和记录校正参数以便进行死时间校正。

3. 偶然符合校正　电子学系统在进行符合判选时，两个光子只要在设定的时间窗内被两个探测器探测到，就被认为是同一个湮没反应产生的两个 γ 光子。考虑到光子的飞行时间和时间测量的不确定性，时间窗是有一定宽度的，一般设定为时间分辨率的 2 ～ 4 倍。这样当两个湮没反应事例发生的时间比较接近时，来自不同湮没反应的光子就有可能在符合时间窗内被探测到，被认为是一个符合事例，这就是偶然符合事例。

偶然符合事例与符合时间窗的宽度及探测器的单计数率成正比，如式（2-7）所示。

$$R_{i,j} = 2\tau r_i r_j \qquad (2\text{-}7)$$

其中，i，j 为 LOR 两端晶体条的编号，R 为偶然符合计数率，τ 为时间窗宽度，r 为晶体条的单计数率。为了减少偶然符合事例的发生，可以缩短符合时间窗，然而这样也导致了计数率的降低。

常用的偶然符合校正方法有背景减除法、单计数率法和延迟符合法。背景减除法是根据偶然符合事例通常表现为均匀本底的特点，直接从测量数据中减去一定的数值，这种方法简单，但过于粗略。单计数率法是利用偶然符合计数率与单计数率之间的关系，来估计偶然符合计数，这种方法的统计误差较大。

目前应用最广泛的是延迟符合法，具体做法为将其中一个晶体条探测到的信号分为两道，一道不做处理，另外一道延迟几个符合时间窗，然后再与另外一个晶体条探测到的信号进行符合。只要延迟时间大于 2 倍的符合电路时间窗宽度，就能保证延迟后发生的符合事例均为偶然符合事例，直接从即时符合数据中减去。这种方法简明有效、速度快、实现方便，商用 PET 多采用这种方法。

4. 归一化校正　理论上来说，当探测器中的晶体条处于相同的几何条件下，并且在相同的时间内接受同样强度的辐射时，每个晶体条接收到

的计数应该是相等的。然而由于晶体的光产额、光电倍增管的探测效率等原因，每个探测器具有不同的本征探测效率，从而导致每个晶体条接收到的计数具有差异性。另外，由于 PET 广泛采用 Block 结构，每个晶体条的几何条件也不一样，这也会导致计数率的不一致性，对这个探测效率的不一致性进行的校正称为归一化校正。

造成响应不一致的主要因素包括物理因素和几何因素两大类。其中物理因素包括晶体条物理特性不一致、光导传输特性不一致、光电倍增管响应不一致、晶体条位于 Block 内不同位置时光收集效率不一致、光电倍增管光阴极不同位置响应不一致、不同的晶体条时间响应特性不一致等。几何因素包括不同径向位置 LOR 宽度不一致、LOR 入射到探测器表面的倾角不一致等。其中几何因素的影响主要针对真实符合事例，对于偶然符合事例和散射符合事例来说，由于符合光子在空间分布和几何特征上具有较大的随机性，在一定程度上减弱了几何因素对这一部分数据探测效率均匀性的影响。

早期较为直接的归一化校正方法采用直接测量法，当每一条 LOR 受到同样强度放射源照射时（均匀面源或旋转棒源），由于探测效率的问题不同的 LOR 获得不同的计数，归一化校正因子与实验得到的这一组计数成反比。该方案原理直接，实验及数据处理简便，但存在如下主要问题：①为了降低死时间效应的影响，放射源活度必须足够低，采集时间势必较长；②直接测量法无法获得散射数据的归一化校正因子；③直接测量法对放射性活度的均匀性依赖性较强。

现在较为常用的归一化校正方法是变量分离法，其基本假设为影响探测效率的各个因素之间不发生相互作用和关联，基于这一假设，归一化校正因子可分为探测器本征探测效率、径向 Block 内响应因子、轴向 Block 内响应因子、径向几何响应因子、轴向几何响应因子、时间分辨响应因子及机械组装响应因子等。

5. 散射校正　湮没反应产生的一对 γ 光子在被检测物体内传播时，其中的一个或者两个 γ 光子可能会与组织中的原子发生康普顿散射，散射之后的 γ 光子偏离原来的传播方向，此时 γ 光子的能量虽然有一些损失，然而由于能量窗具有一定

的宽度，仍然可能被记录为有效事例。此时系统记录下来的 LOR 不再经过湮没反应发生的真实位置，造成定位的误差，严重影响重建图像的对比度和分辨率。一般来说，散射事例在三维采集中可以达到总事例的 40% ～ 60%，即系统采集到的事例有一半是散射事例，严重影响图像质量，因而必须进行散射校正。

散射校正的方法可分为以下四种：拟合法、双能窗法、卷积校正法及模拟校正法。

（1）拟合法：基于一个基本假设，即假设经过偶然符合校正之后，物体之外的计数全部为散射计数，且散射事例的空间分布变化缓慢。基于这个假设，用一个二次多项式或一个一维高斯函数来拟合物体外的散射计数，从而得到整个空间的散射分布。该方法原理简单，易于实现，然而过于粗糙，散射分布用一个平滑的解析函数来近似会造成很大的误差。

（2）双能窗法：是目前使用最为广泛的一种散射校正方法。该方法假设所有的符合事例都可以在两个相邻的能量窗内获取（图 2-5），一个低能窗（lw）和一个高能窗（pw）。假设所有散射符合均有相同的空间分布，则将高窗中的符合计数减去低窗中的符合计数，就可得到真实符合计数。而实际上光子在低能部分对目标体的依赖性比在高能部分要大得多，因而该方法是近似的。

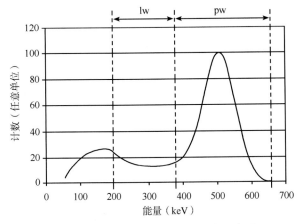

图 2-5 PET 双能窗散射校正方法示意图

（3）卷积校正法：是通过对主能窗的数据做积分变换来估算散射分布。卷积校正法在密度均匀、结构简单的组织中是有效的，而且不会将噪声带入散射校正中，它的缺点是不适用于结构复杂的被检测对象，另外，没有考虑视野外的散射事例。

（4）模拟校正法：其中的单次散射模拟法（single scatter simulation，SSS）是目前应用广泛的，同时也是最有前景的一种散射校正算法，在最新的高端商业 PET/CT 中均采用的是此种算法。SSS 算法通过已知的衰减系数图和放射性活度图，估算散射分布，是目前认为最准确有效的散射校正方法之一。

6. 衰减校正 γ 光子在穿过物体进入探测器的过程中，会有一定概率与物体中的电子碰撞发生光电效应或康普顿散射，使 γ 光子消失或自身能量降低，即光子在传播过程中发生衰减，衰减效应会严重影响图像的对比度，尤其是在被检测对象体积较大时衰减的影响非常严重，所以为了获得高质量均匀的 PET 图像及实现 PET 图像精确定量分析，必须对人体的衰减进行校正。

在人体内部强度为 C_0，并向相反方向传播的 γ 光子穿出人体以后，能够被探测器探测到的光子数目可以由式（2-8）表示：

$$C = C_0 e^{-\mu x} \quad (2\text{-}8)$$

其中，C_0 为未经衰减过的光子数目，μ 为物质的衰减系数（这里假设是一个常数），x 为 γ 光子穿过的路径长度。

由于 PET 是符合探测成像，衰减应该与两个光子均有关系。假设两个 γ 光子穿过物体的长度分别为 a 和 b（图 2-6），那么探测到的符合数目为

$$C = C_0 e^{-\mu a} \times e^{-\mu b} = C_0 e^{-\mu(a+b)} = C_0 e^{-\mu D} \quad (2\text{-}9)$$

由式（2-9）可知，对于一对背靠背的 γ 光子来说，他们被探测到的概率只与两个 γ 光子穿过物体的总长度有关，而与湮没反应发生的地点无关。可见对于某一特定的被测物扫描中的一条 LOR 来说，衰减效应是一定的，它只与 LOR 穿过物体的长度有关，而与湮没反应发生在 LOR 上的位置无关，这就给衰减校正带来了方便。

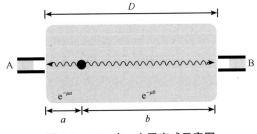

图 2-6 PET 中 γ 光子衰减示意图

衰减系数图的获得有三种途径：直接计算法、实验测量法和利用 CT/MR 图像获得的办法。

（1）直接计算法：假设被检测对象由几种具有均匀衰减系数的物质组成，如骨骼、脂肪、肌肉等。先重建 PET 图像，然后通过图像分割算法将图像分割成不同的组织成分，分别赋以预知的衰减系数，从而得到衰减系数图。这样做的好处是只需要发射图像本身就能做衰减校正，坏处是衰减校正的精度取决于图像分割算法的精度，PET 图像分辨率较低、噪声较大，给分割算法带来一定的困难，而且对于结构和成分复杂的结构体，这样做会带来很大的误差。

（2）实验测量法：一般是通过一个空白扫描和一个体外放射源的透射扫描来获得衰减系数图。通过两个扫描的计数可以获得一个二维的衰减系数积分值，见式（2-10）：

$$\int \mu(x)\,\mathrm{d}x = \ln\frac{C_0}{C_t} \qquad (2\text{-}10)$$

其中，C_0 为空白扫描的计数，C_t 为透射扫描的计数。根据积分值重建出图像，这个图像就是衰减系数图，然后对这个图像做三维线积分就可以得到三维衰减校正系数。

空白扫描（blank scan）的辐射源是装在机内的 ^{68}Ge 棒源，扫描时 ^{68}Ge 棒源自动贴着探测环从屏蔽器中伸出并绕中心旋转，从而使各探测器均匀地接受辐射。

透射扫描最常用的方法是旋转棒源扫描法。它也是采用长半衰期的正电子源，如半衰期为 271 天的 ^{68}Ge 棒源，将棒源置于被检测对象之外，围绕被检测对象旋转，采集符合计数。在采集过程中，需实时记录棒源所在的位置，如果符合事例与棒源共线，则被记录为有效的符合事例，反之将不被记录。这样做是为了剔除不需要的"坏事例"：偶然符合事例、散射事例及被检测对象体内剩余活度的发射符合事例。

传统 PET 采用 ^{68}Ge 棒源进行穿透扫描以获得人体组织衰减系数图（attenuation coefficient map，μ-Map），然后进行校正。采用这种棒源选择扫描方式的好处是，可以直接得到被检测对象对于 511keV 的 γ 光子的衰减系数。所带来的坏处主要有两个：①透射扫描额外增加了患者的扫描时间和患者所受的辐射剂量；②由于光子的衰减是一

个统计的过程，因而透射扫描需要保证一定的统计量，这就需要采集时间足够长或棒源活度足够大，而棒源活度过大又会增加探测器的死时间效应。一个解决办法是采用 2～3 个棒源同时进行扫描，这样一方面减少患者的采集时间，另一方面避免系统死时间的增加，但会增加患者所受辐射风险。

（3）CT 图像法：多模态成像系统 PET/CT 的出现，使得衰减系数图可以直接从 CT 图像获得，用 CT 图像来进行衰减校正的方法简称 CT 衰减校正（CT attenuation correction，CTAC）。PET/CT 设备采用 CT 进行穿透扫描，依据不同组织的 CT 值计算人体组织衰减系数图对组织进行衰减校正。

CTAC 有传统衰减校正无可比拟的优势：① CT 图像在空间分辨率和数据统计性方面远比 PET 好；② CT 扫描速度快，现代多层螺旋 CT 扫描全身只需不到 1 分钟，而 PET 透射扫描需约 20 分钟，采用 CTAC 可以大大减少患者的扫描时间及所受的辐射剂量，这具有非常重要的临床意义。

CTAC 也给数据处理带来了新的挑战。首先，CT 的快扫描和 PET 的慢扫描不匹配，尤其是对心脏，需要先做呼吸运动校正，否则图像会出现伪影。其次，CT 的 X 射线能量分布是连续分布的，与 PET 的 511keV 的 γ 光子能量不匹配，在计算衰减系数时需进行统一标定。

（4）MR 图像法：PET/MR 设备中可以利用 MR 图像信息对射线的衰减进行校正（MR attenuation correction，MRAC），即采用 MR 不同序列获得人体组织中气体、水、脂肪、软组织和骨骼图像，然后通过图像分割算法将图像分割成不同的组织成分，分别赋以预知的衰减系数，从而得到人体组织衰减系数图对人体组织进行衰减校正。

与 CT 不同，MR 反映的是物质弛豫时间和质子密度分布，与组织密度分布或衰减强度无关，不能直接提供关于组织衰减性质的信息，所以无法直接得到物体的衰减系数图，需要通过间接计算的方法产生组织或物质对射线的衰减系数，再行处理来获得最终的实际放射性药物分布图像。目前，PET/MR 衰减校正的方法主要有组织分类法、图谱配准法、透射扫描法和发射数据重建法。

1）组织分类法：即采用不同的 MR 序列获得

组织中气体、脂肪、水和骨组织的信息进行衰减校正。

直接的组织分类方法可用于全身 PET/MR 中。该方法中一般采用对解剖结构显像较好、利于观察的 T_1WI MR 图像，通过直方图分析法和软组织信号强度阈值等分类方法将图像分为不同的组织结构，再将各个类别的组织结构分别赋予其 511keV 下相应的衰减系数，然后进行图像校正。为了能将各个组织分割得更加清楚，采用一系列不同的序列或后处理方法进行分割。

与 CT 相比，MR 除了具有软组织对比度明显、无辐射等优点外，还具有可利用特殊 MR 序列进行显像的优势。在第一代临床 PET/MR 系统衰减校正中，以 2 点 Dixon 梯度回波序列为基础，利用脂肪与水化学移位的对比效应，能够分别单独显示水和脂肪图像，利用此方法，可将组织分为 5 类——空气、肺、脂肪组织、非脂肪组织、脂肪与非脂肪混合组织。在 2 点 Dixon 梯度回波序列基础上，选择 3 点 Dixon 方法可以更加精确地将水和脂肪分开，从而提高 MRAC 的精确度。

组织分类法的主要问题在于全身骨及肺的划分。由于骨在 MR 中显像不清，因此，通常情况下骨组织都是以软组织形式进行处理。同样，肺 MR 信号也较低，不利于肺组织的识别。虽然在 T_1WI 上，骨与空气的信号均为低信号，但在透射扫描图像中二者的密度值及衰减系数（attenuation coefficient，ACe）有很大差距，因此单纯地将骨组织以软组织或空气的形式进行处理，无疑会导致严重的定量错误。因此有必要寻找一种提高骨显像清晰度以利于组织准确分割的方法。

在骨骼组织的 MR 衰减校正方面，逐渐推出了新的技术，一个是超短回波时间（ultrashort echo time，UTE）序列。由于骨具有非常短的横向弛豫时间（T_2），因此可以使用 T_2 加权 UTE 来获得骨骼结构后再对 PET 图像进行衰减校正。另外在 MR 中利用零回波时间（zero echo time，ZTE）技术可以进一步显示骨组织中小梁结构，有利于观察骨组织在生理上或病理上的变化，其原理是 ZTE 具有采集并编码极短 T_2 的 MR 信号的能力。这种方法拥有良好的空间分辨率和稳定性。

组织分类法可用于脑和全身 PET/MR 的衰减校正，通过附加的解剖信息如位置和形状等，

以及借助特殊 MR 序列，有助于区分信号相近而 ACe 有明显差异的组织，而且更适于解剖变异的病例，在分割精度和运行时间上优于非线性转换（如地图集法、模板法）。但需要强调的是，完成组织分割后，各种类别的组织便被赋予固定的 511keV 下的 ACe，这事实上也忽略了组织的个体差异性。

2）图谱配准法：即利用预先获得的图像模板与实际采集的患者图像进行配准，进而得到相应的组织成分差异，然后进行衰减图像的估计。

根据图像模板来源不同，图谱配准法分为模板法和地图集法。模板法是通过收集多个患者的组织图像，然后进行处理，并将代表平均情况的图像作为模板；地图集是在扫描之前建立一个包括了患者的 CT 图像和 MR 图像数据库。在对患者进行 PET/MR 扫描时，将这些配对图像模板与其获得的 MR 图像进行配准，然后将同样的转换矩阵运用于 CT 衰减图像模板，最终获得个体化的伪 CT 图像。利用得到的伪 CT 图像进行 PET 衰减校正。

PET 和 MR 的模板法包含衰减图像模板和一个用于配准的 MR 模板，衰减图像模板取自众多透射图像的平均情况。MR 模板通过非线性方式与患者 MR 图像配准，然后将同样的非线性转换运用于衰减图像模板以最终获得患者实际的 PET 图像。

模板法在变异的解剖结构、病变组织及运动中的器官等方面仍有待改进，其仅仅适用于头部 PET/MR。

地图集法可应用于脑部和全身，在结合组织局部信息后可改善图像配准结果，并且地图集法还能克服截断伪影问题。

图谱配准法的优势是可获得一个连续的衰减系数图像，不足之处是通过这样的衰减校正，会因个体之间解剖结构的差异影响到校正的结果。

3）透射扫描法和发射数据重建法：即采用透射扫描获得 ACe，或通过特殊算法直接处理 PET 图像以进行衰减校正。

透射扫描法是在 PET/MR 设备中放入外置的旋转均匀的放射性核素源，利用 TOF 技术可以在实现图像采集同时获得发射图像和透射图像。发射数据重建法是直接利用 PET 发射数据中包含的

组织衰减信息获取组织衰减图像，同时 MR 所提供的清晰的组织结构和 TOF 技术提供的更精确定位也有助于准确地获得组织衰减系数图。

（六）图像重建

图像重建是将投影数据转换成放射性药物在生命体内的分布图像的过程，是 PET 成像中的重要环节之一。PET 中的图像重建算法分为解析法和迭代法两种。

图像投影，就是说将图像在某一方向上做线性积分（或理解为累加求和）。如果将图像看成二维函数 $f(x, y)$，则其投影就是在特定方向上的线性积分，如 $f(x, y)$ 在垂直方向上的线性积分就是其在 X 轴上的投影；$f(x, y)$ 在水平方向上的线积分就是其在 Y 轴上的投影。

前面已经提到过，湮没反应发生后，产生的一对 γ 光子被探测器的两个晶体条探测到，连接这两个晶体条的连线则称为 LOR，从数学模型上看，一条 LOR 上探测到的事例为 LOR 穿过区域内的湮没反应事例的积分值，见式（2-11）：

$$d(L) = \int_L f(x)\mathrm{d}x \qquad (2\text{-}11)$$

通过对不同的角度的 LOR 进行测量，可以得到大量这样的积分值，对这些积分值进行反投影，可以得到放射性药物分布的一个粗略分布图。

LOR 的反投影相当于将这条 LOR 上发生的事例数赋值给这条 LOR 经过路径上的所有像素或体素，通过对不同角度的多条 LOR 的反投影，就可以得到放射性药物的密度分布图，直接反投影得到的分布图是不准确的，但这是所有重建算法的基础。上述过程可以用 Radon 变换的反变换来描述。Radon 变换，就是将数字图像矩阵在某一指定角度射线方向上做投影变换。Radon 变换指出，通过在无穷密度下对一个二维分布函数的积分值做 Radon 反变换，可以得到该二维分布函数的唯一解。Radon 变换是图像重建算法的理论基础。

解析法主要是以傅里叶变换投影定理为基础，即一个投影的一维傅里叶变换是图像的二维傅里叶变换在中心线上的值，对图像进行求逆的过程。在解析法中，认为投影数据空间和图像空间都是连续分布的，且将投影过程认为是理想的线性积分，在这个假设的基础上，对数据进行直接反投影或加权反投影来获得图像。最常用的解析法是滤波反投影（filtered back projection，FBP）算法，该方法为了提高图像分辨率，首先在频域对数据做一个斜坡滤波，然后再进行反投影。反投影法又称总和法，是利用投影数值近似推算出数据的二维分布。

迭代算法的出现不仅解决了解析算法中伪影较大的问题，并且给 TOF-PET 的重建带来了新的方向。

迭代算法又可分为代数迭代算法和统计迭代算法，经典的代数迭代算法包括代数重建算法及同时迭代重建算法等，统计迭代算法包括 MLEM、OSEM 等。其中最大似然函数最大期望值法（maximum likelihood expectation maximization，MLEM）是在 PET 中应用最为广泛的一种算法，它假设投影数据符合泊松分布，从而构造出一个似然函数，将待重建图像作为似然函数中的一个参数，利用将似然函数最大化的方法求得待测图像。由于其是以统计规律为基础，且在重建过程中考虑了 PET 过程中各种测量和物理性能，由它重建的图像噪声特性可以得到较好的改善。有序子集最大期望值法（ordered subset expectationmaximization，OSEM）在 MLEM 的基础上，将投影数据分为不同的子集，加快了算法的收敛速度。

第五节　TOF-PET 成像

快速光电倍增管、高密度的闪烁体、现代电子技术及快速的图像重建计算能力的结合，使得在临床的 TOF-PET 系统中引入这一原理成为可能。本文综述了近年来在系统设计、图像重建、校正和 TOF-PET 应用潜力方面的最新进展。

一、TOF 技术简介

由于 PET 的功能成像特性，它成为诊断和辅助治疗肿瘤、心血管疾病和神经性疾病的非常有效的手段。然而在临床应用领域，PET 的各部分性能仍然有改进的空间。在临床诊断中，人们希望能够得到更好、更清晰的图像质量，提高小病灶检出率，减少放射性药物剂量以降低患者和医师所承受的辐射风险，同时缩短采集时间，提高诊断效率，而这些正是 TOF-PET 的优势所在。

在 PET 中，湮没反应产生两个背靠背的 γ 光子，由环绕在被检测对象周围的探测器探测到，其中将探测到 γ 光子的两个晶体条之间的连线称为响应线（LOR）。飞行时间 PET（time-of-flight PET，TOF-PET）与传统 PET 最大的区别在于它

能够根据两个 γ 光子飞行到两端晶体条的时间差，来确定湮没反应发生在 LOR 上的大致位置。由于传统 PET 无法预知湮没反应发生的位置，因而只能将每条 LOR 对应的事例等权重地分配到该 LOR 经过的所有路径，而 TOF-PET 则能够按照不同的权重（一般来说是高斯分布）对 LOR 上的计数来进行分配（图 2-7）。

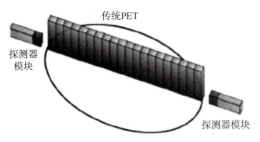
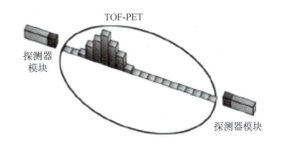

图 2-7　TOF-PET 成像原理

理论上来说，只要时间信息足够精确，TOF-PET 就可以根据 γ 光子入射到两端晶体条的时间差来完全确定湮没反应发生点所在的位置。然而目前探测器的时间分辨率还达不到要求，因而时间测量具有一定的不确定性。尽管如此，与传统 PET 相比，TOF-PET 仍然具有巨大的优势。由于将重建限定在了一定范围，TOF-PET 可以获得更高的图像信噪比和对比度，从而提高小病灶的检出率。同时，TOF-PET 可以在保证图像质量的同时，降低药物剂量和减少采集时间。TOF 所带来的这些优势

无疑是巨大的和里程碑式的，也正是由于这些优势，TOF-PET 在临床上具有重大应用价值，在商业上具有广阔前景，被称为"下一代 PET"。

二、TOF-PET 成像系统

当前用于诊断的 TOF-PET 系统飞行时间技术的分辨率为 500～600ps。时间分辨率取决于探测系统的不同组成部分，即闪烁体、光电倍增管及电子器件（图 2-8）。

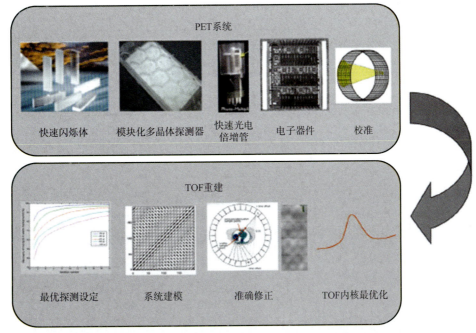

图 2-8　当前用于诊断的 TOF-PET 是闪烁体、读出硬件及准确重建和校正的良好结合

第一个必要的组成部分是利用足够快速的闪烁体及有效的阻止能力。如今可利用的闪烁体大部分是 LSO、LYSO 等。第二个组成部分是一个拥有快速上升时间及高量子转换效率的快速光电倍增管。一旦将快速闪烁体和快速光电倍增管联合使用，在电子器件加工过程中就可以有效避免时间准确性的退化。

目前在医学成像领域，主流医疗设备生产厂商都已经在用于临床诊断的全身 PET/CT 中推出了 TOF 技术，有的在 PET/MR 系统中也使用了该技术。

飞利浦的 Gemini TF 扫描仪是第一台用于临床的 TOF-PET/CT 扫描仪并且在 2006 年之后实现了临床装机。这个扫描仪应用于三维模型，拥有如下规格：能量分辨率 11.5%，时间分辨率 585ps，LYSO 晶体的大小为 4mm×4mm×22mm，系统可测量的空间分辨率不管是横向还是纵向都是 4.7mm，PET 的中心敏感度是 7cps/kBq，峰值噪声等效计算率约为 110kcps，最低采集能量是 440keV，符合窗口的宽度是 6ns。相比于其他的 PET 系统，这个设计是基于连续的灯光指示及逻辑检测方案（anger logic detection scheme）。第一代的时间分辨率（在低计算率时）是 500ps。这个扫描仪最近的大孔版（起源于放射疗法）利用了先进的电子器件，在低计算率时测得的时间分辨率是 500ps。这台扫描仪的横向视野是 85cm，而不是传统的 70cm。灵敏度相同，但是由于减少了屏蔽，PET 的峰值噪声等效计数率减少到 94kcps。这个系统使用 listmode 算法获得和重建数据。这个系统也是新版飞利浦 Ingenuity TF 的基础，据报道它的 TOF 分辨率是 502ps。

表 2-5 给出了近期研究发布的不同 TOF-PET/CT 系统的规格。这些数值基于公司所提供的产品规格及 GE、西门子、飞利浦系统发布的信息。表 2-5 也总结了新型 TOF-PET/CT 扫描仪的特征。日本东芝最近将 Celesteion 作为美国市场的临床大孔径 TOF-PET/CT 的系统。该系统采用基于以镥为基础的闪烁体和光电倍增管的读出系统。另一个飞利浦公司生产的新型 TOF-PET/CT 系统是 Vereos Digital。它是基于非常新的数字 SiPM 的光电探测器，在 2009 年由飞利浦数字光子计数技术研发并投入使用。这是第一个采用表面为 4mm×4mm LYSO 晶体和具有同样大小的 dSiPM 的一对一耦合晶体探测器系统。这使得该系统有非常高的转换效率，并且 Vereos Digital TOF 分辨率为 316ps。两种系统之间的灵敏度差异是由晶体长度和轴向 FOV 的长度决定的。TOF 分辨率的差异取决于晶体长度、电子前端、时间数字转换器、探测器结构（面板或块）、晶体组装、晶体表面、反射器等。

表 2-5 近期研究发布的不同 TOF-PET/CT 系统的规格

	成像系统				
	飞利浦 Ingenuity TF	西门子 Biograph mCT	GE Discovery 690	飞利浦 Vereos Digital	Toshiba Celesteion
晶体材料	LYSO	LSO	LYSO	LYSO	LYSO
光电探测器	PMT	PMT	PMT	dSiPM	PMT
晶体尺寸（mm×mm×mm）	4×4×22	4×4×20	4.2×6.3×25	4×4×19	4×4×12
晶体数目	28 336	32 448	13 824	23 040	30 720
机架孔径（cm）	71.7	78	70	70	88
轴向视野（cm）	18	21.8	15.7	16.4	19.6
横断面空间分辨率（mm）（Transaxial@ 1cm/10cm）	4.8/5.1	4.4/4.95	4.7/5.06	4.1/4.5	5.1/5.1
轴向空间分辨率（mm）（Axial@1cm/10cm）	4.73/5.23	4.4/5.9	4.74/5.55	3.96/4.3	5.0/5.4
能量分辨率（%）	11.1	11.5	12.4	11.1	NA
最低采集能量（keV）	440	435	425	450	NA
最高采集能量（keV）	665	650	650	NA	NA
散射分辨率（%）	36.7	33.2	37	30	42.7

续表

	成像系统				
	飞利浦 Ingenuity TF	西门子 Biograph mCT	GE Discovery 690	飞利浦 Vereos Digital	Toshiba Celesteion
真符合敏感度（cps/kBq）	7.3	9.7	7.4	5.7	NA
采集符合时间窗宽（ns）	4.5	4.1	4.9	4	NA
飞行时间分辨率（ps）	502	527.5	544.3	316	410

注：NA. not available，无资料。

第一台与 PET/CT 同时期推出的 PET/MR（西门子 mMR）是基于 APD 的光电转换技术，因此不具备 TOF 的能力。其他两家竞争者在他们的 PET/MR 扫描仪中引入了 TOF。飞利浦 Ingenuity TF 的 TOF PET/MR 扫描仪目前已经在一些医院安装并投入临床使用。该扫描仪的 PET 系统组件是基于 Gemini TF 系统进行改进的，在 TOF-PET 和 3T MR 之间有一个旋转的床将它们分隔开，由于这段距离和额外的 PMT 保护，PET 仍然可以使用基于 PMT 转换技术。Ingenuity TF 的设计虽然基于飞利浦 Gemini TF PET/CT 系统，但是由于处在强磁场（3T）附近，部分电子器件性能必须进行必要的改进。GE 公司也推出了采用 TOF 技术的新的 PET/MR 系统，即 GE Signa PET/MR。这个系统采用 LBS 晶体与 SiPM 组合技术进行成像。表 2-6 列出了两种不同 TOF-PET/MR 成像系统的主要技术参数。

表 2-6　两种不同 TOF-PET/MR 成像系统的主要技术参数

	成像系统	
	飞利浦 Ingenuity TF PET/MR	GE Signa PET/MR
晶体材料	LYSO	LBS
光电探测器	PMT	SiPM
晶体尺寸（mm×mm×mm）	4×4×22	4×5.3×25
晶体数目	28336	20160
机架/探测器直径（cm）	70.7/90.3	60
轴向视野（cm）	18	25
横断面空间分辨率（mm）（Transaxial@ 1cm/10cm）	4.7/5.15	4.2/5.2
轴向空间分辨率（mm）（Axial@1cm/10cm）	4.6/5.0	5.8/7.1

续表

	成像系统	
	飞利浦 Ingenuity TF PET/MR	GE Signa PET/MR
能量分辨率（%）	11.6	11
最低采集能量（keV）	460	425
真符合敏感度（cps/kBq）	7.0	21
采集符合时间窗宽（ns）	6	4.57
飞行时间分辨率（ps）	525	400

三、TOF-PET 对图像质量的改善

在重建过程中，利用 TOF 差异进行重建，减少了沿着符合响应线对数据前后投影的噪声传播。噪声传播的减少程度与 TOF 内核的物理范围及物体尺寸有关，如图 2-9 所示。

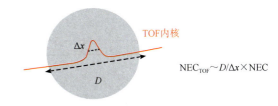

$$\text{NEC}_{\text{TOF}} \sim D/\Delta x \times \text{NEC}$$

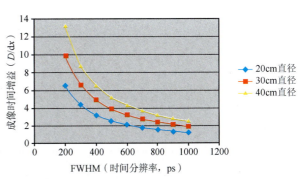

图 2-9　TOF 增益与 TOF 核的物理范围及物体尺寸成比例

有效的灵敏度增益被定义为物体的大小（D）和 TOF 内核（Δx）的半峰全宽（FWHM）的比值。

由于信噪比与检测计数的平方根成正比，从而信噪比也会正比于增益系数的平方根。这也就说明只有在真符合情况下，TOF 才会有效减少图像噪声。TOF 内核的局部特性可以减少噪声传播，因此也可以减少散射和偶然事件。良好的时间分辨率大大降低了偶然事件对噪声等价量子计数（noise equivalent count，NEC）性能的负面影响。TOF 分辨率越高，越可以轻松地从真符合事件中分辨偶然符合事件。这是因为带有时间差的偶然事件通常会出现在物体成像之外的位置。因此，这些偶然事件并不会对物体的图像噪声造成影响。物体尺寸决定了 TOF-PET 扫描仪的有效符合窗宽度。散射事例的影响很小，因为大多数散射事例造成的 TOF 差异（来自相同的正电子衰变）将不会出现在物体成像范围内。

TOF 的作用取决于偶然事件的数量和计数率。在使用迭代重建方法时，由于迭代方法的非线性及 TOF 和非 TOF 重建的不同收敛性，从而对 TOF 的直接评价变得更加复杂。在大多数物体中，TOF 重建的收敛速度比 PET 重建快得多。因此，获得相同的对比度，TOF 重建需要较少的迭代次数。对于较小的病变，这种效果更明显。

在第一台 Gemini TF 上进行的 20cm 和 35cm 直径体模实验表明，在同等 NEC 下，小尺寸体模的 TOF 重建和 PET 重建非常相似，而较大的体模则完全不同。< 1cm 的球体很难在 PET 图像上

发现，而在 TOF-PET 重建上清晰可见。在相同的 NEC 比率中，使用 TOF 可以显著提高图像信噪比。

最近的一项研究使用了一个更为真实的仿真体模在西门子 Biograph 系统中进行多次扫描，并在体模中插入不同的球形病变。研究的目的是对精确的点扩散函数（point spread function，PSF）建模、TOF 重建及两者结合的方法进行体模评估。由于不同的收敛特性，首先需要确定四种不同算法的最优设置（OSEM、OSEM+PSF、OSEM+TOF、OSEM+PSF+TOF）。利用 LROC 统计分析，确定了迭代次数和后滤波器的最优组合方法。与传统建模相比，使用 TOF 会显著提高系统成像性能。PSF 和 TOF 两者的结合可以获得最好的成像质量。

体模和患者数据研究表明，使用 TOF 技术可以显著改善系统成像质量。与非 TOF-PET 相比，TOF 技术可以在以下几个方面改善 PET 成像性能：增加有效的灵敏度；提高重建算法收敛速度；使收敛更均匀；提高匹配噪声的对比度恢复；对体积越大的患者来说，益处越多。

TOF 快速收敛性可以使物体对比度恢复更快，这在小病灶中表现更为明显。临床可以使用这些信息来减少 PET 采集时间，从而提高每天患者检查数量。同时还可以在一定程度上减少患者注射剂量。这将减轻每一次 PET 扫描的成本，降低患者辐射风险。

除了传统的图像质量方面的改善作用，使用 TOF 技术还可以减小物体大小对收敛的影响，如图 2-10 所示。同时由于 TOF 提高了收敛均匀性，

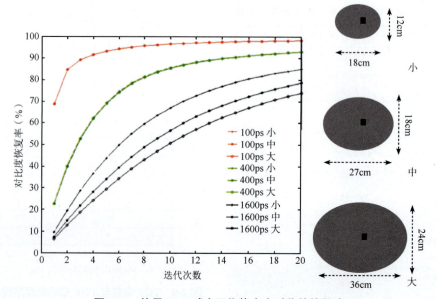

图 2-10　使用 TOF 减小了物体大小对收敛的影响

从而收敛性更趋于一致。实验模拟数据和测量数据显示，在像肺这样的冷区，通过迭代算法对收敛性的提升尤其明显。总的来说，TOF 有助于提高图像重建的一致性，减小在发射数据和校正之间的不一致，表 2-7 总结了 TOF 成像在不同方面的主要作用。

表 2-7　TOF 成像对不同方面的影响

PET 性能	图像重建	图像质量	临床性能
减少偶然符合的效应	降低数据校正小错误的影响[b]	减小图像噪声	减小采集时间或剂量
高 NEC	增加算法收敛性	增加信噪比[a]	体重较大患者获益
	增加收敛一致性	提高小病变定量精度	提高病变检测能力
		提高图像质量[a]	提高量化精度

a 尤其对重患者而言；b 归一化不一致，缺乏散射校正，以及不匹配的衰减校正（如由于运动）

　　在第一台商用 TOF-PET 扫描仪出现后的 10 年里，校准技术和 TOF 重建技术得到了重大改进。目前 TOF 技术已被各大型医疗成像设备公司的高端 PET 系统所采纳。新的电子器件（如波形采样）、更好的光电倍增管或像 SiPM 这样的固态探测器的研发有望进一步提高 TOF 分辨率，获得更好的图像质量，从而使临床受益。

第六节　PET/CT 简介

　　尽管 PET 有很多自身特有的优点，依靠 PET 单模式获得的影像信息确实可以观察疾病的病理生理过程，但是最终还是必须依据多模式影像信息才能提供较为可靠的临床诊断。大多数情况下不同模式成像是在不同时间、不同地点、不同影像设备上完成的。即使两种不同模式扫描的时间间隔很短，但是因为不同时间扫描的摆位和体内器官位移的差异，以及不同扫描模式的图像分辨率、成像矩阵和图像重建参数的不同，对两种不同扫描图像的精确配准十分复杂。为此，人们从多模式影像的软件融合转而寻求通过硬件平台达到理想的融合，把两种或多种模式扫描置于同一台设备，实现同时或顺序进行不同种类扫描而不改变受检者的体位。这种同机融合技术从根本上

避免了不同模式成像时患者体位的差异，也使体内活体器官运动带来的位置差异减至最小。

　　PET/CT 是将 PET 成像装置与 CT 成像装置安装在同一个扫描轴上，两者共用一个检查床，采用统一定位坐标系的一体化的影像集成系统。

　　PET/CT 扫描仪由一体化扫描机架、扫描床、数据处理系统和图像显示装置、图像记录装置组成（图 2-11）。

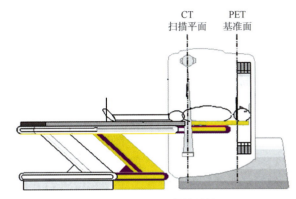

图 2-11　PET/CT 整体结构图

　　机架是最大的部件，包括 CT 扫描子系统和 PET 扫描子系统。虽然 PET 与 CT 使用同一机架、检查床和同一图像采集及处理工作站，但两个系统是各自独立的。

　　PET/CT 扫描时，对受检者先进行螺旋 CT 全身扫描形成 X 射线 CT 扫描图像，然后通过移动检查床在经过 CT 扫描的相同部位进行 PET 扫描形成 PET 图像，图像处理系统将两部分图像加以处理，生成 PET/CT 图像。

　　PET/CT 中 PET 子系统最大的改进是可以不需要外置的透射棒源（^{68}Ge）透射扫描方法进行衰减校正，可利用 CT 数据进行衰减校正。

　　在单独使用的 PET 扫描仪上，需外置 ^{68}Ge 棒源对受检者进行透射扫描，以获得组织衰减图，该种透射扫描的时间较长，从而致使 PET 全身采集累积时间达 40 ～ 50 分钟，其是导致 PET 检查耗时的主要因素之一。而且由于 ^{68}Ge 棒源本身有半衰期，随着使用时间的延长，透射扫描的时间也要相应增加，而且需要定期更换以保证透射图像的质量。

　　采用 CT 数据对 PET 图像进行衰减校正具有以下优点：① X 射线信息量大，以致图像噪声对 PET 图像质量影响明显降低，从而提高了 PET 图

像质量；②由于衰减校正图（CT 图像）分辨率的提高，间接提高了 PET 图像的系统分辨率；③ CT 图像和 PET 图像有机结合在一起有助于提高临床对疾病诊断的准确性。

此外，CT 扫描时间短，有助于提高受检者的舒适度，可以节约 PET 显像剂的衰变性消耗。

PET/CT 的 CT 部分基本与单独使用的 CT 机构造相同，由 X 射线管球、高压发生装置、探测器和机械部件组成。使用者可根据应用目的配备不同造价的 CT 机，如 4 排螺旋 CT 或 16 排螺旋 CT 等。多排螺旋 CT 可提供高质量的 CT 图像，同时有助于减少全身 CT 扫描的曝光时间，从而减少被检者所受的辐射剂量。

PET/CT 配备有先进的计算机系统和应用软件。数据处理系统可分成 3 个部分：重建计算机、主操作台和并行操作台。重建计算机进行 CT 与 PET 数据的预处理、重建。主操作台进行 CT 与 PET 扫描计划设置并扫描。并行操作台进行特殊图像的处理，如多平面重建（MPR）、三维重建和融合（FUSION）等。

PET/CT 的核心是功能图像和解剖图像的融合。PET/CT 的图像融合是同机融合，又称硬件融合，PET 与 CT 图像同机采集，患者扫描时不必移动、改变位置，使用相同的定位坐标系统，因此采集结束后两种图像不必进行对位、转换及配准，计算机图像融合软件便可对其进行精确融合。

PET 是一种容积成像技术，其轴向分辨率和横断面上的径向分辨率几乎相同。这一优势使得 PET 三维图像可以沿任意方向切片显示且不产生伪影。随意断面对一些研究非常有用，在全身扫描中，冠状和矢状方向的切片便于快速了解全身的情况，尤其是对 PET 图像数据进行空间变换而不会引起信息丢失，这样将 PET 图像作为"再切片"对象可以很方便地与 CT 解剖图像进行融合，从而得到 PET/CT 的融合图像。

第七节　PET/MR 简介

PET/MR 设备是在 PET、PET/CT 和 MR 成像技术基础上发展起来的最先进的分子影像设备，目前已经被用于临床前期研究和临床分子影像成像。

第一代一体化 PET/MR 分子成像设备实现了 PET 与 MR 一体化，但是 PET 探测器无 TOF 技术，也未对 PET 探测器进行很好的屏蔽。在第一代 PET/MR 设备基础上，西门子公司于 2013 年推出第二代 PET/MR，除对重建算法进行了改进，PET 和 MR 硬件并无明显变化。GE 公司于 2014 年推出一体化具有 TOF 技术的 PET/MR 设备。第三代一体化具有 TOF 技术的 PET/MR 设备，与第一代、第二代相比，TOF 技术极大地提高了 PET 图像质量、扫描速度，并且真正实现了 PET 与 MR 设备之间的同步扫描。第三代一体化 PET/MR 分子成像设备代表着 PET/MR 技术发展的方向。

一、PET/MR 总体结构

PET/MR 是以具有最新技术的 MR 整体设备为基础，将同时具有磁兼容性和 TOF 技术的 PET 探测器环与 MR 设备中的体线圈有机整合在一起，既保留 MR 全部性能和先进的功能，又实现 PET 所有功能的最先进临床分子成像设备。

PET/MR 总体结构包括磁体、梯度线圈、与体线圈整合在一起的 PET 探测器环、电子线路、数据处理、扫描机架、冷却系统、同步扫描床等（图 2-12）。PET 探测器和 MR 信号传输均采用光纤技术以加速数据传输和提高信噪比。为了将 PET 与 MR 之间的电、磁干扰降到最低程度，需要对 PET 探测器进行静磁场屏蔽、射频（radio frequency）屏蔽和射线屏蔽，以实现 PET 与 MR 设备进行同步扫描功能。

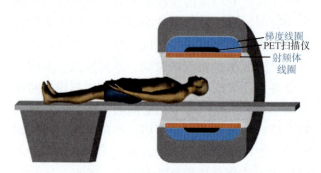

梯度线圈
PET 扫描仪
射频体线圈

图 2-12　PET/MR 结构示意图

二、PET/MR 中 PET 探测器结构

PET/MR 中的 PET 探测器也是由晶体、光电

转换器和后续电子线路组成。

（一）晶体

理论上现有的几种晶体均可以用于 PET 探测器，但是从临床经验来看，目前用于 PET 探测器的晶体主要有 NaI、BGO、LSO、LBS 和 LYSO。LSO 和 LYSO 及 LBS 这类晶体由于含有金属镥（lutetium）而余辉时间明显减少，一般认为晶体的余辉时间 < 80ns 就可以实现飞行时间技术。而 BGO、NaI 余辉时间太长，并不能实现飞行时间（time of flight，TOF）技术。然而，含镥晶体（LSO、LYSO）也有其不足，就是有效原子序数小，这会导致射线探测效率降低。另外，一般来讲由于 LSO、LYSO 这一类晶体自身含有放射性，从而其探测的灵敏度和效率降低了。所以，如果选择 LSO、LYSO、LBS 这一类晶体，那么就必须具有 TOF 技术来弥补或克服其探测效率低的固有缺陷。对于 BGO 晶体，尽管不能实现 TOF 技术，但是可以通过加长晶体长度和使用特殊的光电转换器来显著提高探测效率。所以，如果选择 LSO 或 LYSO、LBS 晶体而没有配备 TOF 技术，那么就无法充分发挥这类晶体真正的科研和临床作用。

（二）光电转换器

伽马射线与晶体作用产生的荧光需要采用光电转化器才能转变为电信号。传统的 PET 使用的是光电倍增管，早期一体化 PET/MR 选择 APD 作为 PET 探测光电转化器，其设备性能和应用均未达到预期的目标。

自从 2008 年推出新一代数字化固相阵列式光电转化器以来，SiPM 明显提高 PET 探测器空间分辨率，而且能够实现 PET 的 TOF 技术，空间分辨率、稳定性、热敏感性、磁场兼容性和 PET 的 TOF 分辨率等得到大幅度提高，SiPM 已经成为一体化 PET/MR 分子成像设备的最佳选择。尽管 SiPM 是基于 APD 发展起来的新技术，但是 SiPM 克服了 APD 技术的固有缺陷，并且具有更好的磁场兼容性、热稳定性和极高的时间分辨率，能够实现 PET 的 TOF 技术。所以，SiPM 完全取代 APD 已经成为业界共识。

三、PET/CT 与 PET/MR 探测器结构的异同

PET/CT 与 PET/MR 设备区别之一是，前者 PET 和 CT 是序列扫描，而后者 PET 与 MR 能够实现同步扫描。一体化 PET/MR 设备是需要同一中心、相同容积情况下，PET 与 MR 实现同步扫描。所以，在探测器结构上，一体化 PET/MR 的 PET 探测器必须具有磁兼容性，否则 PET 探测器无法正常工作。为了确保 PET 探测器和 MR 设备之间的相互干扰被降到最小，需要对 PET 探测器进行放射性屏蔽、磁场屏蔽、射频屏蔽和梯度屏蔽。表 2-8 是 PET/CT 与 PET/MR 设备 PET 探测器的比较。

表 2-8 PET/CT 与 PET/MR 设备 PET 探测器的比较

	PET/CT 设备 PET 探测器	PET/MR 设备 PET 探测器
晶体	BGO、LSO、LYSO、LBS	LSO、LYSO、LBS
光电转换器	PMT、SiPM	SiPM
组合	无 TOF 技术选择 BGO TOF 技术选择 LSO、LYSO、LBS	LSO、LYSO 或 LBS 晶体与 SiPM 组合是最佳选择

PET/CT 衰减校正主要是以 CT 图像为基础（CTAC），运用双线性转化法建立 CT 值和 511keV 能量下线性衰减系数值之间的能量转换关系，进而对 PET 图像进行衰减校正，只要进行 PET 成像就必须进行 CT 扫描。一体化 PET/MR 采用 MR 图像信息对 PET 成像过程中 γ 射线在组织细胞中的衰减进行衰减校正（MRAC），克服 X 射线在组织细胞中的电离辐射作用，特别是采用 MR 的 ZTE 技术能够获得骨骼解剖结构（骨皮质），从而明显提高了 MRAC 精准度。尤其是 PET 与 MR 能够真正实现同步扫描，可提高扫描速度、图像质量，同时获得 PET 和 MR 图像。

PET/MR 与 PET/CT 相比具有对人体辐射低、成像速度快和 PET 图像分辨率高等特点，特别是 MR 能提供多脏器组织血流灌注（血流量）、组织细胞代谢和高分辨率软组织解剖结构图像。所以，PET/MR 在一定程度上克服了 PET/CT 在神经系统疾病、腹部和软组织病变，以及骨骼和关节部位病变诊断中的固有缺陷。PET/MR 中的 PET 与 MR 同步扫描技术不但提高了运动脏器图像分辨

率、有助于消除运动脏器运动伪影，而且开创了神经系统疾病诊断和脑科学研究的新纪元。

四、PET/MR 临床应用

PET/MR 在神经系统、肿瘤、心血管和儿科等疾病诊断和疗效评估，以及指导个体化治疗均具有重要的价值。国外专家对不同类型 PET/MR 在临床应用做出系统化的分析。PET/MR，在神经系统疾病诊断和疗效评估中均优于 PET/CT，在头颈部肿瘤、腹部和盆腔肿瘤诊断及疗效评估中优于 PET/CT，在肿瘤 T 分期中均优于 PET/CT，在心血管系统疾病研究中，除冠状动脉成像外，在心肌存活性、心功能评价中优于 PET/CT。在国外专家研究的基础上，我国专家使用不同类型 PET/MR 设备，也已经取得一些重要的经验并获得了可喜成绩。

（一）在疾病早期诊断、临床分期中应用

1. 神经系统临床应用 PET/MR 中静音磁共振是高端 3.0T，能够提供无须注射任何对比剂就能够获得脑血流量三维动脉自旋标记技术（3D ASL）、水分子再组织细胞扩散（多 b 值水分子扩散加权图像）和组织血氧水平（血氧依赖水平依赖效应）。对于脑缺血半暗带、帕金森病、痴呆早期诊断、癫痫和线粒体脑病诊断，PET/MR 能够提供更加准确的定量化诊断信息。表 2-9 给出了 PET/MR 在神经系统疾病应用中的技术与成像机制。图 2-13 是 11C- 雷比利脑基底节受体 PET/MR 成像图像，依次为 MR、CT、PET、PET/MR 和脑 3D ASL 图像。图 2-14 是用于痴呆诊断 18F-THK5117 PET/MR 临床图像，18F-THK5117 Tau 蛋白成像比 11C-PIB β 样淀粉成像在痴呆诊断更具有个体特异性。

表 2-9 一体化 PET/MR 神经系统疾病应用

疾病	PET 扫描	MR 技术	成像机制
脑缺血半暗带诊断	18F-FDG 18F-FMZ	3D ASL T_1、T_2 DWI、BOLD	将脑组织血流量、代谢结合起来提高诊断准确性
帕金森病	11C- 雷比利 11C-CFT 18F-DOPA	3D ASL T_1、T_2 DWI、AQP	将脑组织血流量、代谢、受体成像与解剖结构结合
痴呆	11C-PIB 18F-THK5117	3D ASL T_1、T_2 DWI、AQP	将脑组织血流量、代谢、受体成像与解剖结构结合
癫痫	18F-FDG 18F-FMZ	3D ASL T_1、T_2 DWI、AQP	将脑组织血流量、代谢、受体成像与解剖结构结合
线粒体脑病	11C- 乙酸盐	3D ASL T_1、T_2 DWI、AQP	将脑组织血流量、代谢、受体成像与解剖结构结合

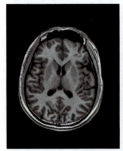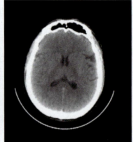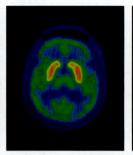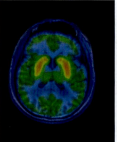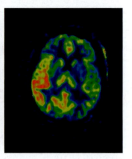

图 2-13 11C- 雷比利脑临床图像（志愿者）
从左至右依次为 MR、CT、PET、PET/MR 和脑 3D ASL 图像

2. 肿瘤临床应用 尽管 PET/CT 和 PET/MR 在全身扫描过程中对于不同部位脏器各有优势。但是，研究结果发现在脑、头颈部、腹腔、盆腔脏器 PET/MR 诊断效能明显高于 PET/CT。这主要是 MR 在能够提供高的软组织分辨率基础上，能够发现更小软组织病灶，并且 MR 提供 3D ASL、IDEAL IQ 脂肪定量分析、AQP MR 信息。而在胸部扫描中 PET/CT 稍优于 PET/MR。但是，PET/MR 扫描具有注射放射剂量低、扫描速度快特点，

图 2-14 18F-THK5117 脑 Tau 蛋白成像与 11C-PIB β 样淀粉成像对比

可以采用 MR 图像弥补 PET/CT 图像固有缺陷。这些都显示出 PET/MR 在临床应用中巨大潜力。在 PET/MR 肿瘤成像过程中，许多肿瘤对 ^{18}F-FDG 是低摄取或不摄取（如支气管肺泡癌、胃印戒细胞癌、原发性肝细胞肝癌、肾透明细胞癌、前列腺癌等），而采用 MR 的 AQP MR、IDEAL IQ 和 3D ASL 成像技术能够提供弥补 ^{18}F-FDG PET 固有缺陷的更多信息。

PET/MR 设备中 PET 和 MR 是同步扫描的，所以 PET/MR 图像能够消除运动造成的伪影，提高 PET/MR 全身扫描图像质量。图 2-15 是同一患者 ^{18}F-FDG PET/CT 的 PET 和 ^{18}F-FDG PET/MR 的 PET 临床图像，可以看出 PET/MR 的 PET 图像明显优于 PET/CT 的 PET 图像。

PET/MR 扫描速度快、患者的辐射剂量极低为对肿瘤患者监测治疗效果提供基础。进行疗效评估需要多次扫描，PET/CT 辐射剂量成为患者极大的思想顾虑。而 PET/MR 极低辐射剂量成为其独特的优势。对于血液病患儿，PET/MR 是他们最大的福音。PET/MR 扩大了在儿童肿瘤、妇科疾病中的应用范围。

可以看出，与 PET/CT 相比较，PET/MR 全身扫描具有更广泛的临床应用范围。

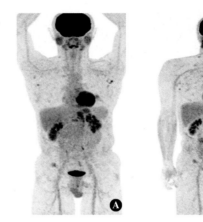

图 2-15　同一患者 PET/CT 和 PET/MR 临床图像比较
A. PET/MR 中 PET 图像；B. PET/CT 中 PET 图像

3. 心血管系统临床应用　PET/MR 在冠状动脉斑块成像、心肌存活性检测和心功能评价领域具有独特的价值。首先 PET/MR 设备的 PET 和 MR 同步扫描克服了 PET/CT 在心脏扫描中序列化成像固有缺陷。MR 由于在软组织具有高分辨率从而可提供心肌高分辨率的解剖结构。图 2-16 是同一患者心脏 ^{18}F-FDG PET/CT 和 PET/MR 的比较。可以看出，PET/CT 图像显示心尖、室间隔存在 ^{18}F-FDG 摄取率低的假阳性，而 PET/MR 显示无异常。PET/CT 图像出现假阳性是 PET 和 CT 序列化扫描造成错位所致。

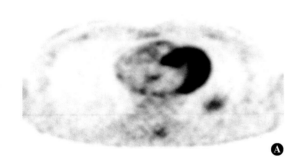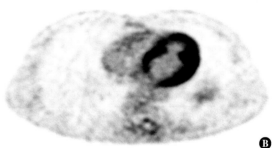

图 2-16　同一患者 PET/CT 与 PET/MR 的心脏图像比较
A. PET/MR 中心脏 PET 图像；B. PET/CT 中心脏 PET 图像

^{18}F-FDG PET/MR 能够检测冠状动脉软斑块；[18]F-FDG 首次通过能够获得心肌血流量，延迟图像能够获得心肌代谢临床图像。PET/MR 融合图像能够更好地确定心肌边界，以得到精准的心功能临床图像。PET/MR 在冠状动脉斑块成像、心肌存活性检测和心功能评价中具有重要的价值。

采用 ^{18}F-FDG 首次通过方法，PET/MR 成像能够获得一站式心肌血流灌注和代谢的临床图像（图 2-17），该方法开拓 PET/MR 在心血管系统临床应用的新领域。

PET/MR 心脏受体成像也是最热门的研究领域。MR 高分辨率心肌图像与 PET 受体（[11]C-HED）融合图像能提高临床诊断信息。

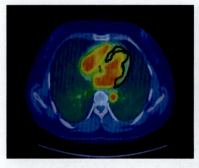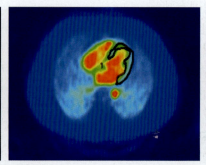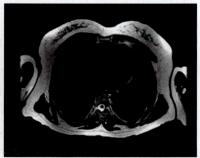

图 2-17　心脏 ¹⁸F-FDG 首次通过 PET/MR 成像

4. 儿科临床应用　由于 CT 电离辐射作用，常规儿科患者不接受 PET/CT 扫描。但是，PET/MR 具有辐射剂量低、扫描速度快的优势，可用于儿科。儿童肿瘤中淋巴瘤最为常见，其中非霍奇金淋巴瘤和霍奇金淋巴瘤分别占 10%、18%。^{18}F-FDG PET/MR 全身扫描对于淋巴瘤早期诊断、精确分期和疗效评估具有重要价值。此外，骨骼肿瘤、软组织肿瘤也是儿童发病率比较高的肿瘤。预计随着 PET/MR 普及化发展，^{18}F-FDG PET/MR 全身扫描将被常规用于儿童淋巴瘤、血液病等的诊断和分期。

5. 其他　与 PET/CT 相比较，PET/MR 具有扫描速度快、患者所受的辐射剂量低等优势。TOF-PET/MR 临床应用也扩大到育龄妇女、血液病患者。对于再生障碍性贫血和骨髓瘤患者，采用 PET/MR 可以检测到骨髓再生、增生的情况。

（二）在肿瘤疗效评估和指导个体化治疗中的应用

为了更好地将分子影像学中 PET/CT 技术用于指导肿瘤治疗，美国核医学和分子影像学会于 1999 年推出 PET 实体瘤疗效评价标准（PET emission tomography response criteria in solid tumor, PERCIST）。尽管该标准目前还是一个草案，但是将以解剖结构为基础的实体瘤疗效评价标准（response evaluation criteria in solid tumor, RECIST）和 PERCIST 结合起来采用多模式分子影像技术已经在指导肿瘤治疗中发挥出了超出预期的作用和效果。初步临床经验发现 PET 和 MR 获得信息之间存在差异，而这种差异正是临床医师需要获得信息。

PET/MR 临床图像中 MR 和 PET 图像可以同时采用 RECIST、PERCIST 两个标准对肿瘤疗效进行评估。这是 PET/MR 与 PET/CT 最大的不同。

（三）PET/MR 在科学研究中的应用

1. 脑科学研究　最近几年，MR 技术进展极大地推动了脑科学研究进展，特别是在脑功能和脑网络研究中取得巨大的成就。但是，迄今所有基于 MR 或 PET 脑功能和脑网络的研究均是在不同时间序列或脑功能的变化，这些数据无法揭示脑解剖结构、血流灌注、代谢和受体之间内在的关系。

PET 和 MR 同步扫描为脑科学的研究奠定基础。脑科学研究包括认知机制研究、脑功能研究及脑网络研究。TOF-PET/MR 最大的特点是采用 TOF 技术确保 PET 和 MR 能够同步扫描，这样就可以获得真正解剖、功能或代谢在同一空间和时间的变化，真正获得脑结构、功能和代谢之间的变化，清晰辨别不同核团结构和功能，解释脑功能和脑网络之间内在的关系。而如果只采用 MR、PET/CT 或无 TOF 技术的 PET/MR 则无法获得真正的脑解剖结构和功能、代谢之间在同一空间和时间之间的变化。由此可见，TOF-PET/MR 将开启脑科学研究的新时代（图 2-18）。

2. 转化医学研究

（1）在新药研发中的应用：采用分子影像学技术能够加速筛选高特异性的药物、缩短新药研究的过程及探索最佳治疗剂量。分子影像学技术采用高度特异性、超高灵敏度的探针技术能够在不损伤原动物模型的基础上，多次重复筛选具有高特异性的药物。相比之下，传统的技术需要将研究的动物处死，获取动物不同的脏器来对比分析，整个研究过程复杂、重复性差，并且无法获得药物在动物全身分布的精确化的信息和数据。采

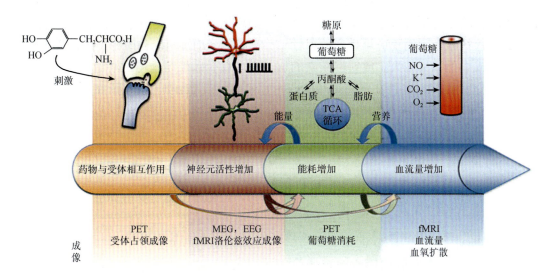

图 2-18　PET/MR 在脑科学研究中应用
TCA 循环 . 三羧酸循环；fMRI. 功能磁共振；MEG. 脑磁图；EEG. 脑电图

用正电子核素标记的探针，由于使用的探针属于示踪剂剂量，对动物体、人体无损伤。所以，在动物研究取得满意或达到预期的结果时，可以直接将探针用于人体的临床前期研究，这样显著缩短了新药研发的过程，简化了整个研究的流程。放射性核素标记的探针进行受体成像能够帮助确立受体、酶类药物治疗最佳剂量。针对人体受体、酶类的靶向药物直接受到受体和酶分布、活性，以及抑制剂或激动剂影响，只有采用分子影像技术才能建立真实的模型，确定最佳的药物治疗剂量。

（2）在疾病早期诊断和个性化治疗中的应用：分子影像学技术具有超高灵敏度、高度特异性的特点，其成像过程并不影响组织细胞原代谢过程。所以，采用分子影像学技术能够在疾病出现症状前无创伤早期发现疾病。分子影像学技术采用的探针或示踪剂与分子病理学采用的诊断技术类似，也有学者将分子影像学技术称作"活体分子病理学技术"（in vivo molecular pathology technology，IMP）。采用分子影像学技术和转化医学的理念在冠状动脉粥样硬化诊断中已经显示出很好的临床潜力。由此可见，分子影像学技术随着分子影像学成像设备和探针技术进展将在疾病早期特异性诊断中发挥更大的作用。分子影像学采用的特异性探针为指导个性化治疗或靶向治疗奠定了基础。最近，一些学者陆续报道采用分子影像学技术在指导肿瘤靶向治疗中取得的可喜的成果。

第八节　正电子放射性药物

一、放射性核素

放射性核素是指具有放射性的核素，是指不稳定的原子核，能自发地放出射线，通过衰变形成稳定的核素。它可分为天然放射性核素和人工放射性核素两类。天然放射性核素是自然界原来就有的，如铀、钍和镭等，人工放射性核素是通过核反应产生的。核反应是指粒子与原子核碰撞而导致原子核变化的过程，核反应是生成各种不稳定原子核的根本途径。

在已发现的 2000 多种核素中，绝大多数是人工放射性核素，它们主要是利用加速器和核反应堆制备的。这些放射性核素在医学和工业上得到了广泛应用。国防上其可以制造核武器和核燃料等，农业上其可用于辐射加工、辐射育种、辐射杀菌等，医学上其可用于疾病的诊断和治疗等。

通过反应堆制备放射性核素有以下两个途径：①利用反应堆中产生的强中子流照射靶核，靶核俘获中子而成为放射性核素；②利用中子引起重核裂变，从裂变产物中提取放射性核素。利用核反应堆强大的中子流可以大量生产用于核医学诊断和治疗的放射性核素。医学中常用的反应堆生产的放射性核素有 ^{99}Mo、^{113}Sn、^{125}I、^{131}I、^{32}P、^{14}C、^{3}H、^{89}Sr、^{133}Xe 等。

用加速器制备的主要是带电粒子引起的核反应所产生的放射性核素。利用反应堆生产放射性核素的产量高、成本低，其是人工放射性核素的主要来源。用反应堆生产的是丰中子核素，因此它们通常具有 β^- 放射性。用加速器生产的则相反，往往是贫中子核素，因而一般具有 β^+ 放射性，而且多数的半衰期较短。

二、回旋加速器

第一台回旋加速器发明于 20 世纪 30 年代初，它的建成开辟了人造放射性核素的重要途径。1957 年，经过不断的改进，第一台用于生产短半衰期正电子核素的医用小型加速器在伦敦 Hammersmith 医院启用。20 世纪 70 年代，SPECT 和 PET 的相继出现，增加了医学对单光子放射性核素和正电子放射性核素的需求，迎来了加速器生产放射性核素的复兴时代。如果将 PET/CT 等影像设备比作临床医师诊断疾病的"武器"，PET 示踪剂药物就好比是各种"弹药"，而正电子药物生产系统就是生产"弹药"的"兵工厂"。一般的影像设备更新周期为 3～4 年，而回旋加速器的服务年限可持续 20～30 年。所以对于一个 PET 中心而言，以回旋加速器为主的正电子药物生产系统的选择可谓"重中之重"。

回旋加速器是目前临床生产正电子核素最常用的仪器。它是利用被加速的质子、氘核、α 粒子等各种带电粒子轰击靶材料、发生核反应而获得。引出到加速器外部的入射加速带电粒子束与其路径上的靶核碰撞，入射粒子被靶核吸收，激活的靶核发生核反应而发射出中子、质子或 α 粒子，同时可产生具有一定阈能的正电子放射性核素，放射性核素的产率取决于束流强度、被轰击靶物的量、核反应截面及轰击时间。医学中常用的加速器生产的放射性核素有 ^{11}C、^{13}N、^{15}O、^{18}F、^{123}I、^{201}Tl、^{67}Ga、^{111}In 等。生产 ^{11}C、^{13}N、^{15}O 和 ^{18}F 最常用的核反应分别为 $^{14}N(p, \alpha)^{11}C$、$^{16}O(p, \alpha)^{13}N$、$^{14}N(d, n)^{15}O$、$^{18}O(p, n)^{18}F$。

回旋加速器是利用磁场使带电粒子沿环形轨道作回旋运动，在运动中经高频电场使带电粒子反复加速的装置。该粒子束流在称为 Dees 的半圆形电极盒（简称 D 形盒）中运动，在磁场（D 形盒）的作用下不断发生偏转，在高频电场作用下不断获得能量而加速。粒子源产生的带电粒子在 D 形盒内仅受磁极间磁场的洛伦兹力，在垂直磁场平面内作圆周运动。当粒子在磁场中作圆周运动的频率与电场的振荡频率同步时，粒子连续通过 D 形盒空隙的电场，不断获得加速，最终达到所需能量，高速粒子引出后轰击靶材料，引起连锁核反应。

回旋加速器主要由真空系统、离子源系统、射频谐振系统、磁场系统、束流引出系统、靶系统及相应控制系统几个部分组成（图 2-19）。

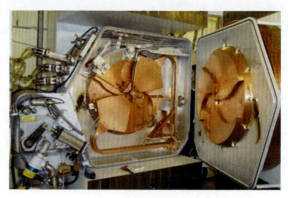

图 2-19　回旋加速器内部结构

1. 真空系统　包括真空室、真空泵及用来监测的真空仪表和控制器。为了使粒子在不受空气中分子散射影响的条件下加速，整个系统放在真空度极高的真空室内。安装在磁铁中间的真空室是粒子束流加速的空间。D 形电极安装在真空室内，粒子通过 D 形电极之间的电场获得能量。

2. 离子源系统　包括置于真空室内的离子源及相应的气流控制器、电弧电源、偏置电源等。离子源系统提供要加速的带电粒子。气体进入离子源系统，被阴极和阳极间数千伏高压电场电离产生离子，然后经由偏置电压产生的电场引出离子束流，进入 D 形电极的加速场。

3. 射频谐振系统　包括频率合成器、中间放大器、高频功率放大器、耦合传输线路、D 形盒结构、电源和监测设备。其作用就是对 D 形盒提供一交替的高电压电势，为加速粒子提供所需能量（加速电场）。经过合成、放大的高频电压加在 D 形电极上，粒子束流每通过一次电极之间的电场时获得一次加速，其旋转半径随每次加速而增大，形成准螺旋的轨道，直至达到所需能量后，通过粒子束流引出系统引出。

4. 磁场系统　包括磁场线圈、磁场电源及磁场的冷却装置等。磁场子系统为加速粒子提供偏转向心力，以限制位于磁极间真空室内的束流形成一个准圆形的轨道，经电场多次加速获得高能。

5. 束流引出系统　作用是将加速到一定能量的粒子束流引到靶体上，与装载的靶材料产生核反应。由于医用回旋加速器使用的均是 H⁻ 等负离子源，所以束流引出系统相对简单，仅使用一块很薄的碳膜，负离子束流通过薄碳箔剥离电子改变束流极性由负性变为正性，即当 H⁻ 离子束流经过碳膜时，被剥去两个电子，形成 H⁺ 离子流，结果是其受到的磁场作用力相反，可将正离子束流导向靶室，与靶材料碰撞发生核反应产生所需要的核素。有些加速器，负离子束流分为两部分，可同时产生两种不同核素。

6. 靶系统　加速器靶系统是指能提供靶材料发生核反应，并能将核反应产物（靶产物）高效率传输到合成器的部件，包括装入靶材料进行反应的靶体组件、可装多个靶体的靶变换器、束流准直器及靶材料和产物的运输系统。如果按靶产物来分其通常有 F 靶、N 靶、C 靶；按靶物质的状态来分则其可以分为气体靶和液体靶及固体靶。

7. 屏蔽系统　带有自屏蔽的加速器外壳一般包括两部分：内层屏蔽，是混有环氧树脂和碳硼化合物的高密度铅壳，可以把高能中子的能量降低至热中子水平并吸收由靶材料产生的 γ 射线；外层屏蔽，是加入了聚乙烯、碳和硼化合物的混凝土，它主要通过与聚乙烯组分中的氢原子发生弹性碰撞来降低中子的能量，使其成为热中子，最后硼通过吸收中子，同时将产生的 γ 射线的辐射减至最小。自屏蔽系统将回旋加速器生产过程中产生的各种射线完全隔离在屏蔽体内。没有自屏蔽的回旋加速器必须安装在加有屏蔽墙的房间内，与工作人员隔离。

三、正电子药物的合成

放射性示踪剂是用于疾病诊断及疗效评价的具有放射性的标记化合物。标记化合物是指分子中原子或原子基团被相似或不同的具有放射性原子或原子基团所取代，在标记的过程中可以采用各种不同的物理化学条件以获得某种特殊的标记化合物。

用于人体的放射性示踪剂如果具有治疗作用也被称为放射性药物（radiopharmaceutical）。在我国获得国家食品药品监督管理总局批准的放射性药物称为放射性药品。

正电子放射性药物（positron radiopharmaceutical）是 PET 及 PET/CT、PET/MR 显像的前提，又称为正电子显像剂（positron imaging agent）、正电子示踪剂（positron tracer）、PET 显像剂（PET imaging agent）。

正电子示踪剂是采用正电子放射核素标记的标记化合物，由于正电子示踪剂大多数属于短半衰期的核素，所以标记方法、原理和长半衰期核素标记的药物有一定的区别。因为短半衰期放射性药物半衰期短，所以一般需要采用全自动化学合成方法。

回旋加速器所生产的正电子核素当中，只有少数几种经简单处理后可直接作为正电子显像剂使用，如 ¹⁸F-氟化钠（¹⁸F-NaF），绝大多数正电子放射性药物需要经过较复杂的合成，将正电子核素与特定的化合物结合后才能使用，这种合成过程一般在全自动化学合成仪内合成（图 2-20）。

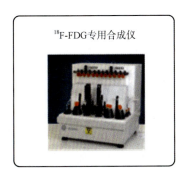
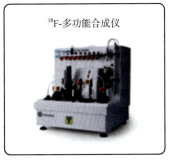

图 2-20　常用全自动化学合成仪

基于药物半衰期和临床应用的可行性等因素考虑，目前临床应用的正电子放射性药物以 ^{18}F 标记药物为主，其次是 ^{11}C 标记药物，^{13}N 目前仅有血流灌注显像剂 ^{13}N-NH$_3$·H$_2$O（氨水）在临床应用较多，其余标志物和 ^{15}O 标志物主要用于临床前期试验研究。^{15}O 半衰期仅为 2.03 分钟，目前实际临床应用较为受限。

正电子放射性药物标记方法有化学合成法、放射性核素交换反应法和生物合成法，并以化学合成法最为常用。下面介绍几种常见标记方法和标记药物。

（一）^{18}F 标记方法及常用药物合成

^{18}F 相比其他正电子放射性核素有较长的半衰期，因此，它在临床应用中具有较大的优势。^{18}F 可通过取代有机化合物分子中的羟基、硝基或氢原子，实现药物的 ^{18}F 标记。目前 ^{18}F 标记化合物的方法一般分为亲电取代法和亲核取代法两种。亲核取代法在临床使用比较广泛，但是对于一些特殊的正电子放射性示踪剂在采用亲核取代法无法达到目的时还需要采用亲电取代法来完成。

早期 ^{18}F 标记绝大多数都是用亲电氟代法标记，现在某些药物的标记仍然采用该法，如 2-[^{18}F] 氟代多巴（^{18}F-DOPA）的合成、2-[^{18}F] 氟代酪氨酸（^{18}F-tyrosine）的合成等。

目前常规的亲核氟代试剂是 ^{18}F$^-$，该离子由质子加速器经由 ^{18}O（p，n）^{18}F 核反应直接制得，即用回旋加速器将氢气电离成 H$^-$，再经射频系统加速后形成质子束。质子束轰击富含 ^{18}O 的靶水（H$_2$^{18}O），发生 ^{18}O（p，n）^{18}F 核反应，产生 ^{18}F$^-$，并传输至 ^{18}F-FDG 等药物的化学合成器。

亲核取代法主要有直接法和间接法两种。直接法利用活性 ^{18}F 离子直接与含离去基团的非标记前体发生亲核取代反应；间接法利用 ^{18}F 离子与含离去基团的非标记中间体发生亲核取代反应制备标记试剂，标记试剂再与非标记前体经一步或多步反应制得正电子放射性药物。间接法已广泛用于制备各种代谢显像剂和受体显像剂。

亲核氟代标记法与亲电氟代标记法相比具有简便、有效、灵活等优点。简便是因不需要用强烈的高活性的 ^{18}F 气体；有效是因在理论上所有 ^{18}F 参与氟代反应；灵活是因为任何生产 ^{18}F 气体的方法都可得 ^{18}F 离子。放射化学产率较高，反应时间较短。由于亲核取代法避免使用复杂的气体靶系统和危险性气体作载体，且可制备较高放化产率和较高比活度的无载体正电子发射药物，在临床上得到广泛使用。

常用 ^{18}F 标记药物有 ^{18}F-FDG、^{18}F-乙酸、^{18}F-胆碱、^{18}F-FET、^{18}F-FMISO、^{18}F-FLT、^{18}F-FHBG、^{18}F-siRNA 等。

（二）^{11}C 标记方法及常用药物合成

^{11}C 是正电子放射性药物中重要的标记核素之一，与其他常用正电子放射性核素相比具有许多优点：①C 本身是构成生物分子的主要元素之一，^{11}C 可取代生物内源性或外源性有机分子中任意位置的 C，而不引起该分子生物化学性质改变；②相对较长半衰期（与 ^{13}N、^{15}O 相比），使标记药物和显像的时间较充裕；③标记灵活，方法多样。

^{11}C 放射性核素大多是利用质子回旋加速器经 ^{14}N（p，α）^{11}C 核反应制得，从靶中传出时一般是以二氧化碳（^{11}C-CO$_2$）这种化学形态存在，一般无法直接参与药物的标记，所以需要将它转化为高活性的 ^{11}C-碘甲烷（^{11}C-CH$_3$I），再对前体进行标记，从而得到所需的正电子药物。

生产碘甲烷的方法主要有气相法和液相法两种。气相法的反应流程全部在气体状态下和密闭环境中完成，加速器生产的 ^{11}C-CO$_2$ 与 H$_2$ 反应生成 ^{11}C-CH$_4$，它继续与碘蒸气反应得到 ^{11}C-碘甲烷，不产生固体和液体残渣，方便重复生产，更重要的是密闭环境下保证了空气中的 CO$_2$ 不会进入反应体系，保证了碘甲烷的高比活度。

液相法的原理是 ^{11}C-CO$_2$ 先与 LiAlH$_4$ 等还原剂反应得到 ^{11}C-CH$_3$OH，接下来再与 HI 反应生成碘甲烷，整个过程在液相中进行。由于液体存在反应体系中的空气很难被清除，从而空气中的 CO$_2$ 也参与反应，降低了碘甲烷的比活度。气相循环反应技术在气相法的基础上引入化学循环，可增加 ^{11}C-CH$_4$ 合成碘甲烷的转化率，所以不仅拥有较高的碘甲烷比活度，同时能够获得较高产量。

常用 ^{11}C 标记药物有 ^{11}C-胆碱、^{11}C-乙酸、^{11}C-蛋氨酸、^{11}C-多巴胺、^{11}C-氯雷必利、^{11}C-CFT、^{11}C-PIB 等。

四、正电子放射性药物的质量控制

正电子药物的生产包括核素生产、药物合成、药物分装、质量控制、原料运输、药物运输等众多环节，在构建示踪剂中心时还涉及场地设计和构建、环境安全、资质申请、设备安装、人员培训等烦琐而庞杂的工程。一个项目大概的流程可用图 2-21 简要示意。

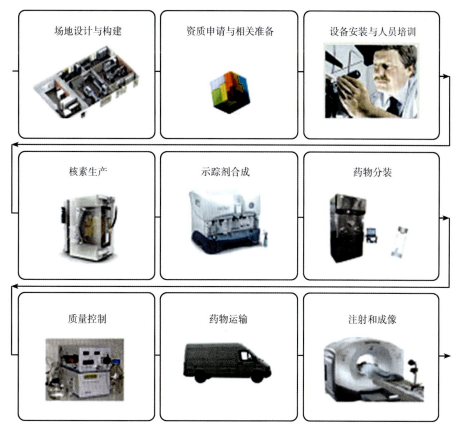

图 2-21　正电子药物的生产流程示意图

从场地规划、生产许可申请、场地准备等，到设备购买、安装、培训，再到核素生产、药物合成、药物分装、质量控制，最后到药物注射、成像，这是通常意义上的 PET 成像的价值链。在整个流程中各个环节都要符合相应的规范和要求，这就是 GMP 理念。GMP 是英文"Good Manufacturing Practice"的缩写，中文的意思是"药品生产质量管理规范"，其是一种特别注重在生产过程中实施对产品质量与卫生安全的自主性管理制度。GMP 提供了药品生产和质量管理的基本准则，药品生产必须符合 GMP 的要求，药品质量必须符合法定标准。国家食品药品监督管理总局负责全国药品 GMP 认证工作。

放射性药品是一类特殊的药品，有关机构人员、设备、房屋、物料、卫生等规定可参照《医疗机构制备正电子类放射性药品质量管理规范》的相关内容。

放射性药品质量控制项目参照《中国药典》2015 版放射性药品检定法，包括放射化学纯度测定、放射性核素鉴别、化学形式鉴别、放射性核纯度测定，放射性活度或浓度、比活度测定，pH 测定、化学纯度测定（必须包括起始原料、已知中间体和降解产物的分析）、外观性状检查、有毒化学杂质的检查，对于非肠道用正电子类放射性药品，还必须进行无菌和细菌内毒素检查。

医疗机构制备正电子类放射性药品，应当持有卫生行政主管部门的 PET/CT 或 PET 设备配置与使用许可证明文件，并须填写《医疗机构制备正电子类放射性药品申请表》，经所在地省、自治区、直辖市卫生行政主管部门审核同意，向省、自治区、直辖市药品监督管理部门提出制备正电子类放射性药品申请并报送有关资料，通过审批后方可进行放射性药品的制备。目前医疗机构可以制备的正电子类放射性药品品种如下：氟-[^{18}F]脱氧葡萄糖（^{18}F-FDG）；氟-[^{18}F]氟化钠（^{18}F离子）；氮-[^{13}N]氨水（^{13}N-NH$_4^+$）；氧-[^{15}O]水（^{15}O-H$_2$O）；碳-[^{11}C]乙酸盐（^{11}C-aceate）；碳-[^{11}C]一氧化碳（^{11}C-CO）；碳-[^{11}C]蛋氨酸（^{11}C-methionine）；碳-[^{11}C]胆碱（^{11}C-choline）；碳-[^{11}C]氟马西尼（^{11}C-FMZ）；碳-[^{11}C]氯雷必利（^{11}C-raclopride）；碳-[^{11}C]甲基-2β-甲基酯（4-氟-苯基）托烷（1C-β-CFT）；碳-[^{11}C]甲基哌啶螺环酮（^{11}C-NMSP）；碳-[^{11}C]二氧化碳（^{11}C-CO$_2$）。

第三章

放射治疗设备及其应用技术

第一节 概 述

放射治疗是用 X 射线、γ 射线、电子线等电离辐射照射于癌组织，利用放射线的生物学作用对癌细胞的致死效果，能最大量的杀伤和破坏癌组织，使其缩小的治疗方法。细胞对放射线的敏感性在分裂期最高，在 DNA 合成期最低，所以放射疗法对周围正常组织损伤较小，仅是对异常增殖的癌肿给予大量的杀伤，使之缩小，同时机体又再次尽可能发挥最大的调节功能。自从 1894 年伦琴发现了 X 射线，1897 年居里夫人发现了放射性同位素镭，1899 年第一次用电离辐射治疗癌症开始，肿瘤放射治疗的设备和技术经历了 100 多年的飞速发展，放射治疗的疗效、安全性和精确性也不断提高，现已成为肿瘤治疗的三大手段之一。放射治疗作为一种局部治疗手段，其目的在于通过提高靶区剂量和减少靶区周围正常组织放射损伤，从而不断提高治疗的局部控制率，以进一步提高生存率和改善生活质量。

诊断、定位、靶区勾画、摆位、治疗等过程中影像技术的综合应用及动态肿瘤追踪技术的临床应用，使靶区照射更加精准，同时大大缩小了计划靶区（planning target volume，PTV）的外扩范围，可减少正常组织的受照体积。目前 MV 级的影像成像、kV 级的影像成像、超声及磁共振等成像系统有机整合到加速器系统中，使患者摆位从外部标记逐渐转换到脊柱、颅骨、金标[1]、肿瘤等作为参考内标记，照射更加精准和直观。

从适形放射治疗（conformal radiation therapy，CRT）、三维适形放射治疗（3 dimensional conformal radiation therapy，3DCRT），到动态弧形调强治疗（intensity modulating arc therapy，IMRT）、影像引导放射治疗（image guided radiotherapy，IGRT）、立体定向放射治疗（stereotactic body radiation therapy，SBRT）等，目标始终未变，即提高照射安全性、精度和有效性，最大限度杀灭肿瘤的同时，尽可能地保护正常组织。加速器射束校准从基于空气比释动能测量发展到更易操作和准确的基于水中吸收剂量的测量。蒙特卡罗算法已经用于商用治疗计划系统，对非均匀组织计算具有显著效果。质量保证测量设备日益复杂和多元化，治疗设备的质量保证项目和允许值在变化，正确运用和准确分析需要有足够的知识储备，同时也应做好测量设备自身的质量保证工作。

第二节 放射物理基本原理

放射性是指与自发转换相关的包括原子核或原子核能级变化的一种现象。这些转换是一个随机过程，在过程中以发射核粒子，如 α 粒子、电子、正电子或光子的形式释放能量。在这个过程中涉及整个原子，因为核转变会影响原子的壳层结构，并引起电子释放或捕获、光子发射或上述两种情况同时发生。这种以波或次原子粒子移动的能量传送形态，通常被称为辐射。

注：1. 金标：从体外植入，用于标记病变组织位置的追踪参考，通常为纯金制作，采用微创的方式植入。

一、辐射的分类与特性

（一）物理性能

辐射能量从辐射源向外所有方向直线放射，按物理上存在形式辐射分为电磁辐射和粒子辐射。

1. 电磁辐射 电磁辐射形式为在真空中或物质中的自传播波，它有一个电场和磁场分量的振荡，分别在两个相互垂直的方向传播能量。依据波的频率增加的顺序其可分为无线电波辐射、微波辐射、太赫兹辐射、红外辐射、可见光辐射、紫外辐射、X 辐射和 γ 辐射。由于波的频率和波长成反比，因此对应的无线电波的波长最长，而 γ 射线的波长最短。除 X 辐射和 γ 辐射之外，其他的电磁辐射的电离能力都较弱，是非电离辐射。X 辐射和 γ 辐射的本质是相同的，都是电磁辐射。

带电粒子经过原子核或其他带电粒子的电场时，因库仑场相互作用而发生速度改变，带电粒子将一部分动能转换为具有连续能谱的电磁辐射，称为轫致辐射或 X 辐射。X 射线是波长为 $0.01 \sim 10nm$ 的电磁波，具有波粒二象性，电磁波的能量以光子的形式传递。

γ 辐射又称 γ 粒子流，是放射性核素在衰变过程发射出的辐射，辐射能量取决于原子核能级之间的能量差，辐射波谱具有不连续性。γ 射线是一种强电磁波，其波长比 X 射线还要短，一般波长 < 0.001nm。在原子核反应中，原子核发生 α、β 衰变，往往衰变到某个激发态，处于激发态的原子核不稳定，会通过释放一系列能量使其回到稳定态，而这些能量的释放是通过射线辐射来实现的，这种射线就是 γ 辐射。γ 辐射电荷及静质量为 0，故电离能力弱于 α 粒子和 β 粒子。γ 辐射具有极强的穿透能力，需要利用高原子数的物质阻挡，如铅或贫铀。γ 光子不带电，故不能用磁偏转法测出其能量，通常利用测量光电子或正负电子对的能量推算出来。此外还可用 γ 谱仪直接测量 γ 光子的能量，由荧光晶体、光电倍增管和电子仪器组成的闪烁计数器是探测 γ 射线强度的常用仪器。

2. 粒子辐射 粒子是能够以自由状态存在的最小物质组成，1932 年发现原子是由电子、中子和质子组成的，这些是基本的物质组成粒子，称为基本粒子。此后，这类粒子发现得越来越多，累计已超过几百种，且还不止这些。因此"基本粒子"一词已成为历史，所有发现的这些粒子统称为粒子。粒子辐射是以粒子形式存在的辐射，分为带电粒子辐射与中性粒子辐射。带电粒子辐射有电子辐射、α 粒子辐射、β 粒子辐射、质子辐射等；中性粒子辐射有中子辐射等。

（二）电离性能

依其能量的高低及电离物质的能力，辐射可以分为间接电离辐射和直接电离辐射。电离辐射是直接或间接电离粒子单独或两者混合组成的辐射。电离是指具有足够动能的粒子使原子核外电子脱离束缚而成为自由电子的过程。不同壳层电子的电离能不同，电离粒子应具有超过引起物质电离所需的最小能量，这个最小能量称为截止能。电离辐射具有足够的能量而可以将原子或分子电离，非电离辐射则不能。不能产生电离的辐射称为非电离辐射，如红外辐射、紫外辐射等。

电离粒子分为直接电离粒子和间接电离粒子两类，具有足够动能的、碰撞时引起物质电离的带电粒子称为直接电离粒子，如电子、质子、α 粒子、β 粒子及重离子等。在物质中能够产生电离的非带电粒子称为间接电离粒子，如光子、中子等。动能低于引起直接电离的能量，但能引起原子核或基本粒子转变的低能带电粒子也属于间接电离粒子。

高速的带电粒子为直接电离辐射，它们将能量通过一些小的相互作用直接传递给物质，引起物质的原子激发和电离，从而造成机体生物结构破坏。中性粒子则是间接电离辐射，它们首先将能量传递给带电粒子，再由带电粒子将能量传递给物质，因此能量传递过程分为两步，是间接的。光子将能量传递给电子，中子则主要将能量传递给质子。

二、光子与物质的相互作用

光子与物质发生作用时，从微观水平看，光子只能与电子或原子核这两种实体发生作用。在特定条件下，高能光子可与单独的原子核直接发生作用，但就目前情况而言，此过程并不重要。

某些相互作用存在一个能量临界值，低于此值，相互作用就不能发生。对于一束给定能量的光子，可能会发生多种相互作用。由于物质组成不同、光子能量不同，可能发生的相互作用也会不同，而主要发生相互作用机制则取决于光子的能量和物质的原子序数。区分吸收和散射十分重要，吸收过程中，光子结构被破坏，不复存在；然而在散射过程中，只是光子的运行方向发生了改变，因此，它有可能从有用射束中被去除。

光子与电子之间的相互作用主要有如下三种类型：相干散射或弹性散射；光电效应；康普顿散射。光子与原子核的相互作用则主要有两个过程，即电子对产生和光核致反应。

发生相干散射时，光子能量不发生变化。只有当能量很低，或物质的原子序数（Z）很低时，相干散射才是主要的相互作用类型。当发生光电效应时，光子被吸收，其能量也被传递给原子内的一个电子，最终这个电子被发射出去。光电效应在诊断能量范围尤为重要，在低能量和高原子序数物质时，此效应占主导地位。康普顿效应是指中子与原子中的一个电子相互作用，将一部分能量传递给电子，并在此过程中运动方向发生改变。在治疗能量范围，康普顿效应是软组织中主要的光子反应。当一个高能光子靠近一个原子核时，光子把能量转换到物质中，以电子－正电子对形式存在，这一过程称电子对产生。接下来，我们将讨论这些不同的作用过程。

（一）相干散射

相干散射是指光子与电子发生相互作用，并改变其方向。光子本身的能量不发生变化，只是运动方向改变。此过程仅在低能量光子和低Z值物质中占主要作用，对放射治疗意义不大。

（二）光电效应

在光电效应中，光子与原子内电子发生作用后，完全被原子吸收而不复存在。此电子获得的能量等于撞击它的光子能量，并最终电子从原子中激发出来，发射出来的电子称为光电子。如果用E_γ表示光子的能量，E_b表示发射出一个电子所需的能量，那么光电子的动能则如式（3-1）所示。

$$T_e = E_\gamma - E_b \quad (3-1)$$

只有当$E_\gamma > E_b$时，光电效应才能够将原子中的电子激发出去。一旦电子从原子中释放出来，便会产生特征X射线或俄歇电子。当光子能量刚刚超过激发出一个电子所需能量时，以上过程更容易发生。激发出一个电子所需能量取决于原子的原子序数和电子所处的能级。当光子能量刚刚超过激发出某一层电子所需的能量时，线衰减系数会大大增加。在衰减系数与能量的函数关系中，急剧变化的峰区称为吸收峰。

光电效应的质量衰减系数用τ/ρ表示，与原子数和能量的近似关系如式（3-2）所示。

$$\frac{\tau}{\rho} \propto \left(\frac{Z}{E_\gamma}\right)^3 \quad (3-2)$$

当Z增大时，光电效应的τ/ρ也随之快速上升，而当E_γ升高时，则τ/ρ迅速下降。Z值对τ/ρ影响十分显著，这对诊断性辐射具有重要的指导意义。阅读放射胶片时，医师是利用邻近组织的相对不透明度来分辨组织结构。大部分软组织主要由水构成，骨组织含有丰富的钙，因此骨组织有效Z值相对较高，这样在诊断级X射线下，骨组织呈高度不透明状，显示十分清晰，而软组织界线则不十分清晰。这也是使用诸如钡、碘等造影剂的理论依据，因为钡和碘的Z值都很高，因此在辐射中射线穿透率低。

（三）康普顿散射

在治疗能量范围，康普顿效应是最重要的光子相互作用过程。在25keV至10MeV范围内，软组织中最主要的作用就是康普顿效应。在康普顿效应中，光子与原子中的电子发生相互作用，电子吸收一部分光子的能量并从原子中发射出来，通常最终获得较大的动能。光子失去一部分能量，并偏离原来的运行轨道。电子获得大量的动能，在它穿过物质过程中将剂量沉积到物质中。根据此现象，总结出关于光子最终能量$E_{\gamma'}$与初始能量E_γ及光子偏转角的函数关系。建立方程的前提是发生相互作用之前的总能量和总动量等于碰撞之后的总能量和总动量，光子最终能量如式（3-3）所示。

$$E_{\gamma'} = \frac{E_\gamma}{1+a(1-\cos\theta)} \quad (3-3)$$

式中，对于电子，$a = E_\gamma / m_0 c^2$ 和 $m_0 c^2 = 0.511 \text{MeV}$。这个结果的前提就是假设电子不受最初原子的束缚。当光子能量远大于电子的束缚能时，这是一种很好的近似。当光子能量远超过电子的静止能量时，则式（3-3）具有很大的局限性。当 $a \gg 1$ 时，此种情况会发生。

情况1：$a \gg 1$，并且 $\theta = 90°$，则 $\cos 90° = 0$，计算如式（3-4）所示。

$$E_{\gamma'} = \frac{E_\gamma}{1+a} \approx \frac{E_\gamma}{a} = \frac{E_\gamma}{\dfrac{E_\gamma}{m_0 c^2}} = m_0 c^2 = 0.511 \text{MeV} \tag{3-4}$$

因此，光子在90°散射时的最大能量为0.511MeV。

情况2：$a \gg 1$，并且 $\theta = 180°$，则 $\cos 180° = -1$，计算如式（3-5）所示。

$$E_{\gamma'} = \frac{E_\gamma}{1+2a} \approx \frac{E_\gamma}{2a} = \frac{1}{2} m_0 c^2 = 0.255 \text{MeV} \tag{3-5}$$

反向散射光子的最大能量为0.255MeV。这些极限情况对我们接下来讨论辐射屏蔽是十分重要的。

根据能量守恒定律，散射光子传递给电子的能量是 $E_\gamma - E_{\gamma'}$。注意，在康普顿散射中，光子不可能失去所有的能量，因此，反冲电子的能量永远都低于光子的初始能量。当光子反向散射时，反冲电子可能获得最大的能量。在这种情况下，$E_\gamma - E_{\gamma'} = 2a E_\gamma / (1+2a)$，并且电子运行的方向与袭击光子的运动方向相同。

式3-3给出了入射光子能量、散射光子能量与散射角的函数关系，但该方程并不能计算出散射角度。准确预测给定能量的入射光子的偏转角度是很难的，但是预测散射发生在某个角度的概率是可以实现的。在能量较低时，各个方向的散射程度几乎相同。随着能量升高，散射方向越来越靠近入射光子的方向。康普顿散射的质量衰减系数用 σ/ρ 表示。由于康普顿散射涉及原子中电子的光子散射，我们会发现 σ/ρ 依赖于散射物质的每克电子数，σ/ρ 与 n_e 成正比。化学元素的电子密度可以用阿伏伽德罗常数 N_A 计算出来，每克原子数为 N_A/A_W，A_W 是元素的原子质量。每个原子有 Z 个电子，因此有

$$n_e = N_A \frac{Z}{A_W} \tag{3-6}$$

除氢元素之外，所有元素 $A_W \approx 2Z$，所以 $N_e \approx N_A/2$，不依赖于 Z。对于氢元素而言，$A_W = Z$，所以 $N_e = N_A$。通过总结发现，所有物质的质量衰减系数几乎都是相同的，但除富含氢元素的物质之外。

（四）电子对产生

当 $E_\gamma > 2m_0 c^2 = 1.022 \text{MeV}$ 时，撞击的光子可能消失，生成一对正负电子对。在此过程中，电荷守恒。如果产生了一个单独的粒子，如电子或正电子，则电荷将不守恒。当光子能量高于临界值，并靠近原子核，就会产生电子对，此过程中原子核保持动量守恒。

电子对产生中，生成的正电子最终会与物质中带负电的电子相互作用，并同时消失，生成两个0.511MeV的光子，这些光子也被称为湮没辐射。两个光子的运动方向是相反的，否则动量将不会守恒。不考虑其他的作用过程，电子对产生的质量衰减系数用 κ/ρ 表示，其取决于 Z 和 E_γ：κ/ρ 正比于 Z；κ/ρ 随能量升高而增大。

（五）光致核反应

在放射治疗中光致核反应应引起足够的关注，因为它会产生有害的中子，反应如式（3-7）所示。

$$_Z^A X + \gamma \longrightarrow {}_Z^{A-1} X + {}_0^1 n \tag{3-7}$$

光致核反应有时称为 α（γ，n）反应，因为一个光子（γ）进去释放出一个中子（n）。像治疗头内的钨门及准直器这种高 Z 值材料中，此反应会发生得较多，因此会在治疗室内产生大量中子射线，但这个剂量跟患者直接接受的治疗剂量相比还是比较少的。治疗室及防护门必须能够屏蔽中子辐射。中子可以活化加速器治疗头内的材料，使之具有放射性。超过能量临界值，$7 \sim 15 \text{MeV}$ 范围时，（γ，n）反应开始占主导作用。如果加速器产生的射束能量高于10MV，可能会产生大量的中子。

总质量吸收系数是光电效应、康普顿效应和电子对效应产生的质量吸收系数之和。

三、带电粒子与物质的相互作用

带电粒子本身也是主要辐射源，如广泛用于

放射治疗的能量为 5 ～ 20MeV 的电子束。这里，我们主要介绍的带电粒子的相互作用主要是原子中的电子或带正电的原子核的库仑场相互作用。粒子之间的相互作用可以分为两大类，即弹性碰撞和非弹性碰撞。在弹性碰撞中，碰撞前和碰撞后所有粒子的总动能守恒。个别粒子的动能可能会增加或减少，但是所有粒子的总动能是保持不变的。非弹性碰撞则会损失一部分动能，这些损失的动能以其他的能量形式释放出来。

带电粒子和中性粒子与物质之间的相互作用是大不相同的。在光子穿过物质或被吸收掉之前，只有少量的光子发生相互作用。如前面所述，光子是按指数衰减，换句话说，带电粒子穿过物质或损失其全部能量时，会发生大量相互作用，每次相互作用通常只损失一小部分动能。带电粒子有确定的射程，超过此射程，就找不到该粒子了，带电粒子在穿过物质的过程中会形成踪迹，即电离轨迹。从物质间的相互作用分析，带电粒子可以分成两类：轻带电粒子和重带电粒子。轻带电粒子包括电子和正电子；重带电粒子包括质子、α 粒子、π 介子、重核等。由于重带电粒子和轻带电粒子的质量相差很大，两者之间的区别也很大。质子的质量是电子的 2000 多倍。重带电粒子穿过物质时，运行轨迹相对比较直，除非它运动到距离原子核足够近的位置，否则不会被轻易弹开，重带电粒子运行轨迹也不会被电子干扰。电子的运行路径不是直线，轨迹呈锯齿状，由于电子质量小，遇到高 Z 值原子核时更容易发生散射，这就是为何在选用高 Z 值物质来阻挡电子时需要注意电子反向散射的原因。

（一）电子与物质的相互作用

电子入射到物质中，会与原子内的电子或带正电的原子核发生相互作用。电子穿过物质时，会与物质原子内的电子发生相互作用，这些电子会被激发而处于激发态。在此过程中，入射电子将一部分能量传递给物质内的电子，这种相互作用称为软碰撞。在电子运行路径上都有库仑力作用，从而导致大量的这种小的能量损失事件发生。

如果入射电子与某个原子中的电子十分接近，则这个入射电子主要与靠近的电子发生相互作用，并传递大部分能量，这就是硬碰撞，即正面碰撞。

原子内电子将会从原子中发散出来，并获得很大的能量，此时原子处于离子状态。发射出的电子会形成其特殊的电离径迹，此径迹称为 δ 射线。如果发射出的是内层电子则会产生特征性 X 射线，或从 X 射线靶中释放俄歇电子，在硬碰撞或软碰撞中损失能量都称为碰撞能量损失。

当入射电子与原子核发生相互作用时，入射电子方向发生偏离，但通常能量损失很少。如果物质 Z 值较高，则原子核的电荷也较高，从而入射电子偏离更加明显，因此电子的运行轨迹也十分弯曲，直线加速器中应用的散射箔就是依据该散射原理。来自原子核的散射事件发生概率很低，只有几个百分点，在发生轫致辐射过程中，电子损失一部分动能。当物质的 Z 值更高时，发生轫致辐射概率更大，这种形式的能量损失称为辐射损失。因为重带电粒子与原子核的库仑场作用时获得速度很小，所以其不会发生轫致辐射。

电子与半径为 a 的特定原子间相互作用类型取决于相互作用中的碰撞参数（b）。碰撞参数（b）定义为与原子核发生作用前，原子核与电子运动方向上的垂直距离。$b \gg a$ 时，入射电子与整个原子发生软碰撞时，入射电子仅有少量能量传递给轨道电子。$b \approx a$ 时，入射电子与一个轨道电子发生硬碰撞，入射电子的相当比例的一部分动能将传递给轨道电子。$b \ll a$ 时，入射电子与原子核发生辐射相互作用。电子发射一个光子，即轫致辐射，能量在零与入射电子动能之间。发射的轫致辐射光子能量依赖于碰撞参数；碰撞参数越小，轫致辐射光子能量越高。

（二）电子与轨道电子的相互作用

入射电子与吸收介质轨道电子间库仑相互作用能够导致吸收介质原子的电离和激发。电离是吸收介质原子的轨道电子逃逸。激发是吸收介质原子的轨道电子从一个允许轨道跃迁到更高的轨道。

（三）电子与原子的相互作用

入射电子与吸收介质原子核间库仑相互作用引起电子散射，电子通过产生 X 射线光子进行能量损失，这种能量损失用辐射阻止本领来描述。

轫致辐射可以用拉莫尔关系表示，即具有加

速度的带电粒子通过发射光子释放的能量（P）与粒子加速度（a）和电荷（q）的平方成正比［式（3-8）］。

$$P = \frac{q^2 a^2}{6\pi\varepsilon_0 c^3} \qquad (3\text{-}8)$$

辐射光子角分布与 $\sin^2\theta/(1-\beta\cos\theta)^5$ 成正比，其中 θ 是带电粒子的加速度与电荷和观察点之间连线单位矢量的夹角，β 等于 v/c。

带电粒子具有较小速度（v）时，角分布趋于 $\sin^2\theta$，在 $\theta=90°$ 时最大。然而，随着带电粒子速度从 0 趋于 c，出射光子的角分布愈加朝前。

光子发射强度达到最大时的角度可用式（3-9）计算。

$$\theta_{\max} = \arccos\left[\frac{1}{3\beta}\left(\sqrt{1+15\beta^2}-1\right)\right] \qquad (3\text{-}9)$$

当 $\beta\to0$ 时 $\theta_{\max}=\pi/2$；$\beta\to1$ 时 $\theta_{\max}=0$。这表明：在放射诊断能量区域，大部分 X 射线光子出射方向与电子路径成 90°；在 MV 级范围，大部分光子沿着电子束撞击靶的方向发射。

辐射能量损失和辐射产额（g）随吸收介质（Z）及电子动能增加而增加。在放射诊断能量区域，X 射线靶的辐射产额在 1% 左右，而在 MV 级能量范围 10% ～ 20%。

（四）辐射能量损失率和射程

X 射线管中，电子束打到钨靶上产生轫致辐射，即发生 X 射线，X 射线机中的 X 射线源就是利用这个原理。根据电磁理论得到，带电粒子的轫致辐射引起的辐射能量损失率为式（3-10）。

$$\left(\frac{\mathrm{d}E}{\mathrm{d}x}\right)_{\mathrm{rad}} \propto \frac{z^2 Z^2}{m^2} NE \qquad (3\text{-}10)$$

式中，m 是入射粒子的质量；E 为入射粒子的能量；z 为入射粒子的电荷数；Z 为靶物质的原子序数；N 为单位体积中物质的原子密度；角标 rad 表示辐射损失。从上式可以得到以下结论：辐射能量损失率与 z^2 成正比，与 m^2 成反比；辐射能量损失率与 Z^2 和 N 成正比；辐射能量损失率与入射粒子能量 E 成正比，这点与电离能量损失相反。

因此，在高能 β 粒子的防护中，重要的问题是屏蔽轫致辐射。β 粒子能量低时，电离损失占优势；能量高时，辐射损失变得重要了。在相对论

能区，辐射损失与电离损失之比为

$$\frac{(-\mathrm{d}E/\mathrm{d}x)_{\mathrm{rad}}}{(-\mathrm{d}E/\mathrm{d}x)_{\mathrm{ion}}} = \frac{ZE}{800} \qquad (3\text{-}11)$$

式中，能量 E 的单位为 MeV。

β 射线或单能电子束穿过一定厚度的吸收物质时，其强度减弱的现象称为吸收。β 粒子和重带电粒子在物质中的射程有着显著的差异。β 粒子在穿过物质时的总能量损失比 α 粒子小，因此它比 α 粒子具有更大的射程。此外，α 粒子与靶原子电子多次碰撞逐渐损失能量，径迹几乎成直线，只是在射程的末端与靶原子核的碰撞才使径迹有些偏离直线，因而 α 粒子有确定的射程。α 粒子的射程与径迹长度近似相等，只是在平均射程附近有明显吸收。而对于 β 粒子，射程并不像 α 粒子确切，由于 β 粒子的运动方向有很大改变，这样使 β 粒子穿过物质时径迹十分曲折，因而路程轨迹长度远大于它的射程。同时，β 射线的能量是连续分布的，如果把每一小能量间隔内的 β 粒子看成是不同能量的单能 β 粒子，那么 β 射线在物质中的吸收曲线是单能 β 粒子在物质中的吸收曲线线性叠加的结果。因此，β 射线没有确定的射程，可以用 β 射线能谱中的最大能量（$E_{\beta\max}$）所对应的射程来表示 β 射线的射程，称为 β 射线的最大射程（$R_{\beta\max}$）。在实验中，按照吸收曲线的趋势外推至去除本底的原始计数的万分之一处所对应的厚度即为 β 射线的最大射程。

β 粒子的最大射程与其最大能量之间的关系常用经验公式来表示，这样的经验公式同样适用于单能电子的情况。对于铝吸收体，β 粒子射程与能量之间有以下关系：当 $0.15\mathrm{MeV} < E_{\beta\max} < 0.8\mathrm{MeV}$ 时，$R_{\beta} = 0.407 E_{\beta\max}^{1.38}$，当 $0.8\mathrm{MeV} < E_{\beta\max} < 3\mathrm{MeV}$ 时，$R_{\beta} = 0.542 E_{\beta\max} - 0.133$，式中，$E_{\beta\max}$ 为 β 电子最大能量，单位为 MeV，R_{β} 为 β 射线的射程，单位为 g/cm²。β 粒子穿过质量厚度不同的吸收物质时，与 β 粒子碰撞的物质中的电子数大致相同，所以用质量厚度表示时，对 Z 相差不是太大的靶物质，其阻止本领（$\mathrm{d}E/\rho\mathrm{d}x$）及射程大体是相同的，$\mathrm{d}E/\rho\mathrm{d}x \propto Z/A$。对绝大多数元素 $Z/A \approx 1/2$。对于那些原子序数相近的物质，尽管它们的密度差异很大，但以质量厚度为单位的射程值却近似相同。这样，关于射程－能量的经验公式不仅适用于铝，而且对

于那些原子序数和铝相近的物质也都近似适用。

一般放射性同位素产生的 β 射线，在铝中的射程只有零点几毫米到几毫米，因此很容易防护。因为 β 射线在进入人体体表组织时，会造成细胞损伤，所以不可忽视对 β 射线的屏蔽防护。正电子通过物质时，也像负电子一样与核外电子和原子核相互作用，产生电离损失、辐射损失和弹性散射。尽管负电子和正电子与它们作用时，受到库仑力、排斥力或吸引力，但由于它们的质量相等，当正电子和负电子的能量相等时，它们在物质中的能量损失和射程是大体相同的。对于正电子也同样适用。

（五）阻止本领

带电粒子的能量损失率用阻止本领描述，阻止本领是单位路径（Δx）上损失的动能（ΔT），Y 和 T 分别为带电粒子的类型和在原子数为 Z 的物质中的动能，定义式如

$$S=\left(\frac{\Delta T}{\Delta x}\right)_{Y,T,Z} \quad (3\text{-}12)$$

这只是一个近似计算式，当 $\Delta T \ll T$ 时，通过式（3-12）计算的结果会更为精准。阻止本领随动能变化而变化，当粒子运动速度降低时，阻止本领也会变化。阻止本领的单位是

$$[S]=\left[\frac{\Delta T}{\Delta x}\right]=\frac{\text{MeV}}{\text{cm}} \quad (3\text{-}13)$$

此单位不是国际单位制，但广泛使用。

质量阻止本领定义为

$$S_\rho=\frac{S}{\rho}=\frac{\Delta T}{\rho \Delta x} \quad (3\text{-}14)$$

质量阻止本领的单位是阻止本领除以密度，如（3-15）所示。

$$\left[\frac{\Delta T}{\rho \Delta x}\right]=\text{MeV}\cdot\text{cm}^2/\text{g} \quad (3\text{-}15)$$

电子在物体中损失能量的机制大体分为两类，即碰撞损失和辐射损失，质量阻止本领可以写成两者之和，如式（3-16）所示。

$$S_\rho=(S_\rho)_c+(S_\rho)_r \quad (3\text{-}16)$$

式中，c 为碰撞能量损失，r 为辐射能量损失。

当电子电离轨迹接近末端时，阻止本领迅速升高，这是因为在路径末端电子的运动速度较慢，从而导致与原子中的电子相互作用时间变长。当能量较低时，$(S_\rho)_c$ 与电子能量成反比。当能量大于静止质量能量时，$(S_\rho)_c$ 随能量增加基本保持不变。

辐射阻止本领 $(S_\rho)_r \propto Z^2$，因此对于高 Z 值物质来说轫致辐射效率很高，这就是 X 射线管中选择高 Z 值材料作为靶的原因。同时，也提示我们，$(S_\rho)_r$ 在组织中并不是很重要，因为产生的效率很低。当 T 很小时（$T \ll m_0c^2$），$(S_\rho)_r$ 不依赖于能量。当 T 值很大时（$T \gg m_0c^2$），$(S_\rho)_r \propto T$。当 $T_0 \approx 90\text{MeV}$ 时，电子入射到水中，$(S_\rho)_c \approx (S_\rho)_r$。上述讨论是针对电子而言，重带电粒子的辐射损失要小很多。

辐射质量阻止本领给出的是特定能量的辐射能量损失率。电子减速至停止过程中会发出初始动能为 T_0 的电磁辐射，T_0 的总和即辐射产额 $Y(T_0)$。

δ 射线及辐射相互作用从主电离"轨迹"中带走一部分能量，它们并不会在该区域沉积能量。为了评估局部能量沉积，相互作用过程中产生的、能量在截止能（Δ）之上的 δ 射线应该从碰撞阻止本领中排出。出于此目的，限制质量碰撞阻止本领的定义式为

$$\frac{L}{\rho}=\left(\frac{\Delta T}{\rho \Delta x}\right)_{c,T_\delta \leq \Delta} \quad (3\text{-}17)$$

限制阻止本领是指 $T_\delta < \Delta$ 时所有硬碰撞和软碰撞的质量碰撞阻止本领之和，T_δ 是 δ 射线的动能。截止能通常选择为 $\Delta=100\text{eV}$，在此能量之上，δ 射线可以传播更远并产生电离。当 $\Delta \to \infty$ 时，限制阻止本领等于质量碰撞阻止本领。在射束校准规程中，限制质量阻止本领是十分重要的，它是定义线性能量佳度（LET）的基础，其中 LET 是放射生物学中一个十分重要的参数。2MeV 的电子入射到水中，$(S_\rho)_c=1.8\text{MeV}\cdot\text{cm}^2/\text{g}$，如果 $\Delta=100\text{keV}$，那么限制阻止本领为 $1.6\text{MeV}\cdot\text{cm}^2/\text{g}$；但如果 $\Delta=100\text{eV}$，则 $L/\rho=1.0\text{MeV}\cdot\text{cm}^2/\text{g}$。

生物损伤与该区域的能量沉积有关，描述生物损伤常用线性能量佳度（LET），定义式为

$$L_\Delta(\text{keV}/\mu\text{m})=\frac{\rho}{10}\left[\left(\frac{\Delta T}{\rho \Delta x}\right)_{c,T_\delta \leq \Delta}\text{MeV}\cdot\text{cm}^2/\text{g}\right] \quad (3\text{-}18)$$

LET 用于衡量局部能量沉积，常用单位为 keV/μm。上式中，系数 10 对于单位换算来说非常必要，LET 并不包括由超过截止能的 δ 射线或辐

射作用造成的能量损失。1.0MeV 电子的 LET 值是 0.25keV/μm。当这些电子缓慢减速，能量降到 1keV 时，则 LET 值升至 12.3keV/μm。^{60}Co 辐射出的电子具有发射到一定距离的初始动能，因此这些电子的 LET 也有一个范围，为 0.2～2keV/μm。

（六）射程

如果一个带电粒子的阻止本领不依赖于其速度或动能，那么计算该粒子的运行距离则容易得多，它的运行可以通过动能损失率来区分初始动能，也就是所说的阻止本领。带电粒子在停止运动之前通过的距离称为射程。射程（R）近似为

$$R \approx \frac{T_0}{S} \tag{3-19}$$

这种方法不一定十分正确，因此 S 依赖于 T，也就是说，当粒子运动速度变慢时，阻止本领也随之发生变化。因此，实际的射程与公式计算得出的是有差别的。上式采用连续减速近似法（CSDA），CSDA 假定能量损失是一个连续性的过程，而不是由突然撞击造成的一个不连续过程。当任何给定的碰撞能量损失 $\Delta T \ll T$ 时，假设的连续能量损失可能是比较合理的，但在带电粒子运行轨迹的末端，此情况就不再成立了。在接近轨迹末端时，粒子会突然损失其能量，正如一个自由跳动的球，每次弹回时都会损失能量。对于水中的电子，质量碰撞阻止本领是对 S_p 的主要贡献，在放射治疗能量范围内质量碰撞阻止本领基本保持不变。经验法则：治疗能量范围内，水中电子的 $S \approx 2\text{MeV/cm}$，也就是说，电子每运行 2cm 损失 2MeV 能量。此类电子的射程近似为 R（cm）$\approx T_0/$（MeV）/2。

（七）产生离子对所需的平均能量

在特定介质中，产生离子对过程中带电粒子损失的平均能量为

$$\bar{W} = \frac{T_0}{\bar{N}} \tag{3-20}$$

T_0 是粒子的初始动能，$\bar{N}$ 表示给定类型粒子停止在给定介质中产生离子对的平均数量。产生离子对所需的平均能量几乎与电子的初始能量无关。如果电子停止在干燥空气中，则有式（3-21）。

$$\bar{W}_{air} = 33.97\text{eV}/\text{ion}-\text{pair}$$
$$\frac{\bar{W}_{air}}{e} = 33.97\text{J}/\text{C} \tag{3-21}$$

该值与组织中电子的几乎相同，因此空气与组织的有效 Z 值也几乎相同。

四、中子与物质的相互作用

在放射治疗中，中子与物质的相互作用是很重要的，原因有两个。第一，高能直线加速器发出的光束中夹杂有中子，这些中子不仅对患者治疗没有贡献，还可能给放射治疗安全带来影响。第二，有一小部分设备直接用中子对患者实施外照射或近距离治疗。

在生产医用放射性同位素方面，中子活化发挥着重要作用，但同时，中子活化有时会影响到放射治疗的安全性。当利用中子束治疗患者时，中子活化并不需要考虑。由于直线加速器某些组件的活化，在维修这些仪器时要格外注意，报废的高能直线加速器的均整器可能还有一定放射性。在这种情况下，不能简单地把这个均整器当垃圾一样扔掉。中子像光子一样与物质发生的是一种间接电离辐射，它首先将能量传递给带电粒子，然后带电粒子再将能量沉积到物质中。光子主要与电子发生相互作用，因此光子的相互作用很大程度上依赖于靶物质的电子密度。

中子相互作用主要分为两类。中子从靶物质的原子核中散射出来，运动方向发生变化，并在此过程中伴随能量损失，或中子被原子核吸收，产生二次辐射。二次辐射可能是 γ 射线、质子、α 粒子或是吸收物质本身的原子核。次级粒子可由中子诱发的原子核反应产生。

对于高能中子而言，主要的能量转移是与物质中原子核发生的弹性散射。当中子碰撞原子核时，中子将其一部分动能传递给原子核，引起原子核的反冲，最有效的能量转移是和氢原子发生碰撞。质子的质量和中子的质量几乎相同，当一个中子和一个质子发生碰撞时，中子可在一次撞击中将其所有能量转移给质子。当中子撞击一个相对较重的原子核时，中子在一次反应中只能将部分动能转移出去。当质子被中子撞击而处于运

动状态时，它将会失去与其有关原子的电子，然后穿过吸收物质，并留下重电离轨迹。一旦中子速度明显下降，它们就会被原子核捕获。当中子被原子核捕获时，原子核处于激发态并释放出 γ 射线。在进行辐射屏蔽设计时，了解此过程对我们来说是十分重要的，当中子被辐射屏蔽材料原子核吸收时，原子核会释放 γ 射线，而 γ 射线需要对其进行屏蔽。首先中子必须被衰减掉，然后才是吸收中子所释放的 γ 射线。能够有效吸收中子的物质是富含氢的材料，如聚乙烯塑料、混凝土等。

五、蒙特卡罗算法

射线与物质的相互作用过程极其复杂，测量物质受辐射后的作用结果，最佳的方式是通过追踪单个粒子作用并模拟该作用过程。该过程运算量特别大，不可能手动完成，需使用计算机程序完成。这些运算程序多由国家实验室开发，用于高能物理或核武器研究。放射治疗物理工作主要任务之一就是要计算物质中辐射能量沉积，蒙特卡洛（monte carlo，MC）算法是评估射线与物质的复杂相互作用结果的金标准。MC 算法依据的是辐射相互作用基础物理学原理，适用于光子、电子、中子或质子。如果操作正确，该方法会得到最为精确的计算结果。

每次发送一个入射粒子并追踪其详细的历史记录，称为粒子历程。计算机需要记录初级粒子和所有由入射粒子产生或因入射粒子发生运动的径迹。次级粒子的径迹也需要追踪，它们也会产生其他粒子或使其他粒子发生运动。每一步骤发生相互作用都有一定的概率范围，发生概率可以运用基础物理学计算出来。这些概率依赖于粒子类型、粒子的能量、介质等。介质的特征在不同条件下可能是不同的。每步都需要将所有粒子沿能量和运动方向的过程记录下来，记录这些粒子的径迹和能量沉积，直至完全损失所有的初始能量。要得到有效的平均值，需要计算大量的粒子历程，也许要高达数百万或数亿次。

MC 运算的运算量非常大，因此计算时间长，出于这些原因直到近年来才应用于日常患者剂量计算中。计算患者体内剂量分布的治疗计划系统大多不采用 MC 算法，通常采用的算法计算速度比较快，又可以满足大多数情况下计算精度的要求。目前，常用的算法在非均匀介质中的计算很难达到很高的精度，尤其是在交界处，主要原因是这些位置无法满足电子平衡。商用治疗计划系统刚刚开始采用 MC 算法进行光子和电子束剂量计算，随着计算机硬件运行速度的加快，MC 算法将会成为临床剂量计算的标准。

第三节　医用直线加速器

一、医用直线加速器基本结构和原理

20 世纪 50 年代，英国首先应用医用电子直线加速器，60 年代医用电子直线加速器被引入到美国，70 年代在全球得到广泛应用，几乎取代了其他的外照射设备。医疗上使用最多的电子加速器是电子感应加速器、电子直线加速器和电子回旋加速器，它们均可以产生电子束和 X 射线束。最早用于临床医学的是电子感应加速器，紧接着电子直线加速器也应用于临床，最晚出现的是电子回旋加速器。其中，电子感应加速器是电子在交变的涡旋电场中加速到较高能量的装置，其优点是技术较简单、成本低、电子束可以达到较高的能量、可调范围大、输出量大，但最大缺点是 X 射线输出量小、射野小；电子直线加速器是利用微波电磁场将电子沿直线轨道加速到较高能量的装置，其优点是电子束和 X 射线均有足够的输出量，射野较大，主要缺点是机器复杂、成本较高、维护要求较高；电子回旋加速器是电子在交变的超高频电场中做圆周运动而不断得到加速，它具有输出量高、束流强度可调的优点，回旋加速器的主机可自成体系，与治疗机分开，一机多用，但其较高的售价和运行费用使得这款加速器没有被广泛推广。

现代的直线加速器可以产生多种能量的 X 射线和电子线，可以根据临床需求进行选择。在医用电子直线加速器中，电子沿着真空管在电压的作用下加速，在真空管的另一端电子被加速到接近光速，沿着真空管运动的微波对电子加速，微波是电磁波，利用电磁波形成的电场对电子加速。输出的电子束可以直接用于治疗患者，也可以撞击金属靶产生 X 射线治疗患者，选择电子束时，

仅需移除金属靶，让电子束直接进入患者体内。靶吸收电子的能量，通过轫致辐射过程，把部分能量转化为具有强穿透能力的 X 射线，同时产生热量。射线通过射野准直器，形成所需的射野，电子束的横截面取决于准直器。

理论上，如果电子经 1MV 电压加速，就会获得 1MeV 的动能。但是电子穿透金属靶时，电子损失的能量转变为产生光子的能量和电子击靶过程中产生的热能。所以，电子与靶相互作用产生光子，最低能量接近于零，最高能量可能等于电子的初始动能。若电子加速后能量达到 1MeV，产生光子的最大能量是 1MeV，光子的能量范围很宽，为 0～1MeV，因此不能认为产生的 X 射线束是 1MeV 的光子束。事实上，产生的光子束中，光子的平均能量接近于 1/3MeV。因此，X 射线的能量不是一个单能，而是一个光子束集，平均能量在数值上约为最高能量的 1/3。尽管这样，我们描述通过 1MV 电压加速后的电子激发所得的 X 射线能量为 1MV，医用直线加速器常用的 X 射线能量范围为 4～20MV，临床采用的加速器多为双光子直线加速器，其具有两档能量，通常为 6MV、10MV 和 15MV 三者中的两个。电子束的能量为单能，如 4MeV 电子束的能量可以认为其能量为 4MeV。电子束的能量范围较宽，其产生特性使得能量档位较多，从 4～22MeV。

不同设计的电子直线加速器的具体结构各有特点，但主要系统大致一样，一般由加速管、微波功率源、微波传输系统、电子注入系统、脉冲调制系统、束流系统、真空泵系统、恒温水冷却系统、电源分配控制系统和应用系统等组成，如图 3-1 所示。控制台通常安置于控制室内，用于控制设备的运转和出束。机架和治疗床可以在多个方向移动，使辐射束可以从多个方向入射到患者体内。机架可以围绕患者旋转，机架、准直器射束中心轴和治疗床的旋转轴在空间中相交于一点，该点称为等中心。

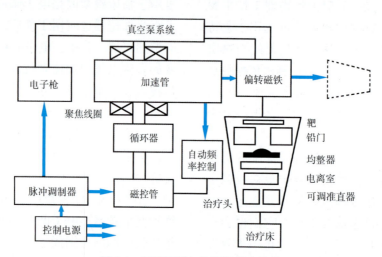

图 3-1 医用直线加速器的基本结构

（一）加速管

加速管是高真空的铜管，电子在其内部加速，所以其须处于高度真空状态，这样电子就不会和空气分子碰撞而损失能量。加速管主要有如下两种加速波导：行波和驻波。这两种设计都采用电磁波对电子加速。

行波直线加速器的加速管是一段盘荷波导，是在一段光滑的圆形波导管中按一定的规律放置具有中间束流孔的圆形盘片。盘片可视为圆形波导的负载，起到减低行波相速度的作用，故称盘荷波导，实质上是一个慢波结构。波导管的内径及盘片的厚度、孔径和间距等参数将决定行波电磁场的场强幅值及相速度沿加速管的分布规律。从微波功率源发出的微波功率经过波导功率传输系统反馈送到加速管，建立起一个行波加速场。如图 3-1 所示，通过控制电子注入加速管时的相位，电子处于行波峰上，获得最大的加速度。如果电磁波的相速度和电子的速度保持同步，电子就像骑在行波峰上，随行波一起同步前进，不断得到加速。行波的剩余功率通过输出耦合器被水负载吸收。但存在一个问题：电子行进的速度要和电磁波的速度一致，而在自由空间中，电磁波的速度是 c，但电子的速度受狭义相对论的限制，速度无法达到 c。为了避免出现这种问题，电磁波在波导管中减速，电子以束的形式沿着波导运动，波导中的圆盘降低电磁波的速度。从波导的起始端到末端，圆盘之间的距离不断增大，开口也逐渐增大，这样可以提高电磁波的速度。如果使用的方法正确，电子束可以在加速的同时，持续在波上运动，使电子束能够获得足够高的能量。

驻波电子直线加速器的加速管是由一系列相互耦合的谐振腔链组成，这种环形器的装置可以防止微波折射到速调管中。谐振腔链的结构有很多种，如边耦合驻波加速结构、同轴耦合驻波加速结构和轴耦合驻波加速结构，其中边耦合驻波加速结构较多。在这种结构中，波节处的场强几乎为零，其对电子也没有加速作用，所以将耦合腔从束流轴上移到轴线的外边，缩短加速管的长度，使其降为原来的 50%，加速腔经过优化设计之后可以得到很高的分流阻抗。电子加速过程包含 3 个瞬间电场与位置的函数关系曲线，电场与水平轴之上的曲线高度成正比。如果电场对电子束产生的力总是朝向同一方向，则电子在沿着波导前进的同时会获得动能，在第一个瞬间，假设电子束的力方向向右，在第二个瞬间，电场瞬间变为零，电子束不受力，但是会继续向右运动，这是因为速率方向向右，在第三个瞬间，电场恢复原状，同时电子向新的方向运动，但是电子相对波的位置不变，和第一个瞬间时两者的相对位置一样。因此，电子束受的力向右，如果电子束和驻波的相对位置可以保持，电子束将会加速向前运动。驻波直线加速器中，加速波导的方向取决于设计的能量。对于低能（4～6MV）、单光子直线加速器，波导足够短，约 30cm，因此可以选择垂直方向。对于中等能量而言（6～25MV），波导很长，不能选择垂直方向，须采用水平方向布置，利用偏转磁铁让电子束偏转而使其方向向下朝向患者。高能量的驻波波导（25～35MV）或行波波导中，波导可能需要倾斜。双光子行波波导长度约为 2.5m，双光子驻波波导长度约为 1.3m。长波导可以采用垂直方向，但加速器机头的顶部会很高，此时地面需要朝下凹陷，这样机架才能围绕治疗床旋转。在三个主要的生产厂家中，瓦里安公司和西门子公司使用的是驻波直线加速器，医科达医疗器械有限公司使用的是行波。

加速管作为加速器最核心的部位，造价非常高，我们在日常使用过程必须精心维护和正确使用，使其工作在最佳状态，以延长加速管的使用寿命。常见故障分为四类，即电子枪故障、微波输入窗故障、钛泵外围故障及加速管故障。

1. 电子枪　对于二级电子枪，导流系数为常数，阴极发射电流与加在阴极的负脉冲电压的 3/2 次方成正比。电子枪的阴极灯丝功率（W）与阴极发射电流（I）呈非线性关系，当 W 小于最佳工作功率（W_0）时，阴极发射电流（I）几乎处于饱和状态，随 W 增大而增大不明显，对阴极发射电子已经没有贡献，而 W 过高将大大缩短灯丝寿命。因此维修人员要保证灯丝处在最佳工作点。

灯丝的寿命还与加速管内的真空度和冷态加电的冲击次数有关。所以必须保证钛泵工作效率，以使加速管保持高真空。同时，要注意使灯丝充分预热，减少开机时电流对冷态灯丝的冲击。有些加速器采用灯丝长期加半压，使灯丝维持在某一较合适温度。

对于三极枪，其阴极直流高压保持一定值，通过改变栅极触发脉冲幅度来提供大范围的束流。由于阴极为负直流高压，加栅极直流负偏压就要截止阴极加高压而发射电子。如果不加栅极直流负偏压而直接加阴极直流负偏压，则此时三级电子枪变成二级枪，它发射电流很大，这些电子有相当一部分被栅极接受，导致栅极很快烧坏。所以对于三极枪，必须先加栅极直流负偏压，然后再加阴极直流负高压，而且在出束过程不能出现故障。结构不同的三极枪的栅极截止负偏压不同，在实际中一般使用比截止偏压值稍高，在加上栅极直流负偏压后，再通过栅极触发正脉冲来控制阴极发射电流的大小。因此必须特别注意三极电子枪的加电次序：钛泵—灯丝预热—栅极直流负偏压—阴极直流负偏压—栅极触发脉冲。关机次序刚好相反。

常见的电子枪的故障可分为三类：一种情况是长期使用导致电子枪自然老化，阴极发射电子的能力下降；第二种情况是管内真空度长期保持得不好，阴极表面出现氧化；第三种情况是电子枪灯丝突然断掉。这三种情况都需要更换加速管。此外，还有可能出现剂量率偏小或偏大的状况。偏小的主要原因：电子枪发射电流偏小，对于二极枪可能是阴极负高压脉冲偏小，而对于三极枪可能是阴极负直流高压或栅极触发脉冲小；工作脉冲宽度变窄或重复频率变低；灯丝功率变小。而偏大的原因刚好相反。

2. 波导输入窗 将微波源功率传输到加速管的波导传输系统中充满着介质气体，而加速管是处在高真空状态，波导输入窗的作用是将这两部分隔离，而让微波顺利输入加速管。波导输入窗是只有2mm厚的高纯度陶瓷片。所以，要注意防止充气波导系统内发生高频打火，特别是在波导与输入窗的连接处，否则输入窗会被打裂，从而使耐压气体（如 F_{12} 或 SF_6 等）及其分解物会从裂缝漏到加速管腔体。这不仅使加速管真空度下降，更严重的是介质气体的分解物无法清洗和还原，腐蚀加速管，使阴极中毒，破坏阴极的发射能力，无法修复，最终导致整个波导报废。在使用时应注意波导充气压力要维持在规定的范围内，当发现系统内打火时要及时查明原因加以解决，以避免更大的损失。

很多情况是人为原因，如加气压力过大导致陶瓷窗断裂等。防范措施：采用纯净的惰性气体（如 SF_6 等），其无臭无毒，绝缘性能好，化学和热稳定性好；应选择结构合理、性能可靠的陶瓷窗，采用矩形波导元件软波导与其连接；定期记录钛泵离子电流变化，以确保充气波导不发生泄露情况。

3. 腔体真空和冷却 钛泵的作用是吸附加速管内的微量气体，维持加速管的高真空，在加速管出束过程中一定要保证钛泵工作正常，否则加速管真空度下降，则造成极间耐压降低，引起加速管内打火。因此，为钛泵供电的高压电源应确保工作正常，必要时可用高压探棒进行测量。钛泵应24小时不间断供电，以确保加速管保持良好的真空度。应对钛泵电源故障和检测电路的故障加以区别，而钛泵本身有50多年的寿命，故其本身不易损坏。

4. 加速管腐蚀的防护 医用加速器微波传输系统有的充 SF_6 气体。若密封不良则其泄漏到空气中，使空气含量达到19%以上则对人体有害，因

此加速器需安装在通风良好的环境中以保证人身安全。不间断地记录和观察溅射离子泵离子流及其变化，以确保充气波导无泄漏。保持陶瓷窗及其附件清洁，防止高压爬电与打火现象。对 F_{12} 和 SF_6 气体进行脱水纯化处理，以保证质量。设备维修时应尽可能减少加速管暴露于大气的时间，以避免氧化和腐蚀。

（二）微波功率源

微波功率源通常在低能时用磁控管，高能时用速调管，速调管比磁控管更能直接、可靠地提供高能机所要求的高峰值微波脉冲功率。磁控管本身能够振荡，它通过自动频率控制系统（auto frequency control，AFC），把加速器中的功率信号反馈回来，然后控制磁控管链中的电动调谐器，磁控管谐振在加速管的固有频率的作用就是稳定系统频率。速调管本身不能振荡，只用作放大器，其频率由频率驱动器的频率决定。频率驱动器通常是全固态振荡放大器。频率功率源必须隔离，以免被加速管反射回来的微波损坏。驻波加速管比行波加速管在这方面要求更高，铁氧体环形器将这些反射功率导向水负载。

1. 多腔磁控管的基本结构 磁控管适用于低能直线加速器，现代使用的磁控管大部分是多腔磁控管，它可以工作在脉冲状态和连续波状态，在脉冲工作状态下阳极施加的是高压脉冲，输出脉冲功率可以比平均功率高近千倍。多腔磁控管通常由阴极、阳极谐振系统、磁铁、能量输出系统、频率调谐机构和冷却系统组成。

磁控管的阴极位于磁控管的中央，灯丝通电加热使阴极发射电子，同时它与阳极共同形成作用空间。脉冲磁控管要求阴极具有很高的脉冲发射能力，一般采用圆柱形的旁热式氧化物阴极，其面积较大，脉冲值可达几十甚至几百安培。连续波磁控管要求阴极具有低的逸出功、低的工作温度和较高的发射率，一般采用涂钍钨阴极，阴极质量的好坏不仅影响磁控管的寿命，而且还影响输出功率和工作稳定性，当阴极表面二次电子发射系数不均匀或过小，就会引起磁控管工作不稳定、打火和跳模。

阳极是环绕着阴极的一个大的无氧铜块，上面开了若干个圆孔和槽缝。每一个圆孔就是一个

圆柱形谐振腔，它们首尾相接、对称排列，通过槽缝耦合，形成阳极谐振系统，它决定磁控管的工作频率和频率稳定性。谐振腔的数目必须是偶数，随着工作频率的增高，腔数也相应增加，腔的形状有多种，有孔隙形、槽形和扇形等。正常工作时，阳极块和阴极之间的空间充满高频交变电场，电子在此与其相互作用，交换能量，故称这些空间为作用空间。

磁控管工作时需要很强的磁场，磁场的方向与阴极轴平行，其可由永久磁铁或电磁铁两种形式产生。永久磁铁具有使用时不消耗功率、磁场可靠性和稳定性较高的特点，大功率的磁控管常采用永久磁铁，它可以单独使用，通过改变极靴间距来调整磁场的大小，也可以把磁铁和阳极块做成一体，形成包装式磁控管。中功率磁控管可采用电磁铁，如 Varian 600C/D 采用电磁铁来产生磁场，通常电磁铁的体积和重量较大，还需要直流激励电源，但具有磁场强度调整方便的特点。

磁控管产生的微波能量可以从任何一个腔输送出去，能量输出系统将微波功率由谐振腔耦合到外负载，通常由输出窗、耦合环、阻抗匹配器和传输线等组成，可采用同轴线型或波导型的结构，前者用于低功率结构，后者用于高功率结构。值得注意的是，输出装置必须保证功率匹配传输和真空密封。

由于加速管的工作频率很窄，而磁控管的频率受很多因素影响，为了得到最佳的束流输出，必须调整磁控管的工作频率，它取决于谐振腔的等效电感、电容。调谐机构采用机械运动的方法或电的方法改变谐振腔的电感或电容，其都可以调节磁控管的工作频率，用于改变磁控管振荡频率的一整套装置。采用机械运动的方法称为机械调谐，电的方法称为电调谐。如果是调节腔内调谐杆的位置来改变腔的电感则称为电感调谐，如果是调节腔后两根调谐杆的距离来改变间隙电容则称为电容调谐。调整的范围一般可以达到几兆赫，对于波长较短的磁控管，改变电感比较方便，而对于波长较长的磁控管，改变电容比较方便。磁控管的工作效率较低，输入功率有一半以热的形式消耗在阳极上，必须采取适当的冷却措施。根据功率的不同可以分别采用散热片风冷、水冷和油冷。加速器的磁控管一般在阳极壁上加油散热槽，用水进行冷却。

2. 工作特性和负载特性 磁控管的基本电指标有振荡频率 (f)、输出功率 (P_m)、效率 (η) 和频率稳定性等。磁控管的工作状态由外加磁场 (B)、阳极电压 (V_a) 和负载阻抗决定，其电特性包括工作特性和负载特性，反映了磁控管的基本电指标和工作状态之间的关系。

磁控管的工作特性是通过实验的方法测试出来的，反映在固定匹配负载的情况下，以 B、P_m、η 和 f 等参数变化时的伏安特性。磁控管的工作特性曲线包括四组特性曲线，即等磁通线（细实线）、等功率线（粗实线）、等效率线（点划线）和等频率线（虚线），如图 3-2 所示。

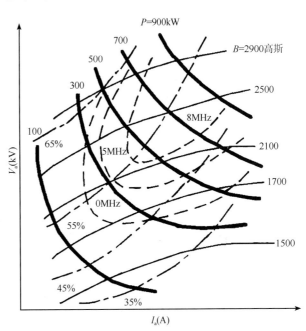

图 3-2 某型号 10cm 磁控管的工作特性曲线

（1）等磁通线：如果磁通密度保持不变，则阳极电压和阳极电流近似线性关系，直线的斜率很小，阳极电压稍有变化，阳极电流就会有很大的变化。由于大多数磁控管采用永久磁铁，所以可以通过改变阳极电压和阳极电流来选择合适的工作点。通过等磁通线还可以确定磁控管的静态电阻和动态电阻，磁控管的静态电阻 (R) 定义为工作点的阳极电压和阳极电流之比，$R=V_a/I_a$。R 随工作点的不同而改变，一般为几百到几千欧姆，调制器的负载阻抗应等于此值，而调制器的负载阻抗决定了脉冲变压器的变比和仿真线的特性阻抗。

磁控管的动态电阻（r）定义为工作点的附近，阳极电压变化量和阳极电流变化量之比，$r=\Delta V_a/\Delta I_a$，r等于等磁通线的斜率。对于同一磁控管，动态电阻基本不随工作点而变化。磁控管的动态电阻比静态电阻要小得多，r一般为几十到几百欧姆。由脉冲调制器输出脉冲的顶部波动引起的脉冲电流和输出微波功率的变化大小取决于磁控管的动态电阻。

（2）等功率线：当阳极电压固定时，如果阳极电流增加，输出功率则随之增加；当阳极电流固定时，如果阳极电压增加，则输出功率也随之增加。因为阳极电压增加意味着转换给高频场的直流电场能量增加；阳极电流增加意味着释放出能量的电子数增加。

（3）等效率线：磁控管的效率是指其输出的微波功率与输入功率之比，在工作特性图中，将效率相同的各点构成等效率线，如图3-2点划线所示。效率和电压、电流的关系较为复杂，效率随电压增加而增加；当B一定时，效率开始时随阳极电流的增加而增加，达到最大值后，效率随阳极电流的增加而减小。

（4）等频率线：各种不同类型的磁控管有不同的等频率线。大体上的趋势是频率开始时随阳极电流的增加而增加，当阳极电流达到最大值后，频率变化不大，如图3-2虚线所示。振荡频率随阳极电流的变化程度可以用电子频移来衡量，它定义为阳极电流变化1A时振荡频率变化的兆赫兹数，即MHz/A。

根据磁控管的工作特性，在选择磁控管的工作点时应综合考虑。从频率稳定的角度出发，工作点应选择在等频率线与横轴平行的部分，使频移最小。从其他方面考虑，在工作特性曲线的上部，阳极电压和磁场都很大，容易打火，而且增加磁控管的重量；在工作特性曲线的下部，效率太低；右部，阳极电流太大，磁控管阴极负载过重，容易发生打火，损坏阴极；左部，阳极电流太小，阳极电压接近门限电压，磁控管不容易起振，即使振荡了，工作也不稳定，电压稍有变化就会引起停振或跳模，而且不能利用回轰现象减小灯丝工作电流，缩短灯丝寿命。所以，磁控管的工作点应当选择在工作曲线图的中间偏右位置，当工作条件符合要求时，就可以延长磁控管的寿命。

负载特性表明了当磁场和阳极电压不变而负载变化时，输出功率和振荡频率的变化特性。磁控管的输出功率与负载的电导部分有直接的关系，而振荡频率与负载的电纳部分有关。为了减小负载对磁控管振荡频率的影响，输出端往往采用大功率的铁氧体隔离器，以隔离磁控管和负载。振荡频率随负载的变化称频率拖拽频率或频率牵引，并以电压驻波比（voltage standing wave ratio，VSWR）为1.5时，频率变化最大值（F）来衡量频率牵引大小，称为频率拖拽系数，它是磁控管的重要指标之一。通常要求F越小越好，X波段磁控管的F为15～20MHz，所以考虑到频率拖拽效应，磁控管输出系统的VSWR一般小于1.5。

3. 磁控管的故障鉴别和日常维护 磁控管是加速器的主要部件之一，价值数万美元，维修中应根据故障现象从多方面检查，排除其伪故障。磁控管标准工作时间一般为250高压小时或1000低压小时，不同类型的磁控管略有不同，所以对于一些运行时间不长的新品，更应仔细检查。这样即能更多地了解元器件的性能，积累维修经验，又能延长元件的使用寿命，节约维修费用。而在更换磁控管时，一定要做到胆大心细、轻拿轻放，调整时至少2人在场。调整前给脉冲形成网络放电，避免触电，最后磁控管更换后，必须对磁控管进行"训练"，然后再对各挡位射线能量和剂量重新校准之后才能使用。

常见的故障现象有磁控管打火、磁控管老化、电磁铁故障和灯丝电源故障等，下面具体介绍这几种磁控管的故障现象，并说明磁控管故障的鉴别和维护方法。

（1）磁控管打火：磁控管打火和调制器打火有很大区别，磁控管是调制器的重要组成部件，对于调制器非磁控管引起的打火，通常认为是磁控管出现故障。发生磁控管打火故障时，可能会表现为正常开机后按下出束键，无束流输出，同时出现调制器故障连锁或电离室故障连锁等现象。但整个调制器部分中任意一个部件出现打火都会引起调制器故障连锁，可以通过观察Pulse Ⅰ波形，如果其波形幅值增大处有毛刺样尖峰脉冲波形，则说明磁控管打火。也可以先降低磁控管的电压、电流及频率等参数，对其进行稳定性试运行。

具体操作：进入机器维修模式，将控制柜部

分的电路板上的开关由"ON"拨到"OFF"位，测量并记下该板 TP_{10} 点电压，在维修模式下调整电位器使得 TP_{10} 点电压降到最低点。此时再按照晨检方法开机出束，开始时剂量率可能会很低，或较长时间无束流输出，只要磁控管没有真正损坏，慢慢地会有束流输出直到剂量率上升到设定值，持续约 10 分钟后停止出束。再调整电位器，使得 TP_{10} 点电压升高 0.05 ～ 0.1V 再出束，同时可观测维修模式界面上的 PFNV 的监测值会有小幅升高，如此进行直到 TP_{10} 点的电压升到原值或略高于原值。再将剂量率分别设定为 200 ～ 600MU/min，每隔 100MU/min 一档位，并使每挡出束时间都在 10 分钟左右。其间如偶尔出现调制器故障连锁，可将其清除并继续操作，如有必要可在操作中适当改变升压变压器的档位。最后，当剂量率稳定后将机器恢复原状，并适当调整相关参数，使机器恢复正常。

（2）磁控管老化：会引起磁控管输出功率下降，而造成的不能满足 X 射线及高能电子线的需要，最终导致加速器 X 射线各档和电子束高能档不能工作，但电子束低能可以工作。遇到这种情况时，工程师可通过视觉、听觉判断它是由输出微波能量失酬造成的。原因是管内无功电流的增加导致效率下降、输出不足。

（3）电磁铁故障：可引起磁控管打火，用示波器可明显观察到打火波形。一般利用电压表测试电磁铁的额定电压是否正常，则可判断其是否有故障。

在更换磁控管时，也需要注意电磁铁的问题，若同型号磁控管更换则不涉及磁铁问题，如改变磁控管型号，则需要连带磁铁一起更换。若是电磁铁则需要使用高斯计测量电流与磁场的关系，重新调整不同能量对应的电磁铁所对应的脉冲电流值。同步调节磁控管电流的磁铁磁场，可以改变加速器输出的能量，具体对应关系可以查阅磁控管说明书。

（4）磁控管灯丝故障：当磁控管灯丝故障时，晨检开机时将钥匙开关由"STANDBY"拨至"ON"时会出现磁控管灯丝故障连锁，或是运行短暂时间后出现磁控管灯丝故障连锁。这种现象有以下几种处理方法：首先，可以检查 STAND 上的磁控管灯丝保险，如有开路则更换；其次，可以检查

控制柜中的电路板，有可能是电路故障，不同的加速器有所不同；最后，若运行一段时间后才报故障连锁则说明刚一开机时磁控管灯丝检测电路正常并能检测到正常的灯丝电压，只是在一段时间后有异常才导致出现灯丝故障连锁。这种情况下可检查磁控管灯丝电源与真空电源部分，检查中发现开机钥匙由"STANDBY"拨至"ON"位时，该电源变压器的电压下降，使得灯丝检测电路翻转，出现异常信号引起灯丝故障连锁。通过灯丝电缆测得灯丝电阻为零，可进一步检查灯丝电缆，发现其与磁控管灯丝接头搭接短路，将其纠正，故障消失。

如灯丝电源发生的故障与磁控管本身故障相似则会因电流过大而跳闸，电源电流显示不断升高，甚至超过磁控管灯丝额定值。这时，我们应区别是磁控管灯丝老化引起的电流升高，还是磁控管灯丝电源本身限流故障引起的电流升高，由此判定是否为磁控管故障。

根据磁控管的工作原理和特性，为延长磁控管的使用寿命，主要可采取以下方法。

（1）降低磁控管脉冲电流：磁控管脉冲高压占空比为 1：1000，脉宽 2 ～ 4μs，脉冲重复频率为 500Hz 以内。由于磁控管阴极电流和电压具有非线性特点，振荡后，在阴极电流变化很大的范围内，阴极电压基本不变。在磁场强度一定的情况下，阴极电流与输出功率呈明显正比关系，阴极电流太小，磁控管工作不稳定，灯丝不能利用电子同轰维持振荡。灯丝长期加热，缩短了灯丝寿命；阴极电流太大，易出现磁控管内打火，而使阴极损坏。只有根据磁控管的工作特性，在磁控管稳定工作区域内，适当降低阴极电流，减小磁控管工作负荷，可延长磁控管本身的使用寿命。

（2）扩大冷却水流量：磁控管阳极块的几何尺寸随温度升高而膨胀，工作频率则降低，冷却水的流量、压力、温度都与磁控管的工作特性、微波频率相关，水温对磁控管的频偏影响约 0.15MHz/1℃。磁控管在长期冷却不良的状态下工作，磁控管阳极腔体温度增高、频率偏移；电子回轰又使阴极温度升高，这种恶性循环会导致灯丝寿命大大缩短，长期使用的直线加速器中常由于水冷系统的分水阀、压力控制等器件的故障，从而磁控管的冷却不良，引起磁控管输出功率和

微波频率的变化，严重时可能损坏磁控管。

（3）确保磁控管在磁体中的等间距：磁控管的磁场均匀性对磁控管的工作状态具有一定的影响，磁控管管体必须处在磁场中央。在使用永久磁铁的情况下，管体两侧平面与磁极的间距应相等。管体的偏移会导致磁力线变形、磁控管内"电子云"变形，影响磁控管的有效振荡。变形后的电子云密集处使管体温度增加，造成管体受热不均匀，甚至引起管内打火，易损坏磁控管。

（4）定时交换磁控管使用：磁控管属真空器件，在制造过程中，管内气体不可能完全排除，存放时间过长，微量气体释放出来便会使管内真空度下降，造成"打火"，损伤磁控管。一定时间内轮流使用磁控管可相对延长磁控管的寿命。通常约6个月交换一次磁控管使用。

（5）"老炼"激活磁控管："老炼"指的是磁控管阳极电压分阶段逐渐增加到额定值的训练过程。由于使用单位缺乏专门的磁控管性能检测仪器，通常利用放射剂量率的有无、磁控管灯丝电压的高低、打火频率的多少及等效磁控管的假负载接入来综合判断磁控管的品质。但有的磁控管仅仅是由于长期使用老化而致使其品质改变，不能正常起振。通过对磁控管的"老炼"处理，有的磁控管在低脉冲重复频率、低阳极电压下尚能输出一定功率，而使加速器输出放射剂量。

4. 速调管的结构及原理 磁控管外形通常设计成圆形，所加直流磁场方向与电子运动方向相互垂直，电子流将势能转换成微波能量，所以磁控管是一种正交场微波管。速调管是一种线性注微波管，外形通常设计成直线形，所加磁场方向与电子运动方向是平行的，电子流将其动能转换成微波能量。速调管即为速度调制管，是利用电子渡越时间效应，对电子注进行速度调制，进而获得密度调制的一种微波功率放大管，它将电子注直流能量转换为微波能量。速调管根据不同的使用条件和结构特点可以分为不同的类型：按工作方式其分为脉冲速调管和连续速调管；按电子注数其分为单注速调管和多注速调管；按结构特点其分为内腔速调管和外腔速调管；按电子运动方式其分为直射式速调管和反射速调管。直射式速调管利用直线运动的电子来交换能量，可分为双腔速调管和多腔速调管，其主要用途是作为功

率放大器或振荡器。反射速调管利用在排斥场中返转的电子交换能量，常用于小功率微波振荡的反射速调管振荡器。而直线加速器常用的是直射式速调管。

双腔速调管是速调管中最简单、最基础的一种类型，其主要由电子枪、输入腔、漂移空间、输出腔和收集极等部分组成，如图3-3所示。电子枪是由阴极、聚焦极和加速极等组成，其作用是产生具有一定速度的均匀电子束。输入腔的作用是将输入的微波激励信号激励起高频振荡，建立高频电场，并对穿过腔隙的电子束进行速度调制。其结构一般采用金属谐振腔，腔的中心是两个栅网，电子从栅网通过。栅网对电子的捕获数量很小，电子几乎可以自由穿过。漂移空间是一个金属筒，空间内没有高频电场和磁场。已被速度调制的电子束在此空间内实现由速度调制到密度调制，由均匀的电子束变成一串串疏密交变的电子束团，即为电子注。输出谐振腔的结构与输入谐振腔一样，在两个栅网间实现了电子与高频场的能量交换，放大之后的高频能量从这里耦合输出。收集极的主要作用是收集能量交换之后的电子，构成直流通路。

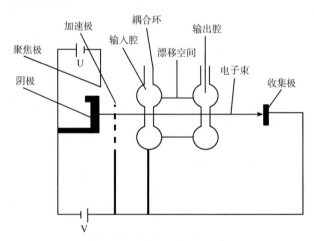

图3-3 双腔速调管的结构原理

接下来的内容将详细介绍在漂移空间中，电子束是如何从速度调制到密度调制的。假设从电子枪阴极发射的电子受到直流加速电压（V_0）的作用，则根据能量守恒定律［式（3-22）］，可以得到均匀电子束到达输入谐振腔栅网时的速度（v_0）。

$$\frac{1}{2}mv_0^2=eV_0 \qquad (3-22)$$

其中，m是电子的质量，为9.156×10^{-31}kg，e是

电子的电量，为 1.602×10^{-19}q。所以电子到达栅网时的速度（v_0）为

$$v_0 = \sqrt{\frac{2e}{m} V_0} = 5.95 \times 10^5 \sqrt{V_0} \qquad (3\text{-}23)$$

如果加在栅网上的调制信号为 $u_1 = V_1 \sin \omega t_1$，$t_1$ 为电子通过两栅网之间中心的时刻，且是小信号调制，即 $V_1 \ll V_0$。同时假设电子的初速度为零，电子间的相互作用力可以忽略，栅网边缘场的不均匀效应可以忽略，在不考虑栅网间距离的情况下，能量守恒关系为

$$\frac{1}{2} mv^2 = e\left(V_0 + V_1 \sin \omega t_1\right) \qquad (3\text{-}24)$$

即：

$$v = v_0 \sqrt{1 + \frac{V_1}{V_0} \sin \omega t_1} \qquad (3\text{-}25)$$

由于 $V_1 \ll V_0$，式（3-25）可近似为式（3-26）。

$$v \approx v_0 \left(1 + \frac{1}{2} \frac{V_1}{V_0} \sin \omega t_1\right) = v_0 + v_1 \sin \omega t_1 \quad (3\text{-}26)$$

其中

$$v_1 = \frac{1}{2} \frac{V_1}{V_2} v_0 \qquad (3\text{-}27)$$

由此可见，电子注以均匀速度进入高频缝隙之后，受到高频电压的速度调制，离开栅网时，除了具有平均速度外，还叠加了一项正弦交变的速度分量。也就是说，在小信号条件下，用正弦电压调制电子束，得到的速度调制也是正弦的。如果考虑栅网间的距离（d）的影响，电子离开缝隙时的速度也具有 $v_0 + v_1 \sin \omega t_1$ 的形式，但此时有

$$v_1 = \frac{1}{2} M \frac{V_1}{V_0} v_0 \qquad (3\text{-}28)$$

其中，M 是小于 1 的系数，称为调制系数。

电子枪的电子是连续发射的，所以它们输入和离开谐振腔的相位也是连续变化的。有些电子进入栅网中心的瞬时场强为零，不受高频场的调制作用，速度保持不变；而有的电子在调制电压为负值时进入栅网，受到减速场作用，速度会随之下降；而有的电子会在电压为正值时进入栅网，受到加速场作用，速度加快。这样，各类电子在漂移空间运动到某一距离（l）时，有些电子会在此群聚，其中不受场强影响的电子的速度为中心，这包括群聚中心和散开中心。如果把输出谐振腔

设计在 l 处，那么在输出腔将观察到的电子束就成为随时间忽密忽疏变化的密度调制电子注了。这就是电子在漂移空间内由速度调制变为密度调制的过程。

那么这里有一个概念，电子群聚参数，即为电子群聚程度的参数，它代表的是电子通过输出腔时的相位和输入腔相位的关系。假设电子注在（t_1）时刻通过两栅网之间中心，在（t_2）时刻通过输出腔隙中心，则有式（3-29）。

$$\begin{aligned} t_2 &= t_1 + \frac{1}{v_0 + v_1 \sin \omega t_1} \\ &\approx t_1 + \frac{1}{v_0}\left(1 - \frac{v_1}{v_0} \sin \omega t_1\right) \qquad (3\text{-}29) \\ &= t_1 + \frac{1}{v_0} - \frac{lv_1}{v_0^2} \sin \omega t_1 \end{aligned}$$

将上式两边同时乘以角频率 ω，得

$$\omega t_2 = \omega t_1 + \frac{\omega l}{v_0} - \frac{\omega l v_1}{v_0^2} \sin \omega t_1 \qquad (3\text{-}30)$$

令

$$\theta_0 = \frac{\omega l}{v_0} \qquad (3\text{-}31)$$

$$X = \frac{\omega l v_1}{v_0^2} = \theta_0 \frac{v_1}{v_0} = \theta_0 \frac{M v_1}{2 v_0} \qquad (3\text{-}32)$$

我们得到双腔速调管的相位方程，如式（3-33）所示。

$$\omega t_2 - \theta_0 = \omega t_1 - X \sin \omega t_1 \qquad (3\text{-}33)$$

其中，θ_0 称为漂移空间的直流渡越角，表示群聚中心速度为 v_0 的那类电子通过漂移空间所需的渡越角。X 即为群聚参数，下面分析一下群聚参数对群聚的影响：

（1）$X=0$：这时相位关系是一条直线，直线的斜率 $k=1$，即 $\Delta t_2 = \Delta t_1$。这表明在 Δt_1 时间间隔内通过输入腔的那些电子，将在与 Δt_1 相同的时间间隔内到达输出腔，电子在漂移空间内没有发生相对位移，渡越角都是 θ_0，电子没有发生群聚现象。

（2）$0 < X < 1$：这时相位关系在 $\omega t_1 = 0$ 附近，曲线的斜率 $0 < k < 1$，即 $\Delta t_2 < \Delta t_1$。这表明在较长时间间隔内通过输入腔的那些电子，在较短的时间间隔内就通过输出腔，即电子发生群聚现象。而在 $\omega t_1 = \pm \pi$ 附近曲线的斜率 $k > 1$，电子发生散

开现象。X 值越大，曲线越偏离直线。

（3）$X > 1$：这时相位关系出现了"超越现象"。例如，曲线出现了多值情况，三个不同时刻通过输入腔的电子，在同一时刻通过输出腔，这表明电子流内一定发生了"超越现象"。在曲线斜率 $k < 0$ 的一段内，先通过输入腔的电子会更晚通过输出腔，即"超越现象"。

当疏密交变的电子注通过输出腔的谐振腔隙缝时，将在腔体内感应出射频（radio frequency，RF）电流，在速调管产生 RF 输出功率。当电子注接近第一道栅极时，栅极中的自由电子被排斥，并流向第二道栅极，形成从第二道栅极向第一道栅极的 RF 位移电流，流经回路负载，形成相应的感应电压。它将在两个栅极间建立相应的排斥电场，使电子减速运动，动能减小，转变为微波能量。同理，当电子注接近第二道栅极时，产生相反的电流。当一系列的电子注通过输出腔时，如果时间间隔等于谐振腔一个谐振周期，就会产生强烈的相互作用，形成 RF 功率输出。因为电子的动能传给谐振腔转化为电磁能，电子速度减慢。所以，电子束到达收集极时能量比它通过输入腔时低，其余的能量在收集极转化为热量。

由此我们可以看到，速调管中直流能量转化为微波能量经历了 4 个重要过程：电子枪发射的电子流在直流电压的作用下加速运动，直流电能变成电子流的动能；在外加微波信号的作用下，电子流在穿过输入腔时受到速度调制；通过漂移空间时，电子流由速度调制变成密度调制，形成电子注；在输出腔，由于电流的感应效应，电子的动能转变成放大了的微波振荡能量。

为了提高输出功率、效率和功率增益，可以将多个双腔速调管逐级串联起来使用，更好的办法是在输入腔和输出腔之间增加一些辅助腔，形成多腔速调管。通常它包括电子枪、四个或以上个谐振腔和收集极，中间腔是为了改善群聚效果。电子经过漂移空间后，已经具有初步的密度调制，如果中间腔准确地调谐在信号频率上，则群聚电子到达中间腔时正好遇到最大的减速场，而散开电子恰好遇到最大的加速场，这样不同类型的电子进一步被 RF 场群聚，结果提高了放大增益、效率和输出功率。

在实际应用中，中间腔要调到感性偏谐。这是因为，在第二次群聚时，一部分原来已经群聚的电子又发生散开现象，为了使这部分电子在第二次群聚中不发生散开现象，应将中间腔调谐在 $\omega_2 > \omega$ 的频率上，即对工作频率（ω）而言呈感性失谐。此时，感应电压比电流超前一个相位（ϕ）。这样可以使第一次群聚的电子全部参加第二次群聚，同时使原来一部分散开的电子也参加第二次群聚，增加了群聚的电子数。但是，中间腔的偏谐要恰到好处，由于随着 ϕ 的增大，感应电流所建立的感应电压幅度下降，可能使第二次群聚效果变差。因此中间腔的偏谐存在一个最佳值。在结构上，中间腔装有调谐元件，可以通过中间腔的调谐机构调整工作频率，以获得最大的输出功率。

多腔速调管比较长，很难保证电子束在通过各个腔隙时维持原有的形态。由于电子是带负电荷的粒子，它们相互排斥，所以在运动过程中向垂直于管轴的方向扩散。如果不采取措施，电子可能撞击漂移管壁，然后被吸收。为了克服电子的横向运动，一般在速调管的外围包绕电磁线圈，产生轴向磁场，防止电子横向扩散。尽管采用了轴向磁场，仍然有一些电子脱离电子注。这些电子打到阳极或速调管的漂移腔壁并产生热量。在直线加速器中，速调管的功率较高，所以特别注意尽量减少这些横向运动的电子数量。否则，速调管的温度过高，熔化速调管的金属焊接接头，造成漏气或损坏速调管。一般大功率速调管的收集极与射频部分隔离，以允许单独测量被漂移管截获电子量和收集极截获的电子量。被漂移管截获的电子用体电流来表示，而被收集极截获的电子用收集极电流来表示，这两者之和称为束电流。收集极一般为空心圆筒，形成一个既无电场又无磁场的空间，以便电子流在其中散开，尽可能均匀地打在收集极内表面上。

前面在介绍速调管的原理时提到谐振腔的缝隙有栅网，低功率速调管经常采用这种结构。而对于大功率的速调管，这些栅网将截获相当数量的电子，产生大量的热量，使栅网熔化。所以大功率的速调管一般采用更合适的设计，既取消了栅网，又能保证其工作效率。这种设计并不改变速调管的工作原理，但它却产生了另一个问题，即如果电子束的直径与漂移管的直径相比太小，电子束在各个腔隙间的耦合作用太弱，则谐振幅度不够。所以，没有栅网的大功率速调管一般在体电流不超过最大允许限度条件下，电子束的直径尽可能大一些，电子束的直径调节可以通过调节磁场强度来实现。

5. 速调管的辅助装置和维护 一个完整的速调管系统所需要的辅助装置还包括电源、速调管 RF 输入和输出的测量和控制电路、RF 驱动器和冷却系统（图 3-4）。

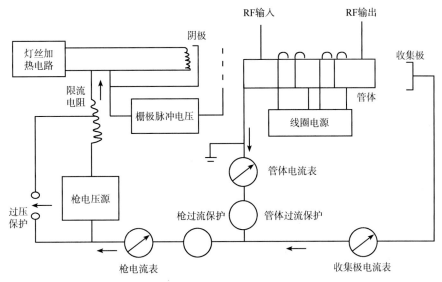

图 3-4 速调管系统框图

大多数速调管的阳极和 RF 部分是连接在一起的，里面抽成真空，通常被称为管体，工作在地电位。这可以使速调管的输入额输出连接器件也工作在地电位，易于与其他系统连接，调谐机构也工作在地电位，确保了调谐时的人身安全。加热电源使枪灯丝发热，对阴极加热，产生电子。阴极电源是一个负高压，一般从速调管脉冲变压器抽头引出，经过整流之后得到，从而使电子能够向阳极加速运动。栅极脉冲一般也是由脉冲变压器提供，控制电子的运动。偏转磁铁电源为速调管提供轴向磁场。电路中采用束电流、电压、体电流和收集极电流测量表和过流保护电路。这些参数可以传输到计算机，然后由控制计算机进行监测和联锁保护。

采用速调管作为微波功率源的直线加速器，由于速调管本身不能振荡，只能对微波信号进行放大，必须用射频驱动器来产生 RF 信号，然后由速调管进行功率放大，通过波导系统输送到加速管对电子进行加速。射频驱动器是用于驱动大功率速调管的小功率 RF 振荡源，对于医用直线加速器，RF 驱动器的峰值功率约为 300W，脉冲宽度为 12μs。RF 频率可以直接或远程设置在不同的频率点，峰值功率可以通过程序控制，脉冲重复率

可以通过外部触发脉冲控制，脉冲宽度可调。频率稳定性是直线加速器工作稳定性的最重要参数，与磁控管系统相比，速调管系统的频率稳定性有了很大的提高，因为它的频率源和放大部分相互独立。

RF 驱动器包括电压控制振荡器、倍频器、S 波段锁相振荡器、正 – 本征 – 负二极管调制器、S 波段放大器和三极管放大器。电压控制振荡器必须具有高的温度稳定性；S 波段锁相振荡器锁相范围 ±6MHz，可提供低噪声、稳定的 RF 信号；正 – 本征 – 负二极管调制器用脉冲调制电路送来的调制脉冲对 RF 信号进行调制。然后通过三级 S 波段晶体放大电路放大到 30dB，调制脉冲再由三极管放大到 55 ～ 57dB，在输出终端有隔离器防止外负载变化引起的损坏。

在日常应用过程中，速调管最容易发生的故障就是打火，若不处理，会减少速调管的寿命。速调管打火可能出现在整个出束过程的任何时候，但是，速调管打火不一定就是速调管发热器过热熔化及汽化。医院的医学工程人员，对打火现象应当进行适当的处理，做到设备安全最大化，停机率最小化。

遇到速调器故障，首先怀疑射频故障。首先，检查速调管的射频驱动线缆（radio frequency

driver，RFD）。射频驱动线缆可能出现过度折叠或扭曲，射频驱动线缆过度折叠或扭曲会使到达速调管的射频能量产生变化。当射频驱动线缆从整个系统中被移进或移出时，线缆可能会产生折叠或扭曲，所以在将射频驱动线缆放入系统时应当检查线缆情况。其次，检查线缆连接器的连接情况，确定 N 型连接器两端是否连接牢固，经长时间使用这些地方可能变松，若查出 N 型连接器松动，拧紧后，直线加速器打火现象可能会消失而恢复正常出束。还需检查在电磁线圈上的插线板的螺丝，将所有螺丝拧紧，经长时间使用这些地方可能变松，需确保所有螺丝完全拧入拧紧。此外，当机器完全预热后检查脉冲油箱的油量情况。根据实际情况调整油量，可以用刻度尺直接测量油量油箱标线 1～1.5cm。最后，需检查速调管与电磁线圈水冷系统的水流及水温，确保水流足够，水温变化在正常范围之内。

遇到速调管打火时，首先需确定调速管在什么情况下打火：是否早晨预热过程中出现打火；转换为电子束模式是否打火；打火时处于哪种 KlyⅠ 水平，频率多高；打火出现在什么地方？什么时候开始和结束，每次是否都在相同地方，记录波形。其次，需测量速调管电流在 60A、80A、100A 下的电压情况，计算速调管的电导系数（μP）值，如式（3-34）所示，并监测速调管电压保证其没有变化，典型值应当在 1.70～1.85。

$$\mu P = \frac{3\mathrm{Kly}I}{2\mathrm{Kly}V} \times 106 \qquad （3-34）$$

然后，检查速调管的灯丝电流，如果设置过高则速调管发热器会过热熔化及汽化，而导致打火。确保供电装置的输出电压能在最大值范围之内活动。灯丝电流设置不宜过高，10.5～11.5A 是常规设置的值。绝对禁止将此值设置到 12A 以上，可以在脉冲盒上加一个校准的分流器来确保恰当的电流设置。另外，需检查 RFD 及速调管饱和度，如果前面板显示的输出能量水平数值超过 100，则调速管的饱和情况出现问题。如果 RFD 能量设置太高，则会在 E6 模式出现打火。检查电磁线圈，以确定电磁线圈设置是否恰当，通过监测将供给电压调至最大值时的电流值来确定电磁线圈供给能量在最大限值之内，用数字万用表测量前面板能量供给时的电磁线圈电流和电压值，注意需在

线圈完全预热之后才进行测量。还需检查速调管接口板，确定新速调管接口板已安装，如果新速调管接口板允许进行打火参数调整，则设置到最大值。此外，如果更换速调管请检查以下情况：①通过当前电磁线圈和插槽的附属脉冲转换器的线缆，确定打火不是发生在这些线缆之中。②电磁线圈补偿线圈，确定其没有膨胀出来而且仍在原来位置。③用水检测脉冲池底部，有可能是速调管水管漏水所致，同时也检查速调管。

以上是可能引起速调管打火的常见原因及分析排查的办法，在加速器高压部件频繁发生打火现象是一项很大的安全隐患，它可能击穿速调管，而且即使是购买了厂家的所谓的"全保"，其也是不包括这几个真空部件的。所以我们平时保养的时候也要对速调管做以上预防检查，以保证机器在日常运行都处于正常条件下工作。

（三）微波传输系统

微波传输系统一般由隔离器、传输波导、取样波导、波导窗、输入输出耦合器、终端吸收负载和自动频率控制系统组成。由磁控管或速调管放大之后的微波必须用矩形波导来传输频率功率，它们之间有一隔离器让微波功率单向传输，防止反射功率进入。为了提高波导系统的耐高电压能力，一般在其中充满氟利昂或六氟化硫气体。波导与真空系统（加速管和频率源）必须用陶瓷窗隔开。在加速器静止的机柜部分与旋转机架之间用一个旋转连接器连接起来。还有其他的微波波导器件用于改变频率功率流向或分配频率功率。从取样波导可以引出微波信号，用以指示功率、频率或作为 AFC 信号源。

（四）电子注入系统

电子注入系统是电子束流源，它实质上是一个简单的静电加速器，该系统包括电子枪、预聚焦线圈和导向线圈。电子枪用于发射电子，预聚焦线圈和导向线圈装在电子枪和加速管之间，确保从电子枪发射的电子以较小的散射角注入加速管。系统通常对电子枪的基本要求有以下几点：①要有足够的发射能力，能给出足够的脉冲电流，束流应能从零到极大值连续可调，对特定的工作状态，又要求束流稳定；②电子束流直径和发散

角在要求的范围内，具有小的束斑，束腰部位于阳极后面几厘米处，束截面内的电荷分布尽可能均匀，具有良好的对称性和准直性；③电子枪结构必须承受足够的耐压强度；④结构简单、寿命长、易于加工安装和维修。

医用电子直线加速器通常有两种类型的电子枪作为电子束流源，即二极管和三极管。这两种电子枪均含有加热灯丝、阴极和阳极。对于三极枪，除以上部件外，电子枪还含有一个栅极。电子从被加热的电子枪阴极发射出来，经过弧形聚焦电极形成笔形束，然后由阳极电压加速并穿过阳极的小孔进入加速波导管。二极管型电子枪的加速静电场直接由脉冲调制器产生，该电场通过加到电子枪的阳极上的负脉冲电压供给。在三极管型电子枪里，阴极维持负的静电压（通常为－20keV）。栅极工作时处于比阴极更低的负电压时，这个电压足以阻止电子束向阳极运动。因此注入到加速波导管的电子束受栅极上的脉冲电压控制，这个控制电压必须与微波发生器的触发脉冲同步。

在加速管和速调管中常用 Pierce 型球面聚焦电子枪，过去设计强流电子枪是根据要达到的参量，通过查曲线和公式算出枪结构的一些基本参数，再经电解槽模拟实验的方法来确定枪的外电极形状。现在一般都采用计算机辅助进行设计，极大地提高了设计的精度和速度。Pierce 型电子枪的原理是利用两个同心球间的环形电流。外球为阴极，内球为阳极，内球面相对于外球面具有电压（V_a），外球面的内表面具有电子发射能力。为了满足电位分布，对球面电极边缘加以修正，如增加聚焦极，使得电子的轨道沿着阴极曲率半径方向。图 3-5 表明了 Pierce 型电子枪中电子束的形成过程。

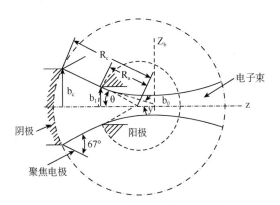

图 3-5　Pierce 型电子枪射束轨迹

（五）脉冲调制系统

脉冲调制系统为微波功率源（磁控管或速调管）提供具有一定波形或频率要求的高压脉冲，一般由高压直流电源、脉冲形成网络（pulse forming network，PFN）、自动电压控制电路（auto voltage control，AVC）、开关电路和脉冲变压器组成。

（六）束流系统

束流系统一般包括聚焦线圈、对中线圈、束流偏转磁铁或扫描磁铁。为了克服电子束同种电荷的斥力所产生的散焦和径向电场对电子的散焦作用，加速管的外面设置聚焦线圈，用以产生轴向磁场，使电子产生径向聚焦力。对中线圈、偏转磁铁使束流偏转一定的角度，然后以合适的角度和位置输出。

（七）应用系统

应用系统包括治疗头和治疗床。治疗头主要由电子引出窗、X 射线靶、初级准直器、均整器、散射箔、光阑、电离室、附件架、限光筒、光野灯与反射镜、光距灯和屏蔽块组成。治疗床可以前后、左右、上下运动，还可以旋转运动。治疗床上层是很薄的聚酯薄膜，下层是一层尼龙或碳纤维网，为患者提供支撑，还有一些床面使用的是整张碳纤维板。当治疗头位于治疗床下面时，射线可以穿过聚酯薄膜对患者进行治疗。在治疗时，等中心位于肿瘤的中心或附近，射束从各个机架角方向照射肿瘤。在给定的机架角条件下，辐射源到患者皮肤表面的距离称为源皮距（source to surface distance，SSD），如果机架角改变，SSD 值也会随之变化。

1. 治疗头　加速器治疗头内部覆盖着一层厚厚的屏蔽材料，目的是让辐射集中在机器内部，作为有用的射束，屏蔽治疗头的泄露辐射。若辐射从治疗头泄露出去，患者的全身会受到不必要的辐射，同时需要更厚的墙壁保护治疗室外的人员。加速器治疗头主要包括 7 个组成部分，即只用于光子束的 X 射线靶、只用于电子束的散射箔、只用于 X 射线模式的均整器、监测电离室、初级固定及可调准直器、光野和光学距离指示器或测距仪。

（1）X射线模式：X射线模式中，电子经过置于窄电子束前的靶，通过韧致辐射将其能量转换成X射线。直线加速器使用穿射靶，不同于诊断用或浅表治疗X射线管。靶通常由高Z值的材料制成，并需要通过水冷降温，否则将会迅速融化。韧致辐射产生的X射线在正向上达到峰值，并具有很高的能量，这样导致靶发出的辐射强度沿射线束上并不均匀。为了让辐射野的强度均匀，需要在射束中放置均整器。均整器的边缘较薄，中间区域较厚，这是依据射线中间能量高而周围能量低的特性所制，如果均整器设计恰当，将会得到一个强度均匀的辐射野，射线具有很好的平坦度。如果均整器不能精确地到达设定的位置，将无法得到平坦或对称的射野。现在，最新型的医用直线加速器采用了可移除均整器的设计，也就是均整块移除技术（flattening filter free，FFF），这正是利用射线经过均整器前中间能量高而周围能量低的特点，提高射线的剂量率，并减少了加速器的机头散射和射野外的剂量。但这同时对剂量分布的计算精度提出了更高的要求。

患者体内给定位置处接受的剂量取决于给定位置在患者体内的深度、射束能量、准直器钨门设置、患者到辐射源的距离等，因此不能直接在治疗设备上设置剂量。加速器的束流强度可能会有轻微的波动，因此不能在加速器上设置时间。但是，可以设置监测器跳数（MU），通过MU可以测量出辐射的累积剂量。监测电离室主要有以下3个作用。

1）提供反馈：使加速器产生一个固定的剂量率。典型的剂量率范围是200～600MU/min，一些新型的加速器，在无均整器条件下，剂量率可以达到1000MU/min、2400MU/min甚至更高。在一些加速器中，剂量率有低、中、高多档可供选择。

2）追踪总剂量或积分剂量：即监测照射的总MU，这与通过电离室的辐射总量有关。加速器配有两套分开和独立的监测电离室，第2套作为备用。第1套电离室的输出和备用电离室的输出分布称作为MU1和MU2，如果MU2与MU1有差异，通常是10%或15%，安全联锁将会关闭射束。如果MU1和MU2都没能关闭射束，那么备用计时器将会关闭射束。这个计时器不是立即发出信号关闭机器，而是在一段时间后关闭机器。如果突发停电，备份计数器会记录已经照射的MU。

3）电离室监测射束的平坦度和对称性：如果射束的平坦度或对称性偏离预定值，达到一定的数值，联锁会关闭射束。一些监测电离室为开放式，在这种情况下，治疗头上的传感器会测量气压和周围的温度，对电离室的测量结果进行修正。密封室不需要对气压和温度修正，如果密封室出现泄漏，加速器的输出可能会不稳定。

在源轴距（source to axis distance，SAD）为100cm的条件下，次级准直器钨门形成矩形射野的大小为0cm×0cm～40cm×40cm。次级准直器通常由钨制成，其辐射穿透率通常不超过0.5%，可以对称运动和非对称运动，现在的加速器使用的多为非对称的钨门。光学射野指示系统将光学射野投射到患者体表处，该光野与辐射野是一致的。光野的总路径长度和辐射野的总路径长度相同，因此发射也是基本一致的。光学射野指示系统要定期检查，以确保光野和辐射野保持一致。如果光野和辐射野不一致，可以调整反射镜的倾斜度，以改变光野，或移动光源以改变光野的大小。光学距离指示器（optical distance indicator，ODI），有时称为"测距仪"，可在患者体表处投射出一个刻度尺，显示出SSD值。

（2）电子束治疗模式：在电子束治疗模式下，靶和均整器必须从射束中移除。移除均整器有多种方式，如传送带、转盘等。"未经处理"的电子束不能用于治疗患者，因为射束很窄，直径在3mm左右。使用散射箔片或多个箔片对射束进行发射，是目前最常用的方法。散射箔片是由高原子序数材料制成的很薄的箔片，能容易让电子散射开。箔片的材质通常为铜或铅，这种薄片让射束发散开的同时又不会引发明显的韧致辐射反应，韧致辐射会使电子束中混杂有X射线。

电子很容易被空气发散，为了防止电子散射在射野外，需要对电子束进行准直或尽可能靠近体表。为达到这一目的，通常使用电子束限光筒，如果没有限光筒，电子将会散失在射束之外，将导致射束的平坦度很差。限光筒有不同的尺寸，常见的有10cm×10cm、14cm×14cm、15cm×15cm、20cm×20cm和25cm×25cm。更小的限光筒是直径为5cm的圆孔，也很常见。如果装有电子束限光筒，准直器钨门需要设定特定的尺寸，要大于限光筒的尺寸。钨门的大小取决于电子束的能量。在新的加速器中，钨门的大小可以根据限光筒的尺寸自动正确设定。如果设定不正确，联锁会阻止机器运行。如果钨门尺寸设定错误，就会导致照射剂量错误，同时射束的平坦度也无法保证。

如果加速器在 X 射线模式运行，波导中电子束的电流最高可达加速器在电子束模式运行时电流的 1000 倍。如果加速器运行时，射束电流很高，但是射束中没有靶或均整器，那么射束的剂量率将会达到每分钟 $10^5 MU$。这对患者来说是致命的，剂量率联锁将阻止这一情况发生。

（3）偏转磁铁：直线加速器中的偏转磁铁用于改变电子束的方向，从水平方向偏转到垂直方向。偏转磁铁由线圈制得，施加很高的电流，以产生能够让电子束偏转的磁场。一些直线加速器使用"消色差"的偏转磁铁，使电子束方向偏转变 270°，而不是 90°。电子进入偏转磁铁的两个磁极中间区域时，电子能量会发散。如果使用 90° 偏转磁铁，即使电子的能量存在轻微的差异，电子路径也会发生歧离。如果使用 270° 偏转磁铁，则会使不同能量的电子聚焦在焦点处。瓦里安和西门子直线加速器使用"消色差"偏转磁铁，Elekta 加速器使用"滑雪式"设计。如果要改变射束的能量，则可以通过改变偏转磁铁的电流来实现。

2. 治疗床（图 3-6）　用于患者的支撑和摆位，在设计时，要考虑安全、精度和硬度。治疗床可以垂直或横向移动，长度也可以调整。另外，治疗床可以绕垂直轴进行等中心旋转。治疗床的位置控制键，在治疗床的两侧及控制台上都有。紧急停止按钮在治疗床和控制板上都能找到。治疗床可以在"自由活动"模式下操作，操作人员可以对床进行横向和纵向的任意移动。现在，很多治疗床支持六维运动，可以进行 3 个平移和 3 个旋转运动。

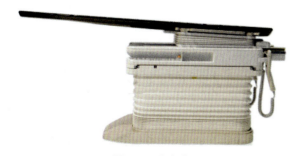

图 3-6　治疗床

治疗床顶部的材料为碳纤维，非常轻、平坦，而且具有很高的刚性，承重范围一般为 200～250kg。治疗床上层有一部分带有网眼，用透明塑料覆盖在上面。这样，治疗时，可以最大限度地降低治疗床对射线造成的衰减。治疗床一些部位含有高密度的材质，如金属扶手、螺丝等。需注意的是，射束在治疗时不应穿过这些高密度材料。

瓦里安公司最新推出的 PerfectPitch 六个自由度（6DoF）治疗床也为包括立体定向放射治疗在内的高效率精确摆位提供了有利的支持。该 6DoF 治疗床采用一体化设计，控制系统完全整合在主控制台，操作一步到位，简化了流程，降低了系统误差。机器人控制系统保证了亚毫米级到位精度（0.5mm），且在治疗中可实施自适应位置补偿。

（八）直线加速器辅助子系统

直线加速器非常复杂，有很多必需的子系统支持主要部件的工作。子系统有真空系统、水冷系统、绝缘气体系统，一些加速器还有压缩空气系统。速调管、电子枪和加速波导需要在高真空条件下运行，前面已有介绍。每天治疗结束后，加速器通常不会完全关闭电源，需将加速器调至"待机"模式。在待机模式中，一些子系统，如真空系统会继续运行。如果加速器失去部分真空，可能需要特别长的时间以恢复足够的真空度。

循环水有两个目的：①降低重要部件的温度，如加速波导、微波功率源、X 射线靶（即偏转磁铁）。高能量微波会使加速波导变热，电子束撞击靶会产生大量热能，高电流经过偏转磁铁的线圈也会使线圈发热，水循环系统可以对这些部件进行有效降温。②把加速波导的温度保持在相对稳定的范围内，因为加速波导中，微波的传输特性对铜波导的尺寸非常敏感，铜波导的尺寸会受到金属温度的影响。水冷系统使用热交换器。内循环水使用的是闭合回路系统，用于直接降低加速器的温度。外循环冷却水即可以直接取自来水，也可以来自带有"蒸发器"的冷却装置。外冷却水的温度和流速要满足一定的要求，这样才能提供足够的冷却。内冷却水进入热交换器，热交换器具有一个散热器的结构，该结构浸入装有外部冷却水的水箱中，这样能够和内部的热水进行最大程度的热交换。内冷却水是蒸馏水，每天应该检查水量，水量不足时应及时添加。系统中有一个用于托矿物质的筒，以吸收内冷却水中的矿物质，这个筒需要定期更换。

有些加速器需要使用压缩空气，大部分医院都有制备压缩空气的设备，如果没有，可以使用小型空气压缩机来制取压缩空气。加速器处于默认状态时，靶置于射束中，而压缩空气通常用于将靶从射束中移出，常见的压力为 $3.103 \times 10^5 \sim 3.448 \times 10^5 Pa$。

（九）联锁和安全系统

医用直线加速器装有联锁系统，以阻止或终止不安全状态下的操作。同时，联锁也用于保护工作人员、患者和机器免受可能的损害，以及确保患者和工作人员免受机械、电力和辐射的损害。

机器联锁用于阻止机器在危险条件下运行。机器开启后，要预热一定的时间，才能出束照射。闸流管和速调管的阴极，需要加热 5 ~ 15min 才能达到工作温度，在低温条件下运行可能会对部件造成严重损害。因此，直线加速器有预热计时器，在达到一定的温度前，加速器是不能运行的。如果忽略这一步骤，将会带来严重的损失。真空系统、冷却水流速和温度、偏转磁铁电流和 SF_6 压力都有联锁，以确保这些系统在未达到预定值之前无法运行。限位开关阻止超过设计限制的机械运动，如准直器旋转、机架旋转和治疗床垂直移动等运动。

门联锁用于保护工作人员和公众。如果治疗室的门没有关上，射束是不能打开的。如果在出射束时，门打开，射束将会自动关闭。门联锁通常设有双联锁：有两个分开和独立的开关，必须两个同时关闭，射束才能打开。

有很多不同的安全系统和联锁装置，可确保患者接受安全的治疗并免受伤害。治疗室内装有闭路电视系统，可以随时观察患者，同时，还有双向对讲系统，确保治疗室内外医患沟通顺畅。控制台、设备间、治疗室的墙壁上、手控盒和治疗床上都有紧急按钮，遇到紧急情况可立即终止出束。出射束照射时，监测电离室可以实时监测射束的平坦度和对称性及剂量率。如果剂量率超过预定值，射束将会关闭。防碰撞系统，可以避免加速器治疗头与患者及其他设备相碰撞。如果

加速器治疗头碰触到患者，就会触发开关，设备停止运动和出射束。还有一些加速器使用压力传感器、激光或光学防撞系统。一些电子束限光筒的底端装有碰撞探测系统，这是必要的，因为限光筒的底端到患者的距离非常近。如果限光筒底端压力过大，将会触发联锁，设备将停止运动和出射束。

为了确保患者接受正确的治疗，设备中设有很多联锁。射束修正装置，如挡块、补偿器和楔形板，都有对应的编码，确保正确选择。这些装置插入到附件托架中，机器能够探测出插入的是哪个装置，并在控制界面上显示出来。如果插入的装置不是我们在控制台上所选择的射束修正装置，联锁将会启动，阻止治疗执行，直至解决此问题。大部分楔形板都有射野大小的限制，如果设定射野大于楔形板所限定的最大射野，机器将会触发联锁。电子束限光筒也有联锁，必需插入正确的限光筒，否则机器不会产生电子束。电子束限光筒设有编码，实际使用的电子限光筒尺寸必须与控制台中输入的一致。对于不同的电子束能量和限光筒，准直器的钨门开口尺寸也一定要正确设置。

二、采用行波加速方式的直线加速器

首先对行波加速管的参数进行介绍，主要概括如下。

1. 工作频率 频率(f)是加速管最基本的参数，加速管的许多其他参数都与频率有关，频率的具体选取与加速器指标和现有功率源特性有关。

2. 工作模式 工作模式（W）定义为每个周期结构上的相移，为 $W=2\pi/m$。m 是每个波长中包含的腔数或盘片数。例如，$\pi/2$ 模式表示加速波导中每腔相移90°，即每个波长中包含 4 个腔。为了测量方便，设计时一般取每个波长中有整数个腔。

3. 群速度 加速管是一个色散系统，不同频率的波在其中传播的相速度不同。加速管中通过的微波具有一定的频谱，群速度就是这个波群的幅度最大值的移动速度，它代表能量的传输速度，常用 v_g 表示。群速度是加速管的重要参数之一，它与盘片孔径（a）和波导内径（b）的比（a/b）的四次方成正比，a/b 越小，则群速度越小。从加速器的稳定性考虑，需要速度尽量大，即波导的

色散小，则微波源频率的不稳定引起的相速度变化较小，对电子的动力特性影响较小；另外，加速场振幅与群速度的平方根成反比，群速度增大，则加速场降低。所以，实际选取群速度时，要同时兼顾加速器的稳定性和效率。

4. 衰减常数　微波功率沿加速管不断衰减，盘荷波导内壁的高频损耗是主要原因之一。微波功率通过加速管时在内壁上激起高频电流，导致加速管发热，从而引起功率损耗。不考虑电子束流负载时，在均匀结构中，功率按指数规律衰减，如

$$P(z) = P_0 \exp(-2\alpha z) \qquad (3-35)$$

其中，α 是电压衰减常数。对于长度为 l 的加速管，定义 τ 为加速管的总衰减常数，$\tau = \alpha l$，它是束流为零时，加速结构中一次途径的总衰减。

对非均匀结构，τ 为式（3-36）。

$$\tau = \int_0^l \alpha(z) \mathrm{d}z \qquad (3-36)$$

大多数的医用行波电子直线加速器的 τ 值为 $0.4 \sim 0.7$。在主加速段，随着微波功率的衰减，场强也是按指数规律衰减。

5. 建场时间　是 RF 功率充满加速波导的时间，也就是 RF 脉冲从加速波导入口传到末端的时间，记为 t_F。对于长度为 l 的均匀加速波导，建场时间 $t_F = l / v_g$。

对于非均匀波导，建场时间为式（3-37）。

$$t_F = \int_0^l \frac{1}{v_g} \mathrm{d}z \qquad (3-37)$$

当 RF 功率进入加速波导时，经过一个建场时间 t_F 之后，整个加速波导才能建立起稳定的加速场。在建场时间之内，加速场尚没完全建立，不能有效加速电子，所以不能正常出束。

6. 特征阻抗　微波功率在加速管内壁的损耗激起了高频电流，高频电流建立和产生的过程就是微波电场的建立和产生过程。不同结构的加速管在消耗相同的功率时建立起来的场强幅值不同。在加速器技术中用特征阻抗（r_0）来衡量这一特性，它反映在一定的功耗下，单位长度上损耗的微波功率所能建立的场强 $E(z)$，表示为式（3-38）。

$$r_0 = \frac{E^2(z)}{\dfrac{\mathrm{d}P}{\mathrm{d}z}} = \frac{E_0^2}{2\alpha P_0} \qquad (3-38)$$

在电子直线加速器设计中，特征阻抗是一个重要参数，一般希望 r_0 越高越好。特征阻抗与加速器的工作模式、盘片厚度、波长和相速度等都有关系。

7. 品质因素　又称 Q 值，我们常用加速管的无载品质因素（Q 值）来表示加速管的衰减特性，定义为谐振腔中存储的能量与微波周期的每弧度上腔内微波能量的损耗之比。把几个同样的腔放在一起，储能和损耗按相同的比例增加，Q 值不变。Q 值为式（3-39）。

$$Q = -\omega w / \frac{\mathrm{d}P}{\mathrm{d}z} \qquad (3-39)$$

其中，w 为能量密度，即单位长度上储存的微波能量。

Q 值还可以写成式（3-40）。

$$Q = \frac{\omega w}{2\alpha P} = \frac{\omega}{2\alpha v_g} \qquad (3-40)$$

Q 值和电压衰减常数成反比，它们都可以用来反映加速管的衰减特性。Q 值与加速管的工作模式、材料、腔体尺寸和加工质量有关。式（3-40）可以改写成式（3-41）。

$$\alpha = \frac{\omega}{2Q v_g} \qquad (3-41)$$

其中，Q 和 v_g 都是容易测量的量，所以常用上式来实验确定电压衰减常数。

8. 俘获系数和聚束系数　电子枪在 2π 范围内注入的电子中，能被俘获到稳定加速状态的电子在加速波导输入端占据的相位宽度称为俘获相角（ϕ）。俘获系数 s 表示从电子枪注入的电子有多大的份额能被俘获，定义为式（3-42）。

$$s = \phi / 2\pi \qquad (3-42)$$

对于大多数的群聚器，s 为 $50\% \sim 75\%$。

聚束系数（B）是指俘获相角（ϕ）与电子注在输出端占据的相位宽度（ϕ_0）的比，如式（3-43）所示。

$$B = \phi / \phi_0 \qquad (3-43)$$

聚束系数反映了群聚器性能的好坏，通常的群聚腔（B）约等于 10。聚束系数并不是衡量一个群聚器品质的唯一参数。在低能医用直线加速器中，聚束效果与能谱是相互矛盾的，设计时应尽可能减少群聚器出口的能谱宽度，而不要单纯追求强烈的聚束。

9. 占空因子 射频占空因子（D_{rf}），即有效 RF 脉冲所占的相对份额，定义为 RF 脉冲宽度（τ_{rf}）与脉冲重复频率（f_p）的乘积，如式（3-44）所示。

$$D_{rf} = \tau_{rf} \cdot f_p \qquad (3\text{-}44)$$

由于每个脉冲开始部分有一段建场时间，束宽度（τ_b）小于 RF 脉冲宽度（τ_{rf}），因此定义束占空因子 D_b 为式（3-45）。

$$D_b = \tau_b \cdot f_p \qquad (3\text{-}45)$$

在一定的 D_{rf} 下，通过减小 f_p，增加 τ_{rf}，可以改善束占空比因子，但这受微波功率源特性和脉冲电压波形等因素的限制。

10. 束流负载和负载线 假设电子枪注入的脉冲束流为 $I_{发射}$，考虑到俘获系数（s），加速器的脉冲内平均束流（即脉冲束流）（$I_{脉冲束流}$）为

$$I_{脉冲束流} = S \cdot I_{发射} \qquad (3\text{-}46)$$

由于束流负载的存在，微波功率沿加速管的衰减增加了。束流负载的结果使加速管中电磁场的 RF 功率随电子注加速而减少，电子从加速场获得能量。所以总的能量增益从没有负载时的 V_0 减少到 V_T，减少了 ΔV，如式（3-47）所示。

$$V_T = V_0 - \Delta V \qquad (3\text{-}47)$$

其中，ΔV 与加速管的总特性阻抗（Z）和束电流（i）成正比。

假设电子加速相位相同，并且在波峰上，带负载射束的功率损耗为式（3-48）。

$$\frac{dP}{dz} = -2\tau P - iE \qquad (3\text{-}48)$$

特性阻抗（r）为式（3-49）。

$$r = \frac{E^2}{2\tau P} \qquad (3\text{-}49)$$

式（3-48）可改写成电场（E）的形式，对常阻抗加速波导有式（3-50）。

$$\frac{dE}{dz} = -\tau E - \tau ri \qquad (3\text{-}50)$$

则对 $i=0$ 的常梯度加速波导如式（3-51）所示。

$$\frac{dE}{dz} = -\tau E \qquad (3\text{-}51)$$

常阻抗加速波导的能量增益为式（3-52）。

$$V = \sqrt{2\tau}\,\frac{1-\exp(-\tau)}{\tau}\sqrt{P_0 rl} - \left[1 - \frac{1-\exp(-\tau)}{\tau}\right] rli \qquad (3\text{-}52)$$

常梯度加速波导的能量增益为式（3-53）。

$$V = \sqrt{1-\exp(-2\tau)}\sqrt{P_0 rl} - \frac{1}{2}\left[1 - \frac{2\tau\exp(-2\tau)}{1-\exp(-2\tau)}\right] rli \qquad (3\text{-}53)$$

对式（3-52）和式（3-53）可以统一用式（3-54）的形式来表示。

$$V = F\sqrt{P_0 rl} - Grli \qquad (3\text{-}54)$$

其中，F 和 G 是取决于加速管设计的常数。V 与 i 呈线性关系，通常称负载线。

11. 效率 加速器的微波功率一部分消耗在管壁上，一部分作为束流负载，剩下的被吸收负载吸收。加速管出口的束流功率与加速管入口的微波功率之比称加速管的效率（$\eta = I_{脉冲束流} \times$ 输出电子能量 / 加速器输入 RF 功率）。

医用电子直线加速器的效率一般可达 40% 以上，消耗在管壁上的微波功率约占 50%，被吸收负载吸收的约占 10%。不同的加速管及同一加速管的不同工作状态，微波功率的分配和加速管的效率并不完全相同，但都存在一个最佳效率。在最佳效率之后继续增加束流负载时，由于束流能量下降较多，效率反而下降。对医用电子直线加速器，工作状态的选择不决定于最佳效率，而决定于治疗所需的能量和尽可能大的 X 射线剂量率。

采用行波加速方式的直线加速器的典型代表就是医科达医疗器械有限公司生产的一系列直线加速器，其最大优点在于微波功率都能顺利进入加速管，不产生严重的反射；能谱纯，电子直线加速器输出的电子束流并不是单一能量的，能谱是指流强随能量的分布。行波加速管由于相振荡比较充分、相聚较好，因此输出电子束的能谱较窄（1%～3%），而驻波加速管场强较高，电子很快达到光速，相振荡不充分，加之场建成时间较长，所以能谱较宽（10%～20%）；在 X 辐射方式时，因能谱要求较高，通常采用调节输入功率方式调节能量，频率有时也要微调。在电子辐射方式，因流强非常低，能谱要求不高，通常采用调节频率方式调节能量，因此行波加速管容许有数个不同的工作频率，每个工作频率对应不同的能量。

行波式加速器主要由束流传输系统、微波系

统、电子枪、真空系统、辐射系统、剂量检测系统、机械系统和辐射头等结构组成，此外还有 Versa HD 加速器所特有的 Identify 系统。如图 3-7 所示，这是行波式加速器的整体结构示意图，接下来将逐一对各部分进行介绍。

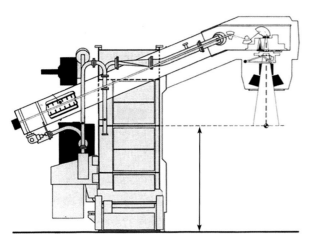

图 3-7　行波式加速器的整体结构示意图

（一）束流传输系统

束流传输系统由聚焦系统、导向系统及偏转系统组成。其聚焦系统主要是为了使加速束流在加速过程中，不因受射频电磁场作用及束流内部电子之间的空间电荷作用而散开，或因外部杂散磁场作用而偏离轨道，使能量最终顺利地打靶或引出。导向系统的作用是校正因安装原因或外部磁场引起的轨道偏离，为此需要引入束流导向装置来纠正这种束流的方向和位置偏差，以满足整机束流强度和均整等技术指标要求。偏转系统的作用是改变运动的方向，中高能加速器的加速管放置在一个可以围绕中心旋转的机架上，大体成水平方向。从加速管引出的近似水平电子束流必须经偏转磁铁变成垂直方向的束流去轰击靶和散射箔形成所需的 X 射线和电子线，才能对平躺的患者做等中心治疗。由于束流中各个电子的能量和动能存在一定的差异，在偏转磁铁作用下这些不同能量的电子具有不同的转弯半径，从而使得束流中各个电子的轨迹发生变化，它将使得偏转后的束斑形状发生畸变，影响辐射品质和效率。

根据束流转弯路径的不同，医用电子直线加速器的磁偏转磁铁系统分为 90° 和 270° 偏转两大类。

（二）微波系统

微波系统是构成电子直线加速器整机的一个基本组成部分，包括高功率微波源和微波的传输系统。

（三）电子枪

加速管中的电子束是由电子枪的电子注产生的，电子枪的电子注则是由阴极发射产生的。

（四）真空系统

医用直线加速器的运行离不开真空技术，其都需要在高真空甚至超高真空的条件下运行。其主要作用主要如下：①避免加速管内放电击穿；②防止电子枪阴极中毒，钨丝材料的热子或灯丝氧化；③减少电子与残余气体的碰撞损失。

（五）辐射系统

医用直线加速器辐射系统的功能是将加速管直接或经偏转系统引出的电子束通过靶、散射过滤器或扫描系统转换为符合临床需要的 X 辐射或电子辐射，经准直器系统获得所需轮廓的辐射野，再经分布系统获得所需形式的剂量分布。

电子束在医用电子直线加速器的加速管中完成加速后被用于产生治疗用的 X 辐射或电子辐射。如果使用的是电子辐射，则在加速器的终端应用引出窗将电子束引出加速器管；如果使用的是 X 辐射，则在加速器的终端设置靶，将电子束转换为 X 辐射。无论低、中、高医用电子直线加速器，均提供用于深部治疗的 X 辐射，为此均需设置将加速电子束转换为 X 辐射的靶。作为产生韧致辐射的靶，首先要求 X 辐射产额高。X 辐射产额正比于靶物质的原子序数 Z 的平方，因此通常采用高原子序数材料，如金、钨、铂等作为靶。另外，靶材料要求的是熔点高，导热性能良好。

辐射准直系统，是产生一定形状辐射野轮廓的机构，称为准直系统。产生规则形状辐射轮廓的部件称为规则野准直系统，规则野是指轮廓为大小可变的方形、矩形或圆形。医用电子直线加速器的规则 X 辐射准直系统由初级准直器、次级准直器和附加准直器组成。适形野准直器，目前均采用多叶准直器（MLC 系统），如图 3-8 所示。

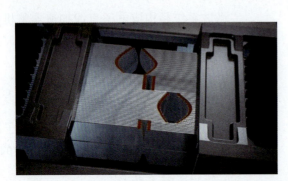
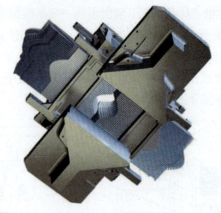

图 3-8　多叶准直器

多叶准直器在与辐射头的次级准直器配合使用下，对于大部分不同形状和大小的靶区，一般情况下只有少部分叶片处于有效射野的范围内，而其余的处于有效射野范围之外的叶片应该是左右成对地合在一起，以防射线泄漏。纵观加速器放射治疗的发展历史，多叶准直器主要围绕着提高适形度、减少透射半影、降低漏射、提高叶片移动速度、适应动态调强与动态楔形等高级功能展开。叶片宽度直接决定了多叶准直器所组成的不规则野与计划靶体积形状的几何适合度，叶片宽度越窄适形度越好。叶片的高度必须能将原射线的辐射强度削弱到 5% 以下，即至少需要 4.5 个半值厚度。叶片运动的驱动、控制、位置的检测、位置的监测至关重要。为了保证叶片的安全、可靠到位，必须定时监测叶片的位置及驱动的精准性。

医科达医疗器械有限公司的最新一代多叶准直器（MLC）Agility，是目前所有多叶准直器中最能实现和满足放射治疗临床要求的品牌之一，其叶片的宽度只有 5mm，运动速度为 6.5cm/s，厚度为 9cm；在位置的检测和位置的校对方面，采用专利技术的红宝石光学系统，可以实时观察叶片的到位及到位精度偏差；叶片的移动速度，是非常关键的一项技术参数和性能指标，在当下采用动态旋转连续辐射的过程中，需要控制不同旋转角度的剂量强度的变化，这就要求叶片的移动速度高，以满足执行过程中的要求。特别是在 FFF 高剂量率技术的应用下，如果叶片的速度不足 3.5cm/s 则难以支撑 FFF 高剂量技术的应用。

（六）剂量检测系统

剂量检测系统的功能是显示医用加速器的辐射输出，表示在规定条件下某点的吸收剂量，作为纽带建立剂量学基准及医疗照射时患者所受吸收剂量之间的量值溯源关系，同时为医用加速器提供控制信号。剂量监测系统是将电子加速器的 X 辐射或电子辐射应用于放射治疗的基础之一，是放射治疗标准化的重要环节。剂量监测系统的组成为电离室和监测电路。

（七）机械系统

机械系统具有满足辐射屏蔽的限束系统（辐射头）、携带辐射头旋转的旋转机架和具有至少四个自由度的患者支撑系统。同时，为了实现辐射束可以从任何方向及角度射向靶区中心，设计采用了等中心原理，使辐射头、机架和治疗床的旋转轴与带着辐射束旋转的主轴相互垂直。

医用直线加速器随着科技的不断发展及新技术在放射治疗临床上的应用，如 MV 级的影像成像、kV 级的影像成像等，结构上的负荷越来越重。由于重力的作用永远向下，随着旋转机架的旋转，结构受重力的影响也在发生变化，从而使机架弹性变形产生的挠度和转角引起的辐射束轴偏移。其刚度、稳定性、旋转轴的径向跳动误差及轴向偏差直接影响机械的主要精度指标——等中心精度及锥形束 CT（cone beam CT，CBCT）影像中心的偏差；它的运行平稳性和角度位置误差直接影响临床治疗精度。因此，机架的刚度、机架旋转的平稳性和机架转角的位置精度是设计和制造中的重要部分。

到目前为止，医用加速器的机架基本设计分为两种，即支臂式和滚筒式。早期设计的加速器或低端加速器大多是采用支臂式。其特点是结构简单、所占空间较小；但缺点突出，如稳定性差、径向及轴向误差难以长久保持。随着 MV 级实时影像验证板、kV 级 CBCT 成像所需的 X 射线管球及 kV 级影像板装载，旋转机架上的旋转重量猛增，这将导致整个机架结构的弹性变形。由于重力的作用永远向下，随着旋转机架的旋转，结构的受力状态也在发生变化，以及机架弹性变形产生的挠度和转角引起的辐射束轴偏移，而造成等中心偏移。再者由于现代放射治疗中需要机架旋转不同的角度停顿、再旋转或旋转速度的变化（非匀速旋转），转动惯量引起的角度误差较大，并且对机架中心轴的磨损较大，容易造成精度的降低，无法长期保证等中心精度的一致性。

医科达医疗器械有限公司采用独特的滚筒式机架结构，辐射头安装在支臂的末端，加速管沿支臂长度方向卧式固定在支臂上，如图 3-9 和图 3-10 所示。支臂与旋转滚筒固定连接。滚筒由两对摩擦轮支撑，呈等腰三角形之势，其中一对摩擦轮由一套电机减速装置驱动。摩擦轮转动时，利用摩擦力使滚筒旋转。由于其是全封闭的环形结构，所以在增加了 MV 级实时验证的影像板及 CBCT 成像系统后，仍能保持配重的平衡、运行稳定的特性，以及在旋转和变速的情况下执行极高的旋转精度和在变速情况下的到位精度，且保持等中心精度的不变。

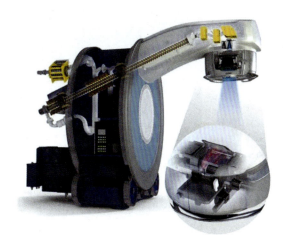

图 3-10 滚筒式机架结构示意图

滚筒式机架结构旋转的稳定性是保证辐射束不发生偏移和 CBCT 成像质量及成像中心与等中心一致性的前提。由于滚筒机架结构是依靠下面两对摩擦轮支撑并驱动，所以在旋转过程中平稳且没有抖动，这样就确保了在获取影像的过程中的成像质量。

（八）治疗头

辐射头的主要作用是提供满足一定均匀性或非均匀性且对称性要求的辐射束流，并将辐射束流限制在一定的范围内，得到临床需要的不同尺寸和形状的辐射射野。其结构中上部是加速管的引出窗，紧贴窗口的是靶，接下来分别是初级准直器、束流均整过滤器、电离室、辐射野光学模拟系统、一对上准直器、一对下准直器、附件盘。有的辐射头在电离室与辐射野光学模拟系统组件之间有一套自动楔形过滤器组件，可以根据临床的需要，自动调节楔形角度，有的将楔形过滤器作为标准附件，使用时手工安装在附件盘下端。

束流均整过滤器组件（图 3-11）的作用是使 X 射线达到符合临床需要的均匀度及对称性。Versa HD™ 加速器使用 6MV FFF X 射线的剂量率可以达到 1400MU/min 的效果，10MV FFF X 射线的剂量率高达 2200MU/min。这两档能量模式，在进行 SBRT、立体定向放射外科手术（stereotactic radiosurgery，SRS）等技术时，将大大减少计划投照的时间，改善患者舒适度，投照时间缩短也将使影像引导放射治疗更具临床意义。

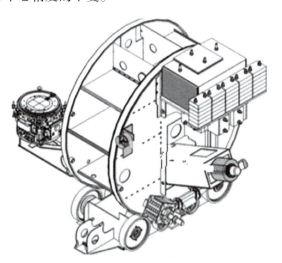

图 3-9 机架设计示意图

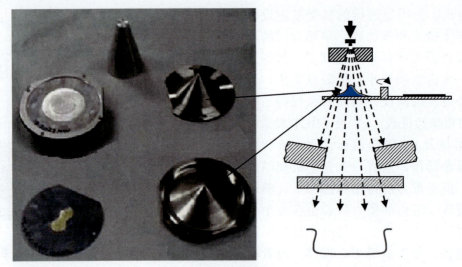

图 3-11 均整器

（九）Identify 系统

Identify 系统为一种射频识别系统。从患者进入放射治疗科扫描定位 CT 影像开始，一直到患者在加速器下治疗结束，该系统贯穿整个放射治疗流程的始终，确保患者、治疗体位、治疗部位、治疗辅助设备等正确无误。该系统采用非接触式的射频识别技术，可以自动完成患者识别、辅助体位固定设备识别、患者体位识别及治疗部位识别等所有治疗信息的核查，帮助放射治疗科物理师快速双重检查，避免发生差错，可以大大提高放射治疗全过程安全控制，大大提高工作效率。

三、采用驻波加速方式的直线加速器

驻波加速管的主要特性参数有许多与行波加速管的特性参数一致，这里介绍几个比较常用的参数。

1. 特征阻抗（r） 定义为单位长度上消耗的微波功率（P_T）与长（l）的加速波导所能建立起来的最大电压（V）平方值之比，如式（3-55）所示。

$$r = V^2 / (P_T l) \qquad （3-55）$$

2. 渡越时间因子 电子穿过加速波导所需的时间称为渡越时间。在渡越时间内，腔中的电场是变化的，电子不可能在整个加速波导中都受到电场幅值的加速，因此电子所获得的能量总是比轴上电场的线积分（V）小。渡越时间因子（T）可定义为式（3-56）。

$$T = \dfrac{\int_0^l E(z)\sin\left(\dfrac{\pi r}{l}\right)\mathrm{d}z}{\int_0^l E(z)\mathrm{d}z} \qquad （3-56）$$

渡越时间因子（T）总是小于 1。一个加速波导的渡越时间因子越大，则电子所获得的能量越大，电场利用越充分。

3. 有效特征阻抗（r_{eff}） 定义为单位长度上所损耗的微波功率和电子在单位上获得能量的平方值之比，如式（3-57）所示。

$$r_{\mathrm{eff}} = rT^2 \qquad （3-57）$$

4. 无载品质因素（Q_0） 表示在射频周期内每个弧度内腔中储存的能量（W）与所消耗的功率（P_T）的比值，如式（3-58）所示。

$$Q_0 = \omega W / P_T \qquad （3-58）$$

5. 束流负载和负载线 驻波加速管通过耦合网络来耦合功率源，加速腔中一系列电子注的相互作用可以理解为在电路并联上恒流源。

假设 β_0 是无束流负载时的耦合系数，则有式（3-59）。

$$\beta_0 = Q_0 / Q_{\mathrm{ext}} = Z / R \qquad （3-59）$$

其中，$Z=rl$，Q_0 是加速腔自身的 Q 值，Q_{ext} 是外部 Q 值，R 是耦合给外部电路的阻抗。对于无束流负载的情况，能量（V_0）（无负载时能量增益）为式（3-60）。

$$V_0 = \sqrt{P_T r l} \qquad （3-60）$$

P_T 是消耗在加速波导壁的功率，如式（3-61）所示。

$$P_T = P_0 - P_r = \dfrac{4\beta_0}{(1+\beta_0)^2} P_0 \qquad （3-61）$$

其中，P_0 是功率源功率，P_r 是反射功率。依据式（3-61）得到无负载时的能量增益为式（3-62）。

$$V_0 = \frac{2\sqrt{\beta_0}}{1+\beta_0}\sqrt{P_0 rl} \qquad (3\text{-}62)$$

对于有束流负载的情况，束流吸收的能量为 V_b，总的能量为 $V = V_0 - V_b$。由于 $R = Z / \beta_0$，射束传输受到的总阻抗为 $Z / (1+\beta_0)$，束流（i）的射束吸收的量为式（3-63）。

$$V_b = \frac{rl}{1+\beta_0}i \qquad (3\text{-}63)$$

所以，最终能量增益为式（3-64）。

$$V = \frac{2\sqrt{\beta_0}}{1+\beta_0}\sqrt{P_0 rl} - \frac{rl}{1+\beta_0}i \qquad (3\text{-}64)$$

这个方程表明能量增益（V）和射束电流（i）之间呈线性关系，称为负载线。驻波加速管的填充时间为式（3-65）。

$$t_F = \frac{2Q_0}{\omega(1+\beta_0)} \qquad (3\text{-}65)$$

所以与时间相关的负载线为式（3-66）。

$$V = \frac{2\sqrt{\beta_0}}{1+\beta_0}\sqrt{P_0 rl}\left(1-\exp(-t/t_F)\right) \\ - \frac{rli}{1+\beta_0}\left(1-\exp(-t(t-t_b)/t_F)\right) \qquad (3\text{-}66)$$

其中，t_b 是射束产生的时间。

采用驻波加速方式的直线加速器的典型代表是瓦里安公司生产的一系列直线加速器，与行波式直线加速器相比，其关键的不同点是核心结构中的加速管和电子枪有所不同。

（一）加速管

瓦里安公司于 1977 年发明了目前加速效率名列前茅的"交叉边耦合型"加速管，即"第三代驻波加速结构"。此型加速管的加速效率非常突出，最高能量梯度到 583keV/cm，最大场强接近 200MV/m。该加速管的长度也最短。概括起来，这种加速管有如下几个特点。

（1）加速管内的电场：加速管内加速间隙中的单位距离的电场越高，电子的迁移速度越快，那么在单位距离内，电子所获得的能量就越大，以满足高能输出的要求。

（2）加速管的长度：由于加速效率高，缩短加速管的长度后，仍然能够提高电子能量，同时可以减少加速管的耦合腔的数量，从而使高能射线的输出平稳性得到增强，输出波束的能量梯度更加集中，束流更加平稳。瓦里安公司的低能单光子加速器采用的就是该型加速管结构，由于加速效率高，加速管的长度大大缩短，只有 30cm 长，可以把加速管直接安装于射线中轴上，不需要磁偏转系统，从而减少了系统的复杂性，提高了射线输出效率和运行的可靠性。

（3）微波功率：因为在一个相同功率的微波脉冲策动下，电子通过该加速管时所获得的能量较通常有很大的增加，故微波功率的利用率得到较大的提高，有利于减轻对速调管的功率容量要求，因此在相同射线能量输出的情况下，该机型的速调管的功率输出较其他机型更低，使速调管从容地输出更大的功率容量来应付大剂量和长时间运行的需要，有利于延长加速管和速调管的使用寿命。

（4）高能量梯度：高能量梯度的加速管对真空的要求相应提高了，因此该机型维持加速管的真空状态相较于其他机型更为重要，高真空度和高稳定性的真空泵，是保证电子束在通过高能量梯度的加速管时，损失的能量最少，加速管达到设计运行指标的关键保证之一。

（二）电子枪

电子枪是核心结构中的一个非常重要的真空部件，电子枪用于发射电子，供加速管对电子进行加速。瓦里安加速器的电子枪有以下特点。

（1）控制栅极：其电子枪为三极管结构，为数字化控制，其中一个电极为控制栅极，由计算机控制系统对该栅极上脉冲时序进行调控，可以很方便地快速调节输出剂量率和波束的开关。这对于动态适形照射是非常重要的，因此"电子枪数字化伺服"系统，是加速器全数字化控制的核心。

（2）发射阴极：电子枪的电子发射阴极为平面型饱和钍钨电极，其可使输出的电子束具有非常对称的横向分布。由于采用饱和电解性的电极材料，从而其具有较强的抗电解作用。

（3）可拆卸式：即可与加速管分离，可以较为方便快速地更换电子枪，有效地减少了维修时间和维修成本。

此外，最新和最高配置的瓦里安加速器还有一些特有的系统和特点，接下来将逐一介绍。

（三）智能化直线加速器系统

瓦里安公司推出的 TrueBeam、Edge、VitalBeam 等系列智能化直线加速器系统，利用高能 X 射线聚焦肿瘤进行共面或非共面的调强放疗和容积旋转调强放疗。该加速器平台的核心为 Maestro 主控系统。它能同步操控加速器束流生成系统，集成 MLC 的束流投照系统、kV 级和 MV 级成像系统、机架和六维治疗床等全部治疗相关子系统，达到了全系统的智能化管理：依据治疗计划电子文件自动执行优化设计的治疗方案，以 1/100 秒间隔的同步速度管理子系统，极大提高同步定位的可靠性；1/1000 秒内可停止照射，即便在最高剂量率输出治疗时，束流精度仍可达到 0.04MU；在速度得到保证的同时，将剂量误差降至最低。

（四）多模态影像引导系统

越是精准聚焦，越需要精确的肿瘤定位引导技术进行保驾护航。为此，瓦里安公司推出具有六种模态的全方位影像引导技术。

1. On-board imager 机载 kV 级成像系统 瓦里安 on-board imager（OBI）机载 kV 级成像系统（图 3-12）的 X 射线球管和成像平板均采用机器人手臂控制，定位精度高，操作灵活，所有操作可室外远程遥控完成。瓦里安加速器的 kV 级 CBCT 图像质量达到诊断级 CT 水平，其生成 CBCT 的空间分辨率和 CT 值精度接近计划 CT，可用于剂量计算和自适应计划设计。另外，提供四维 CBCT 功能，支持治疗现场的肿瘤运动管理。而且，CBCT 的成像长度再也不受平板尺寸限制，可以将多次 CBCT 自动融合，扩展成像范围。

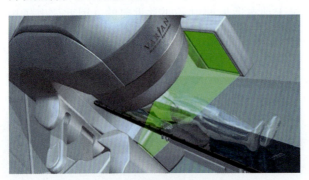

图 3-12　瓦里安 OBI 机载 kV 级成像系统

2. 2.5MV 低能 X 射线射野影像系统 2.5MV X 射线射束能够带来高对比度图像，可让使用者看清楚更多组织结构，其成像平板采用抗散射屏蔽设计，可以提高信噪比。另外，还支持 FFF 高剂量率模式下的成像。图 3-13 和图 3-14 分别给出了电子射野影像平板及其在不同能量下成像的分辨率。

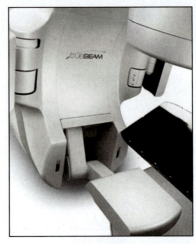

图 3-13　电子射野影像平板

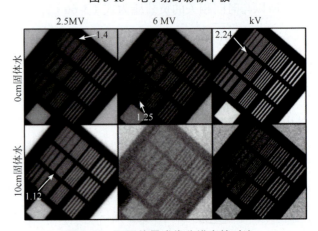

图 3-14　不同能量成像分辨率的对比

3. 治疗中自动触发成像及自动束流控制 在治疗过程中，依据预设的条件，在特定的机架角度、时间间隔、照射剂量（MU）或呼吸时相下自动触发 kV 级或 MV 级图像采集，并可以自动识别影像上的植入金点位置，通过与参考位置的对比实时判断靶区当前位置是否超出误差限值。如果超出误差约需范围，可以通过与束流控制系统的通信，瞬间切断束流。治疗中自动触发成像的操作界面如图 3-15 所示。

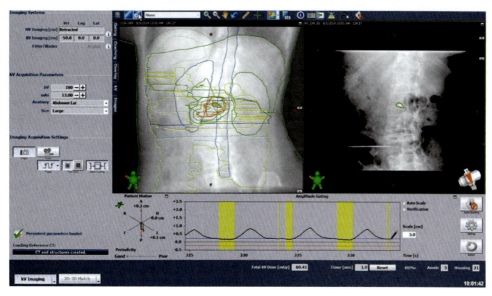

图 3-15 治疗中自动触发成像操作界面

4. 自由呼吸式门控系统 瓦里安自由呼吸式门控（real-time position management，RPM）系统，如图 3-16 所示，通过红外摄像机检测放置于患者胸腹部的红外反射点获取呼吸周期信号，并按照事先设置决定在某个时相段出束。RPM 系统不仅支持固定机架角的呼吸门控治疗，还支持呼吸门控高速照射（图 3-17）。研究表明，呼吸门控可以有效减少肺癌靶区外扩范围。RPM 系统是推向市场较早的呼吸门控系统。

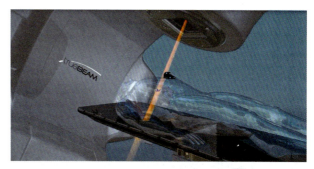

图 3-17 门控高速照射示意图

度差异很小。为此，瓦里安公司开发了一种非电离辐射方式的引导系统，即 Calypso 系统。它是一种靶区实时定位系统，采用 GPS for the Body 电磁技术，能够实时获取准确的靶区位置信息，用于患者初次摆位和治疗中靶区位置探测，如图 3-18 所示。

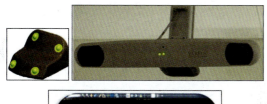

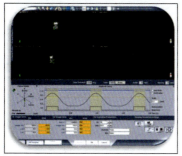

图 3-16 呼吸门控系统的红外反射模体、红外相机和软件界面

5. Calypso 肿瘤电磁追踪系统 肿瘤运动对 SBRT 等精确放疗的实施带来巨大挑战。而使用 kV 级成像技术又很难看清腹部肿瘤，是因为治疗过程中会有显著的器官运动，且肿瘤与周围软组织的密

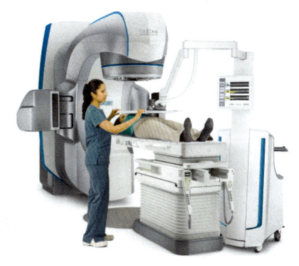

图 3-18 Edge 加速器及 Calypso 电磁追踪系统

Calypso 电磁追踪系统由 Beacon 电磁转发器、电磁阵列板、3 台红外相机、追踪站和控制台组成。系统的靶区定位功能是通过检测 Beacon 电磁转发器产生的电磁信号实现的。系统的靶区位置更新频率达到 25Hz，有利于追踪快速移动的靶区。这些电磁转发器既可以植入于肿瘤靶区内或附近，也可以贴在肿瘤附近的身体表面。Calypso 系统通过检测靶区的微小位移，帮助医师时刻将靶区置于射野之中。Calypso 系统的应用可以有效缩小靶区外扩边界，降低治疗毒副作用，从而提高患者生活质量。

Calypso 系统体内植入电磁转发器临床适应证包括前列腺癌、肝癌和胰腺癌，图 3-19 给出了利用 Calypso 系统在前列腺治疗中的示意图。而体表电磁转发器（图 3-20）适用于医师认为合适的全身各部位。

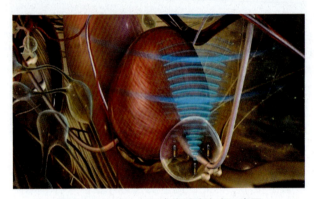

图 3-19　Calypso 系统前列腺治疗示意图

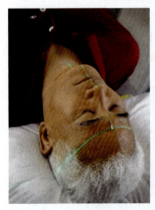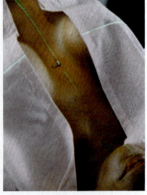

图 3-20　Calypso 体表转发器

6. 光学体表监测系统（optical surface monitoring system, OSMS）　是一种基于光学原理的肿瘤运动管理系统，如图 3-21 所示。图 3-22 给出了 OSMS 的软件界面。该系统采用 3 台摄像机、6 个摄像头这种高级配置，就像 6 只电子眼一样紧紧

盯住了患者，不让肿瘤有任何脱靶机会，从而保障了立体定向放疗等大分割放疗新技术的安全应用。OSMS 的主要特点包括：①可用于引导治疗前摆位，缩短治疗准备时间；②可用于治疗中实时位置追踪，监测到移动误差超标时会自动暂停束流，并用 6DoF 治疗床将患者送回原位；③采用光学无创技术，避免对患者带来额外射线损害；④3 台摄像机配置可对非共面床位实施不间断监测；⑤临床上主要应用于颅内 SRS 治疗和乳腺癌治疗。

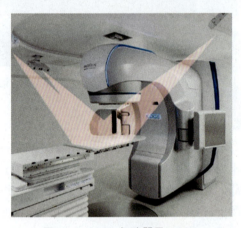

图 3-21　Edge 加速器及 OSMS

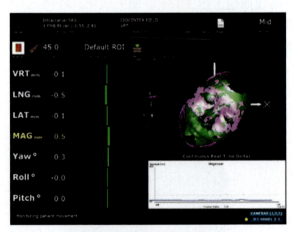

图 3-22　OSMS 软件界面

（五）加速器的照射技术

1. 高等中心精度——亚毫米级等中心精度　根据瓦里安公司的技术白皮书，其机架和准直器的等中心精度均在 0.5mm 半径以内；即使加上治疗床旋转，综合等中心精度也在 0.75mm 半径内。特别值得一提的是，其 MV 级和 kV 级成像系统的中心点与治疗等中心点的符合度也在 0.5mm 误差范围内，这对保障 IGRT 的精确性至关重要。

2. 高分辨率多叶准直器及精细锥形筒准直器　瓦里安公司提供两个型号的高分辨率多叶准直器，即 Millennium MLC120（图 3-23）和 HD120 MLC（图 3-24）。前者最薄叶片宽度 5mm，后者 2.5mm。采用超高分辨率 2.5mm 多叶准直器，无论是神经系统还是其他部位的早期肿瘤等小病灶，都能达到较准确的聚焦。

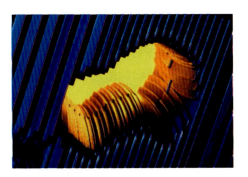

图 3-23　Millennium MLC120

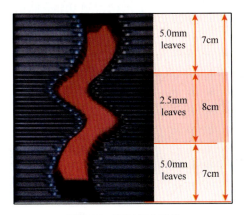

图 3-24　HD120 MLC

图 3-25 为带锥形筒准直器的治疗头，精细的锥形筒准直器有 7 个孔径可选，分别为 4mm、5mm、7.5mm、10mm、12.5mm、15mm 和 17.5mm。瓦里安锥形筒准直器有一个独特功能，被称为集成式锥形筒准直器验证与联锁功能。该功能能够在锥形筒安装错误时触发联锁，从而提高患者治疗安全性。这对于高剂量率、大分割的放射外科照射尤为重要。此外，瓦里安公司还提供头部 SRS 治疗用头架（图 3-26）。

3. 高速照射技术（rapidarc）　是快速容积旋转调强技术，它通过优化协调机架转速、多叶准直器运动和剂量率变化大大提高治疗速度，超大剂量照射仅需 1 ～ 2 分钟即可完成，在保证临床治疗精度的同时让治疗时间大幅缩短。利用 rapidarc，

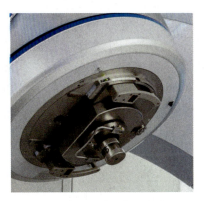

图 3-25　带锥形筒准直器的治疗头

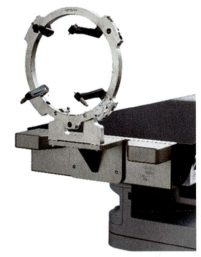

图 3-26　瓦里安头架

能够在常规放疗时间内完成 SRS 和 SBRT 治疗。临床医师可将精准刻画的三维剂量分布应用于单个病灶或多个病灶，满足不可手术和手术有高风险的患者实现立体定向消融的要求。在进行大剂量精准放疗时可以在 10 分钟内完成其他系统需要 50 ～ 150 分钟的治疗过程。图 3-27 给出了 rapidarc 快速容积旋转调强放疗的示意图。

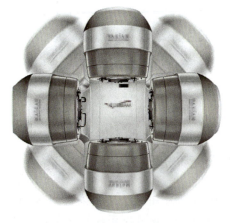

图 3-27　rapidarc 快速容积旋转调强放疗示意图

四、磁共振加速器

磁共振影像由于影像对比度、软组织分辨率高，而在肿瘤诊断、肿瘤预后评估及功能影像评估和软组织运动肿瘤运动管理等方面，有着CT影像无可比拟的优势。磁共振放疗系统也是目前肿瘤放疗学科最先进的肿瘤放疗设备，并已日趋成熟，该设备在泌尿系统肿瘤、前列腺肿瘤、妇科肿瘤、头颈肿瘤、胸腹部肿瘤等全身各部位的肿瘤放疗中具有无法比拟的优势。该系统将极大程度地提高医院目前肿瘤放疗学科的学术领先水平，同时为更广大的肿瘤患者提供高质量的放疗服务，提升医院整体的诊疗综合实力。

当前放疗主要是基于CT影像开展。从肿瘤患者定位影像采集、治疗计划设计到治疗时影像的引导，CT影像贯穿每一个阶段和环节。但是基于CT影像的肿瘤放疗存在以下几个严重的问题。

（1）CT影像的软组织分辨率差：对于脑肿瘤、鼻咽癌、乳腺癌、胰腺癌、前列腺癌、宫颈癌等全身各部位的软组织肿瘤来说，肿瘤边界很难看清楚，对放疗定义靶区边界造成困难。

（2）CT影像缺乏功能影像信息：因缺乏功能影像信息，无法及时评估疗效。

（3）CT系统无法达到实时影像引导：当前加速器机载的锥形束CT系统无法达到实时影像引导，没有办法在治疗的同时监控肿瘤的变化，并根据肿瘤的变化对治疗做出实时调整。

（4）额外的剂量：X射线影像还给患者带来额外的剂量。

由于上述问题，肿瘤放疗的应用，特别是在软组织肿瘤及运动肿瘤的治疗中受到一定的限制。而磁共振放疗系统可以很好地解决上述问题。

目前较成熟的磁共振放疗系统主要有两家，分别是瑞典医科达医疗器械有限公司的 Elekta Unity 1.5T 高场强磁共振放疗系统（图 3-28）和美国 ViewRay 公司的 MRIdian0.35T 低场强磁共振放疗系统。MRIdian 系统采用的是 0.35T 低场强磁共振系统，由于低场强问题，磁共振影像达不到诊断标准，有很多潜在的临床技术无法开展，除此以外 0.35T 低场强成像时间也大大增加。

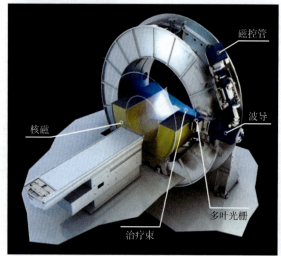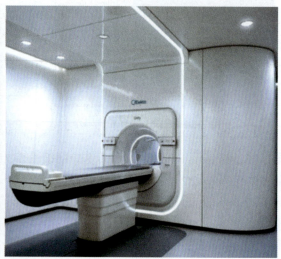

图 3-28　Elekta Unity 高场强磁共振放疗系统结构及其机房

Elekta Unity 1.5T 高场强磁共振放疗系统集成了放疗加速器、1.5T 高场强诊断级磁共振系统和在线自适应放疗流程软件系统，这三个系统有机地集成在一起，可使肿瘤医师在治疗过程中实时获取肿瘤和周围正常组织的磁共振影像，在线调整治疗计划，并对治疗结果进行评估。Elekta Unity 高场强磁共振放疗系统的设计能够最大限度地提高靶区剂量，同时降低正常组织的受照剂量。

在治疗过程中，如果肿瘤组织在治疗期间移动，或形状、位置、大小发生改变，医师都能精确定位靶区，进行靶区追踪治疗。在治疗后，可对肿瘤进行影像学成像的分析及定性，通过磁共振弥散加权成像（DWI）和表观扩散系数（ADC）影像对肿瘤进行治疗后的评估。其主要特点如下。

新设计的智能数字化直线加速器投照系统，配备有 160 片多叶光栅叶片和高分辨率动态放射外科治疗模块，可以开展 IMRT、VMAT、SRS/SBRT 等精确放疗技术。

1.5T 高场强诊断级磁共振影像系统可采集高清晰的软组织磁共振影像、"动态电影"模式磁共振影像和功能影像，满足患者的诊断、靶区追踪治疗和疗效功能影像评估等各种需求。

新设计的在线自适应放疗工作流程管理软件，能实现治疗全流程的自适应放疗；在肿瘤患者的放疗过程中，可根据磁共振影像中的靶区变化实时调整放疗计划，进行自适应放疗。

图 3-29 的左侧两图为 Elekta Unity 磁共振加速器采集的 MR 影像，右侧两图为飞利浦公司 Ingenia MR 1.5T 磁共振采集的 MR 影像。从图 3-29 可看出，Elekta Unity 磁共振加速器采集的影像和诊断磁共振采集的影像质量无任何区别。

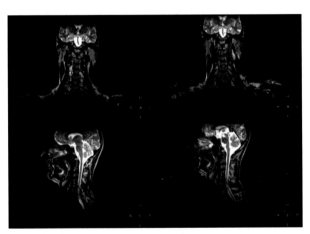

图 3-29　Elekta Unity 磁共振加速器采集的影像（左）和飞利浦公司 Ingenia MR 1.5T 磁共振采集的 MR 影像（右）

五、直线加速器的质量控制和质量保证

加速器在治疗过程中能否发挥其应有的作用，必须利用物理技术对其机械和几何参数等进行定期检测和调整。因此物理技术是加速器治疗环节中的一个重要的质量保证。在普通常规放疗中其质量保证体现在：加速器的机械几何参数的检测与调整；加速器输出剂量的检测与调整；治疗计划系统；治疗安全。

（一）加速器机械组件的性能维护

1. 加速器机房湿度的控制　直线加速器有许多真空部件，如磁控管、闸流管等，这些部件由

于湿度过高会打火而损坏。常有因机房湿度控制得不好而导致这种损坏的情况，尤其是雨季。因此，每间加速器机房均应配备湿度感应装置及 2 台以上除湿机，确保机房湿度控制在 30% ～ 70%，湿度超出时应有报警装置提醒物理师或技术员及时做出调整。在采取了上述措施后，磁控管、闸流管的故障率可明显减少，从而可达到节约使用成本的目的，最重要的是可降低停机率，有效地提高服务水平。

2. 温控系统　自动温控系统（恒温水循环）是加速器稳定工作的前提。虽然加速管由无氧铜制造而成，线膨胀系数很低。但温度的变化还是会引起加速管发生膨胀或收缩，造成加速管尺寸发生变化，导致加速管工作频率发生变动，进而影响加速管的正常工作。高速电子打击靶，除少数动能转化为 X 射线外，大多数的动能会转化为热能，也必须通过温控系统的水循环带走热量。所以，晨检时要检查内外循环水泵的压力、水量和质量及散热器工作是否正常，特别是内外循环水量减少很快的情况下，更要及时检查有无水泄漏。一般 2 ～ 3 周要更换内循环水，以免水质变坏而影响热交换效果。内循环水最好采用去离子水。对加速器准直器内的内循环水管，应每 3 年更换 1 次，因为这部分水管受到射线照射，更容易老化发脆。如果由于水管发脆开裂而渗水，则将会造成电离室和靶部件的不可逆损伤，而这些部件非常昂贵。

3. 加速管真空的维持　加速管是直线加速器的核心部件，它包括了电子枪、加速波导和偏转系统等，价值超过百万元。由于它工作时运行着高速电子和高频微波，所以要求加速管一定要在高度真空的条件下工作，否则会引起波导管高压打火或使电子枪阴极中毒，影响波导管的使用寿命。为了保持波导管内部的高度真空，则需要配备一定的外部设备，绝大多数直线加速器都采用离子泵 - 钛泵作为抽真空设备。由于真空器件存在自放电现象，所以即使在加速器停止工作时，真空设备也要正常工作，这样才能保证加速器波导管在良好的真空条件下运行。

但是，由于各种原因的断电会导致离子泵停止工作，从而影响加速管的真空度。加速器的供电按照"区域供电—医院公共配电房—放疗科配

电房—380V 稳压器—加速器—各部件"线路流程进行，区域供电、医院公共配电房和放疗科配电房如果发生断电现象，尽管可及时恢复供电，但 380V 稳压器必须人为启动。如果停电发生在周末而稳压器又没有及时恢复启动，连续 2 天离子泵不工作，对加速管的影响是很大的。

因此，一方面要采取措施减少意外停电，另一方面放疗科要加强与相关后勤科室的沟通，一旦意外停电发生，后勤科室要及时通知放疗科工程师启动应急电源，从而为加速器恢复供电。晨检时要经常检查离子泵的电流是否稳定，如果发现问题，要及时联系维修人员，在确保真空正常的情况下才能开机出束，以免对加速管造成损坏。在实际工作中，有些维修人员常对一些保护电路进行短路来维持加速器的出束，此种方法一定要慎用，因为如果离子泵电流不正常，而采取这种短路方式来维持出束，可能会造成加速管的意外损坏。

（二）加速器的机械精度质量控制

1. 准直器轴、光束轴及十字线的一致性检查 利用水平仪使机架精确处于零位，在床面上平放一张坐标纸，开一个矩形野，在射野边界、对角线交点处及十字线位置处做标记，再将准直器旋转 180°，检查旋转后的射野边界、十字线位置与标记的一致性。

2. 机械等中心 这里机械等中心指的是以下三个机械中心。

（1）准直器旋转等中心：准直器自旋等中心精度指标为小于半径为 1mm 的圆。检测方法是利用水平仪使机架精确处于零位，在床面上平放一张坐标纸，将床面升至 SSD=100cm 时，旋转准直器，利用光野中的十字线中心投影在坐标纸上画出的轨迹判断是否达标。该项检查也可利用前指针进行，将前指针固定于准直器基座，在治疗床面上平放一张坐标纸，将治疗床面升到刚好接触前指针的针尖，准直器在其运动范围内旋转，针尖随准直器的旋转画出的轨迹必须是半径小于 1mm 的圆。

（2）机架旋转等中心：动态弧形旋转照射和定角等中心照射要求机架等中心偏差保持在半径为 1mm 的球体内。检测可在准直器旋转中心稳定

性测试后进行，将一个细长探针贴在治疗床面上，针尖伸出治疗床头距边缘 5cm 左右，调整床的高矮和前后左右位置，使针头处在等中心位置，判断依据是让针尖投影与射野十字线交点重合，且当机架在 0°～360° 范围旋转时，针尖投影与十字线交点始终相互跟随。这时装上前指针，观察并记录不同机架角条件下前指针与探针位置的偏离应维持在半径为 1mm 的球面内。

（3）治疗床旋转中心：利用水平仪使机架精确处于零位，在床面上平放一坐标纸，将十字线中心投影标记在坐标纸上，旋转治疗床，在坐标纸上标记十字线中心投影移动的轨迹，该轨迹应在半径小于 1mm 的圆弧内。

3. 光距尺指示准确性 将前指针固定于准直器基座，与前指针比对，检查 SSD 为 110cm、100cm、90cm 处光距尺的读数，允许偏差为 2mm。

4. 准直器角度指示准确性 利用水平仪使机架调至水平，准直器调整在 0° 左右，再将床面升至等中心高度，充分打开准直器铅门。沿床纵轴放一长水平尺并调整至水平状态，打开射野灯，这时水平尺的影线为水平线，细调准直器角度以使铅门与水平尺影线平行，这时的准直器的角度为参考 0°。将机架转回 0°，在治疗床上平放一张坐标纸，光野十字线对准坐标纸，旋转准直器角度，在 0°、90°、270° 时记录实际角度与指示的偏差。

5. 机架角度指示准确性 将水平仪靠在机头固定挡板的钢轨上，在 0°、90°、270°、180° 时记录实际角度与指示的偏差。

6. 治疗床角度指示准确性 利用水平仪使机架调至水平，在床面上平放一张坐标纸，进退治疗床，调整治疗床角度，使十字线的交叉点在坐标纸的投影始终在一条直线上，这时治疗床的角度为参考 0°，旋转治疗床角度，在 0°、90°、270° 时记录实际角度与指示的偏差。

7. 治疗床的运动 垂直运动的验证方法，在治疗床面上贴一张坐标纸，旋转机架使准直器旋转轴垂直向下，在坐标纸上标记十字线图像位置。当治疗床在它的垂直范围内运动时，十字线图像不应偏离标记位置。水平运动可用类似的方法验证，旋转机架使其与准直器旋转轴同处于水平位置，将一张坐标纸贴在治疗床上，标出十字线的

位置，治疗床在水平范围内运动，十字线图像不应偏离标记位置。

8. 灯光野大小指示准确性 利用水平仪使机架精确处于零位，在床面上平放一坐标纸，升床面至 SSD=100cm 时，检查 5cm×5cm、10cm×10cm、15cm×15cm、20cm×20cm 灯光野大小的偏差。

9. 辐射等中心验证 包括准直器旋转等中心、机架旋转等中心、治疗床旋转等中心验证。开 0.4cm×20cm 的照射野，准直器、机架、治疗床分别每隔 15° 出束，用 Film 和电子射野影像装置（electronic portal imaging device, EPID）采集影像，其中准直器旋转等中心验证用 EPID，机架旋转等中心和治疗床旋转等中心验证采用胶片采集图像，然后将 EPID 采集到图像和用胶片采集的图像、通过扫描仪扫描得到的图像都导入到 PIPSPro 软件，用 StarShot 进行分析。可以接受的结果是所有直线在直径为 2mm 的圆内相交或经过。

10. 多叶准直器验证 把 MLC QA 模体置于加速器等中心处，设计多个 MLC 文件用于验证叶片位置、叶片宽度、叶片的穿透因子、叶片位置的重复性、IMRT 测试等，用 EPID 获取影像，然后把影像导入到 PIPSPro 软件，用 MLC 质控模式分析功能进行分析。

（三）射野特性的检查

1. 灯光野与射野的一致性 一般用胶片曝光法确定灯光野和实际照射野的关系是否符合技术要求，且两野相差应符合国家标准的要求（误差不超过 2mm）。常用的方法有两种：第一种是利用水平仪把直线加速调到机架为 0°，准直器为 0°，把 FC-2 模体置于治疗床上，加速器源到 FC-2 模体表面的距离为 100cm，即 SSD=100cm，开 10cm×10cm 或 15cm×15cm 的照射野，灯光野对准 FC-2 模体表面的标准框。确保 FC-2 模体不移动时，把 Center Marker 模体置于 FC-2 模体上方，Center Marker 标志的十字线与直线加速器的十字线对准。应用 EPID 获取影像，然后把影像导入 PIPSPro 软件，使用光射野一致性分析功能进行分析。第二种相对简便，曝光前，在暗室里把 X 线片装入片盒内，用大头针在片盒及 X 线片上刺孔，

标记出灯光野的位置，曝光后，根据 X 线片黑色度深浅的变化来确定灯光野和照射野的符合度。不论哪种方法，均需灯光野和射野二者符合性应不超过 2mm。

2. 射野平坦度和对称性 射野平坦度和对称性是描述射野剂量分布特性的一个重要指标。射野平坦度通常定义为在等中心处（位于 10cm 模体深度下）或标称源皮距下 10cm 模体深度处，电子线在最大剂量深度处，最大射野的 80% 宽度内最大剂量、最小剂量偏离中心轴剂量的相对百分数。射野的对称性定义为在 80% 射野宽度范围内，取偏离中心轴对称的两点的剂量率的差值与中心轴上剂量率的比值的百分数。月检使用矩阵平板电离室 MatriXX 进行检测，年检使用三维水箱进行检测。平坦度和对称性的变化范围不应超过 3%。在与其有关的故障修理后应定期进行检测。

3. 射线质 射野中心轴上百分深度剂量值的大小直接反映了射线质（能量）的高低。通过射野中心轴上两个不同深度剂量比值的测量，可知射线质的稳定性。检测方法为在水模体中，SSD 100cm 下，10cm×10cm 射野在中心轴 10cm 和 20cm 处剂量的比值，其变化不应超过原始值 2%。年检使用三维水箱扫描不同射野（5cm×5cm、10cm×10cm、20cm×20cm）完整的深度剂量曲线做比较。

4. 每天射线稳定性检测 晨检时，使用 Quick Check 射野分析仪对直线加速器进行射线稳定性的检查，可以快速检测射野中心轴剂量的一致性、射野的平坦度、对称性相对于基准时的稳定性。

5. 射野输出剂量的校准 校准方法为使用 30cm×30cm×30cm 的小水箱、0.6cc 的指形电离室，IBA 公司的 Dose1 剂量仪和 FC65-G 的 0.6cc 指形电离室，依据 IAEA-277 号报告对各个能量进行剂量校准，使各个能量在最大剂量深度处 1MU=1cGy。测量时，要将环境气压、温度、剂量仪本身的校正系数等三项数值按要求输入计量仪。通过对输出剂量的测量，保证加速器的输出剂量准确。

6. 加速器剂量监测系统的检测与校对 进行剂量监测需要有一个电离室型计量仪，其灵敏度受电离室内气腔中的空气密度的影响，在测量时，对气温和气压要进行修正。现场计量仪、温度计、

气压计需每年或修理后送国家计量部门校对一次。加速器计量仪是直接用于患者处方剂量的一种监测。因此，应定期检测其重复性、稳定性等，与电离室型计量仪进行比对是非常必要的。

第四节 治疗计划系统与计划评估

治疗计划系统是随着 CT 技术的不断发展而建立起来的。早在 20 世纪 70 年代以前，采用较多的是手工设计治疗计划，首先通过直接描记或铅丝脱模获取患者身体轮廓图，然后再将标准等剂量图叠加到轮廓图上。计划的质量非常依赖于物理师能否合理地选择射野权重和楔形板，要求物理师具有非常丰富的经验。20 世纪 70 年代以后，基于 CT 的计算机治疗计划系统被普遍使用，它能够直接将剂量分布叠加到患者影像上。整个治疗计划过程含有多个步骤，包括射束数据获取及输入治疗计划系统中、患者数据的获取、治疗计划的设计等，最后将执行数据传输到治疗机上。治疗计划的设计指的是利用计算机治疗计划系统（treatment planning system，TPS）进行射野形成与排布、剂量分布的计算、计划优化与评估等，以达到最大的肿瘤控制和最少的正常组织并发症。医学物理师负责确保整个 TPS 的完整性，以及为放疗提供精确、可靠的剂量分布和计算。治疗计划通常由物理师设计，在治疗执行前，必须经过具有资格的放射肿瘤医师批准。

目前，TPS 在影像处理、剂量分布计算、优化算法、图像显示和计算精度等方面，以及系统本身的软件和硬件，相比之前都有大幅度的提升。TPS 能够从射野方向上对"虚拟患者"进行观察，并可产生具有剂量分布的数字重建影像。剂量计算也由简单的二维模型发展到三维模型，随着运算能力不断提升，计算速度也大大加快。传统的正向治疗计划设计，依赖于物理师的经验，现在已逐渐被逆向计划所取代。逆向计划是指计算机依据治疗需要的靶区和危及器官剂量分布要求，利用剂量优化技术来设计 MLC 的运动和剂量。以 CT、MRI 或其他数字成像技术为基础，通过使用剂量体积直方图优化剂量成为可能。现代的 TPS 严重依赖于计算机的软件和硬件，所以必须由相关专家建立可行的质量保证程序，该程序应反映 TPS 在临床的使用情况，同时能够确保治疗过程的正确实施。

临床放射治疗过程是一个复杂的过程。这个过程从患者诊断开始，决定其采用什么治疗方式，主要依据放射治疗适应证判断是否接受放射治疗。这会产生一个指令，依据现有技术和装置制订治疗方案，针对每个患者进行特定的定位或固定。这个部分非常重要，因为所有的治疗计划信息必须在患者处于适当的位置时获得，这样每天患者治疗更容易复位，治疗也更为准确，这个过程中的错误或不确定将会贯穿整个治疗过程。利用 CT 或 MRI 产生的数据获取患者的解剖信息，同时单光子发射计算机断层成像或 PET 可以用于帮助确定靶区。所有这些解剖信息最终需与 CT 定位影像配准，然后再将轮廓镜像到 CT 影像上，这是因为通常是利用平扫 CT 数据来进行计算剂量的。如果没有显著的组织非均匀性，任何成像方式生成的轮廓数据都可以直接用于剂量计算，假设获取的轮廓数据都可以直接用于剂量计算，假设获取的轮廓没有扭曲及组织密度等于水的密度。目前，CT 平扫影像通常作为剂量计算的基准影像数据，因为其能够提供电子密度和质量密度信息。获取患者影像之前，在患者身上勾画或贴上参考标记，用于患者治疗前的摆位参考。超声成像也正逐渐受到重视，特别是对于前列腺癌近距离放射治疗在成像时，贴在皮肤上的标记会显示在影像上，为射束提供参考坐标。或者，可在成像过程完成之后，在 CT 模拟机和特殊激光系统的引导下将参考标记放置到皮肤表面，以在患者身上确定一个预定的等中心，但是，最终的放射治疗等中心需要依据放射治疗计划确定后才能确定。获取外轮廓或影像数据后，医师对靶区和危及器官进行勾画。最佳的射束安排是能够完全覆盖靶区，同时正常组织的受量最低，这包括射束方向和准直参数的选择。TPS 生成的数字重建射线影像（digitally reconstructed radiograph，DRR），可用于验证和检查治疗中获取的射野影像，完成这些后则可开始剂量计算。计算后的结果需由一个或多个工具对剂量分布进行评估，包括观察和确认计划靶区是否被完全覆盖，正常组织接受的剂量是否超过限制的剂量，利用剂量体积直方图（dose volume histogram，DVH）来评估计划是否恰当等内容。最后，一些 TPS 会允许使用生物学模型评估肿瘤控制率或正常组织并发症概率，从而评估计划的质量。但这些放射生物学计算模型仍不成熟，需要谨慎使用，因为其精确性存在疑问，甚至对趋势的评估也依赖于所使用的特定模型。

一、放射治疗计划系统的组成

放射治疗计划系统包括硬件和软件两个部分。首先，硬件部分具有一个或多个高性能的中央处理器，拥有足够的内存，可以有效运行软件。同时系统装有一个图形处理器和显示器，能够迅速显示高分辨率的影像。影像数据需传输到 TPS 中，这需要利用网卡和局域网，也可以使用其他装置如磁带、胶片扫描仪、光盘或优盘等。系统需要使用影像数据，所以需要一个大容量的硬盘来存放大量的患者数据。通常，医院会长期保留患者的放射治疗数据，所以系统需要辅助存储介质用于数据的备份和归档，包括光盘、移动硬盘、硬盘阵列等。系统还需要文本打印机和彩色绘图仪或打印绘图仪等用于计划输出。

TPS 的软件系统是一个应用软件包，通常在 UNIX 或 Windows 操作系统中运行。计划软件非常复杂，可视为一个基本的最小化的程序包，具有一系列标准配置的功能和额外选项，这些额外选项在购买和试运转时，确定是否相关和实用。

治疗计划系统有两种：三维和二维。一个完全的三维系统具有如下特征：①具有从影像数据集中重建与原影像垂直和倾斜视图的功能。②能够在三维视图中再现组织结构、剂量分布及解剖结构的射野方向观视（beam-field equation vision, BEV）。③对射束的方向和定位没有限制，尤其是系统能够支持治疗床旋转。④对于主射束和散射辐射，剂量计算算法都考虑了患者的三维解剖结构。⑤支持适形射野、IMRT、DRR、DVH 等功能。对于二维计划，只需要输入平行平面上有限数量的轮廓，射束的轴与这些平面平行。算法假设每一轮廓在体积长度上是没有变化的，不考虑散射辐射，这样的系统对影像的要求是很低的。三维系统也应该支持简单的二维计划，可以手动输入轮廓。因为即使在大的放射治疗单位，仍有大量不适合使用三维治疗计划设计的病例，所以二维计划功能不能完全废弃。

（一）设备数据和影像数据的输入

将射束数据输入到 TPS 之前，必须先获取治疗机的机械结构参数，以便 TPS 模拟可能的机械运动和限制。机械结构参数包括加速器机架、治疗床、准直器的旋转、各轴的平移等参数，并明确定义逆时针和顺时针的旋转方向、正方向和负方向的运动方向。TPS 还需能够区分两组钨门或一组钨门和一组 MLC，并能精确模拟钨门或 MLC 的过行程限制。动态楔形野的使用也会受到钨门的过行程及加速器最大剂量率的限制。TPS 可以直接判读和使用加速器生成的钨门移动文件，能够生成 MLC 射野，并能够模拟 MLC 叶片的运动，能够计算出不同类型挡块和托盘产生的半影的影响。加速器可通过分步照射或全动态方式产生 IMRT 所需的子野，TPS 需要获取叶片的最大速率、出束时间的最大延迟和最大剂量率等相关数据。TPS 可以计算组织缺少补偿器和剂量补偿器，但需要提供用于制作物理补偿器材料的衰减因子等相关物理数据。不同品牌的加速器的电子线限光筒有所不同，因此输入 TPS 中的数据需包括限光筒末端到标称 SSD 的距离、限光筒尺寸等数据，以避免机器碰撞患者。

TPS 除了需加载加速器的机械数据外，还需采集治疗机的射束数据。在测量数据输入 TPS 之前，常常要对射束数据进行平滑和归一。光子线射束数据包括开野和楔形野的中心轴百分深度计量（percentage depth dose, PDD）、危及器官（organ at risk, OAR）、线剂量分布（profile），以及沿对角线和楔形野横向上的线剂量分布等。TPS 需要不同射野的相对或绝对射野因子，这些数值用于计算治疗时间和动态射野的剂量分布。TPS 还需要中心轴的楔形因子、托盘因子和其他附件因子等参数。对于基于蒙特卡罗算法的 TPS，需要加速器射束路径上各部件的组成成分和几何参数的准确资料，如波导窗、靶、均整块、散射箔、监测电离室、钨门、MLC、挡块与托盘，以及电子或光子线路径上任何可能与之相遇的组件。射束数据还可以通过键盘输入，包括文本、穿透因子和射野因子等参数，甚至 PDD 和线剂量分布等数据集。在 TPS 建模试运转时，也需要输入其他参数来调整射束模型，须确保输入数据正确。利用射束数据测量系统采集的数据文件，经过处理后可直接为 TPS 所用。在输入前必须仔细检查数据文件的格式、文件名等，这些数据包括测量的方向、SSD、能量、射野大小、楔形板类型与方向、电离室类型和其他相关参数，以确保正确输入 TPS 中。

对于治疗计划，传输影像数据的工具是必需的。现在 CT 影像数据最常见的接收方式是通过网络以医疗数字成像和通信的格式接收，且必须转换成 TPS 的内部格式。其他传输的方法有胶片扫描仪或非标准格式连接的网络、光盘、优盘等，有些传输方式需要使用相关软件转换。对于手动输入患者轮廓和遮挡位置，必须有软件把数字转换器与 TPS 相连。治疗计划的拷贝输出通过软件控制，在传输至系统绘图之前，允许编排格式如缩放、影像或轮廓勾画、设计等。此外还应该能够将计划软件和患者的数据备份、归档、恢复和传输到大容量存储设备中。

（二）轮廓勾画和影像显示

基于影像的计划必须有一个轮廓勾画包，能够交互输入、编辑和显示身体轮廓、内部结构、挡块等要点信息。这些信息要以图形的形式显示出来，可以连同原始影像或不连同原始影像显示出来。可以是二维显示，能够选择平面，或三维模式，能够从轮廓提取要点信息的轮廓和体积。通常具有旋转、摇摆、放大和剪切影像的功能。

（三）射束输入和计算

通过解剖结构和射束的 BEV、医师方向观视（reaction equation vision，REV）交互式显示，辅助选择射束的位置和设计射野形状。射束修整器，包括楔形板、挡块、MLC 等，能够被选择和显示，其他的初始化参数，如计算网络、射束权重和算法的选择，都在此时设置。REV 直观地显示了机架与治疗床之间的空间关系，在治疗前检验计划的可行性，以避免机器碰撞患者的发生。BEV 通常与 DRR 一起用于评估肿瘤的覆盖率及挡块或MLC 形成射野的情况。

TPS 的核心是剂量计算软件，其内部的射束模型采用直接测量的数据，或取自用户射束的数据。算法将这些数据应用到特定的患者和计划几何结构中，算出特定的剂量分布，其运算速度取决于算法的复杂性和计算机速度。一些系统的计算精度和速度可以选择，粗略地检查结果可以使用低精度计算，这样可以快速得到结果；最后输出和审核，可以使用高精度计算，时间较长。有些系统支持多任务处理，在后台剂量计算的同时，可以执行其他任务，如其他患者的治疗计划设计。

（四）剂量显示

计算的剂量可以通过插值法显示在网格点之间，以得到等剂量线或等剂量面，在二维或三维影像中可以显示为不同的颜色。交互式的特点是允许对等剂量线和等剂量面，或影像进行选择和编辑，射束权重和计划归一也可以按要求修改。其他的数据直观显示法包括色彩涂层和沿某一选定线的剂量线剂量分布。

（五）计划评估工具

剂量体积直方图（dose volume histogram，DVH）自 20 世纪 70 年代起就已实际应用于放射治疗当中，并用于 3D CRT、IMRT、电子和重粒子治疗的常规评估和报告。简单来说，DVH 代表了目标靶区体积内的剂量体积关系，其表达的是吸收剂量分布的重要临床特征，如高吸收剂量、低吸收剂量或其他非均匀吸收剂量区域的存在，但这些区域通常难以根据常规等剂量线进行快速评估。

TPS 可计算靶区、危及器官等部位的 DVH，以评估治疗计划的适合性，并可对不同的治疗计划进行比较。DVH 可分为微分 DVH（differential DVH）和积分 DVH（cumulative DVH），微分 DVH 的纵轴代表接受了横轴所指示剂量的体积，积分 DVH 的纵轴代表接受了等于或大于横轴指示剂量的体积或百分体积。自然 DVH（natural DVH）在近距离放射治疗中更常用，通过固有的平方反比定律简化了 DVH 的显示。处理重叠结构时，TPS 可使用逻辑帮助定义体积。当某一体积的外扩边位于靶区周围时，TPS 可建立一个体积等于外扩边减去靶区的体积，再计算靶区周围这个虚拟体积的 DVH。

积分 DVH 是体积元素的直方图，该体积元素接受至少给定的吸收剂量，通常描述为绝对体积或相对于总组织体积接受至少给定的吸收剂量（D）。相对积分 DVH 线上每个点的表达式为式（3-67）。

$$\mathrm{DVH}_{\mathrm{relcum}}(D) = 1 - \frac{1}{V} \int_0^{D_{\max}} \frac{\mathrm{d}V(D)}{\mathrm{d}D} \mathrm{d}D \quad (3\text{-}67)$$

其中，V 是组织体积，$D_{\max}$ 是组织内最大体积，微分 DVH 定义为 $\mathrm{d}V(D)/\mathrm{d}D$，是吸收剂量（$D$）处单位吸收剂量额体积增量。

相对积分 DVH 乘以组织体积可得绝对积分 DVH。剂量体积直方图可用于确定某些值，如 D_{mean} 是指 50% 体积接受的吸收剂量。但 DVH 无法提供中位吸收剂量分布在体积内的哪个位置、吸收剂量分布的均匀性，但在一般情况下它都能为 PTV 吸收剂量值选择提供很好的参考信息。绘制相对积分 DVH 时，第一个确定的点位于水平线和垂直线的交点位置，这两条线分别代表 100% 体积和最小计算吸收剂量（$D_{\min}$）。按照惯例，水平线的起点是表示体积为 100% 吸收剂量为 0 的点，终点是直方图上的第一个确定点。DVH 曲线沿横坐标的最后一个点位于代表 0 体积的水平线与最大计算吸收剂量点（$D_{\max}$）的交点位置。最小吸收剂量和最大吸收剂量常因 100% 和 0 体积网格线而无法明确，这些网格线也使人们无法进行清晰的目测，确定结构内的低剂量区或高剂量区位置不可能仅仅依靠 DVH。

PTV 的平均吸收剂量等于沉积到 PTV 的能量除以 PTV 质量。因此，平均吸收剂量定义为式（3-68）。

$$D_{\mathrm{mean}} = \frac{1}{V} \int_0^{D_{\max}} D \frac{\mathrm{d}V(D)}{\mathrm{d}D} \mathrm{d}D \quad (3\text{-}68)$$

可见，中位 $D_{50\%}$ 和平均吸收剂量几乎相等。一些系统也提供生物模型计算肿瘤控制率（tumor control probability，TCP）和正常组织并发症发生率（normal tissue complication probability，NTCP），但在实际临床中不经常使用，因为这个模型仍不完善，在生物响应的评估上还有一定的局限性。但随着技术的进步，未来基于生物学效应模型的分布将更具有临床意义，有助于预测 TCP 和 NTCP。生物学效应模型能够估算指定器官的剂量反应，并有助于评估剂量分割和体积效应。

二、计算算法

在 CT 影像数据应用于 TPS 之前，不规则射野的剂量，是利用常规模拟机获得的治疗射野 BEV 胶片计算得到的。采用中心轴和线剂量分布（profile）数据集，使用 0 野的组织空气比（TAR）和计算深度处的散射空气比将射束原射线与散射线分开，通过 Clarkson 扇形积分法计算不规则射野内感兴趣点的剂量。现在的算法是将射线分为原射线和次级射线两部分，再分别进行处理。由射束形状和强度、患者几何结构和组织不均匀性造成的散射线改变，在计算剂量分布时会考虑进去。卷积算法就是此类算法之一，它是将介质中任意点的剂量表述为原射线和散射线剂量分布的叠加。此类算法使用叠加原理，考虑了患者或射束几何条件变化引起的原射线注量的改变和局部散射导致的能量分布改变。

蒙特卡罗或随机取样算法，追踪大量粒子的运动历程，包括粒子从辐射源发出后在患者体内和体外进行的多阶散射相互作用，以此精确计算剂量分布。蒙特卡罗技术考虑了每台加速器的几何结构、射野形成装置、患者不规则表面和密度非均匀等因素，能够准确模拟粒子相互作用的物理特性。为了得到可接受的统计结果，蒙特卡罗技术要求模拟大量粒子的历程。直到近些年，计算时间才缩短到可接受水平，几分钟就可以完成一个治疗计划的计算，该算法才真正应用于日常治疗计划设计。

笔形束算法通常用于电子束剂量计算，该算法将某一点的能量分布或剂量内核在模体内沿直线相加而获得笔形射束或剂量分布。通过对患者体表笔形束进行积分来计算原射线的强度改变，根据组织深度和密度的变化调整笔形束的形状，以得到剂量分布。

Milan-Bentley 模型用于计算辐射源发出的扇形、发散射线的剂量。剂量分布通过快速叠加数据库中事先测量的数据获得，这些数据包括中心轴 PDD 和束流截面强度分布，并以射野大小的函数形式保存。但也存在着一些不足，如需要测量大量的数据和无法完全模拟散射及电子运输情况。半经验剂量计算方法分别计算各点的原射线、散射线贡献。这类算法最初是以 Clarkson 扇形积分法为基础,现已进行了改进,结合了测量数据与基本物理公式,并针对半影、挡块穿透、均整块等引入了修正因子。三维积分法可以描述光子和电子整个传输历程,能够精确计算吸收能量的沉积,同时考虑了整个受照射体积的几何结构和成分的影响。

任何 TPS 的性能和计算质量都依赖于计划过程中不同步骤所使用的算法。一种算法是一套连续的指令,执行一套输入数据,然后将之转变成一套用户感兴趣的输出结果。治疗计划过程使用多种算法,最重要的算法是剂量计算算法,它能够计算出患者体内任意一点的剂量,同时考虑患者和射束的特点。因为剂量是从计划中每一个射束的贡献中算得的,而每一个射束的贡献是分配给定治疗时间或 MU 的一个结果,计算的所有要素都要精确执行。出于实际原因,剂量计算及剂量测量,通常分为两个主要部分:①相对剂量部分,基于归一化的整个剂量分布,且结合了射束的绝对剂量贡献;②绝对剂量部分,通常使用每一个射束选择的参考点及一些参考条件。因为最终目标是知道绝对剂量的分布,所以准确理解治疗时间或 MU 与计算的剂量分布之间的关系是很重要的。一些 TPS 允许直接计算治疗时间或 MU,作为 TPS 剂量计算算法的一部分,其他 TPS 也有单独的模块用于 MU 计算。另外,剂量分布可以表示成绝对剂量或剂量在某些归一化点的百分数。在许多情况中,至关重要的问题是清楚地理解射束归一化的原理,因为不同的 TPS 之间甚至同一个 TPS 不同的技术之间采用的原理是不同的。

剂量归一化和射束权重,因 TPS 不同而存在差异。归一点可定义到一个特定的点、射束中心轴的交点、层面或整个体积中的剂量最小或最大值处。归一点也可定义到某个体积中或与靶区、器官相关的一条等剂量线、最小或最大等剂量面上。射野权重则取决于所采用的技术,如 SSD、SAD 照射。通常,SSD 照射时,TPS 权重将 100% 值定义在每个射束最大剂量深度给定剂量处。SAD 照射,通常使用等中心类型的权重,射束的权重在等中心相加;或使用 TPR 权重,其 100% 射束权重形成的分布在患者体内等中心点的值等于射束 TPR 的总和。建议手工检查剂量分布、照

射时间或 MU 计算结果。由于很多治疗计划涉及复杂的射束照射,这些手工检查并不需要十分精确,只是作为一种粗略检查 TPS 计算误差的方法而已。

目前临床中的 IMRT 计划方法全部都是基于迭代优化方案,在优化的起始点,预先选择一组治疗参数是可变的,并且可以调节至最优值。首先,计算开始状态的三维剂量分布,此时治疗参数的值并不是最优的;然后,以目标函数的形式将整个三维剂量分布简化为单一的数值,目标函数的值表示当前的计划结果,以此可以得到按等级排列的不同计划。在数学形式上,治疗计划的优化过程相当于搜索最小值或最大值,这是通过优化算法的计算来实现的。当新的一组治疗参数被选择后,将作为优化过程下一次的迭代参数。通常,在两次连续的迭代运算之间,当目标函数的变化不超过某个特定的极值时,则优化将停止收敛操作。此时,治疗参数所得到的这组值将作为优化过程的结果,并用于对治疗计划的质量进行最终评估。

然而,除剂量算法之外,TPS 也使用大量的其他算法,以完成不同的任务需求。对 TPS 中使用的各种算法要有一定的了解,这样能够帮助我们理解特定算法的性能和限制,帮助临床开发质量保证(quality assurance,QA)程序及诊断 TPS 出现的问题。有多种途径可以了解 TPS 的算法,如已发表的文献、产品说明书、相关出版物、培训会议、用户交流会等。

三、治疗计划的质量评估和质量保证管理

在 TPS 验收并进行临床测试之后,应建立一个 TPS 的 QA 程序,以验证计算结果。TPS 的 QA 程序用于确认日常治疗相关数据的有效性,包括光子线、电子线和近距离等治疗。检测项目不仅包括验证物理数据的输出,也要验证最终 TPS 输出的 MU 或治疗时间。一些特殊治疗技术的 TPS 需要进行相应特定的检查。从机器的验收测试、临床测试到数据的获取与输入、患者特定剂量验证及治疗执行一系列过程,医学物理师必须能够将这些步骤总体连接起来,制订周全的 TPS QA,

以确保放射治疗的安全。

QA 包括要提供充分可信度所必需的计划和系统本身的所有特性，以证明该产品符合一定的质量要求。首先需要验证所有与治疗相关的数据，其目的是对测量或输入的数据与 TPS 产生的数据进行严格的比较，或将 TPS 数据与权威报告或论文进行对比。试运转测试应包括倾斜入射和非对称钨门等几何射野条件。射野衔接测试包括对相邻射野衔接和利用独立钨门衔接的射野测试，可以将 TPS 计算的结果与胶片或探测器阵列测量的结果进行对比。光子线和电子线旋转射束的计算结果应与测量或发表的数据比较，应特别注意旋转和弧形射束的权重和归一方法。为确保 CT 扫描数据与 TPS 文件的兼容性，必须进行文件转换测试。利用已知结构和密度的模体对图像数据传输进行检查，检查内容包括图像放大率、空间坐标和方向等。TPS 使用了大量数据，这使得对所有数据进行验证非常困难或不可能。对所有的 TPS，建议定期使用标准几何体模，检查剂量分布、照射时间或 MU 等参数。此外，必须对 DVH 的几何和计算精度进行验证。通过在模体中勾画球体、立方体等规则靶区的方法，来验证体积计算的精度。利用球体或立方体的单野剂量分布，来验证微分 DVH 和积分 DVH 计算。大部分 TPS 提供了优化程序，可产生复杂剂量分布的调强射束，通过抽查某些点的绝对计量，以及用胶片、探测器阵列、分析软件等验证剂量分布等特性，评估射束计算的准确性。

质量控制（quality control，QC）包括将测量的结果与现有标准进行比较这样一个过程，包含确定技术规范与技术规范相关的性能测量，对比测量结果与技术规范，如果测量结果在规范范围之外，则需进行调试和修正。测量或计算结果与期望值之间的偏差分为误差和错误两种。误差是可接受的而超过必须进行修正的范围，其选择依赖于参考数据造成的不确定度。不确定度越大，误差值也应该越大，可能取决于特定的应用或方案，也依赖于具体的临床情况。例如，立体定向放射治疗比姑息性放射治疗在剂量和几何精度上的允许误差要小得多，这是因为立体定向放射治疗中单次给予的剂量很高，且通常靠近放射敏感组织。而错误是指某一物理量因按照错误程序产

生的偏差。即使结果在误差允许的范围内，错误也可能产生。而错误的严重程度取决于结果与误差的近似程度，错误接近误差则严重程度相对较小，错误在误差范围之外则相对严重，是不能接受的。如果是系统错误，首先需考虑的是如何消除该错误，而某些时候即使我们知道系统错误存在，错误的消除可能也无法控制。

需考虑的剂量计算误差主要包括如下情况。

1. 测量和计算之间的差异 这些差异取决于射束中的位置和患者几何条件，剂量计算的精确性还依赖于算法、射束中的位置和患者的位置等。因此必须在理解的基础上分析偏差产生的原因。

2. 统计学分析对比计算和测量的偏差 基于单个点值的对比存在一定的误差，但是总接受程度的确定并不严格的以每点上的误差为基础，而是基于置信限值或其他类似的标准。例如，一些点可能未达到规定的误差范围，但是 95% 的点在误差范围内是可以接受的。

3. 误差和期望值 任何误差或期望值依赖于剂量计算算法的技术水平及考虑情形的类型。不同的用户使用相同类型的信息，却得出不同的期望值或误差。计算结果和测量之间的偏差可以表示为局部测量剂量的百分数，如式（3-69）所示。

$$\delta = 100 \times \frac{(D_{\text{calc}} - D_{\text{meas}})}{D_{\text{meas}}} \quad (3\text{-}69)$$

式中，δ 是百分数；D_{calc} 是在模体中特定点计算的剂量；D_{meas} 是在模体中相同点测量的剂量。

每一个开展放射治疗业务的单位必须设有一个 QA 委员会，其需对治疗计划进行质量管理，监督体系内所有的 QA 活动。委员会的成员包括物理师、剂量测量师、放射治疗技师和肿瘤放射治疗专家等。

此外，单位还需指定一个医学物理师负责机构中与 TPS 相关方面的工作，其需要承担工作如下：①全面监督 TPS 的使用。②维护和保障 TPS 及相关工作。③执行和（或）监督试运转过程。④全面了解硬件和软件的运行。⑤做好试运转期间、日常使用的日志维护。日志应该记录 TPS 的所有事件和改变，包括系统的历史记录、软件和硬件升级、QA 程序和档案、程序故障报告等。⑥射束数据库的管理。⑦针对医师和计划师的人员培训。⑧执行系统管理或监督计算机系统管理员的

操作，维护和修订 QA 程序。⑨与厂家保持交流和联系，尽可能参加用户交流会。

第五节　钴 –60 远距离治疗

自从 1950 年加拿大 H. E. Johns 发明了钴 –60（^{60}Co）系统，^{60}Co 系统得到了迅速发展和广泛应用。与超高压 X 射线机、加速器相比，^{60}Co 系统非常可靠，其程度远远高于现在的直线加速器，而且具有经济、结构简单、维护方便等优点。这些优点使得 ^{60}Co 远距离治疗机比其他放射治疗设备发展快，曾一度成为我国放射治疗的主要设备，且现在 ^{60}Co 远距离治疗机在我国的放射治疗设备中仍占据着重要的地位。

在自由空间中距离辐射源 100cm 处，加速器的剂量率可以达到 600cGy/min 甚至更高，高于 ^{60}Co 系统。^{60}Co 在核反应堆中只能产生 γ 射束：$^{59}_{27}Co + ^{1}_{0}n \rightarrow ^{60}_{27}Co + \gamma$，但不能产生电子束。半衰期是 5.26 年，每个月衰减约 1%。当利用剂量率计算出束照射时间时，应该至少每个月对剂量率更新 1 次。经验法则，^{60}Co 系统的剂量率每个月衰减约 1%。这个经验法则一定要谨慎使用，最多只适用几个月。例如，如果按照经验法则，50 个月后，^{60}Co 系统的剂量率应该减少 50%，但很明显这是错误的。^{60}Co 源采用双层不锈钢密封，具有多种形状，如实心圆柱体、小球或圆盘。监管机构常用实心圆柱体密封结构，因为小球容易被压碎而引发辐射安全问题。不锈钢圆柱采用双层密封焊接，可以有效避免泄漏。圆柱的直径一般为 1 ～ 2cm，由于源的尺寸较大，所以 ^{60}Co 系统的几何半影要比加速器大，射束能量低，没有加速器射束的穿透能力强。新的 ^{60}Co 源拥有很高的活度，可以达到 10^4Ci，对于这种源，在自由空间中，距离源 80cm 处的标称剂量率为 240cGy/min。现代使用的 ^{60}Co 系统，SAD 一般为 80cm，有些系统的 SAD 达到 100cm，与常规加速器的 SAD 相同。

射束关闭后，放射源存储于治疗头的屏蔽体中，在外部供电中断时，放射源也能自动退回到屏蔽体中。对于 ^{60}Co 系统，照射的剂量由计时器来确定，计时器的设置不一定和源启动的时间一致，因为射束开启时，源需要一定的时间才能运行到出束位置，治疗后，源退回到屏蔽体中也需

要一定的时间。计时器误差必须要设入到计时器中，才能得到射束启动的有效时间。注意：计时器误差可能是负值。计时器误差可以利用电离室测量照射量得到，计时器分别设置为 t 和 $2t$，t 通常是 1 分钟。用 Δ 表示计时器误差，实际照射量率用 $\dot{X}$ 表示，计时器设置为 t 时测量的照射量为 X_t，计时器设置为 $2t$ 时测量的照射量为 X_{2t}。计时器误差和实际的照射量率由测量结果确定。测量的照射量就是实际的照射量率乘以有效射束的时间，因此有式（3-70）。

$$X_t = \dot{X}(t + \Delta), X_{2t} = \dot{X}(2t + \Delta) \qquad (3-70)$$

式（3-70）中有两个未知数，解这个方程组，可得出未知数 Δ 的解，如式（3-71）所示。

$$\Delta = \left(\frac{2X_t - X_{2t}}{X_{2t} - X_t} \right) t \qquad (3-71)$$

计时器误差通常约为 0.01 分钟，如果计时器误差较大，就要从计算出的出束时间中减去这一误差值。计时器误差应该每月测量。正常情况下，计时器误差每个月不会变化，如果数值有明显变化，预示源可能要卡在开始或出束位置，应谨慎排查原因，避免卡源等紧急情况发生。

^{60}Co 系统的设备性能参数的质量控制须由使用单位的物理师定期测定，特别是在设备大修或更换气路系统部件、模拟灯、限束装置构件、源位限位装置构件、治疗机托盘等时尤其重要。现结合使用单位人员和测量设备的实际状况，对 ^{60}Co 系统主要性能参数的质量控制方法简要介绍如下。测量所使用的剂量仪、气温气压计、计时器须经国家计量部门校准，水箱刻度准确。按照国家相关标准的要求或在医院常规使用条件下进行测量。测量前必须检查并确保治疗床基座、治疗床旋转角度、回旋臂旋转角度、钴头旋转角度、准直器旋转角度都归位于 0°。

1. 机械同中心、标尺灯指示准确性检测不大于 4.0mm　用 2 块方形铅挡块重叠置于床面，两挡块间压 1 根直径小于 0.5mm 的细直钢丝，并使钢丝一端伸出足够长。钢丝顶端与光野"十"字中心重合，并平分近端"十"字线夹角。调整治疗床高度，使钢丝水平高度位于标尺灯指示的 SAD 高度。旋转治疗机回旋臂，记录各个角度钢丝顶点投影于"十"字线中心点的距离。利用

上述过程也可以校正机械同中心，即调整治疗床高度及钻头角度使回旋臂旋转到各个角度时，钢丝顶点都与"十"字线中心点重合并平分近端夹角。校正后将回旋臂角度复零，此时钢丝高度即为该机设计 SAD 高度，标尺灯所指示的 SSD 应与该机设计 SAD 一致，其偏差即为标尺灯指示偏差。

2. 激光定位仪指示偏差不大于 2.0mm　上述过程结束时，钢丝水平高度即治疗机设计 SAD 高度。激光定位线横纵方向应与准直器"十"字线重合，水平线应与设计 SAD 高度一致。

3. 准直器中心轴指示中心位置偏差不大于 2.0mm　打开模拟定位灯，在设计 SAD 高度的治疗床上放置一张刻度标示不大于 1mm 的坐标纸，选定某一点为中心点，旋转准直器并记录"十"字线中心投影与所选定坐标纸上参考点间的距离。

4. 有用线束空气比释动能率标称值与实测值偏差小于 10%　γ 源于照射位时，取最大照射野，将电离室探头置于有用线束方向距源 1m 处的射线束中心轴上，并使电离室纵轴垂直于有用线束入射方向，在距源 2m 以内无任何散射体的情况下进行测量和比较。

5. γ 源活度值（Bq）的估算　若上述测量结果照射量以伦琴（R）、时间以分钟（min）为单位、距离为 1m 时，测量结果也称为 RMM 值，并可以据此估算 ^{60}Co 源的现有活度值（Bq），计算式为（3-72）。

$$Bq = \frac{R \cdot min \cdot m \times 60}{1.32 \times (1-13\%)} \times 3.7 \times 10^{10} \quad (3-72)$$

若测量结果照射量以戈端（Gy）、时间以分钟（min）为单位、距离为 1m 时，活度估算采用式（3-73）。

$$\frac{Gy \cdot min \cdot m \times 0.873 \times 10^{-2} \times 60}{1.32 \times (1-13\%)} \times 3.7 \times 10^{10} \quad (3-73)$$

式中，0.873 为光子在空气中的传递因子。1.32 为距 1Ci ^{60}Co γ 源 1m 处的照射量率，单位为伦琴 / 小时（R/h）。13% 为 ^{60}Co γ 源的自吸收率。注意，因无法避免杂散射等原因，此估算结果较为粗略，与理论计算值有一定出入。

6. 计时器的走时误差不大于 1%　在相同的时间间隔内，以校准过的电子表为标准，使治疗机上计时器的走时与之比较，每次比对时间不少于

5 分钟，次数不少于 5 次。此项指标只针对利用机械计时器的治疗机。

7. 照射野内用线束的不对称性低于 5%　取常用源皮距和 10cm×10cm 的照射野，对中心点及以射野边界内推 1cm（即距中心点 4cm）的前、后、左、右 4 点进行测量，将所测值之差（前与后比、左与右比）最大者与中心点测量值比较。

8. 半影区宽度小于 10mm　取常用源皮距和 10cm×10cm 的照射野，在照射野四个方向分别按与中心点距离 4 ~ 6cm 处取等距离 5 个（4×5 个）检测点进行测量，同时测量射野中心点。将测量值在刻度不大于 1mm 的坐标纸上分别做出曲线图（横轴为距离、纵轴为测量值），将各个方向测量值与中心点测量值进行比较，计算出中心点 80% 和 20% 的值并标示于曲线图上，分别测量两点间投影于横轴的距离。

9. 灯光野与照射野边界偏差不大于 3mm　利用上述的测量及作图，对测量结果计算出中心点 50% 的值并标示于曲线图上，测量所标示点投影于横轴位置与距中心点 5cm 处之间的距离。

10. 临床剂量　有关临床剂量的测试项目，要求测试前对水和电离室进行室温平衡，并对测试结果进行气温、气压和刻度因子（cf）校准。为便于前后测试结果的比较，尽量选用相同的 SSD。将标准测试水箱置于治疗床上并保持水平，将电离室插入水箱中的电离室插孔，并使电离室探头位于射野中心，向水箱内加水至电离室平面位置以上 5cm 处，调整治疗床高度，使水面处于所要测量的 SSD（一般为设计 SAD）距离。将标有中心点及不同大小正方形射野的坐标纸置于水面，将坐标纸中心点对准射野中心后，分别测量各个照射野下的照射量率，然后考虑百分深度系数及空气中的转换因子计算出临床剂量。

11. 预置剂量与实测值的偏差不大于 5%　以 10cm×10cm 的照射野，加上托盘，其他方法同临床剂量进行测量，按目前使用的计算方法：10cm×10cm 照射野、组织下 5cm、带托盘情况下照射 100cGy 所需要的时间，以此时间作为测量时间，对实际测量值进行气温、气压校准，综合百分深度系数及空气中的转换因子计算，并与 100cGy 进行比较。

12. 托盘减弱系数　以 10cm×10cm 的照射

野，其他方法同临床剂量计算，分别测量带托盘和不带托盘情况下的值，以不带托盘测量值和带托盘测量值之差与不带托盘测量值进行比较。第10～12项的测量过程可以合并进行。

13.气路系统 必须保持运行正常，气压充足，气泵应自动工作，每天连续100次送源过程中无卡刹或中途停留现象。

14.门机、灯机联锁 正常，急停、紧急回源装置安全有效。

15.治疗床制动电磁铁 工作有效。

16.治疗床平整 治疗床平整，负重后下垂距离符合标准要求。

第六节 螺旋断层放射治疗系统

一、螺旋断层放疗系统的基本组成

螺旋断层放疗（Tomo Therapy）系统是一套完整的系统，它包括计划工作站、优化服务器、数据服务器和照射执行系统。图3-30是Tomo Therapy系统的框图。

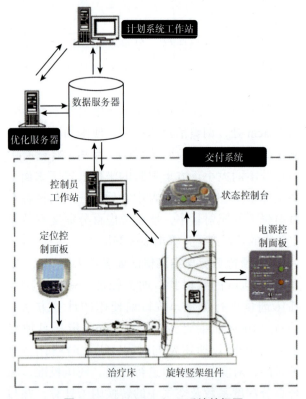

图3-30 Tomo Therapy系统的框图

二、Tomo Therapy治疗的照射原理

不同于传统加速器只从几个固定射野进行照射，Tomo Therapy设计为围绕患者螺旋照射。如图3-31所示，Tomo Therapy把6MV直线加速器安装在CT滑环机架（与诊断CT使用相同的技术）上，窄扇形射线照射野可以环绕机械等中心做360°连续旋转照射。机架旋转的同时，治疗床根据机架等中心进床，照射野射线围绕患者产生了一个螺旋形照射通量图。治疗过程中机架按照特定的恒速旋转，每旋转一圈就有51个方向的调制射野（机架每旋转7°算一个射野方向）。连续的螺旋照射方式解决了层与层衔接处的剂量不均匀问题。

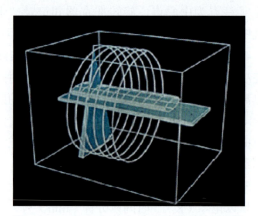

图3-31 Tomo Therapy窄扇形束照射示意图

在一个螺旋照射通量图中，Tomo Therapy有几万个子野。子野是射野的基本组成元素，而通常Tomo Therapy照射计划都会有几百个射野。一个子野就是通过一片多叶光栅在特定的机架角度调制的射线，子野宽度为0.625cm（叶片在等中心处的投影宽度），子野的长度则根据治疗计划决定（范围为0.5～5cm）。每个子野与相应叶片打开的时间成正比，都为总剂量分布做出最优化的贡献。Tomo Therapy使用几万个子野分布在360°的螺旋照射中，所以治疗不会受到特定照射角度的限制，也就是说Tomo Therapy可以选择任何角度对患者进行照射。而且更多的子野角度就意味着在设计治疗计划时有更多的调制能力，治疗精度也就更高，肿瘤剂量的适形度更好，正常组织发生并发症的风险更低。

举例说明子野的数量，假设有一个5cm长的圆柱体，直径为 5cm。选择 2.5cm 的照射野宽度，螺距设定为 0.2。这样一个治疗计划通常需要床运动 8cm，根据螺旋 0.2 得出需要机架旋转 16 次 [8cm/（2.5cm×0.2）=16]。机架每旋转 1 周就会有 51 个调制射野。每个调制射野由多叶光栅分成 64 个子野，但是只有中间 5cm 长的叶片开闭参与射线调制，5cm/0.625cm ≈ 9beamlets，其余叶片在照射过程中始终关闭。那么子野总数为 16×51×9 = 7344 个。

三、质量保证

螺旋断层放疗是一种高度动态的治疗技术，其精确性依赖于射线源、MLC、机架及治疗床的准确运行。当然，患者体内任何组织所受的总剂量应为该部位所受剂量率的时间积分，因而其值所依赖的因素如下：静态射线剂量检定；系统动态性；系统同步性；系统几何特性。其中静态射线输出与几何特性两者的组合类似于常规直线加速器实现对剂量分布的确定。而其动态和同步性与滑窗式 IMRT 及轴式断层治疗的类似性能具有一定相同之处。下面将对影响照射剂量的各种机械、剂量等系统因子予以归纳。

1. 静态射线因素　静态射线核心在于螺旋断层放疗系统剂量的检测。

（1）输出剂量：其在螺旋断层放疗 SAD 处 SSD、固定射野大小条件下随水中一定深度的剂量率而变化。

（2）输出因子：依赖于射野大小而改变。

（3）横向离轴曲线：水中一定深度所测量的横向离轴曲线。

（4）纵向离轴曲线：水中一定深度所测量的纵向离轴曲线。

（5）固定射野的剂量：随水中百分深度剂量而产生的深度剂量变化。

（6）启动时间响应：剂量输出启动时间及后续稳定性。

（7）机头散射的变化：患者治疗时对于可选择每一种初级准直器（Jaw）大小设置，通过建立独立输出因子模型来考虑射野大小条件下机头散射的变化。

（8）模体散射的变化：通过计划系统基于卷积剂量算法来处理照射野区域内模体散射的变化。

（9）凸凹（TG）效应：影响剂量输出的其他重要因子就是凸凹（TG）效应。

这些因素有一些不同于常规直线加速器的等效因素。第一，螺旋断层放疗系统不是基于 MU 来实现工作的系统，而其运行更多类似于钴治疗机。因此上述第（1）项中输出剂量是根据参考剂量率来对剂量进行校准的，与常规加速器 1cGy/MU 相比较采用的是测量 cGy/min 单位。

第二，螺旋断层放疗系统未采用射线均整器，因而其机头散射线剂量低于常规直线加速器机头。这将允许其输出因子随射野大小而变化，分上述第（7）至第（9）项三个阶段，足够建立起射线模型。假如许多相邻叶片同时打开，与只有一叶片或相邻几叶片打开时状态相比而言，每叶片开启注量增加。机器验收时通过测量的 TG 校准因子与叶片计划开启次数进行相乘，通过计划系统来实现校准。对于每一叶片，这些 TG 因子是特定的；当只开启单一叶片时通过测量每叶片注量来确定；然后将该值与当叶片加邻近或其邻近叶片同时开启时所测量值进行比较。

第三，从横向曲线形状中可表达初级射线向前的峰形射线形状，而主要通过 Jaw 准直器的开度及其半影宽度来确定出 Y 方向的曲线形状（图 3-32）。历史上，常规加速器治疗所产生射线应均匀平坦且具有较好对称性，以实现其非调制宽射线的照射。然而，对于螺旋断层放疗系统而言，这种限制显得没有必要；由于螺旋断层放疗系统采用 MLC 来实现横向离轴曲线的调制，而通过螺旋照射方式扫描出静态 Y 轴曲线。这样，离轴剂量分布的传统测量如平坦度和对称性就变得相关性不强了。当然，重要的是，验收时测量出离轴曲线形状，并通过精确反映出治疗时机器的性能，进而在螺旋断层放疗计划系统建立出其射线模型。当治疗患者采用粗略位于螺旋断层放疗孔中心的中线进行摆位时，而靶区偏离中线，正如偏离靶区的剂量照射将很大程度上依赖于横向曲线形状，这一点显得特别重要。

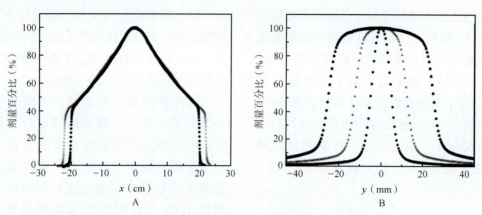

图 3-32　射线分布情况

A. 射野 40cm×2.5cm、SSD=85cm 条件下水中 1.5cm（●）及 10cm（○）深度的横向曲线分布情况；B. 水中 10cm 处测量 40cm×1cm（●）、40cm×2.5cm（○）、40cm×5cm（△）射野条件下沿螺旋断层放疗系统中心轴 Y 方向曲线分布情况，均归一至射线中心轴位置

第四，因螺旋断层放疗系统源轴距减小，深度剂量百分比变化一般比常规加速器 6MV 变化要大。最后，剂量输出启动时间就是指从直线加速器脉冲的产生到其输出剂量到达平稳值点（图 3-33A）之间的时间间隔。为了治疗患者前保持剂量率稳定，直线加速器脉冲形成后一定时间内保持 MLC 处于关闭状态；很明显这段时间应该至少大于剂量输出启动时间。在射线启动后，治疗过程（典型为几分钟）中射线稳定对于实现精确剂量照射而言显得至关重要；因此，通过联锁系统来监视，假如在 1 秒和 5 秒内平均输出剂量偏离参考剂量分别超过 50% 或 5%，则中断治疗。实际上，一般稳定性总体要好于这种情况。图 3-33B 显示了螺旋照射中采用 12 秒机架旋转所收集的脉冲输出剂量数据。除了因每脉冲输出稍微依赖于机架角度而会出现一点小周期变化外，剂量输出是非常稳定的。

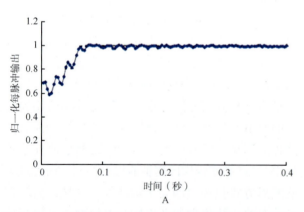
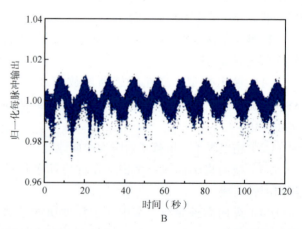

图 3-33　A. 螺旋断层放疗机头内剂量监测电离室随脉冲信号所测量到射线输出的启动特性情况；**B.** 螺旋断层放疗采用机架旋转周期 12 秒实现螺旋照射 2 分钟收集到脉冲数据分布

2. 系统动态特性　首先，患者集中照射靶区内点总剂量值随螺旋断层放疗扇形束中照射时间长度呈线性关系。对于从这样机架大范围角度所投照的点而言，其时间所依赖的动态因素如下。

（1）射野宽度：Y 方向上射野宽度（通过 Jaw 定义而得）。

（2）床速：床在运行过程中移动的速度。

（3）叶片的响应因子：叶片处于打开时实际时间分次（设定分次乘以其响应因子）。

射野宽度既包含几何因子（影响治疗高剂量区的纵向边界）又包含动态因子。当治疗床上患者穿过治疗射线时，射线中患者靶区点照射时间与射野宽度呈正比关系，而与床速成反比。这一点也验证了滑窗式 IMRT 技术中射野点剂量与照射时间内窗宽、叶片速度依赖性关系。

对于照射剂量对上述因素依赖程度，其他地方将作更进一步阐述。采用带底座的圆柱形模体并与螺旋断层放疗系统进行轴向对齐，在所有叶片均打开情况下采用螺旋照射。如没有每投影时间的一些固定分次，则通过考虑打开所有叶片的含义，无须引入任何射线调制可实现将分段叶片开启时间考虑到剂量体系内。照射剂量大小与实际分次叶片开启时间呈线性关系，这不同于预设叶片打开时间；原因是叶片存在一定的延迟效应，即叶片有限的开/关时间（对螺旋断层放疗系统而言约20毫秒），且存在轻微的电动控制延迟。因此，利用两阶段之间处理过程，通过螺旋断层计划软件计算出预设叶片打开时间。最初，通过计划优化服务器计算出实际开启时间，然后通过软件经验上利用响应时间来校正这些时间，从而实现预设叶片开启时间以满足所需强度分布照射。

当叶片作为分次预设开启时间和投照时间的函数进行打开时，通过验收中测量其扣除本底影响来确定延迟响应时间的校正。将测量分次预设开启时间的信号除以100%叶片开启时间信号，从而得出其相应的实际叶片分次打开时间，如式（3-74）所示。

预设分次打开时间 $= \tau_p \times$ 实际分次打开时间 $+c(\tau_p)$

$$\text{（3-74）}$$

其中，τ_p 为投照时间，其值通过不同叶片所测量曲线的平均值拟合得到。通过式（3-74）应用于计划软件中，从而实现计算值转换成预设打开时间。随着投照时间降低，延迟响应得到了增加；叶片开/关时间组成了最短投照时间内重要部分。因此，测量出延迟响应时间数据，并对几个不同投照时间进行拟合。通过响应数据拟合之间的插值来获得实际应用于治疗计划的校正，而响应数据则需依据最接近于计划的投照时间来获取。

3. 系统的同步性 如需将照射剂量与计划中剂量分布相吻合，则除了上述控制因素外，照射中几种要素需与机架角度实现同步，特别是：

（1）叶片的打开：关于照射剂量分布的影响因素如图3-34所示，描述了离轴的治疗靶区情况。为了射野中持续地实现对靶区的照射，叶片打开模式需随机架角度而进行变化，否则剂量将照射到不正确位置。因此，螺旋断层放疗系统通过"标记栅"式专利技术来随机架角度来锁定叶片的打开，该专利技术触发了旋转周中每一角度所反馈的一定数目控制脉冲。通过机架旋转提供出总角度的测量方法。

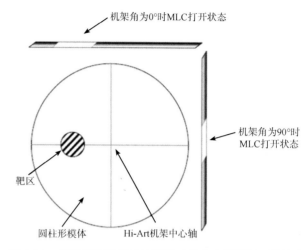

图 3-34 螺旋断层放疗系统照射对其中心轴圆柱形模体内偏离中心靶区示意图

（2）直线加速器的脉冲调制：采用宽松螺距比（如大于1），考虑通过螺旋照射来产生目前的剂量分布。从所有角度上来实现对靶区照射，持续包含高剂量区。然而，在靶区侧向边界外缘，剂量分布形成一种类似于螺旋梯的形状，通过射线照射持续的特性而变得平滑。一般而言，采用小于1的更为紧凑螺距来实现螺旋断层治疗，这样靶区外剂量分布显得更为收缩些，以至于梯状剂量分布形成相互叠加。射线歧离将增加剂量分布变化，从而靶区内会出现一些细线式剂量扰动。

假如直线加速器以固定脉冲重复频率进行工作，而机架旋转速度因其不平衡性会随角度而存在微小变化，那么靶区外在外围螺旋周围的剂量水平也将随角度而会发生轻微变化。由于接受剂量将约正比于射线中照射时间，这就意味着，靶区边界外射线照射时间依赖于机架的旋转速度。事实上，通过"标记栅"专利技术也实现了直线加速器的脉冲调制与机架旋转紧密结合，保证了机架旋转中每一角度上输出剂量的稳定性，从而消除了不正确角度剂量的偏差。

（3）床的驱动：螺旋断层放疗系统中治疗床速并没有与机架旋转角度相关联。目前足够独立地予以了考虑床和机架转速并给予调控，从而实现了其足够同步。事实上，相对于旋转速度而言由于螺旋断层放疗系统机架旋转允许误差为 2%，则有可能导致床的计划和实际速度之间的轻微差异。至少开始时，床采用精确的校准可以获得更好的精度。这样的差异将导致小剂量照射偏差的产生：速度偏差 2% 将导致计划靶区长度的 98% ～ 102% 在治疗中接受照射，从而导致高剂量区长度 ±2% 不准确性的产生，等效于在 10cm 长靶区末端边界上有 ±2mm 的不确定区域，并接受了靶区剂量的照射。这些偏差可以或将通过实现床与机架的联动驱动而予以消除。同样的道理，假如床和机架实现了严格同步，则通过计划系统将正确地计算出靶区螺纹效应和外围螺旋的形状，否则将会出现一定扭曲的强度分布。

假设床与机架平均速度之间实现有效匹配，床速保持恒定，当机架速度随其角度发生微小变化时，靶区剂量分布区则将会在 Y 方向上导致小波纹的产生。由于每个角度的剂量输出（即直线加速器脉冲数）保持恒定，这种剂量变化将存在；而机架速度的变化导致了每秒脉冲数的波动。另外数据表明，对于典型螺距比为 0.4，机架速度 ±1% 的变化将导致靶剂量分布 Y 方向形成 ±0.1% 的波动。通过直线加速器每脉冲剂量输出的旋转变化，将会产生一种几乎同样的效应；对于螺距比值 0.4 而言，每脉冲剂量输出旋转变化 ±1% 也将导致 ±0.1% 波纹的产生。

4. 系统的几何特性 假如需要实现精确射线剂量照射、系统动态和同步性，倘若机器几何创建与计划系统所建立几何模型相匹配，利用螺旋断层放疗系统将精确地照射出计划剂量分布。Balog 等文献已就螺旋断层放疗许多创新性的几何检测给予了描述。其中测试包括：

（1）Y 方向射野中心验证：检查射线平面是否与机架旋转平面产生歧离。

（2）准直器扭曲性检测：检查初级准直器（Jaw）是否与机架平面对齐。

（3）MLC 扭曲性测试：检查叶片是否与机架平面相垂直。

（4）MLC 中心调整及对准：通过确定中心侧第 32 和第 33 叶片投影来进行评估。

通过依次打开相邻叶片在射线横向曲线中所产生 TG 效应，沿射野中心应基本呈对称分布。

这些检查大部分模拟了常规直线加速器准直器对称性及其准直器旋转角度来实现的。额外需测量的几何因子还包括：

（5）等中心稳定性测量：随机架旋转的等中心稳定性测量。

（6）机架角度：精确性验证。

（7）准直器：打开到位精度（确保了靶区纵向边界的精确性）。

（8）激光灯：到位精度，检查虚拟等中心激光灯与机器中心轴相对齐。

（9）治疗床水平度：治疗床水平度检测。

（10）床运动距离精度：在 $-Y$ 和 $-Z$（垂直）方向床运动距离精度检查。

（11）床运动方向精度检测：验证床 Y 轴运动方向垂直于机架旋转平面，且左右移动不伴随着 Z 轴方向的运动。

尽管存在一些不同之处，螺旋断层放疗几何结构在模拟常规加速器类似方法上影响了治疗的射线照射。首先，射线等中心位于螺旋断层放疗机架孔内。由于激光灯和患者在那里实现摆位均不太现实，因而也类似于 CT 模拟机激光灯的使用，激光灯沿着射线中心 Y 轴方向外 70cm 固定距离处设定虚拟等中心点。患者在虚拟等中心处进行摆位，然后运用床的运动将患者移动到射线中心。

另外，精确的床驱动螺旋断层放疗系统也许比常规放疗具有更为严格的要求。传统治疗中将激光灯对齐皮肤标记后床运动一般将相当有限，而断层放疗中存在将患者从虚拟等中心移动到实际等中心的基本床运动，以及紧接着靶区长度范围内床的更进一步驱动。从虚拟等中心到实际等中心对床进行固有的不精确性测试；可通过获取治疗前 MVCT 断层扫描图像检测患者摆位来频繁进行校准。然而，在床运动范围内小偏差和靶区长度范围内床移动过程的方向确定了剂量照射的几何精度，例如在 $X-Y$ 平面形成 1° 的偏差，将导致 10cm 长靶区纵向边界上形成 ±1mm 的横向偏移。

第七节　全身照射

全身照射（total body irradiation，TBI）是一种特殊的放疗技术，可以对患者的全身实施相对均匀的剂量照射，其剂量差异在 ±10% 以内。高能光子线包括 ^{60}Co 射线或高能 X 射线，常被用来进行 TBI 治疗。TBI 治疗有多种手段，包括：半身照射，其总剂量为 8Gy，对上半身或下半身实施单次照射；全淋巴结照射，总剂量为 40Gy，分 20 次照射；对个别器官进行部分或全部遮挡的全身照射，其包括高剂量 TBI（总剂量为 12Gy，可单次或分 6 次照射）和低剂量 TBI（总剂量为 1.5Gy，分 10～15 次照射）。

当前，TBI 技术主要治疗方式有两种，一种是静态 TBI，另一种为动态 TBI。TBI 可以使用专用的辐照设备进行，但更常见的方法是在现有的高能治疗设备基础上进行改进，主要有以下几种方法：①延长源皮距（SSD）的方式，患者可以站立位或仰卧位的方式接受照射治疗；②移去 ^{60}Co 治疗机的准直器，在标准 SSD 条件下治疗，这种情况下源到地的距离为 250cm，患者先后仰卧位和俯卧位在地板的床垫上接受对穿野的照射治疗；③采用射野平移的方式进行治疗，在治疗中患者平移通过静态射野；④采用扫描照射方法进行治疗，使用动态射野扫描照射静止的患者。前两种属于静态 TBI，需使用 70cm×200cm 的足够大的照射野覆盖全身，治疗过程中射野和患者均保持静止。后两种属于动态 TBI，可使用相对小的照射野进行照射，过程中将患者在静态射野中平移，或使用动态射野扫描静止的患者。通常 TBI 采用相同权重的对穿野照射，在两个射野间切换体位。

确定了 TBI 使用的治疗设备和照射方法后，需要对整个 TBI 过程进行全面的临床测试。TBI 所需的基本剂量学数据与常规放疗相同，包括绝对剂量校准、PDD 和束流截面强度分布的测定。所不同的是，这些剂量学参数必须在特定的 TBI 摆位条件下获取，以保证 TBI 照射剂量学的准确性和可靠性。TBI 大野剂量学测定时可能会遇到一些常规放疗没有的问题，这些问题主要涉及测量用的模体和剂量仪器。与常规标准放疗相比，TBI 所使用的模体通常比 TBI 射野要小很多，更小于人体体积。这会导致模体中的散射情况与实际情况不一致，从而影响输出量和 PDD，这两者在计算剂量或 MU 时会使用。TBI 剂量学数据的准确性受电离室测量的影响。由于使用非常大的照射野，从而导致更多的电离室电缆被包括在射野内，

致使电离室漏电增加。尤其是在 TBI 低剂量率条件下，电离室的漏电流和饱和特点会对剂量测量的准确性产生更多不利的影响。获取特定 TBI 技术的剂量学数据后，在临床开展 TBI 照射前需要进行多次模拟测试，验证 TBI 治疗的剂量学准确性。

TBI 是一种十分复杂的治疗技术，需要精心地计划设计、准确地定位和保护危及器官，严格的执行质量保证规范。TBI 质量保证规范可以分为三类。

1. 基本质量保证　主要用于对 TBI 治疗计划设计和照射的各种设备进行检测。除了需要常规检查 TBI 照射用的 ^{60}Co 治疗机或加速器外，还需要对提供肺及其他重要器官几何形状和组织密度数据的 CT 机、用以计算肺组织吸收剂量的 TPS 进行相应的检测。

2. 治疗前质量保证　主要是针对治疗前各种设备的校准，以及 TBI 设备和治疗室的准备情况。治疗前质量保证需将治疗设备，尤其是一些特殊的 TBI 治疗部件如均整器或补偿器放置到位，还需保证用于验证处方剂量点剂量或检测肺部受量的各种剂量仪正常运行。

3. 治疗过程中质量保证　与外照射相同，TBI 对剂量的精确性有严格的规定。在开展 TBI 的医疗机构，有必要在治疗中或首次治疗结束后利用实时剂量测量系统验证患者体内的实际吸收剂量。

第八节　术中放射治疗

术中放射治疗（intra-operative radiation therapy，IORT）是一项特殊的放射治疗技术，是指经手术切除肿瘤病灶之后，借助手术暴露不能切除的病灶，对术后瘤床、残存灶、淋巴引流区或原发病灶，在直视下进行大剂量照射以杀灭肿瘤组织，达到治疗效果的方法。可见，IORT 技术整合了外科手术和放射治疗两大传统的肿瘤治疗手段。这种方法在 20 世纪 60 年代由 Abe 首次成功应用于临床，当时的术中放射治疗是利用常规直线加速器，这需要将已经在手术中的患者转移至放射治疗科接受术中放射治疗，这一过程对麻醉技术、患者体位、手术时间控制、无菌环境的保证等提出严格要求，极大地增加了手术风险。之后日本学者于 1973 年将电子感应加速器产生的电子束应用于术中放射

治疗中，使身体任何部位的恶性肿瘤能够获得足够的剂量，且其电子辐射的能量可调节，并具有一定组织深度后剂量迅速下降的物理学特点，可使肿瘤下面的正常组织免受过多的辐射，以保证正常组织和器官。直至 1997 年，世界首台移动式术中放射治疗加速器在美国加利福尼亚大学投入使用。虽然 IORT 治疗已经有了较长的历史，而该技术目前仍然处于发展阶段，在许多部位肿瘤治疗中的作用仍有待进一步确定。

IORT 主要应用于胰腺癌、肝癌、结直肠癌、乳腺癌、肺癌及胃癌等恶性肿瘤的治疗。手术切除大体积肿瘤时，可能会有一部分无法切除，IORT 可以很大程度上提高局部控制率，所以该技术通常作为肿瘤综合治疗的一部分，与其他治疗手段相结合，如化学治疗和体外放射治疗。所以，IORT 在靶区定位精确、实施的最佳时期、避免照射正常组织、减少不良反应方面有着很大的优势。

现在市场上有三家公司生产术中放射治疗的设备，分别是美国 Intraop 公司、美国 Zeiss 公司和日本筑友公司联合意大利国家核物理技术研究所 Hitesys。接下来会对以上三家企业生产的术中放射治疗设备一一介绍。

美国 Intraop 公司在 20 世纪末推出了一种术中放射治疗专用电子直线加速器 Mobetron 系统。该设备由 3 部分组成：①调制单元，包括加速器本地控制系统和电源系统，该部分用于机器维护调试状态下的出束控制和剂量率调节。术中放射治疗时，调制单元置于手术室相邻的加速器机房内，提供后台维护支持。②控制单元，包括加速器远程操作控制系统和射野监控系统，主要用于实际治疗时的出束控制和监控治疗射野的情况。控制单元则推至手术室外的安全距离处，进行出束控制和监视。以上两个单元部分通常安置于手术治疗室外，这样可减少物理师或工程师受照剂量。③治疗单元，即射线发生主机装置，包括治疗头、真空系统、冷却系统、驱动系统等，是放射治疗的实施装置。治疗单元采用 C 形臂设计，治疗头安装在 C 形臂上，在电机驱动下治疗机头能够沿 C 形臂做等中心旋转，包括左右旋转 ±45°，前后倾斜 ±30°，最高旋转速度为 0.75°/s，上下方向可垂直升降 30cm，整个底盘可以做前后左右 10cm 平移，移动速度最高为 2mm/s，激光软到位

的操作即通过这些部位方向运动完成。在治疗机头的下方安装有联动功能的射线阻挡装置（beam stopper），使射线污染和散射降到一个很低的水平，以减少下方射线穿射和降低防护要求。治疗头配有 45 个圆形合金材质的限光筒，直径为 3 ～ 10cm，端面倾角分别为 0°、15°、30°；1 套 10cm 的 QA 限光筒和适配器，1 套电离室模块，共 8 个，分别对应不同能量的 D_{max} 和 D_{50}；1 套大小与限光筒尺寸相对应的 0.5cm 和 1cm 厚的组织补偿器，用于提高表面剂量；消毒隔离帽等附件。此外，治疗头可根据用户需要选配 1 个 9cm×12cm 的椭圆形筒和 1 个 8cm×15cm 的矩形筒。治疗时，首先将限光筒置于患者需要照射的部位，通过适配器将其固定在手术床上，接着移动治疗机头或手术床，打开激光进行治疗定位，最后在控制单元上启动治疗。

Mobetron 系统的技术特点：①与常规直线加速器相比，它采用更高频率的 X 波段高频磁控管（10GHz），加速管的尺寸和重量都大大降低。治疗机头整个治疗单元重量仅为 1.26 吨，可以在手术室内自由移动。② X 波段驻波加速器，工作频率为 9.3GHz，工作于电子束辐射模式，束流负载轻，所产生的辐射泄漏低。③磁控管功率分配在 2 个加速管之间，1/3 磁控管功率进入第一段加速管，可产生 4MeV 能量的电子束；通过功率分配器改变进入第二段加速管的功率，可产生 6MeV、9MeV、12MeV 能量的电子束；输出剂量率为 1000cGy/min，标称源皮距为 50cm。④采用直接出束方式，治疗机头无偏转磁铁。⑤采用两段式加速管，保证 RF 功率能被束流充分吸收，减少了沿加速管的杂散辐射。⑥自配防护板，不需要加装放射防护屏蔽。⑦整机为移动式，可多个手术室使用。⑧治疗机头有加速管、磁控管、功率分配器的四端环流器、脉冲变压器、水负载等，并配有专用物理质量保证监测器，保证治疗安全，也可用胶片或电离室验证。⑨体腔限束器可通过特殊设计的固定夹保持照射位置稳定。

治疗前须测量一套详细反映射线性质的物理数据。测量工具包括测量限光筒底座、所有限光筒、三维水箱、电离室、气压计、温度计、剂量仪及相关的测量分析软件。测量内容包括每个限光筒 4 种能量的 PDD、离轴比、野因子。由于 Mobetron

系统加速器的机头下方是 Beam stopper，不能直接放置三维水箱，因而将特制的木质矮桌子置于 Beam stopper 上方，再将水箱放置在桌子上进行测量。测量时限光筒底面与水面相切。当测量 30° 斜面限光筒时，要保证有较高的水位，以防止机架与三维水箱侧壁发生碰撞。测量受环境、温度、气压和水位等影响，尽可能较短时间内一次性完成。Mobetron 系统的日常 QA：系统安全与功能 QA 主要分为安全联锁、机械系统和仪表参数检查。仪表参数实际值与其标准值比较，变化范围应在 5% 以内。4 档能量电子束先进行出束预热，然后使用剂量测量设备测量每档能量的 D_{50} 和 D_{max}（对温度和气压修正，剂量率为 1000cGy/min，出束 200MU）。能量指标 $E=D_{50}/D_{max}$，代表百分深度剂量曲线变化，偏差要求不超过 2mm。输出剂量误差 $\Delta=(D_{max}-D_{reference})/D_{reference}\times100\%$，其中，$D_{reference}$ 是装机验收时限光筒各档能量在最大剂量深度处的剂量，偏差要求小于 3%。

美国 Zeiss 公司推出了 Intrabeam 术中放射治疗系统，其通过微型加速器将电子束加速，通过 3mm 的漂移管后轰击 1μm 厚的金靶产生 50kV 的 X 射线，以低能量、高能量 X 射线直线照射肿瘤或瘤床。该微型加速器经特殊设计，可以在针尖处产生一个独特的球形剂量分布。Intrabeam 术中放射治疗系统主要由机械臂系统、微型 X 射线源、推车及各种型号的释用器等组成。机械臂系统具有很高的可靠性和灵活性，可在任何手术室使用。电磁制动装置将 X 射线源锁定于治疗位置上，准确度达到毫米级。机械臂重 275kg，折叠时宽、高、长的尺寸为 740mm×1940mm×1500mm，额定电压为 100V、115V、230V。

微型 X 射线源发射出低能量 X 射线（最高 50kV），呈各向同性分布，均匀照射靶区。微型加速器重 1.6kg，宽、高、长尺寸为 70mm×175mm×110mm，可以从机械臂系统中快递拆除。微型加速器主要由实时射线监控器、阴离子发射枪、加速装置、电子束偏转装置、金靶等组成。Intrabeam 推车让系统设备可在手术室内外方便移动。车上配备一套质量控制设备，包括剂量计及检测软件，可以直接在推车上进行质量控制工作，重 95kg，宽、高、长尺寸为 900mm×1690mm×600mm，额定电压 230V。Trabeam 配备多种型号

的施用器，以满足不同肿瘤的需要。球形施用器用于瘤床照射，如乳腺癌患者保乳手术治疗中，球形施用器直径为 1.5～5.0cm，可根据肿瘤病灶大小选择合适尺寸的施用器。球形施用器进行消毒后，可重复使用。针形施用器用于肿瘤间质照射，如脊柱转移瘤治疗。Intrabeam 针形施用器一次性使用，直径为 4mm。平板施用器在距施用器表面 5mm 处产生平面射野，用于治疗肿瘤手术中显露的平面切缘，如胃肠道手术等。平板施用器进行消毒后，可重复使用。表面施用器能够产生平面射野，用于体表肿瘤的治疗，如皮肤癌。管状施用器可用于阴道壁肿瘤照射，它由管状施用器及其内置的探头保护套组成。探头保护套包绕着微型加速器的针尖，驻留步进系统使保护套精确定位于管状施用器。探头尖端能手动定位，并产生一个均匀的、用户自定义长度的圆柱形剂量分布。

意大利国家核物理技术研究所 Hitesys 与日本筑友公司联合研制了一种专门用于手术室中的术中放射治疗电子直线加速器 Novac7。它的设计特点包括：①采用 2.6MW RF 功率，π/2 模驻波加速器；②加速器安装在机械臂上，操作简单、灵活，适用于各个角度照射，其能更加接近靶区，防止射线泄漏；③高压脉冲调制（约 80kg）单独放在机架外，大大减轻了治疗机头的重量，治疗机头只有 40kg；④采用先进的光学定位系统，保证肿瘤照射精准；⑤采用电子束扫描技术照射，满足不同形状、不同剂量、不同能量治疗的需要；⑥按设计的治疗方案，计算机自动控制照射范围、剂量、形状，并能自动纠错，保证准确执行治疗计划。Novac7 的辐射类型为电子束，能量范围为 3～10MeV，剂量率为 1000cGy/min，辐射野直径范围为 0.2～2cm，90% 剂量深度范围为 1～2.5cm。

第九节 放射治疗中的影像设备与应用

一、CT 模 拟 机

CT 模拟定位系统是将 CT 扫描机、计算机化的模拟定位系统和三维治疗计划系统通过数据传

输系统进行网络连接，实现 CT 扫描、CT 数据获取、三维重建、靶区定位、虚拟模拟、治疗计划等过程。随着 CT 扫描机的技术进步，计算机三维图像重建技术及虚拟技术的兴起和广泛应用，CT 模拟定位技术进入了实际应用的时代。CT 模拟定位系统使放射治疗真正做到精确设计和准确定位，做出最佳的照射方案并加以实施，因而有可能使某些肿瘤的控制率得以提高。目前，CT 模拟定位系统已逐步替代常规 X 射线模拟定位机成为立体定向放射治疗、适形放射治疗甚至调强放射治疗必不可少的设备。CT 模拟定位系统经历了三个阶段的发展。

第一阶段是在诊断 CT 机的凹形诊断床上铺设平板，按照放射治疗体位固定患者进行 CT 扫描，再将扫描影像用不同方法（胶片、磁/光盘或专用数据线）传送到放射治疗计划系统中进行治疗计划设计。这种方法由于没有立体定向装置，只能得到靶区和危及器官组织中心的层面粗略坐标，其左右、前后坐标还需由常规放射治疗模拟机获取。受两次模拟摆位的不完全重复性及常规放射治疗模拟机和诊断 CT 机激光指示不同的限制，靶区和危及器官组织中心坐标不够准确。

第二阶段是把诊断 CT 机、精密活动激光指示器和具有数字重建射线影像（digitally reconstructed radiograph，DRR）功能的三维放射治疗计划系统（3D-TPS）结合起来。将诊断 CT 机的凹形诊断床面换为模拟放射治疗用的平板床面，与治疗室一样在两侧墙壁和顶壁上安装激光指示器。激光指示器能够对准、指示治疗机射束旋转中心，其十字中心受计算机控制能够上下、左右、前后移动，全方位地在 CT 影像中指示靶区中心。CT 扫描影像经过局域网传送到 3D-TPS，TPS 根据放射治疗部位在 CT 机中设定扫描条件，建立对应的 CT 值电子密度数据库，进一步提高放射治疗剂量及其分布的计算精度。3D-TPS 利用三维 CT 断层影像计算靶区和危及器官体积和精确的放射治疗剂量及其分布，得到靶区和危及器官的剂量体积直方图。这套 CT 模拟系统较为经济实用，有利于治疗后观察和及时修改计划。但它使用的 CT 机毕竟是为诊断设计的，70cm 孔径尺寸使有些放射治疗体位（如乳腺照射）受到限制，观察肺呼吸给靶区照射带来的影响尚不及常规放射治疗模拟机简便，

也无法消除肺呼吸对靶区边缘剂量的不确定性。

第三阶段是专门为放射治疗模拟制造的 CT 模拟机问世。专用 CT 模拟机具以下显著优点：① CT 机孔径尺寸扩大到 85cm 以上，X 射线球管热容量提高到 5MHU 以上，散热率也增加到 0.55MHU/min 以上，能满足乳腺照射及其他特殊体位的需求。②扫描视野（scan field of view，SFOV）加大至 60cm，重建视野加大至 70cm，宽大视野对肥胖患者选择入射角更自如，剂量计算更准确。③采用多排探测器螺旋扫描，快速连续扫描不仅减少了呼吸伪影，更重要的是为门控放射治疗创造了条件。④增加了虚拟模拟工作站，图像重建获得"三维假体"（virtual patient），形成数字重建射线影像 DRR，还能显示数字重组射线影像（digitally composite radiograph，DCR），可去除某些相互叠加的组织结构，使医师能够更好地观察所感兴趣的器官。能够自动重建器官及身体立体轮廓并可任意旋转、平移、缩放，患者离开后也可虚拟模拟。有的工作站还具备三维治疗计划系统功能。⑤ CT 扫描床为平板型治疗床，承重刚度大，200kg 身体在扫描/治疗处下沉不超过 2mm。进床平行度也比诊断 CT 机提高。

CT 模拟定位是一个十分严谨的过程，需要医师、物理师、护士及技术员团队人员共同努力，每个成员需要了解自己的工作任务，各部门之间应有必要的沟通，以避免差错及再次 CT 扫描。

1. CT 扫描摆位是获得精确放射治疗的第一步 根据患者的情况及部位进行摆位、固定，摆位的重复性要求高。头部常用辅助摆位的设备包括有创头架、无创头架、面网、真空枕等；体部常用辅助摆位的设备包括固定板、固定网、真空枕、体架等。

2. 患者标记有两种标记方法 第一种为不移动方法。第一步，患者在定位时始终躺在 CT 床上，先作 CT 扫描，通过很快地勾画体表轮廓和靶区，定出靶中心，利用 CT 激光系统在患者体表做出靶中心标记。第二步，患者可以下床也可不下床，在计划工作站做出计划后，通过射野模拟器显示放射野的形状并在患者体表标记。这种方法患者躺在 CT 床上时间较长，这种标记方法的扫描体位与治疗体位无任何移动，比较精确，是被广泛采用的方法。第二种为移动方法。第一步为医师利

用扫描前的一些临床材料，在患者身上利用激光系统画出参考坐标点，进行 CT 扫描后患者即可下床回家。待做完治疗计划确定靶中心与参考点的空间移动变量后，让患者再次回到 CT 床上，先用激光灯对出参考点，依据治疗计划提供的变量移动 CT 床位及纵向激光灯，完成靶标记并擦去参考点标记，与此同时，也可以做射野形状的标记。这种方法要求参考点与实际靶中心点的距离不能太远，仅适于某些特殊情况，如患者不能在 CT 床上等待较长时间，医师很难在扫描当时确定靶区。这种方法由于两次摆位而增加了误差及患者必须两次到 CT 才能完成定位。

3. 按计划的要求扫描　按计划的要求进行 CT 扫描，最好采用增强扫描。每个部位采用不同的扫描条件（电压、电流等）。扫描的范围要在头、足方向多于靶区范围，尤其做三维适形放射治疗两端要多出 5cm。一般扫描层数在 40 层以上，层厚为 2～5mm。最好采用混合扫描技术，即靶区层厚 2～5mm，以外区域层厚 5～10mm。

4. 勾画靶区及外轮廓　这是用时最长，也是十分关键的一步。医师及物理师要充分利用模拟定位软件具有的各种快捷功能、三维显示功能、图像融合功能，根据患者的具体情况进行勾画。高质量完成这步需要要高质量的图像；需要优良的模拟软件功能；需要患者的配合；更重要的是需要高水平的肿瘤诊疗医师。

5. 设计照射野及剂量计算　医师及物理师根据肿瘤与周围重要器官的三维空间关系设计照射野。利用 BEV 显示窗口调整照射野，要充分利用各种显示虚拟模拟功能（DRR、DCR、APR）进行照射野调整，直至选择满意的治疗参数，即机架、机头、床角、挡块及楔形板等。在剂量计算时，原则上将靶中心剂量归一为 100%，90% 的剂量线包括整个靶区。通过剂量体积直方图对治疗计划进行评价，更重要的是根据患者的具体情况进行评价。重要器官不要超剂量照射，尽可能避免放射损伤。

6. 进行射野验证　做 CT 模拟定位时洗出 DRR、DCR 片后，让患者到常规 X 射线模拟机上，在同样的条件下照 X 射线定位片，两者进行比较，直至认可后方可执行此方案。必要时，患者在加速器上照实际射野片与前两者比较和确认。

CT 模拟定位系统的质量控制与质量保证十分重要，它直接关系到定位的精确度；关系到治疗效果。通过质量控制与质量保证，一方面对患者最经济和最小曝光剂量产生始终如一的高质量影像；另一方面掌握图像及机械的可靠性、软件的准确性，以降低系统误差。其主要分为 CT 模拟机影像质量检验和定位精度检验两个部分，首先介绍 CT 模拟机影像质量检验。

1. CT 值的准确性　为放射治疗的虚拟模拟定位进行的 CT 扫描所采集的影像资料将被用于放射治疗计划设计和基于组织密度修正的剂量分布计算，这种计算依赖于由 CT 值到组织的相对物理密度或电子密度（单位体积的电子数目）的转换。每一帧 CT 影像由一个二维的 CT 值矩阵组成，而每一个像素单元的 CT 值对应了该像素单元的平均线性衰减系数。在一定能量下，对某一给定的已知物质，从 CT 图像测量其 CT 值应该与该物质对比水的相对密度值与该物质的线性衰减系数计算得出的密度值与水的密度值的比值一致。然而，CT 值与相对电子密度的对应关系对不同 CT 扫描的设备和扫描条件差别很大，根据文献报道，CT 值与球管电压、扫描厚度等因素有关，Beneventi 等报道软组织 CT 值随不同扫描电压的改变达 40HU，Constantinou 等的研究指出，由 CT 密度转换错误导致的 TPS 剂量计算误差在 6MV 光子线照射时，可引起高出 20.1% 的热点剂量。

使用单位应规定采用统一的 CT 工作参数和影像扫描条件进行患者影像资料的采集，在其 QA 测量中，CT 测量值与理论计算值平均偏差控制在 5～15HU，由 TPS 内建 CT 密度值转换曲线转换得到的相应电子密度与实际值偏差一般不超过 1.5%，在 Cozzi 等的验证研究中，在固定 CT 工作条件的情况下，CT 值变化引起的治疗计划剂量学改变一般在 1% 以内，最大不超过 2%。因此，采用不同的 CT 扫描仪或不同的扫描电压采集图像来进行剂量计算时，必须对 CT 值与相对密度的转换关系进行一致性校正，并且在对每一患者进行 CT 模拟定位扫描时应尽量采用固定的相同扫描条件，定期进行 CT 值的校准或 CT 值与相对电子密度关系的校正是 CT 模拟定位扫描质量控制的必要工作。QA 目标和要求：验证 CT 值的准确性，校准测量 CT 值与理论值一致。由于厂家通常没有给出参考标准，建议采用美国国家放射防护委员会 99 号报告（NCRP Report No.99）的推荐标准，或者按本单位的实际检测结果和应用要求自定 QA 的误差标准。美国医学物理家协会（american association of physicist in medicine，AAPM）83 号报告建议至少每天验证水的 CT 值的准确性。每个月和每次调整机器或更换主要部件后增加验证 3～5 种物质 CT 值的准确性。检验方法和工具：采用厂家随 CT 模拟机提供的 QA 水模体及相应检测软件，或者由固体水及多种其他组织替代材料制成的专用验证模体进行测量，同时获取多种组织的 CT 值。进而通过与厂家提供的相关组织替代材料的密度（或电子密度）值进行对比，检查 CT 密度转换曲线的准确性。

2. CT 值的随机不确定性——图像噪声 理想情况下，对均匀模体进行 CT 扫描应该获得均匀分布的像素值（CT 值），但实际得到的却是不完全一致的像素分布，像素分布的偏差可分为随机偏差和系统偏差。CT 值的噪声（noise）指的是随机偏差，定义为以扫描仪的对比度灰阶与水的线性衰减系数的百分比修正的均质模体扫描的 CT 值随机变化的标准误差，如式（3-75）所示。

$$Noise = (\delta \times CS \times 100)/U_w \qquad (3\text{-}75)$$

其中，δ 为 CT 值变化的标准误；CS 为对比度灰阶，$CS = (U_m - U_w)/(CT_m - CT_w)$，$U_m$ 和 U_w 分别为物质和水的线性衰减系均数，CT_m 和 CT_w 则分别为物质和水的 CT 值。噪声的大小决定了人眼可分辨的对比度的下限。低对比度背景越均匀，其对比效果越佳，理论上降低噪声水平可以提高肿瘤及正常组织轮廓勾画的准确性。QA 目标：QA 程序应当保证影像噪声水平达到或超过厂家的产品指标。由于噪声是影响图像质量的敏感因素，AAPM 83 号报告建议每天均进行 CT 模拟机噪声水平的检测。检测方法及工具：采用头和体部水模体测量噪声值及用厂家随机提供的相应软件校准。

3. CT 值系统不确定度——图像的均一性 扫描设备的硬件设计和影像重建软件的算法等因素会带来系统的不确定性伪影，导致对均匀模体扫描时在不同位置或区域的 CT 值出现不均匀的变化。通过测量均匀模体在不同位置的等区域平均 CT 值，可以评估图像的均一性情况。QA 目标与要求：CT 图像应当尽量避免出现系统偏差。一般情况下，当均匀模体处于扫描平面中央部分时不

同模体内不同位置的等区域平均 CT 值的偏差不超过 10HU±5HU，模体处于远离中心位置时偏差可能增大，而放射治疗的靶区有可能处于远离中心的位置，对这些位置的偏差可以用初始测量值作为 QA 标准，并对计划系统的剂量计算由此带来的误差进行评估及进行可能的修正。由于图像均一性检查简便易行，并且能够揭示系统功能的异常，因此对常用的 CT 机扫描电压应当每天进行中心位置的均一性检测。对其他的 CT 机扫描电压和远离中心位置，应当每月检验 1 次图像的均一性。检测方法与工具：典型的方法是使用均匀的 16cm 柱状头部水模体和 32cm 直径柱状体部水模及厂家随机提供的相应检测软件进行测量检验和校准。

4. 图像几何失真度 放射治疗计划设计的准确性依赖于 CT 图像准确提供人体解剖结构的形状、位置和几何尺度。这些信息包括人体的外部轮廓和内部的器官结构及其相互的空间关系。如果 CT 图像出现了几何失真，就会导致肿瘤靶区及重要器官勾画错误，从而造成辐射剂量投照到错误的治疗区域。因此 CT 图像的几何失真度是 CT 模拟机 QA 检查的一项重要内容。QA 目标与要求：在整个扫描区域，图像的几何失真度应当小于 1mm。由于人体头部和体部的曲面不同，两个部位的图像失真度均需要进行检测。检测工具和方法：使用已知几何形状和尺寸的模体进行扫描和测量比对。

CT 模拟机定位精度对整个放射治疗效果也起到举足轻重作用，所以对其的检验也至关重要，接下来对其进行——介绍。

（1）定位激光：CT 模拟机的激光定位系统用于为患者摆位和在患者体表标记射野中心位置。理论上可以使用 CT 机架激光来进行患者初始标记点定位，并利用治疗机房的激光，根据虚拟定位工作站给出的参数来确定照射靶区或射野中心的位置。但由于 CT 机孔径的限制，实际上这种操作非常困难，因此通常 CT 模拟机均配有安装在两侧墙壁和天花板上的外部激光定位系统。CT 机架激光一般只用于指示扫描层面，外部激光用来进行患者的摆位和设置患者体表的初始标志和射野中心标记点。外部激光系统可以是固定式的，但最好是可以由计算机控制步进移动式的。安装在天花板上的头顶激光则必须可以在整个扫描区域作横向（矢向）移动，因为 CT 机的床面不能作横向

运动，目前大多 CT 模拟系统的两侧激光灯也为可以上下步进运动的，以解决当靶区中心在垂直方向偏离原始标记过多时床面运动受 CT 机孔径限制的问题。CT 模拟机的定位激光必须与治疗机房的激光系统一样能准确确定等中心的位置，并且要求与治疗机房的激光系统具有良好的重复性。其定位的准确性直接影响治疗的准确与否和成败，其精度要求不能低于治疗机房的定位激光系统，必须有严格的 QA 检验程序来提供质量保证。

QA 目标和要求：激光的精度目标和要求视治疗采用的技术而有所不同，调强和三维适形治疗及立体定向治疗要求的定位误差应不超过 1mm，常规放射治疗的误差应控制在 2mm 以内。各部分激光定位的基本要求如下：① CT 机架激光必须能精确地定位扫描层面。它们安装于旋转机架的扫描环内，扫描环上部的机架激光用于定义矢向和轴向平面，两侧的臂架激光则定义冠状平面和轴向平面。两组激光束应当分别与扫描平面平行和正交，并相交于扫描平面的中心。②两侧墙壁垂直激光束定义的平面应当平行于扫描平面，并且与扫描平面间隔的距离准确（通常为 500mm）。③墙壁的固定激光定义冠状平面和轴向平面。两组激光束应当分别平行和垂直于扫描层面，并相交于某一扫描平面中心。④头顶矢向激光束必须垂直于扫描平面。⑤头顶矢向激光的移动必须具备精确性和可重复性。运动轨迹需呈线性。检测工具：模拟机激光定位系统的 QA 检测方法和工具根据部门的不同而有所区别。

（2）定位床：CT 模拟定位床的 QA 检测是目前临床工作中容易被忽视的问题。诊断 CT 机的标准床面形状是弧形凹面，而用于进行 CT 模拟定位扫描的床面则必须是与加速器治疗床面一致的平面形状，以保证治疗摆位的可重复性。定位床的几何位置精度误差将会导致治疗摆位的误差，而床的位置和步进运动的精度会影响 CT 影像的空间几何失真度，床面的垂直和轴向运动及数字显示刻度误差也会导致体表标志点设置错误，这些都会最终影响放射治疗的质量。因此临床医师和物理师应当格外重视 CT 模拟机定位床的 QA 检验和校准。

QA 目标与要求：保证 CT 模拟定位床面的几何位置和运动精度在放射治疗设计允许的误差范围以内。各单位可根据本单位采用的治疗技术要求和

测量条件制订自己的定位误差限值，其基本内容包括以下项目：①定位床床板必须保持水平，并且垂直于影像扫描平面；②定位床垂直及轴向运动指示仪读数必须具备良好准确性（误差小于 2mm）和重复性；③定位床步进床误差应小于 1mm；④定位床水平床板不应含有螺丝钉等可能造成伪影的物质。

QA 方法与工具：用具有定位标志的专用模体、机械尺、水平仪等设备测量验证，需要注意的是不应只用水平仪测量床面与扫描平面的垂直度，而应使用模体扫描测量定位标志的方法准确验证其垂直度。放射治疗物理师可以根据本部门的实际情况选择相应的检测工具和方法及 QA 指标。

（3）CT 机臂架垂直度校正：诊断 CT 机的机架可以倾斜一定角度来采集非正交的 CT 图像，用于某些特殊部位的解剖影像采集。然而由于 CT 模拟机必须模拟放射治疗设备的垂直平面等中心治疗，要求其机架保证与定位床面垂直，因此必须定期检验机架的垂直度，尤其是与诊断 CT 共用一台扫描仪的系统，在进行倾斜诊断扫描之后再进行定位扫描时，必须先进行机架复位和垂直度校正。这一部分的 QA 检验应当引起放射治疗物理师的足够重视。QA 要求：CT 机的机架倾角数字刻度误差应小于 1°。如果 CT 模拟机架发生倾斜，系统本身应当具备回复垂直状态的能力。检测工具及方法：机架倾角指示仪精度可以用胶片来验证。先将胶片固定在 2～4cm 厚的水等效物质模板上。然后通过机架定位激光，将模板置放于 CT 机扫描环内且垂直于扫描平面。CT 机在正常位置（臂架倾角 0°）薄层扫描模板后，将臂架向前、后两个方向分别倾斜一定角度，用同样方法薄层扫描模板。CT 机臂架倾角可以通过量角器测量曝光的胶片获得。测得的结果与指示器读数的偏差应当小于 1°。

（4）CT 扫描层厚：CT 模拟定位时为了获得满意的三维重建图像质量，一般均选择薄层扫描。扫描层厚越薄，重建的三维图像的失真越小，三维空间分辨率也越好，而 CT 机 X 射线管的损耗也越大，长时间连续薄层扫描有可能导致 X 射线管过热而必须停机冷却，从而降低工作效率和增加扫描成本。过大的扫描层厚除了降低图像质量以外，还可能导致重建定位的误差超出临床允许的限值，一般认为选择 3mm 以下层厚扫描可以获得满意的图像质量和定位精度，国内有

研究者利用内建定位标志的模体，选择 1mm、2.5mm、5mm 和 10mm 层厚条件进行距离定位精度的测量验证，误差分别为 0.71mm±0.62mm、1.28mm±0.31mm、1.84mm±0.42mm 和 3.07mm±1.05mm。因此 CT 模拟定位扫描不应采用 5mm 以上层厚。QA 目标：确定和验证层厚引起的几何定位误差在允许范围内。检验方法和工具：使用验证模体测量。

二、磁共振模拟机

首先，学术界公认在中枢神经系统肿瘤、软组织肉瘤、盆腔肿瘤、头颈部复杂部位肿瘤（如鼻咽癌、喉癌、食管癌等）的放射治疗定位过程中，大孔径磁共振模拟定位系统(MR-sim)具有独特的、不可替代的优势，通过 MR 与 CT 图像的融合，能大幅提高靶区勾画、剂量计算及治疗的精度；而且，面向前列腺癌 MR-sim only（无须 CT 模拟定位）也已经面世，并在欧美医院开始正式投入临床使用，并且已经在宫颈癌等领域进行科研试验，这将极大地节省物理师 / 医师的手工工作量，大幅提高精度，前景十分广阔。

其次，从行业发展趋势来看，MR 已经深入放射治疗的肿瘤定位成像、轮廓勾画、剂量计算、治疗执行（MR-linac 一体机）等各个环节。应用、发展及科研空间十分广阔。据美国国家卫生研究院、国家医学图书馆的统计，2010～2015 年，MR 与放射治疗相关科研论文增长了 73%（按照标题和关键字检索）；而《国际放射肿瘤学杂志》的统计也显示：近几年有关 MR 与放射治疗相关的学术论文，特别是直肠、子宫、头颈、前列腺、脑肿瘤方面 MR 放射治疗论文每年高达 100～200 篇。

再次，国内顶尖的肿瘤医院，大部分已经引入了 MR-sim。也有很多高水平的综合医院引入了 MR-sim。国内医院引入 MR-sim 已经成为一种趋势。

最后，现代放射治疗设备的速度和精度已经达到了一个新高度，要想再进一步提高疗效——最大范围消灭肿瘤细胞、最小伤害危及器官，影像定位的精度和质量是重中之重。相对于常规 X 射线和 CT，MR 成像有众多其他设备无法替代的优势：与 CT 相比，MR 无射线辐射，影像软组织分辨率更高，肿瘤边界显示更清晰；与 CT 相比，

MR 影像更能区分肿瘤活性组织和水肿组织，为多次放射治疗及后疗效评估提供更安全、准确的信息；MR 能提供功能成像，为疗效评估提供更丰富的信息；此外，传统的 MR 系统是作为诊断使用的，不适合放射治疗定位，放射治疗影像至少要满足：治疗体位成像（需要专用的床板等配件辅助）、需要更高几何精度（防止几何形变）、需要更专业的质控工具（校正成像精度）、需要针对治疗计划系统专用检查卡（扫描序列）、需要符合现有的放射治疗工作流程（非诊断流程）——基于相关的最新的市场调研分析，新一代 MR-sim 需要以下核心硬件和软件。

放射治疗专用平板（芳香聚酰胺纤维材质，兼容 MR 磁场环境，带索引，与 Linac 放射治疗平板同尺寸）：1 个。

放射治疗专用线圈桥架（芳香聚酰胺纤维材质，兼容 MR 磁场环境）：1 个。

放射治疗专用头颈部线圈：1 套。

放射治疗专用质控模体（非 ACR 模体片状水膜，轻巧，便于使用）：1 个。

放射治疗专用质控校正软件（自动校正）：1 套。

放射治疗专用检查卡（扫描序列）：1 套。

放射治疗专用外置激光定位灯：1 套。

放射治疗专用患者转运床（选配）：1 套。

放射治疗固定装置（头、颈、肩、体部等，Kevlar 纤维）：1 套。

三、PET/CT 及 PET/MR 在肿瘤放射治疗计划中的作用

20 世纪 80 年代，三维结构学影像的出现，以及 CT 扫描和随后应用的 MRI 给肿瘤影像带来了革命性的变化，并且使得三维放射治疗计划成了癌症处理的常规部分之一。开始时，医师们对疾病的三维分布显示似乎有不错的印象，而且重要的是，他们可以了解许多关键正常组织的形状和结构。然而，尽管这是一次巨大的进步，但要确定整体肿瘤的真正边缘仍然存在问题且并不准确，因为肿瘤与正常组织的对比度差。此外，由于淋巴结大小是结构学影像下判断肿瘤侵袭的唯一标准，许多较小的癌变结节会从肿瘤靶区（gross

traget volume，GTV）中排除出去，而很多较大的反应性结节则会被错误地包括在内。GTV 周围肿瘤的显微镜下浸润仍是一个难题，无论多敏感都无法用任何技术获得其影像。不过，可以通过切除进行临床病理研究及 GTV 显微镜下浸润的外扩边缘来进行判断。但是，如果由于影像无法准确描绘肿瘤的实际范围而造成 GTV 外扩不精确，就可能恰好忽略微小病灶。临床靶区（clinical traget volume，CTV）周围的 PTV 外扩范围包含了所有的肿瘤区域，因为在照射期间 PTV 预计会有器官运动，另外该外扩也涵盖了摆位中的不确定度。CTV 基于准确的 GTV 之上，这一点很重要。GTV 周围的不恰当外扩，是无法由剂量递增来补偿的。目前，有关肿瘤的特定三维生理和分子信息都可以融合到放射治疗计划当中，因此提高了临床相关放射治疗靶区定义和剂量输出的精确性。

正电子发射断层成像（positron emission tomography，PET）是一种发展迅速的能检测肿瘤和正常组织代谢差异的新型功能性影像学技术，其基本原理是将利用能发射正电子的放射性核素标记到某种物质上，如 ^{18}F、^{11}C、^{15}O 和 ^{13}N，将这些物质注射到人体内，通过体外装置进行检测并进行显像，可以灵敏准确地定量分析肿瘤能量代谢、蛋白质合成、DNA 复制增殖和受体分布等。目前，较为常用的为 ^{18}F-FDG 和 ^{11}C-Cho 标记的显像剂，在临床上主要利用正常细胞和恶性细胞之间的代谢差异来确定肿块的性质并发现微转移灶和远处转移灶，另外 ^{18}F-FDG 和 ^{11}C-Cho 还可以互为鉴别诊断。PET 和 CT 的一体机 PET/CT 不仅克服了传统 PET 设备扫描速度慢、图像分辨率差及缺少解剖结构等临床信息的固有缺陷，同时为基于 CT 提供组织电子密度进行剂量分布计算的治疗计划系统提供了平台，PET/CT 的同机图像融合减少了非同机融合可能带来的误差，其中重要的信息如下。

1. PET 能显示出 CT 或 MR 影像无法明确显现的靶区 这些靶区可能与原发肿瘤的距离非常远，如未知或远处转移的淋巴结，或 CT/MR 影像确认的肿瘤区附近的额外肿瘤区域。

2. PET 能清晰了解肿瘤边界 PET 降低了对 CT/MR 上显示"模棱两可"而实际上不包含肿瘤的区域进行治疗的可能性。这些区域可能位置很远，如良性的反应性淋巴结病变；也可能是 CT/MRI 所确认肿瘤的邻近区域，如肺不张区域。

3. 生物非均匀性影像 根据亚肿瘤区内的生物非均匀性影像，对靶区进行"剂量勾画"，但目前还未证实对哪些部位的肿瘤有所价值。

4. 评估残余肿瘤 在某些条件下（如淋巴瘤）的化疗之后，PET 对于评估残余肿瘤非常有用，有助于确定哪个区域需要放射治疗。

可行性研究已经发现，相比以 PET 影像为参考在 CT 上勾画靶区，利用 ^{18}F-FDG-PET/CT 影像进行靶区勾画在准确度等方面更具优势。它让医师们能更容易、更清晰地看到肿瘤。此外它还提供了另一种更诱人的可能性，就是可以选择性地将肿瘤内的子区域作为靶区，可以给予这些子区域较高或较低的剂量。

第十节 射 波 刀

立体定位射波手术平台（cyber knife stereotactic radiosurgery system）简称射波刀，是新型的全身肿瘤立体定向放射外科治疗设备。瑞典神经外科医师 Las Leksell 发明的伽马刀（Gamma knife）于 20 世纪 80 年代后期传入美国，部分神经外科医师发现其在放射外科中使用的限制，其中神经外科专家 John Adler 在美国加州斯坦福大学医学中心工作时，深感伽马刀放射外科的局限性，自 1990 年开始，潜心研究用于放射外科治疗的新放射治疗机。经过十余年的努力，其发明了射波刀（cyber knife）。自 1994 年世界上首台射波刀在美国斯坦福大学医学中心安装使用起，2001 年 8 月其通过美国 FDA 认证成为可治疗全身病灶的放射外科治疗设备，2004 年呼吸追踪系统用于临床，解决了肝脏、肺部等肿瘤随呼吸运动的追踪问题，2005 年脊柱追踪系统解决了椎旁肿瘤植入金标的问题。经过二十多年不断的改进和创新，射波刀已经发展到了第六代（M6）机型，大大提高了治疗效率和增加了适应证。

射波刀将可以六轴运动的机器人、一个 X 波段的 6MV 小型加速器、实时的影像追踪系统完美地结合在一起。机器人是由德国 KUKA 公司为射波刀量身定做的，负重 240kg（M6 所用机器人型号可负重 300kg），重复定位精度为 0.06mm，可以灵活地承载着加速器精确到达预定位置。加速器剂量率可以达到1000MU/min，安装在机械臂上，配备使用5～60mm直径的12个准直器。影像系统由固定在天花板上的两个千伏级X射线源和相对应的两个入地式平板非晶硅探测器组成，治疗前与治疗中，X射线源对靶区进行45°成像，系统自动将其与数字重建图像比较得出摆位误差。另外射波刀还配备了Synchrony呼吸追踪系统，治疗中可以通过机器人的运动，实时修正由器官运动造成的治疗误差。射波刀有5种独特的追踪方式：用于静态靶区追踪的有六维颅骨追踪、脊柱追踪和金标追踪；用于运动靶区追踪的有呼吸运动追踪和专门针对肺部靶区的肺部追踪。因此射波刀目前是唯一可以实现治疗中持续追踪、监测并修正肿瘤误差的立体定向放射外科治疗系统。图3-35A为第5代（VSI）、图3-35B为第6代（M6）射波刀。

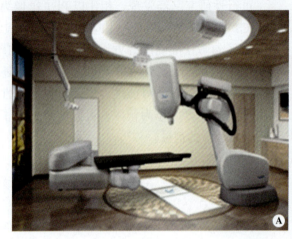 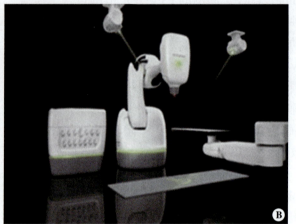

图 3-35 射波刀

A.第5代（VSI）射波刀；B.第6代（M6）射波刀

一、射波刀的基本结构

射波刀主要由目标定位系统、靶区追踪系统、数据管理系统（cyberknife data management system）、直线加速器系统、机械手系统、治疗床、供电系统、安全联锁系统等部分组成，射波刀系统设备组件如图3-36所示。

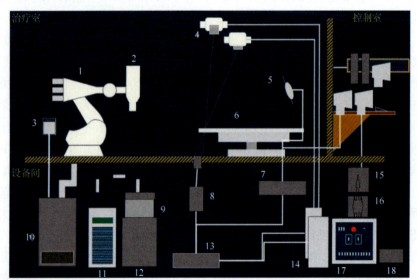

图 3-36 射波刀系统设备组件

1.机器手系统；2.直线加速器系统；3.机械手臂控制盒；4.靶区定位系统；5.同步呼吸追踪系统；6.患者固定系统；7.同步呼吸追踪计算机；8.靶区定位控制系统控制柜；9.调制器控制柜；10.机器人控制器；11.水冷系统；12.调制解调器；13.靶区定位系统；14.高压发生器；15.治疗输出系统；16.控制系统；17.电源分配单元；18.不间断电源

二、射波刀的验收测试

在机器用于临床治疗之前，需要详细地检查射波刀各个系统的安全性、功能性和准确性。按照厂家提供的验收测试程序手册（acceptance test procedure）建议的测试项目验收测试，VSI 射波刀系统验收测试主要有以下子系统内容。

（一）直线加速器子系统

射线束的参数包括 X 射线能量（PDD）、射野尺寸、剂量率、平坦度、对称性、半影（40mm射野）、准直器的透射、可变尺寸准直器（Iris）射野的一致性和可重复性、剂量监测系统的准确性和线性等。X 射线参数测量项目及指标如表 3-1 所示。

表 3-1 X 射线参数测量项目及指标

准直器（mm）	SSD（mm）	深度（mm）	测量项目	指标
40	750	50	X 轴对称性	< 2%
40	750	50	Y 轴对称性	< 2%
40	750	50	X 轴平坦度	< 14%
40	750	50	Y 轴平坦度	< 14%
40	750	50	X 轴左右方向的半影	< 4.5mm
40	750	50	Y 轴左右方向的半影	< 4.5mm
40	750	无	最大剂量（D_{max}）	13 ～ 17mm
40	750	无	100mm 处百分深度剂量	58% ～ 63%
60	800	无	体表剂量测量，0mm 处百分深度剂量（D_0）	< 57%
60	600/700	200/100	TPR20/10	0.62 ～ 0.67

1. 剂量率检测 对于 VSI 型号机器来说，剂量率可达到 1000MU/min，该测试先对机器进行粗略标定，然后工程师通过调整磁控管重复频率来调整机器输出，以检测剂量率能否达到 1000MU/min。

2. 固定准直器的透射 在 60mm 固定准直器和无孔的固定准直器两种条件下，加速器分别照射 100MU，利用剂量仪测量。准直器的透射定义为无孔准直器下测量的剂量与 60mm 准直器下测量的剂量的百分比，偏差要求在 1% 以内。

3. 剂量输出准确性 使用 60mm 固定准直器，出束照射 100MU，测量 10 次，计算最大数值和最小数值的百分偏差，对于 A 和 B 两个电离室，百分偏差要求小于 ±1%。

4. 剂量线性测试 利用标准电离室分别测量加速器输出 10MU、20MU、30MU、40MU、100MU、500MU 和 1000MU，记录数值。计算输出的剂量与实际测量剂量之间的比值，选出最大值和最小值，计算总的偏差，剂量线性要求在 ±1% 或 ±1MU 以内。

（二）Iris 子系统测试

1. 激光一致性检查 目的是检查射野中心与激光中心的偏差。半导体探测器的中心与激光中心一致，设置激光到半导体中心为零点。孔径调到 40mm，使用中心检查软件，确定两个垂直平面上两个深度处的平移偏差，要求 X 方向和 Y 方向（50mm 和 250mm 深度）4 个平移方向上的绝对平移偏差不能超过 1mm。

2. 重复性 利用 Iris 针孔准直器确保直线加速器垂直于水面，前距指针设置 SSD 为 750mm。孔径分别调制为 5mm 和 60mm，扫描两个准直器的射野离轴比，读出半高宽值（full width at half maximum，FWHM），重复测量 3 次，FWHM 偏差要求在 0.2mm 以内。

3. 透射测试 Iris 孔径调至 0，安装 Iris 结构所用的鸟笼，将合适电离室固定到支架上，移动电离室偏离激光中心约 10mm，目的是测量 Iris 叶片的泄露辐射，而不直接测量辐射野。在物理模式下，改变 Iris 孔径至 60mm，加速器输出 1000MU，利用电离室测量,Iris 准直器的穿射,要求不超过 1%。

（三）Xchange 自动更换准直器子系统测试

1. 对于固定式准直器系统 准直器正确地放在 Xchang 平台的相应位置上,在物理室模式下选择设定孔径的准直器,点击更换,检查机械手能否正确释放当前的准直器,并更换设定的准直器。

2. 固定准直器与可变准直器（Iris）之间的切换测试 对于 B 型 Xchang 平台子系统的验收测试,首先将固定式准直器安装到治疗头中,在物理室模式切换准直器,检查机械手能否自动拆卸固定准直器和自动装填 Iris 子系统。

（四）安全子系统

安全子系统验收包括联锁测试、剂量和剂量率监测、碰撞规避检查等。

（五）Multiplan 测试

计划系统测试主要为图像导入确认和几何精度确认。在仿真模体的一侧放置一个标记,记录此标志的位置。扫描模体,然后将图像导入 Multiplan 中,检查横断面、矢状面、冠状面上标记的位置是否与模体上的一致。利用 Multiplan 上的测量工具测量模体中球的几何尺寸,然后与其实际尺寸进行对比,检查是否正确。

Multiplan 功能检查包括四维计划功能、蒙特卡罗算法、肺部优化治疗、脑部自动勾画功能、顺序优化功能、自动分割功能、快速计划功能、Intempo 自适应成像功能。

（六）紧急断电检查

射波刀配置了多个紧急断电装置（emergency power off, EPO）以便在失火或触电情况下使用,检查包括电源分配器治疗室内、控制台及其他位置的 EPO。紧急断电启用时,通过不间断电源供电的装置不受影响。

（七）端到端测试

要求对于固定准直器和 Iris 准直器,六维颅骨追踪、金标追踪、脊柱追踪误差及肺追踪和同步呼吸追踪的误差小于 0.95mm。

第十一节　近距离放射治疗

近距离放射治疗是一种短距离放射治疗,在治疗时,将放射源置于患者的体表或体内,给予靶区非常高的剂量,且剂量在正常组织周围快速下降。近距离放射治疗的剂量分布不能像外照射那样均匀,特征为放射源附件剂量很高。这种治疗方式可以用于全身各部位病灶的治疗,如宫颈、前列腺等部位的治疗,是一种非常成熟的治疗方法,已经有 100 多年的历史。一些近距离放射治疗采用的是永久植入,而有一些采用的是暂时性植入。宫颈癌治疗通常采用暂时性植入,在治疗期间放射源停留在体内,达到所需要的剂量后,再把放射源从体内移走。前列腺癌 ^{125}I 治疗采用的是永久性植入,治疗粒子将永久留在患者体内。

近距离放射治疗主要分为 3 种,即腔内近距离治疗（intracavitary）、组织间插植（interstitial）、管内近距离治疗（intraluminal）。在腔内近距离治疗中,放射源置于人体的空腔内,如阴道和子宫。腔内近距离治疗时通常采用暂时性植入,放射源在患者体内的时间为几分钟到几天不等。在组织间插植近距离放射治疗中,放射源被植入组织中,或置于组织表面以用于表浅病灶的治疗。组织间插植可以是暂时性的,也可以是永久性的。图像引导下植入越来越普遍,包括立体定向颅内植入和超声引导下前列腺植入。管内近距离治疗,是放射源按照线性排列（沿着一条线）置于肺支气管和食管内,目的是减小阻塞这些管腔器官的肿瘤体积。通过内镜将导管插入管腔内,然后再将放射源置于导管内（后装式治疗）。

放射源可以手动放置（装载）或用遥控后装式治疗机遥控操作,常见的遥控后装式治疗机是高剂量率遥控后装式治疗机（high dose rate, HDR）。近距离放射治疗放射源可以分成低剂量率（low dose rate, LDR）源、高剂量率源（HDR）等,低剂量率的范围为 0.7～1.4cGy/min,高剂量率一般超过 20cGy/min,高剂量率遥控后装式治疗机的剂量率一般为 300cGy/min,与外照射治疗用的直线加速器的剂量率几乎相当。脉冲式（pulsed dose rate, PDR）后装治疗机的瞬时剂量率范围一般为 200～1200cGy/h,但剂量一次只能传输几分钟,然后几小时以后或在其他固定时间间隔再次照射。

一、放射性活度

放射性物质的衰变率称活度，SI 单位是贝克勒尔（Bq）。活度的曾用单位是居里（Curie，Ci），$1Ci=3.7\times10^{10}$ Bq，1Ci 约等于 1g 镭的活度；居里是一个大单位，因此活度的常用单位是 mCi（10^{-3}Ci）和 μCi（10^{-6}Ci）。放射性衰变的等式为 $A=A_0e^{-\lambda t}=A_0(1/2)n$，式中，$A$ 是在时间 t 时的活度，A_0 是初始活度，λ 是衰变常数，n 是半衰期数。半衰期 $T_{1/2}=(\ln2)/\lambda\approx0.693/\lambda$，平均寿命 $\tau=1/\lambda\approx1.44T_{1/2}$。样本中放射性原子的总数为 $N_0=A_0\tau$。比活度等于放射性样品的活度除以该元素的总质量。

用于近距离放射治疗的大部分放射性核素发出的是 X 射线或 γ 射线，用于永久性植入的放射源的半衰期比较短，这样可以减少对公众的放射性危害。这些核素辐射能量必须低，这样辐射就不能轻易穿透患者。暂时性植入使用的放射源是长寿命放射性核素，这样的放射源不用频繁更换。对于放射源需要考虑两个因素：使用的放射性核素和放射源的物理形态。放射性核素决定辐射能量、半衰期、半阶层等。放射源的物理形态关系到源是否密封、尺寸大小、可用活度等因素。除了用于治疗甲状腺癌的核素 ^{131}I 之外，绝大多数近距离放射治疗用的放射源都是密封的，都会采用双层密封结构。LDR 放射源的活度范围为 $0.1\sim100$mCi，HDR 后装治疗机源的活度高达 10Ci。下面介绍几种现在比较常用的放射源。

锶 -90- 钇 -90（^{90}Sr-^{90}Y）是 ^{90}Sr 与 ^{90}Y 的平衡混合物，发射出 β 粒子，以水溶液的形式存在。^{90}Sr-^{90}Y 平面源自 20 世纪 50 年代就被用于翼状胬肉的术后治疗，此种 ^{90}Sr-^{90}Y 源活动通常为 2GBq，安装于金属或陶瓷基体上，金属基体通常为银基体，由不锈钢或银封装，上面有薄窗，主要为了 ^{90}Y 的穿过，直径约为 12mm 安装在长度为 15cm 金属杆的末端。在血管内近距离放射治疗中，^{90}Sr-^{90}Y 通常设计成一个非常小的粒子源，这些源为陶瓷型，不锈钢封装，直径为 0.6mm，源长度为 2.5mm。系统中应用的线源是由粒子源组成的线性阵列，通常每个阵列有 12、16、24 个粒子源，

长度通常为 $30\sim60$mm，总活度为 $2\sim4$GBq。

钌 -106- 铑 -106（^{106}Ru-^{106}Rh）是 ^{106}Ru 和 ^{106}Rh 的平衡混合物，发射 β 粒子。^{106}Ru-^{106}Rh 敷贴器广泛用于眼科，用于治疗脉络膜黑色素瘤和成视网膜细胞瘤。^{106}Ru-^{106}Rh 由两层高纯度的银薄膜封装，核素被电解后沉淀在 0.2mm 厚的银质壳上，然后粘贴在 0.7mm 厚的基底上，并用 0.1mm 厚的银薄窗封装，此薄窗能阻挡 ^{106}Ru 释放的所有低能量 β 粒子。敷贴器的背面可吸收 95% 的 β 辐射，敷眼器均为球壳，半径（R）为 $12\sim14$mm，球盖（D）直径为 $10\sim25$mm。敷贴器还可使用其他放射性核素，如 ^{103}Ru-^{103}Rh、^{137}Cs 和铕 -154（^{154}Eu）。表面剂量率是在内表面的中心测量得到的，并将测量结果记录在敷贴器证书上，通常为 120mGy/min，每个敷贴器建议使用寿命为 $1.5\sim2$ 年。

钇 -90（^{90}Y）发生 β 衰变，半衰期为 64.1 小时。线源用于血管内近距离放射治疗，以防止球囊血管成形术后再狭窄。^{90}Y 线源是由长 29mm、直径 0.34mm 的线圈组成，线圈为 0.1mm 厚的钇线，表面涂钛。

磷 -32（^{32}P），发生 β 衰变，半衰期为 14.26 天。目前，^{32}P 线源主要用于血管内治疗，可以预防血管再狭窄。这些线源由含有 ^{32}P 的内核组成，内核附在低 Z 载体上。内核长度为 $20\sim27$mm，直径不到 0.4mm，封装在 0.1mm 的 Ni-Ti 合金内，内核固定在更长、更坚固的 Ni-Ti 合金丝的一端，通过计算机控制后装机完成治疗。还有一种含有 ^{32}P 的放射性液体或气体填充的气球治疗冠状动脉和外周动脉病变的密封圆柱形壳源，其优点是源与靶区贴合性非常好，达到所要求的剂量率需要的活度较少，然而，这样的密封源封装难度大，放射源的完整性需要特别的关注。

钯 -103（^{103}Pd）通过电子俘获衰变为更活跃的 ^{103}Rh，衰变过程主要通过内部转换释放 20.2keV X 射线和 22.7keV X 射线，还少量释放 39.8keV γ 射线和 357keV γ 射线，平均光子能量为 21keV，半衰期为 17 天。其半衰期长短合适，能够最大限度地避免由放射源接收和植入时间带来的辐射问题，同时也能为永久性植入产生足够高的初始剂量率。与 ^{125}I 放射源相比，^{103}Pd 放射源的优点在于光子能量较低、半衰期更短，由于其能量较低，^{103}Pd 的剂量下降比 ^{125}I 更迅速，所以其可以作为

^{125}I 的替代品用于永久植入。

镱 -169（^{169}Yb）通过电子俘获衰变为铥 -169（^{169}Tm），半衰期为 32 天，衰变过程释放出多能谱的光子，大部分光子能量从 49.8keV X 射线至 308keV γ 射线不等，平均能量为 93keV。光子能量相对较高，使得 ^{169}Yb 比之前提到的放射性核素更难存储。

钐 -145（^{145}Sm）通过电子俘获衰变为钷 -145（^{145}Pm），半衰期为 340 天，再衰变为钕 -145（^{145}Nd）的半衰期为 17.7 年。^{145}Sm 衰变后释放的光子包括 38.5keV X 射线、44keV X 射线和 60.9keV γ 射线，平均光子能量为 41keV。与 ^{125}I 放射源相比，^{145}Sm 的优势在于半衰期和放射源的有效期更长。

二、近距离放射治疗释源器

释源器是一种用于在患者治疗的解剖位置上保持放射源处于特定配置结构的装置。近距离放射治疗释源器主要有 4 种，即管内释源器、腔内释源器、组织间插植释源器、体表释源器。简单的释源器如导管式，常用于肺（支气管内）或食管内病变的治疗。导管的直径使用特定的单位 French，一般导管的直径为 6 French（约为 2mm）。腔内释源器主要用于治疗阴道癌或宫颈癌，如阴道柱状释源器、串联卵形释源器、串联释源器和环形释源器等。组织间插植主要使用针形或导管阵列释源器，有时会用一个组织间插植模板引导插植操作。较早的释源器不适于 CT 扫描或 MRI 成像，因为它们含有金属，容易产生严重的伪影。对于永久性植入，通常使用粒子释源器，通过一根插植针植入到组织内。

三、植入源的剂量计算系统

完成临床治疗目标所需放射源的强度和分布，取决于治疗部位的解剖结构。现在，辐射源的位置、长度及所需治疗时间都由计算机进行详细计算，简单的是放射源单个点源分布，较复杂的是放射源线性排列分布，然后是平面上的放射源分布，更复杂的是三维空间中的放射源分布。

单个点源是最基本和最简单的源排列。点源也是最理想的源，但任何一个真正放射源的尺寸

都不为 0，而如果到放射源的距离远大于放射源本身的尺寸，那么就可以看成一个有效的点源。在这种情况下，放射源位于球体的中心，放射源球体的表面剂量是一个假设各项同性的衡量，因为球体表面上的每一点到放射源的距离都是相等的。因此，放射源位于具有恒定表面剂量球体的中心。随着距离的增加，剂量按照平方反比定律下降，而且平方反比规律只适用于点源。有时点源用于乳腺癌患者肿瘤切除术后治疗，外科医师将一个可扩张的气囊置于乳腺肿瘤切除后的空腔中。利用一根导管沿着气囊直径的方向进入并穿出皮肤表面，然后 HDR 放射源通过这根导管进入气囊，并且停留在气囊的中心位置。手术完毕之后，用盐水充满气囊，直至气囊完全充满空腔且与周围的组织紧密黏合。气囊的形状是一个球体，在这种情况下，等剂量面就是和气囊同轴的球体，通常直径为 4 ~ 5cm，处方点与气囊表面的距离为 1cm。HDR 源的大小约为 0.5cm，因此处方点与气囊表面的距离大于源的尺寸。

放射源的线性排列是一种相对复杂的排列，可以是单个源，也可以是一系列沿着直线排布的源。线性排列可以按照活度的长度和分布分类，活度分布的长度称为有效长度。放射源单线性排列通常用于支气管内和阴道内病变的治疗，处方剂量位于距离线性排列源某个距离处，对于支气管内的治疗，距离一般为 1cm，阴道内治疗，距离阴道表面的距离一般为 0.5cm。以支气管内治疗为例，假设期望治疗的长度为 10cm，活度要分布在治疗长度范围内，期望长为 10cm、半径为 1cm 圆柱的表面剂量相对均匀。在距离线性排列源 1cm 处，两个端点之间的中心处，剂量归一化到 100%。假如使用 21 个放射源，间距为 0.5cm。需要注意的是，100% 的等计量线"紧缩"在底端，因为底端剂量相对不足。活度长度可以延长，从而可以提供更好的剂量覆盖，但正常组织的受量会增加。在尾端使用活度较高的放射源，这样就可以在不增加活度长度的条件下改善剂量分布，通过治疗计划系统来选择活度，可以得到最佳的剂量分布。中心处放射源相对活度的权重为 1，靠近尾端源活度的权重增大。现在近距离放射治疗源的剂量分布由治疗计划系统计算得到，但了解如何手动计算也非常有用。手动计算可用于说明、

理解及检查治疗计划系统计算的结果。放射源放置的规则仍然是有效的，几何因素决定着植入，因为平方反比定律决定着剂量分布。放射源的排布十分重要，不当的排布会导致剂量分布不佳。手动系统提供了放射源的分布规则、活度的选择及剂量的定义。

平面和立体插植主要有3种系统，即 Paterson-Parker 系统、Quimby 系统、Paris 系统。插植系统提供了一些源分布的规则、表格、图表和计算图表等，这些有助于确定达到期望剂量所需要的活度。但现在这些系统已不再使用，而是用计算机计划设计，使计算更加精确、工作更加高效。CT、超声及 MRI 等现代影像技术广泛应用，也大大推动了近距离放射治疗技术的发展。然而，通过研究这些早期的近距离植入的计量学系统，可以帮助我们了解放射源如何去布置。

在 Paterson-Parker 系统中，使用非均匀的源分布以获得均匀的剂量分布。设计 Paterson-Parker 系统的目的是期望在平面或体积内的剂量均匀度在 ±10% 以内。设计平面植入是为了在植入平面 ±0.5cm 以内，剂量均匀度在 ±10% 以内，因此平面植入的治疗体积是 1cm 厚组织。一部分镭布置在外围，其余的镭尽可能平均分布在内部。这些植入规则是专门为镭针而开发的，虽然现在已不再使用镭针，但了解这些规则也是十分有用，因它可以为组织间插植提供源排布和源强度方面的指导。源针之间相隔 1cm，植入的尺寸由活度决定。遵循的规则如下：①外围和内部区域活度的比值取决于植入的区域；②平面内放射源针或源带之间的间距应该不大于 1cm；③如果植入放射源的末端没有交叉，那么对于每一个没有交叉的末端，必须将非均匀剂量的有效区域减少 10%。

在 Quimby 系统中，植入源活度的分布是均匀的，但这导致了剂量分布不均匀。设计一个植入方案，首先是确定治疗面积和体积，然后查阅给予特定的剂量 1000cGy 的累积源强度表（单位为 mgh）。最后，根据倍数关系，确定处方剂量的累积活度。

四、后装式治疗机

高剂量率遥控后装式治疗机（HDR）是一种可以进行高剂量率近距离放射治疗的设备，它可以通过远程操作，减小了工作人员受到的辐射。HDR 系统由 3 个部分组成：后装式治疗机、控制台和治疗计划工作站。后装式治疗机内含有放射源，并能将放射源递送到指定位置以用于患者的治疗。后装式治疗机位于屏蔽室中，控制台在治疗室外，操作人员通过控制台远程控制后装治疗机，操作计算机上显示出所有的治疗参数。计划工作站包括数字化仪、计算机和打印机，用于患者治疗计划的设计和输出。美国所有的 HDR 系统都使用 ^{192}Ir 作为放射源，因为它的比活度高，其可以达到 450Ci/g，^{192}Ir 放射源贴在或嵌在 1～2m 长的线缆的末端，新安装的放射源，活度一般为 10Ci。在两次治疗期间，放射源可以驻留在后装式治疗机内部经过屏蔽的"安全区"内，安全区的材料通常由钨制成。铱的密度也很高，为 22.4g/cm^3，因此 10 Ci 的放射源可以做得非常小。

HDR 系统利用步进电机驱动放射源运动，放射源可以从 15 个通道中的式中一个发送到 30 个不同的通道中（不同厂家有所差异），可在不同位置驻留且可多次驻留。驻留的时间最短为 0.1 秒，源的移动速度为 50cm/s，这个速度已经足以忽略远在驻留位之间的剂量沉积。放射源的定位精度在 ±1mm。^{192}Ir 的半衰期为 73.8 天，因此每年需要换 4 次放射源。HDR 后装式治疗机设计有许多安全装置，备用电源可以在电源发生故障时使用，如果备用电源也发生故障，设备自身的电池也可以为紧急回收的电机供电。如果紧急回收电机失灵，可以用后装治疗机上的手动扳手将放射源回收到安全区内。放射源停留的时间有一个最大值，如果超过这个值，放射源就会被收回。一些 HDR 系统装有 GM 计数器，可以对放射源是否回到储存位置进行确认。如果放射源回到储存位，但 GM 计数器没有探测到，就会发出警报。驱动轮上的光学编码器用于监测电缆的伸出长度，显示出放射源所处的位置。在真正的放射源从后装治疗机输出之前，检查电缆会对真正的放射源的运行路径进行模拟检查。如果收到电缆收回信号，就会自动收回，并告知操作员源回到的位置。治疗室内要安装闭路电视和内部通信系统，保持与患者信息通畅。治疗室的门有一个联锁，防止门打开时启动治疗及治疗中门打开可以中断治疗。

治疗计划如上所述，三维空间中虚拟源的位置都已确定，之后我们需要确定的是放射源的驻留位置及在每个位置驻留的时间。治疗计划软件可以帮助我们调整驻留位置和时间，以优化剂量分布。遥控后装治疗有很多优点：具有很好的放射防护，可以减少工作人员受到的照射；不用住院，可以进行门诊治疗，可以分次治疗；剂量分布更佳。而遥控后装治疗也有缺陷，其维护使用费用很高，即使不使用时也需要专门的屏蔽室存放机器，治疗采用的是放射源，所以有更为严格的质量管理流程。

五、医用 γ 射线后装近距离治疗辐射源检定规程

国家质量监督检验检疫总局发布的《医用 γ 射线后装近距离治疗辐射源检定规程》（JJG 773—2013），对医用 γ 射线后装近距离治疗辐射源首次检定、后续检定等做了详细说明。

1. 模体及测量支架　模体应使用水或水等效材料，水模体中测量支架的材料应使用聚苯乙烯或有机玻璃材料。

2. 剂量重复性　单放射源及源可单独选择的多放射源系统后装辐射源，其剂量重复性不大于 1%。放射源随机选择的多放射源系统的后装辐射源，其剂量重复性不大于 3%。将电离室释源器固定在模体中，电离室与释源器轴线间距不小于 5cm，选一组固定的照射参数，分别照射 10 次，则重复性（S）为式（3-76）。

$$S = \frac{1}{\bar{D}}\sqrt{\frac{\sum_{i=1}^{n}\left(D_i - \bar{D}\right)^2}{n-1}} \qquad (3-76)$$

式中，D_i 为第 i 次计量值，$\bar{D}$ 为 n 次剂量值的算术平均值。

3. 剂量误差　在水中制订位置，选用标准或常用的释源器，后装辐射源的吸收剂量与实际测量结果间的相对误差不超过 ±6%。将电离室分别放在模体中距是放弃等距离的 4 个相互垂直的方位上，释源器与电离室平行放置，电离室几何中心和源的等效中心在同一平面上，该平面与电离室轴线垂直，释源器与电离室轴线间距不小于 5cm。选定照射参数，将源传送到释源器中，分别

对每一位置照射，测量 5 次，对 4 个方位的全部读数求取算术平均值，然后按式（3-77）计算吸收剂量。

$$D_w = \bar{M}_w \cdot N_x \cdot k_{T,p} \cdot C_{\lambda x} \cdot C_g \qquad (3-77)$$

式中，D_w 为水中吸收剂量（cGy），$\bar{M}_w$ 为剂量计读数的平均值（2.58×10-4C/kg），N_x 为电离室剂量计照射校准因子，$k_{T,p}$ 为空气密度修正因子，$C_{\lambda x}$ 为水中吸收剂量与照射量的转换因子 [cGy/（2.58×10-4C/kg）]，C_g 为电离室线度修正因子。

4. 源的等效活度　对于单放射源及源可单独选择的多放射源系统的后装辐射源，放射源厂家提供的源活度与测得的源等效活度的相对误差不超过 ±10%。对于单放射源及源可单独选择的多放射源系统，选用软管释源器，在一定距离处对每个放射源分别进行吸收剂量（D_w）的测量。然后按照式（3-78）计算每个放射源的等效活度（A_{app}）。

$$A_{app} = \frac{D_w \cdot r^2}{\tau_x \cdot C_{\lambda x} \cdot S(r)} \qquad (3-78)$$

式中，A_{app} 为源的等效活度，单位为 MBq，D_w 为源传输到位后测得的水中吸收剂量率，单位为 cGy/min。

5. 辐射方向性　对于单放射源及源可单独选择的多放射源系统的后装辐射源，不超过 ±2%；对于放射源随机选择的多放射源系统的后装辐射源，不超过 ±3%。

6. 源传输到位偏差　后装辐射源的 γ 射线源传输到释源器内驻留位置的偏差不超过 ±1mm。

第十二节　质子及带电粒子放射治疗

一、质子及带电粒子束流的作用原理

质子设备是一种以质子束流作为治疗手段的放射治疗设备。它的核心技术是将质子加速到临床上可以应用的能量，并将质子束流准确地照射到人体内肿瘤部位。与光子技术不同，质子本身带电，与物质的相互作用与光子完全不同。总体来说，质子与物质的相互作用可以分为与物质原子核外电子相互作用而产生的阻止相互作用（stopping power）、与原子核外电子或原子核相互作用而产生的散射作用（scattering power）及

与原子核相互作用而产生的核相互作用（nuclear interaction）。这三种相互作用中，阻止作用对质子束流的能量损失最大，约是散射作用的千倍左右，而核相互作用的效果更低，因此在质子治疗中，阻止作用是剂量计算的核心。

质子与物质的相互作用是与能量成反比的，也就是说能量越高的束流，与物质相互作用概率越小，而随着质子在物质中射程增加，相应，会有更多能量传递到物质，因此在射程末端，质子会有大量能量以指数曲线的增长速度大量转移到组织，即形成了布拉格峰（Bragg peak）。

单纯的布拉格峰是在物质的一定深度内形成的剂量高点，它仅对某一深度上的局部组织产生高剂量。因此为了满足治疗的需要，布拉格峰需要扩展开以全覆盖肿瘤位置。在实际的操作中有两种方式，较早的方式是双散射模式，这种方式电子线的双散射类似，它是将质子束流通过两层薄膜将质子线展宽成射野（spread-out Bragg peak），再通过挡块的方式适形进行投照。最新的技术是笔形束扫描的方式。它首先将肿瘤分割成若干三维空间的小网格，之后以质子束流对每个网格投照。以这样的方式可以实现对每个肿瘤小体积的照射，将尖锐的布拉格峰直接作用于肿瘤位置。扫描的方式是由深向浅部扫描，直至实现整个肿瘤靶区的处方剂量。

很明显，质子放射治疗最大的优势，也是与光子技术最大的区别在于：①在射线到达肿瘤区前，剂量相对光子技术要低很多，这非常有助于降低射线路径上对正常组织的伤害；②在靶区位置，剂量大幅度提升，可以最大限度保护正常组织的前提下满足对肿瘤的处方剂量；③在靶区后部，射线剂量迅速降低，对正常组织的影响几乎可以忽略。

二、设备结构特点

为了满足放射治疗的处方剂量和精度的要求，质子设备在治疗室内包括旋转机架或固定机架、束流喷嘴、锥形束图像引导系统和六维旋转治疗床，如图3-37和图3-38所示。为了实现笔形束扫描技术，质子设备在治疗室外还包括超导回旋加速器系统、能量调节系统和传输系统。

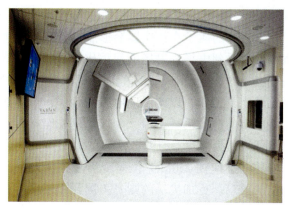

图 3-37　瓦里安质子治疗系统

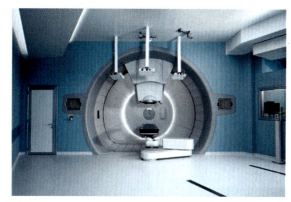

图 3-38　IBA 质子旋转机架治疗室

（一）质子回旋加速器

质子加速器系统主要分为回旋加速器和同步辐射加速器两种。回旋加速器是能实现将质子产生并加速到额定能量的综合加速系统。目前市场上主流的回旋加速器分为超导回旋加速器和常温回旋加速器两种。超导回旋加速器的特点是体积相对较小、能耗相对较低，同时加速效率高，是最新一代和最先进的回旋加速器系统。而常温回旋加速器则是将质子在常温的环境中加速，属于较老的一代加速器，其特点是体积相对较大、加速效率不高。目前瓦里安使用的是超导回旋加速器系统，而IBA仅在单室系统中采用了超导技术，对多室系统则仍旧采用常温回旋加速技术。

回旋加速器要求自身要有能力产生质子，美国瓦里安医疗系统公司就同时使用水电离方式作为主质子源，氢气瓶作为备份的方式，这样可保证质子的产生，其中一种方式的故障也不会影响使用。在质子制备中，通过去离子水电离出氢气，再将氢气电离成质子，同时其还配有备份的氢气瓶，一旦水系统制备有故障，可直接将其切换至氢气系统，由氢气直接电离成质子。

电离后的质子在加速器会形成螺旋形的加速轨迹，它受到电场和磁场的双重作用。对于超导回旋加速器系统，产生磁场的加速线圈会在 4k 的极低温度下工作，以此保证电阻的消失，节省因电阻产生的能源消耗。因此美国瓦里安医疗系统公司可将回旋加速器的重量控制在 90 吨左右，同时将质子加速到 250MeV，完全满足临床对质子能量的要求。更加尖端的则是美国瓦里安医疗系统公司的质子加速器系统采用了独有的非均匀磁场技术，简而言之就是在回旋加速器中越靠近边缘的磁场越强，变化的磁场目的是为了保证质子在回旋加速中的角速度不度，由此才能实现质子束流的连续输出。这一物理现象可通过式（3-79）证明。

$$\omega = \frac{qB}{\gamma m_0} \qquad (3-79)$$

其中，γ 是质子的线速度，q 是电荷，B 是磁场，而 m_0 是质子质量。

由式（3-79）可看出，为了实现质子的连续出束，质子回旋中的角速度必须保证恒定，而随着质子的能量增加，其回旋半径会不断增加，质子回旋的线速度会增加，γ 也会不断增加，因此磁场（B）在半径较大处需要随着质子的运动而增加强度，最终磁场会呈现出边缘强、中心强度低的状态。

而其余的回旋加速器则无法实现连续出束，根本原因是无法实现非均匀磁场分布。因此为了实现出束，此类加速器仅能脉冲式输出质子，将一个脉冲产生的质子视为一个整体，整体调节加速器中的磁场强度，在一个脉冲输出后，下一个脉冲的质子才能产生，而此时再将磁场强度调低。这一类的回旋加速器也被称为同步回旋加速器（synchro-cyclotron）。这一缺陷导致在临床使用中无法真正实现剂量率提升，很明显剂量率的高低与输出的质子数量直接相关。

电离后的质子在回旋加速器中的加速过程和交变电场有关。与直线加速器对电子加速的原理相似，为了将质子有效加速，在回旋加速器中设置交变电场，质子在电场中持续加速。随着能量的增加，质子的旋转半径持续增加，直至达到能量级引出。回旋加速器工作原理如图3-39所示。

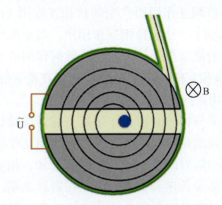

图 3-39　回旋加速器工作原理

（二）同步辐射加速器介绍

同步辐射加速器与回旋加速器的加速原理不同。一般来说，同步加速器需要一个质子的加速段，能将质子产生并加速到一个相对较低的能量（大多数质子设备会将质子加速到 7MeV 左右），之后质子会被注入一个环形的加速环中，在加速环中不断加速至设定的能量，之后将其引出，如图3-40 所示。

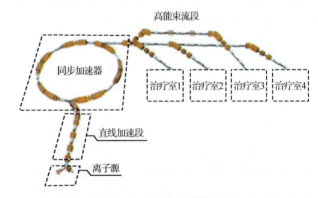

图 3-40　同步加速器示意图

从图 3-40 可以看出，同步辐射加速器是通过加速环中的直线段加速质子，之后根据质子的能量调整偏转段的磁场场强，以保证质子束流在不同能量下的准确偏转。同步辐射加速系统为了提高加速效率，即需要将更长的部分设置成直线加速段而将更少的部分设置成偏转段。目前采用同步辐射加速器系统的包括日立公司的产品及已停产的西门子公司的质子 / 重离子加速器系统。

回旋加速器和同步辐射加速器都可将质子加速到临床可用的能量，从物理角度来说途径相同。然而回旋加速器综合实现了从质子的制备到加速至额定能量的系统，另外一个优点是加速器的体积小、占地面积小。很多的质子中心对质子区的占地面积有很多的限制，在这种情况下，回旋加速器即可显示出其优势。而同步辐射加速器的加速物理原理相对清晰，所以不仅是质子，其他重离子也可经由加速环进行加速。

（三）笔形束扫描技术

笔形束扫描技术（pencil beam scanning）是将质子束流以极细的束流情况下对病灶一层层加以投照，如图3-41所示。

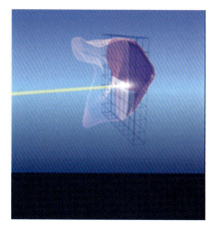

图 3-41 笔形束扫描技术

笔形束的使用是与对束流的精确控制有关的。对三维空间的靶区进行投照，实质上是能过控制束流的能量，从远层到近层进行逐点扫描。它是通过精确控制布拉格峰的位置，将高剂量点置于靶区位置，同时在靶区之前的路径上以较低的剂量沉积，保证正常组织受到的剂量照射。另外，在靶区后部，射线剂量会降低到几乎可忽略不计。美国瓦里安公司的笔形束扫描技术是全球最早将笔形束技术应用于质子治疗的，它们可以在0.9秒内进行层间切换，保证治疗效率。

笔形束扫描的关键参数是束斑。当束流在某一平面内逐点扫描时，束斑的大小会影响投照的精细程度。特别是靶区的剂量均匀性及靶区边界的半影都会与束斑的直径相关。目前市场上主流的质子设备都具有笔形束扫描功能，并且都称其最小束斑在3mm左右。但临床上关键参数在于入射束斑大小在3mm时，到达靶区位置后其束斑大小是否还能保证在一个相对可控的大小。由于质子在入射后会与人体组织产生库仑相互作用，束斑不可避免地有一定散射出现，但根据目前的测

量，美国瓦里安公司的束斑可以在30cm的水中控制在4mm出射（美国Scripps质子中心实测结果），这才真正实现了笔形束治疗的意义。临床测量如果在进入人体后束斑大小增大得过大，如达到8mm甚至12mm，则根本无法实现临床笔形束的精确治疗。

（四）双散射技术

在笔形束扫描技术引入质子治疗前，临床上应用的主要是双散射技术（scattering technique）。双散射技术能通过双散射膜，将质子束流散射成治疗野，再根据不同角度下靶区的形状，制作挡块进行肿瘤治疗。这种方法与传统的电子线治疗法相类似，在笔形束未出现前，可以勉强应用于临床，但由于每个患者都需要在不同角度进行挡块的设计，人工成本和周期较长，成本很高。不仅如此，质子线的散射不可避免地会出现中子散射。中子线穿透力强，对患者的照射剂量也很难在临床计算，所以双散射技术已经在大多数质子设备中被放弃，临床上拥有笔形束扫描技术的医院也大多放弃使用双散射技术。

（五）质子治疗的图像引导技术

质子治疗在近些年不仅治疗手段有了大幅度提高，图像引导技术同样也有明显变化。最为明显的就是关于锥形束CT（CBCT）的应用。但与传统直线加速器不同，质子图像引导技术通常都设计了两套CBCT系统（包含两个球管和两个探测板系统）在同一个治疗室内。随着机架的旋转，两套CBCT可同时对患者进行扫描。

质子系统的双CBCT设计已经成为所有质子设备共有的特性，究其原因还是其于双能CT（dual energy CT）系统在质子剂量计算中的优势所带来的双能CBCT的应用潜能。双能CBCT即是将两套CBCT调成不同能谱和能量的射线，在对患者治疗位成像时，会生成两套不同能量下的CT图像。目前许多文献已经证明双能CT能够将质子计划的剂量分布更真实地计算出来，原因是双能CT可以获取组织的有效原子序数和组织的电子密度，这两个参数与阻止系数直接相关，能够在TPS中影响剂量分布的计算。由此，双能CBCT也可预测在剂量计算，特别是在线自适应放射治疗中有巨

大的潜在应用价值。在治疗位如果要获取剂量分布的误差和由此而来的剂量优化计算，首先需要得到组织在治疗位的阻止系数图，这就必须用到双能 CBCT 系统。目前多个厂家已经在从事这方面的研究工作。

三、质子设备质量控制介绍

由于质子束流的治疗方式不管是笔形束扫描或是散射式，最终都是形成与光子射野类似的剂量分布，因此光子设备上进行的如均整性、对称性等的测量都是需要的。而与光子不同的是质子有布拉格峰，如果要实现剂量分布的准确，必须确认布拉格峰的位置和剂量率的准确。测量布拉格峰的位置和剂量，通常选用平板电离室结构，如图 3-42 所示。

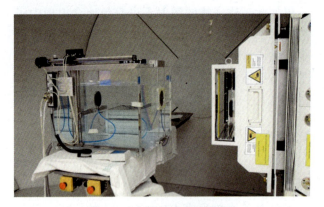

图 3-42　布拉格峰的测量实验

随着平板电离室在水中的逐点运动，可获取到射线路径上的剂量，由此可勾画出水模体中的布拉格曲线。其中使用了参照电离室（如 PTW 7862）和布拉格峰电离室（如 PTW TM 34070）。根据 IEC 61217 的要求，需将机架旋转到 0° 或 90° 进行测量。使用两个电离室是为了将布拉格峰电离室和基准电离室的信号进行对比，选择束流方向的增量，以提高分辨率，确定精确的射程。

四、临 床 应 用

目前在肿瘤治疗的不同阶段，约 70% 的患者都需要接受放射治疗。质子设备在放射治疗中的优势地位尚无可替代。随着设备和技术的不断改进，质子在临床上的应用可分为质子放射手术、

眼部质子治疗和较大照射野的质子照射三个发展阶段。质子放射手术类似于 X 线刀和伽马刀，但它可以治疗更大的肿瘤，而且使剂量在瘤体内的分布更为均匀；眼部质子治疗主要用于局限性的脉络膜黑色素瘤等难治抗放射肿瘤，避免眼球中的角膜、晶体、视神经乳头和黄斑等重要和放射敏感组织受到照射，较大照射野的质子治疗现已被应用于全身多个部位的肿瘤。这三种阶段在今后 20 年内将难以有新的治疗方法可以取代。

对于早期肿瘤患者，质子治疗的 5 年生存率达 80% 以上。对于有重要器官包绕的肿瘤，质子治疗也显示了极大的优越性。质子放射治疗在未来 20～30 年将会成为肿瘤放射治疗的主流手段。据国外临床资料报道，经过质子治疗早期肿瘤患者的 5 年生存率达 80% 以上。前列腺癌用于质子治疗的 5 年生存率为 88%；对视神经胶质瘤，用质子治疗可在保存视力的情况下，直到治疗后 3 年无复发。对肝癌治疗，据报道，7 年生存率达 94%；对于身体状况较差的老年肿瘤和儿科肿瘤，经临床检验，治疗效果较好。眼黑色素瘤过去的治疗方法是摘除眼球，患者痛苦至极。质子治疗可以 90% 以上保存眼球，5 年局部控制率为 96% 以上。

目前世界各质子治疗中心的治疗适应证如下。

1. 中枢神经系统肿瘤　孤立的脑转移灶、垂体瘤、脑动静脉畸形、脑膜瘤、听神经瘤及星形细胞瘤。

2. 颅底肿瘤　脊索瘤、软骨肉瘤。

3. 眼　脉络膜黑色素瘤、黄斑变性、眼眶肿瘤。

4. 头颈部肿瘤　鼻咽癌、局部晚期的口咽癌。

5. 胸腹部肿瘤　不能手术的 I～III 期肺癌、肝癌、食管癌。

6. 盆腔　前列腺癌、子宫肿瘤及其他不能切除的盆腔肿瘤。

由于质子放射治疗的安全和可靠性已得到充分证明。因此我国常见肿瘤中的肺癌、鼻咽癌、食管癌、肝癌、胰腺癌和妇科肿瘤患者都可使用质子放射治疗，将提高肿瘤局控率、减少放射治疗的急性和后期并发症，社会效益将甚好。

五、质子设备质量控制要求

目前质子治疗的质量控制流程还没有正式的

报告可以依据，各个质子中心的具体操作也不尽相同。国际放射单位和计量委员会（ICRU）的相关报告具体表述了质子剂量学方案的议题，以保证质子束流传输过程中剂量的精确性和稳定性校正，美国医学物理学家协会（AAPM）也组成了关于粒子治疗的工作组，负责制订"质子放射治疗的质量保证"报告。目前可以参考的文献有

AAPM TG142 报告、ICRU 59 号报告、ICRU 78 号报告和 AAPM TG224 报告。针对质子治疗 QA 的 AAPM TG224 报告还没有正式发布，但是已经推荐了一整套针对质子治疗设备 QA 的参数与频率可供参考（只有建议的参数没有建议的误差范围），如表 3-2 所示。

表 3-2　质子治疗设备 QA 的参数与实施频率

周期	剂量	机械	影像系统	安全检查
日检	输出 远端深度验证 近端深度验证 扩展布拉格峰（SOBP）宽度 束斑尺寸 束斑位置	治疗床平移 激光等位置精确性	X 射线等中心与激光灯等中心的一致性 X 射线与质子束流等中心的一致性 影像采集与通信	门联锁 视听监控器 质子出束指示器 X 射线出束指示器 搜索 / 清场按钮 束流暂停按钮 急停按钮 机器跳数联锁 碰撞联锁 辐射监控器（中子和 X 射线）
周检	无	旋转机架角度 治疗头喷嘴伸展范围	无	无
月检	输出 照野对称性和平坦性 射程检查 束斑形状均匀性	旋转机架等中心性 治疗床等中心性 治疗床平移精确性 治疗床旋转精确性 治疗床精度 治疗头喷嘴精度 质子照野与 X 射线照野的重合性	无	急停按钮 所有联锁 呼吸门控
年检	标准输出校准 射程验证 深度剂量验证 横向离轴曲线 照野对称性和平坦性 束斑位置 平方反比位置 监测电离室的线性和可重复性 监测电离室的最小剂量和最大剂量 监测电离室的末端效应 SOBP 因子 射程调节器 相对输出因子 QA 日检设备验证 照野电离室的交叉校准 质子照野与光野的重合性	旋转机架角度精确性 旋转机架等中心性（机械） 旋转机架 X 射线和激光灯的等中心性 治疗床凹陷情况 治疗头喷嘴精确性 CBCT 等中心性	影像质量检查 CBCT X 射线系统的标准年度检查	防碰联锁测试 辐射警示标志 门联锁 束流暂停 治疗室束流停止 建筑内束流停止 束流传输指示器 辐射监控器 视听监控器 机架旋转传感器 治疗室传感器

质子治疗验证也有专门设计的验证产品，以供各项检查使用。光学成像探测器（CCD）阵列（如 IBA 的 Lynx 产品），如图 3-43 所示，用于笔形束扫描的标定、调试和机器 QA，其分辨率为 0.5mm，成像时间小于 1 秒，探测面积可达 30cm×30cm，能够精确测量所有质子能量。

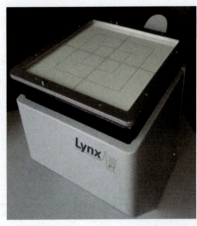
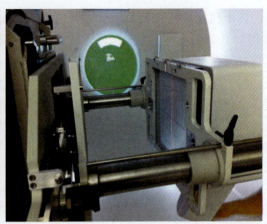

图 3-43　光学成像探测器阵列

质子加速器日检模体（如 IBA 的 Sphinx 产品），如图 3-44 所示，是用于笔形束扫描的日检模体，可与 Lynx 配合使用，10 分钟即可完成 TG224 报告中的所有日检工作，包括影像设备。

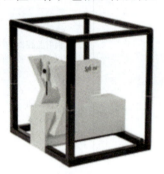

图 3-44　质子加速器日检模体

一维电离室探测器阵列（如 IBA 的 Zebra），如图 3-45 所示，是用于 TPS 模型验证和机器 QA，它由 180 个直径为 2.5mm 的平板电离室组成，分辨率为 2mm，最高可测 230MeV 的质子能量，可一次性测量扩展布拉格峰（SOBP）。

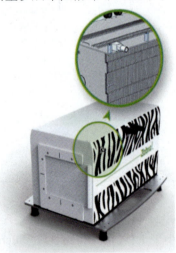

图 3-45　一维电离室探测器阵列

笔形束扫描一维电离室探测器阵列（如 IBA 的 Giraffe 产品），如图 3-46 所示，是用于笔形束扫描系统调试和机器 QA，它由 180 个直径为 12mm 的平板电离室组成，分辨率为 2mm，1 秒即可测量笔形束扫描单束的完整布拉格峰。

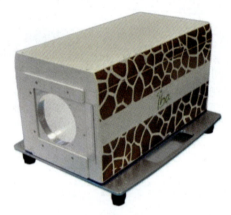

图 3-46　笔形束扫描一维电离室探测器阵列

笔形束扫描专用平板电离室（如 IBA 的 StingRay 产品），如图 3-47 所示，是一个直径为 12cm 的平板电离室，可与蓝水箱配合使用，用于设备数据测量。

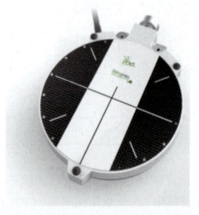

图 3-47　笔形束扫描专用平板电离室

表3-3给出了进行质子设备QA工作所需的设备。

表3-3 质子设备QA工作所需的设备

笔形束扫描设备QA	一维电离室探测器阵列	光学成像探测器阵列	质子加速器日检模体	笔形束扫描专用平板电离室
日检	×	√	√	×
周检/月检	√	×	×	×
年检	×	×	×	√

质子治疗相较于光子治疗还是有它的剂量学优势的。首先，质子对射线路径上的危及器官的保护作用是光子所不能比拟的。另外在保护正常组织的前提下，对肿瘤靶区的治疗也能保证精确投照。应用笔形束扫描技术，可以更好地将剂量控制在肿瘤位置，并在肿瘤边界上迅速降低剂量以保护正常组织。这使质子对一些传统光子无法治疗的病例具有优势。

图像引导技术也是未来质子治疗发展的方向。只有提高了图像质量，将自适放射治疗，特别是在线自适放射治疗加入质子治疗领域，才能真正实现治疗的优化。

第四章

医用超声成像系统及其应用技术

第一节 概 述

医用超声成像系统,是现代医学装备中最重要和社会公众最熟悉的类别之一。与其他医学成像技术主要使用电磁波成像不同的是,超声成像系统利用的是机械波,因此其成像原理、技术和方法,都与其他成像技术有较大差异。近年来,超声成像领域在压电材料和超声造影剂方面取得了突破;随着计算机和信息技术的发展,二维面阵探头已经可以实现同步发射与接收,实时三维超声成像已经在临床得到普及应用;同时,利用超声波是机械波的特点及不同组织和病变的弹性不同,超声弹性成像为临床提供了另外一种观察疾病的角度。本章首先在第二节简单介绍了医用超声成像系统的基本原理,之后在第三节介绍了三维超声成像、超声造影、组织谐波成像和弹性成像等新技术。

由于超声成像与实际情况有不符之处,因此,超声伪像是普遍存在的,目前任何先进的超声诊断仪都无法杜绝伪像。正确识别伪像,不仅可以减少伪像引起的误诊和漏诊,而且,充分利用伪像的特点,还可以鉴别特殊的组织和结构,提高诊断水平。正确识别和检测超声伪像,合理评价伪像对超声成像的影响程度,也应成为超声诊断仪质量控制的重要内容。本章在第四节介绍了部分常见伪像。

超声波会使有机物、细胞、组织和器官发生多种变化,超声波在生物组织中传播,就会产生生物效应,就可能对组织造成伤害。所以超声诊断的安全性是超声成像领域的重要课题。本章在第五节介绍了超声诊断安全性相关的内容。

质量控制体系的建立和质量控制工作的开展是保证医用超声成像设备安全、有效地服务于临床的核心环节。开展质量控制首先要确定评价的标准,本章在最后介绍了医用超声成像的质量评价参数。

第二节 医用超声成像系统的基本原理

超声波,是指频率超过了人耳听觉范围(20Hz~20kHz)的声波,也就是频率超过 20kHz 的机械波。超声波具有声波的通性,与声波的传播速度相同,并遵守反射、折射定律。超声波与可闻声波相比,由于频率高、波长短,还具有一系列特性:①方向性好;②穿透能力强;③能够在不同介质的分界面引起明显的反射;④能够在液体或软组织等介质中引起空化效应。

超声成像设备利用超声波在生物组织中的传播特性和规律,通过向人体发射超声波,来获取人体组织或血液的超声回波信息,并根据回波信息进行医学诊断,其诊断范围几乎可以囊括人体绝大部分的组织和器官,但是在颅内、肺部及骨骼方面的应用仍有较大局限性。

如今,超声成像与 CT、MRI 及分子影像一起,被公认为四大医学成像技术。超声成像的特点主要体现在:①超声波为非电离辐射,在诊断用功率范围内对人体无伤害;②超声波对软组织鉴别力高,对软组织疾病诊断具有优势;③超声成像设备使用方便,价格相对低。

一、超声成像的物理基础

（一）超声波的物理参数

1. 超声波的传播形式　超声波在不同介质中传播时，有纵波、横波和其他多种形式。由于人体软组织的切变弹性很小，横波在软组织中的传播特性比纵波差。超声成像设备主要采用纵波的方式传播。现在人们也在尝试利用横波的一些特性，如非线性技术进行诊断。超声诊断中，在软组织与骨骼的界面会发生纵波到横波的波形转换。由于横波的传播速度和方向均不同于纵波，因此会产生伪像。

2. 频率　用于医学的超声波频率范围为 $20 \sim 60\text{MHz}$，目前医用超声成像设备使用的超声波频率范围一般为 $1 \sim 10\text{MHz}$。其中，$3.5 \sim 5\text{MHz}$ 的频率用于成人心脏及腹部成像，这些频率通常能够穿透的组织深度为 $15 \sim 20\text{cm}$；$7 \sim 10\text{MHz}$ 用于表浅部位的小器官成像，如甲状腺、乳腺、眼成像，穿透深度通常为 $4 \sim 5\text{cm}$。另外，$10 \sim 40\text{MHz}$ 的高频范围超声波目前已应用于皮肤成像及血管成像系统；$40 \sim 60\text{MHz}$ 的频率范围超声波，则用于生物显微镜成像。频率是超声波最主要的特征之一，它决定了超声波的许多性质。

3. 声速　只与介质固有特性有关，它反映了介质受声扰动时的压缩特性，在可压缩性大的介质中，声速会比较小。人体软组织的平均声速为 1540m/s，与水的声速相近。在超声诊断的频率范围之内，软组织的声速基本上不随超声波的频率变化。

声速是一种波动的速度，而不是介质中质点的运动速度。对于医学诊断常用的超声波，软组织质点的最大振动速度约为 0.01m/s，远远小于声速。

4. 波长　由声速与频率决定，在同一介质中，声波的频率越高，波长就越短。波长是超声波的特征尺度，决定超声波的许多空间特性。在许多场合，超声成像的空间分辨力是和波长相接近的，也就是说超声波能够检测到的最小目标的尺度，是和波长有关的。波长定性地给出了超声成像的分辨能力。为了提高超声成像的诊断水平，通常我们尽可能采用波长短的超声波。

5. 超声场的声学参数　超声波的声场，简称超声场，是指超声波在弹性介质中传播时，超声能量在空间分布状态的描述。不同的超声源及不同的传播条件将形成不同的超声场。超声场的分布影响超声成像设备的检测灵敏度和分辨力。超声场的强弱可以用声压或声强等物理量来描述。

（1）声压：超声波传播时，介质中的压强在平均值上下起伏波动，介质中有声波传播时的压强和无声波时的静压强之间的差值称为声压。在稀疏区域，实际压强小于没有声波传播时的静压强，声压为负值；在稠密区域，实际压强大于静压强，声压为正值。

平面简谐波的声压随时间（t）和位置（x）的变化，形成向 x 方向传播的行波，波速为 C，声压波动的振幅反映超声波的强弱。

$$p(t) = p_m \cos \omega \left(t - \frac{x}{C} \right) \tag{4-1}$$

式中，p_m 为声压振幅。

$$p_m = \rho C A \omega \tag{4-2}$$

式中，ρ 为介质的密度；C 为声速；A 为介质质点的振幅；ω 为角频率。

（2）声强：是表示声波客观强弱的物理量，用通过垂直于波动传播方向的单位面积的平均能流来表示，也可以理解为单位面积上受照射或发射出的声功率，单位为 W/cm^2。

声强与声源的振幅有关。振幅越大，声强也越大；振幅越小，声强也越小。当声源发出的声波向各个方向传播时，其声强将随着距离的增大而逐渐减弱。这是由于声源在单位时间内发出的能量是一定的，离开声源的距离越远，能量的分布面越大，通过单位面积的能量就越小。对于简谐波而言，其声强可按照式（4-3）计算。

$$I = \overline{w} C = \frac{1}{2} \rho C A^2 \omega^2 \tag{4-3}$$

式中，$\overline{w}$ 为能量密度。

（3）声阻抗率：声波传播时软组织的质点也在原地振动，它们的最大振动速度与声波的频率和功率有关。声压及质点振动速度的振幅和有效值的比值都是一个常数，这个常数就是介质的声阻抗率。声阻抗率用于表征声场中介质对质点振动的阻碍作用，决定于介质的性质，与超声波的性质无关。声阻抗率（Z）等于介质的声速（C）和密度

（ρ）的乘积，单位为瑞利（rayl）或 kg/m² · s。

$$Z = \rho \cdot C \qquad (4\text{-}4)$$

由式（4-2）、式（4-3）、式（4-4）可得

$$I = \frac{1}{2}\rho CA^2\omega^2 = \frac{1}{2}p_m^2/(\rho \cdot C) = p^2/(\rho \cdot C) = p^2/Z$$

$$(4\text{-}5)$$

即，对于平面简谐波而言，声强与声压振幅的平方成正比，与介质的声阻抗率成反比。

（4）声强级和声压级：声强级定义为两个声强的对数比。声强级是一个无量纲的量，单位是贝尔（Bel，B）。但是贝尔这个单位过大，所以目前国际上通常采用分贝（dB）作为声强级的单位，1B=10dB。

在实际工作中，常不测量超声回波的强度，而是测量其振幅，也就是声压。所以通常我们不是比较两个声强的大小，而是比较两个声压的大小。声压级的定义是两个声压的对数比。对于同一介质中的两个平面简谐波：

$$dB = 10\lg\frac{I}{I_0} = 20\lg\frac{p}{p_0} \qquad (4\text{-}6)$$

临床上，利用分贝的概念表示超声成像设备的探测灵敏度。超声成像设备的动态范围可达 100dB 以上，就是指设备可探测的最大回波信号与最小回波信号的振幅之比可达 100 000 倍以上。

（二）超声波在人体组织中的传播

1. 人体组织的声学特性　超声波在简单的理想介质中的传播问题早已解决。我们知道，在液体介质中，超声波只能以纵波形式传播；在固体介质中，除了纵波还有横波，这两种波独立传播，在边界或内部缺陷处会发生模式转换和耦合。

但是生物体不是这样简单的介质，不同器官的组织是多种多样的，它们内部的结构是不均匀的，存在大量不规则的散射结构。超声波在生物组织中的传播规律也是非常复杂的。现在我们来简单分析一下几类不同的生物介质。

（1）骨骼：属于固体，它的形状复杂，内部不均匀，并具有各向异性。因此骨骼内超声波的传播很复杂，通常同时有纵波和横波。骨骼的声阻抗和声衰减比软组织大得多，超声波很难穿透骨骼，因此很少应用超声技术检查骨骼。

（2）含有气体物质的软组织：人体肺部和胃肠内部有一些气体，气体的声阻抗比周围软组织小很多，会产生强烈的反射，因此超声波很难在含有气体物质的软组织中传播，通常也不用超声方法检查肺和肠等器官。

（3）血液和软组织：对超声诊断来说，最重要的生物组织是血液和软组织。血液是液体，只有纵波能够在其中传播；软组织，如肌肉、脂肪、肝、肾等器官貌似固体，但是它们的剪切弹性系数很小，横波很难在其中传播。因此，从超声波传播的观点看，血液和软组织的性质是很接近的。它们的主要差别是运动状态，血液是流动的，而一般软组织基本上是静止的。血液的流动对超声波的影响将在后续内容中讨论。在统一讨论血液和软组织共同的声学特性时，为了表述方便，我们把它们统称为软组织。

表 4-1 是人体一些组织的部分声学参数。这些参数会随着温度等环境参数变化而变化，不同的人这些参数也不相同，测量方法的不同也会影响测量结果，所以表 4-1 给出的数据只是一些研究的平均结果。从中可以看出，不同软组织的声速虽然不相同，但是它们差别不大。人体软组织的平均声速为 1540m/s，与水的声速相近。在超声诊断的频率范围之内，软组织的声速基本不随超声波的频率变化。软组织的声速和它的成分（如蛋白质、脂肪和水的含量）有密切的关系。一般来说，声速随组织中蛋白质含量增加而增加，随水分和脂肪含量的增加而降低。

表 4-1　人体组织的声学参数

人体组织	密度（g/cm³）	声速（m/s）	1MHz 超声波的声衰减（dB/cm）	声阻抗率（×10⁵rayl）
血液	1.055	1580	0.18	1.67
脂肪	0.952	1450	0.63	1.38
肝	1.06	1550	0.94	1.64
肾	1.04	1560	1.00	1.62
肌肉	1.08	1580	1.2 ～ 1.3	1.70
眼晶状体	1.14	1620		1.85
软组织平均值	1.06	1540	1.0	1.63
骨	1.66	3360	5.00	5.57
水（20℃）	0.998	1480	0.00	1.48
空气	0.001	330		2.3×10⁻⁴

2. 超声波在人体组织中的传播

（1）反射与折射：医用超声波大多为平面波，因此在介质当中传播时通常遵循几何声学的原则，也就是说，在均匀介质中以直线传播，遇到两种不同介质的分界面时，如果界面尺寸大于超声波的波长，会发生反射和折射。两种介质的声阻抗差别越大，反射就越强，进入第二种介质的声波能量就越弱。人体内不同器官之间有很多界面，超声波遇到这些界面时会发生反射和折射。超声波的反射定律和折射定律是超声医学诊断的理论基础。

表 4-2 给出了人体组织器官不同界面在垂直入射时的声强反射系数。从中可以看出，由于不同软组织的声速和声阻抗率都很接近，因此反射系数很小。也就是说，超声波垂直射入软组织界面时，大部分能量穿过界面继续传播，方向几乎不变。小部分能量反射回来，被仪器接收处理。这就保证了超声波能够穿过许多软组织的界面，可检查比较深的器官。同时，我们可以看到，软组织和骨骼及软组织和肺之间声强反射系数很大，因此超声波很难从软组织进入骨骼和肺，超声技术目前也很少用于骨骼和肺的诊断。

表 4-2 人体组织界面的声强反射系数

界面	声强反射系数（垂直入射）
血液／脑	0.0002
血液／肾	0.0001
血液／肝	0.0002
血液／肌肉	0.0003
血液／脂肪	0.007
血液／骨	0.43
肌肉／骨	0.42
脂肪／肾	0.008
脂肪／肝	0.008
脂肪／肌肉	0.01
肾／肌肉	0.0001
肌肉／肺	0.53
肌肉／水	0.005

（2）散射与衍射：如果超声波传播时遇到的障碍物尺寸很小，超声波的波长与物体尺寸相当甚至还要大时，超声波就发生散射和衍射现象。

衍射现象是复杂的，与障碍物的大小、声束直径等因素有关。若障碍物较大，则只在边缘处发生衍射，声像图上在障碍物后方有声影；若障碍物很小，则发生完全衍射，在障碍物后方不出现声影。超声波的衍射现象决定了超声成像设备检测最小目标的能力。临床上常利用衍射现象进行诊断，如胆结石较大时，超声波在其表面发生反射、在其边缘发生衍射，于是胆结石后方出现声影，这常作为判断是否是结石的重要依据。

在生物组织的介质中，散射是最普遍、最基本的现象。人体中发生散射的主要有红细胞和脏器内的微小组织结构。不同于反射发生在声学界面上的情形，散射发生于介质的内部。因此，超声成像诊断利用反射观察脏器位置轮廓，利用散射才能够分辨脏器内的结构和病变等。多普勒血流成像则利用血流中红细胞的散射来获取人体血流的多普勒频移信号。因此，散射是诊断脏器解剖结构和多普勒血流状况的主要依据。

在医学超声中，超声波的不同路径的散射、折射形成的相干子波，可在介质中形成干涉，造成有些区域声强增加，有些区域声强减小的现象，形成干涉条纹，进而引起图像上亮度的伪影，应当引起注意。

（3）声衰减：声波在介质中传播时，质点振动幅度将随着传播距离增大而减小，声强也随着距离增大而减小。在均匀介质中，声衰减服从指数规律。

$$\xi(x) = \xi_0 e^{-\alpha x} \qquad (4\text{-}7)$$

其中，声衰减系数 α 是由介质的特性决定的。

介质中两处声波相差的分贝数与它们之间的距离成正比，并且声衰减系数与频率成正比。因此，我们常用在特定频率下、相距 1cm 的两点的声波相差的分贝数作为声衰减系数的单位，记作 $dB/(cm \cdot MHz)$。人体软组织对超声的平均衰减系数约为 $0.81dB/(cm \cdot MHz)$。超声诊断所用频率范围内软组织的声衰减系数大致与频率成正比。因此在超声诊断中，必须在探测距离和空间分辨力之间折中，针对不同场合选取合适的频率。

造成声衰减的主要原因包括介质对声波的吸收、声波的散射及声束的扩散。

随传播距离的增加，声波向传播轴线周围横

向扩散，因此单位面积上声波能量（声强）减小，这种扩散衰减主要取决于探头的特性，与介质的关系不大。我们可以通过良好的声聚焦在一定的范围内解决这个问题。

吸收衰减和散射衰减主要由介质性质决定，对于超声诊断技术来说，其具体机制并不重要，关键是它们的规律和影响。通常我们把散射衰减和吸收衰减两种机制合在一起，研究超声波的衰减规律。试验表明，人体组织中含胶原蛋白和钙质越多，声衰减越大，衰减程度一般为骨组织（或钙化）＞肌肉（或软骨）＞肝脏＞脂肪＞血液＞尿液（或胆汁）。介质的声吸收还与温度有密切的关系，生物组织的声吸收随温度升高而升高，但是水的声吸收随温度升高而降低，正常组织与病理组织对超声的吸收也存在差别，癌组织较大，炎症组织次之。

超声在生物组织中的衰减也可以用半衰距来表示。半衰距是指超声波强度衰减到初始值的一半时所传播的距离。表 4-3 给出了部分组织对超声吸收的半衰距。

表 4-3　人体组织的半衰距

组织器官	半衰距（cm）	超声频率（MHz）
血浆	100	1.0
血液	35	1.0
脂肪	6.9	0.8
肌肉	3.6	0.8
脑（固定标本）	2.5	0.87
肝（死后 20 小时）	2.4	1.0
颅骨	0.23	0.8
肾	1.3	2.4
腹壁（连腹肌）	4.9	1.5

二、医用超声换能器

超声换能器，又称超声探头，是超声诊断仪最重要的组成部分，其作用是发射和接收超声波。医用超声发射与接收最常用的是电声转换法中的压电式换能法。

（一）压电效应

压电效应分为正压电效应和逆压电效应。某些各向异性的材料，在外部拉力或压力的作用下会引起材料内部原来重合的正负电荷中心发生相对偏移，在材料表面上出现符号相反的表面电荷。这样，由机械力的作用产生了电场。这种将机械能转变为电能的效应称为正压电效应。在压电材料表面沿着电轴方向加上电压，由于电场作用，材料内部正负电荷中心位移，这一极化位移使材料内部产生应力，从而导致宏观上的几何形变，这种将电能转变为机械能的效应称逆压电效应。

压电效应是可逆的，压电材料既具有正压电效应，又具有逆压电效应。在医学超声设备中，常采用同一压电换能器作为发射和接收探头，但发射与接收必须分时工作。

（二）压电材料

1. 压电材料概述　在物理上压电材料都是弹性体，在其不同方位上所表现的压电效应强弱和性质不同，有的方位甚至没有压电效应，这种特性是压电材料内部结构各项异性的性质所决定的。目前发现的压电材料品种繁多，性能各异，主要有压电单晶体、压电多晶体和压电高分子材料等几种。

石英晶体是一种天然的压电单晶体，也是最早用于制造超声换能器的压电材料，其性能相当稳定，但要求激励电压高，所需加工精密度高，而且机电耦合系数低，所以目前已经很少使用。

一般认为高分子材料内部存在抵消不了的偶极子，聚偏氟乙烯（PVDF）薄膜经延展拉伸，可产生自发极化偶极子的规则排列，在薄膜上加交变电场，就会引起薄膜厚度伸缩振动。PVDF 薄膜密度小，质地软，容易加工；它的声阻抗接近人体软组织，有利于超声的耦合；它的品质因素（Q 值）很低，可制作宽带换能器，以提高分辨力。

1954 年，Jaffe 等发现了性能良好、易于制造的人造锆钛酸铅（PZT）压电材料，极大地促进了超声在工业和医学领域的发展。PZT 或 PZT 复合物目前仍然是使用最广泛的压电材料。PZT 压电陶瓷内部具有许多趋向不同的单晶粒。在没有外电场作用时，晶粒中存在着电偶极子的规则排列，其自发极化方向相互趋于一致的区域称为电畴。在未极化前，压电陶瓷内部电畴排列方向紊乱，取向完全任意，电极性相互抵消，材料内不出现宏观极化，无压电性能。因此在生产压电陶瓷的过程中，要用比矫顽电场更强的直流电场进行一定时间的极化处理，使电畴基本上转向同一方向。撤去电场后，陶瓷仍然保留一定的总体剩余极化强度，从而使陶瓷体具有压电性能。

20 世纪 70 年代，日本和苏联的科学家发现了一种新型的压电晶体，与 PZT 类型的陶瓷相比其机电耦合特性有很大的改善。但是，其研究一直受到难于生产大尺寸晶体的困扰，晶体只能生长到几毫米。20 世纪 90 年代末，超声领域的研究者开始取得晶体制作和晶体特性两方面的根本性技术突破。2004 年市场上出现了应用所谓纯净波晶体的商用探头。

传统的 PZT 陶瓷，由于晶粒边界的限制，不是所有的偶极子都能够在电场中对位，最多只有 70% 的极化率，因而限制了其机电耦合效率。而纯净波晶体材料更为均质，材料内部缺陷更少，并且没有晶粒边界。当这些晶体按照设定方向进行极化时，可以实现近乎 100% 的对位，从而极大地增强了机电特性，如图 4-1 所示。

传统PZT陶瓷

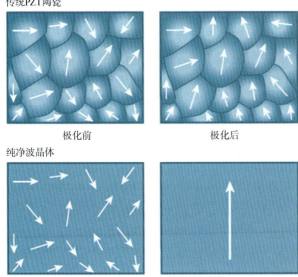

极化前　　　　　　　极化后

纯净波晶体

极化前　　　　　　　极化后

图 4-1 传统 PZT 陶瓷与纯净波晶体在极化处理前后的对比

传统 PZT 陶瓷晶体的制备，首先需要混合金属氧化物组分的微细粉末，然后加热塑形为均质的粉末，再与有机黏合剂混合烘焙成紧密的多晶体结构。制备纯净波晶体材料的时候，陶瓷粉末的制备方法与 PZT 粉末塑形类似，但是之后采用特殊设计的高温熔炉和精确的温度控制，在 1400℃下将粉末熔化为液体，为了使晶体从熔化

状态按照需要的方向成核，要从熔解域中以低于 1mm/h 的速度缓慢地拉出种晶，并逐层成形而形成均质的晶体。

纯净波晶体材料具有极高的机电耦合系数，与 PZT 陶瓷相比，其转换电能和机械能的效率增加了 68%～85%；同时，纯净波材料所表现出的应变能力，即材料在电场作用下改变厚度的能力，是 PZT 陶瓷的 10 倍，如图 4-2 所示。

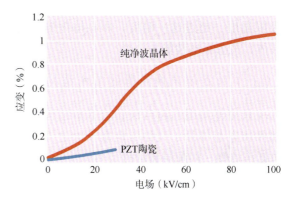

图 4-2 纯净波晶体与 PZT 陶瓷在电场中的应变能力

压电复合材料是由两种或多种材料复合而成的压电材料。常见的压电复合材料为压电陶瓷和高分子聚合物的复合材料，其由压电陶瓷和高分子材料按一定的连通方式、一定的体积比例和一定的空间几何分布复合而成。压电复合材料通常兼具几种材料的长处，具有灵敏度高、声阻抗低、频带宽、机械品质因数较低和易加工的特性，可实现多频率成像、谐波成像和其他非线性成像。

2. 压电材料的参量

（1）机械品质因数（Q_m）：机械品质因数决定压电体通频带，Q_m 越高，机械损耗越小，能量衰减越慢，通频带越窄。机械品质因数的定义为式（4-8）。

$$Q_m = 2\pi \frac{谐振时压电体储存的机械能}{谐振时压电体每个周期消耗的机械能}$$

（4-8）

（2）机电耦合系数（K）：表示压电体中机械能和电场能相互转化的程度。单位体积的压电材料能量由弹性能（E_a）、电场能量（E_d）和压电互换能量（E_m）组成，前两部分能量不能进行转换，K 表示了 E_m 与前二者的比值，定义为式（4-9）。

$$K = \frac{E_m}{\sqrt{E_a \cdot E_d}}$$

（4-9）

（3）频率常数（N）：如式（4-10）所示，频率常数定义为压电体的谐振频率（f_r）与沿振动模式方向的几何尺寸的乘积，只与材料性质有关。因此，已知频率常数（N），可以求出任意频率下压电体的厚度（δ）。

$$N = f_r \cdot \delta = \frac{1}{2}c \qquad (4\text{-}10)$$

式中，c 为压电材料的声速。

（4）压电居里点：居里点表示压电体可承受的极限温度，超过这一温度，压电体内的电畴结构解体，失去压电性能。

（三）医用超声换能器的基本结构

一只完整实用的超声探头的基本结构除了核心部件压电晶体片（又称压电振子）之外，常规还包括声透镜、匹配层和背衬。

压电陶瓷的声速和密度都比较高，它的声阻抗比软组织大几十倍，因此软组织和压电片之间的界面上声反射系数特别大，如果让压电片和软组织直接接触，发射脉冲和回波都会由于反射而损失很大一部分。这种现象称为压电陶瓷与软组织的声学不匹配，不利于提高仪器性能。在探头中设置匹配层正是为了解决这个问题。匹配层的目的是使得声阻抗很高的压电振子和声阻抗很低的人体软组织之间达到声能量的最大传输效率，最大可能地降低反射、增加透射，因此，匹配层应该满足透声层的条件。理论证明，当声波垂直射入三种相邻的介质时（图4-3），透声层应该满足厚度和声阻抗两个条件：其厚度应该是超声波长（λ）的 1/4 或 $\lambda/4$ 的奇数倍；其声阻抗应该满足式（4-11）的要求。

$$Z_2 = \sqrt{Z_1 Z_3} \qquad (4\text{-}11)$$

匹配层贴在压电片的前表面，形状与压电片相同，可以是一层或多层。理论上，当匹配层的厚度和声阻抗选择合理时，层数越多，匹配越好。但因制作工艺复杂，所以匹配层通常不超过2层。匹配层通常采用环氧树脂加钨粉配制。

当用电脉冲激励压电片或声波从介质传入使其振动时，压电片的振动时间通常比激励电脉冲或传入的声脉冲长。这种现象称为压电片的余振现象。余振现象会使发射的声脉冲和接收的电信号拉长，降低纵向分辨力。为了减少这种效应，

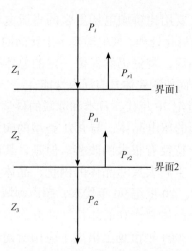

图4-3 声波垂直射入三种相邻介质

压电片的背面设置有背衬。背衬通常为环氧树脂和金属粉末配制而成，它的声阻抗与压电片接近。背衬的形状也和压电片一样，厚度比较大，通常为十几到几十毫米。当压电片受电信号或超声波激励振动时，相当一部分能量传入背衬，被金属粉末散射吸收，不再返回压电片。这样能缩短压电片的余振，增加探头的带宽。

声透镜安置在探头与人体接触处，同时作为探头的保护层。其作用与光学透镜相似，对压电振子发出的超声束起到会聚作用，以改善探测灵敏度、提高横向分辨率。由于声透镜兼做保护层，所以还要考虑材料的耐磨性。通常情况下，声透镜也同时作为多层匹配层的声阻抗渐变层。声透镜通常由环氧树脂、丙烯树脂与其他成分复合配制而成。

如图4-4所示，生长出来的纯净波晶体一般是圆柱状的，经过研磨和切割形成晶体片，在晶体片上再进行激光切割形成多阵元的探头，如面阵探头。使用纯净波技术的探头同样需要具备最基本的声透镜、匹配层和背衬。

目前，部分探头采用了声能增强技术（图4-5），即在压电晶体和背衬之间增加半波长反射层，将有用的信号反射回晶片，从而增强接收信号，提高图像的全场均匀性。

（四）医用超声换能器的主要参数

1. 超声换能器的主要规格参数

（1）类型：电子凸阵、电子线阵、电子相控阵等。

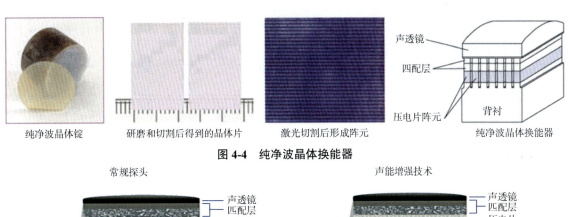

纯净波晶体锭　　研磨和切割后得到的晶体片　　激光切割后形成阵元　　纯净波晶体换能器

图 4-4　纯净波晶体换能器

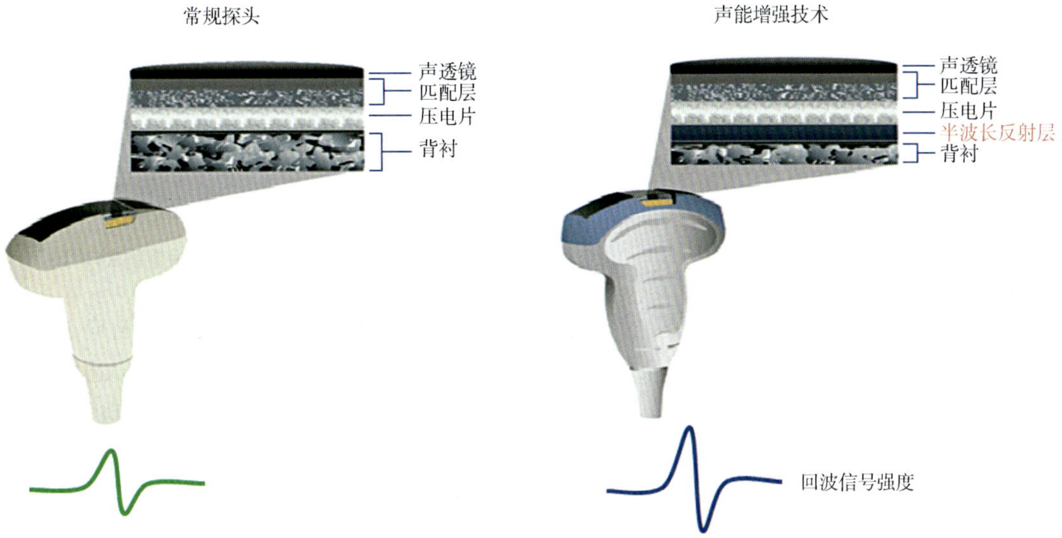

常规探头　　　　　　　　　　　　　　声能增强技术

回波信号强度

图 4-5　声能增强技术

（2）半径（凸阵）：凸阵探头所有阵元排列所在的圆弧的曲率半径。

（3）阵元数：所有能独立控制的阵元数目。

（4）标称频率：探头设计的中心工作频率。

（5）阵元间距：阵元与阵元之间的距离。

（6）视野：对于凸阵和相控阵探头来说，视野是指扇形图像的张角；对于线阵探头来说，视野是指图像的宽度（扫描宽度）。

（7）聚焦深度：声透镜或电子聚焦的聚焦距离。

2. 超声换能器的主要性能参数

（1）灵敏度：是指探头在最大探测深度上，可以发现最小病灶的能力。灵敏度用于衡量探头在发射和接收时转换能量的效率，主要取决于压电材料的压电性能、压电振子的辐射面积和压电材料的机械品质因数。

（2）频带宽度：换能器响应的频率范围，简称带宽。

（3）余响（ring down）：用于衡量超声换能器发出的脉冲长度。

（4）互耦（crosstalk）：阵列式换能器的各个阵元是独立控制的，当一个阵元受到激励时，其相邻阵元从受激振动阵元耦合得到一定的能量作微小振动，发射超声波。

（5）一致性：阵元性能的一致性，最重要的是各阵元的灵敏度的变化范围和阵列位置偏移。

（五）超声换能器的声场

超声换能器辐射的声场取决于换能器本身的特性、尺寸、形状等。同时超声波在传播途径中，与人体组织相互作用，也将影响超声场的分布。因此，深入了解换能器所辐射的声场和所检测到的声信息，对于诊断和治疗都是很有意义的；在设计不同类型的超声仪器时，合理地选用或设计换能器，也是非常重要的。

生物组织的成分构成、形状、尺寸、表面粗糙程度及各向异性等，决定了其超声场是十分复杂的。但是在一般情况下，可以先假定其为理想介质，其声场为近似理想的辐射声场。

声场的特性用声压分布或声强分布来描述，并根据惠更斯原理来进行分析。惠更斯原理指出，介质中波动传到的各点都可以看作是一个新的波源——子波源，在其后的任意时刻，这些子波的包络就是新的波阵面。所谓波阵面就是具有相同振动相位的各点的集合。波阵面的法线方向就是波的传播方向。

任何形状和大小的换能器，其有效的振源表面都可以看作许多微小面积的声源的叠加，每个微小声源在空间辐射的超声场的形状可以用惠更斯原理来计算。每个换能器相应的超声场就可以根据全部微小声源辐射的球面波相互叠加求得。

图4-6中换能器在空间任意点（P）上任意时刻的超声场可以用点元（dS）发出的超声波传播到P点的声场，用dS在整个换能器上的积分来求得［式（4-12）］。

$$p = \int_S \mathrm{d}p = \int p_0 \frac{1}{r} \cos(\omega t - kr)\mathrm{d}S \qquad (4\text{-}12)$$

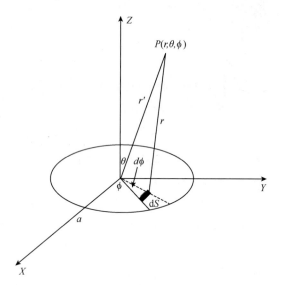

图4-6 超声换能器的声场分析示意图

对于平面圆形换能器，假设圆片上各点的振幅和相位均匀分布，那么式（4-12）的积分是可求的。图4-7给出了圆形换能器轴线上声压振幅的变化曲线，图中a为平面圆形换能器的半径，z为到声源中心点的距离，z_N为声压振幅最后一个极大值点的位置到声源中心点的距离，p_m为声压振幅，p_0为声源处起始声压。从曲线上我们可以看出：在$z < z_N$的范围内，存在若干个极大值和极小值。极大值点的位置可以通过计算得出。这种剧烈的振荡是在靠近声源处，由声源表面上各点源辐射至轴线上一点的声波，因为波程差引起相互干涉造成的。最后一个极大值的位置z_N，是我们划分近场和远场的分界点。大于z_N为远场区，在远场区，

声压随距离增加指数下降，并且声束开始扩散。

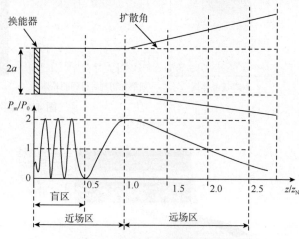

图4-7 平面圆形换能器的声场

声场的指向性是指其发射响应或接收响应的幅值随方位角变化的一种特性，通常在某个方向上具有一个极大值。因此，也可以说，超声场的指向性，是指超声波能量集中在一定区域并向一个方向辐射的特性。超声场的指向性可以用指向性函数来描述。以换能器的声中心为球坐标原点，距离球坐标原点距离为r的远场区球面上，任一方向θ上的声压幅值$p_{\theta r}$与最大值方向θ_0上的声压幅值p_{0r}之比，定义为换能器辐射声场的指向性函数。声场的指向性可以用几何图形直观地表示，称为指向性图或波瓣图，即通常在通过声中心的某指定平面（称为定向平面）内和某些频率处，以直角坐标系或极坐标系中的图来描述换能器响应或灵敏度作为发射或入射声波方向的函数。用极坐标形式表示时，径向坐标表示响应。一般二维极坐标的指向性图的径向坐标以分贝表示，角度坐标以度数表示，如图4-8所示。

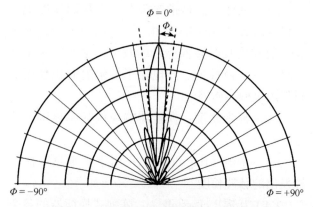

图4-8 平面圆形换能器声场的指向性图

指向性图中极大值所在的波瓣称为主瓣，主瓣和栅瓣之间有一系列零点，每两个零点之间有一个极值，这些极值比主极大值小，称为次极大值，这些次极大值所在的波瓣称为旁瓣。主瓣所张的角度称为方向锐度角，是主瓣两侧出现的第一个极小值（也就是零点）之间的夹角。这个夹角的一半就是扩散角。

用类似的方法也可以计算平面矩形换能器的声场分布。对于多阵元线阵换能器，其声场分布是各个阵元的声场的叠加，仍然可以利用惠更斯原理来计算。线阵换能器的波瓣图特点是除了主瓣和旁瓣之外，还存在一系列的副瓣，副瓣两边也有多个旁瓣。这些旁瓣、副瓣的存在，会造成伪像，因此要求在换能器设计制作中加以抑制，同时也是操作者应该注意的。

三、基于脉冲回波技术的超声成像设备

声波在传播途径中，遇到两种介质的界面时，会发生反射和折射现象。人体组织和脏器具有不同的声阻抗，因而界面会反射声波，称为回波。基于脉冲回波技术的超声成像设备，正是利用了人体组织的不均匀性引起的声波反射进行成像。通过检测脏器界面的反射回波，对组织进行定位，并检测组织的特性。超声成像设备接收超声回波信号后，经过适当的电子学处理，最终将检出的有用信息显示在显示器上。显示类型主要包括A型、B型和M型。

我们以最简单的A型超声显示来说明脉冲回波法的基本原理。

脉冲回波法原理如图4-9所示。

（1）声脉冲发射的瞬间，由于换能器与人体软组织界面产生反射，显示器上光点垂直偏移形成第一个回波脉冲。

（2）随后声脉冲以恒速通过介质1，光点在显示器上形成水平扫描线。

（3）超声脉冲传播至介质1和介质2的分界面。

（4）一部分超声能量经界面反射，同时，由于人体组织界面两边的声学差异通常不是很大，故大部分能穿过界面继续向前传播。

（5）当反射回波到达探头时，换能器将回波信号变为电信号，再经过接收放大器放大，成为

垂直偏转板的输入信号，产生光点轨迹的垂直偏转，形成界面反射回波脉冲。

（6）显示器上两个脉冲间的距离与介质1的厚度成正比，反射脉冲的幅值与界面的声反射特性有关，也就是说，与介质1和介质2的声阻抗差异有关。如果过程重复的速度足够快（>20帧/秒）就可以显示出稳定的波形。

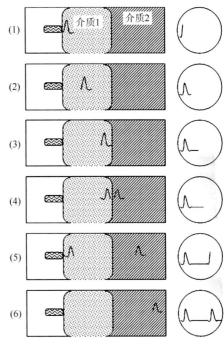

图4-9　脉冲回波法原理

（一）A型显示

A型显示就是幅度显示，它以回波幅度的大小表示界面反射的强弱，是幅度调制型仪器，即回波的脉冲大小决定显示器中脉冲的幅度。在显示屏上，横坐标代表被测物体的深度，纵坐标代表回波脉冲的幅度，横坐标要求有时间或距离的标度，借以确定产生回波的界面所处的深度。所以由探头（换能器）定点发射获得的回波所在的位置可以得到人体脏器的厚度、病灶在人体组织中的深度及病灶的大小。

由于A型显示的回波图不能获得临床诊断上需要的解剖图，且诊断的准确性与医师的识图经验有很大的关系。因此，其在临床上的应用价值逐渐降低。目前A型超声诊断仪已经很少生产了，仅限于眼科。

眼科A型超声利用回波距离信息，可以进行

角膜厚度、眼轴长度、前房深度、晶体厚度等测量；利用回波强度信息，则可以进行肿瘤定性、区分增殖膜与视网膜等检查。但是，在进行肿瘤定量和定性测量时，需要和眼科 B 超配合使用。

（二）M 型显示

对于运动脏器，由于各界面反射回波的位置及信号大小都会随着脏器的运动发生变化，如果用 A 型显示，那么所显示的波形就会随着时间变化，得不到稳定的波形。为了解决这个问题，就出现了 M 型显示。

M 型设备是在 A 型设备的基础上发展起来的，适用于探测运动器官。目前 M 型设备几乎专门用来对心脏的各种疾病进行诊断，所以通常将 M 型设备称为超声心动图仪。

M 型显示把深度扫描信号加到垂直偏转板上，也就是说时间基线是在 Y 轴上；接收到的回波信号加到亮度调制栅极上，也就是通常所说的 Z 轴上。这样，深度方向上所有界面的反射回波，就用亮点的形式在显示器的垂直扫描线上显示出来。同时，M 型显示增加了一个慢变的时间扫描信号发生器，也称慢波扫描发生器，它产生的信号加到显示器的水平偏转板上，即 X 轴表示扫描时间。如果没有时间扫描信号，随着被测脏器的运动，各个界面空间位置发生的位移在显示屏上就会表现为一系列亮点沿一条直线上下移动。加上时间扫描信号后，垂直扫描线自左向右慢慢移动，周期通常为 1～10 秒，于是就形成了二维图像，把脏器各界面随时间的运动情况沿 X 轴展开，形成一幅反射界面的活动曲线图，从图像上可以很容易地判断脏器各部分运动的振幅、周期和运动状态等信息。如果反射界面是静止的，显示屏上就显示出一系列水平的直线。

（三）B 型显示

B 型显示是目前超声图像诊断应用最广泛的显示方式，它得到的是脏器或病变的断层图像，并可以进行实时动态观察。B 型超声成像设备对接收的回波信号实施辉度调制。不同深度上的回波对应图像上的一个个光点，光点的亮度由回波幅度线性控制。这就是 B 超名字的由来，B 是 "brightness" 的首字母。

对于 B 型超声成像设备来说，与发射声波脉冲同步的深度扫描信号是加在垂直偏转板上的，即时间基线是在 Y 轴上，这样自上而下的一串光点表示在各个深度界面上的回波。这一点与 M 型显示相同。当声束沿直线移动时，在 X 轴偏转板加扫描电压，随着探头的移动同步变化，相应图像就表现为二维断层形态图像。

B 型显示和 M 型显示的主要差别在于声线扫描的产生与显示器上对应断层图像的形成。M 型扫描加的是一个与时间呈线性关系的慢变化，它的变化速率只要能使心脏等器官的运动状态显示清楚就可以了；而 B 型帧扫描则一定要和声线的实际位置严格对应，否则显示的断层图像就会失真，也就无法根据断层图像来确定组织的相应位置。

（四）超声成像设备的体系结构和信号流

现在的超声成像设备体系结构主要包括平台层、超声系统和应用程序层（图 4-10）。应用程序层包括操作超声系统所需要的、执行成像或非成像用途的软件。超声系统包括超声成像技术及相关生理信号检测所涉及的专有技术，包括硬件和软件。平台层包括运行应用程序和虚拟超声系统所需的硬件和基础设施。

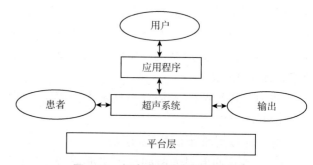

图 4-10　超声成像设备的体系结构

我们再来看一下超声成像设备的信号流（图 4-11）。根据系统对数据信号所执行的功能，目前的超声成像设备通常将整个信号流系统分为前端和后端。前端涉及信号采集，后端涉及信号处理。从身体组织返回的超声波，经过阵列换能器，转换成电信号，送到前端模块，之后前端模块将信号送到前端控制模块，前端控制模块通常可以处理所有前端到后端的数据和从后端到前端的命令。前端控制模块将数据送到双信号调节板，双信号调节板通常执行数据预处理，如灰度变换、对数压缩等，之后送至后端处理模块。后端处理模块将预处理后的数据通过扫描转换生成图像，然后再做图像后处理。图像处理完成后，后端处理模块将图像送至输入端/输出端。

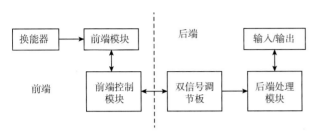

图 4-11　超声成像设备的信号流

（五）常用超声成像技术

1. 波束处理技术　根据前文所述，超声换能器的声场分布规律如下：在近场区，声束的轴向强度剧烈起伏，造成该区诊断困难；在远场区，轴向声强比较平稳，但声束扩散，使超声诊断时横向分辨力难于提高，因此必须进行波束处理。

波束处理的目的是使主波束变窄、旁瓣变小、栅瓣消除及近场盲区减少。

（1）电子聚焦：为了使主波束变窄，采用的主要技术是电子聚焦。

阵列探头的每次发射和接收总是由全部或部分单元共同完成（图 4-12）。

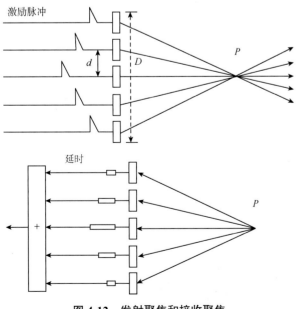

图 4-12　发射聚焦和接收聚焦

在发射聚焦时，如果参与工作的各个单元在不同时刻发出声脉冲，叠加以后就有可能聚焦到总声场。我们按照各单元的传播时间决定每个单元的发射时间，采用延迟顺序激励阵元，使得各单元发出的声脉冲同时到达想要扫描的空间点，该空间点的总声场是各个单元发出声脉冲的同相叠加，幅度得到加强；而在聚焦点以外叠加减弱甚至抵消。这就是电子聚焦的原理。

接收聚焦时，各阵元接收回波信号并转变为电信号之后，对各阵元输出电信号按设计的聚焦延迟量进行延迟，然后类似于发射声波在传播介质中叠加合成聚焦波束的原理，在接收端电路上用加法器对各接收延迟信号求和，使来自焦点和焦点附近的回波信号增强，聚焦区域外的回波信号减弱甚至抵消。这样就达到了接收时聚焦的目的。当接收聚焦焦距与发射聚焦焦距相同时，对各阵元输出接收回波信号进行延迟的延迟时间关系和发射时的情况是相同的。

电子聚焦方法能改善在声束扫描平面上的横向分辨力（即侧向分辨力），而阵元高度方向（即探头厚度方向）的分辨特性只与单阵元声束特性相当。将多阵元换能器在阵元高度方向做成曲面状或加曲面声透镜，进行几何聚焦，而在扫描声束平面上采用电子聚焦。这样，可实现复合式二维聚焦。面阵探头可以进行二维电子聚焦。

（2）动态聚焦：通过改变各阵元聚焦延迟时间所构成曲线的曲率半径，可以调节聚焦点的位置，此方法称为动态聚焦。研究结果表明，聚焦及其声束特性主要受脉冲回波载波相位延迟的影响。因此可以采用相控阵技术，用相位延迟来实现电子聚焦延迟。

图 4-13 给出了相位延迟的工作原理。由延迟线输出的一组参考载波信号具有按聚焦要求设计的相位差，各路参考载波信号与相应的阵元输出回波信号混频，产生要求的相位延迟。求和后产生相应聚焦焦距的合成波束。在信号接收过程中，同步连续的改变压控振荡器输出参考载波的频率，则延迟线各抽头输出的参考载波相位也同步连续变化，从而实现实时连续地改变聚焦焦距。

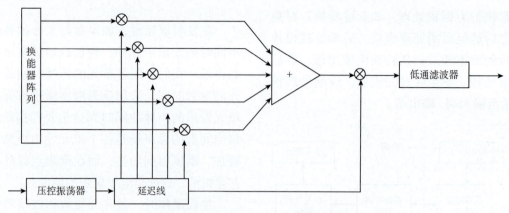

图 4-13　相位延迟实时连续动态聚焦

（3）全程聚焦：传统波束形成技术可以使回波信号实现动态连续聚焦，而发射波束仍只聚焦在固定深度（图 4-14A），因而只能在发射聚焦区域附近获得最佳分辨率，使用时需要根据照射的远近来调节聚焦点以获得最佳图像。如果想在更宽的范围内实现发射聚焦，就需要设置更多的聚焦点，这将会导致帧频明显降低。全程聚焦技术对超声束进行复杂而精密的计算，从而构建出发射和接收的铅笔状声束（图 4-14B）。

方成正比。当焦点选择在浅部时，如果不减小孔径（D），则过大的最大延迟时间将使电子聚焦方法难以实现。在靠近换能器的浅部组织中，无法实现声束电子聚焦，声束的宽度近似等于孔径的尺寸。因此，在探查较浅部位时，采用小孔径，可以提高浅部的横向分辨力。在深部，聚焦声束的宽度（W_f）与孔径（D）成反比，当聚焦深度（F）增大时，为了使声束宽度尽可能与近场一致，从中部到深部必须逐步增大孔径。因此，动态孔径的作用主要在于减小近场和远场声束宽度，以及能较方便地实现浅层的电子聚焦，从而提高全程的空间分辨力。

动态孔径只能在声波接收过程中实现，如图 4-15 所示。电子线阵或相控阵探头通常将动态孔径与动态聚焦配合使用。

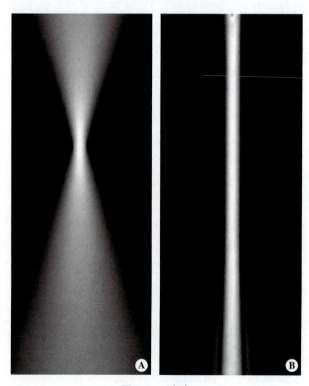

图 4-14　声束
A. 传统发射声束；B. 全程聚焦声束

（4）动态孔径：电子聚焦的最大延迟时间（τ_{max}）随焦距减小而增大，与换能器孔径（$D=nd$）的平

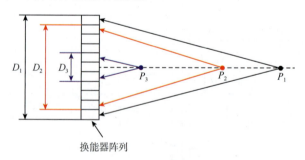

图 4-15　动态孔径技术

（5）动态变迹：在医用超声成像设备中，主波束宽度、旁瓣级大小、能获得的信号的动态范围是影响图像质量的三个重要因素。进行动态变迹处理旨在抑制旁瓣的影响。这里说的旁瓣，不但包括换能器超声场自身的旁瓣，还包括延迟网络相位量化误差产生的栅瓣，以及由人体组织声速分布不均匀导致折射相位误差产生的栅瓣。

变迹技术可以分为孔径尺寸变迹、幅度加权变迹和幅度加权动态变迹。

孔径变迹是在发射和接收过程中，分别采用不同的孔径，在保持发射和接收主波束方向一致的条件下，使发射和接收旁瓣峰值方向互相错开，由此抑制旁瓣。

幅度变迹方法是在信号接收处理过程中，对中心阵元信号赋予较大的权系数，向两侧权系数逐渐减小，各阵元输出信号加权求和，进而抑制旁瓣和栅瓣的影响。幅度变迹的结果受相位量化误差分布类型的影响，但换能器本身的旁瓣能得到较好抑制。当换能器结构和参数不变时，改变幅度加权变迹函数，可调节抑制旁瓣的最佳深度。

在接收过程中，可根据回波到达换能器时间的先后顺序，同步实时动态改变变迹函数，即各通道加权系数，可使抑制旁瓣的有效深度实时跟踪回波深度的编号，从而使系统在扫描深度范围内都具有最佳的旁瓣抑制功能。

2. 电子扫描技术　为了达到超声成像的目的，由换能器发射的超声波必须实现对人体内部的扫描功能。换能器在被探查区域获取人体信息的运动过程称扫描。电子扫描是用电子方法控制多阵元换能器实现扫描，分为电子线性扫描和电子扇形扫描，电子扇形扫描就是我们通常所说的相控阵扫描。

（1）电子线性扫描：是以线阵换能器为基础，由电子开关或全数字系统控制，使换能器阵元轮流工作。每次发射和接收声波时，将若干个阵元编为一组，一组阵元同时工作，产生扫描声束，并接收回波信号。然后换下一组阵元工作。阵元组按照一定的顺序相继工作，相当于声束平移的扫描过程。根据阵元编组不同，可以把线性扫描分为常规扫描（图 4-16）、隔行扫描、飞跃扫描、微角扫描及半间隔扫描等。

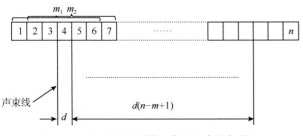

图 4-16　电子线性扫描示意图（常规扫描）

隔行扫描，也称间隔扫描，为防止前一次回波对后一次扫描干扰，将前后两次扫描声束的位置错开。飞跃扫描的意义在于进一步降低前后扫描声束间的干扰。

前三种扫描模式都属于组合顺序扫描，扫描线间距等于阵元中心间距。它们的共同缺点是线距较宽、线数较少、图像质量较差。要提高图像质量，必须减小声束的线距，为了达到这个目的，可以采用半间隔扫描或微角扫描。

在半间隔扫描（图 4-17A）中，每帧图像的扫描线数为 $2(n-m+1)$，比前述扫描方法的线数增加了 1 倍，其声束间距缩小为 $d/2$。半间隔扫描能够提升系统的横向分辨力。其常与飞跃扫描结合使用，以减少前后声束的相互干扰。

微角扫描（图 4-17B）是另外一种增加扫描线数的方法，其线密度也可以提高 1 倍。但由于声束线有微小偏角，而显示扫描线仍然平行，故图像存在一定的畸变。

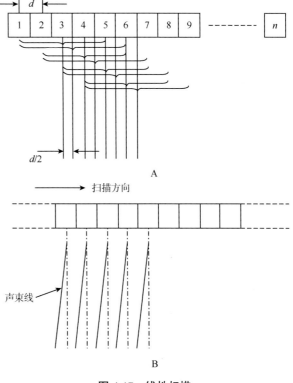

图 4-17　线性扫描
A. 半间隔扫描；B. 微角扫描

（2）相控阵扫描：也称电子扇形扫描，以惠更斯原理为基础理论依据。惠更斯原理表明，介质中波动传到的各点都可看作是一个新的波源——子波源，在其后的任意时刻，这些子波的包络就是新的波阵面。应用惠更斯原理，可由某一时刻波阵面的位置，用几何作图法确定下一时刻波阵面的位置。波阵面的法线方向就是波的传播方向。下面以相控阵的发射和接收分别阐述相控阵的扫描原理。

相控阵发射的原理如下：各阵元如果同时被激励，则其各个子波的包络组成的波阵面平行于换能器表面，波的传播方向垂直于换能器表面。如果在扫描过程中，各阵元的激励脉冲依次有时间延迟，则各阵元产生声波的波阵面就能产生一个顺序变化的相位差，如图4-18所示。各阵元合成的声束方向将偏离垂直方向，与阵列的法线产生一定的角度（θ）。对于不同的延迟时间变化，θ角也不断变化，从而使声束方向不断改变。如果颠倒阵元激励顺序，声束的方向将偏转到法线另一侧。设相邻阵元的发射延迟时间为τ，阵元中心间距为d，偏转角θ与τ之间的关系如下：$\tau = (d\sin\theta)/c$。c为人体中的声速。改变τ值就可以改变声束偏转角度，即利用改变延迟时间来改变超声波阵面传播方向。相邻阵元按一定时间差被同一激励源激励，或相邻阵元被具有相同相位差的激励源激励，则各相邻阵元所产生的脉冲也将相应延迟初始时间差或相位差，这样合成的波阵面就会与换能器阵列的法线形成一个夹角。相控阵扫描通过切换时间差或相位差，使声束在设定范围内扫描。

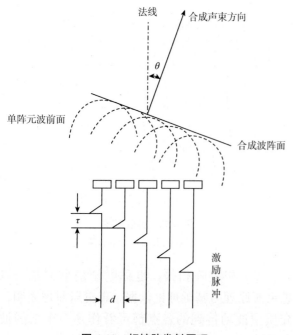

图4-18 相控阵发射原理

3. 动态频率技术 在超声成像中，超声频率越高，纵向分辨力越好；但是频率越高，声衰减也就越大，从而导致有效的诊查深度越浅。因此超声成像的纵向分辨力与穿透力是相互矛盾的。解决这一矛盾的办法是在近场选用高频率，以获得更好的细节显示；在远场选用较低的频率，以获得足够的穿透深度。

超声成像系统常配备不同频率的探头以供探查不同部位时选用，但频繁更换探头给临床应用带来了麻烦。采用宽带发射和动态频率扫描技术，可以解决这个问题，用一个探头根据探查部位不同动态改变频率。

宽带发射建立在宽带响应的压电材料基础上。宽带发射的3.5MHz探头可以发射和接收2.5～6MHz频带的声波，7.5MHz探头可以发射和接收5～10MHz频带的声波。施加在探头上的电脉冲越窄，发射声波的频带越宽。

发射出的宽带超声波进入人体后，产生宽频带回波信号。这些不同频率的回波返回到探头后并不都在同一时刻被接收，接收器根据产生回波的深度在某一时刻选择性地接收某个频率范围，在近场选用高频率，在远场选用低频率。这一自动选择过程由可变带通滤波器实现。

四、超声多普勒诊断原理

（一）超声多普勒技术的基本原理

当波源、接收体、介质之间存在相对运动时，接收体接收到的波的频率与波源的频率之间产生差异，这种现象称为多普勒效应。其变化的频率差异称为多普勒频移。

著名的多普勒效应首次出现在Christian Doppler于1842年发表的一篇论文上，Christian Doppler推导出当波源和观察者有相对运动时，观察者接收到的波频会改变。多普勒现象是一种在声波、光波等各种波动现象中普遍存在的物理现象，是超声多普勒诊断的物理基础。

多普勒效应产生的原因：波源完成一次全振动，向外发出一个波长的波，频率表示单位时间内完成的全振动的次数，因此波源的频率等于单位时间内波源发出的完全波的个数；而接收者接收到的波的频率，是由单位时间接收到的完全波的个数决定的。当波源和接收者相互靠近时，在单位时间内，接收者接收到的完全波的个数增多，即接收频率增大；同样的道理，当接收者远离波源时，接收者在单位时间内接收到的完全波的个数减少，即接收频率减小。血液、胎心、瓣膜、血管壁等都是人体中的运动体，应用超声波在体外照射都会产生多普勒效应。

医用超声常使用反射探头。设探头发射超声的频率为 f_0，血流速度为 v，探头发射声束与血流速度方向的夹角为 θ_1，如图 4-19 所示。

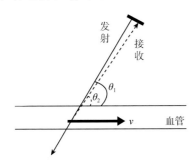

图 4-19 超声多普勒诊断原理示意图

首先在发射过程中，探头是声源，血液是接收器，那么在声源不动、接收器相对介质运动的情况下，产生一次多普勒效应，血液接收到的超声波的频率为 f_1。

$$f_1 = (1 + \frac{v\cos\theta_1}{c})f_0 \qquad (4-13)$$

之后，血液使超声波产生反射，探头接收到回波，接收时回波声束和目标运动速度的方向的夹角变成 θ_2。这种情况下，可以看作血液是产生回波的声源，探头是接收器，那么探头接收到回波的频率 (f_r) 如式（4-14）所示。

$$f_r = \frac{c}{c - v\cos\theta_2} f_1 = \frac{1}{1 - \frac{v}{c}\cos\theta_2} \cdot (1 + \frac{v}{c}\cos\theta_1)f_0$$

$$= f_0(1 + \frac{v}{c}\cos\theta_1) \Big/ (1 - \frac{v}{c}\cos\theta_2) = \frac{c + v\cos\theta_1}{c - v\cos\theta_2} f_0$$

$$\qquad (4-14)$$

多普勒频移 (f_d) 为

$$f_d = f_r - f_0 = \frac{v(\cos\theta_1 + \cos\theta_2)}{c - v\cos\theta_2} f_0 \qquad (4-15)$$

超声波速 (c) 通常在 1540m/s 左右，而目标的最大运动速度只有每秒几米，所以 $v \ll c$；如果我们假定入射声束和回波声束相对于血液流动方

向的夹角近似相等，即 $\theta_1 \approx \theta_2 \approx \theta$，那么如式（4-16）所示。

$$f_d \approx \frac{2v}{c} f_0 \cos\theta \qquad (4-16)$$

如果速度 (v) 的方向相反，则夹角将大于 90°，此时 $\cos\theta$ 为负值，频移 (f_d) 将为负值，即回波频率降低。因此，在超声多普勒诊断中，定义向着换能器方向运动（夹角 < 90°）为正方向，速度是正值，离开换能器方向运动（夹角 > 90°）为反方向，速度为负值。

式（4-16）是超声多普勒技术的基本公式，从这个公式可以看出，多普勒频移与反射体的运动速度近似成正比，通过测量接收信号的多普勒频移，就可以估算出人体内运动组织或血流的速度，从而达到非侵入性检测体内生理状况的目的。

通常超声诊断中遇到的多普勒频移都很小。在多普勒方程中，超声声速 $c \approx 1540m/s$，而目标最大的运动速度只有每秒几米，因此多普勒频移至少比探头发射频率小三个数量级。有些仪器能测量每秒几厘米甚至几毫米的速度，相应的多普勒频移比发射频率小 5～6 个数量级。临床使用的发射频率大多为几兆赫，多普勒频移为几赫到几千赫兹，是人类可闻声的范围。

从理论分析可以得知，多普勒频移关系不仅适用于连续波，而且适用于组成脉冲波的一切简谐波，也适用于脉冲波的中心频率、重复频率和带宽。

（二）血流反射信号分析

血液是一种复杂的流体，在液体血浆中悬浮着大量红细胞、白细胞和血小板。其中红细胞数量很大，且其尺度比血液中的其他成分大得多，因此血液产生的超声波反射信号几乎全是红细胞的贡献。在实际血流中，红细胞常互相聚集成簇，因此在血流中超声波的散射目标不但有单独的红细胞，还有大小不等的红细胞簇。红细胞和红细胞簇的尺度比医疗诊断使用的超声波的波长小几十到一百多倍，因此超声波照射到红细胞及红细胞簇时不发生镜面反射而发生瑞利散射，超声波被散射到各个方向。

根据上面的分析，对于超声波来说，血液可以看作血浆和其中悬浮着的作为散射目标的大量

红细胞和红细胞簇组成的混合流体，符合随机散射子模型。血液中的散射目标有着各自的运动速度，它们产生的散射信号具有不同的多普勒频移和时间长度；散射目标的体积各不相同，因此其散射信号的强度也各不相同，把这许许多多的散射信号叠加起来就得到探头接收的总信号 $[y(t)]$。

$$y(t) = \sum_{i=1}^{N} s_i(t) \qquad (4\text{-}17)$$

式中，N 为超声照射区域内散射目标的个数；$s_i(t)$ 为第 i 个散射目标的信号，它是由这个散射目标的散射系数、初始位置和运动速度决定的。

血流中的散射目标非常多，它们的运动具有随机性，它们的体积也具有随机性。目标的散射强度和体积有关，因此血液中的散射目标的散射强度也具有随机性。显然，超声照射区域内的散射目标的个数（N）也是随机的。也就是说，式（4-17）所示的血流总的反射信号是由许许多多小的随机信号叠加而成的，所以它也具有随机性，属于高斯随机过程。它的各种统计性质由它的均值和相关函数确定。

超声多普勒使用的发射信号是振荡信号，正负交替，其时间的平均值为零，所以每一个反射目标的反射波均值也为零。按照随机理论，均值为零的信号总和的均值也为零。因此血流的总反射信号的均值也为零。

血流产生的回波信号是由许多运动速度不同的目标产生的，因此其是许多多普勒频移不同的信号叠加而成的。所以我们很容易想到可以用谱分析的方法来分解多普勒信号，得到频率不同的成分反映速度不同的运动目标。如果我们根据确定信号的频谱定义对随机信号 $[y(t)]$ 进行谱分析则得到 $F_y(f)$，如式（4-18）所示。

$$F_y(f) = \int_{-\infty}^{\infty} y(t)\exp(-i2\pi ft)\mathrm{d}t \qquad (4\text{-}18)$$

由于回波信号 $y(t)$ 是个随机过程，所以其谱分析的积分结果也是个随机过程。由于回波信号的均值为零，所以其复频谱的均值也为零，是零均值的随机过程。因此把多次测量得到的频率谱取平均的方法不能得到有用的信息。由此可见，确定信号的频谱分析不能直接用于随机信号，必须建立新的概念。

为了克服信号的随机起伏和均值为零的困难，我们考虑采用幅度谱的平方的平均值，它也等于复频谱的绝对值的平方，记作 $S_y(f)$，称为功率谱。功率谱在某一频率处的值和以确定速度运动的目标数目成正比，这一确定速度由多普勒频移方程确定。也就是说，功率谱包含了血流速度的分布信息，因此功率谱的概念对超声多普勒技术是很有意义的。但是功率谱没有包括相位谱的信息，因此功率谱并不包含原始信号的全部信息。

$$S_y(f) = \left\langle \left| F_y(f) \right|^2 \right\rangle = \left\langle A_y^2(f) \right\rangle \qquad (4\text{-}19)$$

式中，$F_y(f)$ 和 $A_y(f)$ 分别是 $y(t)$ 的复频谱和幅度谱。

血流产生的反射信号是一个零均值的高斯随机过程，它的功率谱就是血流中散射目标在声束方向的速度分布。这是血流多普勒信号的功率谱和流速之间的基本关系，也是多普勒诊断技术的基础。功率谱的概念包含了谱分析和求平均两个层面的意义。因此，一方面它能分析不同流速的血流产生的不同频率的散射波，另一方面它利用平均解决了血流的随机特性带来的不确定性。在现有的各种多普勒诊断技术中都能看到这个基本思路。

（三）频谱多普勒技术与彩色多普勒技术

最早用多普勒效应测量血流的尝试约和 B 型超声图像出现的年代差不多，此后医学超声多普勒技术经历了三个重要的发展时期。

1956 年，Satomura 首次用多普勒技术测得了心脏瓣膜的运动。20 世纪 60 年代应用的是连续波多普勒技术。连续波多普勒技术比较简单，仪器价格低，对被测血流速度范围没有限制。但是这种方法只能给出声束范围内所有血流的总的贡献，不能分别测量不同深度的血流速度。

为了克服这个缺陷，20 世纪 60 年代末至 70 年代，出现了具有距离选通功能的脉冲多普勒技术，其能够测量比较小的取样体积内的血流速度，具有空间分辨能力。这是超声多普勒技术发展的第二时期。连续波多普勒和脉冲波多普勒技术统称为频谱多普勒技术。

20 世纪 80 年代出现了彩色血流图（CFM）技术，把体内血流速度的空间分布用彩色编码实时显示在屏幕上，直观地给出血流的位置和速度信息，通常称为彩色多普勒技术，这是超声多普勒技术的第三阶段。

超声多普勒信号是窄带信号，窄带信号可以由它的两个正交分量 $I(t)$ 和 $Q(t)$ 完全确定。正交分量分解的原理是，将探头接收的信号 Vi 同时送入两个乘法器，分别和仪器产生的两个参考信号（如 cos 和 sin 信号）相乘，参考信号必须和激励探头的信号保持恒定的相位关系，并且两个参考信号之间也要保持 90° 的相位差，之后，再让所得到的信号通过低通滤波器去除高频分量，剩下的正是两个正交分量，如图 4-20 所示。这两个正交分量可以进一步分离正反向血流信号，得到更多信息。

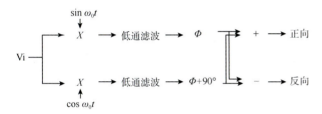

图 4-20 正交分量分解示意图

正交分量的最高频率非常低，为原信号带宽的一半。根据奈奎斯特定律，用原信号带宽大小的采样频率就可以得到一个正交分量的完整信息，两个正交分量只需要原信号带宽 2 倍大小的采样频率。对于带宽不过几千赫兹的多普勒信号，即使考虑一些实际因素，几万赫兹的采样频率就足够了。

因此现在超声多普勒仪器广泛采用对多普勒回波信号的正交分量 $I(t)$ 和 $Q(t)$ 采样的方式，得到数字信号 $I_n=I(nt_s)$ 和 $Q_n=Q(nt_s)$。这样不但降低了仪器的复杂程度，更重要的是为脉冲多普勒和彩色血流图等先进的多普勒技术提供了技术平台。

对得到的数字信号 I_n 和 Q_n 求其功率谱，利用多普勒频移和目标速度的关系就可以得到血流速度的分布。计算方法有两种：其一是按照功率谱的定义计算，其二是估算相关函数，然后按照功率谱和自相关函数的关系计算。第一种方法主要用于声谱图技术，第二种方法主要用于彩色血流图技术。

根据定义计算功率谱时，通常只用了很短的一段时间里的信号，因此得到的是时变功率谱，时变功率谱可以反映血流的时变情况。常用的显示时变功率谱的方式是声谱图（图 4-21）。

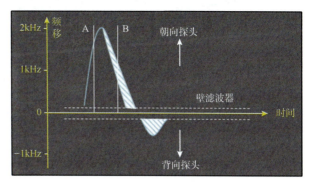

图 4-21 声谱图示意图

声谱图的横轴是时间。纵轴是对应血流速度的多普勒频移，下端代表最大的负的多普勒频移，即最高的背向探头的反向速度，上端代表最大正的多普勒频移，即最高的朝向探头的正向速度。从下到上速度连续变化。每个时刻的时变功率谱表示在一条竖直的线段上，功率谱的幅度用亮度表示。随着时间推移，表示功率谱的位置向右推移，而在左边原来的位置保留原先的功率谱，直到填满整个声谱图，再从左边重新开始。

实际上，在回波信号中，除了血流产生的回波信号外，人体其他组织也产生了很多回波信号，其中血管壁和心肌等的信号也产生了多普勒频移。另外发射信号也通过各种耦合传入接收通道。这些信号往往比血流信号强得多，必须滤除。否则它们会妨碍后续的处理。许多软组织是静止的，而运动组织的运动速度比血流低，因此它们产生的回波信号的正交分量的频率比血流低。所以其可以用高通滤波器去除，在超声仪器中，这种滤波器称为壁滤波器。经过壁滤波器后的信号不包含速度很低的运动信息。这也是为什么声谱图中靠近横轴的一个小范围内没有图像的缘故。

连续波多普勒技术的最大缺点是不能确定产生多普勒信号的血流的位置。我们用图 4-22 来说明这种情况。

图 4-22 中，A 是探头发射的连续波，B 和 D 是不同深度的两个血流产生的回波，它们共同产生接收信号 F，这样，不同深度的血流信号混合在一起无法区分。为了克服连续波多普勒技术的这

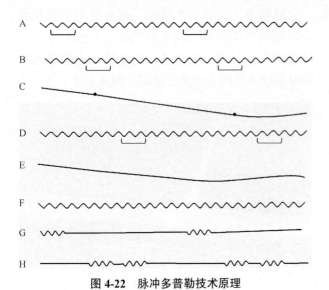

图 4-22 脉冲多普勒技术原理

个缺陷，20 世纪 60 年代末出现了脉冲多普勒技术。图 4-22 中，C 是 B 的一个正交分量，正交分量的变化比原始信号缓慢得多。C 曲线上面的黑色圆点表示采样点，采样频率为 f_s。每个采样点主要是 B 在对应的一小段时间里的波形经过正交解调的结果。根据超声波传播的规律，B 的一小段波形是在时间 $\Delta t=2x/c$ 以前探头发射的一小段超声波经过传播和反射的结果，x 是血流的深度，c 是声速。在发射波形 A 上标出了对应的小段。

所以，为了获得第一个血流的正交信号，我们就不需要发射连续的声波，只需要在发射波形 A 上标出的那一小段，也就是 G 的波形，它是重复频率为 f_s 的一系列脉冲波，每个脉冲是几个周期的正弦波。这就是脉冲多普勒技术的名称由来。

对于这个发射信号 G，由于第二个血流的深度不同，它的反射脉冲出现的时间和第一个的不同，就像图 4-22 中波形 D 上标示的小段这样。于是，接收信号就像 H 表示的波形，它包含了 B 和 D 中标出的各个小段。我们看到，每次发射脉冲后，每个血流都产生一个脉冲回波，不同深度的血流的信号是分开的。

脉冲多普勒技术可以测量指定位置的空间单元的血流速度分布，多窗口的脉冲多普勒技术还可以测量多个指定空间单元的血流速度分布，那么，我们能否测量体内一个剖面上的所有空间单元的血流分布，然后像 B 超那样以图像的方式实时显示血流速度在这个剖面上的分布情况呢？

我们面临的问题是，实时动态显示需要信号

采集、处理和显示的速度很高，FFT 计算量庞大。其解决方法是，用计算量很小的时域相关法代替费时的频谱估计，给出一个相对简单的结果。采用时域相关算法可以计算出成像平面内每一个单元的平均速度、速度方差和能量参数。彩色血流图用伪彩色编码的方式显示这些参数的空间分布，即对应人体内的一个剖面，用不同颜色代表各个空间单元参数的大小，得到与体内解剖结构对应的反映血流参数的图像（表 4-4）。

表 4-4 彩色血流图的表示方法

颜色	含义
红色	代表正流向，速度越快，颜色越明亮，最大的正向血流接近黄色
蓝色	代表反流向，速度越快，颜色越明亮，最大的反响血流接近白色
黑色	速度为零或接近零
绿色	表示方差，方差越大，绿色越深。在血流一致的位置图像呈单纯的红色或蓝色，在血流变化比较大的位置出现绿色

脉冲多普勒方法能够给出一个或几个指定位置的血流速度分布的详细信息，适用于关键部位深入细致的定量分析；彩色血流成像将较大范围的血流的主要信息直观地显示出来，能快速了解全面情况。两种方法各有特点，常常配合使用。

血流能量图常用红色显示，能量越大，颜色越深。图像中的颜色并不表示血流速度的快慢，也不表示血流方向，而是和各个位置运动目标产生的反射信号的能量成正比。也就是说，颜色深的位置流动目标多。采用能量成像，能够看到彩色血流图看不到的微小血流，有时还能得到血管系统对应的图像。

第三节 超声成像新技术

一、三维超声成像

三维超声成像是一项近年迅速发展起来的超声成像方法，它所获取、存储和显示的是三维空间（体积）参数，能够更好地显示组织结构的解剖特征和空间关系，允许从任意角度观察。

早在 1961 年，Baum 和 Greewood 首先提出了三维超声成像的概念，并在采集一系列平行的二维超声断面的基础上，应用叠加的方法获得器官的三维图像。但是，由于计算机处理速度和超声换能器等技术的限制，三维超声成像的研究进展缓慢。直到 20 世纪 90 年代后期，在计算机技术飞速发展的带动下，又重新激起了人们对于三维超声成像技术的研究兴趣。

进入 21 世纪之后，随着探头技术的成熟和大容量高速计算机的应用，三维超声成像技术无论在成像速度还是像素密度方面都取得了实质性进展，发展为容积成像技术，并且已经实现了高分辨力的动态三维成像，有人称其为"四维"超声成像。实时三维成像技术迅速得到了临床的青睐，在心脏、腹部、妇产科等领域显示出独特的优势。与彩色多普勒血流成像、能量多普勒、超声造影等技术融合的动态三维超声成像技术，功能进一步强大。

在超声三维成像中，数据采集的难点在于：①在很多情况下，超声成像系统不容易采集到有规则的平行排列的二维图像；②超声波在人体中传播的速度比较低，三维数据采集需要较长时间，容易受到人体运动的影响。三维超声的数据采集方法经历了几个阶段。

最初是手持探头在目标脏器表面匀速平行滑动或扇形摆动，获取一系列二维断面图像。但是由于图像不稳定，也就是说，每帧图像的间距或相互夹角都不一致，很难获得理想数据，一直未能真正实用。

之后，人们将探头固定在机械臂上，由马达带动探头做平行、扇形或旋转扫查，扫描范围可以覆盖近似长方体或四棱锥体的空间，顺次获取空间内以极坐标形式连续排列的一组二维断面信息。由此构成三维重组的扫描数据流。

磁场空间定位扫查装置是由空间电磁发生器和感知磁场的接收器及相应的电子装置构成。将磁场发生器固定在检查床或患者体表，接收器固定在探头上，接收器内有 3 个正交的线圈用于感知探头在三维空间内的运动轨迹。这个系统也称为 Free-hand 系统。在 Free-hand 系统中，医师可以在空间随意移动探头，用于重构的原始信息包括一系列空间不规则排列的二维图像及每幅图像采集时相应的超声探头的空间位置与指向信息。重构的过程就是把二维图像中的每个像素的值放到一个最终的三维体积晶格上。

容积探头扫查的原理与机械驱动扫查相似，不同的是将微型马达或电磁驱动器与一组晶片（多为微型线阵探头）共同组装在一个电子控制的探头内，形成容积探头。在不启动驱动器时可做二维超声扫描；在需要采集三维数据时，操作者只需启动驱动器即可摆动内部线阵探头，进行自动的、连续的断面图像采集。

动态三维超声成像一般采用二维相控阵换能器，通常为方阵探头，其扫描方式类似相控阵探头。工作时，探头固定不动，其所发出的声束能够自动偏转扫查，沿相互垂直的 3 个方向进行扇形扫描，因此其覆盖的靶目标的三维空间结构为"金字塔"形。

目前的二维相控阵探头已经能够实现全部晶片的几乎同时发射和接收，即直接发射金字塔形体积声束对物体进行探测。其获取立体空间信息的数量和速度已经可以观察脏器立体细微结构随时间的变化，这也是目前解决动态三维超声成像的主流方案。

三维超声在二维超声成像基础上，可以提供非常形象直观的立体图形，显示感兴趣区的立体形态、内部结构、表面特征、空间位置关系等，有助于疾病的定位、定性和定量诊断。

二、超声造影

（一）超声造影剂（ultrasound contrast agent，UCA）

总体来说，超声造影剂是一类能够显著增强医学超声检测信号的诊断药剂。目前通常使用的超声造影剂一般为包封有气体的造影微泡（microbubble），直径为 $1 \sim 10 \mu m$。

由于在气体 - 血液界面的声阻抗明显不同，微泡会产生强烈的散射。当微泡以与其直径相关的特定频率在声波中发生共振时，散射被进一步加强。因此微泡既是声波的发生器，也是声波的反射器。微泡的共振频率在"MHz"范围内，与换能器频率大致相同，可以被换能器检测到。这就是超声造影剂的应用原理。

总的来说，超声造影剂的发展过程先后经历

了四个阶段。

第一代是包裹空气的无包膜自由气泡，其代表是手摇生理盐水溶液。这类造影剂存活时间很短，尺寸较大，不能通过肺微循环，从而导致左心不能显影，并且气泡阻塞肺循环产生明显的不良反应，如剧烈头痛、头晕、咳嗽等，所以使用受到限制。

第二代是包裹空气的包膜超声造影微泡，典型的例子是 Albunex 和 Levovist 等。这类微泡存活时间较长，能够通过肺循环，使左心室显影并增强全身血管的多普勒信号强度。第二代造影剂最大的优势在于，在合适的超声强度作用下，气泡能够在很好的非线性作用下振动而不破裂。

第三代是包裹高分子质量难溶气体的包膜超声造影剂，代表产品有 Echogen、Sonovue、Definity、Optison 等。由于这类超声造影剂在包膜微泡内采用了血液扩散率较低的高分子气体，所以在稳定性和有效性方面均有突破。

靶向微泡是在第三代造影剂的基础上发展的具有携带药物及基因治疗功能或靶向的超声造影剂，这类造影剂是目前超声造影剂研究领域的热点。

除了满足安全性和注射的要求以外，理想的超声造影剂应该是物理稳定的，能够通过肺循环，并且具有满足成像要求的声学特性。

超声造影剂的快速发展也大大拓宽了它的应用领域，最初超声造影剂仅用于心脏病的研究，之后开始用于全身血管成像，进行局部出血检测，急性局部炎症、血栓、肿瘤的诊断，以及部分良性、恶性肿瘤的鉴别诊断等；还可以用于一些非血管区域，如盆腔、胃、尿道、输卵管等成像。现在，大量的超声造影检查常规用于许多临床方面，在疾病诊断方面起到了很大的辅助作用。

（二）超声造影剂谐波成像

微泡在超声波交变声压的作用下会发生收缩与膨胀，并产生机械共振现象，共振频率除了包含基波频率外，还包括谐波。使用微泡的二次谐波信号成像，可以鉴别微泡和组织，提高微泡和组织的对比度。

脉冲反转成像模式用于增加超声对造影剂的

敏感性。一般情况下，B超或谐波成像一次只能发射一个脉冲。脉冲反转成像一次发射两个脉冲，第二个脉冲是第一个脉冲的反转。当换能器探测到来自这两个脉冲的回波时，它们叠加在一起。正常组织的回波在相互叠加之后会彼此抵消（图4-23A）。但是来自微泡的回波不会彼此抵消，因为微泡会产生谐波频率（图4-23B）。这导致微泡与组织的对比度明显增强。

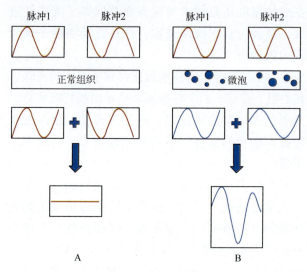

图 4-23　脉冲反转成像原理
A. 正常组织回波；B. 微泡回波

脉冲反转成像在小血管的检查中尤其有用，微泡在小血管内运动缓慢，因此在连续发射的脉冲之间不会移动太快。谐波成像基础上的脉冲反转成像的一个优势是，可以使用宽范围的超声发射和探测频率，从而使脉冲长度更短，提高了轴向分辨力。

三、组织谐波成像

在早期，谐波成像是与超声造影剂结合起来进行血管造影检查的一种技术。近年来，不使用造影剂的组织谐波成像（THI）很快发展起来，并成为结构成像的另一种标准模式。

图4-24给出了谐波成像原理的示意图。超声波进入人体后，与人体组织发生相互作用，在组织回波信号的能量中包含明显的谐波频率成分，其中最强的是二次谐波分量。如果将仪器的接收通道调谐在谐波频率上，并由此形成人体结构图像，就是所谓的组织谐波成像。

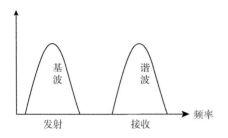

图 4-24　组织谐波成像原理示意图

组织谐波成像在实施中又可分为窄带模式和宽带模式两种。所谓窄带模式是指发射信号为很纯的主频成分，这样就可以有针对性地准确检测出回波中的二次谐波成分。在宽带模式下，发射信号中包含多种频率成分，接收的当然就是多种不同频率的谐波成分，目的是获得更多的信息。

组织谐波成像的好处：由于接收的目标信号中不包含系统的基波频率成分，因此可以有效地避免系统主频造成的伪像。

但是，近场的谐波信号很弱，远场信号距离探头较远，频率相对较高的谐波信号衰减较大，原本较弱的谐波信号回到探头时，强度更弱，以致组织谐波成像（THI）声像图的近场和远场的分辨力下降。降低基波信号的频率，则超声在进入人体过程中的衰减较小，所接收的高频谐波分量的衰减只是在回程中发生，因此可以改善远场的分辨力，有可能获得人体较深部位的细腻图像。

使用 THI 可以明显增加病变与周围组织分界的对比度，有利于发现病变并确定其范围。THI 使胆囊和膀胱黏膜、心内膜边缘更加清晰，并能够减少含液腔内的伪像，对提高黏膜病变和腔内异常回波的鉴别能力、提高心功能评价的诊断准确性有很大的帮助，对提高左心房血栓、瓣膜损害的诊断敏感性也有明显的作用。

实质器官内部分病灶与周围组织的回波差别较小，对比度较差，如肝硬化背景下的早期肝癌、胰腺内的小肿瘤等，常规声像图不容易发现，THI可以明显增加病变与周围组织的对比度，提高诊断的敏感性。

THI 对基波形成的多重反射、旁瓣伪像、斑点噪声有很好的滤除效果，能够提高图像的清晰度，改善分辨力。

四、组织多普勒成像

根据多普勒效应原理，组织的运动也会产生多普勒频移。来自心脏的多普勒信息除了心腔内血液流动所产生的高频低振幅信号外，还包括心肌组织运动所产生的低频、高振幅信号。血流成像技术通过设置壁滤波器，也就是高通滤波器，将反映心肌运动的低频信号滤除，从而只显示血流信息。组织多普勒成像（TDI）则通过增益控制器和低通滤波器，将血流的高频信号滤除，然后采用自相关信号处理等技术，对代表心肌运动的多普勒信号进行分析、处理和彩色编码等，再以不同的方式加以显示。

在临床应用上，组织多普勒成像主要用于心脏，包括对心脏收缩、舒张功能的评价，对心肌血流灌注、肥厚型心肌病等进行评价，对心脏室壁运动和电生理进行研究等。

五、弹　性　成　像

弹性是物质的基本物理特征之一。一个物质在受压之后，会发生相应的变形。对不同的物体施加同样的外力时，越软的物体变形会越大，越硬的物体变形越小。大量研究成果表明，正常组织与病变组织之间的弹性存在很大的差异。例如，在乳腺弹性方面，正常的部分，包括脂肪和乳腺组织，硬度都非常低。跟正常组织相比，癌变的硬度要高出几倍到几十倍。这些数据对弹性成像非常重要。对其他器官和组织的研究也表明，各种病变往往会导致组织变硬。并且，病变组织弹性模量的改变可能比声阻抗率的改变高几个数量级，因此，弹性成像在判断病变性质方面比几何声学成像更有利。

弹性成像的原理，可以通过图 4-25 来解释。图 4-25 中，弹簧的中间部分要比两端部分的弹性系数大一些。在施加外力的时候，弹簧会产生相应的变形。受压之后，弹簧发生的总位移是其不同部分位移的总和。不同部分对整体位移的贡献不同，硬的部分变形比较小，软的部分变形就比较大。如果能够准确地获取位移信息，然后对位移信息进行计算，就有可能对一次受压之后的位移情况形成一个整体的认识。

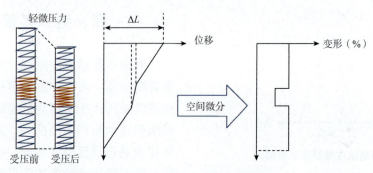

图 4-25 弹性成像原理示意图

根据对组织激励方式的不同，弹性成像可以分为两种：①静态/准静态测量，通过手法或振动器对组织加压，采用一定方法采集激励前后组织的应变、位移等信号，以灰阶或彩色编码的方式显示组织弹性特征的分布，如采用复合自相关法的实时组织弹性成像方法；②动态测量，通过外部振动器施加周期性或脉冲式低频振动（20～1000Hz），振动传播路径两侧的组织产生剪切波，组织弹性模量越大，向两侧传播的剪切波速度就越快，测量剪切波的传播速度就可以获得组织的弹性信息，如声脉冲辐射力成像（acoustic radiation force impulse，ARFI）方法。

组织弹性成像的意义：①弹性是物质的基本物理特征之一，在解析生物体组织的性质时能起到关键的参考作用。将这一物理特征可视化进而开展定性定量分析，是对影像学方法论的重要完善。②能够有效弥补利用声阻抗差异成像方式的先天不足。③不同生物体组织间的弹性差异明显，只需极小外力即可有效成像，具有较高的准确性、可重复性和可操作性。

弹性成像的临床应用包括癌症的早期诊断、病变的良恶性判断、癌变扩散区域的确定、治疗效果的评估等。

第四节 超声伪像

超声伪像是指与实际扫描组织不相符的图像内容，包括图像内容无实际对应结构、实际结构未形成超声图像、实际结构被错误成像等多种形式。超声伪像产生的基本原因是超声成像假设与实际情况不符。因此，超声伪像是普遍存在的，目前任何先进的超声成像设备都无法杜绝伪像。正确识别伪像，可以减少伪像引起的误诊和漏诊；充分利用伪像的特点，还可以鉴别特殊的组织和结构，提高诊断水平。正确识别和检测超声伪像，合理评价伪像对超声成像的影响程度，也应成为超声诊断仪质量控制的重要内容。

一、超声伪像的产生

为了降低技术实现的难度，超声成像设备对实际情况进行了简化，即进行了特定的成像假设，其主要内容包括：①假设所有组织内部的超声波传播速度相同（通常设定为人体软组织平均声速1540m/s）；②假设声束在人体内沿直线行进；③假设从超声脉冲发射至回波信号返回到换能器的时间，与产生回波信号的界面到换能器的距离直接相关；④假设声能在人体组织内的衰减是均一的；⑤假设换能器所探测到的所有回波信号均来源于声束的中轴；⑥假设界面回波信号直接沿直线返回换能器，不产生次生信号；⑦假设回波强度与反射体的密度成正比。

上述成像假设常与实际情况不符，因而导致各种与实际结构不一致的图像内容出现，这些图像内容即为伪像。如果超声检查者忽视了伪像的存在，将有可能造成病变的漏诊或误诊。理解超声伪像的基本形成机制，熟知伪像的表现形式，将有助于提高诊断正确率。

二、二维灰度超声伪像

超声伪像的种类繁多，下文中我们将着重讨论其中几种比较常见的类型。

（一）声衰减引起的伪像

1. 声影 是指强衰减组织后方出现的低振幅

回波区域（低回波或无回波），如图4-26所示。这是由声束在界面处的强烈衰减所造成的。声影出现于声阻抗失谐严重的界面后方，如软组织与气体界面、软组织与骨骼（或钙化）界面。

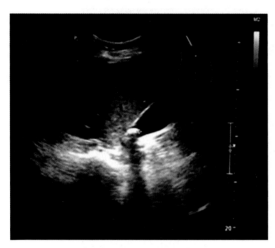

图 4-26　结石后方的声影

声影区域内的结构通常显示不清，并且有可能导致误诊。但是通过仔细观察，可以区别不同的声影类型。如果声影内含有混响回波，则可能是气体所致；如果声影清晰、干净，没有混响回波，则可能是钙化所致。

2. 回声增强　是指低衰减组织后方所出现的局限性回波振幅增强的区域。声像图中表现为亮度增强的区域（图4-27），常见于充满液体的结构后方，如膀胱、胆囊或囊肿。

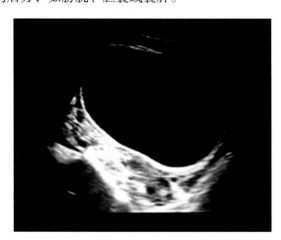

图 4-27　后方回声增强伪像

回声增强伪像是由超声成像设备的均一衰减率假设造成，与组织自身特性无关。

回声增强伪像常用于协助诊断，尤其是对于内部回波水平较低的软组织肿物或囊肿。由于自身回波水平较低，这些结构常模糊于周围组织中。而检查者在发现回声增强区域时，会对前方区域进行细致观察，从而发现这些肿物或囊肿。

（二）超声波传播过程中发生反射引起的伪像

1. 混响伪像　是指在声阻抗差异较大的两个界面间反复反射所形成的伪像，如图4-28。界面反射的回波被换能器接收而形成图像，但部分回波信号会被换能器表面重新反射回人体组织，相当于又发射出一个较弱的脉冲信号，而后者又可以在之前的界面产生一个二级回波信号，即混响信号。由于混响信号的返回时间是一级回波信号的2倍，根据超声成像假设，其图像显示深度也是一级信号的2倍。这样的反射过程可以反复发生。由于各级回波时间都是一级回波时间的整数倍，因此混响回波信号在图像上是等距排列的。

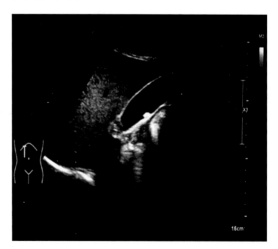

图 4-28　混响伪像

混响伪像常见于皮肤 - 换能器界面和肠道内气体后方。在皮肤 - 换能器界面，声波反复在皮下脂肪（或肌肉层）与换能器之间反射；在肠道内气体后方，声波反复在气体表面与换能器之间反射。肠道内气体与换能器之间的混响伪像又称振铃伪像。

临床上，可以通过增加耦合剂使用量、使用水袋、减小增益或改变探头位置等方法来消除混响伪像。

2. 镜面伪像　通常是由于较大范围平滑界面的镜面反射。镜面反射界面旁的物体可以被成像两次，一次是原声束成像，另一次是镜面反射声束成像。回波声波沿相同的路径自反射界面返回至换能器。由于超声成像假设所有回波信号均来源于直线声束，所以镜面反射声束造成的回波信号被视为来自镜面反射界面后方的直线性回波信号，从而生成所显示结构的镜面图像，如图4-29所示。

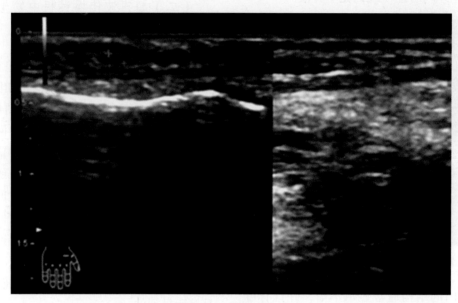

图4-29　镜面伪像

镜面伪像常见于声阻抗失谐明显的部位，如液－气界面。镜面伪像最常见于充盈膀胱的扫查中，此时的镜面反射界面是膀胱后方直肠内的气体，于其后方出现膀胱的镜像。图像表现为膀胱后方出现一个巨大囊性包块。在肝脏扫查中，也可见到镜面伪像，其中的镜面反射体为膈肌，肝实质成像于膈肌两侧，而不仅仅是在膈肌之下。区别回波图像是病变还是镜面伪像的重点是识别这一部分回波图像是否与原脏器的表现一致。

（三）超声波传播过程中发生折射引起的伪像

1. 边缘声影　在圆形结构边缘处，当声速与周围组织不同时，圆形边缘的曲率及两种物质的声速差异会引起声束折射，从而造成边缘声影。当触及圆形结构边缘时，声束将发生反射，其反射角等于入射角。虽然声束的外侧部分完全被反射，但是剩余声束会折射进入圆形结构，偏离原路径。圆形结构边缘处的声束反射和折射，将造成后方细条形声影，如图4-30所示。

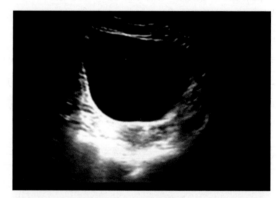

图4-30　边缘声影

边缘声影形态狭窄，直接位于圆形结构的边缘后方，如囊肿或软组织肿物。

2. 重复成像　也是由声束的折射造成的，通常出现在前腹壁腹直肌等区域。在横断面上，超声波束在腹直肌边缘产生折射，产生两个分离的折射声束，当同一个结构被这两个折射声束分别探及时，就会有两组回波返回换能器，从而形成两个图像。例如，在腹腔内并排成像两个腹主动脉的横断面（图4-31）。在成像时，可以通过偏移探头使超声波束避开腹直肌的结合部位，从而避免重复成像的出现。

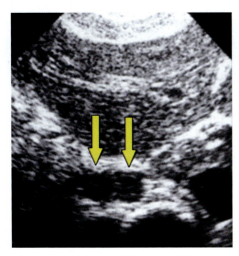

图 4-31 重复成像

（四）换能器声束特性引起的伪像

1. 声束宽度伪像 反射回换能器的所有回波信号来源于整个声束的宽度，其范围可以达到数毫米。在声束扫描过程中，只有当点状反射体位于声束之内时才会产生回波信号，并且在图像中被显示为短线。该短线的长度代表了此深度部位的声束宽度。这一伪像可见于对体模内点状反射体的扫描成像中，靶点在图像中被清楚地显示为短线状（图 4-32）。在常规扫描中，声束宽度伪像可见于无回波区域内的伪回波信号。例如，当肠管的反射回波来源于声束边缘时，其会被显示于膀胱矢状切面的内部，即该声束的中央部位。正确设置聚焦区域，可以减少这一伪像。

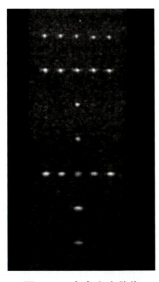

图 4-32 声束宽度伪像

2. 旁瓣伪像 除了主瓣之外，超声场还有多个方向的旁瓣。在实际情况中，旁瓣也可以产生回波信号，但是超声成像假设所有回波信号均来源于声束中轴，因此旁瓣回波会导致图像失真。由于旁瓣回波幅度小于主瓣回波，因而，除了气体等强反射体外，旁瓣回波一般不能显示。

旁瓣伪像多见于膀胱、囊肿等区域内。旁瓣所探测到的邻近结构的回波会被误认为是膀胱或囊肿内部的回波信号，旁瓣伪像的出现可能导致单纯性囊肿被误诊为分隔性囊肿。

3. 层厚伪像 是声束具有一定层厚引起的，与声束宽度伪像相似。二者的区别是，造成层厚伪像的反射体不能完整显示于图像之上。层厚伪像仅出现在垂直于扫查切面的方向上，表现为原始切面前后部位界面的回波信号也显示在图像上。层厚伪像常见于膀胱的横断面扫查中，扫描切层的邻近结构也会被融合显示于图像之中，就像这些回波就来源于膀胱内部一样。

超声成像假设是换能器所接收到的回波信号来源于极薄的组织层面。然而实际情况是扫描层面包含了多层的信息，因而目标薄层两侧的界面回波信号也被显示在图像上了。切面厚度的增加会同时增加伪像回波信号的显示数量。层厚伪像是由换能器的固有特性导致的，更换换能器也不能消除，但随着技术更新，扫查层厚正在变得越来越薄。

（五）设备参数调节不当引起的伪像

设备调节不当也会导致伪像。例如，如果增益或时间增益补偿调节不当，则会导致回波信号过强或过弱，在进行超声检查时应该仔细调节这些参数，从而使图像内的亮度均衡；如果动态范围调节不当，则会导致图像对比过强，从而引起细微回波信息丢失；如果帧频过低，则会导致动态影像模糊等。

三、多普勒伪像

（一）混叠

混叠是最常见的多普勒伪像，是由于脉冲

重复频率（PRF）设置过低，多普勒信号采样不足，从而错误估计多普勒频移信号而产生的。所有的脉冲多普勒成像设备都可能发生混叠现象。发生混叠时，显示的多普勒频移信号沿多普勒速度刻度发生翻转，多普勒频移信号从一个方向的最大速度变成相反方向的最大速度，如图4-33所示。

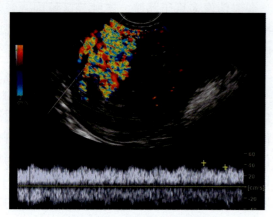

图 4-33　多普勒信号的混叠

声谱图同样会发生混叠，当PRF设置过低时，显示的多普勒频移信号沿多普勒速度刻度发生翻转，提高PRF之后则避免了混叠现象的发生，如图4-33所示。

在实际操作中，我们可以通过调整一些控制条件来避免混叠效应：①提高垂直方向上的频谱速度刻度，也就是相应地提高系统的脉冲重复频率；②如果所测量区域的血流主要朝向一个方向，可以将零点基线偏于一侧，从而提高在该方向上的流速测量上限；③降低发射频率，因为多普勒公式显示多普勒频移与发射频率成正比，所以降低发射频率，多普勒频移也降低，从而避免超过重复频率；④降低声束与血管之间的角度，根据多普勒公式，降低声束与血流方向的夹角同样可以降低多普勒频移。

（二）多普勒镜面伪像

声谱图和彩色血流图均可发生多普勒镜面伪像。在描记声谱图时，多普勒镜面伪像表现为在零基线下方显示复制的频谱信息，通常是多普勒接收增益设置过高造成的。在彩色血流图中，当血管壁附近存在强反射界面时，可观察到镜面伪像，如图4-34所示。

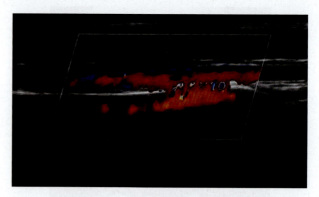

图 4-34　彩色血流图的镜面伪像

（三）彩色闪烁

彩色血流图和彩色能量图都是利用滤波来抑制静态组织产生的回波信号。当快速移动换能器或深呼吸使静态组织产生较大运动时，彩色血流成像区域内可能会产生明显的彩色闪烁（图4-35）。在高端设备中通常使用运动抑制算法来降低闪烁伪像的发生。

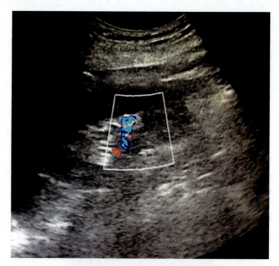

图 4-35　快速移动换能器或呼吸运动引起的彩色闪烁

第五节　超声生物效应及超声诊断的安全性

超声诊断是否安全，这个问题很早就被人们注意到了。约在1915年，人们在研究声呐的时候，将高强度的超声射入水中，杀死了许多小鱼。这是超声生物效应的早期例证。1930年，Harvey发表的关于超声的物理、化学和生物效应的论文已经指出，超声波会使有机物、细胞、组织和器官发生多种变化。因此，早在人们想到把超声波用于医学诊断之前，就已经知道高强度的超声波对生物组织是有害的。所以从开始设想到广泛普及，在整个超声诊断的发展历史中，人们一直在关注着超声诊断的安全性问题。

超声诊断是否安全是一个比较复杂的问题。超声波在生物组织中传播，就会对生物组织产生作用，就可能对组织造成伤害。为了分析超声诊断的安全性，我们需要先研究超声波通过生物组织时产生的生物效应。

一、超声波的生物效应

从根本上说超声波与生物组织的相互作用是物理效应，大体上其可分为热效应和机械效应两大类，在此基础上产生各种化学和生物效应。

（一）热效应

当超声波在介质中传播时，它的部分能量会经过摩擦、热传导等过程不断转化为热能，从而使介质温度升高。温度升高会使组织产生很多变化，如癌细胞温度升高时会受到很大的损伤或死亡。

介质温度的升高和超声波的剂量有关。超声波开始照射时，温度逐渐升高，温升和照射时间成正比，其比例系数与声强（I）和介质的声吸收系数（α）成正比，与介质的密度（ρ）和比热（C_p）成反比。当超声波照射的区域温度升高时，热量通过组织热传导和血流向周围组织扩散，温差越大，扩散越快，因此当温度升到一定程度后，温升速率逐渐变慢。最后超声波转化的热量和向周围组织扩散的热量达到平衡，温度不再升高。平衡温度与超声强度和介质性质有关，声强越大，平衡温度越高。

（二）机械效应

超声波是一种弹性波，它使传播介质中的质点发生机械运动，由此产生的作用称为超声波的机械效应。和热效应相比，我们对机械效应的原理和规律还了解得很不够。机械效应有许多不同的机制，其中最主要的是空化效应。

超声波在液体中传播时可能产生小气泡，气

泡在超声场中会发生许多有趣的现象。由于这些现象和超声诊断的安全性有密切的关系，因此其多年来一直受到重视。近年来推广使用的声学造影剂使我们更加关心血液等体液中的气泡与超声波的相互作用。

声学造影剂注入血液后会产生许多小气泡，气泡的直径约为几微米到几十微米，浓度达到每毫升几亿到几十亿个气泡。由于气体的声阻抗率比血液和软组织低很多，气泡的数量又很多，因此它们受到超声波照射时产生的散射声波很强。超声检查时，造影剂能大大增强血流的反射信号，增加血流和其他组织的反差，加强对细小血流的检测能力。

即使不从外部注入造影剂而产生气泡，人体内部在足够强的超声波作用下也会产生气泡。声波在液体或软组织等介质中传播时，介质中的声压不断起伏变化。当声压为负值时，局部压力减小，液体汽化，产生气泡。这种现象称为空化现象。

理论估计表明，要想在纯水中产生空化，声强需要达到 $2.7\times10^6 \text{W/cm}^2$。这个声强称为空化阈值。如此高的声强是很难实现的。但是，如果介质本身含有非常小的微气泡和杂质，则空化阈值大大降低。这些微气泡和杂质称为空化核。在负的声压作用下，微气泡的空化核会变大，以空化核为中心，周围的液体介质会汽化，溶解的气体会析出，形成比较大的气泡，发生空化。由此可知，介质中空化核的情况是决定空化效应强弱的主要因素。

空化需要一定的时间，因此空化和超声波的频率有关，低频声波的空化阈值比高频声波低。这是因为只有在声压为负时空化核才能膨胀形成气泡。当频率太高时，正负声压交替变化太快，小气泡来不及膨胀，声压的极性就已经改变了。

根据超声波的强度大小，空化效应分为稳态和瞬态两种。当超声波的声强比较小、频率比较高时，气泡随声压的起伏不断膨胀和缩小，进行周期性的呼吸式振动或脉动，称为稳态空化。当声强超过某一阈值时，气泡的振动十分剧烈。声压为负时气泡迅速膨胀，声压变正时气泡猛烈收缩以致崩溃，破裂成许多小气泡。这种现象称为瞬态空化。

图 4-36 是根据理论公式计算的稳态空化和瞬态空化的示意图。上图是声压随时间的变化，下

图是气泡半径随时间的变化。图中实线是稳态空化的曲线，它的半径随声压的起伏增减，作近乎周期的比较稳定的运动。虚线表示瞬态空化的情况。开始气泡半径随声压趋向负值而不断增大。当声压变为正压力时，由于气泡表面振动的惯性，气泡继续膨胀，达到一个最大半径（图中曲线上圆圈处）后收缩。在正压力作用下收缩速度越来越快，直至气泡闭合。

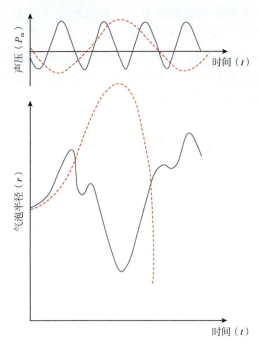

图 4-36　稳态空化和瞬态空化示意图

超声波还可以产生其他的机械效应，如果声强足够大，其会产生比较大的剪切力，生物组织的机械运动可能超过其弹性限度，造成组织断裂和粉碎。超声波的辐照压力会产生微小的流动，在组织中可能影响通过生物膜的物质传输。辐照压力也可能使体液流动，使体液中的悬浮微粒产生位移。

二、超声诊断的安全性

（一）热效应对超声应用安全的影响

通常认为，温升不超过 1℃ 是超声诊断的安全线。长期以来，人们根据简单物理模型估计，对于一般的超声成像设备，其平均发射声强不大于 $0.1W/cm^2$，产生的温升不会超过 1℃，因此是安全的。但是实际上，影响温升的因素有很多，情况是复杂的。

首先，不同的工作模式产生温升的情况不同。B 超和彩色血流图等模式的声束在人体内部扫描，声能转化的热能散布在一个比较大的体积内，因此产生温升的范围比较大，而温度的升高幅度比较小；频谱多普勒和 M 型工作模式的声束在体内是固定的，产生的温升比扫描模式高。

其次，不同组织的声吸收系数是不同的。血液、羊水和尿液等体液的声吸收很小，比纯水略大，接近于零，在这些体液中超声波产生的温升很小；成人的骨骼声吸收最大，几乎把所有射入的声能转化为热能而吸收，当声束照射在成人骨骼上时，会产生很高的温升；胎儿骨骼的声吸收取决于骨化程度，即取决于胎龄；软组织、皮肤和软骨的声吸收由小到大介于液体和骨骼之间。

使用超声脉冲时脉冲的持续时间对温升有很大影响。发射脉冲时声强比较大，停止时声强为零。包括发射和停止的整个周期里的时间平均声强可能比脉冲的峰值声强小很多。温升产生的生物效应主要由这个时间平均声强决定。声场中各处的时间平均声强是不同的，其中最大的称为空间峰值时间均值（SPTA），它常常用来标志仪器发出的超声强度。由于温升需要时间的积累，因此在一次检查中某一位置被超声波照射的总时间是决定温升的又一个因素。

超声波的频率对超声的热效应也有影响。频率越高，声吸收越大，温升也越高。高频超声的穿透深度小，因此频率增高会使皮肤和浅层组织的温升增加。同时，使用者可能因为得不到预期的穿透深度而增加设备的输出强度，从而可能导致更大的温升。

在临床上，通常使用的是聚焦探头。由于聚焦探头使超声波能量集中，从而导致的温升比非聚焦情况下几乎高出 1 倍。在焦点处，超声脉冲的峰值非常大，会产生严重的非线性畸变。非线性畸变会产生超声的逾量吸收，因此产生的附加温升可能比线性情况又高出 1 倍。对于非扫描方式，温升最大的区域位于从声束进入人体的部位到焦点的范围内。温升最高的位置取决于组织的吸收性质和焦距。焦距长时最高的温升位置靠近体壁，焦距短时靠近焦点。

由于超声引起的温升受许多因素的影响，一

般很难确定具体的温升，实际测量也很困难，因此现在开发了一些计算机程序来帮助我们估计各种情况下的温升。作为一个极端的例子，如果做胎儿检查时母亲的腹壁比较薄，声束的大部分又位于羊水中，这时超声波在传播中的衰减很小，而焦点正好位于胎儿的骨骼上，模拟计算发现，常用超声成像设备的最大输出可以产生4℃的温升。这样的温升已经可能产生危险。当然，在实际工作中这些极端条件一般不会同时出现，因此通常不会产生这样高的温升。

在超声热效应的问题上，如果我们过于谨慎，就可能过分限制超声强度，从而得不到能够反映必要的诊断信息的超声图像。为了尽量减小风险，就要考虑各方面的因素，如腹壁的厚度、焦距、照射时间等，并根据这些因素综合考虑，选取检查的参数。

（二）空化效应对超声应用安全的影响

稳态空化并不剧烈，一般不产生破坏作用。但是气泡振动时周围液体会流动，可能产生某些细胞功能的改变。

瞬态空化具有破坏性。当气泡崩溃时，在几十毫微秒的时间内和几微米的空间范围里，气体的温度高达几千摄氏度，压力达到几百个大气压，并在周围产生激波。此外，气泡的崩溃还产生活跃的化学基。瞬态空化中心附近的细胞等生物体会受到严重的损伤和破坏。通常认为，在超声诊断频率的范围内，空化阈值高于1W/cm²，而一般诊断设备的声强小于0.1W/cm²，因此不会发生瞬态空化。但是，如果发生瞬态空化，由此产生的高温高压和组织损伤现象都发生在一个非常小的空间里，只影响一个或几个细胞，因此对它们的检测是非常困难的。瞬态空化是否发生依赖于许多因素，包括声压、频率、聚焦、脉冲波形及介质的性质。

空化和声强的时间平均值没有直接关系，而取决于负声压的峰值。负声压的峰值基本上可以用脉冲发射时间内声强的均值衡量，这个均值称为脉冲均值。声场中脉冲均值的最大值称为空间峰值脉冲均值（SPPA），它可以用作确定和控制空化的声强指标。我们可以看出，热效应和空化效应是由不同的声强参数控制的。

空化阈值与生物组织中空化核的情况有关。在含有气泡或杂质的组织中空化阈值要比纯净的介质低很多。因此，使用声学造影剂会增加空化的可能性。

（三）超声剂量限制

几十年来大量的研究工作证明，超声波的生物效应决定于超声的剂量，即超声的强度和照射时间的乘积。在一定的剂量下不会产生有害作用。为了保证超声诊断的安全性，各国先后制定了相关标准来限制超声诊断使用的最大剂量。

美国医用超声学会（AIUM）在1978年公布了一个标准，在1987年又进行了修订，标准规定非聚焦的超声强度小于100mW/cm²，辐照时间应小于500毫秒，聚焦的超声强度小于1W/cm²，辐照时间应小于50秒。1987年的声明同时指出，当非聚焦的超声强度小于100mW/cm²，或聚焦的超声强度小于1W/cm²，至今未证明几兆赫的超声波对人体产生明显的生物效应。另外，对于非聚焦超声，当照射时间（总时间，包括脉冲发射间隔的时间）大于1秒并小于500毫秒时，或聚焦超声照射时间小于50秒时，即使声强再高些，只要声强与照射时间的乘积小于50J/cm²，也未证明对人体产生明显的生物效应。这里说的声强都是指空间峰值时间均值（SPTA）。该声明允许聚焦超声使用较高声强是因为聚焦超声产生的热量集中在一个小的聚焦区域内，比较容易扩散。但是上述声明对实际应用只是个参考范围，不是绝对标准。

1984年日本医学超声学会超声诊断设备标准委员会提出，频率为几兆赫的超声，辐照时间10秒至1.5小时，产生生物效应的最小强度连续波为ISPTA=1W/cm²，脉冲波SPTA=240mW/cm²。

国际电工委员会标准（IEC61157-1992）和由其转化成我国国家标准（GB16846-1997）对超声诊断设备的声输出做出了明确的规定，要求设备制造商在技术数据表格和随机手册中公布最大时间平均声功率输出、峰值负声压、输出波束声强、空间峰值时间均值声强和标称功率等参数，但是，当在所有工作模式下都能满足：峰值负压<1MPa，输出波束声强<20mW/cm²，SPTA<100mW/cm²的条件时，可以免予制造商公布详细参数，但是

应该在技术数据表格和随机手册中声明其峰值负压不超过 1MPa，输出波束声强不超过 $20mW/cm^2$，SPTA 不超过 $100mW/cm^2$。为了不与强制性标准 GB 9706.9 产生冲突，GB/T 16846-2008 修改为推荐性标准。但是上述内容并没有变化。

美国 FDA 1985 年曾经提出超声波用于不同部位的最大允许强度。对心脏、周围血管和眼的最大允许强度分别为 $430mW/cm^2$、$720mW/cm^2$ 和 $17mW/cm^2$，对腹部、胎儿、乳房、小器官和脑的最大允许强度均为 $94mW/cm^2$。

（四）ALARA 原则

20 世纪 90 年代以来，超声技术和临床应用发展很快，对超声诊断的安全性也提出了一些新的问题。首先超声诊断使用的范围不断扩大，超声成像设备越来越普及，接受超声检查的人越来越多。其次一些研究表明，如果允许使用比原有标准更高的超声强度，在有些检查中会获得更好的图像和诊断结果。另外，一些新技术扩大了超声诊断的应用范围，同时也提出了一些新的安全性问题。如内窥式和手术中检查，超声波不再经过体壁，而是直接进入人体器官；又如超声造影剂的使用增加了体内的空化核，改变了产生空化效应的条件。原有的空间峰值时间均值（SPTA）的声强标准已不能完全反映这些新的复杂情况。

世界超声医学与生物学学会（WFUMB），1992 年就诊断用超声的安全性发表声明，其中的一些论点如下：①进行 B 型超声检查时，应使其声能输出应尽可能小，以防引起温升，造成损害；②一些试验表明，多普勒超声可引起明显的温升作用，尤其是在骨骼和软组织构成的界面处，此种温升可通过在扫查时尽可能减少探头在某一点处的停留时间而减弱。如果能控制声能输出，则选择最低的能量输出；③诊断超声的辐照如最高温升≤体温（37℃）1.5℃时可继续使用，如使胚胎或胎儿温度升高＞4℃，且持续时间＞5 分钟，则认为有损害。

美国医用超声学会提出了 ALARA（as low as reasonably achievable）原则。目前，这一原则受到了广泛认可。ALARA 原则要求在保证获得必要的超声诊断信息的前提下，用尽可能小的声强，在尽可能短的时间完成检查。

（五）热指数和机械指数

ALARA 原则文字上很简洁，但它要求使用者更好地了解超声诊断各种模式的工作原理、超声波的生物效应和对组织的可能损害，从而对使用者提出了更高的要求。这个原则要求使用者承担更大的责任来保证安全性，而这种责任原先主要是由生产厂家根据有关法规来承担的。为了帮助使用者随时了解设备输出的超声可能产生的生物效应，美国 FDA、美国超声学会等组织制定了超声输出指数显示标准，要求在超声诊断仪上醒目地实时显示超声输出指数。

超声输出指数分为两类，即机械指数（MI）和热指数（TI）。它们分别表示当时的输出超声对生物组织产生机械作用和温升的可能性。因为同样的声强在不同组织中产生的温升是不同的，热指数又包括三种，即软组织热指数（TIS）、颅骨热指数（TIC）和骨热指数（TIB）。TIS 用于均匀的软组织，TIC 用于接近体表的骨骼，TIB 用于超声波焦点位于体内骨骼中的情况。

$$MI = \frac{P}{\sqrt{f}} \qquad (4-20)$$

其中，P 为峰值声压；f 为超声频率。

$$TI = \frac{W}{W_1} \qquad (4-21)$$

其中，W 为实际声强；W_1 为使目标的温度升高 1℃ 的声强。

我们已经知道机械效应是否发生取决于负声压的峰值，当它小于某一阈值时不产生空化作用。而空化阈值是和频率有关的，频率越高，空化阈值越高。机械指数考虑了这两个因素，定义为 MI 等于峰值声压除以频率的平方根［式（4-20）］。

热指数表示超声波产生温升的情况，我们知道温升取决于声强的空间峰值时间均值（SPTA），所以热指数定义为实际声强和使目标温度升高 1℃ 的声强的比值［式（4-21）］。三种热指数的公式都是一样的，只是式中的 W_1 用相应情况下的值代入。各种仪器的 W_1 都是依照理论模型计算和实验测试得到的。

应该指出，机械指数是机械效应产生的可能性的估计，机械指数越高，可能性越大。但是我们不能说机械指数超过多少就一定产生机械作用。同样，热指数只是温升的相对标志，只表明温升的可能性。TI=1 并不等于正好产生 1℃的温升，TI=2 也不等于产生 2℃的温升。具体的温升还和组织的类型、血流情况、工作方式和时间等许多因素有关。我们只能说热指数越大，温升的可能性也越大。这也是它们被命名为指数的原因。

制定这些指数的目的是让使用者更好地实现 ALARA 原则。利用这些指数，ALARA 原则就是用尽可能小的指数获得必要的超声诊断信息。但是，这些指数并不包括影响超声波生物效应的全部因素，如不同患者的不同情况、超声波照射时间等。所以，它们只是协助使用者达到安全诊断的目的。影响超声诊断安全性的很多因素都受操作者的仪器控制影响。操作者应该注意并控制 TI 和 MI 值的改变以应对仪器控制设置和换能器组合的改变。

（六）产科超声检查的安全性

众所周知，人类胚胎或胎儿发育过程对超声波特别敏感。因此产科超声检查的安全性尤其受到重视，近年来，关于超声安全的研究也主要集中在超声波对胎儿的影响上。

目前动物实验依然是研究最多、最深入的，从分子水平和细胞水平的观察研究，到通过建立复杂动物模型来研究和观察器官水平的整体影响，总体来看，大量的动物实验基本上都认为超声是否引起染色体变异是与其辐照时间和声强有关的。

从动物研究到人类是一个飞跃。因为人和动物的敏感性、耐受性等差异决定了二者对超声的反应是不同的，在动物身上得到的结果在人身上未必再现。因此从动物实验结果直接推到人类是不科学的，必须由相应的人类实验结果去印证。国内学者对人体研究做的工作相对多一些。人体试验的结果基本上认为，B 超用于产前胎儿检查，特别是颅脑检查，在孕早期、孕中期不应超过 10 分钟。

另外，流行病学研究也一直在寻找孕早期胎儿诊断性超声照射的相关危害。已经发表的流行病学研究结果认为，超声照射和胎儿／婴幼儿的某些方面有关，如出生体重下降、语言发育迟缓、诵读困难、左利手。然而，也有一些证据与这些

结果是相互冲突的。因此这些结果的可靠性还存在很大的疑问。

2007 年，美国医用超声学会在《产科超声检查指南》中指出：AIUM 坚决不赞成用于满足社会心理学方面需求或非医学目的的超声应用，无论是使用二维还是三维超声来观察胎儿、获取胎儿照片或确定胎儿性别而没有医学应用指征者都是不适宜的和违背医学实践的。

2008 年美国医用超声学会又发表了关于胎儿超声检查机械效应潜在危害的意见一致性报告，文中指出当今在人体中所做的生物学研究不能做出孕期超声辐照与胎儿生物学不良作用之间有因果关系，但这些流行病研究是使用 SPTA ≤ 94mW/cm² 的仪器进行的，而现在美国 FDA 允许的用于产科检查的最高 SPTA 值为 720mW/cm²。低强度脉冲超声在人体和动物身上出现的生物学效应提示我们，还需进一步研究以确定有否对胎儿发育产生不良反应的潜在危害。

第六节 医用超声成像质量评价参数

按照国际通行的原则，对医学装备的基本要求是安全和有效，这两项是并行不悖的，贯穿于医学装备研制、生产、销售、使用、维修和法制监管等全过程。医用超声成像系统是现代医学装备中最重要和社会公众最熟悉的类别之一，它的质量控制体系的建立和质量控制工作的开展是保证医用超声成像设备安全、有效地服务于临床的核心环节。

一、二维超声图像质量评价参数

评价二维超声图像质量主要包括以下几个方面的指标：灰阶参数、空间分辨力、对比度分辨力、时间分辨力和全场均匀性。

1.灰阶参数 包括动态范围和穿透力。

对脉冲回波成像仪器来说，动态范围指在一定深度下的反射体产生回波幅度变化相应引起图像亮度从不显示到发生饱和的变化，这种回波幅度变化范围，取其对数值就是动态范围。超声成像设备的动态范围一般以分贝来描述，计算方法如式（4-22）所示。一般超声仪器的动态范围为

$40 \sim 60dB$。

$$R_{D} = 20\lg \frac{U_{max}}{U_{min}} \qquad (4\text{-}22)$$

其中，R_D 为动态范围；U_{max} 为最大输入信号电压；U_{min} 为最小输入信号电压。

人体超声回波信号动态范围的一般处理过程如图 4-37 所示，先对探头接收到的信号进行时间增益补偿处理，之后进行对数压缩，将其压缩到人眼能够识别的信号动态范围之内进行显示。动态范围大，所显示图像层次丰富，特别在观察均匀性组织时，回波表现均匀细腻，有利于弥漫性病变和早期微小、回波差别小的病变的诊断。在观察回波反差大的组织如心脏、大血管时，用小的动态范围，边缘会更清晰。

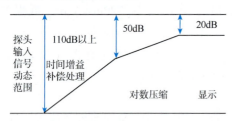

图 4-37　超声回波信号动态范围一般处理过程

灰阶参数的第二个指标是穿透力，也称最大探测深度。所谓穿透力是指在最大接收增益条件下未被电子噪声淹没的回波信号的最大显示深度。穿透力高，深处位置结构显示清晰；穿透力低，深处位置结构显示欠清晰或模糊。

影响穿透力的因素主要包括探头的频率、发射功率和信噪比。探头的频率越高，穿透力越低，这是超声波在人体传播的衰减特性决定的。发射功率增大，穿透力升高，但作用很弱，如 5MHz探头，发射功率降低 50%，穿透力仅降低 5%，而且出于安全的考虑，发射功率不能过大。在一定程度上，信噪比也能反映机器的穿透力，信噪比高，穿透力高，信噪比低，穿透力低。

2. 空间分辨力　又称细节分辨力或高对比分辨力，其定义为在一定增益条件和深度范围内，能识别与周围介质相比具有高水平背向散射的两个等反射体或散射体之间的最小距离。

空间分辨力又包括三个指标，即横向分辨力、纵向分辨力和厚度分辨力。

（1）横向分辨力：是超声设备所有工作指标中最重要的一个，对超声图像的质量起着至关重要的作用。

横向分辨力又称侧向分辨力。定义：与声束垂直，又与探头短轴方向相垂直的直线上能被分别显示的两个目标间的最小距离。

横向分辨力高，在临床上表现为图像细腻，微小结构显示清晰。

横向分辨力主要与声束宽度有关，改善横向分辨力的方法主要是采用声束聚焦，从而使声束变窄。信号处理技术如发射点聚焦、接收实时逐点动态聚焦、实时动态孔径等，都是减小声束宽度，改善横向分辨力的有效手段。

在临床上对重点目标进行观察的时候，一定要把发射焦点调到目标处，此处具有最佳的横向分辨力，显示的图像才确切反映目标的确实情况。例如，要测量肾结石或胆囊结石大小，如发射焦点在不同的深度，则所测得的结石大小是不等的，只有发射焦点在该结石处时最准确。因此在临床应用中，要观察某一结构，一定要将发射焦点调整到该结构所在的深度位置。

（2）纵向分辨力：又称轴向分辨力。定义：在声束传播方向上能被分开的两个目标间的最小距离。

纵向分辨力与使用的探头频率成正比，探头的频率越高，纵向分辨力越好。

在临床上，纵向分辨力的好坏主要表现在所能显示组织结构的层次丰富程度。纵向分辨力好的仪器，显示的组织层次清楚丰富；反之，纵向分辨力差的仪器，显示的组织层次非常少。

（3）厚度分辨力：对于相控阵探头、线阵探头和凸阵探头来说，除了横向分辨力、纵向分辨力外，还存在第三个方向上的分辨力，称为厚度分辨力，或切面分辨力。定义：在既与声束垂直又与探头长轴方向相垂直的直线上，能被分别显示的两个目标的最小距离。

厚度分辨力主要与探头具有一定厚度有关。探头发射的超声束在垂直于探头扫描平面的方向上具有一定的厚度，获得的超声图像就相当于具有一定厚度的"切片"。显然，"切片"厚度越薄，厚度分辨力就越好，图像反映组织切面的情况就越真实。对于线阵探头、凸阵探头或相控阵探头来说，"切片"厚度取决于晶片短轴方向上的尺寸和固有频率。改善厚度分辨力的方法通常是采用声透镜聚焦。

3. 对比度分辨力 是指系统分辨回波相接近的相邻组织的能力。对比度分辨力高，才能分辨声阻抗差别细小的组织。对比度分辨力的大小取决于漫反射目标的大小和声阻抗差异程度。

影响对比度分辨力的因素包括换能器的层厚、A/D转换及成像系统的增益、时间增益补偿（TGC）、后处理及前处理选项等设置。换能器的层厚越小，对比度分辨力越高。A/D转换中信号的压缩和滤波可能会影响图像显示的灰阶数量，从而对对比度分辨力造成影响。

4. 时间分辨力 为每两帧图像之间的时间间隔。时间间隔越短，对应的帧频就越高，系统也就具有越好的动态性能。帧频是指每秒系统所显示的图像数量。通常用系统的帧频作为一个指标来测量动态效果。

例如，对于心血管疾病诊断用的B超，其帧频的高低是衡量系统优劣的重要指标。帧频在10帧/秒以下为静态成像系统；10～24帧/秒，可以观察到脏器运动情况，但图像闪烁；25帧/秒以上为实时成像系统。

帧频取决于脉冲重复频率（PRF）及单帧扫描线数的高低［式（4-23）］。PRF取决于图像深度，深度越深PRF越低。单帧扫描线数取决于扇区弧度及扫描线密度，两者中任一指标增加均会导致单帧扫描线数的增加。

$$帧频 = \frac{PRF}{单帧扫描线数} \qquad (4-23)$$

5. 全场均匀性 是指在整个显示范围内都能提供较好的细节分辨力与对比度分辨力的能力。

例如，在一些档次较低的超声仪器中，只是在声束聚焦的区域才有较高的分辨力，而在偏离聚焦区域的远场和近场的分辨力都较差，这就是全场均匀性差的表现。

6. 图像质量评价指标之间的关系

（1）空间分辨力与对比度分辨力：空间分辨力与对比度分辨力不是独立的，两者相互影响。对比度分辨力越好，空间分辨力也越好。在评价机器的性能时，更多的是谈及空间分辨力，而忽略了对比度分辨力，这主要是因为空间分辨力更

容易检测。其实，在临床应用中，对比度分辨力也非常重要。几毫米的结石和胆囊息肉，是很容易被识别的，这是因为这些病变与周围背景有良好的对比，只反映了空间分辨力。然而，有些病变发展到1～2cm大小，超声检查却发现不了，这种情况几乎都发生在病变和周围的背景非常接近的情况下。因此在评价B型超声诊断仪的图像质量时，应综合空间分辨力和对比度分辨力来评价，对比度分辨力不可忽视。

（2）动态范围与信噪比：系统所能处理的信号动态范围越大，则系统的信噪比也越高，穿透力也高；穿透力高，系统动态的动态范围越大。

（3）帧频与穿透深度：帧频、扫描线数和穿透深度三者的乘积是一个常数。一般情况下，扫描线数越多，图像连续性越好，横向分辨力越高；帧频越高，图像越稳定。如果要提高其中一个指标，就必须以减小其他两个指标为代价。

例如，要求穿透深度为10cm，帧频为30帧/秒，则扫描线数就不能大于250条。如果要求线数为500条，穿透深度为20cm，那么帧频就不会大于8帧/秒。

二、超声多普勒质量评价参数

1. 多普勒频谱信号灵敏度 是指能够从频谱中检测出的最小多普勒信号。

2. 彩色血流灵敏度 是指能够从彩色血流成像中检测出的最小彩色血流信号。

3. 血流探测深度 是指在多普勒血流显示、测量功能中，超过该深度即不再能检出多普勒血流信号的最大深度。

4. 最大血流速度 是指在不计噪声影响的情况下，能够从取样容积中检测的血流最大速度。

5. 血流速度示值误差 是指超声多普勒诊断仪从体模或试件中测得的散射体运动速度相对其速度设定值的相对误差。

6. 血流方向识别能力 超声多普勒诊断仪辨别血流方向并以血流图和（或）多普勒频谱相对于基线的位置予以表达的能力。

第五章

医用磁共振设备及其前沿技术

第一节 磁共振基础

一、基本概念

临床磁共振成像（magnetic resonance imaging，MRI）是一种成像技术，可在健康和疾病检查中形成身体解剖和生理过程的图像。磁共振成像扫描仪使用强磁场、无线射频和磁场梯度来产生人体器官的图像，不涉及电离辐射。

虽然 X 线的危害现在在大多数医学环境中得到很好的控制，但 MRI 在这方面仍然可以被视为优于 CT。MRI 广泛应用于医院和诊所进行医学诊断、疾病分期和随访，而不增加人体暴露在电离辐射中的风险。与 CT 相比，MRI 常会产生不同的影像学信息用来支持诊断。MRI 扫描也可能有危险和不适，如与 CT 相比，MRI 扫描通常需要更长的时间，更大的声音，通常要求受试者进入狭窄的管道内。此外，有一些医用植入物或其他不可移动的金属在体内的人可能无法安全地进行 MRI 检查。

MRI 原名"NMRI"（核磁共振成像）。它是基于核磁共振（nuclear magnetic resonance imaging，NMRI）的科学。某些原子核在外磁场中能够吸收和发射射频能量。在临床和研究 MRI 中，氢原子最常用于产生可探测的射频信号，这些信号通过天线接近于被检测的解剖结构。氢原子大量存在于人和其他生物有机体中，特别是在水和脂肪中。由于此原因，大多数磁共振扫描基本上绘制身体中水和脂肪的位置。无线射频脉冲激发核自旋能跃迁，磁场梯度使空间信号局部化。通过改变脉冲序列的参数，可以在其中的氢原子的弛豫特性的基础上产生不同的对比。

自 20 世纪 70 年代和 80 年代早期发展以来，MRI 被证明是一种用途广泛的成像技术。虽然 MRI 最突出地用于诊断医学和生物医学研究，但它也可以用来形成非生命物体的图像。MRI 扫描除了详细的空间图像外，还能够产生各种各样的化学和物理数据。持续增加的 MRI 在医疗保健行业的需求导致了成本效益和过度诊断问题。

二、磁共振成像的基本机制

为了进行 MRI 检查，患者被安置在 MRI 扫描仪内，在成像区域周围形成一个强磁场。在大多数医学应用中，含有水分子的组织中的质子（氢原子）产生的信号被加工成身体的图像。首先，振荡磁场中的能量在适当的谐振频率上暂时施加给患者。其次，受激发氢原子发出一个射频信号，由接收线圈采集并测量。射频信号可以通过使用梯度线圈改变主磁场来编码位置信息。不同组织之间的对比取决于激发原子返回平衡态的速率。其还可以通过给患者提供外源性造影剂以使图像更清晰。

MRI 需要磁场既强又均匀。磁铁的磁场强度单位是特斯拉（tesla，T）。大多数磁共振设备的主磁场强度在 1.5T 或 3T，但是现有市场上从 0.2T 到 7T 都有相应的产品。大多数临床使用的磁体是超导磁体，需要液态氦。较低的磁场强度是可以用永久磁铁来实现的，这在用于幽闭恐惧症患者的"开放"磁体的 MRI 设备中比较常用。最近，也有 MRI 在超低场强的领域进行的报道，即在微特斯拉级别，通过预极化提供足够良好的成像质量，通过在 100 微特斯拉的高度敏感的超导量子干涉器件（superconducting quantum interference device，SQUID）的拉莫尔进动场测量。

（一）硬件架构

医用 MRI 扫描仪通常由主磁体、梯度线圈、脉冲线圈、计算机系统及其他辅助设备等五部分构成。

1. 主磁体 是 MRI 扫描仪最基本的构件，也是产生主磁场的装置。根据磁场产生的方式可将主磁体分为永磁型和电磁型。永磁型主磁体实际上就是大块磁铁，磁场持续存在，目前绝大多数低场强开放式 MRI 扫描仪采用永磁型主磁体。电磁型主磁体是利用导线绕成的线圈，通电后即产生磁场，根据导线材料不同又可将电磁型主磁体分为常导磁体和超导磁体。常导磁体的线圈导线采用普通导电性材料，需要持续通电，目前已经逐渐淘汰；超导磁体的线圈导线采用超导材料制成，置于液氦的超低温环境中，导线内的电阻抗几乎消失，一旦通电后在无需继续供电情况下导线内的电流一直存在，并产生稳定的磁场，目前中高场强的 MRI 扫描仪均采用超导磁体。主磁体最重要的技术指标包括场强、磁场均匀度及主磁体的长度。

主磁场的场强可采用高斯（gauss，G）或特斯拉（T）来表示，特斯拉是目前磁场强度的法定单位。距离 5A 电流通过的直导线 1cm 处检测到的磁场强度被定义为 1G。换算关系：1T=10 000G。可以认为，高斯是"厘米克秒"制；特斯拉是"米千克秒"制。在过去的数十年中，用于临床应用的 MRI 扫描仪主磁体的场强已由 0.2T 以下提高到 1.5T 以上，1999 年以来，3.0T 的高场强 MRI 扫描仪通过 FDA 认证进入了临床应用阶段，当前已经成为 MRI 扫描仪中的主流产品类型。目前一般把 0.5T 以下的 MRI 扫描仪称为低场机，0.5～1.0T 的 MRI 扫描仪称为中场机，1.0～2.0T 的 MRI 扫描仪称为高场机（1.5T 为代表），大于 2.0T 的 MRI 扫描仪称为超高场机（3.0T 为代表）。

高场强 MRI 扫描仪的主要优势：①主磁场场强高有助于提高质子的磁化率，增加图像的信号噪声比。②在保证信号噪声比的前提下，可缩短 MRI 信号采集时间。③增加化学位移使磁共振频谱（magnetic resonance spectroscopy，MRS）对代谢产物的分辨率得到提高。④增加化学位移使脂肪饱和技术更加容易实现。⑤磁敏感效应增强，从而增加血氧饱和度依赖（blood oxygen level-dependent，BOLD）效应，使脑功能成像的信号变化更为明显。

然而，MRI 扫描仪场强增高也带来以下问题：①设备生产成本增加，价格提高。②噪声增加，虽然采用静音技术降低噪声，但是进一步增加了成本。③因为射频特殊吸收率（specific absorption ratio，SAR）与主磁场场强的平方成正比，高场强下射频脉冲的能量在人体内累积明显增大，SAR 值问题在 3.0T 的超高场强机上表现得尤为突出。④各种伪影增加，运动伪影、化学位移伪影及磁化率伪影等在 3.0T 超高场机上更为明显。由于上述问题的存在，3.0T 的 MRI 扫描仪在临床应用还有一定的限制，尽管其在中枢神经系统和肌肉骨骼系统的成像中具有明显的优势。目前来讲，1.5T 的高场机对于大多数临床常规的 MRI 检查来说已经足够了。

MRI 对主磁场均匀度的要求很高，原因在于：①高均匀度的场强有助于提高图像信号噪声比；②场强均匀是保证 MR 信号空间定位准确性的前提；③场强均匀可减少伪影（特别是磁化率伪影）；④高均匀度磁场有利于进行大视野扫描，尤其肩关节等偏中心部位的 MRI 检查；⑤只有高均匀度磁场才能充分利用脂肪饱和技术进行脂肪抑制扫描；⑥高均匀度磁场才能有效区分不同代谢产物。现代 MRI 扫描仪的主动及被动匀场技术进步很快，使磁场均匀度有了很大提高。

为保证主磁场均匀度，以往 MRI 扫描仪多采用 2m 以上的长磁体，近几年伴随磁体技术的进步，各厂家都推出磁体长度为 1.4～1.7m 的高场强（1.5T）短磁体，使患者更为舒适，尤其适用于幽闭恐惧症的患者。

随介入 MR 的发展，开放式 MRI 扫描仪也取得了很大进步，其场强已从原来的 0.2T 左右上升到 0.5T 以上，目前开放式 MRI 扫描仪的最高场强已达 1.0T。图像质量明显提高，扫描速度更快，已经几乎可以做到实时成像，使 MR "透视"成为现实。开放式 MR 扫描仪与 DSA 的一体化设备使介入放射学迈进一个崭新时代。

2. 梯度线圈 是 MRI 扫描仪最重要的硬件之一，主要作用有：①进行 MRI 信号的空间定位编码；②产生 MR 回波（梯度回波）；③施加扩散加权梯度场；④进行流动补偿；⑤进行流动液体的流速相位编码。梯度线圈由 X、Y、Z 轴三个线圈构成（在 MR 成像技术中，把主磁场方向定义为 Z 轴方向，与 Z 轴方向垂直的平面为 XY 平面）。梯度线圈是特殊绕制的线圈，以 Z 轴线圈为例，通电后线圈头侧部分产生的磁场与主磁场方向一致，因此磁场相互叠加，而线圈足侧部分产生的磁场与主磁场方向相反，因此磁场相减，从而形成沿着主磁场长轴（或称人体长轴），头侧高足侧低的梯度场，梯度线圈的中心磁场强度保持不变。X、Y 轴梯度场的产生机制与 Z 轴相同，只是方向不同而已。梯度线圈的主要性能指标包括梯度场强和切换率。

梯度场强是指单位长度内磁场强度的差别，通常用每米长度内磁场强度差别的毫特斯拉量（mT/m）来表示。图 5-1 为梯度场强示意图，条状虚线表示均匀的主磁场，斜线表示线性梯度场；两条线相交处为梯度场中点，该点梯度场强为零，不引起主磁场强度发生变化；虚线下方的斜线部分表示反向梯度场，造成主磁场强度呈线性降低；虚线上方的斜线部分为正向梯度场，造成主磁场强度呈线性增高。有效梯度场两端的磁场强度差值除以梯度场施加方向上有效梯度场的范围（长度）即表示梯度场强，即：

梯度场强（mT/m）= 梯度场两端的磁场强度差值 / 梯度场的长度　　　　（5-1）

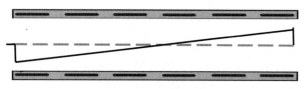

图 5-1　梯度场强示意图

切换率（slew rate）是指单位时间及单位长度内的梯度磁场强度变化量，国际标准单位为 T/（m·s），常用每毫秒每米长度内磁场强度变化的毫特斯拉量［mT/（m·ms）］来表示，切换率越高表明梯度磁场变化越快，也即梯度线圈通电后梯度磁场达到预设值所需要时间（爬升时间）越短。梯度场的变化可用梯形来表示，梯形中只有中间的矩形部分才是有效的，矩形部分表示梯度场已经达到预定值并持续存在，梯形的左腰表示梯度线圈通电后梯度场强逐渐增高、直至预定值，用 t 表示梯度场增高到预定值所需的时间，则

梯度场的切换率为

切换率 = 梯度场预定强度 /t　　（5-2）

实际上就是梯形左腰的斜率。斜率越大，即切换率越高，梯度场爬升越快，所需的爬升时间越短。

梯度线圈性能的提高对于 MR 超快速成像至关重要，可以说没有梯度线圈的进步就不可能有超快速序列。SS-RARE、Turbo-GRE 及 EPI 等超快速序列，以及水分子扩散加权成像对梯度场的场强及切换率都有很高的要求，高梯度场及高切换率不仅可以缩短回波间隙加快信号采集速度，还有利于提高图像的信号噪声比（signal-noise ratio，SNR），因而近几年快速或超快速成像技术的发展可以说是直接得益于梯度线圈性能的改进。现代新型 1.5T MRI 扫描仪的常规梯度线圈场强已达 25mT/m 以上，切换率达 120mT/（m·ms）以上。1.5T MRI 扫描仪最高配置的梯度线圈场强已达 60mT/m，切换率超过 200mT/（m·ms）。

需要指出的是由于梯度磁场的剧烈变化会对人体造成一定的影响，特别是引起周围神经刺激，因此梯度磁场场强和切换率不是越高越好，是有一定限制的。

3. 脉冲线圈　也是 MRI 扫描仪的关键部件，脉冲线圈有发射线圈和接收线圈之分。发射线圈发射射频脉冲（无线电波）激发人体内的质子发生共振，就如同电台的发射天线；接收线圈接收人体内发出的 MR 信号（也是一种无线电波），就如同收音机的天线。有的线圈可同时作为发射线圈和接受线圈，如装在扫描架内的体线圈和头颅正交线圈。大部分表面线圈只能作为接收线圈，而由体线圈来承担发射线圈的功能。

MRI 对脉冲线圈也有很高的要求，发射线圈应尽可能均匀地发射射频脉冲，激发感兴趣容积内的质子。发射线圈所发射的射频脉冲的能量与其强度和持续时间有关，现代新型的发射线圈由高功率射频放大器供能，所发射的射频脉冲强度增大，因而所需要的持续时间缩短，加快了 MRI 的采集速度。

与 MR 图像信号噪声比密切相关的是接收线圈，接收线圈离检查部位越近，所接收到的信号越强，线圈内体积越小，所接收到的噪声越低，因而各厂家开发了多种适用于各检查部位的专用表面线圈，如心脏线圈、肩关节线圈、直肠内线圈、脊柱线圈等（图 5-2）。

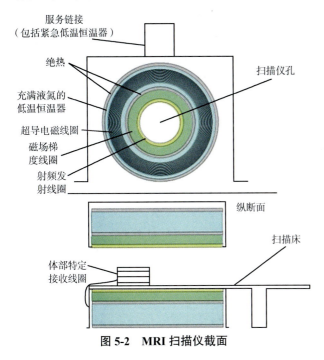

服务链接（包括紧急低温恒温器）

绝热

充满液氮的低温恒温器

超导电磁线圈

磁场梯度线圈

射频发射线圈

扫描仪孔

纵断面

扫描床

体部特定接收线圈

图 5-2　MRI 扫描仪截面

近年来出现的表面相控阵线圈（phased array coils，PAC）是脉冲线圈技术的一大飞跃。一个相控阵线圈由多个子线圈单元（element）构成，同时需要有多个数据采集通道（channel）与之匹配。目前临床上推出最新型的相控阵线圈的子单元和与之匹配的数据采集通道为 8 个以上。利用相控阵线圈可明显提高 MR 图像的信号噪声比，有助于改善薄层扫描、高分辨扫描及低场机的图像质量。利用相控阵线圈与平行采集技术相配合，可以进一步提高 MRI 的信号采集速度。

4. 计算机系统　可以称为 MRI 扫描仪的"大脑"，控制着 MRI 扫描仪的脉冲激发、信号采集、数据运算和图像显示等功能。

5. 其他辅助设备　除了上述重要硬件设备外，MRI 扫描仪还需要一些辅助设施才能完成患者的 MRI 检查，如检查床、液氮及水冷却系统、空调、胶片处理系统等。

（二）物理基础

共振的实质是相同频率下，能量的传递。在处于主磁场的人体组织，接收到与质子的进动频率相同的频射脉冲，频射脉冲的能量将传递给处于低能级的质子，使得低能级的质子获得能量然后跃迁到高能级，这种现象叫磁共振现象。

共振现象有三个基本条件：必须有一个主动振动的频率；主动振动频率与被动振动的物体固有频率必须相同；主动振动物体具有一定强度并与被振动物体保持一定距离。

其基本原理如下：磁共振（回旋共振除外）其经典唯象描述是原子、电子及核都具有角动量，其磁矩与相应的角动量之比称为磁旋比（γ）。磁矩（M）在磁场（B）中受到转矩（$MB\sin\theta$，θ 为 M 与 B 间夹角）的作用。此转矩使磁矩绕磁场做进动运动，进动的角频率 $\omega=\gamma B$，ω_0 称为拉莫尔（lamor）频率。由于阻尼作用，这一进动运动会很快衰减掉，即 M 达到与 B 平行，进动就停止。但是，若在 B 的垂直方向再加一高频磁场 [$b(\omega)$（角频率为 ω）]，则 $b(\omega)$ 作用产生的转矩使 M 离开 B，与阻尼的作用相反。如果高频磁场的角频率与磁矩进动的拉莫尔（角）频率相等（$\omega=\omega_0$），则 $b(\omega)$ 的作用最强，M 的进动角（M 与 B 角的夹角）也最大，这一现象即为磁共振。

磁共振也可用量子力学描述：恒定磁场使磁自旋系统的基态能级劈裂，劈裂的能级称为塞曼能级（见塞曼效应），在外磁场中，原子受到磁场的作用而运动，所引起的附加能量 $\Delta E=Mg\mu_B B$，g 为该原子的朗德因子，μ_B 为该原子的波尔磁子，当自旋量子数 $J=1/2$ 时，M 取值分别为 -1/2 和 1/2，此时能级间隔即裂距 $=\frac{1}{2}g\mu_B B-\left(-\frac{1}{2}g\mu_B B\right)=g\mu_B B$。外加垂直于 B 的高频磁场 $b(\omega)$ 时，其光量子能量为 ω。如果等于塞曼能级裂距，则自旋系统将吸收这能量从低能级状态跃迁到高能级状态（激发态），这称为磁塞曼能级间的共振跃迁。量子描述的磁共振条件 $\omega=\gamma B$，与经典唯象描述的结果相同。

当 M 是顺磁体中的原子（离子）磁矩时，这种磁共振就是顺磁共振。当 M 是铁磁体中的磁化强度（单位体积中的磁矩）时，这种磁共振就是铁磁共振。当 $M=M_i$ 是亚铁磁体或反铁磁体中第 i 个磁亚点阵的磁化强度时，这种磁共振就是由 i 个耦合的磁亚点阵系统产生的亚铁磁共振或反铁磁共振。当 M 是物质中的核磁矩时，就是核磁共振。这几种磁共振都是由自旋磁矩产生的，可以统一地用经典唯象的旋磁方程 $dM/dt=\gamma MB\sin\theta$ 来描述。

回旋共振带电粒子在恒定磁场中产生的共振现象。设电荷为 q、质量为 m 的带电粒子在恒定

磁场 B 中运动，其运动速度为 v。当磁场 B 与速度 v 相互垂直时，则带电粒子会受到磁场产生的洛伦兹力作用，使带电粒子以速度 v 绕着磁场 B 旋转，旋转的角频率称为回旋角频率。如果在垂直 B 的平面内加上高频电场 $E(\omega)$（ω 为电场的角频率），并且 $\omega=\omega_c$，则这带电粒子将周期性地受到电场 $E(\omega)$ 的加速作用。因为这与回旋加速器的作用相似，故称回旋共振。又因为不加高频电场时，这与抗磁性相类似，故也称抗磁共振。当 v 垂直于 B 时，描述这种共振运动的方程是 $d(mv)/dt=q(vB)$，若用量子力学图像描述，可以把回旋共振看作是高频电场引起带电粒子运动状态在磁场中产生的朗道能级间的跃迁，满足共振跃迁的条件是 $\omega=\omega_c$。

各种固体磁共振在恒定磁场作用下的平衡状态，与在恒定磁场和高频磁场（回旋共振时为高频电场）同时作用下的平衡状态之间，一般存在着固体内部自旋（磁矩）系统（回旋共振时为载流子系统）本身及其与点阵系统间的能量转移和重新分布的过程，称为磁共振弛豫过程，简称磁弛豫。在自旋磁共振的情形，磁弛豫包括自旋（磁矩）系统内的自旋 - 自旋（S-S）弛豫和自旋系统与点阵系统间的自旋 - 晶格（S-L）弛豫。从一种平衡态到另一种平衡态的弛豫过程所经历的时间称为弛豫时间，它是能量转移速率或损耗速率的量度。共振线宽表示能级宽度，弛豫时间表示该能态寿命。磁共振线宽与磁弛豫过程（时间）有密切的联系，按照测不准原理，能级宽度与能态寿命的乘积为常数，即共振线宽与弛豫时间（能量转移速度）成反比。因此，磁共振是研究磁弛豫过程和磁损耗机制的一种重要方法。

（三）T_1 弛豫与 T_2 弛豫

每个组织在受激发后都会从彼此独立的 T_1 弛豫过程和 T_2 弛豫过程恢复到正常的平衡状态。

T_1 弛豫的发生是因为旋转核与周围环境（即晶格，lattice）之间有能量交换，引起 up 状态和 down 状态的原子核数量发生改变，重新恢复到未加 B_1 的平衡状态时的数量分布，因此纵向磁化矢量（M_z）会恢复到 M_0，而 T_1 也称为自旋 - 晶格弛豫时间，即与静态磁场同方向上的磁化。

T_2 弛豫的发生也有一定程度的上述因素，但

除此之外，也因为旋转核相互之间有能量交换，各个原子核旋转的相位变得随机，其磁化向量的净值（M_{xy}）逐渐衰减。故 T_2 也称为自旋 - 自旋弛豫时间，即与静态磁场垂直方向上的磁化。

所谓的加权就是"突出"的意思。

T_1 加权成像（T_1WI）——突出组织 T_1 弛豫（纵向弛豫）差别。

T_2 加权成像（T_2WI）——突出组织 T_2 弛豫（横向弛豫）差别。

在任何序列图像上，信号采集时刻横向的磁化矢量越大，MR 信号越强。

短 TR、短 TE——T_1 加权像，图像特点：组织的 T_1 越短，恢复越快，信号就越强；组织的 T_1 越长，恢复越慢，信号就越弱。

长 TR、长 TE——T_2 加权像，图像特点：组织的 T_2 越长，恢复越慢，信号就越强；组织的 T_2 越短，恢复越快，信号就越弱。

长 TR、短 TE——质子密度加权像，图像特点：组织的 rH 越大，信号就越强；rH 越小，信号就越弱。

T_1 加权像高信号的产生机制：一般认为，T_1 加权像上的高信号多由于出血或脂肪组织引起。但近年来的研究表明，T_1 加权高信号尚可见于多种颅内病变中，包括肿瘤、脑血管病、代谢性疾病及某些正常的生理状态下。

三、相 关 定 义

（一）激发 / 接收

MRI 成像仪中射频（radio frequency，RF）系统分为发射链和接收链。发射链从频率合成器开始，经幅度调至、功率放大，到发射线圈为止。要求 RF 功率放大器在 ω_0 能产生 2kW ～ 15kW 峰功率，RF 功放的指标，如线性度谐波含量、波形畸变等满足要求。发射机与发射线圈连接，在发射期间只接受线圈必须开路，以防止发射功率进入接受系统。在接收期间，发射线圈必须通过无线收发（transmitter and receiver，T/R）开关置到开路状态，以免噪声耦合进接收系统。

接收链从接收线圈开始，第一级放大器叫低噪声前置放大器，与接收线圈集成在一起，以避

免长电缆引起的信号衰减，其放大倍数很低，仅20dB左右。第二级放大器仍是 RF 放大器，然后经相敏检波解调，滤掉 ω_0，经音频放大以驱动模数转换，最后把数字信号存入计算机经快速傅里叶变换产生图像。

（二）弛豫

弛豫是物理用语，指的是从某一个状态恢复到平衡态的过程。在外加射频脉冲 RF（B_1）的作用下，原子核发生磁共振达到稳定的高能态后，从外加的射频一消失开始，到恢复至发生磁共振前的磁矩状态为止，整个过程称弛豫过程，也就是恢复的过程。其所需的时间称弛豫时间。弛豫时间有两种即 T_1 和 T_2，T_1 为自旋 - 晶格或纵向弛豫时间，T_2 为自旋 - 自旋或横向弛豫时间。换句话说弛豫是指系统由激发态恢复至平衡状态的过程。其中，平衡态是指人体进入主磁场方向（B_0）后形成并保持稳定的 M_z 状态，但是为一种动态平衡，处于高低两种能级的质子之间不断地交换；激发态是指系统吸收射频能量后的不稳定状态。

其原理如下：处在稳定外磁场中的核自旋系统受到两个作用，一种是磁场力图使原子核的磁矩沿着磁场方向就位；另一种是分子的热运动力图阻碍核磁矩调整位置。最后磁矩与稳定磁场重叠并达到一个动态平衡，此时沿磁场方向的磁化强度最大，而与磁场垂直方向的磁化强度平均为零。如果原子核系统再受到一个不同方向的电磁场作用，磁化强度就会偏离原来的平衡位置，产生与原磁场方向垂直的横向磁化强度，同时与原磁场平行的纵向磁化强度也将减小。当这个电磁场去掉之后，核系统的不平衡状态并不能维持下去，而要向平衡状态恢复。人们把向平衡状态恢复的过程称为弛豫过程。原子核从激化的状态回复到平衡排列状态的过程称弛豫过程。这个过程遵循指数变化规律，其时间常数称为弛豫时间。弛豫过程所需的时间称弛豫时间，即达到热动平衡所需的时间。热动平衡即因热量而导致的动态平衡。

（三）相位对比

相位对比（phase contrast，PC），应用快速扫描梯度回波（gradient echo，GE）技术和双极流

动编码梯度脉冲，对成像层面内质子加一个先负后正、大小相等、方向相反的脉冲，静止组织的横向磁矩也对应出现一个先负后正、大小相等、方向相反、对称性的相位改变，将正负相位叠加，总的相位差为零，故静止组织呈低信号或无信号；而血管内的血液由于流动，正负方向相反的相位改变不同，叠加以后总的相位差大于零。其相位差与血流速度成正比，故血流呈亮白的高信号，使血流与静止组织间产生良好的对比。血流速度越快，磁共振血管成像（magnetic resonance angiography，MRA）血流的信号越强。相位对比血管成像最常用的方法是用双极梯度对流动编码，即在梯度回波序列的层面选择与读出梯度之间施加一个双极的编码梯度，该梯度由两部分组成，这两部分梯度脉冲的幅度和间期相同，而方向相反。第一部分过程中，沿梯度方向场强不同，因而进动频率不同，最后造成相位不同。第二部分开始后，静止组织自旋反转过来进动，最终正相期获得的相位与负相期丢失的相位相等，静息组织相位最终为零；而流动组织的自旋还要运动一段距离到不同位置，所以第二部分结束时相位不回到零，流动的剩余相位与移动距离成正比，即与速度成正比。相位对比法磁共振血管成像（phase contrast magnetic resonance angiography，PC-MRA）过程基本上由三步构成，首先，采集两组或几组不同相位的运动质子群的影像数据；然后，选取一种适宜的演算方法对采集的相位进行减影，静态组织减影后相位为零，流动组织根据不同速度具有不同的相位差值；最后，将相位差转变成像素强度显示在影像上。流动组织的相位偏移不仅与速度成正比，而且与梯度的幅值和间期成正比。通过改变梯度的幅值和间期，使某种速度的血流产生的相位差最大，则该速度的血流在图像上信号最高。采集前可根据所要观察的血流的速度，选择一个速度编码值（Venc），即选定了梯度的幅值和间期，则在图像上能突出显示该速度的血流。一般，快血流速 Venc 约为 80cm/s，中等速度 Venc 约 40cm/s，慢血流速 Venc 约 10cm/s。另外，只有沿编码方向的自旋运动才会产生相位变化，如果血管垂直于编码方向，它在 PC-MRA 上会看不到。操作者可沿任意轴选择编码梯度，如层面选择方向、频率编码方向、相位编码方向或以上所有三

个方向。当流动在每个方向都有时，采集需沿三轴加流动编码梯度，这样扫描时间是沿一个方向时的 2～3 倍。PC-MRA 的参数选择灵活性较大，使之比飞行时间测距法（time of flight，TOF）成像方式更为复杂。常用的 PC 方法如下所述。

（1）三维 PC：是最基本的 PC 方法，其优点是能用很小体素采集，结果减少体素内失相并提高对复杂流动和湍流的显示。另外，三维 PC 可在多个视角对血管进行投影。

（2）二维 PC：是对一个或多个单层面成像，每次只激发一个层面。二维 PC 成像时间短，但空间分辨力低，常用于三维 PC 的流速预测成像。

（3）电影（cine）PC：是以二维 PC 为基础，其图像是在心动周期的不同时刻（时相）获得的，这种采集需要心电或脉搏门控。电影 PC 在评价搏动血流和各种病理流动状态方面很有用。与 TOF 法相比，PC-MRA 有更好的背景抑制，具有较高的血管对比，能区分高信号组织（如脂肪和增强的肿瘤组织）与真实血管，能提高小血管或慢血流的检测敏感度；而 TOF 法可用于观察血管与周围结构的关系。另外，利用 PC 的速度 - 相位固有关系可以获得血流的生理信息，有利于血流定量和方向研究。目前，常用 PC 法进行脑静脉窦的成像。

（四）空间编码

对于二维的 MRI 来说，接收线圈采集的磁共振信号含有全层的信息，必须对磁共振信号进行空间定位编码，让采集到的磁共振信号中带有空间定位信息，通过数学转换解码，就可以将磁共振信号分配到各个像素中。具体的磁共振的空间编码包括层面和层厚的选择、频率编码、相位编码。磁共振的空间编码是由梯度场来完成的。

（五）K 空间

K 空间（K space）是常规空间在傅里叶转换下的对偶空间，主要应用在磁共振造影的成像分析，其他如磁共振造影中的射频波形设计，以及量子计算中的初始态准备也会用到 K 空间的概念。K 和出现在波动数学中的波数相应，可说都是"空间频率"的概念。磁共振造影中造影阶段，对于资料取得与重建的分析，可称为"成像 K 空间"（imaging K-space）。磁共振造影中激发阶段，对

于射频与梯度磁场共同设计的分析，可称为"激发 K 空间"（excitation K-space）。

磁共振造影在某些场合中，需要对某特定体积进行射频激发，然而一般的射频激发方法可能又会遇上叠影问题。John Pauly、Dwight Nishimura、Albert Macovsk 等于 1989 年提出对于小角度射频磁场与梯度磁场，采用 K 空间分析的方法同时进行设计。这种方法允许如横膈膜上小区域的激发，用以对呼吸造成的横膈膜运动做出监测，以利于胸腔磁共振影像的获取处理。

此外，这项方法也可用于设计对空间，以及对共振频率同时做选择性激发的射频与梯度磁场。应用场合包括了分别获得水影像与脂肪影像，或者磁共振频谱影像（magnetic resonance spectroscopic image，MRSI）方面的应用。

（六）原始数据

MRI 中，扫描获得的第一手数据是模数转换数据（analog to digital conversion data，ADC）；经过拼接的带有控制信息的数据称为测量数据（measurement data）；在图像重建系统中经过预处理的测量数据称为原始数据（raw data）；原始数据经重建后得到磁共振图像数据（image data）；图像数据通过影像显示的窗口技术转化为相应的灰阶，从而得到显示出来的磁共振图像。

原始数据质量的好坏，对于后期数据的读取和处理有很大的关系，现在对原始数据的研究主要在数据的采集及数据的压缩方面，这方面有很多方法被提出来。例如，基于提升小波的 SAR 原始数据压缩算法属于变换编码，与直接编码方法不同，变换编码首先对原始数据进行变换然后量化编码变换系数。变换的目的是将空间域像素阵映射成不相关的、能量分布紧凑的变换系数阵。这时占少数的大的变换系数代表了图像最主要的能量成分，占多数的小的变换系数表示了一些不重要的细节分量。压缩方法就是通过量化去除小系数所代表的细节分量，用少量的编码来描述大系数所代表的主要能量从而达到高的压缩比。

（七）矩阵

矩阵是指磁共振图像层面内行和列的数目，

也就是频率编码和相位编码方向上的像素数目。磁共振矩阵有采集矩阵和显示矩阵两部分。

其中，采集矩阵指磁共振对扫描视野（field of view，FOV）进行采集所划分的矩阵范围，不同类型的成像，其采集矩阵的大小也不同，如弥散张量成像的采集矩阵一般为 128×128，一般边长为 64～256，可为正方形或长方形。可以通过用像素宽度 / 高度乘以采集矩阵的对应维度的数值计算实际 FOV 的覆盖范围。

显示矩阵指显示磁共振图像的矩阵大小，一般边长为 256～1280，可以为正方形或长方形。

（八）信号噪声比

信号噪声比指图像的信号强度与背景随机噪声强度之比。它是 MRI 的最基本的质量参数。图像信号噪声比是医用磁共振系统性能的重要指标，是各种认证机构对磁共振设备准入认证进行技术评判的量化指标，也是磁共振厂商提供性能自我评价，尤其是线圈性能的方法依据。磁共振成像系统信号噪声比评估方法主要有下述几种。

（1）美国电气制造商协会（National Electrical Manufacturers Association，NEMA）标准：NEMA 对 MRI 制定了一系列的标准，其中就有 MRI 信号噪声比标准 NEMA MS 1-2008、NEMA MS 6-2008、NEMA MS 9-2008，这 3 个标准分别作用于单通道体线圈、单通道非体线圈（所谓"表面线圈"）和相阵列线圈。该标准定义了用于评估 MRI 信号噪声比成像条件和 4 种测量信号噪声比的方法。

（2）美国食品药品监督管理局 / 国际电工委员会（Food and Drug Administration/International Electrotechnical Commission，FDA/IEC）标准：IEC 标准（IEC62464-1）相对于 NEMA 方法作了细化和裁剪，如在测量参数的设置上规定得更加具体，规定了序列用自旋回波序列，扫描参数如视野和矩阵的大小、层厚、TR、TE 等都作了限制性的规定；在噪声测量方法的选择上，也主要采用上述 NEMA 标准中的方法一，并且作为附录，推荐了 NEMA 的方法二和方法四；但是在线圈类型，接收通道等的差异性上，没有作针对性的标准区分。

（3）中华人民共和国国家食品药品监督管理总局医药行业（CFDA/YY）标准：CFDA 标准（YY/ T 0482）基本参考了 IEC 标准。

（4）抛物线拟合法：射频接收线圈接收信号存在着非均匀性，一般都是中间亮、周围暗，类似抛物线的形状。抛物线拟合法就是对兴趣区（region of interest，ROI）的行和列方向都进行抛物线拟合得到抛物线 f，认为 f 就是没有噪声干扰下的信号。

（5）局部抛物线拟合法：对现代的线圈大多都有很多小的线圈单元组成，最后得到的合成信号强度也是一个个小抛物线的组合，局部抛物线拟合法跟随着线圈的发展而产生。局部抛物线拟合法和抛物线拟合法一样，都是对 ROI 内的每一行和每一列作拟合，不同的是局部抛物线拟合法只对相邻的三个点作拟合。

（九）空间分辨率

空间分辨率是指遥感图像上能够详细区分的最小单元的尺寸或大小，是用来表征影像分辨地面目标细节的指标。通常用像元大小、像解率或视场角来表示。空间分辨率是评价传感器性能和遥感信息的重要指标之一，也是识别地物形状大小的重要依据。

（十）化学位移

化学位移（chemical shift）是指原子核如质子由于化学环境所引起的磁共振信号位置的变化。化学位移用磁共振仪可以记录到有关信号。处在不同化学环境中的氢原子因产生共振时吸收电磁波的频率不同，在谱图上出现的位置也不同，各类氢原子的这种差异被称为化学位移。

化学位移的发现背景是这样的，1950 年，W. G. Proctor 和当时旅美学者虞福春研究硝酸铵的 ^{14}N 核磁共振谱时，发现硝酸铵有两条磁共振谱线。这两条谱线对应硝酸铵中的铵离子和硝酸根离子，即磁共振信号可反映同一种核的不同化学位移。有机化合物中的质子与独立的质子不同，它的周围还有电子，在电子的影响下，有机化合物中质子的磁共振信号的位置与独立的质子不同。^{14}N 的磁共振信号远不如质子（^1H）灵敏，但其化学位移范围要大得多。它的信号被四极相互作用拓宽了。

化学位移的具体定义如下：由于有机分子中

各种质子受到不同程度的屏蔽效应，引起外加磁场（H_0）或共振频率（ν）偏离标准值而产生移动的现象。但这种屏蔽效应所造成的差异是非常小的，难以精确地测出其绝对值，因此需要一个参照物（reference compound）来做对比，常用四甲基硅烷 $Si(CH_3)_4$（tetramethylsilane, TMS）作为标准物质，并人为将其吸收峰出现的位置定为零。TMS 中，Si 原子电负性较小，电子云可以较多地流到甲基上，因此 H 核电子云密度大，其屏蔽系数几乎比其他所有物质的都大，若其的化学位移定为零，则其他化合物 H 核的共振频率都在左侧，因此其他有机试剂的化学位移 δ 都是负值。

化学位移是磁共振波谱中的一个重要参数。其反映了磁核周围的磁环境和电子分布情况，因而可以反映化学结构。虽然从理论上说可以通过量子力学的方法计算屏蔽常数以确定化学位移，不过目前由于计算的复杂性还不能得到可靠的结果，一般可用如下通式来计算化学位移：

$$\delta = B + \sum \Delta_i, + C \qquad (5-3)$$

式中 B 为基值，基值 B 反映了自旋核周围电子在无取代基影响时的某种基准屏蔽状态。它包括了近程屏蔽和无取代基影响时恒定不变的那部分远程屏蔽，通常可采用该系列化合物中第一个成员的化学位移值作为 B 的值。$\sum \Delta$ 则反映了取代基造成的屏蔽效应的变化，Δ 表示与自旋核相距 i 个 δ 键的原子的去屏蔽常数。$i=1 \sim 6$ 这是由于距离 6 个 δ 键以上时，原子对自旋核的影响可以忽略不计。C 是校正值，它主要进一步反映电子结构无法反映的空间因素及介质的影响．

（十一）脂肪抑制

脂肪抑制是指减少运动伪影、化学位移伪影或其他相关伪影，抑制脂肪组织信号，增加图像的组织对比，增加增强扫描的效果的方法。同时也可以鉴别病灶内是否含有脂肪，因为在 T_1WI 上除脂肪外，含蛋白质的液体，以及出血均可表现为高信号，脂肪抑制技术可以判断是否含脂，为鉴别诊断提供信息。

在 MRI 中，由于人体内脂肪组织中的氢质子和其他组织中的氢质子所处的分子环境不同，使得它们的共振频率也不相同；当脂肪和其他组织的氢质子同时受到射频脉冲激励后，它们的弛豫时间也不一样。在不同的回波时间采集信号，脂肪组织和非脂肪组织表现出不同的信号强度。换句话说，就是脂肪组织具有短 T_1 和中等 T_2 弛豫时间的物理特性，在 T_1 和 T_2 加权图像中脂肪组织呈现高信号和中等信号，这种信号会掩盖邻近正常及病变组织的信号显示，主要表现为它会给在 T_1 加权像中识别脂质组织中的小病灶，或在 T_2 加权像的高信号组织中鉴别液体带来很大困难，因此采用脂肪抑制技术消除这些高信号的干扰，会对诊断起到很大帮助作用。利用人体内不同组织的上述特性，磁共振物理学家们开发出了多种用于抑制脂肪信号的脉冲序列。

（十二）卷褶伪影

卷褶伪影（Wraparound/Foldover/Alias artifact）也称为假频，是指被检查部位的大小超出了视野（field of view，FOV）的范围时，FOV 以外的邻近接收线圈的解剖结构也产生信号，一旦这种信号被接收，将被错编入 FOV 内的影像，产生影像移位或卷褶到下一张图像上去。相应编码方向不同，卷褶伪影的位置也不同，卷褶伪影主要发生在相位编码方向上。扫描图像上出现的卷褶伪影轻者影响美观，重者影响对病变的观察。主要是由于光栅效应所形成的，增加光栅频率可消除这种伪影，即增加 K 空间行列数，使 K 空间数据或列间距缩小，伪影位于 FOV 之外；也可增加 FOV，使 K 空间数据的相对密度增大，使相位编码和频率编码两个方向的光栅都增加，从而使两个方向的高序伪影间距增加。

简单地说，卷褶伪影可出现在频率编码或相位编码方向上；因目前几乎所有的设备均设置了频率编码方向上的过采样（不会增加扫描时间），所以一般只出现在相位编码方向上，下面只对相位编码方向上的卷褶伪影作出简单的介绍。其产生原因：当检查部位大小超出所设置的 FOV 范围时会产生卷褶伪影。MRI 根据其自旋在矩阵中从 $0° \sim 360°$ 进行编码，当检查部位大小超出所设置的 FOV 范围时，自旋积累超过了 $360°$ 的相移，即 "$360° + n°$"，此时该 FOV 外的自旋 "$360° + n°$" 就无法与 FOV 内自旋 "$n°$" 区分开来，这样 FOV 外的自旋 "$360° + n°$" 就会出现在 FOV 内自旋 "$n°$"

的位置上。

1. 卷褶伪影的特点

（1）在二维成像中，可出现在相位编码方向或频率编码方向上。目前几乎所有的设备均设置了频率编码方向上的过采样（不会增加扫描时间），所以一般只出现在相位编码方向上。在三维成像中层面方向采用了相位编码时，也可出现在层面方向上。

（2）视野外一侧的组织信号卷褶重叠到视野的内一侧。

2. 减少卷褶伪影，所应采取的对策

（1）增大 FOV：使得 FOV 大于受检部位，简单易行，采集时间不会增加。

（2）采用预饱和技术：添加预饱和带，将相位编码方向上的 FOV 外组织全部覆盖；该方法信号不会消除，只会减弱。

（3）切换频率与相位编码方向：采用矩形像素技术，将相位编码方向放在组织结构径向较短的方向上，采集时间不变，但是牺牲了空间分辨率。

（4）相位编码方向上采用过采样技术：在相位编码方向上将超出 FOV 的部分进行相位编码，但不将该部位的信息包含至 FOV 之内。此方法采集时间将会有所增加。设置方法：GE 设备在 "imagingoptions" 中选择 "NPW（NO Phase Wrap）" 选项；西门子设备在 "Geometry" 中设置 "Phase oversampling" 的过采样的百分比；飞利浦在 "Geometry" 中设置 "Foldover suppression" 为 "Yes" 即可。

（十三）流空效应

流空效应（flowing avoid effect）即心血管内的血液由于流动迅速，使发射磁共振信号的氢原子核离开接受范围，所以测不到磁共振信号，在 T_1 加权像或 T_2 加权像中均呈黑影，即流空效应，这一效应使心腔和血管显影。

应用自旋回波（spin echo，SE）技术，以一定速度流动的液体产生流空效应，呈无或低信号。产生此效应的原因：射频脉冲所激发的质子在接收线圈获取磁共振信号时，因流动已移出成像层面，而此时成像层面内原部位的质子为流入的非激发质子，故不能产生 MRI 信号。与流动液体相比，周围静止组织，如血管壁发出的 MRI 信号不变。血液在血管中流动是产生此效应的典型示例，较快速流动的血液呈无或低信号，与静止呈中等信号的血管壁形成鲜明对比，清晰显示出血管的形态结构。这是 SE 技术的 MRI 的一个显著优点，也是 MRI 显示心脏大血管解剖结构的基础。

如果血流速度较慢，SE 技术 MRI 上血管内可有少量信号呈灰色，而慢速血流则产生强白信号。分析 MRI 时应注意此效应所致的血管内信号变化。

（十四）弥散

磁共振弥散加权成像（Magnetic resonance diffusion weighted，MRDW）与常规 MRI 不同，它的基础是水分子运动，提供基于脑生理状态的信息，对诊断急性脑梗死的敏感度为 94%，特异度为 100%，同时能可靠地鉴别蛛网膜囊肿与表皮样囊肿、硬膜下积脓与积液、脓肿与肿瘤坏死。MRDW 在颅内其他病变如肿瘤、感染、外伤和脱髓鞘等诊断、鉴别诊断和评价中也能提供一些信息。MRDW 作为一种有价值的技术，应成为脑卒中检查的首选方法，并建议用于颅内其他病变的研究。

MRDW 原理：弥散是指分子的随机侧向运动，即布朗运动。MRDW 是在自旋回波 T_2 加权序列 180° 脉冲前后加上两个对称的弥散敏感梯度脉冲；对于静止（弥散低）的水分子，第一个梯度脉冲所致的质子自旋去相位会被第二个梯度脉冲再聚焦，信号不降低；而对于运动（弥散强）的水分子，第一个梯度脉冲所致的质子自旋去相位离开了原来的位置，不能被第二个梯度脉冲再聚焦，信号降低。根据 Fick 定律，真正的弥散是由于浓度梯度导致的分子净运动，在 MRI 中，浓度差异造成的分子运动和压力梯度、热效应及离子的相互作用引起的分子运动无法区分，因而只用表观弥散系数（apparent diffusion coefficient，ADC）来表示机体中所测到的弥散。

Hahn 首先在 1950 年提出水弥散对磁共振信号的影响之后，Stejskal 等将其发展成为可测量的磁共振技术。目前常规采用的成像技术是在自旋回波序列中 180b 脉冲两侧对称地各施加一个长度、幅度和位置均相同的对弥散敏感的梯度脉冲，一般施加在读出方向上。当质子沿梯度场进行弥散运动时，其自旋频率将发生改变，结果在回波时间内相位分散不能完全重聚，进而导致信号下降。用相同的成像参数两次成像，分别使用和不用对弥散敏感的梯度脉冲，两次相减就剩下做弥散运动的质子在梯度脉冲方向上引起的信号下降的成分，即由于组织间的弥散系数不同而形成的图像，故称弥散加权图像（diffusion weighted imaging，DWI）。弥散系数（diffusion coefficient，D）公式为

$$S（TE，G）/S（TE，0）=exp（-bD）\quad（5-4）$$

式中，S（TE，G）为用梯度脉冲的图像上的信号强度，S（TE，0）为不用梯度脉冲的图像上的信号强度，b 为弥散敏感因子，公式为

$$b=\tau 2\delta 2G（\Delta-\delta/3）\quad（5-5）$$

τ 为磁旋比，δ 是梯度脉冲持续时间，G 梯度脉冲的强度，Δ 为两个梯度脉冲的间隔时间。

影响弥散信号的因素主要有 b 值、ADC、各向异性（anisotropy）、T_2 穿透效应（T_2 shine-through effect）等。

弥散敏感因子（b）值：DWI 是在某一个 b 值下测定得出的信号强度成像，随着 b 值的增加，图像的弥散权重加大，病变组织和正常组织之间的对比度增加，提高了 DWI 的敏感度，但是提高 b 值会导致图像信号噪声比降低，这是因为 b 值的增加主要是通过延长由梯度脉冲持续时间（D）和梯度脉冲的间隔时间（v）来完成的，这样使回波时间（TE）增加，而长 TE 使信号衰减。

ADC：由公式（5-4）得知，DWI 的信号与弥散系数（D）呈负指数关系，即 D 值增大，DWI 信号降低。在活体内，DWI 信号除受弥散的影响外，还对一些生理活动（如心脏搏动、呼吸、灌注、肢体移动等）敏感，所测得的弥散系数并不仅仅反映水分子的弥散状况。

各向异性：弥散是一个矢量，不仅有大小，而且有方向。各向异性是水分子弥散矢量的重要体现，即水分子在某个位置上可以向任意一个方向运动，但是其向各个方向运动的量并不相同，如水分子在平行于神经纤维的方向上较垂直其方向上更易弥散。

T_2 穿透效应：DWI 上的信号强度不仅与受检组织 ADC 有关，而且与组织的 T_2 值有关，即 DWI 的信号与 T_2 值成正比。当受检组织的 T_2 值明显增高，在 DWI 上有明显的 T_2 图像对比存在时，

称为 T_2 穿透效应。文献报道，胆脂瘤的 ADC 高于正常的脑组织，但是其 DWI 信号明显高于正常脑组织，认为不仅是水分子弥散受限的作用，也有 T_2 穿透效应存在的结果，而且后者的影响可能更大一些。

MRDWI 在缺血性脑疾病的诊断价值已为大家所熟知，而在其他疾病的应用，也日益增加。

MRDWI 对于脑卒中的诊断价值：MRDWI 对超急性期脑梗死的诊断价值已被公认，它已经成为超急性期脑梗死的常规序列。DWI 提供了传统 MRI 图像不能提供的脑部病理状态信息，特别是它能够提供水分子弥散的信号比例。

MRDWI 对于颅内肿瘤的诊断价值：常规 MRI 对颅内肿瘤的定性诊断有很大帮助，但 MRI 征象存在一定的交叉，以至于在临床工作中常发生误诊，MRDWI 在这方面可以提供更多的参考信息。

MRDWI 对于多发性硬化的诊断价值：多发性硬化是一种慢性、致残性的，由于自身免疫障碍而导致的中枢神经系统的脱髓鞘性疾病，具有病灶多发，以及时间上反复等特征。急性硬化斑在 MRDWI 上呈高信号（与白质相比），e 指数 ADC 图也呈高信号；而慢性病灶在 MRDWI 上及 e 指数 ADC 图上均未见高信号。导致急性病灶弥散增加的原因可能是由于水肿、急性脱髓鞘、神经元丢失和慢性胶质增生而导致细胞外间隙增加。罕见病例的急性斑块可见弥散降低，这可能是由于炎症性细胞浸润增加而细胞外水肿较少所致。另外，常规 MRI 上表现正常的脑白质，ADC 也有轻度增高，这与组织学所见的多发性硬化有白质弥漫受累的结果相符合。

MRDWI 对于感染性疾病脑脓肿的诊断价值：国外学者 Ebisu 首先利用 MRDWI 对脑脓肿进行了研究，发现脑脓肿内的成分与肿瘤坏死不同，早期脑脓肿在 MRDWI 上呈高信号，其 ADC 值减低，而多数肿瘤坏死或囊变在 MRDWI 上表现为低信号，而 ADC 值升高，据此征可对脑脓肿与胶质瘤和转移瘤等进行鉴别。

MRDWI 对于弥漫性轴索损伤（DAI）的诊断价值：是闭合性脑外伤中的一种原发脑损伤，是引起死亡、严重致残及植物生存状态的重要原因，国外有学者研究表明，MRDWI 能比常规磁共振更早、更准确地发现 DAI 病灶的变化。DAI 的病灶

均表现为 MRDWI 高信号，ADC 值减低。

MRDWI 在脊髓疾病中的应用：1991 年 Hajnal 等首次报道了在体脊髓 MRDWI 研究，之后虽然陆续有一些相关研究报道，但由于受到技术限制，并没有得到临床的重视。直到最近，随着相关技术的进步，包括各种快速扫描序列和特殊扫描序列的不断出现与完善，使得脊髓 MRDWI 开始真正地应用于临床。部分研究显示，脊髓 MRDWI 在脊髓缺血、梗死、炎症、外伤及肿瘤等疾病中具有一定的表现特点和鉴别价值，有望成为新的影像学手段，在脊髓疾病的机制研究和临床诊断中发挥更大的作用。

MRDWI 的应用前景及其局限性：MRDWI 不仅在脑部疾病的诊断中发挥着越来越大的作用，而且随着技术的不断改进，MRDWI 已经在乳腺、肝脏、颈髓等处的疾病诊断中得到越来越广泛的应用。总之，MRDWI 作为目前唯一非侵入性检测活体组织内水分子运动的技术，在病变的检出中具有重要价值，尤其对良、恶性病变的鉴别诊断具有重要的意义。但是，DWI 对磁场的匀场要求较高，靠近骨组织的脑内病变会出现伪影。另外，由于胶质瘤、脑膜瘤、淋巴瘤、急性脑梗死等都可以表现为 MRDWI 高信号；而胶质瘤、脑膜瘤等由于内部组成成分的不同，使得同一种病在 MRDWI 中可以有多种不同的表现，且 ADC 值的统计也有一定程度的重叠。使得 DWI 的广泛应用存在一定的困难。随着 MRI 技术的不断完善和发展，以及对 MRDWI 研究的增多，相信 MRDWI 会在病变的定性中体现出更大的价值。

（十五）磁敏感

磁敏感加权成像（susceptibility weighted imaging，SWI）根据不同组织间的磁敏感性差异提供图像对比增强，它可以应用于所有对不同组织间或亚体素间磁化效应敏感的序列，但是为了凸显其在表现细小静脉及小出血方面的能力，SWI 以 T_2 加权梯度回波序列作为序列基础。与 T_2 加权梯度回波序列不同的是，SWI 采用高分辨率、三维完全流动补偿的梯度回波序列进行扫描，可同时获得磁距图像（magnitude image）和相位图像（phase image）两组原始图像，两者成对出现，所对应的解剖位置完全一致。

梯度回波也会产生一种特殊伪影称为磁化敏感性伪影。产生的原因是因为两种组织密度差别很大，如充满气体的组织与骨骼、软组织与骨骼交界处形成的局部磁场不均匀，在成像图上显示为黑色信号。

第二节　磁共振成像的应用

一、基于人体组织或系统的应用

（一）神经系统

MRI 作为神经系统最主要的检查技术之一，已经在临床得到广泛的应用。本部分主要介绍一些在神经系统成像方面有突出表现的最新的技术应用。这些技术同时也应用于其他系统。

1. 酰胺质子转移成像（amide proton transfer，APT）　其探索蛋白质及氨基在体内的代谢转移对于相关疾病的临床研究具有重要意义。由于蛋白质中的氢原子被紧密束缚，氢原子核的横向弛豫时间很短，磁共振常规技术无法对其实现直接探测。APT 是一种反映蛋白质分布状况的 MRI 技术，通过 APT 可以得到高分辨图像来评估肿瘤、脑卒中、老年病等重大疾病的蛋白质表达，为临床诊断与治疗提供重要信息。

APT 发展的历史如图 5-3 所示。1998 年，约翰霍普金斯大学（Johns Hopkins University，JHU）的 Peter van Zijl 所在组研究乳腺癌时发现 8.3ppm 处有明显谱线，其强度随酸碱性而变化，这为日后 APT 的发明做了铺垫。2003 年，JHU 的周进元和 Peter van Zijl 等在飞利浦磁共振上首次实现了活体内自由蛋白质和氨基酸的磁共振探测，称为 APT。

2005 年，哈佛大学的 Sun Z 等研究了 APT 优化的射频饱和方案，旨在提高化学位移效应中的质子转移率。2011 年，德国的磁共振科学家 Keupp J 等首次利用 MultiTransmit 4D 多源发射技术大幅延长射频饱和时间；周进元等利用 APT 区分基于小鼠模型的肿瘤复发和放疗引起的坏死；科学家首次将 APT 用于人类急性脑卒中，发现其与环境的 pH 相关。2014 年，德州西南医学中心的 Koji Nagayama 等发现 APT 可以作为一种评估肿瘤复发和治疗效果的早期生物标志物。

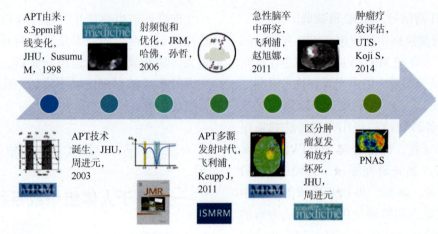

图 5-3　APT 发展历程

（1）技术原理（图 5-4）：常规临床 MRI 技术主要探测水质子的浓度、水质子的弛豫特性或运动特性。而磁化传递成像（magnetization transfer imaging，MTI）是为了探知生物体大分子信息应运而生的技术，它为疾病的临床影像学的诊断与治疗提供了重要的补充信息。化学饱和转移成像（chemical exchange saturation transfer，CEST）是常规技术的一种，可以用来探测人体内自由态的蛋白质氨基酸特性，如蛋白质浓度或交换速率等。

APTMRI 是 CEST 成像的一种，当采用某种射频对位于相对于水 +3.5ppm 的氨基质子进行连续的照射后，氨基质子与水质子之间发生化学位移。在远离水的位置对感兴趣的氢质子进行射频照射会间接导致水信号的下降，即使溶液中感兴趣的氢质子基团浓度很低，也可以通过对水信号下降的测量被间接观察到。在这里化学位移起了放大器的作用，即将毫摩尔 / 亚毫摩尔浓度量级的氨基质子通过化学位移的增强机制放大至摩尔量级，从而实现用 MRI 来进行显示，真正实现分子水平的无创 MRI。

APT 主要测定位于 +3.5ppm 的氨基质子的化学转移特性，间接测定细胞内蛋白质和多肽类物质的含量水平。APT 技术可以获得高分辨的活体自由蛋白质和缩氨酸的氨基化合物质子的信息，更加符合临床诊断的需要。APT 成像依赖于氨基质子与周围自由水中氢质子交换程度，该化学位移过程受到质子种类、质子密度、局部化学环境的酸碱度和蛋白质浓度影响。因此 APT 能应用于导致氨基质子浓度改变的疾病，如脑肿瘤、阿尔茨海默病和帕金森等退行性疾病，以及组织 pH 变化的疾病如脑卒中的研究。

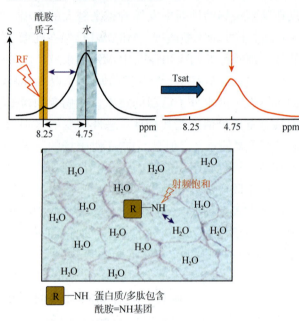

图 5-4　APT 原理

（2）优势：APT 技术需要长时间高强度的射频来精确饱和氢质子。MultiTransmit 4D 利用两个独立的射频发射器实现射频的切换，双射频匀场提升发射精准度，最终实现 100% 射频占空比，射频饱和长达 2 ～ 5 秒，而一般单源射频最高占空比仅为 50%，预脉冲持续时间为 1 秒左右。此外全数字网络架构最小射频同步精准时间仅为 20 皮秒（1 皮 $=10^{-12}$），进一步保证射频控制的精准性。

2016 年 ISMRM 上，科学家 Keupp 等展示了 3D mDIXON TSE 序列采集 APT 信息，通过公式 MTRasym=（$S_{[-3.5ppm]}$－$S_{[+3.5ppm]}$）/S_0 计算非对称磁化转移率，并进行主磁场 B_0 不均性校正，最终得到 APTw 图像和 B_0 不均性校正后的 Z 谱图像。

MultiTransmit 4D 的独立射频可实现交替射频预饱和，100% 射频占空比，精确射频参数控制，保证 APT 成像的精准性和可靠性。

3D TSE-DIXON APT 成像技术示意图，采用 9

峰饱和频率偏移，同时改变回波位移和频率偏移，采用 +3.5ppm 邻近 3 个回波偏移进行 B_0 mapping（图 5-5、图 5-6）。

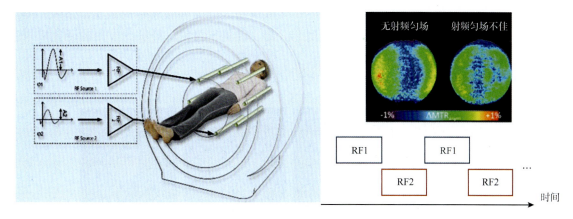

图 5-5　3D TSE-DIXON APT 成像技术示意图

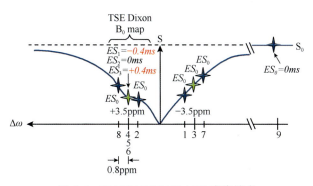

图 5-6　3D TSE-DIXON APT 成像技术

（3）临床科研：对现代医学影像发展而言，

从分子水平来探讨人体生理状态的变化是早期诊断与治疗的关键所在。基于磁共振的分子影像学技术主要依赖于特异性分子探针的发展，而外源性分子探针被直接应用于人体还有很多的技术难点需要克服。基于内源性分子探针的 APT 技术可以安全被应用于人体，是理想的分子 MRI 手段。

研究结果表明，在高级别的脑胶质瘤中，肿瘤的活性核心具有比周围显著增高的 APT 效应，而坏死的区域的 APT 则比核心处低。基于上述发现，APT 技术已被报道可以用于鉴别肿瘤的复发与放射性损伤（图 5-7）。

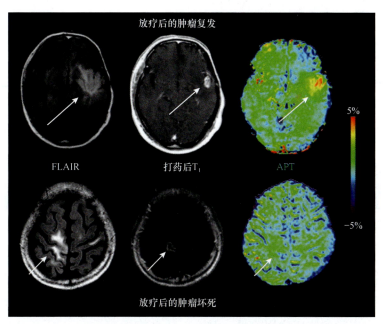

图 5-7　放疗后的肿瘤复发和坏死示意图

APT 可区分肿瘤复发和放疗引起的坏死，而打药后 T₁ 和 FLAIR 均无法实现。

由于氨基的氢质子与水的氢质子之间的交换速率不仅依赖于组织内运动蛋白质的浓度，还受组织的酸碱度和温度等因素的影响。APT 技术还可用于研究体内组织的酸碱度和温度等信息。例如，在脑卒中的早期，组织的酸化使 APT 效应减低，因此 APT 成像可以用于超早期显示脑卒中。研究

结果显示，APT 成像在传统的由弥散与灌注不匹配所定义的缺血半暗带中区分出酸中毒更显著的区域。

此外，一些前沿性探索的结果证明，APT 可以成功区分前列腺癌和周围正常组织，APT 在肺部、乳腺、脊髓、肝脏中应用的研究成果也有陆续发表（图 5-8，图 5-9）。

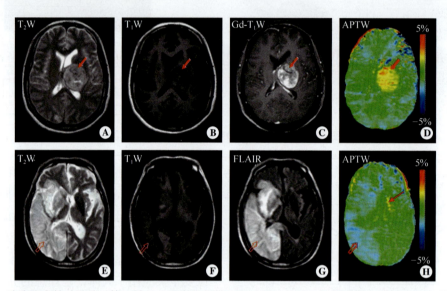

图 5-8　肺癌原发转移脑癌（第一排），脑卒中后第 5 天（第二排），扫描时间 5 分钟，2mT 饱和照射

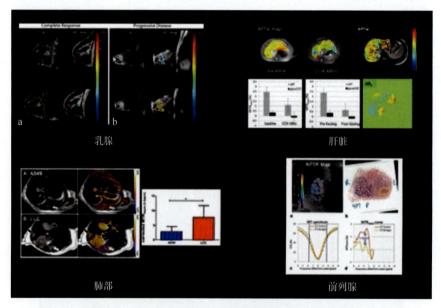

图 5-9　APT 技术在肺部、乳腺、脊髓、肝脏中应用

（4）总结：APT 作为目前唯一能无创、无辐射地定量研究游离蛋白质的磁共振分子影像技术，为肿瘤、脑卒中、老年病、儿童发育的临床研究打开了新的大门，具有广阔的临床应用前景。业

界最佳的硬件平台和软件技术为临床医生和科研人员使用 APT 技术提供了最强有力的保障。

2. 4D ASL——脑 CBF 定量和动态 ASL-MRA　动脉自旋标记（arterial spin labeling，ASL）是一种

不使用造影剂而获得脑灌注成像的方法。ASL 将动脉血流中以磁力标记的血水作为内生踪迹。ASL 的两个主要部分是"标记"和"控制"。灌注图像通过从标记图像减去控制图像生成，灌注估计依赖于信号的变化（1%～2%）。pCASL 旨在提供高性能的脑灌注成像，而无需使用造影剂，可应用于大脑、肾脏的血管和肿瘤学检查。

4D ASL 除提供定量脑血流量图外，还能提供类 DSA 效果的非造影增强脑血管动态图像。为 ASL 提供了极佳的硬件基础：DNA 数字网络架构梯度最小驻留时间仅仅 100 纳秒，提高梯度的稳定性，基于 EPI 的 ASL 图像伪影更小。MultiTransmit 4D 均匀的 B1 场将改善动脉自旋标记的效果，结合 dStream 出色的信号噪声比大幅度提高了自旋标记灌注的图像质量。

4D ASL 包含以下两项功能。

（1）背景抑制的 3D psuedo-continous ASL（简称 pCASL）

发表于 2015 年 *Magnetic Resonance in Medicine*，被誉为 ASL 应用的白皮书的 *Recommended Implementation of Arterial Spin Labeled Perfusion MRI for Clinical Applications*：*A consensus of the ISMRM Perfusion Study Group and the European Consortium for ASL in Dementia Magnetic Resonance in Medicine* 中认为，序列 pCASL 的信号噪声比相对脉冲动脉自旋标记（pulsed ASL，PASL）更高，重复性更好，是单延迟时间（post-labeling delay，PLD）下推荐的技术。采用 pCASL 标记旨在提供高性能的脑灌注成像 PASL，相比 pCASL 有幅度高约 50% 的信号噪声比提高。同时，多 PLD 可以帮助获得更准确的 ATT 预测或者 CBF 定量。

率先实现产品化的多 PLD 方法——MultiPhase ASL，可以在标记模块和标记延迟后于多个时间点启用 ASL 数据采集，保证 CBF 定量的精准性（图 5-10）。

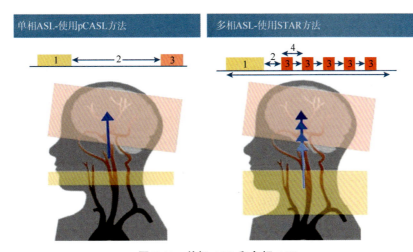

图 5-10　单相 ASL 和多相 ASL

1. 标记和控制；2. 标记延迟；3. 图像采集；4. 相位间隔

此外，ASL 剪影前后通常只有 1% 左右的脑信号，会引入生理信号变化和背景噪声，需要通过特殊的饱和与反转脉冲实现背景抑制（background suppression，BS）。3D ASL 采用专利四脉冲背景抑制技术（4RF-BS）识别并消除上述噪声，提高图像的信号噪声比，提升科研的精准度。3D ASL 采用信号噪声比和可重复度最高的 3D pCASL 标记方法，通过背景抑制提升图像的信号噪声比和精准度，多时相 ASL 可以辅助实现更精确的 CBF 计算，并且还研发出动态 ASL-MRA 专利技术（图 5-11）。

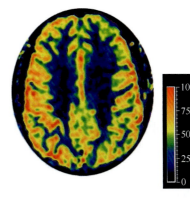

图 5-11　3D ASL

（2）脑血管动态 ASL-MRA

1）技术原理：采用 3D-TFE/EPI 序列，可以在不使用造影剂的前提下，通过 ASL 技术标记动脉血循环质子，显示血管形态和动态血流（图5-12）。可用于脑卒中、脑肿瘤、先天性脑血管病、烟雾病的临床研究。这是一种类似 DSA 的不打药MRA 技术，可提供肿瘤、血管类疾病的血流动力学信息。

2）优势

a. 时间分辨率高，一秒可显示多个动态。

一秒钟可以出近 10 幅这样的 ASL-MRA 图，彰显在血管磁共振方面的绝对优势。

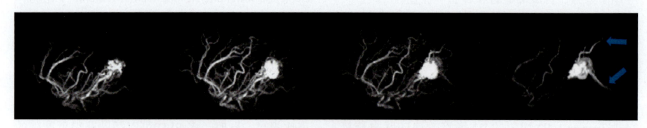

图 5-12　ASL 技术标记动脉血循环质子图 1

b. 可实现单侧小视野标记，标记层可以任意角度旋转。可以单侧标记颈内动脉，小视野标记椎 - 基底动脉等感兴趣区，真正实现精准动脉自旋标记（图 5-13）。

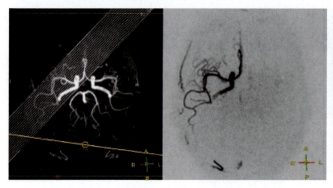
右侧颈内动脉标记

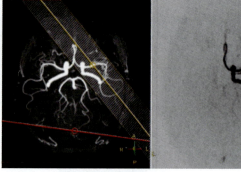
左侧颈内动脉标记

图 5-13　ASL 技术标记动脉血循环质子图 2

3. SWIp——全新磁敏感加权成像技术　磁敏感加权成像序列（SWI）可以强化磁化率不同的组织之间的对比度，如含去氧血红蛋白的静脉或矿物质沉积（如钙沉积）与周围组织的对比度（图5-14）。由于此类对比强化，磁敏感加权序列对含去氧血红蛋白的静脉血非常敏感。与其他临床信息结合，可以帮助影像科医生诊断不同类型的神经系统疾病。

（1）典型磁敏感加权方法：磁敏感加权图像对比取决于不同组织的磁化率差异。组织磁敏感性与其磁化矢量所处磁场相关，进而会影响到组织 T_2^* 弛豫时间及其相位值。T_2^* FFE 序列是一种简单而又被广泛接受的磁敏感对比加权图像；后来为增加信号噪声比开始采用多回波梯度回波方法；通过采用长回波时间高分辨率 3D T_2^* FFE 已经可以显示一些静脉血，因为长回波时间可以强化组织间磁化率差异，然而这两种方法相位信息并没有获得很好的利用；另外一种比较经典的磁敏感加权方法是美国韦恩州立大学 E. Mark Haacke 教授发明的 SWI 方法，该方法采用相位加权的方法，可以强化静脉与周围组织的差异，为获得较高信号噪声比和分辨率而一般来说采集时间相对较长。每一类磁敏感加权方法在其信号噪声比和磁敏感性差异敏感性方面都有其独特优势，但两者优势并未很好的结合。

（2）技术改进——缩短成像时间：为同时获得较高信号噪声比分辨率及对磁敏感性差异敏感同时又实现临床上可接受采集时间，日本熊本大学 Dr. Tetsuya Yoneda 合作开发了更加快速的 SWIp 技术。该技术基于全脑三维高分辨率序列，同时采用相位加权方法提高组织对比度，结合多回波采集方式，与单回波采集方式相比，可获得更高信号噪声比。全新并行采集技术 dS SENSE 采用可进一步缩短成像时间，可以充分满足临床上兼顾扫描时间及对图像高分辨率和高信号噪声比要求。相比单回波采集技术，SWIp 方法在信号噪声比方面提升可达 35% ～ 75%。在 3.0T Ingenia 系统上采集一个 0.4mm×0.6mm×1.0mm 分辨率的图像仅需要 4.08 分钟。

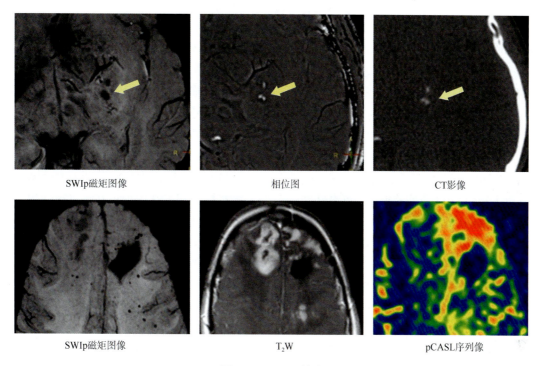

SWIp磁矩图像	相位图	CT影像
SWIp磁矩图像	T₂W	pCASL序列像

图 5-14　SWIp 技术

（3）临床科研应用：由于其特殊加权对比，对磁敏感性差异敏感，该技术在临床上和科研上都有广泛的应用。尤其在创伤性脑损伤、脑卒中和出血、肿瘤、多发性硬化、血管性痴呆和脑淀粉样血管病、气颅等方面都已经展现出其应用价值。新的 SWIp 方法由于兼具快速、高分辨率、高信号噪声比、磁敏感性差异敏感的优势，在临床科研中将获得更多的应用（图 5-15）。

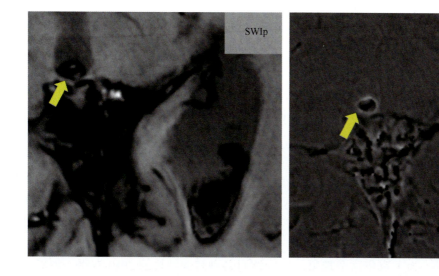

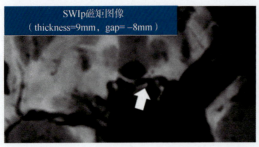
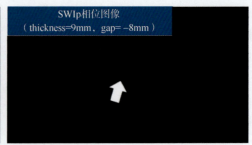

SWIp磁矩图像
（thickness=9mm，gap=-8mm）

SWIp相位图像
（thickness=9mm，gap=-8mm）

图 5-15　SWIp 对出血成像较为敏感

4. 高清小视野弥散成像技术　弥散加权成像（DWI）是一种常规的 MRI 方法，它通过测量扩散敏感梯度场前后组织信号强度的变化，无创地检测活体组织内水分子的扩散运动。20 世纪 80 年代出现的自旋回波——平面回波成像（SE-EPI）序列，在保持相位编码方向梯度场不变的同时周期性地开关读出方向梯度场从而读取信号，序列经过不断完善后解决了当时 DWI 成像速度慢、可靠性差、对运动伪影敏感的问题，并沿用至今。DWI 是 MRI 中最常用的技术，广泛应用于神经、体部、肌骨、肿瘤的临床科研。

（1）技术原理：现在 DWI 的临床科研常关注一些小视野的感兴趣区成像，如前列腺、鼻腔、脑干、视神经等，对于分辨率的要求越来越高，EPI 的回波链也随之变长。

最常用的单次激发的 EPI（ss-EPI）序列对磁化率伪影的敏感性高，更长的回波链意味着图像的变形更严重。虽然并行采集技术（parallel acquisition technology，PAT）可以通过大幅度降低回波链长度来减少变形，但同时也会降低信号噪声比并产生伪影。

神经科研上常采用多次激发的 EPI（ms-EPI）序列来进行数据采集，可以在相位方向或者读出方向进行分割，此方法的信号噪声比高，且由于回波链的成倍（N）缩短而大幅度减轻变形伪影。

高分辨扩散成像中减少变形主要通过降低相位编码方向的偏离，以及降低相位编码方向的视野来实现。缩小相位方向的视野可以在高分辨扩散成像中减少变形，降低部分容积效应。基于 EPI 的 2D RF，使用两个可单独设计的射频脉冲，在双正交方向上提供片层厚度的独立控制，激发"束"形的区域来缩小视野。传统的 2D RF 方法在单层激发时效果良好，但层面较多时第一层和后边的层激发时可能出现干扰。为了避免这个现象，

Finsterbusch 提出了一种新的解决方案：在 K 空间中倾斜激发层面。

（2）临床 / 科研应用：高清小视野弥散成像技术可广泛应用于小视野区域的脏器和组织，如应用于前列腺、子宫、视神经等高分辨弥散成像的临床科研中。

MRM 的报道中提到，常规的 DWI 使用单次二维扩散加权 EPI 序列（2D ss-DW EPI），由于显著的磁场不均匀性和较长的 EPI 读出时间导致严重的几何畸变，导致影像容易发生严重失真，因此通常仅限于远离鼻窦和骨结构的颅内应用。由此产生的替代技术一般为 DW Half-Fourier single-shot TSE（HASTE/SSFSE）或 line scan DWI，DW HASTE 成像是自旋回波扩散准备和 HASTE 采集的结合，已经被用于获取非脑器官的扩散加权图像，如颈髓、乳房和前列腺。然而，DW HASTE 成像由于回波链长度（echo train length，ETL）较长，因此存在固有的低信噪比和模糊伪像。当前已经开发了使用非选择性和相位编码（phase encoding，PE）选择性双反转来实现小视野（reduced field of view，r-FOV）的 2D/3D ss-DWEPI 序列，可以进行小视野高分辨率的 DTI。为了实现 DW HASTE 中的小视野和相应 ETL，一种新的扩散加权内部体积成像（diffusion weighted inner-volume-imaging，DW IVI）HASTE 技术被开发。在该技术中，通过以第一非选择性施加两个 180° 反转脉冲，并以相位编码方向施加第二个反转 180° 脉冲的层面选择梯度，实现了具有小视野多层面的时间高效交错采集。实验证明，IVI 这种技术架构在弥散加权 HASTE 序列中限制相位编码方向的视野从而减少 T_2 模糊的可行性。DW IVI HASTE 脉冲序列的 ETL 很短，因此能够获得局部体积的精确 DWI 测量值，而没有易感性或运动相关伪像。新技术应该对各种解剖结构的 DWI 有用，如局部脑结构、

颈髓、视神经、心脏或其他大脑外器官。图 5-16 即为该序列在胰腺、肾脏和脊髓中的成像。

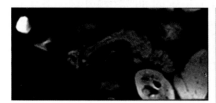

胰腺小视野高清弥散成像

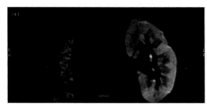

肾脏小视野高清弥散成像

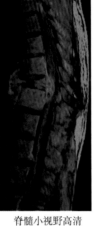

脊髓小视野高清
弥散成像

图 5-16 高清小视野弥散成像技术

图片来源：中国医学科学院肿瘤医院

前列腺癌是男性生殖系统常见的恶性肿瘤，MRI 对于其临床诊断和术前分期起着至关重要的作用。前列腺体积较小，因此常规的扫描技术是不能提供高清晰度的图像，对判断肿瘤所在的区域有影响，所以高清小视野弥散成像技术在这些地方拥有广泛的应用空间，可以在保证较高图像质量的前提下达到常规 DWI 不能实现的分辨率和高 b 值，从而大幅度提高前列腺癌的诊断和分期效能。

5. 弥散谱成像

（1）技术原理：弥散谱成像（diffusion spectrum imaging，DSI）作为一种特殊的弥散成像，是不依赖于先验模型来获取纤维走行方向信息的方法，该方法利用概率密度函数（probability density function，PDF）描述扩散运动完整的空间分布，以优异的角分辨率精确辨别出局部复杂交错的纤维走行，得到了真正意义上的六维弥散影像。DSI 也称为 Q-space imaging，通过在经典的 SE 序列中施加扩散敏感梯度后增加空间采样的维度，在 K 空间记录磁共振信号的频率空间信息，同时在扩散空间（q-space）记录弥散梯度的信息，然后利用可视化技术提取扩散特征，可精确显示复杂交叉走行的纤维和精细的人脑三维脑白质结构，揭示出生物组织的微观结构。

（2）临床 / 科研应用：2008 年，纽约时报报道了发表在 *PloS Biology* 上的一篇研究论文，通过

DSI 白质纤维跟踪，得到了其中数百万神经纤维的网络地图。这是科学家首次获得清晰完整的人类大脑皮质网络连接图景，并从中确定出了单一的网络核心。此项研究表明，DSI 可以为研究人员构建数万亿大脑神经联系的高清晰地图，已经成为推动一个新的研究领域神经连接组学（connectome）的有力工具。

DSI 除了精细显示交叉纤维，更好地指导临床外科手术外，DSI 跟踪技术可显示小脑皮质、小脑深部和脑干的核团、丘脑间的神经环路模式，揭示小脑复杂的网络连接，将在诊断小脑的解剖病变和监测治疗干预的疗效方面提供崭新的视角，具有重要的临床应用价值。

随着磁共振硬件技术的发展，DSI 也获得了长足的发展，大量研究工作围绕着改善实验方法、缩短扫描时间、普及临床应用等问题展开，成为当前国际上 MRI 研究领域的一个热点。

由于特殊加权对比，对磁敏感性差异敏感，磁敏感加权技术在临床上和科研上都有广泛的应用，尤其在创伤性脑损伤、脑卒中和出血、肿瘤、多发性硬化、血管性痴呆和脑淀粉样血管病、气颅等方面都已经展现出其应用价值。新的 SWI 方法由于兼具快速、高分辨率、高信号噪声比、磁敏感性差异敏感的优势，在临床科研中将获得更多的应用。

6. 旋转框架内自旋晶格弛豫成像 神经性疾病发展早期主要表现为相关大分子蛋白的变性，常规的 MRI 手段如 T_1WI、T_2WI 及 DWI 等难以针对大分子蛋白进行成像，因此很难在疾病早期发现异常。而目前磁共振前沿技术 $T_1\rho$ 可以进行大分子蛋白的间接成像，从而可以有效用于阿尔茨海默病等神经退行性疾病，多发性硬化，脑卒中等方面的早期诊断和相关研究，如图 5-17 所示。

（1）技术原理：$T_1\rho$（或 T_1rho）定义为旋转坐标系中，在特定射频激励条件下的质子自旋 - 晶格弛豫时间。$T_1\rho$ 主要表现出细胞外基质分子（如蛋白聚糖）存在条件下的水中氢质子弛豫特性，可以用于组织中大分子成分及不同分子间质子交换的分析研究。$T_1\rho$ 弛豫时间可以利用自旋锁定技术进行测定。

$T_1\rho$ 表示在组织自旋锁定脉冲持续时间内的弛豫特性，在 TSL 期间，组织信号的衰减模型如式（5-6）所示。其中，S 表示采集的信号，S_0 表示初始信号，TSL 表示自旋脉冲锁定时间。通过获

取不同 TSL 条件下的 $T_1\rho$ 加权图像，可以计算得到组织的 $T_1\rho$ 值，$T_1\rho$ 弛豫参数能够表现出低频条件下（一般为几百到几千赫兹）的特定生物分子信息。

$$S = S_0 e^{-TSL/T1\rho} \qquad (5\text{-}6)$$

（2）临床/科研应用：$T_1\rho$ 技术作为一种全新的探究组织大分子成分和组成的磁共振技术，受到了众多科研人员的青睐。目前，该技术已被尝试用于活体探查病变早期的多种病理机制，如神经退行性疾病的神经元凋亡等，为超早期显示病变及判断治疗效果提供了新的工具。

$T_1\rho$ 在神经系统中可以用于评价肿瘤（神经胶质瘤）、局部缺血、神经退行性疾病等，其中早期研究表明，$T_1\rho$ 值对具有载脂蛋白 E 的大鼠脑内淀粉样蛋白斑块具有较高的敏感性，因此可以用于阿尔茨海默病、轻度认知功能障碍等神经性病变的研究。

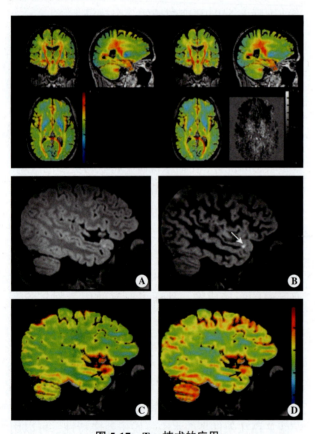

图 5-17　$T_1\rho$ 技术的应用

上图为受试者时间间隔两个月的 $T_1\rho$ map 参数比较；下图为采用 $T_1\rho$ 进行多发性硬化症的全脑定量研究

（二）心、脑血管

1. 颈动脉斑块 MRI

（1）脑卒中成像的意义：脑卒中是我国城市居民致死性疾病的首要病因：在中国，每 12 秒有一例发病，每 21 秒有一例因脑卒中死亡。缺血性脑卒中约占所有脑卒中的 80%，颅外颈动脉粥样硬化易损斑块破裂引发的血栓栓塞是其主要的病因之一。如何有效预防与控制脑卒中是我国目前亟须解决的公共健康问题之一。通过加大基础研究力度和技术创新，逐步建立起适合中国人群特征的影像学诊断、治疗与防控体系迫在眉睫。

（2）做动脉管壁成像的临床需求：管腔狭窄并非评价粥样硬化病变严重性的最佳指标，由于动脉存在正性重构效应（斑块向外生长），仅依据管腔狭窄程度常低估动脉粥样硬化病变的严重性。组织学研究显示，动脉易损斑块主要表现为管壁斑块的成分变化，利用最新的影像学手段直接对动脉管壁成像是精确诊断易损斑块的最佳途径。传统的血管成像技术如 CTA、超声、DSA 测量通常局限于通过测量动脉管腔狭窄程度来判断病变的严重性。而 MRI 可以无创无辐射地对软组织、血管外壁及管腔进行高清成像，可检查管腔的狭窄程度，更加准确地识别斑块的成分，因此对于动脉管壁成像来说 MRI 是首选技术。图 5-18 列举了评价动脉管壁的关键状态。

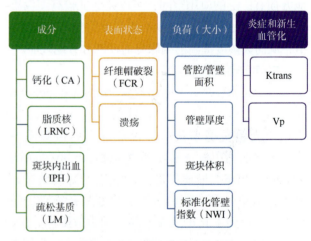

图 5-18　血管成像关注的参数

（3）颈动脉斑块成像优势：清华大学生物医学影像中心科研专家团队，在颈动脉斑块 MRI 领域已有 20 年的系统研究，2012 年起联合国内 14 家三甲医院展开了针对中国人群的颈动脉脑卒中筛查的多中心研究并完成 1000 多例临床测试。2015 年清华大学与企业共同推出业界最具权威和成熟的一套高端整体解决方案：8 通道颈动脉斑块专用线圈信号噪声比高且贴近扫描部位，颈动脉斑块专用序列可实现大视野扫描，有助于实现早期针对脑卒中患者的斑块特征精准分析，更好地指导脑卒中患者早预防、早治疗。

（4）临床案例 1：斑块特征预测脑卒中风险

患者，男，58 岁，突发左侧肢体麻木无力，头痛 6 小时入院。

T₂W-FLAIR、DWI 显示右侧颈内动脉易损斑块合并血栓至管腔闭塞，右侧放射冠区大面积脑梗死（图 5-19）。

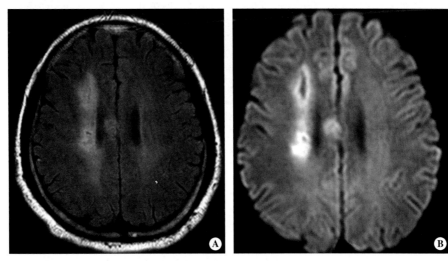

图 5-19　临床案例 1 的 T₂W-FLAIR、DWI 图像
A. T₂W-FLAIR；B. DWI

传统的二维斑块 MRI 的扫描时间长，覆盖范围有限病变显示不全面，层面内分辨率低，由于存在层间距和部分容积效应容易导致漏诊（图 5-20）。

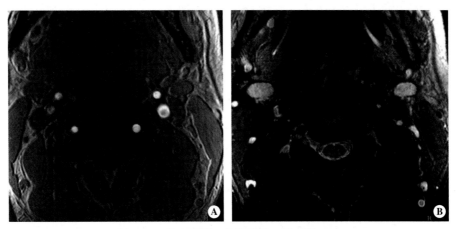

图 5-20　临床案例 1 的传统的二维斑块 MRI
A. TOF；B. T₂W-DIR

三维"黑血"颈动脉斑块专用序列具有更快扫描速度、更高空间分辨率和更好抑制复杂血流的潜在优势，可任意角度重建以利于斑块可视化。3D VISTA（Volumetric Isotropic TSE Acquisition）通过改变回聚脉冲的角度实现大范围高清三维等体素快速自旋回波成像。3D SNAP（Simultaneous Noncontrast Angiography and IntraPlaque hemorrhage）在组织和血液分别翻转恢复至正负信号时采集图像，一次扫描就得到亮血和黑血，对斑块内出血成分十分敏感（图 5-21）。

评价：斑块 MRI 技术对斑块成分明确判定，区分易损斑块和稳定斑块，对脑卒中病程及病因诊断都极为有利，是缺血性脑卒中病因诊断的最佳手段之一（图 5-21）。

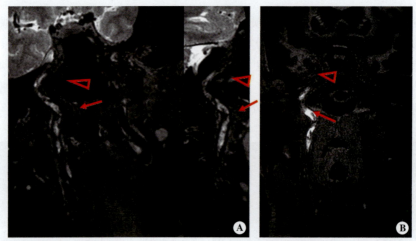

图 5-21 三维"黑血"颈动脉斑块专用序列图像

A. T$_2$W 3D VISTA；B. T$_1$W 3D SNAP

红色箭头所指为易损斑块；红色三角所指为颈内动脉内血栓

（5）临床案例 2：斑块特征指导治疗和预后。

患者，男，59 岁，突发右侧肢体不利，出汗，不能言语，口角左侧歪斜 16 天入院。

T$_2$W-FLAIR、DWI 显示左侧颈内动脉多发出血性斑块致管腔狭窄，左侧基底核区大面积脑梗死（图 5-22）。

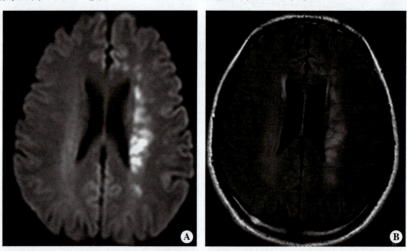

图 5-22 临床案例 2 的 T$_2$W-FLAIR、DWI 图像

A. DWI；B. T$_2$W-FLAIR

传统的二维斑块 MRI 的扫描时间长，覆盖范围有限，病变显示不全面，层面内分辨率低，由于存在层间距和部分容积效应容易导致漏诊（图 5-23）。

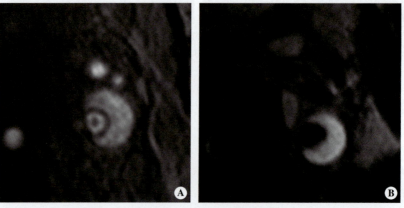

图 5-23 临床案例 2 的传统的二维斑块磁共振成像

A. TOF；B. T$_2$W-DIR

一站式全景 3D SNAP、3D VISTA 颈动脉斑块成像，全面显示管壁、管腔内及范围走行及斑块分布，并可任意角度多平面重建（图 5-24）。相比传统的 T_1W、T_1W QIR 的血液流动伪影极小，对 T_1 的变化不敏感，对 T_1=200～1200ms 血流信号有很好的抑制效果，对"黑血"增强心血管成像极其有用。

评价：斑块 MRI 技术不仅能发现斑块的位置形态、成分组成，还可明确斑块的数目、累及的范围，对治疗及预后判断极为有利。

2. 心脏弛豫时间定量成像 心脏弛豫时间定量成像（cardiac quant）采用 mFFE 序列和先进的数据拟合方法，单次屏气即可获得高质量的 T_2、R_2、T_2^*、R_2^* 弛豫图。心肌组织炎症性改变有充血、毛细血管通透性增加、水肿甚至坏疽，以及纤维化等，进行性的心肌铁沉积会导致心力衰竭。心脏弛豫时间定量成像可高效快速且无辐射地对心肌组织特征进行非侵入性的评估，如利用 T_2^* mapping 反映心肌铁离子负载情况及检查地中海贫血患者心脏受牵连情况。

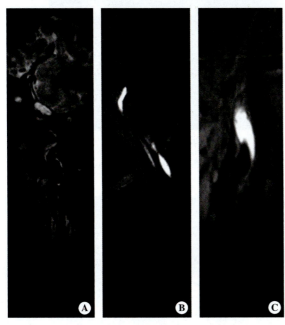

图 5-24 一站式全景 3D SNAP、3D VISTA 颈动脉斑块成像图像

A. 3D SNAP；B. 3D VISTA；C. T_1W QIR

心脏弛豫时间定量成像采用 mFFE 序列和先进的 MLE 数据拟合方法（图 5-25），单次屏气即可获得高质量的 T_2/R_2（9 个回波），T_2^*/R_2（15 个回波）* 弛豫图，实现对心脏弛豫时间的精准定量（图 5-26）。

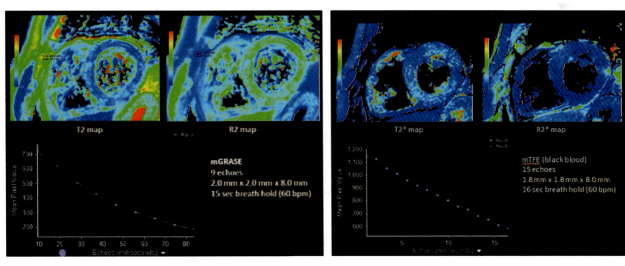

图 5-25 mFFE 序列和先进的数据拟合方法图像

如图 5-27 所示，通过对不同弛豫时间的精准分析，可以进行心脏状态的详细分析，T_2^* mapping 反映心肌铁离子负载情况，检查血液病患者心脏受牵连程度。T_2 mapping 可识别出血、发炎和血管炎相关的心肌水肿。T_1 mapping 可以检测纤维化、淀粉样变和心肌炎等，见表 5-1。

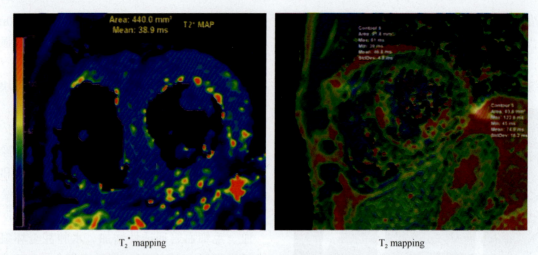

图 5-26　一次屏气即可获得 T_2^*/R_2^*、T_2/R_2 图；扫描时间：15 秒；分辨率：2.0mm×2.0mm×8.0mm

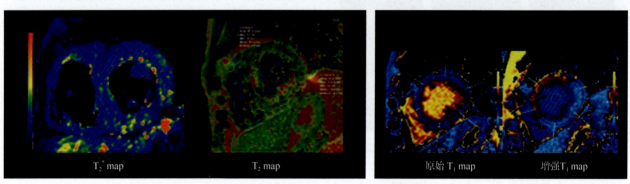

图 5-27　精准心脏 T_1、T_2、T_2^* 弛豫时间分析

表 5-1　心脏磁共振检查 T_1 时间改变与病理、组织成分
改变情况表

病理	组织成分改变	T_1 时间改变
淀粉样变		T_1 ECV ↑
纤维化	更多纤维结构	T_1 ↓
血色素沉着病	铁离子增加	T_1 ↓
肥厚型心肌病		ECV ↑
心肌炎		T_1 ↑
心肌缺血	更多的水分子	ECV ↑
地中海贫血	更多的水分子	T_1 ↓

心脏成像方法：心脏磁共振检查技术，适用于心脏肿瘤、先天性心脏病、心肌病、冠心病、心脏瓣膜病等疾病。

（1）平扫

1）检查体位：患者仰卧在检查床上，取头先进，人体长轴与床面长轴一致，双手置于身体两旁或胸前。

2）成像中心：线圈横轴中心对准胸部中点，移动床面位置，使十字定位灯的纵横交点对准胸部中点，即以线圈中心为采集中心，锁定位置，并送至磁场中心。

3）扫描方法：①定位成像，即采用快速推荐成像序列同时做冠状位、矢状位、轴位三方向定位图，在定位片上确定扫描基线、扫描方法和扫描范围。②成像范围，即从心底及大血管根部到心尖部。③推荐成像序列，SE 序列或适宜的快速序列，常规做横断面 T_1WI、冠状面或矢状面 T_1WI。必要时可根据病情及磁共振设备条件辅以其他的推荐成像序列。④成像野为 35 ～ 40cm。可根据临床检查要求设定扫描范围及成像野。⑤成像层厚为 5 ～ 10mm。⑥成像间距为相应层厚的 10%～ 20%。⑦矩阵为 128×256 或 256×512 等。⑧根据所使用全身磁共振机的性能决定心脏门控的形式和方法。

（2）增强扫描：快速手推注射方法，注射完对比剂后即开始增强后扫描，成像程序一般与增强前 T_1WI 程序相同，部分病例可根据需要在增强后加延迟扫描。常规做横断面、矢状面及冠状面 T_1WI。

（三）肌肉、骨骼

1. 常规骨关节成像方法　四肢关节磁共振检查技术，适用于关节软骨及关节周围韧带及肌腱的损伤，关节内及关节周围囊肿等。

（1）平扫

1）检查体位：患者取仰卧位，用海绵垫垫平被查肢体并用沙袋固定，使患者舒适易于配合。单侧肢体检查时，尽量把被检测肢体放在床中心。切面的方位应根据不同的关节而定。

2）成像中心：应根据不同的关节部位而定。

3）扫描方法：①定位成像，即采用快速推荐成像序列，同时做冠状位、矢状位、轴位三方向定位图，在定位片上确定扫描基线、扫描方法和扫描范围。髋关节：横断面＋冠状面为主，辅以其他切面。膝关节：矢状面＋冠状面为主，辅以其他切面。腕关节：横断面＋冠状面为主，辅以其他切面。肩关节：斜冠状面＋横断面为主，辅以其他切面。肘关节：冠状面＋矢状面为主，辅以其他切面。踝关节：冠状面＋矢状面为主，辅以其他切面。②成像范围视病变范围而定。③推荐成像序列，即 SE 序列或快速 SE，常规做横断面 T_1WI 和 T_2WI，矢状面或冠状面 T_1WI 和 T_2WI。半月板检查一般采用质子密度加权和 T_2WI 双回波检查序列。必要时可根据病情及磁共振设备条件辅以其他的推荐成像序列。④成像野为 $20\sim25cm$。可根据临床检查要求设定扫描范围及成像野。⑤成像间距为相应层厚的 $10\%\sim50\%$。⑥成像层厚为 $3\sim10mm$。⑦矩阵为 128×256 或 256×512 等。

（2）增强扫描：快速手推注射方法，注射完对比剂后即开始增强后扫描，成像程序一般与增强前 T_1WI 程序相同，常规做横断面、矢状面及冠状面 T_1WI。

2. 磁共振条件性植入物安全扫描　当前随着具有金属植入物的患者数量的增加，对磁共振条件性植入物（如心脏起搏器、脊柱植入物、大关节置换植入物）实现安全扫描的解决方案的需求也越来越强烈。预计在未来五年具有金属植入物的人数将增加70%，因此市场潜力巨大，如图

5-28 和图 5-29 所示。未来 10 年内，65 岁以上带有金属植入物的患者预计有 75% 会进行磁共振检查。

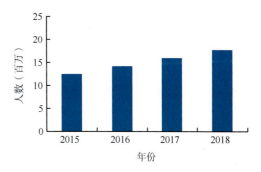

图5-28　美国历年体内有金属植入物的人数

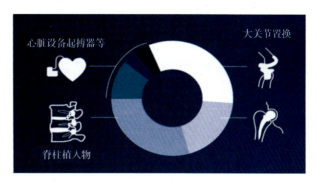

图5-29　2015 年在美国有超过 260 万植入物手术

希望有此类解决方案，能够通过 MRI 引导下的用户界面和自动选择扫描参数等功能，帮助操作人员简化对特殊类型患者的核磁扫描流程并拓展 MRI 的应用范围。在 RSNA 2015 的展览中已经有类似的解决方案展出。

植入物按照能否进行磁共振可分为三大类：100% 安全的无磁类、条件性安全和不安全的铁磁类。磁共振条件性植入物由于其不同制造商定义的安全范围不同，导致临床医师在扫描时难以保证进入磁体内的植入物是安全的，经常导致内置有磁共振条件性植入物的患者不能做 MRI 检查。事实上，仅因为心脏内有植入式电子装置，在美国每年就有 30 万患者无法进行MRI 检查。

（1）条件性植入物 MRI 需要考虑的因素：①场强，对植入物安全性的影响。越高的场强磁体对于植入物的吸引力越大，越容易产生位移。②SFG，即每米的静态磁场强度（dB/dx），过大会导致电磁转矩损伤。③SAR，即特殊吸收率，高 SAR 值会导致患者的体温上升，甚至产生热损

伤。④ dB/dt，即每秒的静态磁场强度，高值会导致电流值上升并产生外周神经刺激。

（2）安全扫描解决方案：操作者输入场强、SFG、SAR、dB/dt 等参数，系统会告知植入物不能触碰的磁体区域（下图红色）。解决方案会自动调整扫描序列以保证扫描在安全范围内，同时机器会在整个扫描过程中保证 SAR 和 dB/dt 不超标。有了这类安全解决方案，可以把模糊的核磁对植入物是否安全的概念予以明示化、具体化、直观化，能够给予患者和操作者提醒，也能直接规范扫描参数（图 5-30）。

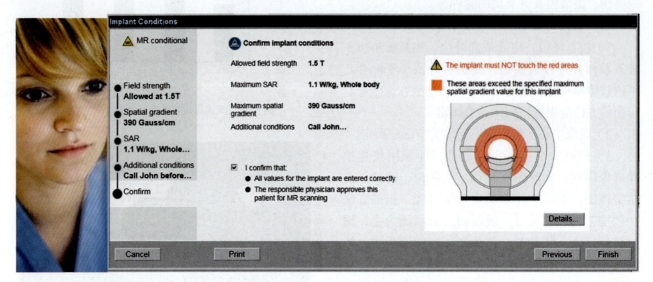

图 5-30   一站式安全扫描系统界面

随着拥有金属植入物的患者进行磁共振扫描的需求与日俱增，ScanWise Implant 安全植入物扫描解决方案的出现将会进一步拓展 MRI 的应用范围，提升使用者的信心，简化流程的同时可提高患者流通率。

3. mDIXON TSE XD   在临床实践中，几乎所有的部位都需要均匀、完整且稳定的压脂图像，甚至需要在大视野，一些具有挑战性的部位和患者运动伪影的情况下保持水脂分离的精准性。为了实现这个目标，如图 5-31 所示，历经多年研发后于 2016 年推出第五代精准水脂分离技术——mDIXON XD。它通过先进的采集、校准和重建方法，实现快速精准大视野的水脂分离，其应用覆盖全身，包括神经、体部血管和心脏。

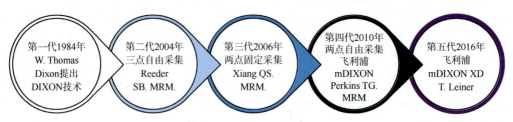

图 5-31   DIXON 技术发展史

不像 DIXON 发明时所使用的 0.35T 磁共振，当今临床最常用的 1.5T 和 3.0T 磁共振由于 TE 更短且磁敏感伪影更严重导致水脂分离挑战更大，特别是当空间分辨率较高时重建容易产生更多的错算，水脂分离的精准度难以保证。mDIXON XD 采用 7 峰脂肪模型，相比业界目前普遍采用的传统的单峰脂肪模型（特指用于非定量的 DIXON），其水脂分离的精准度有了大幅度的提升，并且采用改进的 B_0 场矫正方法和皮肤边缘自动识别技术有效地解决错算问题（图 5-32）。

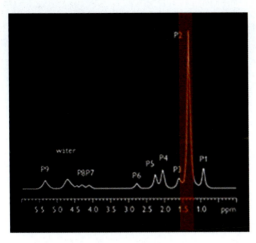
传统DIXON单峰脂肪模型

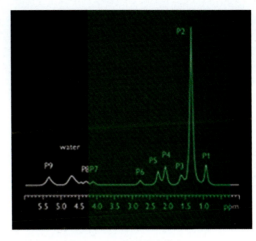
mDIXON XD 7峰脂肪模型

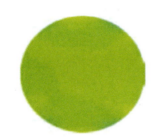
传统DIXON 无B_0场矫正

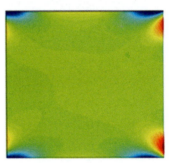
mDIXON XD+B_0场矫正

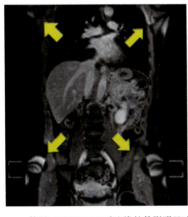

使用mDIXON XD后边缘的伪影明显减少，分辨率：1.5mm×1.5mm×4.0mm，扫描时间：16秒

图5-32　传统 DIXON 与 mDIXON 技术对比

　　mDIXON XD 可在自选回波序列上应用两点法的 mDIXON 技术，自由两点采集可以有效地减少 TE 时间，更短的 TSE 回波链得到的图像锐利度提升 30%，成像速度提高 30%。一次扫描同时得到 T_1W 或 T_2W 的常规＋压脂图像，扫描时间的减半进一步提高了魔镜技术的临床应用价值。

　　mDIXON TSE XD 魔镜成像技术（图 5-33）则将临床上应用广泛的快速自旋回波 TSE 序列和 mDIXON 技术结合起来。该技术采用自旋回波序列获取信号，可实现较高的图像信号噪声比和对比度，同时消除磁敏感伪影，尤其对于头颈部和骨关节等具有挑战的解剖部位，具有明显的成像优势。

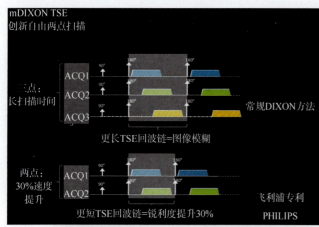

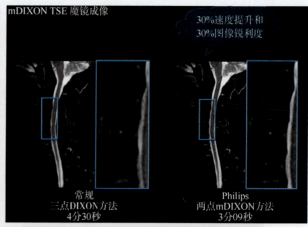

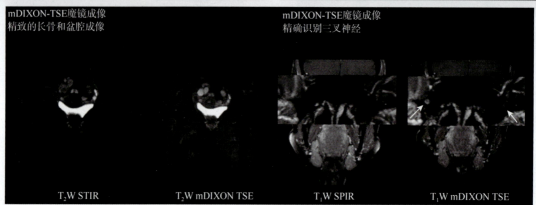

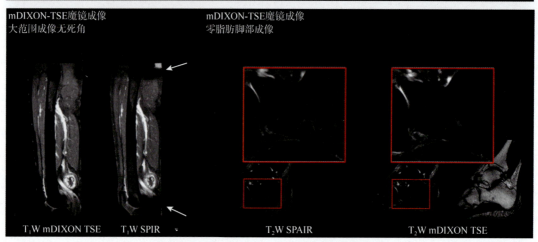

图 5-33　mDIXON TSE XD 魔镜成像技术

4. 超短回波时间脉冲序列（ultrashort echo time，UTE）**成像技术**　利用高性能的谱仪系统，采用特殊的脉冲序列，可以实现 TE 时间短到几十微秒的成像。由于受到梯度场强度、切换率、脉冲宽度、采集带宽及序列结构的制约，常规序列中最短 TE 时间大多在毫秒量级，因此对于弛豫时间小于 1～2 毫秒的组织成分，在常规磁共振技术下是不可见的。该序列主要依托快速发射/接收切换、半冲激发、径向 K 空间采集等技术。目前 UTE 成

像技术在骨关节系统如显示关节软骨、肌腱、韧带、半月板等高度有序致密结构中的超短 T_2 成分等方面显示出强大的应用潜力。

（1）技术原理：三维 UTE 脉冲序列。采用一个非容积选择性的方形硬脉冲，经过一段延迟时间（TE）后，再读出梯度斜坡上升及平台期采集组织自由感应衰减（free induction decay，FID）信号，产生第一个超短回波图像，K 空间填充采用由 K 空间中心发出的三维各向同性放射状轨迹。

因为采样轨迹像一个毛毛球，所以称为"Kooshball毛毛球"轨迹。

其最短 TE 取决于接收线圈切换时间，可以短于 30 微秒。例如，Flex-M 表面线圈切换时间短于 30 微秒。随后，用一个反相梯度产生第二个回波信号。第二个回波一般为水和脂肪同相（4.6ms，1.5T；2.3ms，3.0T）时的正常回波信号，与第一回波产生的超短 TE 图像相减得到仅含有超短 T_2 成分的图像。

（2）临床/科研应用：可以定量研究骨关节病变，利用 UTE 序列可以采集多个回波来计算 T_2^* 弛豫时间。

此外 UTE 技术还可应用于显示脑白质中超短 T_2 成分，应用于肝脏同样可以检测到短 T_2^* 成分，评价铁沉积、钙化等现象的存在。还可以应用在整形外科植入、骨关节、肺、脊柱、脑、肝脏等器官（图 5-34）。

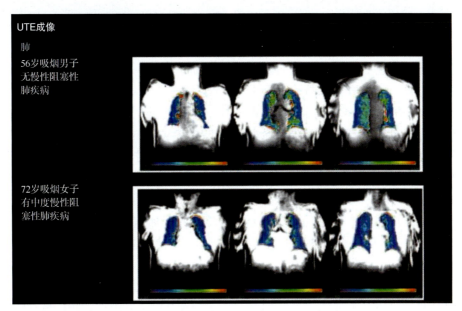

图 5-34 肺部 UTE 成像

对 USPIO 摄入的区域成像，通过相减技术得到的图像可以呈现高信号，在常规序列上其聚集区常呈现信号缺失。采用 UTE 可探测到具有超短 T_2 的组织，获得"新的对比度"，提供新的解剖学参考信息。作为传统序列（如 FSE、DWI）的补充，并为对这些组织的进一步定量研究（如测其 T_1、T_2、T_2^* 值），以及研究其灌注信息和波谱成像等奠定了基础。

（四）肝和胃肠道

这里介绍磁共振体部超快速三维多期动态对比增强成像技术。

（1）磁共振体部成像所面临的挑战：MRI 在肝脏弥漫及局灶性病灶的检出和定性诊断中具有重要价值。目前仍有大量关于应用细胞外或肝脏特异性对比剂进行肝脏 T_1WI 动态对比增强成像（dynamic contrast enhanced，DCE）的临床价值的

文献报道。

根据病灶的强化模式，再结合其他信号特点（如弥散成像、同/反相位成像、T_2WI 成像等），可以为肝脏病灶的检出及鉴别诊断提供丰富的影像学信息。然而，传统的肝脏 DCE-T_1WI 成像在一次屏气过程中只能进行单期成像，在这种情况下，一些病灶的强化模式很有可能因为扫描时机把握不良或对比剂的快速流入和洗脱而减弱甚至被遗漏（图 5-35）。

为了解决这一问题，西门子公司率先推出了体部超快速三维动态对比增强成像技术 TWIST-VIBE 序列，该序列在进行高时间分辨率的 3D T_1WI 成像的同时，又可以保证较高的空间分辨率，使得单次屏气下的超快速多期动态增强扫描成为可能。相对于飞利浦 4D THRIVE 单次屏气扫描 3～4 期，TWIST-VIBE 序列时间分辨率最高可达 2 秒，单次屏气能够扫描 5～10 期。

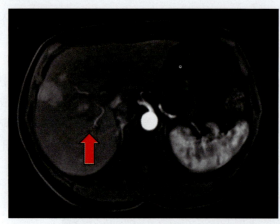
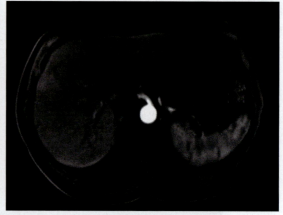

图 5-35　超快速三维多期动态对比增强红色箭头所示病灶在下图常规动态增强中被遗漏

（2）磁共振体部超快速三维多期动态对比增强成像技术的基本原理：是视野共享技术，即在3D成像的K空间采集过程中，将笛卡尔坐标系下的K空间中相位编码空间PE，分类为极坐标区域内A（k_r，θ）和极坐标区域外B进行分开采集。其每一期信号的采集，使用K空间中心k_r半径内A区域相位空间进行全采样，而对k_r半径之外B区域空间进行随机采样。通过结合前后多期中分别采样的B区域内信号互相填充再进行重建。这一多期视野共享的K空间采集技术由于对B区域分别使用了欠采样重建，因此显著缩短了每一期采样的时间。并且，通过这种轨迹追踪的随机采样方法评估动态过程中血管增强效果。其准确性比单一动态增强过程全采样的流动效应更好，

既缩短了每一期采样时间，又获得结构中的细节信息。

与此同时，对B区域采取欠采样的形式，TWIST-VIBE又巧妙地引入CAIPIRINHA鸡尾酒3D并行采集技术（图5-36）进一步提高了每一期的时间分辨率，CAIPIRINHA可以通过增加相位编码加速因子、3D层加速因子从而达到常规4～6倍的并采加速，同时其优化的K空间填充方式相比于传统3D并采可以获得更小的g因子，从而获得更高的信号噪声比。最后，在TWIST模式下，双回波的DIXON技术也同样是可以兼容的，引入该技术更好地消除了肝腹部脂肪信号对病灶的影响，从而被应用到其中，而这三位一体的结合，也从多方面获得了对时间分辨率及空间分辨率的提高。

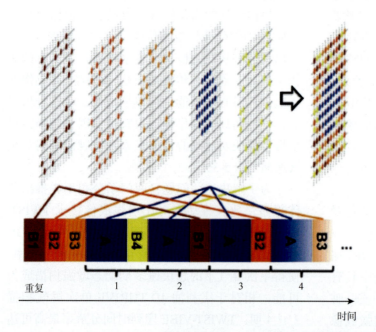
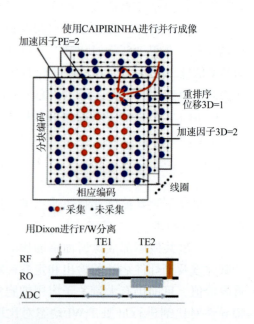

图 5-36　CAIPIRINHA 鸡尾酒 3D 并行采集技术

（3）磁共振体部超快速三维多期动态对比增强成像技术的应用现状：目前主要应用于肝腹部富血管肿瘤、小肝癌、肝细胞肝癌等的对比增强成像。相对于常规动态增强序列针对动脉期的检测通常只能获得所需 15～20 秒一期动脉期图像进行采集，超快速三维多期动态对比增强成像技术可以实现最快 2 秒一次多达 10 余期的肝脏动脉期采集。这在针对肝脏这种微血管组织丰富的双供血系统的检测中，提高了对肝脏动脉期微小病灶的诊断和检测率。

Hearik 等在 2013 年 *Investigative Radiology* 研究显示，使用体部超快速三维多期动态对比增强成像技术灌注与 T_1 动态增强序列对比，能够额外发现 21% 的肝脏病灶。极大地提高了诊断准确性（图 5-37）。

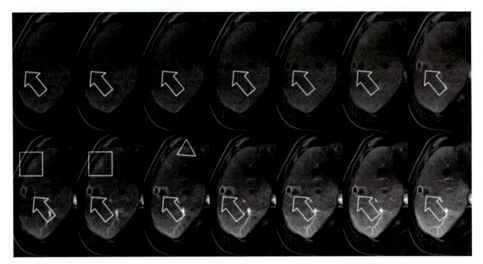

图 5-37　超快速三维多期动态对比增强与常规动态增强序列对比，可以额外发现 21% 的病灶

图像来源：Hearik J. Investigative Radiology，2013

（4）磁共振体部超快速三维多期动态对比增强成像技术的应用前景及展望：该技术在肿瘤诊断的灌注成像方法中将有广泛的应用前景。除了在肝脏的应用，超快速三维多期动态对比增强成像技术在获得超快速灌注图像的同时，其能够进行准确的毛细血管通透性定量评估，可以帮助评估肿瘤生长情况，评价治疗效果。未来其在肝脏、前列腺及乳腺等部位的肿瘤类疾病评估中将起到重要的作用。

（五）血管造影

无对比剂磁共振血管成像（non-contrast en-hanced MRA）技术：由于对比剂增强的血管造影技术扫描速度快，目前在临床上钆对比剂被广泛应用于全身血管 MRI。但是近几年来，随着钆对比剂在严重肾功能不全的患者身上诱发肾源性系统性纤维化（nephrogenic systemic fibrosis，NSF）的报道增多，出于安全的考虑，无对比剂磁共振血管成像技术受到了医生的极大关注。

无对比剂磁共振血管成像技术具有无创性、操作可重复性和无需对比剂的优势，其临床应用的潜力巨大（图 5-38）。

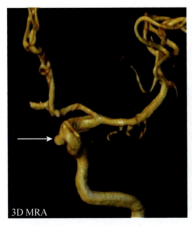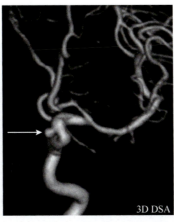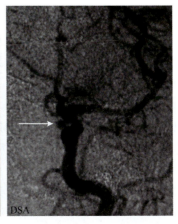

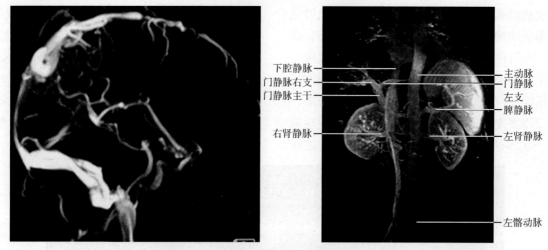

下腔静脉
门静脉右支
门静脉主干
右肾静脉

主动脉
门静脉
左支
脾静脉
左肾静脉

左髂动脉

图 5-38 血管造影图像

二、基础与常见序列

（一）自旋回波

自旋回波（spin echo，SE）技术是指在 90° 脉冲激发后，利用 180° 复相脉冲，以剔除主磁场不均匀造成的横向磁化矢量衰减。所以把 180° 复相脉冲形成的回波称为自旋回波。其自由感应衰减（FID）的机制是指在射频激发之后，热平衡态的磁化向量（磁向量）M_0 部分或全部被翻转到垂直主磁场的横平面上，产生了自由感应衰减这种信号。由于局部磁场不均匀、化学位移等因素，使得自旋不完全是处在预想的共振频率上（由主磁场强度与核种类决定），事实上有不同的共振频率与旋进速率。随着时间，这样的离共振现象使得横磁向量不再处在同一方向上，使得横磁向量的向量和变小，即造成信号强度变小。这是自由感应衰减的机制。

那自旋回波是怎么产生的呢？自旋回波的产生，是额外加上一个聚焦用的射频脉冲，传统是用翻转角 180° 的脉冲。其作用在于将不同旋进速率的自旋一下子反转，变成跑得快的在后，跑得慢的在前。随着时间，跑得快的渐渐追上跑得慢的，则横磁向量渐渐排在一起；当排在同一方向上时，可以发现此时自旋信号强度达到最高峰。整段过程信号慢慢回复，到达最高峰，再慢慢消逝；相对于自由感应衰减是一激发就出现的自旋反应信号，其与激发当下隔了一段时间，像个回音（echo）一样，而其又来自于射频聚焦，故应称为"射频回讯"，

但因历史因素，多称为"自旋回波"。

自旋回波也是一大类磁共振脉冲序列的总称，包括有先前提过的"翰回讯"及其造影版本、"CP 自旋回波磁共振脉冲序列"、"CPMG 自旋回波磁共振脉冲序列"，更广义的还包括了磁共振造影中的"快速自旋回波磁共振脉冲序列"。其中，C 是 Carr 首字母、P 是 Purcell 首字母、M 是 Meiboom 首字母、G 是 Gill 首字母，是磁共振历史中研究自旋回波的几位贡献者姓氏。

（二）快速自旋回波

快速自旋回波（turbo spin echo，TSE）序列是一种能在一个 TR（重复时间）内采集多行 K 空间的快速成像方法，是多回波成像技术的发展。

自从德国弗莱堡大学的 Jurgen Hennig 等在 1986 年提出了 TSE 成像技术以来，TSE 已经成为 MRI 中必不可少的工具，在常规临床扫描中，超过 30% 的协议（protocol）都基于 TSE。虽然相对于普通自旋回波，TSE 的数据采集速度已经有所提高，但在应用于三维成像时，其扫描时间仍可能长达几十分钟，临床上难以接受。TSE 采集效率的限制主要来自于：①回波链不能太长，一般在 30 以下，否则 T_2 衰减带来的模糊效应很严重；②射频能量吸收率（specific absorption rate，SAR）很高，尤其是在超高场系统上，如 3T 系统。

（三）梯度回波序列

在外磁场上叠加一个不均匀的梯度磁场，

使被检测质子的自旋很快失相，然后再施加一个大小相等、方向相反的梯度场，使自旋的质子重聚、形成一个回波（梯度回波），检测该回波即可获得磁共振影像。这个序列即为梯度回波序列（GRE）。而其与自旋回波又有什么区别呢？

首先，顾名思义，梯度回波是利用梯度磁场反转方式达成聚焦；自旋回波（或更贴切的"射频回波"）是利用射频脉冲达成聚焦。

其次若用操场上的跑步者来比喻跑得有快有慢的自旋，可以看作：①"自旋回波"采用的射频脉冲可以将快的跑步者与慢的跑步者所在位置互换，但跑的方向不变，则快的跑步者渐渐会追上慢的跑步者而靠拢在一起，成了回波的最高峰。②"梯度回波"采用的梯度磁场反转的方式，像是要求跑步者在某个时间点反向跑，但此时因快而领先的跑步者此时反而成了落后，慢的跑步者反之；最后快的跑步者追回慢的跑步者而靠拢在一起，形成了回波的最高峰。

最后，对于由主磁场不均匀等因素造成的离共振：①自旋回波的射频脉冲聚焦有能力恢复离共振造成的自旋信号丧失。②梯度回波则没有能力恢复离共振造成的信号丧失。因为梯度回波是由于第一个梯度磁场所造成的质子旋进速率有快有慢。即外加梯度，使得同一个体素内的自旋会因位置不同而旋进速率不同，造成向量和变小而信号降低；给予极性相反的第二个梯度不过是把第一个的影响给打消。但对于因主磁场不均匀造成旋进快慢不同而导致的失相与信号丧失，则无能为力。

（四）平面回波成像序列

平面回波成像（echo planar imaging，EPI）是在一次射频脉冲激发后利用梯度场连续的正反向切换，从而产生一连串有回波链的梯度回波。利用相位编码梯度场与读出梯度场相互配合，完成空间定位编码。EPI技术在脑部成像领域的空间分辨率已经接近传统的MRI。在多发性硬化，多次激发EPI发现大病灶的数目与标准SE序列相当，并能发现大多数小病灶，尽管如此，脑部EPI还是主要应用在弥散和灌注成像。EPI技术还被应用在心脏成像领域，常规的MRI在心脏方面成像有

一定的局限性，目前多用于主动脉夹层及心包疾病的诊断，EPI的运用明显扩展了心脏成像的应用范围。与此同时，其在腹部成像、流动成像和婴儿成像都有所应用。EPI序列与其说是序列不如说是一种采集方法更为确切。它是利用连续振荡的梯度场（正负极连续变换）采集一系列的梯度回波，将此回波信号读入到K空间的。

EPI实际上是FSE基础上发展起来的一种超快速成像方法。SE序列是利用一次90°和180°的RF激发后回波，进行不同相位重复的180°再激发以一次完成8～16排K空间信号采集，这里的回波链采集时每个回波间隔时间仍达100ms左右，每个回波都遵循T_2^*的自由诱导衰减规律进行。这是可以再利用的。现代MRI技术的发展已允许各种成像序列的交叉结合，而梯度磁场性能的发展已可达0.25毫秒内快速上升到20～30mT/m的高度，可以在6.0毫秒时间内完成梯度施放、切换和回波采集的全过程，取得一个回波信号。这种超快速梯度回波技术与前述的FSE技术结合就产生了平面回波成像技术，也就是在FSE序列遵循T_2衰减的回波链中，每个回波产生后遵循T_2^*衰减，在这个T_2^*衰减的回波中再采用快速梯度进行高信号再编码和回波采集，一个T_2^*衰减的回波时间内再完成16个相位K空间的信号采集，这样可以在90°和180°一脉冲之后完成所有K空间平面的数据采集，一个序列只需2.0毫秒。这就是平面回波成像序列，只有在具有强大梯度磁场性能、良好主磁场强度和均匀度的硬件条件、强大而先进的计算机软件支持下才能实现。这是目前MRI超快速成像的顶尖技术。

（五）平衡式稳态自由进动序列

平衡式稳态自由进动序列（steady-state free precession imaging，Balance-SSFP）包括FIESTA序列、True-FISP序列、Balance-FFE序列。其原理是采用TR越短，剩余横向磁化越大，然后采用平衡梯度脉冲使相位重聚。TR越短，越能达到稳态，图像信号噪声比越好；TR越短，扫描速度越快；TR越短，图像的磁敏感及相应的伪影越少。

（六）多重回声重组扰相梯度回波序列

多重回声重组扰相梯度回波序列（spoiled GRE using combined multiple FIDs）。此序列属于扰相 GRE 序列，包括 MEDIC 序列、MERGE 序列、M-FFE 序列和 ADAGE 序列。通常用于 T_2^*WI 脊柱和肌肉骨骼成像，能够显示出脊髓、脑脊液和椎间盘之间的良好对比。采集可以是二维或三维模式。基本序列如图 5-39 所示，图中 De 表示失相位（dephase），Re 表示复相梯度波瓣（rephase gradient lobes），典型参数：TR=500～1000 毫秒，TE=5～20 毫秒，α=20°～30°。通过快速反转频率编码梯度，可以在不同的 TE 处产生几个单独的梯度回波。回波的数量受 T_2^* 衰变的限制，但通常记录 3～5 个回波。各个回波的大小被重建，然后使用平方和算法组合成单个图像。

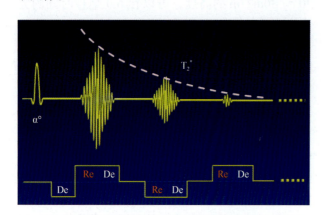

图 5-39　MERGE/MEDIC 脉冲序列

（七）相位对比成像

相位对比成像（phase contrast，PC）是用来测量人体血流速度的成像方法。它主要用于测量心脏和全身的血液流动。PC MRI 可看作是一种磁共振测速方法。由于现代 PC MRI 通常对比的是时间，它也可以称为四维成像（三维空间加上时间）。

（八）质子密度加权

质子密度（proton density，PD）加权图像是由长 TR 和短 TE 实现的。在大脑图像上，这一序列使灰质（亮）和白质（深灰色）之间有更明显的区别，但脑和脑脊液之间没有什么差别。

（九）反转恢复脉冲序列

1. 基本原理　反转恢复（inversion-recovery，IR）序列是在每个脉冲序列周期开始时，首先对成像层面施加 180° 射频脉冲，使成像层面的宏观磁化矢量翻转至主磁场的反方向，当 180° 射频脉冲停止，纵向弛豫过程立即开始，经过一定时间后再进行信号读取，信号读取部分可以是自旋回波（IR-SE），也可以是梯度回波（IR-GR），甚至可以是快速自旋回波（IR-FSE）。

IR 序列中，把 180° 反转脉冲中点到 90° 脉冲中点的时间间隔定义为反转时间（inversion time，TI），90° 脉冲中点到回波中点的时间间隔定义为 TE，相邻的两个 180° 反转预脉冲中点的施加间隔定义为 TR。TI 是 IR 序列的重要参数，在脂肪抑制技术中所用的序列为短 TI 反转恢复（short TI inversion-recovery，STIR）序列。

在 MRI 实验中，IR 使用的脉冲组合与 SE、GRE 均不同，它选用一个 180° 脉冲激发 M_0，使 M_0 成为 $-M_0$，RF 停止后 M_0 将逐渐恢复，组织间的 T_1 差别可以使用 90° 脉冲更好地显现出来，因此，IR 序列主要是反映 T_1 值不同的组织。在第一个 180° 脉冲之后，IR 序列还使用一个 90° 脉冲序列来对纵向磁矩进行 90° 翻转。90° 脉冲后就和 SE 序列一样在 TE 时间的一半值再使用一个 180° 脉冲实现横向磁矩再聚焦和信号读出，所以，IR 脉冲相当于在 SE 脉冲序列前使用一个 180° 脉冲来先行翻转激发。

IR 成像时，第一个 180° 脉冲后，经过 T_1 时间的弛豫，有些 T_1 较长的组织，纵向磁矩尚处于负值，有些组织 T_1 时间较短，纵向磁矩可能已恢复至正的某一值，但无论纵向磁矩恢复到正值还是负值，90° 脉冲后 XY 平面上的磁矩值是其绝对值，因为，只有此绝对值才与采集到的信号强度和频率有关，也就是说这两种组织信号强度值是一样的，所以，T_1 对图像信号的形成非常重要。T_1 如果较长，大部分组织的纵向磁矩已恢复至正值，这时 T_1 值对图像信号对比起决定性作用，形成 T_1 加权像，但 IR 形成的 T_1 加权像因 T_1 的参与，费时长，信号噪声比低，一般不常用，如果 T_1 较短，可能不同组织恢复到正值和负值的绝对值相仿，90° 脉冲后的信号强度值就相差不大，也

就是说组织 T_1 对图像的影响很小，形成的图像就是 T_2 加权像。由于存在部分组织在 T_1 时间里正好恢复至 0 值附近的情况，这部分组织的信号就会很弱，所以，IR 图像的信号噪声比一般较低。

IR 序列抑制脂肪信号的基础是脂肪和水的 T_1 值不同。当重复时间（TR）足够长时，宏观磁化矢量将经历一个从 $-M_0$ 到 0，再从 0 到 M_0 的变化过程。由于脂肪组织的 T_1 值比水的下值短，纵向磁化比水恢复要快，如果信号读取在脂肪组织的弛豫曲线过零点时进行，则脂肪对纵向磁化矢量没有"贡献"，无法在数据采集时产生信号，所以用短 TI 反转恢复序列可以抑制脂肪信号。TI 是影响脂肪抑制效果的关键参数，当 TR 比 T_1 足够长时，只要取 $TI=0.69T_1$ 即可去除脂肪信号。组织 T_1 值与磁场强度有关，同样抑制脂肪信号的最佳 TI 也与磁场强度有关，在磁场强度为 1.5T 时，最佳 TI 为 140～170 毫秒，1.0T 时为 130～160 毫秒，0.3T 时为 90～110 毫秒。

2. STIR 序列特点及临床应用 STIR 序列是在脂肪组织弛豫曲线过零点时加入激励脉冲，此时大多数质子没有充分弛豫，仍然处于部分饱和状态，所得 MRI 信号中不含脂肪信号。但从另一方面看，与脂肪组织弛豫率相近的组织也可能处于部分饱和状态，这些组织会出现信号丢失，因此，一般来说，IR 序列的图像信号噪声比较低。在 IR 序列中，信号强度与纵向磁化向量的绝对值有关，具有短 T_1 和长 T_1 的组织可能产生相同的信号强度，两种组织之间缺乏特征鉴别，也就是说 STIR 序列对脂肪信号的抑制缺乏特异性，当某些液体或组织的纵向磁化向量的绝对值与脂肪相近时，其信号也被抑制，如黏液样组织、出血、蛋白样液体等。相反，脂肪浸润区域或含脂肪的肿瘤组织则因与纯脂肪组织的 T_1 值不一样，反而得不到充分抑制，因此 TI 应根据脂肪结构、解剖部位及个体间差异合理选择。STIR 不但可抑制全部脂肪组织信号，还可抑制部分水信号，它是目前唯一对磁场非均匀性不敏感的脂肪抑制技术。另外，在 STIR 序列中，T_1、T_2 对比增加，具有长 T_1 和长 T_2 的组织对比非常明显，该特性有助于对肿瘤的检测。STIR 序列常用于盆腔病变的检测及鉴别，如直肠瘘、脂肪瘤、卵巢畸胎瘤等。

3. 影响脂抑制效果的因素 正如前面所述，在 STIR 序列中，TI 是影响脂肪抑制效果的关键参数，当 TI 值选择不恰当时，被抑制的可能不是所希望的脂肪，而是其他组织信号，从而导致脂肪抑制失败。为了确定抑制脂肪信号的最佳 TI，目前已开发了基于频谱显示的 TI 调谐技术，该技术是将频率选择饱和与 STIR 相结合，如飞利浦的 SPIR 序列，GE 的 SPECIAL 序列。另外，在对比增强扫描中，由于顺磁性造影剂可显著缩短血供丰富组织的 T_1 值，而脂肪因少血管，T_1 值几乎不受影响，STIR 序列反而使病变组织与脂肪组织的对比变差，甚至使病灶信号完全丢失，因此在增强扫描时不适宜用 STIR 序列。

4. 临床运用

（1）主要用于颈部、髋部、肩部冠状、骨髓、脊柱、腹部、眶窝等较大范围的脂肪抑制。

（2）鉴别脂肪与非脂肪结构（如 T_2 较长的病变和 T_2 较长的脂肪病变）。

（3）用于降低运动伪影。

（4）去除 T_1 较短的组织信号后，利用长 T_1 与长 T_2 的组织之间对比度的积累效应，提高如肿瘤／肌肉，肿瘤／脂肪之间的对比度。

5. STIR 序列的缺点和技术不足包括

（1）采集时间长，由于需要充分恢复纵向磁矩，所以 TR 较长。

（2）T_1 接近于脂肪 T_1 的组织信号也会被抑制掉，如出血性病变。

（3）在低磁场中采用该序列，易受到噪声的影响。

（十）脂肪饱和序列

1. 基本原理 脂肪饱和（fat saturation，FATSAT）方法是一种射频频率选择性脂肪抑制技术。它的基本原理是利用脂肪和水共振频率的微小差异，通过调节激励脉冲的频率和带宽，有选择地使脂肪处于饱和状态，脂肪质子不产生信号，从而得到只含水质子信号的影像。在 FATSAT 序列开始时，先对所选择的层面用共振频率与脂肪相同的 90° 射频脉冲（饱和脉冲）进行激励，使脂肪的宏观磁化矢量翻转至横向（XOY）平面，在激励脉冲之后，立即施加一个扰相（相位破坏）梯度脉冲，破坏脂肪信号的相位一致性，紧接着施加成像脉冲。由于回波信号采集与饱和脉冲之间时间很短（＜100毫秒），使脂肪质子无足够时间恢复纵向磁化矢量，没有信号产生，从而达到脂肪抑制的目的。

2. 脂肪饱和序列的特点及临床应用 FATSAT技术是在常规成像脉冲序列之前，先用一频率和脂类质子共振频率相同的饱和脉冲对所选择的层面进行激励，因此，该技术可用在所有的磁共振成像脉冲序列中。FATSAT序列的突出优点是只抑制脂肪信号，而其他组织信号不受影响，因此一般认为该序列对脂肪抑制具有特异性，可靠性较高，特别是在较高场强的MRI系统中，只要饱和脉冲的频率和频带宽度选择合适，即可使脂肪组织的信号强度减低或消除，而非脂肪组织信号几乎不受任何影响。脂肪饱和序列最适合显示解剖细节，如有脂肪的软组织病变的显示、骨与关节成像、眼眶内病变的显示等。在对比增强扫描中，可用于对脂肪信号与增强病变之间的鉴别，特别是在含有大量脂肪组织的区域。脂肪饱和序列通常也可用于抑制或消除化学位移引起的伪影。

3. 影响脂肪抑制效果的因素 当静磁场强度不均匀时，脂肪和水的进动频率会受局部磁场的影响出现偏差，在这些区域，饱和脉冲的频率可能不等于脂肪共振频率，由此将导致成像区域的脂肪得不到均匀一致的抑制，某些局部的脂肪信号仍然存在，影响对病变组织的诊断与鉴别诊断。目前认为，磁场非均匀性可通过缩小观察野，将兴趣区置于磁场中心和对主磁场进行匀场得到消除。磁场非均匀性多由于局部磁化率不同而引起，如鼻窦骨与空气交界处、右前横膈膜区域、空气与脂肪及肝脏交界处，在兴趣区周围如果存在金属异物或空气积聚也可造成磁场非均匀性，另外磁场非均匀性还可发生在那些解剖结构形态出现明显变化的区域。

另外，射频脉冲频率和带宽选择不当会影响脂肪抑制效果。除此之外，在使用表面线圈时，也会影响射频场的均匀性，使所选择的射频脉冲频率发生偏差，这是因为表面线圈只是接收线圈，射频脉冲来自于体线圈，在射频场内由于有表面线圈的存在，使射频脉冲频率受到干扰，偏离所

选择的脂肪共振频率，以至于脂肪信号得不到充分的饱和。除了技术因素的影响外，脂肪信号是否得到完全抑制还与脂肪组织内具体成分有关，如部分含水的脂肪组织、少量处于游离状态或以三酰甘油形式存在的脂肪酸等，由于它们与水的共振频率相近，信号得不到完全抑制。另外，对于不同的MR扫描仪，由于静磁场强度不同，脂肪和水的共振频率之间相差程度不同，在静磁场强度为1.5T时，脂肪和水的共振频率相差224Hz左右（1.0T时，相差150Hz；0.3T时，相差45Hz）。对于低场强磁共振系统，脂肪和水的共振频率差异很小，抑制效果受磁场非均匀性影响较大，因此在低磁场中很难得到比较好的脂肪饱和图像。

（十一）反相位成像

1. 基本原理 反相位（Opposed-phase）成像是根据水和脂肪在外磁场的作用下，共振频率不一样，质子间的相位不一致，在不同的回波时间可获得不同相位差的影像这一基本原理而开发的脂肪抑制序列。所谓相位是指在横向平面磁化矢量的相位角。当脂肪质子和水质子处于同一体素中时，由于它们有不同的共振频率，在初始激发后，这些质子间随着时间变化相位也发生变化，但在激励后的瞬间，脂肪质子和水质子处在同一相位，即它们之间的相位差为零，而水质子比脂肪质子进动频率快，经过数毫秒后，两者之间的相位差变为180°，再经过数毫秒后，相对于脂肪质子，水质子完成360°的旋转，它们又处于同相位，因此，通过选择适当的回波时间，可在水和脂肪质子宏观磁化矢量相位一致或相位反向时采集回波信号。在常规磁共振成像序列中，同一体素的信号是该体素中水和脂肪质子宏观磁化矢量和的模。在相位一致（In Phase）影像中，水和脂肪信号相加。而在反相位成像时，水和脂肪信号抵消，剩余信号的大小除了受序列的采集参数影响外还取决于该体素内水和脂肪的含量。假定信号采集参数提供质子密度像，如果体素内都是水，则该体素此时表现为高信号；如果体素内都是脂肪，因为图像只提取幅度信息，并不区分信号的正负，该体素也表现为高信号；如果体素内水和脂肪的含量各占50%，信号相减后幅度为零，则该体素表现

为低信号。由此可见，反相位成像技术实际上不是一种真正意义上的脂肪抑制技术，但它包含的信息可以帮助有经验的医生有效地区分水和脂肪。一般来说，可以通过很多方法获得反相位的图像，目前临床上主要使用梯度回波序列，所以又通常称为反相位梯度回波技术（opposed-phase gradient echo technique）。

2. 序列特点及临床应用　反相位成像技术简单、成像时间短，用于腹部 MRI，可在屏息状态下扫描以消除呼吸伪影，其最大优点是可用于证实少量脂肪，以及脂肪和水的混合组织。另外反相位成像技术由于只与脂肪和水质子进动频率有关，与进动频率的绝对值无关，因此受静磁场非均匀性影响较小，因此，该技术可用在各种 MRI 系统上。反相位成像最适合抑制含有等量脂肪和水的组织信号，在主要以脂肪或水的组织中，抑制效果较差。例如，在以纯脂肪为主的病变组织中，成像体素中含有的脂肪苷酸和水信号比纯脂肪信号强度小得多，而脂肪信号相当高，反相位成像很难将脂肪信号抑制，因此，反相位成像通常用于抑制脂肪含量较少的病变组织，如肾上腺瘤、局限性脂肪肝及脂肪浸润、骨髓腔肿瘤、卵巢畸胎瘤等。

3. 影响脂肪抑制效果的因素　正如前面所讨论，反相位成像对于纯脂肪组织的信号抑制效果较差，对于包含在脂肪组织中的小肿瘤，反相位脂肪抑制序列难于检测出来，如乳腺中的小肿瘤等。在注射对比剂后，也不宜用反相位成像作为脂肪抑制序列。另外，由于共振频率与磁场强度有关，在选取 TE 时应根据磁场强度而定，如果 TE 选择不合适，由于 T_2^* 衰减效应，信号强度随 TE 增加而下降，可能会将肝脏脂肪浸润或局限性脂肪肝这类良性病变误诊为恶性病变，因此，反相位的 TE 时间应短于同相位序列。Rofsky 等对一组肝脏脂肪病变患者分别采用相位一致和反相位梯度回波技术扫描，通过对信号强度进行分析后认为，对类似肝脏局限性脂肪浸润这类病灶，如果只用反相位序列扫描，有可能难于和其他病变鉴别，必要时可用两种成像技术（Opposed-phase，In Phase）扫描，观察病灶的信号强度是否发生变化，以便作出正确诊断。

（十二）Dixon 法

Dixon 法是由 Dixon 提出，其基本原理与 Opposed-phase 法相似，分别采集水和脂肪质子的 In Phase 和 Opposed-phase 两种回波信号，两种不同相位的信号通过运算，去除脂肪信号，产生一幅纯水质子的影像，从而达到脂肪抑制的目的。

Dixon 法的缺点是受磁场非均匀性影响较大，计算方法复杂并容易出现错误，因此，目前该方法在临床应用很少。近年来对 Dixon 法进行了改进，即所谓三点 Dixon 法（Three-point Dixon），该方法是在脂肪和水共振频率相位移分别为 0°、180°、−180° 的三个点采集回波信号，由于增加了一个信号采集点用于修正磁场均匀性偏差引起的信号误差，从而较好地克服了磁场非均匀性对脂肪抑制效果的影响。据 Bredella 等报道，经改良后的三点 Dixon 法在低场强开放式磁共振系统中应用，脂肪抑制效果满意，诊断关节软骨损伤的敏感度和特异度均较高，是一种十分有用的检查技术。

脂肪抑制技术是 MRI 中常用的技术方法之一，主要用于对某些病变组织的鉴别，如肾上腺瘤、脂肪瘤、脂肪浸润及皮脂腺瘤等，改善增强后组织间的对比度、消除脂肪信号对病灶的掩蔽（如眶内病变），或用脂肪抑制技术测量组织内脂肪含量，减少化学位移伪影等。理想的脂肪抑制技术应能根据脂肪含量及信号强度，鉴别该信号所代表的特定组织。脂肪饱和序列主要用于抑制有大量脂肪存在的部位和对比增强扫描中，其主要缺点是对磁场非均匀性较敏感，不适用于低场强 MRI 系统。短 TI 反转恢复序列对磁场非均匀性不敏感，可在低场强 MRI 系统中使用，多用于抑制纯脂肪组织和球状脂肪组织，但该序列特异性较差，对具有长 T_1 和短 T_1 的组织信号强度难于区分。反相位成像是一种快速、有效的脂肪抑制技术，该序列被推荐用于鉴别含有少量脂肪的病灶，主要缺点是对被脂肪包围的小肿瘤检测可靠性差。最初的 Dixon 法由于成像时间长，对磁场非均匀性敏感、易受呼吸运动影响等缺陷，临床应用较少。改进后的三点 Dixon 法克服了上述缺点，可用于低场强开放式磁共振系统中，对关节软骨损伤是非常有效的诊断手段。

以上所介绍的几种主要脂肪抑制序列，各有

优缺点，临床应用各有侧重，在临床实践中，应深刻理解各种脂肪抑制序列的原理，清楚各序列的优点及适用范围，在临床实践中根据不同解剖部位、组织结构及脂肪含量、病灶与相邻组织间的对比等实际因素选用相应的脂肪抑制序列。

（十三）DWI

1. 成像特点

（1）可以描述局部组织内水分子弥散的特点。

（2）由不同 b 值的 DWI 图像计算形成 ADC/eADC（表观弥散系数），其中，b 值是指弥散权重，DWI 的扩散敏感度随着 b 值的增加而增加。

（3）消除了 T_2 的穿透效应，显示真正急性梗死灶的范围。

（4）量化病灶情况，对判断治疗疗效意义重大。

2. 临床适用范围

（1）超急性期脑梗死的诊断，可以及时诊断新发梗死，对于治疗有重要意义。

（2）与脑梗死类似的临床表现的鉴别诊断。

（3）脑肿瘤良恶性鉴别。

（十四）高分辨率 DWI

单次激发 DWI 有良好的对比分辨率，但空间分辨率低，临床扫描矩阵为 128～196；并且单次激发 DWI 易受磁敏感伪影、T_2^* 模糊效应和长 TE 时间影响，导致图像的低信号噪声比和畸变。西门子公司研发了高分辨率 DWI（readout segmentation of long variable echo-trains，RESOLVF），显著降低了 DWI 图像变形，提高了 DWI 的空间分辨率。

1. 成像特点 RESOLVE 技术采用读出方向上的多次激发 EPI 扫描，更短地读出梯度脉冲、EPI 长度和读出时间，减少了磁敏感伪影引起的变形；采样 2D 导航回波，一个低分辨率的读出 EPI 被用于每一次激发时 K 空间中心区域的数据采集，支持 GRAPPA 并行采集技术，进一步降低读出时间而减少磁敏感伪影；校正采集，识别和重新计算错误的数据，解决不同数据截断配准的误差和生理运动引起的误差，可用于植入物的 DWI 成像。

2. 临床适用范围 RESOLVE 技术可以提供类似常规解剖成像的 DWI，极大地减少了磁敏感伪影，特别是常规弥散成像具有挑战的区域，如小脑及脑干、视神经、脊柱、乳腺、前列腺及女性盆腔等（图 5-40～图 5-45）。

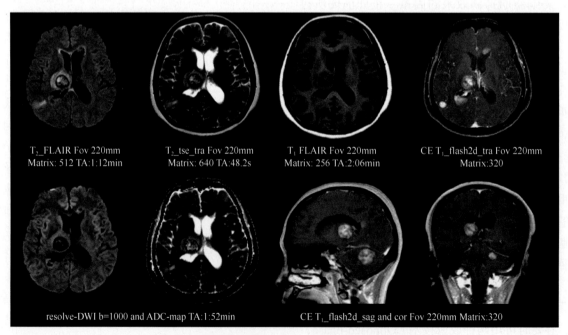

图 5-40 颅脑高分辨率 DWI——高精准类解剖成像

图像来源：中国中医科学院广安门医院

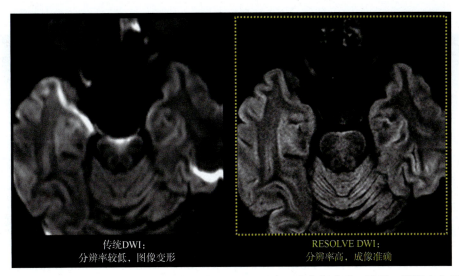

图 5-41　**RESOLVE** 技术使得 **DWI** 的最高扫描矩阵达到 **512×512**，在研究包括大脑、脑干、脊髓高分辨率水分子弥散受限情况有着极大的潜力，并且使丘脑及灰质核团的细微结构研究成为了可能

图像来源：Prof. Tozaki，Kameda，Nagoya University School of Medicine，Japan

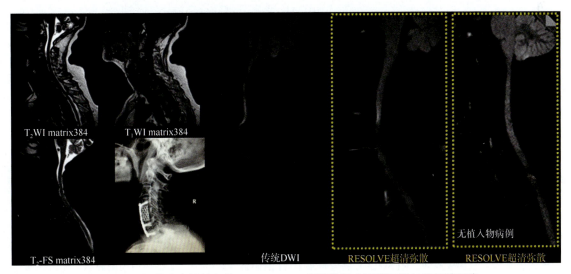

图 5-42　即使有金属植入物，**RESOLVE** 超清弥散也提供了更加优异的图像

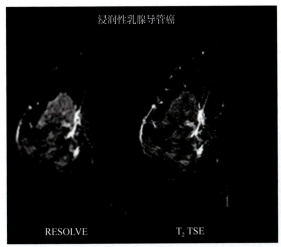
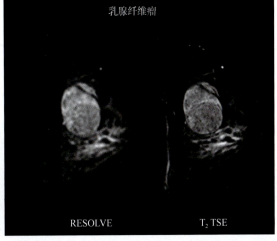

图 5-43　**RESOLVE** 高分辨率 **DWI** 的影像清晰揭示病变结构与周围界线，如图所示，良性病变乳腺纤维瘤周围界线较浸润性乳腺导管癌更加清晰

图像来源：Prof. Tozaki，Kameda，Nagoya University School of Medicine，Japan

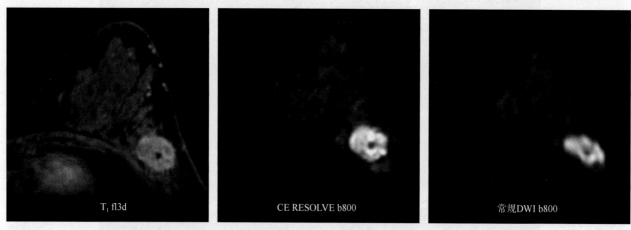

图 5-44 相比于常规 DWI，RESOLVE 高分辨率 DWI 的影像没有变形，清晰揭示病变结构与周围界线，图像质量较高

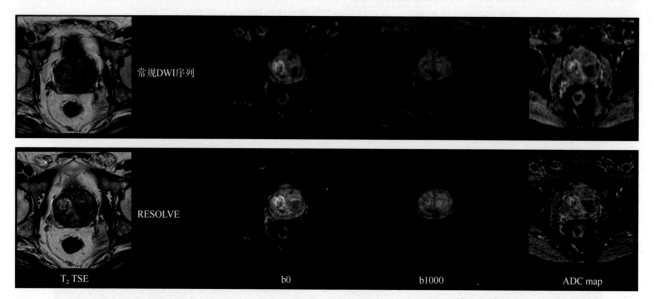

图 5-45 相比于常规弥散加权成像，RESOLVE 高分辨率 DWI 的影像清晰揭示病变结构与周围界线，图像质量较高，并提供精准 ADC 测量

图像来源：National University Hospital，Singapore

（十五）弥散张量成像

弥散张量成像（diffusion tensor imaging，DTI）是一种用于描述水分子扩散方向特征的 MRI 技术。应用 DTI 数据选择专用的软件可以建立扩散示踪图（diffusion tractography），来描述白质纤维束的走行形态。

1. 成像特点

（1）最大方向数可达 256 个。DTI 的梯度敏感方向数越高，成像质量越高，追踪纤维束效果越好。目前西门子公司以高密度矩阵线圈为成像基础结合优化的成像序列，可以实现 256 个方向 DTI 成像，并实时获得多种参数对比图像（图 5-46，图 5-47）。

（2）多个 b 值选择。

（3）灵活的弥散方向。

（4）在线重建：表观弥散系数（ADC）、部分各向异性（FA）、示踪技术、张量数据。实时获得多种参数对比图像，除了常规 DWI 图像及 ADC 图像以外，还可获得 FA 图像及 eADC 图像，可以对病灶进行全面的定量测量及分析。

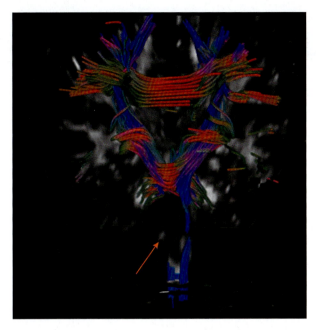

图 5-46 脑干胶质瘤，挤压和侵袭脑干。为了了解患者颅内胶质瘤对脑干挤压和侵袭的程度，同时预测受影像的功能皮质范围，进行了 **64** 个方向 DTI 成像，耗时达 **7** 分钟

图像来源：首都医科大学附属北京天坛医院

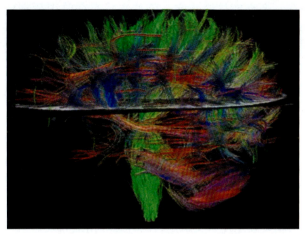

图 5-47 以高密度矩阵线圈为成像基础结合优化的成像序列，可以实现 **256** 个方向 DTI 成像

2. 临床适用范围 DTI 日益广泛地应用于神经系统炎症、肿瘤等病变，对于要求日益精细化的神经外科术前评估病灶，脑白质纤维束损伤情况，术后治疗效果的评估等均具有越来越重要的意义（图 5-48）。

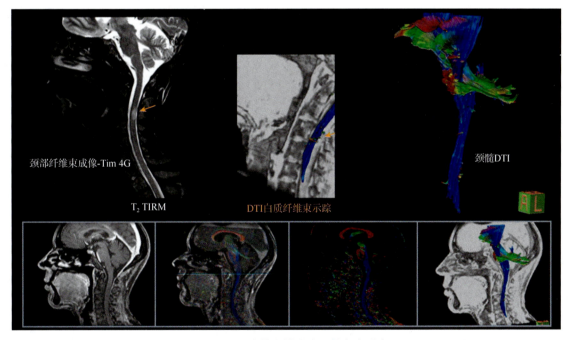

颈部纤维束成像-Tim 4G

T_2 TIRM

DTI白质纤维束示踪

颈髓DTI

图 5-48 35 岁的女性患者，颈部脊髓炎

图像来源：Zurich，Switzerland

（十六）弥散谱成像

弥散谱成像（diffusion spectrum imaging，DSI）作为一种特殊的弥散成像，是由 Weedeen 等于 2000 年提出的通过不依赖于先验模型来获取纤维走行方向信息的方法，该方法利用概率密度函数（probability density function，PDF）描述扩散运动完整的空间分布，以优异的角分辨率精确辨别出局部复杂交错的纤维走行，得到了真正意义上的六维弥散影像。

1. 弥散谱成像原理 DTI 假设每个体素内只

有一个高斯扩散小室，信号衰减符合单指数衰减模式，由于算法的不足和空间分辨率不足，部分容积效应突出，单个纤维内有多种纤维或纤维交叉的可能性，导致无法精确追踪出白质内的交叉纤维。而 DSI 也称为 Q-space imaging（QSI），则有效地弥补了扩散张量算法的不足。通过在经典的 SE 序列中施加扩散敏感梯度后增加空间采样的维度，在频率空间（k-space）记录磁共振信号的频率空间信息，同时在扩散空间（q-space）记录弥散梯度的信息，然后利用可视化技术提取扩散特征，可精确显示复杂交叉走行的纤维和精细的人脑三维脑白质结构，揭示出生物组织的微观结构。

2. 弥散谱成像应用

（1）基础医学：与 DTI 相比，DSI 具有更加精确的空间分辨能力，基于 DSI 的纤维跟踪技术成为中等尺度（mesocale）结构解析的重要工具，在微观尺度和宏观尺度之间架起了桥梁，为进一步探知和统合细胞水平，以及亚细胞水平的多尺度分析研究提供了可能。

（2）神经科学：在神经科学领域，DSI 的应用结果令人印象深刻。2008 年，纽约时报报道了发表在 *PloS Biology* 上的一篇研究论文，通过 DSI 白质纤维跟踪，得到了其中数百万神经纤维的网络地图。这是科学家首次获得清晰完整的人类大脑皮质网络连接图景，并从中确定出了单一的网络核心。此项研究表明，DSI 可以为研究人员构建数万亿大脑神经联系的高清晰地图，已经成为推动一个新的研究领域神经连接组学（Connectome）的有力工具。

DSI 为了获得足够精确的空间信息必须依赖于更高梯度场强的成像设备和相对较长的扫描时间。西门子公司是目前唯一能为神经领域项目 Connectome 项目（人类脑连接组计划，Human Connectome Project）提供科研型磁共振的供货厂家。

（3）临床诊断：DSI 除了精细显示交叉纤维，更好地指导临床外科手术外，DSI 跟踪技术可显示小脑皮质、小脑深部和脑干的核团、丘脑间的神经环路模式，揭示小脑复杂的网络连接，将在诊断小脑的解剖病变和监测治疗干预的疗效方面提供崭新的视角，具有重要的临床应用价值。运用 DSI 指标还可以对海马的纤维构筑进行纵向随访，对癫痫患者的疾病进展进行评估监测，为阐明颞叶癫痫的病理生理学机制，定位癫痫病灶提供新的依据。

随着磁共振硬件技术的发展，DSI 也获得了长足的发展，大量研究工作围绕着改善实验方法、缩短扫描时间、普及临床应用等问题展开，成为当前国际上 MRI 研究领域的一个热点。

（十七）磁敏感加权成像

磁敏感加权成像（susceptibility weighted imaging, SWI）是近年来新开发的磁共振对比增强成像技术，它最早由 E. Mack Haacke 等于 1997 年发明并于 2002 年申请专利，最初称作"高分辨率血氧水平依赖静脉成像"（high resolution blood oxygenation level dependent venographic imaging）。该技术早期主要应用于脑内小静脉的显示，近年来经过高场磁共振仪的应用及相关技术的不断改进，其临床应用范围得到了极大的扩展。

SWI 能够比常规梯度回波序列更敏感地显示出血，甚至是微小出血，在诊断脑外伤、脑肿瘤、脑血管畸形、脑血管病及某些神经变性病等方面具有较高的价值及应用前景。本部分内容将对 SWI 成像基本原理及后处理过程进行概述，并对 SWI 技术的发展前景进行展望。

1. SWI 基本原理探讨

（1）SWI 序列基础：SWI 根据不同组织间的磁敏感性差异提供图像对比增强，它可以应用于所有对不同组织间或亚体素间磁化效应敏感的序列，但是为了凸显其在表现细小静脉及小出血方面的能力，SWI 以 T_2^* 加权梯度回波序列作为序列基础。与 T_2^* 加权梯度回波序列不同的是，SWI 采用高分辨率、三维完全流动补偿的梯度回波序列进行扫描，可同时获得磁距图像（magnitude image）和相位图像（phase image）两组原始图像，二者成对出现，所对应的解剖位置完全一致。常规 MRI 仅利用了单一的磁距图像信息，SWI 则利用了一直被忽略的相位信息，并经过一系列复杂的图像后处理将相位图与磁距图像融合，形成独特的图像对比。

（2）磁敏感性及常见的磁敏感物质：SWI 主要利用组织间磁敏感差异形成图像对比，磁敏感性反映了物质在外加磁场（H）作用下的磁化程度，可以用磁化率（χ）来度量。常见的磁敏感物质有顺磁性物质、反磁性物质及铁磁性物质。顺磁性物质具有未成对的轨道电子，它们在外加磁场存在时自身产生的磁场（M）与外加磁场（H）方向相同，具有正的磁化率（$\chi > 0$）。反磁性物质则没有成对的轨道电子，自身产生磁场（M）与外加磁场（H）方向相反，具有负的磁化率（$\chi < 0$）。铁磁性物质可被磁场明显吸引，去除外磁场后仍可以被永久磁化，具有很大的磁化率。人体组织中绝大多数磁敏感性改变与血液中铁的不同形式或出血等相关。血红蛋白的 4 个蛋白亚基（珠蛋白）分别包含一个由卟啉环包绕的铁离子（Fe^{2+}），当血红蛋白中的 Fe^{2+} 与氧结合时，无不成对电子，形成的氧合血红蛋白呈反磁性。当氧与铁离子分离形成脱氧血红蛋白时，血红蛋白的构象改变阻碍周围的水分子接近铁离子，形成的脱氧血红蛋白中有 4 个不成对电子，呈顺磁性。脱氧血红蛋白中的 Fe^{2+} 被进一步氧化成 Fe^{3+}，形成高铁血红蛋白。正常情况下，在红细胞内这一过程被还原型辅酶所抑制，当这种机制失效（如出血）时，脱氧血红蛋白转变为高铁血红蛋白。高铁血红蛋白仅有很弱的磁敏感效应，稳定性差，易于解体，最终被巨噬细胞吞噬引起组织内含铁血黄素沉积，含铁血黄素为高顺磁性物质。

组织内另一种磁敏感的源物质是非血红素铁，它常以铁蛋白的形式存在，表现为反磁性。组织内的钙化通常也呈反磁性，虽然磁敏感效应比铁弱，但也能导致可测量到的敏感性的变化。

无论是顺磁性还是反磁性物质，均可使局部磁场发生改变而引起质子失相位，使质子自旋频率产生差别，如果施加一个足够长的 TE，自旋频率不同的质子间将形成明显的相位差别。这样，磁敏感度不同的组织在 SWI 相位图上可以被区别出来。

（3）静脉成像的基本原理：静脉结构成像依赖于其内脱氧血红蛋白引起磁场的不均匀性导致的 T_2^* 时间缩短和血管与周围组织的相位差加大两种效应。

第一个效应是由于静脉血内脱氧血红蛋白的增加使其 T_2^* 时间缩短，从而使静脉血信号强度降低。梯度回波序列中，组织的信号强度 S（TE）公式为

$$S（TE）=S_0 \cdot exp[-R_2^*（Y） \cdot TE] \quad （5-7）$$

式中，R_2^*（Y）是横向弛豫率，等于 T_2^* 的倒数。

由公式得出，动静脉血 T_2^* 的差异造成两者信号强度的差异，若延长 TE 可获得更强的信号对比，此时，脱氧血红蛋白便成为一种内源性对比剂使静脉显影。

第二种效应为静脉内容积磁化率引起血管内质子的频移，使静脉血与周围组织之间产生相位差，选择适当的 TE，可以使体素内静脉与周围组织相位差值正好为 π，即完全失相，失相将进一步削弱静脉的信号，增强图像的对比，从而减少部分容积效应的影响，可以清晰显示甚至小于一个体素的细小静脉。

Reichenbach 等通过双腔模型描述了信号抵消最大化原理。由容积磁化率效应引起静脉血与周围组织之间的相位差（ϕ）可以用下式表示。

$$\phi = \gamma \cdot \Delta B \cdot TE \quad （5-8）$$

式中，γ 是指质子的旋磁比，ΔB 指血液和周围组织的磁场差异，TE 指回波时间。

同时，静脉血与周围组织的磁化率差异 Δx 可表示为

$$\Delta x = 4\pi \cdot x_{do} \cdot Hct \cdot （1-Y） \quad （5-9）$$

假设血管为一根无限长的圆柱形体，ΔB 即可表示为

$$\Delta B = \frac{\Delta x}{2} \cdot （cos2\theta - 1/3） \cdot B_0 \quad （5-10）$$

通过换算得出

$$\phi = \gamma \cdot TE \cdot 2\pi \cdot x_{do} \cdot B_0 （cos2\theta - 1/3）（1-Y） \cdot Hct \quad （5-11）$$

式中，x_{do} 代表去氧血红蛋白和含氧血红蛋白之间的磁化率差异，B_0 为外磁场强度，θ 为血管与外磁场的夹角，Y 为血氧饱和度分数，Hct 是红细胞比容，健康人一般为 0.40 ～ 0.50。

当式中 B_0=1.5T，Y=0.54，Hct=0.4，θ=0 时，使用 TE=56 毫秒，此时产生静脉血的相位信号 $\phi = \pi$，与背景组织相反，于是就产生了最大的信号抵消效应。从而可以使比体素还小的血管影显示出来。

（4）对比剂对磁敏感成像的影响：SWI 扫描中使用对比剂不但可缩短静脉的 T_1 时间，而且在不影响图像质量的前提下，对比剂的使用还可以显著减少扫描时间。Lin 等证实了通过使用缩短 T_1 时间的对比剂，在 1.5T 场强的磁共振环境下不但使 SWI 扫描序列总体时间缩短了 26%，而且减少

了伪影干扰。但当对比剂外渗或血脑屏障破坏将导致 T_1 加权组织信号的增加，会使血管的判断变得较为困难。

另外，Sedlacik 等证明咖啡因可作为一种特殊对比剂运用于 SWI 中。因为咖啡因属于甲基黄嘌呤类物质，具有收缩中枢血管、减少脑血流量的作用，低剂量的咖啡因可使去氧血红蛋白的浓度得以提高，最终导致磁敏感性增加，信号降低，因此可以将其作为提高静脉与周围组织对比度的造影剂。

除此之外，Rauscher 等还证明 95% O_2 与 5% CO_2 的混合气体也可以作为 SWI 对比剂。它可以使颅内血管舒张，脑血流量增加，静脉血氧合水平升高，最终导致 SWI 信号的改变。

（5）同步时间飞跃和完全流动补偿 SWI（TOF-SWI）：自 SWI 发明以来，它主要用于静脉血管及其他磁敏感物质的显示。Deistung 等通过对 SWI 第二个回波进行三维完全流动补偿动脉血管成像，发现施加一个倾斜 20° 的翻转角可以达到显示动脉的最佳效果，同时静脉对比也仍存在。对比 TOF-SWI 序列及单回波 TOF 序列，发现两者对于所有主要动脉显示的图像质量是一样好的。

2. SWI 的后处理 为了去除背景磁场不均匀造成的低频相位干扰，进一步增强组织间的磁敏感对比度并更加清晰地显示解剖结构，需要对 SWI 的原始图像进行一系列复杂的后处理。

具体过程：首先对在原始相位图像施加一个低通滤波器，然后在复数域中用原始图像除以低通滤波后的 K 空间数据，去除由于背景磁场不均匀造成的低频扰动，最终实际得到的将是高通滤过图像，即校正后的相位图。第二步需要将校正相位图中不同组织的相位值进行标准化处理，建立相位蒙片，并将相位蒙片与幅度图像多次相乘进行加权。

通常按照下述公式将不同组织的相位值进行标准化处理，得到点 x 处标准化后的相位值。

$$\phi_{mask(x)} = \begin{cases} 1, & \phi_{(x)} \subset (0, \pi) \\ \dfrac{\phi_{(x)} + \pi}{\pi}, & \phi_{(x)} \supset (-\pi, 0) \end{cases} \quad (5\text{-}12)$$

$\phi(x)$ 代表相位图像中点 x 处的相位值，从公式可以看出，相位值域属于 $(0, \pi)$ 的像素，其相位值被设定为标准值 1，在相位蒙片中不起作用；相位值域在 $(-\pi, 0)$ 的像素，其相位值被转化到 $(0, 1)$，在相位蒙片中将起到抑制信号的作用。相位值为 $-\pi$ 的像素其相位值为 0，相应部位信号在蒙片后将完全被抑制。

由于在相位图像中，顺磁物质如静脉的相位信号表现为明显的负值，而脑实质（如大部分脑实质及脑脊液等）相位值通常为正值或较小的负值，因此静脉等顺磁性物质在相位蒙片中的相位值被转化至 $(0, 1)$。

如下式所示，将上述蒙片 $\phi_{mask(x)}$ 作 n 次幂后和幅值图 $\rho_{(x)}$ 相乘得到 SWI 图像，n 决定了权重的大小，一般 n 取 3 ~ 5 可以得到信号噪声比较高的图像。$SWI(x) = \{\phi_{mask}(x)\} n \rho_{(x)} \ n \in N$ 经过相位蒙片与幅度图加权，静脉等顺磁性物质的负性相位信号得以最大抑制，在磁敏感加权图像上呈明显的低信号，所生成的图像在失相位区域与正常组织间便具有很好的对比。最后，运用最小信号强度投影使分散在各个层面的静脉信号连续化，显示连续的静脉血管结构。SWI 独特的数据采集和图像处理过程提高了磁矩图像的对比，对静脉血、出血和铁沉积高度敏感，甚至可以检测到小于一个体素的血管。

3. 相位图（phase image） 与常规 MRI 不同，相位图反映了质子在弛豫过程中经过的角度（ϕ），根据磁敏感性的差异反映图像对比，可获得大量反映组织内铁及其他磁敏感性物质含量的数据信息。但是由于磁场不均匀性造成的背景磁场效应的干扰（如空气 - 组织界面相位伪影），使无法有效观察及利用感兴趣区的相位信息。

在 SWI 图像后处理过程中对相位图像应用高通滤波可以较好地去除由于组织间磁场不均匀造成的背景低频相位扰动。但是高通滤波在去除背景磁场的低频磁场效应的同时，也可以从大的解剖结构上将一些生理和病理相关的相位信息去除，为了尽可能减少不必要的背景信息去除，SWI 图像处理中很少使用超过 64×64 像素的中心滤波器。

4. SWI 的定量测量 理论上，由于 SWI 相位图可定量分析物质的磁敏感效应引起的相位位移改变，从而间接反映该物质的相对含量。以组织内的铁含量为例，其相位角（ϕ）反映相位位移，ϕ 与铁浓度 C 的关系如下式。

$$\phi = \gamma \cdot \Delta B \cdot TE \qquad (5\text{-}13)$$

$$\Delta B = C \cdot V \cdot \Delta \chi c \cdot B \qquad (5\text{-}14)$$

其中 γ 是磁旋比，ΔB 代表两种物质间磁场的差值，TE 指回波时间，V 代表体素大小，$\Delta \chi c$ 代表铁存在时组织间亚体素磁化率的差异。由式（5-13、5-14）可见，铁的相位位移 ϕ 与其在感兴趣区内浓度 C 成正比，但是，相位位移与铁含量之间的绝对关系尚未建立，测量组织的相位位移对于铁含量的定量分析的这一设想仍需要动物实验及后续的临床试验进一步验证。

5. SWI 技术的临床应用展望　SWI 利用不同组织间磁敏感的差异成像并将其放大，通过检测病灶中的静脉分布、出血灶和矿物质沉积等，有效改善了相关疾病的诊断，目前主要应用于中枢神经系统。

从对 SWI 原理的描述可见，理论上，只要组织间存在磁化率差异，就可以通过 SWI 显示出组织对比。但由于磁敏感成像对于局部磁场不均匀性特别敏感，因此在某些磁化率差异特别大的区域，其成像受到一定的限制，如颅底的含气鼻窦、脊柱等部位，由于组织间的磁化率差异极大，因此造成局部特别强的相位伪影。完全去除相位伪影的磁化率图（susceptibility map）等技术的发展为 SWI 在脊柱的应用提供了可能。另外，软骨、乳腺、动脉硬化斑块中的钙质沉积、肝血色素着病等的磁敏感成像，回波平面成像技术（echo planar imaging，EPI）及多回波 SWI 的应用，图像处理软件的进一步改进，SWI 的图像分辨率将进一步提高，SWI 将成为 MRI 常规序列的重要补充，更好地应用于临床诊断、鉴别诊断及科学研究之中。

（十八）功能磁共振成像

磁共振脑功能成像（fMRI）是通过刺激特定感官，引起大脑皮质相应部位的神经活动（功能区激活），并通过 MRI 来显示的一种研究方法。其不但包含解剖学信息，而且具有神经系统的反应机制，作为一种无创、活体的研究方法，对进一步了解人类中枢神经系统的作用机制，以及临床研究提供了一个重要的途径。

fMRI 最初是采用静脉注射增强剂方法来实现的。1990 年美国贝尔实验室学者 Ogawa 等首次报道了血氧的 T_2^* 效应。在给定的任务刺激后，血流量增加，即氧合血红蛋白增加，而脑的局部耗氧量增加不明显，即脱氧血红蛋白含量相对降低。脱氧血红蛋白具有比氧合血红蛋白 T_2^* 短的特性，另外，脱氧血红蛋白较强的顺磁性破坏了局部主磁场的均匀性，使得局部脑组织的 T_2^* 缩短，这两种效应的共同的结果就是降低局部磁共振信号强度。由于激活区脱氧血红蛋白相对含量的降低，作用份额减小，使得脑局部的信号强度增加，即获得激活区的功能图像。由于这种成像方法取决于局部血氧含量，故称为血氧水平依赖功能成像。目前 fMRI 涉及的主要方面包括神经生理学和神经心理学。

fMRI 最早应用于神经生理活动的研究，主要是视觉和功能皮质的研究。后来随着刺激方案的精确、实验技术的进步，fMRI 的研究逐渐扩展于听觉、语言、认知与情绪等功能皮质及记忆等心理活动的研究。

对于脑神经病变的 fMRI 研究，已有大量的论文报道，涉及癫痫、帕金森综合征、阿尔茨海默病、多发性脑硬化及脑梗死等方面。由于其时间、空间的分辨高，所以对疾病的早期诊断、鉴别、治疗和愈后的跟踪具有重要的意义。在精神疾病方面，对精神分裂症患者、抑郁症患者也有相应的研究。

fMRI 对于神经疾病的研究、诊断、进展估计及实验性干预治疗效果的评价，能提供敏感、客观而精确的信息。对肿瘤病变的手术及放疗计划的制订、预后评估、减少手术损伤和并发症，提高术后生活质量具有重要意义。

fMRI 的实验设计主要采用"基线 - 任务刺激的 OFF-ON 减法模式"来实现。通过外在有规律的、任务与静止状态的交互刺激，得到激活条件与控制条件下同一区域的信号，经过傅里叶转换后获得一系列随时间推移的动态原始图像。图像后处理时，通过设定阈值使两种状态下的原始图像进行匹配减影，减影图像经过像素平均化处理后，使用统计方法重建可信的功能激发图像。目前常用的统计学方法主要是相关分析、t 检验。通过这些后处理不但可以提高实验结果的可信度，并可有效地消除部分图像伪影。

在技术方面，对于小血管 BOLD 效应与场强的平方成正比，所以 fMRI 的研究较适合于在高场强的系统上进行。研究表明，场强在 1.5T 以下的系统不适于进行脑功能研究。对成像序列的要求，一般使用 T_2^* 效应敏感的快速成像序列，如 GRE、GRE-EPI、SE-EPI 等。

目前大多数 fMRI 成像需要 1.5～2.0T 以上高场强的磁共振设备，一般使用对 T_2 效应敏感的 GRE 序列和快速成像 EPI 序列。单纯 GRE 序列成像的缺点是图像采集时间较长，成像层面数量有限，图像容易受运动影响而产生伪影。EPI 是由 MansField 在 1997 年首次阐述的，该技术把经典成像中的多次扫描简化为一次扫描，使成像速度得到巨大提高，目前大多数高场强磁共振机都采用 GRE 与 EPI 相结合的序列 EPI。梯度场切换速度快，单次或少于一次激发便可完成整个 K 空间的数据采集，成像时间可缩短至 30～100 毫秒，这样显著降低了运动伪影。

三、其他特定技术

（一）3D 成像

3D 就是三维立体，它是相对于 2D 平面的一个概念。2D 是平面空间，3D 是一个立体空间，就像我们所生存的世界就是一个三维的空间，我们在现实世界中观察到的物体也都具有 3 个维度：高度、宽度和深度。近来已出现 3D 磁共振技术来替代 2D 磁共振方法，用于生物大分子的结构测定。初步探索的结果表明，3D 磁共振方法不仅进一步提高了信号的分离能力，并且能提供许多 2D 磁共振方法所不能提供的结构信息，显著简化了结构解析过程。3D 磁共振测定方法的广泛使用还有待于测定方法进一步改进和计算机技术的进步。

（二）自动定位技术

在 MRI 影像学的数据采集中，通常先扫描一幅定位图像，并根据解剖学先验知识手动调整合适的扫描定位参数，再进行后续的正式扫描。自动定位技术是一种直接以某模板为参照的自动定位的方法：首先采集一幅中等分辨率的快速三维定位图像，然后通过与模板的配准确定定位参数，并应用到后续序列的扫描，以保证不同被试者在图像采集时采用与模板一致的空间定位。

介绍一个应用自动定位技术的案例，如下所述。该方法可以自动设置与标准模板一致的采集方式，不仅便于扫描者的扫描操作，也便于未来对数据进行后续的临床诊断与比较。实验结果显示，对于形态学存在显著不同的被试者大脑，经过自动定位的数据在断层方向上的解剖位置高度一致，基于模板定位的全部操作可在半分钟内完成，适合临床使用。同时，使用 MNI 模板空间只是一个特例，可以替换为任何其他模板。本文的自动定位方案完全可以针对不同的疾病、针对特定的解剖结构和所需要不同的断层方向，采用其他适用模板，甚至由用户自行定义和定制的模板。通过两种方法可以实现这一目标：①基于 MNI 空间调整断层方位，即通过对 MNI 模板数据进行平移和旋转获得适合的模板。此方法可以参考标准模板上标注的解剖结构分布信息，设计针对某些具体解剖结构的定位方案；②先通过有经验的技术人员手动定位，采集一组数据作为模板，然后根据该模板进行自动定位。此方法不依赖于已有模板，优点是可以将自动定位方法应用到身体其他部位。另一方面，本文自动定位方法实现了单个体多次扫描之间的精确匹配，精度可达 1.0mm 和 1.0° 范围内，耗时在一分钟以内，这将极大便于个体的回访研究，可以准确地跟踪和比对解剖结构随时间的变化。在实验中，发现常用的图像配准方法仍存在毫米级的误差，对于高分辨图像影响较大，而通过迭代的方式可以减小该误差，实现被试内数据的精确匹配。实际上，本方法是将常规数据后处理中的配准步骤提前到了数据采集过程中，在早期最小化了配准算法的误差，确保了后续数据分析的准确性。同时，由于多次采集的数据高度匹配，数据之间相互覆盖率极高，几乎完全重叠，所以在个体研究中能最大限度地利用数据。

该定位方法尚无法解决在扫描过程中头动及呼吸等生理因素造成的定位误差，实验发现，定位误差在 ±1.0mm 之间震荡。因此，计划未来进一步与导航回波技术结合以提高数据采集随时间的一致性，或通过高加速因子的并行成像技术、压缩感知技术加快采集速度以避免运动影响。

自动定位方法可以保证被试者间和单个被试者多次扫描间数据的一致性，在最大程度上避免了扫描操作人员的主观个人因素的影响。因此，我们期待该方法可以应用到临床研究中去，提高研究结果的可靠性和准确性。另外，人们也期待能进一步将本文方法集成到成像系统中，作为一个标准的定位序列，提高使用效率。

一般定位采用 MNI 标准模板，通过仿射变换计算个体大脑的定位参数，使其与模板一致。对于个体大脑有病变的情况，如脑卒中、肿瘤等，大脑结构会发生明显改变可能影响图像配准的准确性。由于 SPM8 的配准利用全脑信息，对于局部病变的情况，通常依然可以保证较精确的配准准确性。本方法的另一个局限性是用于定位的 EPI 图像通常包含一些图像畸变，会影响配准结果，从而引入定位误差。但是，如前所述，SPM8 的配准方法基于全脑信息，因此对于局部的图像变形有一定的容错能力。

（三）BLADE 技术

BLADE 技术是传统 FSE 脉冲序列和单纯 K 空间放射状填充技术结合出的一种全新的 K 空间采集技术，采用了放射状的填充轨迹，在图像合成过程中，可大幅度地提高图像信号噪声比和对比度，更大程度上剔除失真数据，为数据校正提供了更多的机会，从而消除运动性伪影和磁敏感伪影，获得高质量的图像。

1. 数据采集 BLADE 刀锋序列，又称为螺旋桨序列 PROPEL-LER。其采集数据方式与 TSE 序列相似，不同之处在于每次采集数据时，TSE 总是在笛卡尔坐标上进行相位和频率编码，如图 5-49 所示，每次激发之后，相隔一定行数采集一行 K 空间数据，总共采集 n 行数据（n=turbo factor，即快速因子）；刀锋序列则每次激发后都采集 m 行 K 空间中心数据（m=turbo factor），且相邻两次数据采集旋转一定角度 θ，如图 5-50 所示，旋转的圆心为 K 空间中心，该角度的计算公式为

$$\theta = \frac{2 \cdot m}{BC \cdot M} \tag{5-15}$$

式中 M 为图像分辨率（base resolution），BC 为覆盖率（BLADE Coverage），由公式可得出，在一定快速因子情况下，旋转角度和 BC 成反比，即 BC 越小，旋转角度越大。从图 5-50 可看出，BLADE 采集的相位编码方向随着旋转角度的变化而变化，因此，其视野永远为圆形，不像笛

卡尔坐标下的视野，可为长方形或者正方形。除了用类似于 TSE 序列采集数据外，还可以用基于 TGSE（GRASE）的 Turboprop 序列或者基于 EPI 序列采集 BLADE 数据，这两种方法旨在提高扫描速度，但由于需要更加复杂的相位纠正方法，所以在临床上尚未得到广泛应用。

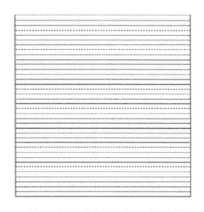

图 5-49 TSE 的 K 空间采集图，同一线形直线表示同一次激发采集的数据，不同线形代表不同次激发，本例为 4 次激发

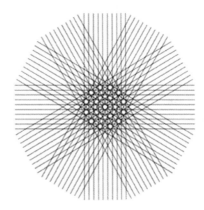

图 5-50 BLADE 的 K 空间采集图，每一个数据片为每次激发采集的数据，本例为 6 次激发，每次激发采集 10 条 K 空间数据线

2. 运动纠正 BLADE 序列在 K 空间重复采集数据，这些冗余的数据除了用于重建图像增加信号噪声比外，还可以用来纠正成像物体在扫描过程中的刚性运动，即旋转和平移。

3. 旋转校正 图像旋转一定角度，由傅里叶变换原理可知，在 K 空间上也对应地旋转相同角度，且 K 空间数据的幅值不受平移运动影响，因为图像的平移在 K 空间上只表现为一定的相位变化，利用这个性质，可以把平移和旋转运动"分离"。图 5-51A 和 5-51B 模拟了一个旋转运动的情况，图 5-51A 是没有旋转的参考图像，图 5-51B

是以图像中心为圆心旋转30°后的图像，图5-51C为图5-51A变换到K空间后的图像，图5-51D为图5-51B对应的K空间图像。为了显示方便，K空间的数据都取自然对数，从图5-51C和图5-51D可以看出图像上旋转的角度，确实与其对应K空间上旋转的角度一致。

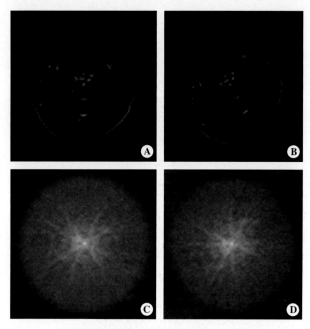

图5-51　A图为参考图像；B图为旋转30°图像；C图、A图对应K空间；D图、B图对应K空间

在BLADE序列的运动纠正算法中，首先把各次扫描的数据变换到图像域，得到低分辨率的图像，如图5-52所示；然后按照序列中规定好的旋转角度，把图像旋转到真实的位置，如图5-53所示。把旋转后得到的所有图像平均，得到的图像作为参考图像，其他图像与其进行比较后，计算出运动角度。

计算旋转角度的方法大概分为两种：一种为互信息法，即把运动图像旋转一个小角度，求旋转后图像与参考图像的互相关性，在一定角度范围内变换旋转角度求互相关性，最后把相关性最大所对应的旋转角度作为该图像的旋转运动角度。另外一种为傅里叶-梅林变换法（Fourier-Mellin transform），即对参考图像和运动图像进行傅里叶变换，得到如图5-51C和图5-51D类似的K空间图像，然后对K空间图像进行梅林变换。梅林变换实际上是一种坐标变换，把图像从笛卡尔坐标变换到极坐标。K空间在笛卡尔坐标上的旋转，极坐标表现为图像平移。对图像位移的检测，比用互信息法检测旋转更加方便，并可借助傅里叶变换快速求得图像平移量，从而得到旋转角度。

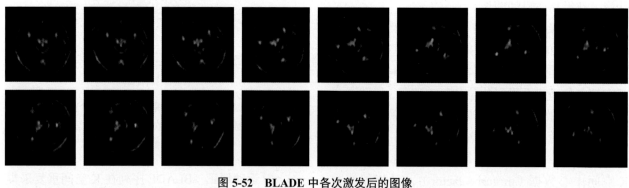

图5-52　BLADE中各次激发后的图像

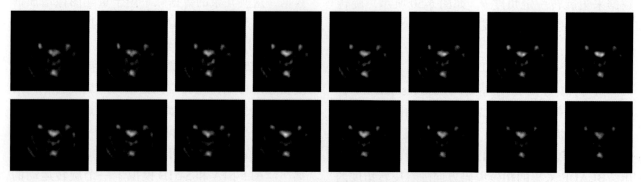

图5-53　把BLADE中各次扫描图像旋转回原来位置的图像

傅里叶变换法求图像位移主要利用傅里叶变换的相位性质，即在图像域上的位移，K 空间上表现为沿位移方向均匀变化的相位，相位的大小与位移成正比。

由此，可把梅林变换后的图像再次进行傅里叶变换，求得旋转图像和参考图像 K 空间相位的互相关函数，如图 5-54 所示。检测这个二维函数的最大值所在位置可得两幅图像之间的相对位移，对于刚性旋转而言，只需检测角度方向的位置，并根据位移转换成旋转角度。

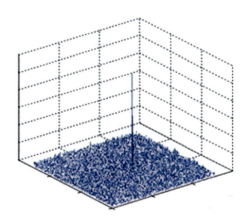

图 5-54　旋转图像和参考图像 K 空间相位的互相关函数图

4. 位移校正　在求得旋转角度之后，可对图像进行旋转校正，校正后的图像只剩下位移。求位移的算法与上述相同，用傅里叶变换求互相关函数。得到旋转和位移参数后，便可对图像进行重建。

5. 图像重建　主要有三种方法：重排法、直接变换法和迭代法，因为直接变换法和迭代法耗时长，尚不能在临床上使用，本文只介绍重排法，首先介绍参考文献的方法。重排法大概步骤如下所述。

（1）相位纠正：BLADE 采集数据时，K 空间上旋转的圆心并不总是 K 空间中心，由此引入了额外误差，假如不做任何纠正，重建后图像有些区域可能出现相位相消而导致信号缺失。对于圆心不在 K 空间中心的数据片，相当于在 K 空间上有位移，根据傅里叶变换性质，对应到图像上为增加了沿位移方向线性变化的相位，相位纠正的目的是把这个线性变化的相位剔除。线性变化的相位可近似地由原始数据乘以一个金字塔形滤波器，再变换到图像域获得。把原始数据也变换到图像域，减掉获得的线性变化相位即可完成相位纠正。

（2）密度补偿函数：由于 BLADE 采集时，K 空间填充的密度不一样，中心填充的密度大，越往四周，填充密度越小。所以，重排前，必须对所有数据进行补偿，即根据数据所处 K 空间位置，计算一个系数乘到数据上。密度补偿函数的计算取决于重排的窗函数及数据在 K 空间的分布，通常的函数为凯瑟贝塞尔窗（Kaiser Bessel window），同时还需考虑数据所对应的旋转运动角度。密度补偿的目的是数据重排后，在笛卡尔坐标上的每个数据点的加权与笛卡尔采集的数据一样都为 1。

（3）数据重排：运动纠正后的数据经过相位纠正后，被重新变换到 K 空间，此时用一定宽度的卷积窗（即一个二维的小矩阵，如 3×3），以每个笛卡尔坐标为中心，求中心周围（在窗宽范围内）数据的加权和，权重为数据对应的密度补偿函数，得到笛卡尔坐标下的重排数据。对数据施加傅里叶变换，得到最终图像。

（4）信号均匀校正：数据重排时对数据进行加窗操作（卷积窗），影响重建后图像亮度的均匀性。由于 K 空间的卷积操作，相当于图像域上给图像乘上一个加权图。因卷积窗宽有限，所以加权窗并不均匀，而是中间权重大，四周权重小。均匀度校正根据卷积窗，算出相应图像域的加权图，把加权图从重建后的图像除掉，便可得到亮度均匀的图像。

除了以上的重排算法外，还可采用插值法，把 K 空间数据全部旋转回原来位置后分别进行傅里叶变换，把得到的所有图像相加获得最终图像，称为旋转重建法。该重建法与以上介绍的重排法等效，但因为是图像域相加，固能进一步降低运动伪影。

6. 扫描时间及讨论　众所周知，一定分辨率（M）下，BLADE 的扫描时间比 TSE 的长，TSE 和 BLADE 在快速因子（TF）一定时所需要的激发次数（N）可以用以下公式表示。

$$N = \left\lceil \frac{M}{TF} \right\rceil \tag{5-16}$$

$$N = \left\lceil \frac{M \cdot \pi \cdot BC}{2 \cdot TF} \right\rceil \tag{5-17}$$

式中，表示大于符号内数字的最小整数，因为激发次数只能为整数。

下面通过一个例子，以 TSE 扫描时间为参考来讨论 BLADE 扫描时间。假设图像的分辨率为 256，Turbo Factor（TF）=29，TR=4 秒。对于 TSE 序列，扫描一幅图像需激发 9 次，用时 36 秒。而当 Blade Coverage（BC）=100% 时，BLADE 序列需要激发 14 次，用时 56 秒，为 TSE 时间的 1.56 倍。由于 BLADE 对 K 空间中心重复采集，其信号噪声比相对 TSE 高，为了提高成像速度，可减少 BC 值，如降到 64.3% 时可达到与 TSE 一样的扫描时间。利用并行采集也可降低扫描时间。与前面 BLADE 一样参数，增加加速因子 iPAT=2，参考线（reference line）=8 的情况下，等效的 TF 为 52，这时所需激发次数减为 8，总扫描时间为 32 秒。由此可见，在临床扫描时，可以结合 BLADE 本身的优点，合理设置参数，以获得更好的时间效率。

BLADE 除了能纠正刚性运动伪影外，对于非刚性运动，如腹部成像时的呼吸运动，也有减弱的作用，因为 BLADE 采集相位编码方向的运动伪影随着编码方向旋转而旋转，不像笛卡尔坐标下的 TSE 采集，总在一个方向出现，所以重建后得到的图像伪影不如 TSE 明显，当然图像会或多或少地模糊。旋转重建方法能更好地降低非刚性运动对图像的影响，从而得到较好的临床腹部图像（图 5-55）。

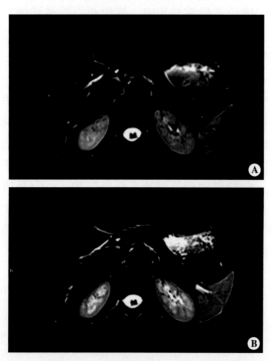

图 5-55　T$_2$WI 轴位单次屏气未应用 BLADE（图 A）；
T$_2$WI 轴位呼吸导航联用 BLADE（图 B）

BLADE 的最大缺点在于扫描层面方向，一般来说，只适合于横断位扫描。矢状面和冠状面扫描只能通过增加相位过采样来避免伪影（BLADE 图像表现为带状伪影），但增加了扫描时间。将来可能的解决方案是采用二维激发方式，只激发层面内特定范围，而不是整个层面。到目前为止，BLADE 不能纠正平面间的运动，使其应用受到极大限制，临床扫描时可借助生理信号或者导航信号（PACE 功能）等减少运动伪影。

（四）脂肪定量

磁共振技术可进行脂肪成像。磁共振是一种无辐射、多参数、软组织高分辨率的成像方法，可以进行脂肪定量研究，如测定脐水平的内脏脂肪面积判断是否为腹型肥胖。此外一些特殊的序列如质谱成像还可以进行更复杂的细胞外和细胞内脂肪的定量研究，从而可以进行更为精确的局部体脂分布及其特点的分析。目前文献报道的应用在骨髓脂肪定量测量的磁共振技术包括 T$_1$ 加权磁共振成像（T$_1$ weighted magnetic resonance imaging，T$_1$WI-MRI）技术、磁共振波谱（magnetic resonance spectroscopy，MRS）技术，以及基于化学移位的水脂分离（Dixon 和 IDEAL）技术等多种方法。

1. T$_1$WI-MRI 技术　在获得测量部位的原始轴位 T$_1$WI 图像后，应用图像分析软件在灰度图上将骨髓脂肪的划分阈值设为与皮下脂肪同一水平，人工划分出骨髓脂肪组织的区域，再通过下式获得髓腔脂肪的容积。

$$V = (t + h)\sum_{i=1}^{n} A_i \qquad (5\text{-}18)$$

式中，V 代表脂肪容积（volume），A_i 代表扫描的横截面积，t 为层厚，h 为层间隔，N 为总层数（12～14）。T$_1$WI 技术比较稳定，扫描时间短，但后处理过程比较烦琐，且计算方法比较粗糙，实际应用较少。

2. MRS 技术　在 MRI 中有广泛应用，本小节主要集中介绍其在脂肪定量方面的应用。MRS 技术被认为是非入侵性组织脂肪定量的金标准，应用最为广泛。MRS 测定的并非骨髓的绝对脂肪含量，而是脂肪比（fat fraction，FF），即感兴趣区内脂肪信号幅度占总信号幅度（脂肪信号及水信号，S_{fat} 和 S_{water}）的百分比，通过以下公式算得：$FF=S_{fat}/（S_{fat}+S_{water}）$。

由于测得的是脂肪信号与水信号的相对比值，任何直接或间接影响组织内脂肪含量或水含量的变化都会导致测量值的变动，故目前尚未看到准确的关于 MRS 技术所得脂肪比的组织学验证，MRS 作为"金标准"的依据主要体现在理论和计算方法上。

MRS 的缺点在于扫描条件要求高，时间长，尤其在骨骼系统不甚稳定，且后处理过程十分烦琐，限制该技术的发展应用。

3. 基于化学位移的水脂分离（Dixon 和 IDEAL）**技术** Dixon 法利用水和脂肪的化学位移不同，分别采集到两者的同相位（in phase）和反相位（out of phase）图像，进一步通过图像加减获得纯水像和纯脂像。在此基础上对水像和脂像进行量化，通过公式：脂像/（水像+脂像）即可获得脂肪比。IDEAL（iterative decomposition of water and fat with echo asymmetry and least-squares）技术由 Dixon 技术发展而来，结合了非对称采集技术与迭代最小二乘水脂分离算法，在其基础上对 T_2^* 衰减、脂肪的多谱峰分布等进行校正，理论上可以得到更精确的数值。IDEAL 技术在脂肪肝的定量测量上与 MRS 方法取得了较高的一致性，在骨髓脂肪含量的测量上也有初步应用，且在操作过程、扫描时间及数据后处理上优于 MRS 技术，有望替代 MRS 成为新的参考技术。

（五）TOF 法

Time of flight 序列基于血液的流入增强效应。TR 较短的快速扰相 GRE T_1WI 序列进行采集，成像容积或层面内的静止组织被反复激发而处于饱和状态，磁化矢量很小，从而抑制了静止的背景组织，而成像之外的血液没有受到射频脉冲的饱和，当血液流入成像容积或层面时就具有较高的信号，与静止组织之间形成较好的对比。应用这项技术的成像序列包括下述几种。

1. 二维 TOF MRA（磁共振血管成像） 连续薄扫，层厚2～3mm，然后对原始图像后处理，1.5T 中 TR=20～30 毫秒，最短 TE 以减少流动失相位，选择角度较大的射频脉冲 40°～60°，以抑制背景组织的信号。

优点：①短 TR 和大反转角，背景抑制好；②单层采集，层面内血流的饱和现象较轻，有利于静脉慢血流的显示。③速度快，单层 1～5 秒。

缺点：①层面方向空间分辨率较低，体素较大，流动失相位较明显，特别是受湍流的影响较大，容易出现相应的假象。②后处理效果不好。③容易因原始图像变形引起的层间配准错误而出现血管影扭曲。

提高二维 TOF MRA 质量的方法：①在时间和信号噪声比允许的情况下，尽量扫薄；②保持扫描层面与血流方向垂直；③尽量把技术用于走向比较直的血管；④心电门控减少搏动伪影。

2. 三维 TOF MRA TR=25～45 毫秒，TE=6.9 毫秒（相当于反相位图像，以尽量减少脂肪的信号），激发角度 25°～35°。

优点：①空间分辨率高，特别是层面方向，原始图像层厚可＜1mm；②体素小，流动失相位相对较轻，受湍流的影响小。③信号噪声比高。④后处理效果好。

缺点：①血流的饱和较明显，不利于慢血流的显示；②为了减轻血流的饱和效应需要缩小激发角度，背景的抑制效果不及二维 TOF MRA；③扫描时间相对较长。可加上磁化转移技术抑制背景图像，但时间会延长。

三维 TOF MRA 的血流饱和现象不容忽视，饱和现象主要有两个方面的影响：一方面为慢血流信号明显减弱。另一方面为容积内血流远侧的信号明显减弱，但可以采用下述策略补偿：①缩小激发角度，势必会造成背景组织抑制不佳；②采用 TONE 或 RAMP；③重叠多个薄层块采集；④滑动 Ky 隔行采集技术；⑤逆血流采集。

（六）磁化传递成像

磁化传递（magnetization transfer，MT）是一种提高 MRI 应用中图像对比度的技术。与蛋白质有关的质子，因为它们有很短的 T_2 衰减，它们通常对图像对比度没有贡献。然而，因为这些质子有一个宽广的共振峰，它们可以被一个对自由质子没有影响的射频脉冲激发。它们通过将饱和自旋从束缚池转移到自由池中而增加图像对比度，从而减少自由水信号。同核磁化传递提供了组织内大分子含量的间接测量方法。同核磁化传递的实现选择合适的频率偏移和足够强烈的饱和约束旋转的脉冲。

最常用的技术应用是抑制 TOF MRA 的背影信号。在神经影像学中也有应用，特别是在多发性硬化症的白质病变的表征方面。

（七）磁共振波谱

磁共振波谱分析是测定活体内某一特定组织区域化学成分的唯一的无损伤技术，是 MRI 和磁共振波谱技术完美结合的产物，是在 MRI 的基础上又一新型的功能分析诊断方法。

该技术的原理为，组织内的一些化合物和代谢物的含量，以及它们的浓度，由于各组织中的原子核质子是以一定的化合物的形式存在，在一定的化学环境下这些化合物或代谢物有一定的化学位移，并在磁共振波谱中的峰值都会有微小变化，它们的峰值和化学浓度的微小变化经 MRI 扫描仪采集，使其转化为数值波谱。这些化学信息代表组织或体液中相应代谢物的浓度，反映组织细胞的代谢状况。即磁共振波谱是从组织细胞代谢方面来表达其病理改变的。

该技术主要应用在脑部、心脏、骨骼肌和肝脏等方面的研究，以脑部最为广泛。脑部磁共振波谱研究较多的有脑梗死、脑肿瘤、脑白质和脑灰质疾病、癫痫和代谢性疾病等，尤其是颅脑肿瘤研究较多，对脑肿瘤与非肿瘤性病变鉴别、脑肿瘤良恶性鉴别、恶性肿瘤分级、肿瘤术后复发与坏死的鉴别、原发与转移瘤的鉴别等均有很大的临床应用价值，此外，还能鉴别颅咽管瘤与垂体瘤，脑内肿瘤与脑外肿瘤，确定脑室内的中枢神经细胞瘤等。在心脏方面的应用主要是在心肌缺血、心肌病等心肌代谢方面的研究。肝脏 ^{31}P-MRS 主要研究包括肝代谢性疾病、肝炎肝硬化及肝肿瘤等。MRS 能提供前列腺组织的代谢信息有助于鉴别前列腺癌和前列腺增生。MRS 还能无创性地检测骨骼肌磷脂代谢和能量代谢的代谢产物及细胞内 pH，研究骨及软组织肿瘤的磷脂代谢和能量代谢的异常变化。该检查的适用人群包括患有脑部、心脏、骨骼肌和肝脏肿瘤的人群。

（八）实时功能 MRI

1991 年哈佛大学的 Belliveau 等首次成功地利用 MRI 技术测定了在视觉刺激下人类大脑脑血容量（cerebral blood volume，CBV）的变化位置，即视觉皮质的神经元兴奋区域。1992 年，Kwong 等，Bandettini 等和 Ogawa 等所在的 3 个独立研究小组分别发表了利用血氧依赖水平（blood oxygen level dependent，BOLD）对比度的 MRI 技术研究大脑皮质活动的文章，这些开创性的工作奠定了功能磁共振成像（fMRI）的基础。凭借 fMRI 技术其对人体的无侵性和优良的空间分辨率，极大地推动了脑认知与脑功能方面的相关研究，使得人们对大脑这个人体最神秘的器官的认识逐步加深，而脑科学也成为当下最为活跃的学科之一。在绝大多数的 fMRI 研究中，研究者并不能够在实验结束后立即获得实验结果，通常还需要几个小时甚至几天的时间对数据进行线下处理。有别于 fMRI 的离线处理方式，实时功能磁共振成像（real time magnetic resonance imaging，rtfMRI）采用在线获取和处理数据的方式，能够在扫描过程中实时监控数据质量并获得相应脑区的激活信息。rtfMRI 是 Cox 等在 1995 年提出的，最初的目的是为了实现数据质量的实时监控，他们也前瞻性地指出这种技术可以用于交互式的实验设计。rtfMRI 并没有一个非常严格的定义或者标准，它更多的是一个概念，从受试者身上采集的数据经过在线分析处理后被实时反馈给受试者，即"实时处理，实时反馈"。目前大多数的 fMRI 研究中采用的都是回波平面成像（echo planar imaging，EPI）序列，即在一次序列重复时间（time of repetition，TR）内采集包含数十个层面的全脑图像。EPI 序列的 TR 大小决定了 fMRI 的时间分辨率（一般在秒的量级），同时也决定了 rtfMRI 的时间分辨率，即"实时性"。粗略地说，rtfMRI 就是要在下一个 TR 的图像采集结束之前完成对上一个 TR 图像的分析处理，从而以 TR 为周期更新大脑活动情况。借助于 rtfMRI 技术，可以在大脑某种活动或行为的当下找到激活的脑区，动态地观测其在这一过程中激活强度的变化。更重要的是，可以将感兴趣脑区的激活情况实时呈现给受试者，即所谓的"神经反馈（neuro-feedback）"，受试者能够借此完成对脑区激活水平的自主调节（self-regulation），另外还能通过神经反馈实现交互式的实验任务设计。rtfMRI 系统构建了一个数据的闭合回路，神经反馈是其中的重要组成部分，它也为认知神经科学提供了一种新的研究范式。一些早期的 rtfMRI 神经反馈和脑 - 机接口（brain computer interface，BCI）方面的研究，强有力地证实了 rtfMRI 技术的有效性，其在临床方面的探索也受到广泛关注。

1. rtfMRI 系统的关键技术

（1）硬件系统及数据的实时获取：许多创造性想法的实现都得益于硬件的发展，rtfMRI 也不例外。rtfMRI 系统对硬件的要求主要有下述 3 个方面。

1）对 MRI 扫描仪的要求：每个 TR 数据采集完成后能立刻进行图像重建，并将图像即时传出来。

2）对数据传输方式的要求：必须保证数据能稳定且迅速地在系统各台计算机之间传输，杜绝发生数据堆积的情况。

3）根据需要在原有的 MRI 系统基础上增加 1 台或 2 台用于实时数据分析与神经反馈呈现的计算机。

前两方面保证了数据的实时获取与传输，最后一个方面则是 rtfMRI 系统中构建数据闭合回路的关键环节。

rtfMRI 系统在硬件上的关键点在于数据的实时获取与传输，不同制造商的 MRI 系统架构各异，图像重建流程和图像输出格式都不尽相同，重建得到的图像通常也不能直接用于处理分析，更多的时候还需要数据格式的转换接口，如转换为 NIfTI 格式。数据的实时获取需要从 MRI 系统的图像重建环节入手，使得每个 TR 重建得到的图像能够立即传输出来，为此可以建立一个文件共享系统，也可以修改重建的代码以直接获取原始数据。一种可行的方式是构建局域网共享，通过 TCP/IP 协议将重建的图像即刻传输到指定地址的实时处理计算机，也可以采用 Network File System（NFS）构建文件共享系统。这些数据传输方式各有利弊，能够满足影像传输所要求的数据传输带宽即可。实际上，图像数据通常占据绝大部分内存和硬盘资源，相比之下给受试者的反馈一般只有几个字节。对于 rtfMRI，即便采用最快的采样率（TR 最短），数据的传输要求也远远低于已有的计算机通信协议能够实现的水平，因此 fMRI 信号采样率是对带宽需求的最大限制。值得一

提的是，西门子公司最新 MAGNETOM Prisma 3T MRI 系统中集成了 rtfMRI 功能，可以实时地进行一般线性模型分析（general linear model，GLM）。通用电气和飞利浦的 MRI 系统虽然目前没有集成 fMRI 实时处理功能，但是它们都支持将数据实时地传到指定地址的计算机，数据的分析处理则需要由额外的程序完成。目前来说，尚无一套衡量 rtfMRI 系统优劣的通用准则。如前所述，"实时"是相对的，更强调概念而非具体技术指标，能够在一个 TR 的时间之内完成图像重建和后续的统计分析，并把这一时刻大脑的活动情况以适当的形式反馈给受试者或者外部设备即可。

（2）数据实时处理：一个典型的 fMRI 实验会带来庞大的实验数据，对 1 例受试者通常也有成千上万幅图像需要处理。fMRI 是在所有数据采集完成之后进行批量处理，这显然无法满足"实时"的要求，rtfMRI 则是在扫描过程中直接对数据进行处理以"实时"获得结果。fMRI 实验数据的处理一般可以分为两大部分：①数据的预处理；②数据的统计分析。fMRI 预处理一般包括层间时间校正（slice timing）、头动校正（realign-ment）、空间标准化（normalization）及空间平滑（spatial smoothing）。对于 fMRI，在扫描过程中每个 TR 需要采集几十层图像以覆盖全脑，并假设这些层面是在同一个时间点采集的。实际上图像是以每幅几十毫秒的速度采集的，时间校正则是通过插值将这些在不同时刻采集的层面校正到同一时间点。对于 rtfMRI 来说，这并不是很重要的问题，因为 rtfMRI 研究中采用的大多是区块设计（block design），每个任务条件通常持续几十秒，相关的大脑活动可以维持在一个稳定的状态，层面间采集时间的差异带来的影响并不大。头动校正是为了校正扫描过程中受试者头部的运动对图像带来的影响，常见的做法是将大脑视为刚体，计算每幅图像相对参考图像在 3 个平动和 3 个转动自由度上的改变，进而估算头动情况并补偿校正。空间标准化是将全脑图像配准到一个标准脑空间（MNI 或 Talairach），以方便进行受试者间的比较和群组分析，但是这一步通常也是非常耗费时间的。空间平滑是将一个高斯核函数与图像卷积以提高信噪比。目前 rtfMRI 系统实时预处理一般

只包括头动校正和空间平滑，不做空间标准化是因为尚无足够优的算法使运算时间满足实时处理要求，但这一步却是非常重要的，尤其是对于下文要介绍的脑 - 机接口模型的训练中。因此针对 rtfMRI 优化的空间标准化算法也是当前的一个研究方向。与预处理相比，rtfMRI 的统计分析更为关键，通过这一步才能找到激活的脑功能区进而实时获取并反馈其活动情况。常用的相关性分析（correlation analysis）和一般线性模型分析都已有针对 rtfMRI 优化的算法。

2. rtfMRI 应用

（1）利用神经反馈对大脑活动的自主调节：一般说来，能够改变或影响与认知行为相关的大脑活动的途径只有 3 种，即心理治疗、药物和手术，而基于 rtfMRI 的神经反馈提供了一个新的选项。神经反馈是生物反馈的一种特殊形式，它所反馈的大脑活动信息可以用来训练受试者对自身大脑激活水平的自主调节。对于大多数 rtfMRI 实验，神经反馈指的就是感兴趣脑区的平均 BOLD 信号强度，它在实验进程中会根据不同任务条件或刺激而变化。

在 rtfMRI 神经反馈的相关研究中，一般需要先进行一次快速的功能定位扫描以确定感兴趣区域。通常还需要选择一处与实验任务不相关的脑区，以后者的平均 BOLD 信号强度作为参考，二者相减的结果作为最终输出给受试者的神经反馈信号。这样做可以减少全脑非特异性效应（如全局性的脑血流增加）对反馈信号强度的影响。有实验表明，受试者屏气对与参考值相减后的 BOLD 信号的影响小于对选定脑区自身信号的影响。

（2）基于 rtfMRI 的脑 - 机接口及其应用：rtfMRI 的另一项主要应用是作为脑 - 机接口的重要媒介。脑 - 机接口是近年来生物医学工程专业重要的研究领域，它利用从大脑中提取特定的生物电信号，依据现有的认知神经科学理论，进行有效地解码，建立起与外部系统的沟通，实现控制与操纵外部仪器或设备动作的目的。

通过将 rtfMRI 技术与各种建模方法相结合，可以训练一个根据 fMRI 图像实时"解码"受试者脑状态的模型。"解码"后的脑状态既可以作为呈现给受试者的反馈信息，也可以作为脑 - 机接口的输出信息操纵外部设备。用于 rtfMRI 的多元分析方法是针对整幅 fMRI 图像而言的，无需事先选定 ROI。因此，多元分析方法尤其适合对大脑功能网络的研究，或者受试者间激活差异显著的情况。在 fMRI 实验中，大脑的活动情况被数以万计的体素以 $0.5 \sim 1Hz$ 的采样频率记录下来，而这些活动是与实验任务紧密相关的，因此通过 rtfMRI 技术和多元分析方法，我们能够在实验进行过程中将大脑图像与对应的任务条件联系起来，最终识别不同的脑状态。这种"多体素模式分析（multi-voxel pattern analysis）"是一种机器学习的方法，常使用神经网络、线性判别分析和支持向量机等算法。一般地，机器学习需要建立输入量和输出量之间的关系，对于 rtfMRI 则是把矢量化的 fMRI 图像作为输入，输出的是由此推断出的脑反应。通过对脑状态进行解码，受试者仅凭大脑活动就能够控制外界设备（如控制屏幕上的光标、机械臂）。这种 BCI 技术的发展，对于各种原因造成中枢神经系统出现障碍，无法控制机体正常动作的患者，看到了希望的曙光。

（3）rtfMRI 的潜在临床应用：借助 rtfMRI 所提供的神经反馈可以实现对部分脑区激活水平的调节，这也对某些神经系统或精神疾病的治疗提供了一条新的途径，尤其是情绪障碍类疾病（mood disorders）。前文提到的对脑岛和杏仁核活动情况的自主调节改变受试者的情绪量表打分可以视为 rtfMRI 用于临床治疗的尝试。有研究表明，杏仁核的过度激活及涉及情绪加工的大脑回路的激活水平低下与抑郁症患者的一些行为表现紧密相关，如对于抑郁症患者，杏仁核的过度激活伴随着过度沉思和无征兆地陷入情绪化的回忆。既然病态的大脑激活模式与异常的行为表现紧密相关，那么通过调整患者的大脑激活模式或许就可以改变相应的异常认知行为表现，而这恰好是利用 rtfMRI 的神经反馈可以实现的。

（九）磁共振介入

介入磁共振（interventional magnetic resonance），是近年发展起来的新技术，应用磁共振引导器械可达到诊断或治疗疾病的目的。作为介入导向工具，磁共振具有其他影像学方法无法比拟的优势，其组织对比优良，空间分辨率达亚毫米级，对病变定位及其介入引导均有益，更重要的是磁共振具有多平面和三维容积重建的能力，可全面评价介入靶灶与邻近组织的重要解剖关系。

在介入手术过程中医师要能够随时接近患者，开放式磁体技术的出现和快速成像技术的进步，使磁共振引导下的介入性治疗得以发展。开放式磁共振系统成像空间大，手术可以在扫描区域内外进行，术中可随时扫描与监控，既便于实时观察术中情况，又显著地提高了工作效率。

1. 介入磁共振系统磁体设计　开展介入性磁共振最重要的条件是磁体系统能够允许医生接触患者并进行介入操作。越容易接触到患者的系统，其介入性能越好。目前的开放式系统，可以满足介入磁共振的需要。Picker 和 Siemens 公司的开放系统为"马蹄"形垂直式磁体，GE 公司的磁体呈双"面包圈"样，即在两个线圈之间留有一较大间隙，可以允许 270° 垂直式接触患者，由于患者可在坐位下成像，特别适用于脑和会阴部的介入磁共振操作。超短或较短的磁体，甚至是标准磁体，也有用做介入磁共振的，其缺点是与患者接触差，优势是磁体强度较高，利于实时成像技术的实施。

2. 介入磁共振手术场所及器械设备　磁共振介入手术在磁共振屏蔽室内进行的，磁共振介入导航具有室内操作控制台和磁体间内显示屏。室内操作控制台体积小巧、移动方便，可以在扫描室内进行各种磁共振操作，便于医师与技师随时沟通。磁兼容室内显示屏能清晰显示术中磁共振图像，既方便手术操作，又能实时监控手术全过程。

使用设备及器械要求是磁兼容的，即不含铁质材料。含铁质的非磁兼容性物品受磁场的吸引会发生飞射，容易造成人身伤害。同时强磁场、梯度场及射频信号也会干扰非磁场兼容性设备的正常使用，当梯度场开启时心电导联会接收到强噪声信号，干扰正常的心电图波形。而磁流体动力因素也会影响通过心脏的血流，使正常的心电图波形发生变形。非磁兼容性设备工作时还会干扰 MRI，使图像变形、出现伪影，是手术器械的磁敏感伪影或设备产生电子信号的电磁干扰造成的。由于低场开放式磁共振系统的磁场强度较低，

因而对设备与器械磁兼容性的要求会比超导高场磁共振相对降低。磁共振介入手术屏蔽室内需要消毒处理，如紫外线灯空气消毒、扫描磁体、射频线圈覆盖无菌罩等。标准的磁共振介入手术室还应参照手术室的设计，配有医护人员更衣、洗手的洁净区，医护人员与患者通过不同的通道进入磁共振介入手术室。

磁共振介入手术中要有磁共振兼容性生命监护设备，实时监控患者的心率、呼吸、血氧、血压等生理信息的变化，紧急情况下宜及时采取救治措施，保证手术过程的安全性。磁兼容麻醉设备通常用于全身麻醉手术中，目前一些微创介入治疗如氩氦刀冷冻、放化疗粒子植入或椎间盘旋切与臭氧消融等，由于治疗过程患者痛苦小，一般在局部麻醉下即可完成。其他辅助设备如超声吸引器、外科显微镜、神经外科骨钻、神经刺激器、身体固定架、患者取暖加热器等会根据不同的手术而有所需要，这些设备如果放在屏蔽室内则要求是磁兼容的。

3. 介入磁共振成像序列　介入磁共振导航为了配合术中的实时导引与监控，需要有专门设计的快速成像序列，应满足以下要求：①成像速度快；②穿刺针伪影大小适中，既要足够大以易于观察，又不能太大以免影响穿刺病灶的显示；③要保证病灶与邻近组织间、病灶与穿刺伪影间有足够的对比度；④必须选择理想的序列，以能显示沿穿刺针道上的易损结构。单一序列不可能完全满足以上 4 项要求，因此，在手术过程中，通常使用一个以上的序列。为了加快成像速度，常采取 K 空间采样步骤、平行成像技术及微波编码数据接收技术。

4. 磁共振介入导航的主要方式　目前为光学导航，该系统主要包括红外线导航相机、定位示踪器、配有导航光球的持针器及导航功能软件、手术规划软件等。三维动态主动跟踪介入手术器械的位置并投射到实时显示的磁共振图像上是磁共振导航技术一个至关重要的优势。手术器械固定在带有定位标记物或微型射频探测器的持针器上，一般用光学或梯度方法跟踪手术器械，通过捕获电荷耦合的相机装置，光学追踪导航器械上的定位标记物（至少 3 个），标定物与追踪器械的位置、方向等信息与图像序列信息通过计算机

准确计算与处理，使手术医生就能够随时了解手术器械与病变、重要组织结构的位置关系，从而使复杂的操作更加简捷、直观。

5. 磁共振介入的临床应用 磁共振引导的介入手术，主要是病理活检、穿刺引流、肿瘤消融与近距离放化疗综合治疗、神经阻滞与损毁、颈腰间盘旋切与臭氧治疗等诸多方面，手术部位涉及神经系统、呼吸系统、泌尿生殖系统、骨骼肌肉软组织、眼球，以及肺、肝、肾、前列腺等诸多器官，成功率高。具体应用包括：①磁共振引导下经皮穿刺活检及囊肿、血肿和脓肿的抽吸引流；②肿瘤间质消融治疗，如肿瘤激光热消融术、氩氦刀冷冻消融治疗；③肿瘤内局部放射性粒子及化学药物植入术；④疼痛治疗，神经根阻滞与腹腔神经丛的阻滞与损毁术；⑤椎间盘突出微创性旋切结合臭氧治疗术；⑥中晚期帕金森病的微创治疗；⑦乳腺早期病变及前列腺肿瘤的病理诊断与冷冻消融治疗。

（十）磁共振引导聚焦超声

磁共振引导聚焦超声，简称磁波治疗术（MR-guided Focused Ultrasound，MRgFUS）是一种无创性的门诊治疗方法，它结合了两项广受认可的医疗技术——MRI 和聚焦超声技术，采用高强度的可聚焦超声破坏靶组织，而且不影响周围的其他组织。该方法通过 MRI 进行引导，通过核磁影像，它能帮助医师"看见"身体的内部，从而准确监测治疗的位置和温度，指导并连续地监控治疗的进行。

1. 聚焦超声 类似于太阳光经放大镜聚焦，焦点温度升高，可将纸片点燃。它是一种将高能超声束聚焦于体内靶组织（如子宫肌瘤），通过超声的热效应使其温度上升，从而导致蛋白质变性及组织细胞凝固性坏死。

2. 磁共振引导的作用 聚焦超声为什么要利用磁共振引导？一是为了精准定位，二是为了实时温度监测。

为什么要进行精准定位？以子宫肌瘤为例，子宫周围有肠、膀胱、骶骨、神经等敏感组织，一旦定位不准，或超声通路有敏感组织而没有避开，则会损伤周围的组织。超声成像是基于声波的投射与反射原理，传统的超声引导下的治疗，

在清晰度、分辨率、视野等方面，远差于磁共振。同时超声只能得到二维的图像，而磁共振可以得到三维高分辨率的图像。超声对空腔器官（如肠道）容易漏判，那就意味着，治疗容易受医师临床技能水平的影响。如果稍微疏漏，就可能漏判某个敏感组织，造成肠道穿孔的并发症。而磁共振成像效果仅仅由序列参数决定，受医师经验的影响小，具有良好的软组织分辨率，是业界精度最高的、无放射性辐射的检查设备，可以有效地分辨和定位靶组织，提供三维的定位图，同时可以监测声束通路和靶组织周围的敏感组织，确保治疗的安全。

为什么要进行温度监测？聚焦超声焦点温度升高，产生热效应，直至肌瘤组织消融，是超声治疗子宫肌瘤的原理。研究显示，当组织被加热并超过某个热剂量阈值时，就会发生组织消融。组织被加热到 43℃时，持续 240 分钟会发生组织消融；当组织被加热到 54℃时，持续 3 秒钟即会发生组织消融；当组织被加热至 57℃以上时，仅需 1 秒钟即发生组织消融。因此，治疗温度为多少，持续时间多长，是确保治疗有效的必要条件。治疗温度过低，无法保障治疗效果；治疗温度过高时，皮肤及靠近肌瘤的子宫肌层，都会有损伤，会造成皮肤灼伤、子宫穿孔等并发症。因此，治疗温度实时监测是治疗安全、有效的保障条件。磁共振是目前唯一能产生可靠的、精确的实时温度监测图，整个组织热消融过程可以得到有效监测，确保治疗温度在监控之下，达到预期的治疗温度。治疗温度不理想，及时调整能量，保证温度达到预期；温度过高，则需要降低能量，防止患者发生皮肤灼伤，从而确保治疗的有效、安全。

磁共振引导的高强度聚焦超声作为一种新兴的无需手术的替代治疗方法在子宫肌瘤射频消融、肿瘤骨转移姑息性治疗等领域具有独特的应用价值。其中，飞利浦 SonalleveMR-HIFU 治疗系统是飞利浦自主研发设计，具备该领域多项的核心专利技术：①实时反馈的容积消融（Volumetric Heating），更均匀高效地消融大体积肿瘤。根据预设轨迹（单元），焦点位置可快速调节；实时温度反馈，更精准地控制温度和焦斑尺寸。②直接皮肤冷却系统（direct skin cooling，DISC），稳定的散热系统为表皮和皮下组织提供安全可靠的环境，可直接接触的封闭水冷系统集成在治疗窗口，表皮和皮下组织保持高效稳定散热。③自动双模温控（dual mode thermometry，DMT），根据不同患者实现冷却时间的最优化。④脂肪测温技术：根据 T_2 数据计算整个治疗过程中的热量累积，脂肪测温技术已融入治疗流程中。

（十一）多核成像

氢在 MRI 是最常见的成像核，因为它在生物组织中是非常丰富的，而且它的高旋磁比能够产生强烈的信号。然而，任何有自旋核的细胞核都可能用磁共振进行成像。这种核包括 He、Li、^{23}Na、^{39}K、^{19}F、^{31}P、^{17}O、^{13}C 及 ^{129}Xe。^{23}Na 和 ^{31}P 在人体内是自然丰富的，所以可以直接成像。^{17}O 和 ^{19}F 在给予足量液体形式下也可以成像（如 ^{17}O-水），超极化不是必要的。但是气体同位素如 ^{3}He 或 ^{129}Xe 必须要在超极化然后吸入才能产生有用的信号。使用 ^{3}He 和 ^{129}Xe 具有降低背景噪声的优点，进而可增加图像本身的对比度，因为这些元素通常在生物组织中不存在。

直接多核成像是生物医学中的一个焦点领域，自 MRI 的早期就吸引了人们的关注。多年来，它以循环模式进化，不断地从被弃用到广泛应用。历史上，直接的多核成像作为核磁共振（NMR）早期重要工作的自然进展，在核磁共振成像的早期就被发现了。例如，^{19}F 核磁共振成像早在 1942 年就被发现了，并由 Gorter 和 Broer 发表了开创性的初步工作。1977 年，当 Holland 等在人类核磁共振成像正在发展的时代引入了直接的图像采集时，人们重新燃起了对多核成像的兴趣。

虽然软组织不含氟（含氟量仅存在于体内的固体生物组织中），但是美国国家卫生研究院（NIH）分子成像工作组在 2000 年初作出的战略决定导致了使用纳米颗粒的外源性标记细胞的引进、发展和巨大的科学进步，这些努力最初体现在临床的大脑 / 骨骼肌的应用中，最近还体现在转化临床试验中。随着干细胞（SC）作为一种潜在的再生治疗方法的引入，研究者们对 ^{19}F-MRI 的科学兴趣依然浓厚。

虽然很早人们就已经在溶液和血样中广泛使用核磁共振技术研究钠，但是突破性的成像研究是由 Hilal 等在 20 世纪 80 年代初在纽约首创的，最初的应用是脑卒中，之后是与 Cannon 等合作的急性再灌注心肌梗死（myocardial infarction，MI）。虽然这类研究的成像结果质量很高，并在科学界引起了极大的兴趣，但多核成像研究却停滞了超过 15 年，主要是因为企业界对传统低场（当时）临床扫描仪中的多核硬件 / 软件技术缺乏兴趣。

对多核成像感兴趣的复苏主要归功于 Robert Judd，他在 20 世纪 90 年代末决定进一步发展这项技术，并将其应用于急性再灌注的心肌梗死。与 R. Kim 等一起，Judd 引发了科学界的兴趣，并在 90 年代初 / 后期刺激了世界上多个团体对这个主题领域的探索，包括 Bottomley/Weiss、Neubauer 等，这些研究包括临床前和临床应用。

自从 Judd 等的早期研究以来，^{23}Na MRI 研究的主要焦点是评估梗死后早期（急性）和晚期（慢性）损伤状态中的细胞质 Na^{+}/K^{+} ATPase，同时也引入 ^{39}K MRI。尽管当时科学界对这项已完成的工作有极大的兴趣，但其在科学界内的影响日渐减小，尤其是广泛的临床使用，主要是因为与现有的高分辨率、高信噪比（SNR）、对比度增强的 1H-MRI 技术相比，它所获得的潜在益处受到了批评。

^{31}P 和 ^{13}C 补充了多核成像的前景，在早期探索光谱和直接成像应用中，主要用于骨骼肌和心肌代谢的研究。最近已经尝试了直接 ^{13}C 成像，并且正在世界各地的多个中心与超极化体内注射联合进行研究。尽管 ^{31}P MRI 在活体应用极具挑战性（过长的弛豫时间、低体内丰度、光谱多重性和多重性的内在耦合），但从代谢角度来看，目前正在进行的 ^{13}C 研究越来越受到关注。

总体而言，虽然早期有文献记载的多核心脏成像尝试是基于科学兴趣而发起的，但最近的尝试是由临床前和临床兴趣驱动的，这是由公司可供商业和临床前应用的多核技术决定的。

（十二）分子磁共振成像

实现疾病的生物标志物应用 MRI 分子成像、

靶向磁共振造影剂具有较高的特异性和高弛豫（灵敏度）的要求。迄今为止，许多研究致力于开发靶向 MRI 造影剂以实现 MRI 的分子成像。通常，多肽、抗体或小分子配体，以及小的蛋白质结构域，如 HER-2 片段，已经实现目标。加强对造影剂的敏感性，这些靶向部分通常与高负载的 MRI 造影剂或造影剂具有较高的弛豫。一种新的基因靶向磁共振对比剂类（CA）已被引入到显示基因作用的独特的基因和基因的转录因子的蛋白质。这个新的 CA 可以追踪细胞具有独特的基因、RNA 和病毒；活体大脑的炎症组织反应。

活体状态下，在细胞与分子水平，应用影像学技术与方法对生物过程进行定性与定量研究。它可以反映特殊细胞与分子的活动，包括基因表达与蛋白质之间的相互作用等；利用磁可以监视同类分子的变化；跟踪目标细胞；评价药物与基因治疗效果；在分子病理水平评估疾病的进展，尤为重要的是，它可以快速、可重复、数字化的方式来实现上述目标。

分子磁共振成像可应用在以下场景。

（1）基因传递与基因表达：基因传递与表达过程中，MRI 的关键在于报告基因系统的选择，目前研究较多的报告基本可分为两类：一类为细胞内酶成像，主要有半乳糖苷酶与酪氨酸酶；另一类为细胞表面受体成像，主要有转铁蛋白。它们根据自身不同的理化特性通过不同的方式达到扩增目的，从而引起 MRI 信号的改变。

（2）评价肿瘤血管的生成：肿瘤血管的生成是反映肿瘤进展情况的重要因素之一，而肿瘤血管的生成必然会引起某些标志物，如整合素、VEGF 的升高，选择某种包含顺磁性及配体的物质作为探针这种物质可与肿瘤血管生成标记物发生特异性结合，而肿瘤血管的生成将引起分子探针的聚集，这同时也伴随着包含在探针内顺磁性物质的聚积，由此引起信号的改变，而这种信号的改变，也可反过来反映肿瘤血管的生成情况，从而反映肿瘤的进展情况。

（3）显微成像：随着分子生物学的发展，目前有大量的小鼠被用于分子生物学的实验，这其中也包括大量的转基因或基因敲除小鼠，同时有些研究也迫切需要而监测单个细胞、分子的生活过程，这就为分子成像技术提出了更高的要求，显微成像就是其中的方法之一，与传统分子成像相比，它具有更高的磁场强度、更高的分辨率，而且扫描孔径很小，适合于小动物的研究，同时可观察转基因鼠的表型及基因治疗的疗效，但是其成像时间可长达几小时。显微也是目前许多发达国家研究的重点之一，将来也一定会在分子影像中占有重要地位。

（十三）静音技术

1. 磁共振噪声的来源 MRI 经过三十多年的发展，系统性能不断提高，技术不断完善，已经成为影像学检查中最先进和使用最广泛的工具之一，然而当前依然存在一个美中不足就是在扫描过程中会产生高强度的噪声，90～110 分贝，强烈的噪声会引起患者的紧张和恐惧，尤其是儿童和老年人，如果受检者紧张而移动，则会影响图像的效果。对于 MRI 最大的不足——噪声，科学家和磁共振生产厂家也投入了极大的努力进行研究和改进，并取得了突破性的进展。

MRI 的声音噪声主要与梯度场的切换有关。在 MRI 中用到的场强包括两个成分，一是主磁场，在空间均匀分布，是产生磁共振信号的基本条件。二是梯度场，强度随空间位置不同而变化，用于不同人体组织的位置。主磁长由永磁或超导线圈产生，不随时间变化。梯度场由梯度线圈产生，扫描过程中随时间变化。梯度线圈位于主磁场内，由于线圈中通有电流，根据左手定律，线圈中的金属丝受洛伦磁力的作用，产生噪声。一般通过空气和固态构件两种传播途径（图 5-56）。

2. 传统噪声解决方案

（1）从源头上去除：一开始，Mansfield 等曾试图改变梯度线圈以使其所受的洛伦磁力平衡而减少振动发声，但最后发现梯度线圈的性能降低，对成像质量有一定影响。

（2）切断噪声传播途径：在屏蔽室的墙体和天花板等添加吸音材料能有效减弱噪声在室内的传播途径。

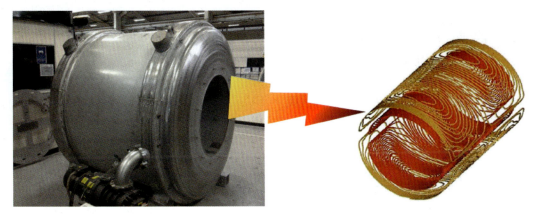

图 5-56　噪声的产生原理

（3）使用耳塞和耳机等降噪设备。

（4）随后出现了通过改进序列，降低梯度的爬升速度，这样能降低部分噪声，但会延长扫描时间和牺牲梯度性能。

3. 新一代的静音技术　与传统相静音相比有较大的突破，它能让全身扫描噪声显著降低，部分扫描可达到完全静音，提高患者的舒适度的同时不延长扫描时间和不降低图像质量。让患者轻松实现全方位的静音扫描。以下是不同时期各厂家静音技术名称（表 5-2）。

表 5-2　各厂家静音技术名称

	SIEMENS	GE	Philips	Toshiba
传统降噪技术牺牲梯度性能	Whisper mode	ART	AutosofTone	Pianissimo
第一代静音技术	Audio Comfort	Silent Scan		
第二代静音技术	Quiet Suite			

其中西门子的静音技术研发时间较早，也经历了较长时间的变化。最新一代的静音技术在硬件和软件方面都得到了长足的提升。

Quite Suite 技术采用环氧基树脂等硬件技术来阻尼振动，通过降低梯度杂散场，降低涡流；并采用刚性更高的环氧树脂支撑材料，增加内部阻尼，较少振动幅度；另外，采用了特殊的悬浮体线圈设计，实现听觉上的去耦合。

在软件方面，使用超短回波时间序列与特殊的梯度切换模式配合降低噪声。该技术降噪效果好，几乎能达到完全静音的效果。该技术的特点是采用了 3D 半放射状 K 空间填充方式，梯度在射频脉冲激发前就已经打开，梯度爬升很慢，采用恒定的梯度幅值进行放射状 K 空间采集，TX 切换到 RX 的速度很快，THW 达到微秒级，所以超短回波时间序列又称 ZTE。目前 ZTE（GE）和 PETRA（西门子）均属于此技术范畴（图 5-57）。

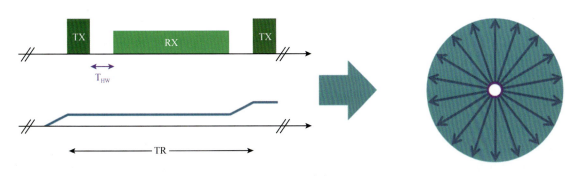

图 5-57　ZTE 技术原理

ZTE 技术和 PETRA 技术的差别主要在于，虽然两种技术都是用了半放射状 K 空间填充，但 K 空间中心部位的填充方式不一样。PETRA 技术使用了 K 空间中心逐点填充技术（图 5-58），可以获得更高的对比度和信号噪声比，适用于全身各部位，不需专用线圈。ZTE 技术，对于 K 空间中心没有填充，造成 K 空间中心缺如（图 5-59），由于该序列的 THW 时间很短，对线圈的切换时间有较高要求。因此 GE 公司目前还只能对部分线圈实现扫描，目前实现部位有限。

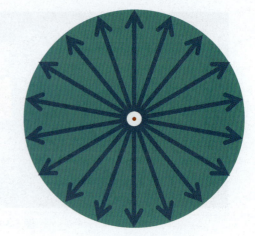

图 5-59　K 空间中心缺失

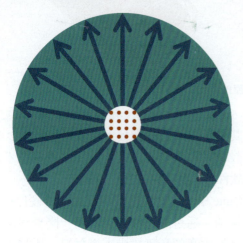

图 5-58　K 空间中心逐点填充

除此之外，西门子公司还实现了智能梯度工作优化，在全身多个序列上降低噪声，称之为 QuietX。在保证梯度足够稳定的基础上，通过改变梯度脉冲波形，减少梯度爬升速率，并对 intra-pulse 和 inter-pulse 进行优化，降低噪声的同时不牺牲图像质量，不增加梯度脉冲时间（图 5-60）。

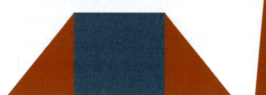

图 5-60　传统梯度爬升与智能优化梯度（同样的时间）

4. 未来的发展趋势　随着磁共振技术的不断革新和发展，未来的磁共振相信将越来越降低噪声，有报道提到随着 Fingerprinting 等新技术的出现，未来的磁共振的检查声音会实现"音乐"扫描，即在整个扫描过程中梯度的切换可以组成音乐旋律，给患者和医务工作者带来更安静愉悦的检查环境。

（十四）自由呼吸技术

临床二维心脏电影成像需要患者多次屏气，并依靠 ECG 触发进行成像，极大地依赖于患者的屏气能力，同时限制了三维心脏电影成像的应用。自由呼吸技术是指在自由呼吸情况下，不需要 ECG 触发和导航波等监控心脏运动的技术便可以进行心脏电影成像。该技术避免了由于回顾性门控导致的 K 空间数据不均匀分布问题，优化了采集顺序，对呼吸和心脏自门控自由呼吸三位心

脏电影成像的应用有很大的价值。

1. 磁共振体部成像所面临的挑战　众所周知，在诸多部位检查时患者的各种生理运动及非生理运动所造成的伪影对磁共振影像的影响很大，据 2015 年美国放射学会的数据统计，因运动等因素所造成的不必要重复检查占去了全部检查的 1/5，每年给医院至少造成 14 万美元经济损失。体部成像最大的难题就是如何消除呼吸运动的影响，其最原始的方法依赖训练患者屏气、绑腹带来减少伪影；近些年，多种关于运动纠正技术相继被推出，最简单的方法就是通过多次平均方式来减少相位相关伪影，其次是各种呼吸门控 / 触发 / 导航技术用于腹部成像，同时配合一些快速或超快速序列的应用，更高级的方法是通过一些能够纠正运动的脉冲序列如刀锋技术来实现。然而这些方法都需要增加扫描时间及患者均匀的呼吸节律控制，

同时都只能用于二维成像。如何应对不能配合的患者如婴幼儿、老年及特殊患者，取得高分辨影像成了一个亟待解决的难题。

2. 磁共振体部自由呼吸成像技术的推出及技术原理　早在 1973 年磁共振发明之初，Lautebour 就提出了放射状采样，但是由于放射状采样需要随时间变化的精准的相位编码，也就是通过精准梯度的施加时间和切换率来获得，因一直受到硬件的限制而无法真正在临床上开展，替之的是刀锋技术。如图 5-61 所示，刀锋技术 K 空间填充方式为每一个数据片为一次激发采集的数据，每次激发采集 N 条 K 空间数据线。

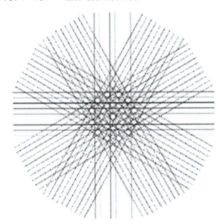

图 5-61　刀锋技术 K 空间填充方式

刀锋技术在每次激发后采集 N 条 K 空间中心数据，旋转一定角度后进行第二次激发采集，直至填充完整个 K 空间。通过后处理重建方法，刀锋技术可以纠正成像区域的旋转与平移运动。由于梯度回波序列及平面回波序列需要更为复杂的相位纠正算法，刀锋技术常局限用于快速自旋回波序列。

随着磁共振系统的梯度、线圈及计算机系统性能的提升，真正的放射状采样得以实现，意味着磁共振体部成像进入自由呼吸成像时代。

3. 磁共振体部自由呼吸成像的现状及未来趋势　西门子公司于 2015 年首次推出了磁共振体部自由呼吸成像技术 StarVIBE，该技术在层面间采用笛卡尔采样、层面内采用放射状采样。与刀锋技术的叶片不同，由于具备优秀的硬件平台保障，它的每一条数据编码线均通过 K 空间中心，使中心区域数据过采样，保证了图像的高对比度及分辨率，同时因其相位编码在不同的读出方向，所解析图像不受 XY 方向上相位偏移的干扰，也就对运动不敏感，实现了 3D T_1 高对比及增强扫描，不仅解决了呼吸运动对图像质量的影像，同时提高了图像的分辨率（图 5-62）。

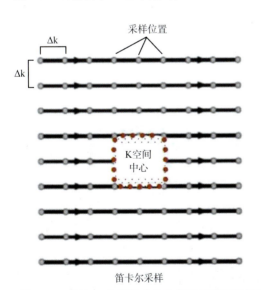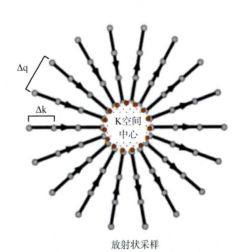

笛卡尔采样　　　　放射状采样

图 5-62　传统 K 空间笛卡尔坐标系采样以及体部自由呼吸成像所采用的 K 空间放射状采样的区别

对于各种组织结构不同所造成的磁敏感伪影，放射状采集同样不敏感，相比于传统 3D T_1GRE 序列，放射状采集在如肺部等具有气体 - 组织界面区域都可以更好的消除伪影。结合高效的频谱选择抑脂技术如 SPAIR 技术，实现了体部各部位如头部、颈部、食管、肺部、肝脏等部位的自由呼吸高分辨容积成像，具有较高的临床和科研价值。

也有部分厂家推出了依赖于门控的自由呼

吸成像技术，但采集时间相对较长，图像质量也受限于患者的呼吸频率等多方面因素，相比较StarVIBE原理并不相同。

（十五）多层同时技术

多层同时技术（Simultaneous Multi-Slice，SMS）开创了磁共振同时多层采集的时代，实现了极速、精准和大数据采集的成像效果。革命性的架构革新带来极致的系统稳定性，实现了磁共振由单层到多层的跨越。同时多层技术开启了磁共振从单层到多层的时代。该技术可以让DSI在15min内完成，且可以显著提高fMRI的时间采集效率，提高高级功能成像的精确度。该项技术实现了极速、准确和大数据采集的成像效果。该技术的临床研究也已经很多，其中多层弥散成像技术不仅可以应用于头部，也可以应用于肝脏、肾脏和盆腔等部位的扫描，还可以做大范围弥散。

1.多层磁共振成像 多层磁共振成像（simultaneous multi-slice，SMS）技术，在该技术诞生之初，有学者也把它称为Multi-band成像技术，其实这是不科学的，SMS技术不仅具有多个射频段的RF脉冲，为了得到优异的图像需要进行大量射频激发、图像重建、脉冲优化等方面的改进，下面看一看究竟什么是SMS成像技术，如何才能得到高质量的SMS图像，在SMS成像中具有哪些技术挑战，又是通过什么技术革新才实现的。

（1）多层MRI成像技术概况：SMS技术又称多层MR成像（simultaneous multi-slice，SMS）技术，它是加速采集技术（parallel imaging，PI）的一个巨大进步，它同时对多个层面进行激发并且对采集到的信号用相同的方式同时进行空间编码（图5-63）。为了提高成像速度，传统的方法是应用并行采集加速采集技术来提高成像的速度，在并行采集技术中（基于图像域的SENSE技术和基于K空间的GRAPPA技术），相位编码方向采集的数据量会下降（under-sampled），而缺失的信息由RF接受线圈相控阵单元所接收到的空间相位敏感度信息补充得到，传统加速采集技术由于采样数量的下降，重建所得到的图像信号噪声比（Signal to Noise Ratio，SNR）会被降低，降低的幅度与加速因子的平方根倒数成反比，这也限制了传统加速采集技术的应用范围。

SMS技术提供了另外一种降低扫描时间的方法，理论上，该项技术带来的扫描速度的提高的倍数就是该技术可以同时采集的层数，常用的如可以同时采集2层或者4层甚至更多层。由于该技术没有降低取样的数量，因此不会像常规并行采集技术那样带来SNR的降低。另外，未来SMS技术也有望可以和传统并行采集技术结合起来进行应用，进一步提高扫描速度。图5-63中左图为一副单层采集图像，RF每激发一次采集一层图像，右图为SMS采集模式，每次激发多层图像，显著提高了采集速度，该例中SMS=4。

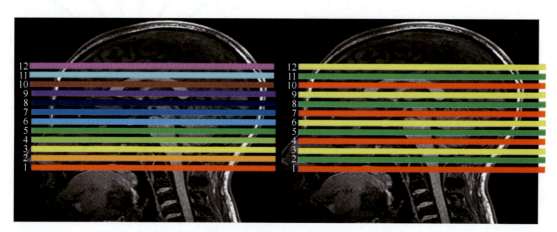

图5-63 单层采集图像与MS采集模式多层图像

（2）如何才能得到高质量的SMS图像：如磁共振的技术发展史上其他任何一项技术一样，SMS技术通常情况下也需要作出其他方面的牺牲

才可以独立应用的，也需要与其他技术之间进行妥协。为了重建出高质量的SMS同时采集所得到的多层图像，有下面几个问题需要解决。

第一是如何避免同时采集到的不同层面图像间的干扰，最大限度地提高图像质量，对于多次激发成像，依托西门子最新的CAIPIRINHA（鸡尾酒成像）技术，为该问题解决提供了一个很好的解决方案。对于单次激发磁共振成像，如传统的EPI DWI成像，blipped-CAIPIRINHA采集成像技术成功地解决了该问题。

第二需要解决的问题就是如何降低射频脉冲能量的特异性吸收率（specific absorption rate，SAR），SAR值与RF脉冲同时激发的层面数量的平方成正比。层数非依赖性射频脉冲（power independent of number of slices，PINS）为SAR值问题提供了一个解决方案，另外，PINS和传统的SMS RF脉冲技术结合也可以作为解决该问题的方案。

第三需要解决的一个问题是层面间相互干扰所产生的伪影，临床中需要把相邻的层面进行明确的区分以避免来自不同层面的信号的干扰，特别是在检测fMRI等一些微小信号改变的时候。而基于层面GRAPPA的LeakBlock算法的提出最大限度地减少这种层间干扰，以及VERSE和SLR重建算法。为了降低SMS成像中采集的每一层ghost伪影（不同层面位置的N/2ghost伪影都存在相位差）而研究出的双核（dual kernel）基于层面GRAPPA重建算法，另外具有区分能力的GRAPPA内核算法可以分别应用在具有层面卷折的原始K空间的偶数和奇数编码线上，从而可以明显降低ghost伪影，下面将详细介绍这几个方面

的技术。

（3）MS-CAIPIRINHA技术和blipped-CAIPIRINHA采集成像技术

1）MS-CAIPIRINHA技术：CAIPIRINHA技术（鸡尾酒成像技术）在进行"欠采样（undersampling）"的同时优化了K空间的数据填充方式，因此与传统并行采集加速技术相比在保证采集速度的同时提高了图像质量，MS-CAIPIRINHA技术是传统鸡尾酒成像技术的革新，它进一步提高了在层面方向上K空间的填充方案，进一步提高了同时采集的多层图像的重建质量。该技术的原理如下：首先利用不同的射频脉冲组合，产生具有特定相位周期的信号，这些特定的相位周期信号就会使得SMS同时采集的不同层面间发生相互位移，从而使得不同层面间相应体素的距离增加，可以更好地利用由相控阵接收线圈所接收的空间相位敏感性信息，从而使得重建出来的图像层间干扰减小，提高图像的重建质量。

MS-CAIPIRINHA技术对于多次激发的序列有效地提高了图像的重建质量，但是对于常规单次激发的SS EPI DWI成像并不适用，要提高后者的图像重建质量，首先需要借助于下面将要提到的blipped-CAIPIRINHA采集成像技术。

图5-64具有不同相位调制的4组RF脉冲（脉冲1到4），不同RF脉冲组合可以使相位编码方向上的每层图像具有特定的相位周期，序列的实数部分和虚数部分如图所示。图5-64B仅用一个

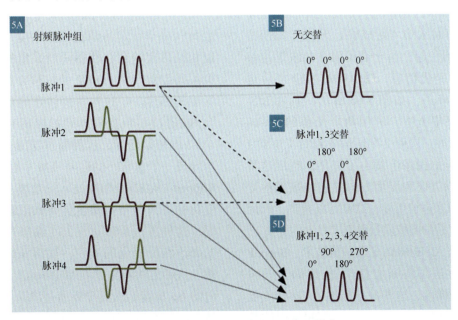

图5-64　利用交替RF脉冲进行多层激发

RF 脉冲序列，产生无相位周期（0°，0°，0°，0°）的信号。图 5-64C 脉冲 1 和脉冲 3 的交替应用对于层面 1 和 3 无相位周期产生，对于层面 2 和 4 产生 180° 的相位周期。图 5-64D 中 4 个射频脉冲的交替使用对于每一层都可以产生一个特定的相位周期（0°，90°，180°，270°）。

图 5-65A 标准的 4 倍加速同时采集 4 层的实验，每次激发（沿相位编码线方向）施加相同的脉冲，导致 4 层之间相互重叠。图 5-65B 中 CAIPIRINHA 4 倍加速同时采集，利用脉冲 1 和脉冲 3 交替进行激发，使得层面 2 和层面 4 具有 180° 相位周期，根据傅里叶变换原理，在最终的卷折图像上，层面 2 和层面 4 相对于层面 1 和层面 3 发生了 FOV/2 的位移。图 5-65C 中 CAIPIRINHA 4 倍加速同时采集，使用射频脉冲 1、脉冲 2、脉冲 3、脉冲 4 轮流进行激发，使得每一层都具有一个不同的相位周期（0°，90°，180°，270°），在重建后的卷折图像上，每一层相对于下一层均发生了 FOV/4 的位移。

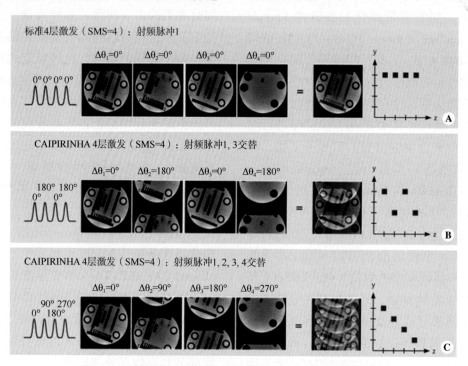

图 5-65　具有不同相位周期的信号与不同层面间的相对位移

4 倍加速同时采集 4 层成像，无相位周期的各层直接重合到一起，由于沿层面方向缺乏足够的相位敏感性变化信息，GRAPPA 重建之后可以看到较大的噪声。如图 5-66 所示，利用 MS-CAIPIRINHA 采集方案，利用两个交替的 Multi-band RF 射频脉冲，层面 2 和层面 4 相对于层面 1 和层面 3 在卷折的图像上发生了位移，利用这种方式，相位编码方向和层面方向的相位敏感性变化信息均可以用来进行重建，结果可以看到，利用 GRAPPA 重建之后的图像质量得到了极大的提高。

2）Blipped-CAIPIRINHA 采集成像技术：Blipped-CAIPIRINHA 方法是在施加 Gy 相位编码的同时施加断续的 Gz 梯度，这些额外施加的 Gz 梯度使得同时采集的多层图像的每一层 K 空间编码线都会具有一个特定的调制相位角度，这些特定的调制相位角度的存在使得同时采集的两层之间在相位编码方向产生 FOV/2 的位移（右上方显示了受影响的图像）。另外需要注意的重要一点是每一个 Gz 通过一个有限厚度的层面后，都会产生一个 2δ 的相位变异，这种通过层面微小的相位差将会导致一个非常小的信号衰减（通常不到 1%）。Blipped-CAIPIRINHA 技术的重要一点是反复利用变化的正向和负向梯度脉冲来限制梯度力矩的作用，这种方法会阻止在 EPI 编码过程中通过层面的微小相位变化的累积，从而导致较大的信号衰减。这种方法解决了在 Wideband 方法中只采用正向的 Gz 梯度，从而导致通过层面失相位的累加和体素倾斜伪影，因此 Blipped-CAIPIRINHA 技术使

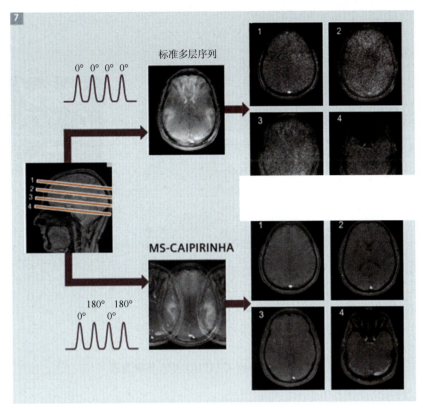

图 5-66　脑成像实验图像

得 CAIPIRINHA 技术在 SMS 成像中，控制的同时采集图像卷折的效率大大提高。为了在不同层之间产生特定的位移，这些断续的 Gz 梯度脉冲之下需要有适当的面积，以充分利用空间相位敏感性变化信息，提高不同层面图像的重建效果。

因此可以说，Blipped-CAIPIRINHA 重建技术对于单次激发 DWI 成像降低了相邻层面的干扰，提高了图像的重建效果，同时由于 Blipped-CAIPIRINHA 采集方案中 Gz 方向正反向梯度脉冲的交替使用阻止了在 EPI 编码过程中通过层面的微小相位变化的相位累积，提高了 SNR 的同时也降低了层面间的倾斜伪影。

Blipped-CAIPIRINHA SMS-EPI 通过 X、Y、Z 轴（频率、相位、层面）的梯度方案，Gz 梯度的作用为在同时采集的两层图像间产生重建图像所需要的 FOV/2 位移（2B）。在 Blipped-CAIPIRINHA 方法中，不断调整 Gz 梯度（Gz gradientblips）的大小以避免通过层面的相位变化的累积，从而可以避免产生体素倾斜伪影（voxel titling artifacts）。两层图像每层 Ky 编码线的累积相位如图 5-67D 所示。

具有 FOV/2 位移和利用传统并行成像重建技

术所得到的无位移的 g 因子图像比较。所得到的 SNR（1/g 因子）图像如图 5-68 所示，无位移时候信噪比 SNR 下降明显，仅有 68%，利用 Blipped-CAIPIRINHA 方法重建后得到的具有 FOV/2 位移的图像 SNR 达 99%，同时避免了与标准的 wideband 方法相关的 3.5 个体素倾斜伪影。

（4）射频脉冲设计和图像重建算法：当应用 Blipped-CAIPIRINHA 技术进行高加速因子快速采集的时候，为了进一步降低 SAR 值和提高图像质量，序列设计和图像重建因素是需要考虑的。SMS 技术多射频的 RF 脉冲会导致 SAR 值的增高，这对于利用高 SAR 值的 90°～180° 脉冲对进行 DWI 成像是一个非常需要注意的问题。在 SMS 成像时，利用 VERSE 算法可以明显降低 SAR 值，但是 VERSE 算法无法矫正"失共振"的情况下发生的图像畸变，而利用 SLR 算法可以矫正层面在"失共振"的情况下发生的畸变，同时还可以利用高时间带宽乘积（high time-bandwidth product）在 VERSE 算法应用之前提高层面的质量。除了 VERSE 和 SLR，其他一些可以降低 SAR 值的方法在高的层面加速下和（或）超高场成像下特别有效。为了降低射频脉冲峰值能量，其他方案

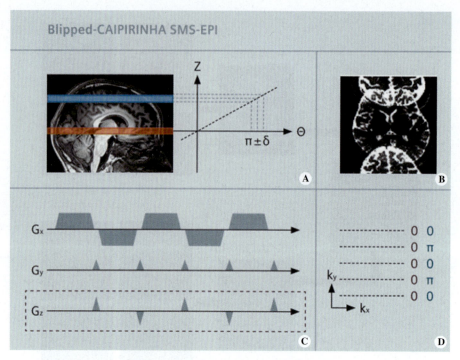

图 5-67 Blipped-CAIPIRINHA 梯度方案

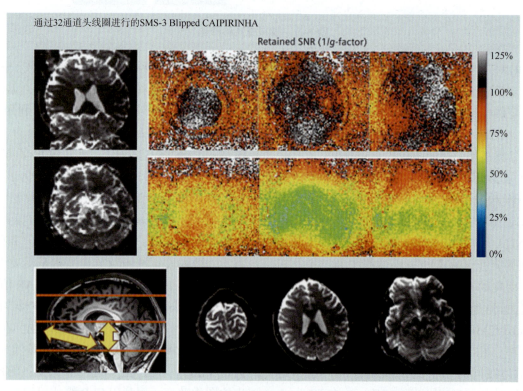

图 5-68 3.0T SMS-EPI 在 SMS-3 加速因子下利用头线圈采集所得到的图像

如相位优化方案，时间移动脉冲（time-shift method）方案等。除此之外，能量层面数量依赖的射频脉冲（the Power Independent of Number of Slices，PINS）和 MultiPINSRF 射频脉冲也作为一个策略被设计了出来，以进行更大范围的层面数

量的激发，而同时没有 SAR 或者峰值能量的提高。

为了进一步减少 SMS-EPI 同时采集的多层图像间的干扰，提出了多种技术手段。如改进的原始 SENSE/GRAPPA 技术，层面 GRAPPA 通过"LeakBlock"重建技术，在 Blipped-CAIPIRINHA

SMS-EPI 重建方案中被广泛地应用，提高了重建的效果。SMS-EPI 重建中另外一个重要的地方就是减小 N/2 图像 ghost 伪影，在 SMS-EPI 成像中，SMS 成像中采集的每一层 ghost 伪影都需要进行校正（不同层面位置的 N/2 ghost 伪影都存在相位差），双核（dual kernel）层面 GRAPPA 重建算法，具有区分能力的 GRAPPA 内核算法可以分别应用在具有层面卷折的原始 K 空间的偶数和奇数编码线上，从而可以明显降低 ghost 伪影。

图 5-69A 中显示 VERSE 算法下沿着相应梯度脉冲的 90° 和 180° 射频脉冲。图 5-69B 显示了在标准单层 90° ～ 180° 脉冲对下和层面加速因子等于 3 条件下的射频脉冲对。这些脉冲既确保了图像质量又限制了射频脉冲的能量即 SAR 值。

LeakBlock Slice-GRAPPA 重建算法能够降低同时采集的不同层面间遗漏信号污染（leakage signal contamination），如图 5-69C 所示，我们可以明显看到，当采用了 LeakBlock Slice-GRAPPA 重建算法后，第 6 层图像中遗漏信号的伪影被极大地降低。图 5-69D 显示了在 SMS=3 利用双核层面 GRAPPA 算法在 Blipped-CAIPIRINHA SMS-EPI 采集方案下对 N/2 ghost 伪影的降低效果（i：具有 FOV/2 位移重建，ii：单核层面 -GRAPPA）。可以看到顶层图像的 ghost 伪影落到了中间层图像 FOV 的中间（由于层间 FOV/2 的位移），当用双核层面 GRAPPA 进行重建时这个伪影被消除了，而单核层面 -GRAPPA 算法中，该伪影仍然存在。

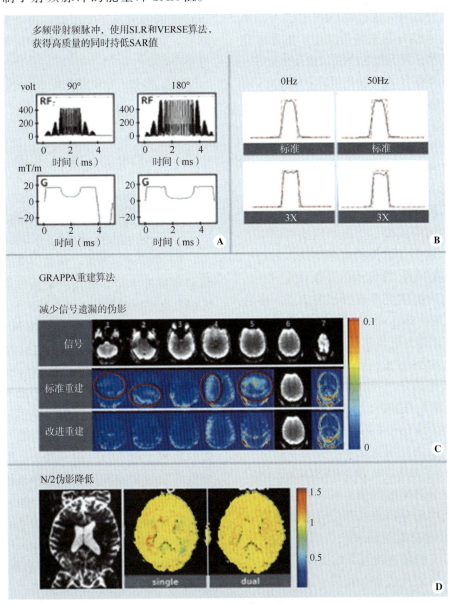

图 5-69　加速因子为 3，SLR 和 VERSE 算法下 Mult-band 90° ～ 180° 脉冲

总之，SMS 技术是 MR 成像领域快速采集技术的又一次革新，它不仅仅提高了成像速度，也可以在相同的扫描时间内使得重建出的图像质量更高，在全身各个领域发挥越来越重大的应用价值。SMS 技术的成功使用需要具有高稳定的磁场均匀性和快速的梯度切换率，同时需要有高密度的发射和接受线圈，具有更高线圈密度的 Tim 4G 技术及独有的集发射与接收于一体的"PowerCore"技术平台无疑也为该技术的成功应用奠定了基础。

（5）SMS 技术未来的发展趋势和应用领域：SMS 的主要优势提供了另外一种降低扫描时间的方法。理论上，这项技术带来的扫描速度的提高倍数就是该技术可以同时采集的层数，常用的如可以同时采集 2 层或者 4 层。SMS 技术也可以和传统并行采集技术结合起来进行应用，虽然这样做起来有很多限制，因为用 SENSE/GRAPPA 对采样的数据进行重建恢复的挑战和重建利用 SMS 同时采集的多层信息遇到的挑战都是一样的。然而，SMS 具有广阔的应用前景且会产生出巨大的成果，由于 SMS 技术的出现，一个崭新的篇章将会出现在 MR 成像的领域。

SMS 在很多对成像速度有要求的成像领域都有重大的影响。在弥散纤维束成像中，SMS 可以一次进行多个方向的成像，这会明显提高图像的质量，在临床中也会有更大的应用空间，另外，就像很多学者所提到的，该技术在骨肌系统、脊柱、体部、心脏都可以提供更多有价值的信息。在功能成像 fMRI 领域，SMS 可以大幅度提高时间采样效率，从而可以得到更高质量的静息态 fMRI 连接图谱。实际上 SMS 技术已经成为了脑连接组计划的一个重要组成部分，对由 NIH 资助的脑连接组计划也将产生重大的影响。

SMS 还使得原来由于扫描时间过长而应用受限的技术具有了新的应用价值。一个比较好的例子就是 RESOLVE DWI 成像，RESOLVE DWI 可以得到高空间分辨率的图像，可以明显降低由于图像的畸变及空间分辨率的降低导致的图像模糊。但是该技术的扫描时间较长，当与 SMS 技术进行融合之后，扫描速度可大幅提高。

总之，SMS 技术代表着 MR 技术进步的新纪元，在未来各个 MR 临床应用领域，该技术一定会发挥越来越重要的作用。

2. 多层同时成像　磁共振最重要的两个发展方向是更快的扫描速度和更好的图像质量。MultiBand SENSE（简称 MB SENSE）于 2015 年在业界率先获得多层同时成像的 FDA 许可。正如 CT 由单排发展到多排，MB SENSE 实现了磁共振从单层到多层的飞跃，是磁共振发展史上里程碑式的创新技术，磁共振扫描从此进入了多层时代。MB SENSE 由采集和重建技术构成，可同步激励多个容积以缩短成像采集时间，或者在不增加扫描时间的情况下扩大覆盖范围或提高分辨率。

传统的并行加速技术如 SENSE 和 GRAPPA 由于欠采样，重建后图像的信号噪声比会随着加速因子的增加而降低。MB SENSE 利用特殊的射频脉冲同时激发多个层面，由于并没有降低采样数量，在显著降低扫描时间的同时几乎不降低信号噪声比。

（1）优势：MB SENSE 信号噪声比损失小

$$SNR_{SENSE}=\frac{SNR_{full}}{g\sqrt{R}} \quad (5-19)$$

$$SNR_{MB\ SENSE}=\frac{SNR_{full}}{g} \quad (5-20)$$

式中，g 为线圈相关常数；R 为 SENSE 加速因子。
MB SENSE= 多层同时激发 +SENSE 重建　（5-21）

（2）MB SENSE 的实现分两步（图 5-70）。

1）多层同时激发：例如，当加速因子为 2 时，将射频脉冲 1 和 2 交替用来激发两个层面，使得它们具有不同的相位（0°，180°）。

2）SENSE 重建：利用线圈单元的敏感度信息将采集到卷摺的图像分离。之前的 B_0 预扫描的信息可用于减少层面间相互干扰所产生的伪影。

MB SENSE 技术可同步激励和采集多层单次激发 EPI 序列的多个容积。使用一个多频带射频脉冲进行同步容积激励，SENSE 算法展开同步采集的容积（图 5-71，图 5-72）。根据容积位置在相位方向的 K 空间内引入一个线性相位可改善图像的折叠，由此可导致成像空间内的卷折像素出现空间位移。MB SENSE 可在平面内分辨率和层方向覆盖范围相同的情况下减小 TR，由此缩短扫描时间。MultiBand 采集所节省的时间可用来使 TR 保持不变，同时采集更多层。

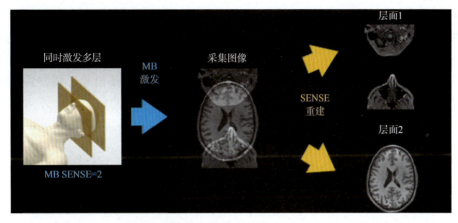

图 5-70　MB SENSE 技术

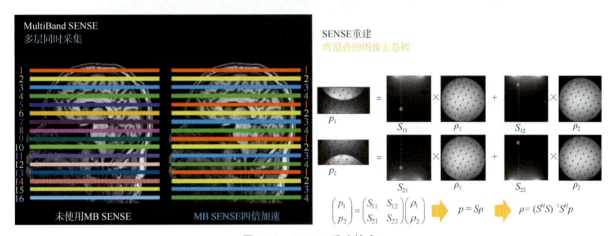

图 5-71　SENSE 重建技术

（3）应用

1）HARDI——大幅度提升扫描速度：随着硬软件技术的发展，多种弥散高级模型被提出，以满足不同的临床科研需求，如 DKI、DSI、NODDI、Q-ball 等。这些模型使用 HARDI—高角度分辨率弥散成像采集，即使用更高的 b 值和更多的梯度

方向，并导致扫描时间大幅度增加。例如，使用传统的方法 HARDI 要扫描近 20 分钟甚至更长，使用了四倍加速的 MB SENSE 后，扫描时间降低到仅 4 分半钟而信噪比几乎不受影响。MB SENSE 技术的发明实现了速度与质量的完美结合，将极大地推动高级弥散模型的发展和应用（图 5-73）。

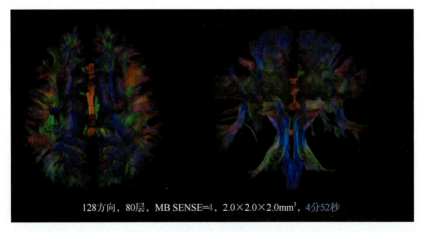

图 5-72　SENSE 技术

2）fMRI——捕捉更多脑功能信号：fMRI 对磁共振速度、精度和稳定性要求很高，常规的并行采集技术若实现全脑覆盖 TR 时间通常在 2 秒以上，难以同时保证高效和空间分辨率。而 MB SENSE 则鱼与熊掌兼得：①最高可实现八倍加速，在相同的时间内可以提高采样数量，可捕捉到更多过去看不到的细微的信号，使得脑功能成像更加精准。②将 TR 降低到 0.8 秒甚至更短，采集到高频的呼吸和心搏信号，滤波去除后 fMRI 信号的灵敏性和特异性更高。

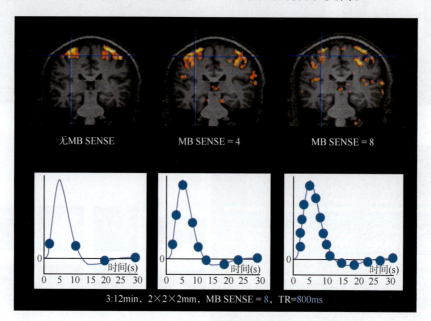

图 5-73　MB SENSE 脑功能成像

3）NODDI——神经突方向分布和密度成像：NODDI 是一种利用扩散来描述神经突形态的技术，其中神经突密度（ODI）在白质中量化轴突的弯曲和分叉度，灰质中体现量化树突的蔓延程度，而方向分散度量化神经突方向的离散程度（图 5-74）。NODDI 可用于灰白质的微结构成像、大脑发育、老年化、神经障碍的相关研究。MultiBand SENSE 可以将 NODDI 成像时间从过去的 15 分钟缩短到不到 4 分钟，极大地提高了 NODDI 的扫描速度。

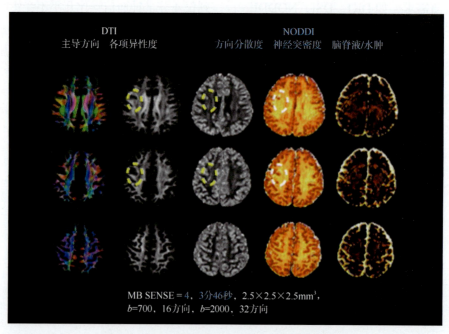

图 5-74　MB SENSE 神经突方向分布和密度成像

其优势是降低 SAR 值，扫描更安全。特别吸收率（SAR）最大值随着射频脉冲同时激发层面数增加而上升，这不仅影响 MB SENSE 使用更高的加速因子，且被扫描者可能会出现局部的灼热感及体内温度上升。MB SENSE 基于 DNA 全数字网络架构，通过降低射频最小驻留时间实现脉冲优

化，最终降低 SAR 值，提高扫描的安全性，独有的四维多源发射可进一步降低 SAR 值。由于 DNA 架构的梯度最小驻留时间为业界最低的 100 纳秒，大幅度提升梯度的性能和稳定性，改善对梯度要求极高的弥散和脑功能成像的图像质量（图 5-75）。

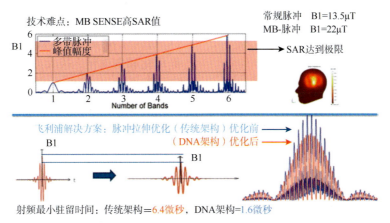

图 5-75 MB SENSE DNA 架构降低 SAR 值

（十六）超高磁场成像应用

超高场磁共振人体成像由于其先天的高场强优势，直接为成像带来了更高的信噪比、更好的对比度、更强的 BOLD 效应和更宽幅的波谱。

在临床上，由于超高场下人体纵向弛豫（T_1）增加和横向弛豫（T_2）减小，超高场磁共振人体成像在其他成像方式上也显示出特别的优势，如 T_1 加权、T_2、T_2^* 加权、弥散加权影像（DWI）、弥散张量影像（DTI）、灌注成像（PWI）和磁敏感加权成像（SWI）等都会得到明显的提高。9.4T 场强磁共振的 SWI 相对于 3T 可以看到更细微的静脉血管，这对于静脉血管病、肿瘤、退行性病变等都有较大的诊断意义。

科研中，对于脑功能、波谱等成像方式，超高场会带来更高的信号敏感度，这对于神经科学、认知科学的研究具有重要意义。

经过二十多年的研究开发，超高场磁共振人体成像在医学和神经、认知科学等领域展现了巨大的潜力。目前，供临床使用的 7T 产品已经推出，传统的技术难点也逐步被克服。相信未来 7T 产品会像 3T 产品一样迅速普及，更高场强的设备也有望在科研中发挥更大的作用。

（十七）快速成像技术

1. 压缩感知（compressed sensing，CS）**技术** 压缩感知是直接感知压缩之后的信号，通过有选择地采集少量重要数据，并采用有效的重构算法来完成原始信号的重构，实现缩短信号采集时间、减少计算量并在一定程度上保持原始信号的重建质量。与传统扫描方法相比，利用压缩感知技术可以大大加快成像速度，缩短扫描时间。结合压缩感知技术不仅具有显著的时间分辨率优势，同时具有令人满意的空间分辨率，因此其在临床 MRI 上的运用备受关注。

并行采集技术（parallel acquisition technology，PAT）图像采集时间在临床 MR 成像中是一个极为重要的方面，随着多通道线圈技术、并行采集技术（PAT）和相应重建方法的进步，几乎所有的临床应用图像采集技术大大缩短。这些技术使得如腹部 MR 成像中的屏气时间缩短，动态扫描的时间分辨率更高，在采集时间不变的前提下也可以提高图像质量。今天，并行成像技术几乎在每一个临床应用领域都扮演着非常重要的角色。

2. 多层成像（simultaneous multi-slice，SMS）**技术** 这是并行成像技术（parallel imaging，PI）的一个巨大进步。在前文已有比较详细的介绍。

（十八）磁共振弹性成像腹部弹性成像

磁共振弹性成像为肝脏成像提供了一个全新的成像维度，用于肝脏纤维化诊断。以 MR-Touch 磁共振弹性成像技术为例（图 5-76），它采用有源驱动产生一个剪切波，并通过一个无源驱动传播到腹腔。成像过程中无源驱动被放置在肝脏上方以产生振动。MR-Touch 扫描和振动同步进行来采集剪切波信号，通过重建 MR 弹性图像来对肝脏进行硬度评估。

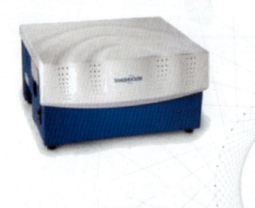

有源剪切波驱动器

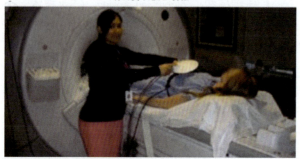

无源驱动器

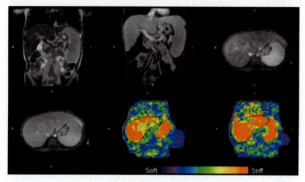

腹部弹性成像

图 5-76　磁共振弹性成像腹部弹性成像相关设备及影像

结构图像显示肝脾大，肝脏外形光滑，无明显肝纤维化的形态学改变。MR-Touch 图像显示肝硬度显著增加，经活检证实表明存在显著的肝纤维化。

（十九）^{13}C 标记超极化生物探针 MR 成像

^{13}C 在生物体自然丰度很低，很难获得其 MR 信号。超极化（hyperpolarization）可以通过转移高度极化的电子自旋到原子核自旋，从而提高热平衡状态下原子核的极化来增加磁共振的信号。超极化后磁共振信号可以提高到 10 000 倍以上。商品化的极化分子探针设备，如 SPINlab，就是将 ^{13}C 超极化和探针标记整合在一起，使其合成过程简单化和自动化，极大方便基础研究和临床研究过程（图 5-77）。

多种 ^{13}C 标记生物探针及其相应的不同产物已经被广泛用于肿瘤、心血管系统和神经系统代谢环节的研究中，并且已经取得满意的研究成果，如表 5-3 所示。

表 5-3　^{13}C 标记生物探针相应产物及应用

标记探针	产物	应用
[^{13}C] 丙酮酸	乳酸、丙氨酸	肿瘤代谢
[^{13}C] 乙酸盐	乙酰 CoA	肿瘤、心肌代谢
[^{13}C] 葡萄糖	乳酸	肿瘤、心肌和神经元代谢
[^{13}C] 谷氨酰胺	谷氨酸盐	神经系统研究

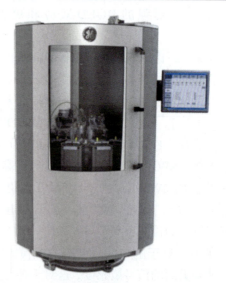

图 5-77　SPINlab 超极化分子探针合成器

（二十）多模态应用

多模态图像融合技术：影像学检查（X 线、CT、MR、超声、PET）在临床检测、诊断和分析等临床科研中发挥着重要作用；而多模态图像融合技术可以有效地将不同影像学方法所得的图像和数据同时显示和处理，全方位提升工作质量和效率。

PET/MR：PET 成像能够在分子和细胞水平对生物学过程进行可视化和检测，其与解剖成像的结合发展也一直不断突破，如一体化 PET/MRI 扫描在近几年已逐步在有条件的临床机构开展。将这两种成像模态结合在一起同时扫描，可以有效减少匹配误差和扫描时间。不同于 CT，MRI 不仅没有辐射剂量的问题，还可以提供更多的对比度图像及更好的软组织对比度，更为重要的是，MRI 还可以提供功能信息，如灌注、水扩散、代谢物的波谱成像等；但如果与 PET 相比，MRI 的灵敏度很低（PET：$\sim 10^{-12}$mol/L；MRI：$\sim 10^{-5}$mol/L），因此，PET 依旧是分子影像必要工具。将 PET 与 MRI 结合在一起的多模态成像将继续发挥 PET 在分子影像的优势，结合 MRI 的多对比度影像及更高的软组织对比度，使 PET 基于生化反应的分子影像与 MRI 基于物理的功能信息形成互补。

（二十一）MRI 引导的治疗

磁共振图像引导的放疗（MR-RT）基于极佳的软组织对比度，以及多方位扫描、多对比度成像的特点，MR 在放疗定位中的潜在优势非常明显。

随着公众对于安全和微创治疗的需求越来越大，MR 引导的高强度聚焦超声（MR-HIFU）作为一种无需外科手术的治疗方法应运而生。由于磁共振成像能提供更好的可视化能力，在治疗过程中，温度和组织的变化会实时显示，高强度声波可借此精确地靶向针对每个病灶，其效果就像用放大镜将太阳的光线聚在一点，高温的聚光点足以破坏肌瘤内的细胞以达到治疗目的。磁共振成像技术提供了理想的引导系统。它包括极好的解剖分辨率、保证定位和治疗计划的精度达到毫米级水平；磁共振特有的测温序列保证治疗时的温度控制在有效的范围，保证了治疗的安全性。MR-HIFU 作为一种新兴的替代治疗方法，在子宫肌瘤射频消融、肿瘤骨转移姑息性治疗等领域具有独特的应用价值。

磁共振图像引导介入治疗在全球范围内随着科技的进步而不断地改进。医院寻求以更低的整体成本提供更高质量的服务；患者寻求了解更细致、易懂的病情；在治疗中追求更低复发率的治疗方案；跨影像学方法、跨临床领域的合作日益增多。这些趋势在不断推动医学界通过 MR 引导下的治疗方法减少治疗的副作用，实现精准治疗。MR 在放疗定位中的潜在优势非常明显。MR 可以提供极佳的软组织对比度，实现多种定位需要的对比度（如 T_2W、DWI、DCE），可以对健康的器官和肿瘤的形态与功能进行精确成像，这些都有利于医生更好地进行介入治疗。相对于 CT，MR 在腹部特别是前列腺癌变区域的形态显示方面更佳，弥散成像可以进一步提高医生对于定位的信心。与磁共振相关的介入治疗方案逐渐被医学界人士关注，其中具有代表性的包括射频消融和聚焦回波超声。二者都是针对体部肿瘤而出现的全新治疗方案，其共同的要求就是需要足够宽阔的扫描孔径，70cm 孔径可基本满足这一要求。

四、造 影 剂

造影剂，又称对比剂（contrast media），是为增强影像观察效果而注入（或服用）到人体组织或器官的化学制品。这些制品的密度高于或低于周围组织，形成的对比可借用某些器械显示图像。如 X 射线成像观察常用的碘制剂、硫酸钡等。造影剂的使用是 MRI 神经系统检查中的一个重要组成部分，它使颅脑和脊髓病变的检出率和诊断正确率大大提高。

（一）造影剂分类

MRI 中应用的造影剂的种类包括如下几类。

（1）顺磁性阳性造影剂。常用的有 Gd-DTPA（马根维显、磁显葡胺）、Mn-DPDP 等。其作用主要是使 T_1 缩短，在 T_1 加权像上呈高信号。

（2）超顺磁性物质。常用的有超顺磁性氧化铁颗粒（SPIO），有 AMI-25 和 Resovist 等。其作用主要使 T_2 缩短，在 T_2 加权像上是低信号。

（二）临床应用

MRI 造影剂在临床检查中应用的主要目的在于下述几点。

（1）鉴别肿瘤和水肿组织，显示平扫时无法显示的病灶。

（2）帮助病变的定性诊断。

（3）帮助显示微小病变，如管内听神经瘤、垂体微腺瘤等。

（4）节省检查时间。

（三）常见造影剂的概述

磁共振造影剂是通过内外界弛豫效应和磁化率效应间接地改变组织的信号强度，按增强类型可分为阳性和阴性造影剂两大类；按造影剂的生物学分布，可分为细胞外间隙非特异性分布造影剂、进入细胞内或细胞膜结合造影剂、血池分布造影剂等。

1. Gd-DTPA 目前应用最广泛的造影剂即 Gd-DTPA，中文名为二乙三胺五醋酸钆或钆喷酸葡甲胺盐，商品名为马根维显（magnevist）。

（1）Gd-DTPA 的作用原理：Gd-DTPA 是一种顺磁性物质，Gd^{3+} 具有 7 个不成对电子，其不成对电子与质子一样为偶极子，具有磁距。电子质量很轻，但其磁距约为质子的 657 倍。在无顺磁性物质的情况下，组织的 T_1、T_2 弛豫是由质子之间的偶极子 - 偶极子相互作用，形成局部磁场波动所引起的。在有不成对电子的顺磁性物质存在时，电子的磁化率约为质子的 657 倍，从而产生局部巨大磁场波动。此时，大部分电子的运动频率与 Larmor 频率相近，而使邻近质子的 T_1、T_2 弛豫时间缩短，即形成所谓质子偶极子 - 电子偶极子之间的偶极子 - 偶极子相互作用，引起所谓质子磁豫增强，其结果造成 T_1 和 T_2 弛豫时间缩短。在 Gd-DTPA 浓度较低时，由于机体组织的 T_1 弛豫时间较长，故造影剂对机体组织的 T_1 弛豫时间影响较大。然而，随着 Gd-DTPA 浓度增加，T_2 缩短效应渐趋明显，当 Gd-DTPA 浓度大大高于临床剂量，T_2 缩短甚著，以致 T_2 的增强作用掩盖了 T_1 增强作用，此时如采用 T_2 或 T_2^* 加权成像，含造影剂部分组织则显示为低信号，这种情况称为阴性造影。所以高剂量的 Gd-DTPA 也可用作阴性造影剂。由此可见，MRI 造影剂对组织信号强度的影响与其在组织中的浓度有非常密切的关系。

（2）Gd-DTPA 的临床应用

1）Gd-DTPA 为离子型细胞外液造影剂，不具有组织特异性，但可用于全身 MR 增强扫描。

2）Gd-DTPA 的临床应用常规剂量为每千克体重 0.1mmol，FDA 最大允许剂量为每千克体重 0.3mmol。

（3）目前临床上 Gd-DTPA 主要用于以下几个方面。

1）脑和脊髓病变，由于 Gd-DTPA 不能透过完整的血脑屏障，因此如果脑组织内出现强化提示血脑屏障的破坏，如肿瘤、炎症、梗死等。增强扫描有助于发现病变和病变的鉴别诊断。

2）垂体腺瘤或微腺瘤的检查。

3）脑灌注加权成像，主要用于急性脑缺血的检查，也可用于肿瘤等病变的检查和研究。

4）腹部脏器如肝、胆、胰、脾及肾脏的动态增强扫描。

5）心脏灌注加权成像，可显示心肌缺血，延时扫描还可评价心肌活性。

6）对比增强 MRA（CE-MRA）。

7）全身其他部位病变的检查，特别是肿瘤病变的检出、诊断及鉴别诊断。

8）可用于部分碘过敏患者的肾动脉 X 线造影或肾排泄性造影。

（4）Gd-DTPA 的安全性及副作用：Gd-DTPA 是非常安全的造影剂，半数致死量（LD_{50}）为每千克体重 20mmol 左右，其常规应用剂量为每千克体重 0.1mmol，其安全系数（半数致死量/有效剂量）高达 200（碘造影剂的安全系数为 8～10）。

Gd-DTPA 的副作用发生率很低，文献报道为 1.5%～2.5%，多表现为头晕、一过性头痛、恶心呕吐、皮疹等。严重不良反应的发生率极低，为百万分之一到百万分之二，可表现为呼吸困难、血压降低、支气管哮喘、肺水肿，可导致死亡。出现严重反应者多原有呼吸系统疾病或过敏病史。

关于 Gd-DTPA 副作用的发生机制仍不清楚。目前，大多数作者认为主要与钆剂本身的化学毒性有关。Gd-DTPA 副作用的高危因素及其副作用的预防和处理均与水溶性含碘造影剂相仿。

一些厂家已陆续开发出非离子型细胞外液 MR 造影剂，如先灵公司的 Gd-DO3A-butrol、奈科明公司的 Gd-DTPA-BMA（欧乃影）和博莱克公司的 Gd-HP-DO3A 等，这些非离子型造影剂渗透压低，安全性得以进一步提高。其中欧乃影已经在国内市场销售。

2. 血池性造影剂 不易透过毛细血管基底膜，

在血管内滞留的时间较长，适用于灌注加权成像和对比增强MRA。血池性造影剂根据成分和结构不同可分为两类。

（1）钆与大分子的复合物：利用钆喷替酸葡甲胺（Gd-DTPA）与大分子物质如白蛋白、葡聚糖等连接，形成分子量超过2000Da的大分子复合物。该造影剂有两个优点，一是在血管内停留时间延长，另一个是其短T_1效应较Gd-DTPA更强。

（2）极小超顺磁氧化铁颗粒：其基本成分与网状内皮细胞性造影剂相仿，但直径要小得多（约为20～30nm），可以躲过网状内皮系统的廓清作用，因而在血液中的滞留时间明显延长，表现为短T_1短T_2效应，最后仍被网状内皮细胞清除。

3. 网状内皮细胞性造影剂　该类造影剂主要为超顺磁氧化铁颗粒，颗粒直径40～400nm，表面用葡聚糖包裹。由于血液中直径在30～5000nm的颗粒主要经网状内皮系统清除，因而静脉注射后该类造影剂进入肝脏及脾脏的网状内皮细胞，产生短T_2效应，在肝脏库普弗细胞可摄取造影剂颗粒。由于正常肝脏存在库普弗细胞，而肿瘤内一般无或少含库普弗细胞，因此造影剂能增加肿瘤与肝实质间的对比，从而提高肝脏肿瘤的检出率。目前有多种网状内皮细胞性MR造影剂已经商品化，如AMI-25和Feridex（菲立磁）等。

4. 肝细胞特异性造影剂　这类造影剂由于其特殊的分子结构，因而能被肝细胞特异性地摄取。目前，该类造影剂已经在临床上得到应用。临床上，肝细胞特异性造影剂主要用于提高肝脏肿瘤的检出率，对鉴别肿瘤是否肝细胞来源也有较大价值，另外还有作者报道利用肝细胞特异性造影剂进行肝脏MR功能成像。根据分子结构及作用机制的不同，肝细胞特异性造影剂又可分为3类。

（1）钆螯合物：钆与芳香环的螯合物有较高的亲脂性，能被肝细胞摄取并经胆汁排泄。造影剂分子进入肝细胞后，与细胞内的蛋白质相互作用，使组织的T_1值缩短。属于此类对比剂的有先灵公司的Gd-EOB-DTPA和博莱克公司的Gd-BOPTA（Multihance，莫迪司）等。推荐使用剂量也为0.1mmol/kg体重，有较好的安全性。莫迪司已经进入国内市场，这种造影剂既可作为细胞外液造影剂进行动态增强扫描，注射后40～120分钟扫描即可获得肝细胞特异性信息，还可进行排

泌法MR胆管成像。

（2）锰螯合物：主要是奈科明公司生产的Mn-DPDP，商品名为Telsascan（泰乐影），被肝细胞摄取后分解出来的锰能产生很强的缩短T_1的效应，最后也经胆汁排泄。使用剂量为5mmol/kg体重，该造影剂副作用较明显，可引起恶心、呕吐、血压升高等，实验证明高剂量使用时可引起胎儿畸形，因而不能用于孕妇。

（3）肝细胞受体性造影剂：该类造影剂的核心成分为极小超顺磁氧化铁颗粒，表面用阿拉伯半乳聚糖或无唾液酸基胎球蛋白等进行包裹，可通过肝细胞表面的无唾液酸基糖蛋白受体转运到肝细胞内，进入肝细胞后，在肝细胞的微粒体内分解出氧化铁颗粒，产生很强的短T_2效应。该类产品的代表是Guerbet公司的AG-USPIO。

第三节　磁共振成像安全

随着高磁场共振和超高磁场共振检查系统在各个医疗机构的普及，磁共振检查的安全性越来越受到关注。如果磁共振安全检查不当，可能造成设备损坏，严重的会威胁到患者和医护人员的生命安全。磁共振安全主要包括患者安全、医护人员的安全及数据安全。

一、患者安全

在进行MRI检查时，受检者受到静磁场、射频磁场和梯度磁场三种磁场的照射。磁共振的生物学效应是这三种磁场复合作用的结果，静磁场持续存在，射频场和梯度场只有在进行扫描时才存在，而且它们的强度与不同磁共振设备的静磁场强度有关。

从理论上讲，任何一种磁场的作用都将产生相关的生物学效应，这种效应对健康是否有影响，即磁共振是否安全，根据目前的研究资料还不能得出磁共振对机体存在危害的结论，磁共振在医学影像领域依然被认为是最安全的诊断方法之一，但对它的健康效应和远后效应的观察和研究一直为人们所关注。

MRI检查可能产生的危害包括铁磁性物质存在时的禁忌证，如对植有心脏起搏器、人工关节、

心脏瓣膜、动脉瘤夹等金属物件的患者，不能进行磁共振检查。外界的铁磁性物质由于受到静磁场的作用，有可能产生危险因素，因此绝对禁止普通轮椅、输液架、患者转运床、氧气瓶等大型金属物体进入磁共振检查室。

梯度场可能会引起外周神经兴奋，但是目前使用的场强还不足以引起心脏兴奋或心室颤动。FDA规定MRI扫描过程中患者所经受的梯度场变化率不能超过使外周神经出现刺激的阈值，且至少要有3倍以上的安全系数。英国NRPB规定持续10毫秒以上的交变磁场，其变化率不得超过20T/s。磁致光幻视是指在梯度场作用下受检者眼前出现闪光感或色环的现象。在4.0T的静磁场中，$20 \sim 40Hz$的梯度场变化很容易使正常人产生磁幻视。但是常规MRI检查的梯度场一般不会超出上述标准，因此不会引起磁致光幻视等生物学效应。

射频场可能引起致热效应，射频脉冲所负载的能量，被患者体内的氢核接收后，部分以无线电波的形式释放出来，被接收线圈接收；而其余部分以热量形式释放出来，引起患者体温的升高。因此，磁共振中引入了一个全新的防护概念SAR值，即射频能量的特异吸收率，它的定义如下：人体单位体重在单位时间内所吸收的射频能量，即单位体重对射频能量的吸收功率，单位是W/kg。因此对患有发热、排汗功能障碍患者，不宜进行磁共振成像检查。在设定了扫描序列之后，MRI设备会根据输入的受检者体重和扫描序列计算SAR值，如果超SAR会发出提示，以保证受检者的安全。应当注意的是人的睾丸和眼睛对温度的升高非常敏感，因此对于高SAR或长时间MRI检查的致热效应，应该进一步关注睾丸和眼晶状体的健康效应研究。

另外，磁共振检查时还有比较大的噪声，应该注意对听力的保护。无知觉或过度镇静、思维紊乱无法与医生可靠交流的患者，以及有幽闭恐惧症的患者，也不宜进行磁共振成像检查。

目前还没有足够的证据认为MRI对胎儿存在不良影响，MRI对妊娠妇女的安全性仍然是个有争议的话题。为此，FDA至今未对孕妇、婴儿接收MRI检查的安全性做出明确规定，英国NRPB仅建议"妊娠3个月以内的孕妇应谨慎应用"。妊娠期的工作人员对MRI电磁场的接触也应该受到限制，活动范围要尽量在1mT线以外（mT：毫

特斯拉，1mT=10高斯）。

相对另外三种临床常用的医学成像方法（X射线摄影、超声成像、CT）而言，磁共振成像出现的时间最晚，1973年才开始研究（1972年第一台CT发布），1980年才获得第一幅人体图像。因此，尽管一般认为其在现有场强范围内对人体不会造成损害，但是对磁共振成像的危害性仍然必须进行长期的观察和研究。

因此，一般核磁检查中具体要求如下。

（一）禁忌证

（1）身体内装有心脏起搏器及神经刺激器者严禁扫描，并避免进入5高斯线以内（即磁体间内）。

（2）体内存有动脉瘤夹、眼球内金属异物者应禁止扫描。

（3）高热患者应禁止扫描。

（二）相对禁忌证

（1）如体内的人工植入物（义齿、避孕环、金属植入物、术后金属夹、内支架、栓塞用金属圈、血管夹、人工心脏瓣膜、金属缝线、静脉滤器、内固定器、人工关节、人工骨、假肢、假眼、神经刺激器、胰岛素泵及铁磁性宫内节育器等）或者体内的磁性异物（如眼球内异物、体内残留弹）等易造成危害的物体位于扫描范围内时，应慎重扫描，以防止金属物运动或产热造成患者损伤，金属物也可产生伪影而妨碍诊断。如扫描其他部位，也应注意患者有无不适感。

（2）昏迷、神志不清、精神异常、易发癫痫或心搏骤停者、严重外伤、幽闭症患者、幼儿及不配合的患者应慎重扫描。确需行磁共振扫描的，应在医生或家属监护下进行。

（3）孕妇尤其是三个月内的早期妊娠期妇女和婴儿应征得医生同意再行扫描。

（三）扫描注意事项

（1）患者必须去除一切金属物品（包括电子产品及各种磁卡等），最好更衣，以免金属物被吸入磁体而影响磁体均匀度，甚或伤及患者。

（2）扫描过程中患者身体（皮肤）不要直接触碰磁体内壁及各种导线，防止患者灼伤。

（3）文身（文眉）、化妆品、染发等应事先

去掉，因其可能会引起灼伤。

（4）患者应带耳塞，以防听力损伤。

（5）准确输入患者体重。

（6）使用平面回波成像 EPI 扫描时，应注意患者有无外周神经刺激症状，如患者有肢端的刺麻感、肌肉的抽搐等症状，应立即停止 EPI 扫描，而改用其他脉冲序列扫描。

（7）EPI 扫描时，患者两手不能交叉放在一起，双手也不要与身体其他部位的皮肤直接接触，这样可减少外周神经刺激症状的出现。

二、医护人员的安全

对磁共振检查操作及护送患者的医护人员的要求如下。

（1）磁共振室的所有工作人员均必须熟知和遵守本室各种安全事项。

（2）所有需要进入磁体间的各类人员应去除一切金属及磁性物品。

（3）操作人员对患者摆位时，最好面向大门站立，以防无关人员进入。

（4）严禁各类大型金属物体进入磁体间，如铁制的车、床、担架、氧气瓶，非磁共振用高压注射器等，以防造成严重的设备损害，甚至危及人身安全。

（5）各种线圈导线，心电门控导线不能打折、成袢，也不要直接接触患者皮肤及磁体内壁。

（6）心电门控不能与各种表面线圈合用。

（7）各种抢救设备不要带入磁体间内。

三、数据安全

磁共振检查作为当前医疗中非常重要的检查措施，其产生的临床数据也是患者非常重要的医疗数据，一旦发生数据匹配错误或数据丢失等数据安全问题，也会严重影响患者临床诊断治疗的进程，乃至影响到患者安全。而且一旦数据安全发生问题，很可能是系统性的问题，不能及时发现解决的话，可能对一批患者都造成影响。因此我们需要从系统环境、流程设计等方面进行把关，杜绝危害数据安全的事情发生。

常见序列分类

类	序列	缩写	物理原理	主要临床特征
自旋回波序列	T_1 加权成像	T_1	用短重复时间（TR）和回波时间（TE）测量自旋 - 晶格弛豫	对液体产生低信号，如水肿、肿瘤、梗死、炎症、感染、急性或慢性出血 对脂肪产生高信号 顺磁场物质的高信号，如 MRI 造影剂
	T_2 加权成像	T_2	用长 TR 和 TE 测量自旋 - 自旋弛豫	对液体产生高信号 对脂肪产生低信号 顺磁场物质产生低信号 T_1 和 T_2 都用作标准基础和其他序列的比较
反转恢复序列	短暂的反转恢复	STIR	通过设置脂肪信号为零的反转时间来抑制脂肪	在水肿的高信号，如更严重的应力性骨折
	流体衰减反转恢复	FLAIR	通过设定使流体无效的反转时间来抑制流体	腔隙性脑梗死高信号，多发性硬化（MS）斑块，蛛网膜下腔出血和脑膜炎
	双反转恢复	DIR	通过两次反转同时抑制脑脊液和白质	多发性硬化斑块的高信号
梯度回波序列	稳定自由进动成像	SSFP	在连续的循环中保持稳定的残余横向磁化	创建心脏 MRI 影像
扩散加权成像（DWI）	常规	DWI	测量水分的布朗运动	短时间的脑梗死为高信号。使用灌注 MRI 检测梗死核心。和可挽救的半暗带，后者可通过 DWI+ 灌注 MRI 进行定量
	表现扩散系数显著	ADC	通过采用不同 DWI 加权的多个常规 DWI 图像减少 T_2 加权，并且这种改变对应于扩散	短时间脑梗死的低信号
	扩散张量成像	DTI	主要通过水分子在神经纤维方向上的整体更大的布朗运动来绘制图像	通过肿瘤评估白质变形 降低分数各向异性表明痴呆
灌注加权成像（PWI）	动态敏感性对比	DSC	钆对比剂注射，快速重复成像（一般梯度回波，回波平面 T_2 加权）量化磁化诱导信号损失	在脑梗死中，梗死核心和大脑的灌注减少。用扩散加权成像估计梗死核心，可以对挽救的半暗带进行量化
	动态对比增强	DCE	测量有钆造影剂引起的自旋 - 晶格弛豫（T_1）的缩短	
	动脉自旋标记	ASL	成像平板下面的动脉血磁标记，随后进入感兴趣的区域，它不需要钆对比	
功能磁共振（fMRI）	血氧水平依赖性成像	BOLD	血红蛋白的氧饱和度依赖性磁性的变化反映了组织活性	在手术前将高度活跃的大脑区域局部化

类	序列	缩写	物理原理	主要临床特征
磁共振血管造影（MRA）和成像	飞行时间	TOF	进入成像区域的血液还没有饱和，当使用短回波时间和流量补偿时，血液信号会更高	检测动脉瘤、狭窄或夹层
	相位对比 MRA	PC-MRA	两个相同大小但方向相反的梯度被用于编码与自旋速度成比例的相移	检测动脉瘤、狭窄或解剖
敏感性加权成像		SWI	对血液和钙敏感，通过完全流量补偿，长回波，梯度回波脉冲序列来利用组织之间的磁化率差异	检测少量出血（弥漫性轴索损伤照片）或钙

附录 2

各公司磁共振参数序列及名称

磁共振参数序列及名称

	西门子	GE
Pulse Sequence 序列		
Spin Echo	Spin Echo，SE	Spin Echo
Gradient Echo	Gradient Echo，GRE	GRE，GRASS
Spoiled Gradient Echo	FLASH	SPGR
Steady State Free Process	TrueFISP	FIESTA
Ultra Fast Gradient Echo	Turbo Flash	Fast GRE，Fast SPGR
3D Ultra Fast	MP Rage	3DFGRE，3D Fast SPGR
Inversion Recovery	IR，TurboIR，TIR	IR，MPIR
Short tau IR	STIR	STIR
RARE Sequence Rapid Acquisition Relaxation Enhancement	Turbo Spin Echo，TSE	Fast Spin Echo
Gradient and Spin echo	Turbo GSE，TGSE	GRASE
Parallel Imaging	IPAT	ASSET
Flow Velocity Encoding	Phase Contrast	Phase Contrast
Half Fourier Single Shot Turbo（Fast）Spin Echo	HASTE	SSFSE
Cine Study（cardiac）	CINE FLASH	Cine，FASTCARD
Spin echo black blood（cardiac）	dark-blood prepared TSE，HASTE，FLASH	Double IR FSE，FSE-XL with Blood suppression
Spin echo black blood null fat（cardiac）	TRIM	Triple IR FSE，FSE-XL IR with blood suppression
Viability imaging（cardiac）	Segmented 2D TurboFLASH	Myocardial Delayed enhancment（MDE）IR Prep Gated FGRE
Myocardial perfusion（cardiac）	2D TurboFLASH，SS TrueFisp sat or Ir，gre-epi	FGR-ET multiphase
Scan Parameters 扫描参数		
Echo Time，Repitition Time	TE，TR in msec	TE，TR in msec
Inversion Time	TI in msec	TI in msec
# of echos per TR	Echo Train Length，ETL，Turbo Factor	ETL
Time between echos	Echo Spacing	Echo Spacing
Repeated Measurements	Acquisitions，Number of Averages	NEX
RF Pulse in Gradient Echo	Flip Angle	Flip Angle
Scan Measurement Time	Acquisition Time，TA	Aquistition Time
Spacing between Slices	Distance Factor，In%	Spacing

	西门子	GE
Scan Parameters 扫描参数		
Shifting Slices Off Center	Off Center Shift	Off center FOV
Field of View	FOV	FOV
Non-square Field fo View	Rec FOV	Rectangular FOV PFOV
Bandwidth		Receive Bandwidth
Variable Bandwidth	Optimized Bandwidth	VB
Oversampling in Frequency	Oversampling	Always On
Oversampling in Phase	Phase Oversampling	No Phase Wrap
Segmented K-space	Lines，Segments	Views per segment
Time Delay/Block K-space	Time Delay，TD	Intersegment Delay
Patient Orientation Scan	Localizer，Scout	Localizer
Half Fourier Imaging	Half Fourier	1/2 Nex，Fractional NEX
Partial Echo	Assymetric Echo	Fractional Echo
Gradient moment nulling	GMR	Flow Comp
Prep Pulse - Chemically	FAT SAT	FAT SAT，CHEM SAT
Prep Pulse - Spatially	Presat	SAT
Moving Sat Pulse	Travel Sat	Walking Sat

脉冲序列

序号	书中所用名称	GE	西门子	飞利浦	新奥博为	万东医疗	鑫高益	安科	日立	东芝
1	SE	SE	SE	SE	SE	SE	SE	SE	SE	SE
2	FSE	FSE	TSE	TSE	ESE	FSE	FSE	FSE	FSE	FSE
3	SS-FSE	SS-FSE	SS-TSE	SSh-TSE	SS-ESE	SSFSE	SSFSE	FSE16	SS-FSE	FASE
4	HASTE	SS-FSE	HASTE	SS-TSE+half scan	SSP-ESE	HASTE	SS-FSE+half scan	FSE16	SS-FSE	FASE
5	FRFSE	FRFSE	TSE-Restore	TSE-DRIVE	TRESE	FRFSE	FRFSE	FRFSEF	DE-FSE	FSE T$_2$ Plus
6	IR	IR	IR	IR	IR	IR	IR	IR	IR	IR
7	FIR	IR-FSE	TIR/IR-TSE	IR-TSE	IR-ESE	IRFSE	IRFSE	FIR	FIR	FIR
8	FIR-T$_1$WI	T$_1$-FLAIR	IR-TSE T$_1$WI	T$_1$-FLAIR	T$_1$-IRESE	T$_1$-FLAIR	T$_1$FLAIR	IRL/FIR 重-T$_1$W1	FIR T$_1$W1	FIR T$_1$W1
9	STIR	STIR	STIR	STIR	FATSIR-ESE	STIR	STIR	IRS/FIR	STIR	STIR
10	FLAIR	FLAIR	FLAIR	FLAIR	FLUSIR-ESE	FLAIR	FLAIR	IRL/FIR	Fast FLAIR	FLAIR
11	Dual IR-FSE	Dual IR-FSE	Dual IR-TSE	Dual IR-TSE	DIR-ESE	DIRFSE	Dual IR-FSE	/	/	/
12	Propeller	Propeller	Blade	/	Swirller	Blade	RAC	/	/	/
13	扰相 GRE	SPGR/FSPGR	FLASH	T$_1$-FFE	RFSP-GRE	FLASH	GRE+SP	GR/GRL/GRS	RSSG	Field echo
14	三维容积内插快速 GRE	FAME/LAVA	VIBE	THRIVE	VE-GRE	/	GRE3D	/	/	/
15	普通 SSFP	GRE	FISP	Conventional FFE	GRE	GRE	GRE	FISP/GRM	Rephased SARGE	Field echo

242 临床工程学

续表

序号	书中所用名称	GE	西门子	飞利浦	新奥博为	万东医疗	鑫高益	安科	日立	东芝
16	Balance-SSFP	FIESTA	True FISP	Balance-FFE	SSFP	TrueGRE	Balance GRE	/	Balance SARGE	True SSFP
17	双激发 Balance-SSFP	FIESTA-C	CISS	/	DBL-SSFP	/	Dual Balance GRE	/	/	/
18	二维 IR-FGRE T_1W1	FIRM 或 2D FGRE with IR-PREP	Turbo FLASH T_1WI	TFE T_1WI	IR-EGRE	IRGRE	IRGRE	/	RGE	FFE?
19	三维 IR-FGRE T_1WI	3D FGRE with IR-PREP	MP-RAGE	3D TFE T_1WI	3D IR-EGRE	GRE3D	IRGRE3D	/	RGE	3DFFE?
20	SR-FGRE T_1WI	/	Turbo FLASH (SR Prepulse)	TFE T_1WI (SR Prepulse)	SR-EGRE	SRGRE	SRGRE	/	RGE	/
21	T_2-FGRE	FGRE with DE-PREP	Turbo FLASH T_2WI	TFE T_2WI	T_2-EGRE	FGRE	T_2GRE	/	/	/
22	PSIF	/	PSIF	T_2-FFE	/	PSIF	/	/	Time-Reversed SARGE	/
23	DESS	/	DESS	/	/	/	/	/	/	/
24	MEDIC	MERGE(2D)或 COSMIC(3D)	MEDIC	/	/	/	/	/	/	/
25	EPI	EPI	EPI	EPI	EPI	EPI	EPI	/	EPI	EPI
26	IR-EPI T_1WI	FGRE-ET	IR-EPI T_1WI	IR-EPI T_1WI	IR-EPI T_1WI	IR-EPI T_1WI	IREPI	/	IR-EPI	IR-EPI
27	GRE-EPI	GRE-EPI	GRE-EPI	GRE-EPI	GRE-EPI	GRE-EPI	EPI	/	GE-EPI	FEEPI
28	SE-EPI	SE-EPI	SE-EPI	SE-EPI	SE-EPI	SE-EPI	SEEPI	/	SE-EPI	SEEPI
29	PRESTO	/	/	PRESTO	/	/	/	/	/	/
30	GRASE	GE	TGSE	GRASE	ESE-EPI	GRASE	GRASE	/	/	Hybrid EPI

第六章

现代数字 X 射线影像设备及其应用技术

第一节 概　　述

X 射线的发现开启了医学影像学的序幕。随着科学技术的发展，X 射线影像技术和设备不断推陈出新；特别是进入 21 世纪以来，随着计算机和信息技术的飞速发展，X 射线影像技术得到了迅猛的发展。目前，数字平板探测器已经成为数字化 X 射线摄影装置（包括 DR、DSA、乳腺摄影、床旁摄影等设备）的主流影像采集方式。在 CT 方面，随着能量纯化技术、探测器技术和探测器材料等相关技术的突破，出现了能谱 CT 和双源 CT，通过获取组织高低两种能量下的图像，能够提升物质的鉴别能力和量化精度。

本章在第二节简单介绍了 X 射线诊断的基本原理，在第三节分别介绍了医用数字 X 射线摄影系统（DR）、医用计算机断层摄影系统（CT）、数字减影血管造影系统（DSA）、乳腺 X 射线摄影机及其他 X 射线诊断设备的相关原理与新技术。临床上为了保证 X 射线影像设备的安全性和有效性，降低不必要的照射，本章在第四节介绍了 X 射线影像设备的辐射防护与安全。

第二节　X 射线诊断的基本原理

1895 年，德国物理学家伦琴发现了一种具有很高能量、肉眼看不见，但能穿透不同物质并使荧光物质发光的射线，伦琴将之称为 X 射线。X 射线在医学领域首先应用于拍摄、透视骨骼，然后从外科领域逐步发展至内科领域，应用范围扩展到自然对比度较差的组织和器官，如胃、肠道、支气管、血管及脑室等。医用 X 射线诊断技术是世界上最早应用的非创伤性体内器官检查技术，在其他医学影像手段出现之前的半个多世纪，它一直是唯一的临床影像检查方法。作为临床使用最广泛的医学影像检查手段之一，X 射线诊断技术一直被不断地进行技术革新。

一、X 射线的产生与性质

（一）X 射线的产生

X 射线是由原子中的电子在能量相差悬殊的两个能级之间的跃迁而产生的粒子流，是波长介于紫外线和 γ 射线之间的电磁波。其波长很短，为 0.01 ～ 100 埃（1 埃 =1×10^{-10}m）。

X 射线的产生需要具备三个条件。①电子源：提供足够数量的电子；②高真空下的高压电场：产生高速电子流；③阳极靶：高速电子撞击阳极靶而产生 X 射线。

高速电子与靶物质相互作用的过程是复杂的，当高速电子穿过阳极靶表面时，会经历许多不同类型的相互作用或碰撞：①当高速电子从靶原子核附近掠过时，因库仑场的作用，电子突然减速，其损失的部分或全部动能会以光子形式释放，由于高速电子靠近靶原子核的位置不同，所以产生的光子的能量也不同，从而形成 X 射线光谱的连续部分，称为轫致辐射（图 6-1）。②当入射电子直接打在靶原子的内层电子上时，则有可能将靶原子的内层电子撞出，于是内层形成空穴，外层电子跃迁回内层填补空穴，同时释放出光子。外层电子跃迁释放出的能量是量子化的，由发生跃迁的特定靶原子决定，从而形成 X 射线光谱中的特征线，称为特征辐射（图 6-2）。

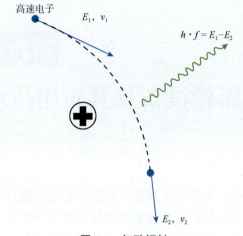

图 6-1 韧致辐射

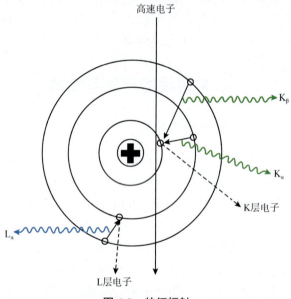

图 6-2 特征辐射

影响 X 射线产生的主要因素有靶物质、管电压、管电流及高压波形等。

（二）X 射线与物质的相互作用

X 射线是一种波长极短、能量很大的电磁波。因此 X 射线除具有可见光的某些性质外，还具有自身的特性。当 X 射线通过物质时，由于 X 射线光子与构成物质的原子发生相互作用而产生光电效应、康普顿效应和电子对效应等，在此过程中，散射和吸收使 X 射线强度衰减。X 射线通过物质的衰减程度不但与吸收物质的性质、密度和厚度有关，还与 X 射线自身的性质有关。X 射线与物质相互作用的主要过程包括以下几种。

1. 光电效应 当一个具有足够能量的 X 射线光子从物质原子中击出一个内层电子时，外层电子跃迁回内层，同时释放出光子，如图 6-3 所示。这一过程称为光电效应。在光电效应中，被 X 射线光子击出的电子称为光电子，外层电子跃迁所辐射出的光子称为荧光 X 射线（或二次特征 X 射线）。

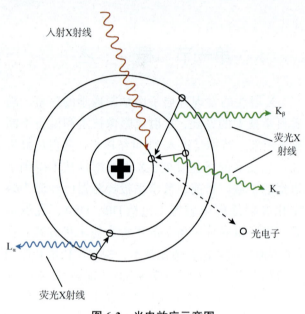

图 6-3 光电效应示意图

碘和钡都是 X 射线检查中常用的造影剂，低能光子对这些高原子序数物质的作用形式主要是光电效应，碘和钡的特征 X 射线具有较高的能量，能够穿过人体组织成像，因此使 X 射线图像产生很好的对比度。但是光电效应会增加受检者的 X 射线辐射剂量。在实际工作中，可以采用高千伏摄影技术，以减少光电效应的发生概率，降低受检者辐射剂量。

2. 康普顿效应 当一个具有一定能量的光子与原子的外层轨道电子相互作用时，光子的部分能量被轨道电子吸收，其频率发生改变并与入射方向成一定角度散射；获得足够能量的轨道电子则与光子入射方向成另一角度射出，这个过程称为康普顿效应或康普顿散射，如图 6-4 所示。被散射的光子称为康普顿散射光子，射出的电子称为康普顿反冲电子。

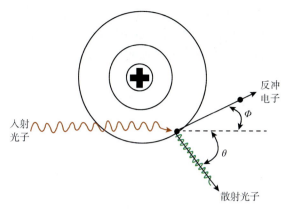

图 6-4　康普顿效应

康普顿效应是 X 射线在人体内最常发生的作用，它是 X 射线诊断中散射线的最主要来源。散射线降低了 X 射线图像的对比度，但是它与光电效应相比，降低了受检者的受照剂量。

3. 电子对效应　如果入射光子的能量足够高，当其从物质原子核旁边经过时，在库仑场作用下，入射光子转化为一对正负电子，此过程称为电子对效应。根据能量守恒定律，只有当入射光子的能量 $hv \geq 1.02 \text{MeV}$ 时，才能发生电子对效应。诊断 X 射线的能量范围为 20 ～ 100keV，电子对效应不可能发生。因此，诊断 X 射线与人体的相互作用以康普顿效应和光电效应为主。

（三）X 射线的特性

1. 物理效应

（1）穿透作用：因为 X 射线的能量很大，波长很短，所以能穿透物质的原子间隙，其穿透程度与物质的性质、结构有关。X 射线束进入人体后，一部分被吸收和散射，另一部分透过人体沿原方向传播。透过的 X 射线光子的空间分布与人体结构相对应，于是形成了 X 射线影像。X 射线影像是人体的不同组织对 X 射线引起不同衰减的结果。在 X 射线通过人体的衰减中，组织的密度是最重要的影响因素。一般来讲，人体组织对 X 射线的衰减程度按骨、肌肉、脂肪、空气的顺序由大变小。一些组织与其他组织相比，能衰减更多的 X 射线，这种衰减的差别形成了 X 射线影像的对比度。为了扩大 X 射线的诊断范围，还经常使用各种造影检查技术增加组织间的对比度。

（2）荧光作用：某些物质受到 X 射线照射时，其原子会放出一种在光谱中位置处于可见光与紫外线之间的荧光，荧光的强弱取决于 X 射线的强弱和物质自身的特性。具有这种特性的物质称为荧光物质，如磷、铂氰化钡、硫化锌镉等。在 X 射线诊断成像中，利用荧光作用可以制成影像接收器，如透视机的荧光屏、摄影用的增感屏、影像增强器的输入屏等。

（3）电离作用：在光电效应和康普顿散射研究中发现，具有足够能量的 X 射线光子照射物质时，撞击物质原子核外电子，使电子脱离原子而产生一次电离；这些光电子或反冲电子在行进中又与其他原子碰撞，产生二次电离。这种由电离作用产生的带电荷的正、负离子在固体和液体中会很快复合；在气体中则可利用正负电极吸引形成电离电流，测定电离电流的强弱就可以知道入射 X 射线的辐射量，许多 X 射线剂量仪都是根据这种原理制成的。

（4）热作用：物质吸收 X 射线的能量最终绝大部分转化为热能，使物体温度升高。

2. 化学效应

（1）感光作用：当 X 射线照射到胶片上的时候，由于电离作用，使溴化银药膜发生化学变化，出现银粒沉淀，这就是 X 射线的感光作用。银粒沉淀的多少由胶片受 X 射线的照射量而定。其再经化学显影变成黑色的金属银，组成 X 射线影像，未感光的溴化银则可以被定影液溶去。X 射线摄影就是利用这种 X 射线化学感光作用，使人体结构影像显现在胶片上。

（2）着色作用：某些物质如铂氰化钡、铅玻璃、水晶等，经 X 射线长期照射后，其结晶体脱水而改变颜色，即着色作用。

3. 生物效应　X 射线的生物效应归根结底是 X 射线的电离作用造成的。X 射线的生物效应可分为随机性效应（stochastic effect）和确定性效应（deterministic effect）。

随机性效应是指电离辐射照射生物体产生的一些有规律的效应，这些效应的发生概率与受照剂量的大小成正比，但效应的严重程度与受照射剂量无关；一般认为，在电离辐射防护感兴趣的范围内，这种效应的发生不存在剂量阈值，因此不管接受照射的剂量大小，这种效应都有可能会发生。随机性效应的主要表现形式是致癌效应和遗传效应。

确定性效应的严重程度则随着剂量的变化而变化，通常认为这种效应存在一个剂量阈值水平，当受到的照射超过了剂量阈值水平时，该效应可能发生，且这种效应的发生率和严重程度随剂量的增加而增大。每个器官和组织及每个人引起确定性效应的阈值存在一定的差异。确定性效应的表现形式是除了癌症、遗传和突变以外的所有躯体效应、胚胎效应及不育症等，如血液和造血器官的变化、眼晶状体的改变、放射性皮肤损伤、性细胞的损伤引起生育能力的损害、内照射致畸效应（胎内致死、畸形或发育障碍）等。

近年来，国际放射防护委员会（ICRP）、国际原子能机构（IAEA）和欧盟等新的放射防护建议书中提出了"组织反应（tissue reactions）"的概念，取代了"确定性效应"。组织反应是从组织损伤反应的动态过程等综合因素来考虑的，以前认为某种效应在剂量阈值是确定发生或未发生，现在认为有"不确定性"，因为有些效应临床可能还没有观察到，但实际已经有了组织和细胞反应，或者临床可能有该效应但通过治疗又可以使效应不发生；还有一些组织反应到很晚才表现出来，这些组织反应与发生时间、个体敏感性差异等因素有关，所以国际组织提倡用"组织反应"取代"确定性效应"。

另外，对人体不同组织，X 射线照射的损伤程度是不同的，凡生长力强和分裂活动快的组织细胞，对 X 射线都特别敏感，也容易受到损害；停止 X 射线照射后，恢复也慢。例如，神经系统、淋巴系统、生殖系统和肿瘤细胞等对 X 射线都很敏感。而软组织，如皮肤、肌肉、肺和胃等对 X 射线敏感性较差，破坏性也相对小一些。X 射线治疗正是恰当地利用了这种特性。

（四）X 射线的质和量

在应用和深入了解 X 射线之前，应为 X 射线建立一个度量标准，以便区别不同的 X 射线及其对物质的不同作用。

从物理意义上讲，X 射线的量是指在单位时间内通过垂直于射线传播方向的单位面积上的 X 射线光子数；X 射线的质（简称为线质，又称为 X 射线的硬度）是指 X 射线光子的能量，它表示 X 射线穿透物质的能力。X 射线的质只与光子能量有关，而与光子个数无关。

X 射线管的管电流取决于阴极灯丝电流，管电流越大，表明阴极发射的电子数越多，则电子撞击阳极靶产生的 X 射线量也越多。X 射线的照射时间是指 X 射线机对 X 射线管加上高电压而产生 X 射线的时间，显然，X 射线的照射量与照射时间成正比。所以，在 X 射线的诊断应用中可以用 X 射线管的管电流与照射时间的乘积来表示 X 射线的量，通常以毫安秒（mAs）为单位。

常用 X 射线束通常是连续能谱，当它穿透物质后能量分布又有不同的变化，因而完整地描述其线质是比较复杂的。但是一般情况下并不需要严格的能谱分析，通常用半价层来表示 X 射线的质，半价层就是使一束 X 射线的强度减弱到其初始值一半时所需要的标准物质的厚度。X 射线束对不同物质的穿透能力不同，对一束 X 射线，其半价层可以用不同标准物质的不同厚度来表示。诊断用 X 射线通常用铝作为表示半价层的物质，半价层越大，表示 X 射线的质越硬。

X 射线管的管电压形成的电场对阴极电子加速，使其获得足够能量撞击阳极靶，从而产生 X 射线，管电压越高，电子从电场中得到的能量越大，撞击阳极靶面的力量越强，产生的 X 射线穿透能力就越大，所以管电压能反映 X 射线的质。因此，在 X 射线的诊断应用中以管电压的大小描述 X 射线的质是一种间接但却很实用的方法。

二、X 射线发生装置

X 射线发生装置是指产生 X 射线并对其进行控制的装置，是 X 射线诊疗设备中最重要的组成部分，其基本结构包括 X 射线管、高压发生器和控制台。

（一）X 射线管

X 射线管又称为 X 射线球管或管球，是产生 X 射线的关键部件。随着 X 射线管结构的不断改进，先后出现了固定阳极 X 射线管、旋转阳极 X 射线管及各种特殊的 X 射线管。

固定阳极 X 射线管的阳极固定不动，电子由热阴极发射，可以任意调节 X 射线的量和质，但是，因为其阳极焦点面受温度的影响，限制了功率；

要提高功率就必须增大焦点面积，这又使影像清晰度大大降低，两者不能兼顾。因此，1930 年以后出现了旋转阳极 X 射线管。

旋转阳极 X 射线管的结构如图 6-5 所示。

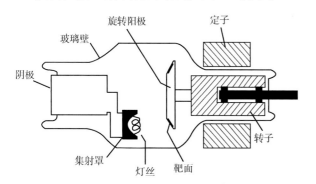

图 6-5　旋转阳极 X 射线管结构示意图

从偏离管中心轴线的阴极灯丝发射出来的电子轰击在转动的阳极靶面上，由于轰击所产生的热量被均匀地分布在一个转动的圆环面上，单位面积上的热量大幅度降低，因而能有效地提高 X 射线管的功率；或者说，在一定的负载功率下，阳极倾角可以大大减小，从而使有效焦点变小，因此能够有效地提高影像清晰度。

与固定阳极 X 射线管相比，旋转阳极 X 射线管主要是阳极部分构造不同。旋转阳极部分主要由靶面、转子、转轴、轴承和定子组成。

靶面通常具有 6°～ 18° 的倾斜角，镶在一个直径为 70 ～ 150mm 的圆盘（称为靶盘）上。靶盘中心固定在转轴上，转轴的另一端与转子相连，转子转动时，靶盘与靶面随之转动。转子内装有滚珠轴承，转动灵活，转子和轴承封闭在高真空的玻璃管内。定子线圈装在管壁外面，其结构和小型单相异步电机类同。转子由无氧铜制成，相当于异步电动机的鼠笼转子，转速（r/min）由式（6-1）决定。

$$n=120f/p \qquad （6-1）$$

式中，n 为理论转速；f 为定子中的电源频率；p 为定子的极数（一般为 2）。

由于存在频率差，转子转速约比磁场转速小 10%。所以对低速管（f=50Hz），实际转速约为 2700r/min；对高速管（如 f=150Hz），实际转速约为 8500r/min。转速越高，X 射线管的功率越大。

曝光结束后，转子因惯性将有较长的静转时间，静转产生噪声且磨损轴承，曝光结束后一般

需要对旋转阳极进行制动，以减少噪声并延长轴承的使用寿命。轴承由耐热合金钢制成，可以承受较高的工作温度，为避免过多的热量传导到轴承，把阳极端的轴承外径做成较细或管状钼杆，以减少热传导。

旋转阳极受高速运动电子束轰击所产生的巨大热量主要依靠热辐射进行散热，连续负荷后热量急剧增加，靶面温度不断上升，为防止 X 射线管损坏，有些 X 射线管设有温度限制保护装置，以对 X 射线管给予相应的保护。

X 射线管的特性与参数因 X 射线管的型号不同而不同。阳极特征曲线和灯丝发射特征曲线是 X 射线管最主要的两个特性。阳极特性曲线指在一定的灯丝加热电流下，管电压与管电流之间的关系；灯丝发射特征曲线指在一定的管电压下，管电流与灯丝加热电流之间的关系。X 射线管常见的电参数有灯丝加热电压、灯丝加热电流、最高管电压、最大管电流、最长曝光时间、标称功率、热容量等。

（二）高压发生器

高压发生器的作用，一是将由自耦变压器输入的初级交流低电压升高数百倍，再经整流后输出，为 X 射线管两极提供直流高压；二是将初级电路输入的交流电压降压后输出，为 X 射线管灯丝提供加热电流。如果配有两只或两只以上的 X 射线管，高压发生器还需要完成管电压、灯丝加热电流在不同负载间的切换。

高压发生器包括高压变压器、灯丝变压器、高压整流器、高压交换闸等元件。

高压发生器是为 X 射线管提供交流高压的器件，其工作原理与普通变压器相同，但由于运行状态较为特殊，所以具有自己的特点：①次级输出电压高；②设计容量小于最高输出容量，由于其工作模式为瞬时高负荷连续低负荷，所以设计容量可等于最高输出容量的 1/5 ～ 1/3；③高压变压器次级中心点接地。

灯丝变压器是为 X 射线管提供灯丝加热电压的降压变压器，主要特点是其次级绕组的一端与高压变压器次级绕组的一端相连，在工作时带有高电位，因此灯丝变压器的初、次级线圈间应具有良好的绝缘性能。

高压整流器是一种将高压变压器次级输出的交流电整流成脉动直流电的电子元件，可以使 X 射线管始终保持在阳极为正、阴极为负的脉动直流高压状态下工作，充分发挥 X 射线管的效率。高压整流元件可以分为高压真空整流管和高压硅整流器两种，现代 X 射线机通常采用高压硅整流器。高压硅整流器通常称为高压硅堆，具有体积小、机械强度高、绝缘性高、寿命长、性能稳定、压降小、无需灯丝加热等优点，从而可简化电路，并缩小高压发生装置的体积。

部分诊断 X 射线机上配有两只或两只以上的 X 射线管，以适应一机多用的需要。但由于几只 X 射线管共用一个高压发生器，而各 X 射线管又不能同时工作，所以高压变压器产生的高压必须经过切换装置送到不同的 X 射线管上，这种切换装置称高压交换闸。其除了把高压输出到各个 X 射线管外，还将高压发生器内 X 射线管灯丝变压器的加热电流同时输送到相对应的 X 射线管。由于高压交换闸不仅要接通高压，还要接通灯丝电流，而且十分频繁，因此结构上要求牢固，且有很高的绝缘性能和机械性能，并能承受较大的电流和所连接电路的最高电压值。目前高压交换闸多为电磁接触器式，工作原理与普通接触器相同。

X 射线机的高压发生器和 X 射线管是分开安装的，通过两根特制的电缆线将两者连接在一起。电缆线的作用是将高压发生器产生的高压输送到 X 射线管的两端，同时把灯丝加热电压输送到 X 射线管的阴极。高压电缆构造上除要求具有一定的耐压性能外，还要尽可能减少截面积，使其轻便和柔软，以适应经常移动和弯曲的需要。X 射线机使用的高压电缆通常为非同轴高压电缆。非同轴高压电缆的芯线外有一层半导体层，其作用是消除电缆绝缘层外表面与金属屏蔽层之间的静电场。

（三）控制台

控制台最主要的任务是控制 X 射线管的管电压、管电流和曝光的时间，决定 X 射线管输出的质和量。控制台的基本电路一般包括电源电路、灯丝加热电路、高压发生电路和控制电路四部分，如图 6-6 所示。

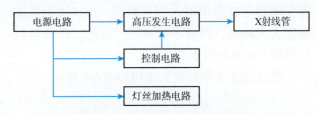

图 6-6　控制台基本电路构成框图

电源电路是 X 射线机的总电源，是给自耦变压器供电的电路，主要包括电源接触器、电源保险丝、自耦变压器、电源电压补偿调节装置和指示仪表等元件。

灯丝加热电路是为 X 射线管灯丝提供加热电源的电路。曝光时间一定时，X 射线的量由管电流的大小决定，管电流大小取决于灯丝发射的电子数量，灯丝发射的电子数量又由灯丝温度决定，而灯丝温度是由 X 射线管灯丝加热电压决定的。灯丝加热电路可以调节管电流，因此又称为 mA 调节电路。

高压发生电路包括高压初级电路和高压次级电路。高压初级电路是指由自耦变压器输出线圈到高压变压器初级线圈所构成的回路；高压次级电路是指由高压变压器次级线圈到 X 射线管两极所构成的回路。

控制电路一般包括限时电路、自动曝光控时电路、旋转阳极控制电路、X 射线管安全保护电路、操作控制电路等。限时电路控制 X 射线曝光时间的长短，可以准确地控制 X 射线的输出剂量。在 X 射线通过被照物体后，自动曝光控时电路根据到达探测器上的辐射量来决定曝光时间。如果旋转阳极 X 射线管的阳极转速在尚未达到额定值时曝光，将会造成 X 射线管的靶面熔化损坏，旋转阳极控制电路是控制阳极启动、延时和保护的电路。X 射线管安全保护电路的作用是保证 X 射线管的安全使用，延长其使用寿命，通常包括 X 射线管容量保护电路、过电压保护电路、过电流保护电路和冷高压保护电路等。操作控制电路的作用是操控 X 射线发生装置完成各种不同类型的曝光。

第三节　X 射线成像设备的新技术

一、医用数字 X 射线摄影系统

现代医疗技术不断进步，因此对 X 射线摄影设备的要求也越来越高、越来越严格，近代 X 射线诊断设备技术发展的趋势和技术先进性的标志是高频化（高压发生器）、数字化（X 射线影像）、智能化（控制系统）、临床应用功能多样化（机

器人），最终目的是提高成像质量、降低照射剂量和实现操作自动化。图 6-7 是目前主流 DR 的基本组成。

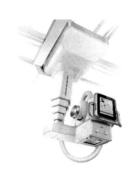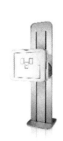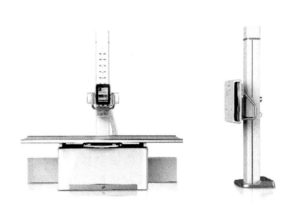

图 6-7　固定式 DR 的基本组成

（一）高压发生装置高频化

高压发生装置由工频（50Hz）变压器式结构改为中频或高频（100kHz）逆变器式，其优点如下所示。

（1）X 射线频谱单色化，即提高了 X 射线质的平均强度（半价层）或感光有效成分。由于中频机电压脉动量小，它提供的 X 射线质量与三相十二峰相当，因此皮肤剂量低，曝光时间短，成像质量高。

（2）X 射线输出稳定。中频机一般采用桥式串联逆变电路，可以通过调频获得不同的电压值，同时达到自动稳定电压，且不存在电压和空间电荷补偿问题。

（3）实现了变压器结构小型化。按照"$E/(f \cdot n \cdot A) = $ 常数"的规律，要得到同样的电压（E），如果频率（f）增加若干倍，则变压器绕组匝数（n）和铁芯截面积（A）的乘积就要减少至若干分之一。

（4）有利于向智能化发展。中频机已经全部电子化，很容易引进微机技术。微机的应用将使 X 射线成像设备的性能提高到一个崭新的水平，为 X 射线影像数字化创造了条件。

（5）采用了电子闭环控制，实时修正误差，因而提高了精度、重复性及可靠性。高压建立时

间也缩短到毫秒以下，最短曝光时间可达 1 毫秒，提高了图像的时间分辨率。

（二）X 射线影像数字化

X 射线影像数字化是指用数字化手段采集、处理、存储、显示和传输 X 射线图像。由于临床综合图像诊断（total imaging diagnosis）、医院信息化管理和远程医疗的需要，X 射线影像数字化是不可逆转的发展趋势。同时，数字化也是提高 X 射线影像软组织鉴别能力的有效途径。目前，X 射线影像数字化技术有以下三种形式。

1. 数字荧光摄影术（digital fluorography，DF）　即 LI（影像增感器）+XTV（X 射线电视系统）+影像工作站（采集、处理、存储、显示），如数字减影装置（DSA）和数字点片装置（DSI）。

2. 计算机 X 射线摄影术（computed radiograph，CR）　其核心技术是成像板（imaging plate，又称 IP 板），IP 板的技术核心是荧光层，通常采用可以激励发光的卤化物晶体（如氟卤化钡）制作，荧光层受到 X 射线照射后电离，形成电子-空穴对，这些带电粒子在晶格中累积并能保持一段时间，在 IP 板中形成潜像。带有潜像的 IP 板使用一定波长的激光进行二次激发，会发出可见荧光，这就是光激励发光现象（photostimulated luminescence）。激光扫描 IP 板读取潜像，经 A/D（模 / 数）转换形成数字图像。

3. 直接数字化 X 射线摄影术（digital radiograph, DR）　即采用面阵平板摄影板（flat panel imager）直接形成数字化影像。影像板的结构分为非晶硅与非晶硒两种形式。

非晶硒（a-Se）为直接式平板探测器结构，主要由集电矩阵、硒层、电介层、顶层电极和保护层等构成。集电矩阵由按阵元方式排列的薄膜晶体管（TFT）组成。非晶硒半导体材料在薄膜晶体管阵列上方通过真空蒸镀生成约 0.5mm 厚、38mm×45mm 的薄膜，它对 X 射线很敏感，并有很高的图像解析能力。顶层电极接高压电源，由于高压电源在非晶硒表面形成的电场，当有 X 射线入射时，其只能沿电场方向垂直穿过绝缘层、X 射线半导体、电子封闭层，到达非晶硒，不会出现横向偏离而出现光的散射。非晶硒阵列直接将 X 射线转变成电信号，记忆在存储电容器里，脉冲控制门电路使薄膜晶体管导通，把记忆在存储电容器里的电荷送达电荷放大器输出，完成光电信号的转换，再经数字转换器转换，形成数字图像输入计算机，并由计算机将该影像还原在监视器上，由医生观察监视器直接诊断。

非晶硅平板探测器为间接数字化 X 射线成像，其基本结构如下：表面是一层闪烁材质（碘化铯或硫氧化），再下一层是以非晶体硅为材料的光电二极管电路，最底层为电荷读出电路。位于探测器表面的闪烁体将透过人体后衰减的 X 射线转换为可见光，闪烁体下的非晶硅光电二极管阵列又将可见光转换为电信号，在光电二极管自身的电容上形成存储电荷，每个像素的存储电荷量与入射 X 射线强度成正比，在控制电路的作用下，扫描读出各个像素的存储电荷，经 A/D 转换后输出数字信号，传送给计算机进行图像处理，从而形成 X 射线数字影像。

目前影像板可分为固定影像板和无线移动影像板，无线影像板具有更轻、更快、更强的趋势，最轻的无线影像板仅重 3.3kg，成像速度快，最多 2 秒就可在显示器上显示预览图像，且具有高灰阶、高分辨率、高光子转换率的特性。目前 DR 已经成为 X 射线影像数字化发展的主流。

（三）智能化

X 射线成像设备智能化是指采用微电子和计算机技术，简化设备的操作程序，提高智能化程度和工作效率，使人机界面更友好、更个性化。

1. 近台彩色触摸屏　安装于球管上方，可实时调节曝光参数等信息。并具有患者姓名等功能，可以在给患者摆位的同时核对姓名，有效避免错误的发生，提高工作效率。

2. 无线平板角度智能探测　临床上无线平板的灵活摆位给操作技师带来了极大的便利，但是在拍片时仍然会碰到一次拍片不成功的问题，因为操作技师无法知道平板是否与 X 射线垂直，现在的技术可以在近台的触摸显示屏上实时显示无线平板的倾斜角度，技师通过转动球管使平板与 X 射线保持垂直，避免一次拍片不成功，提高拍片的精度及图像质量，对患者降低不必要的射线辐射，加快拍片的流程，减少患者的抱怨。

3. 球管和平板探测器全跟踪功能　球管可与床下平板进行垂直、水平和倾斜跟踪，也可与胸片架平板进行垂直跟踪。

4. 具有智能图像采集功能　选定曝光部位后，束光器会自动进行拍摄范围缩放，完全无需手动调节，提高了工作效率。

5. 智能多频分解图像处理技术　分为前处理和后处理，在平板接收到 X 射线信号时就自动去除本底噪声及散射线造成的影响，在接收到原始图像时，首先对原始图像进行多个频率的分解，每个不同的频率都有对应的信息，然后对这些信息进行单独的处理，最后再合成最终的图像，通过处理得到的图像可以显示图像的全部细节，改善了低对比的结构显示，无伪影，也降低了图像动态范围，图像对比更加和谐。整个过程可自动处理，自动选择成像参数。

（四）临床应用多样化

随着工业 4.0 的到来，标准化、数字化、智能化已经成为行业标准。医疗行业也紧随其步，越来越多的产品体现出智能化带来的高效、精准，"机器人"这个概念逐渐出现在各类诊断、治疗产品之中。机器人技术涉及机械、电子、自动控制、计算机、人工智能、传感器、通信与网络等多个学科和领域，当该技术被引入传统X射线设备之后，机器人控制技术结合动态平板信息采集，实现了不同疾病类型、不同患者类型、不同检查类型的一体化诊疗。包括长骨拼接等的平片拍摄、消化道造影、输卵管造影检查等的透视功能、辅助血管外周手术及支架置入术的DSA功能，以及立位CT及断层功能。图6-8给出了立位CT在骨科的应用实例。

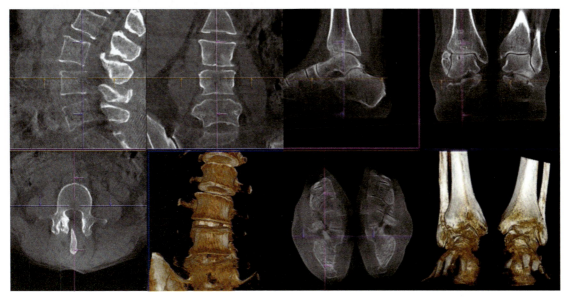

图6-8 立位CT的骨科应用

现代X射线摄影设备的设计和制造，除从自身经济和工艺上的考虑以外，大都是按上述思路进行改进的。

二、医用计算机断层摄影系统

自从发现X射线后，医学上就开始用它来探测人体疾病。但是，由于人体内有些器官对X射线的吸收差别极小，因此X射线难以发现某些前后重叠的组织病变。因此科学家开始探索新的方法来弥补X射线成像的不足。

奥地利数学家J.Radon在1917年证明二维或三维的物体能够从其投影的无限集合来单一地重建影像，成为CT（computed tomography）技术的数学基础。1967年英国电子工程师Godfrey Hounsfield制作了世界上第一台CT设备，用于头部的实验性扫描。

（一）CT成像的基本原理

CT成像的基本原理是利用X射线对人体某部位具有一定厚度的层面穿透能力的特点，从不同角度进行扫描，由探测器接收透过该层面的X射线，利用光电转换器将光信号转换为电信号，再经A/D转换后输入计算机，计算机利用不同角度的扫描信息重建图像。图像重建方法主要包括二维傅里叶变换法、反投影法（back projection）、迭代法等。

二维傅里叶变换法的理论依据是中心切片定理，其算法精确，但是运算量庞大，复杂耗时。反投影法的基本原理是将所测得的投影值按其原路径平均地分配到每一点上，各个方向上的投影值反投影后，在影像处进行叠加，从而推算出图像。由于反投影算法的本质是把取自有限物体空间的射线投影均匀地回抹（反投影）到射线所及的无限空间的各点上，包括原先像素值为零的点。因此会导致原本为零的点不再为零，而形成星状伪迹。为了消除星状伪迹，需要在反投影重建之前加入一维滤波器，对投影数据进行滤波，此方法被称为滤波反投影法（filtered back projection，FBP）。滤波反投影法消除了模糊因子的影响，并将二维傅里叶变换改为只进行一维傅里叶变换，既可校正失真，又可减少计算量，提高了图像重建速度。为了进一步简化计算，卷积反投影法（convolution back projection，CBP）利用卷积代替一维傅里叶变换。卷积反投影法是目前应用最为广泛的 CT 图像重建算法之一。

（二）CT 设备的发展与类型

1. 常规 CT 其 X 射线管与高压发生器之间、探测器与计算机数据采集系统之间是通过电缆连接的。为了避免电缆缠绕，X 射线管与探测器每绕患者旋转扫描一周，必须反向回转复位，才能进行下一周扫描，所以完成全部扫描所需的时间较长。普通扫描层厚在 5～10mm，层距 5～10mm。为避免漏扫，层厚和层距基本相同；但是因呼吸运动影响，仍易造成漏扫或重复扫描。

2. 螺旋 CT（spiral CT） 是目前广泛应用的 CT。螺旋 CT 扫描时，检查床匀速进入 CT 机架，同时 X 射线管进行连续旋转式曝光，这样采集的扫描数据分布在一个连续的螺旋形空间内，螺旋 CT 因此得名。由于得到这样一个连续区域的信息，可以在任意平面或方向进行重建，得到真正的三维图像，所以螺旋 CT 扫描也称为容积 CT 扫描（volume CT scanning）。

3. 双源 CT 其在同一 CT 设备内配置两个 X 射线管和两组探测器，从而提高扫描速度和图像质量。

4. 能谱 CT 是一张具有能谱成像功能的 CT，对提高图像质量、小病灶检出及定性诊断具有重要价值。

（三）CT 硬件新技术

球管、探测器、扫描机架并称为 CT 的三大核心硬件。随着 CT 设备的不断推陈出新，这三大硬件的新技术也在不断推出，以满足临床和科研不断扩展的扫描需求。

1. CT 球管系统 CT 设备的球管最早是从 X 射线平片摄影设备的球管改造来的，其后通过不断改良，如增加旋转阳极、减小 X 射线焦点、增加热容量，逐渐变得更加适于 CT 连续工作的特性，但其总体结构没有太大变化。近年来，随着新型 CT 设备的产生，以及临床科研对如双能量扫描、灌注成像等特殊扫描方式的应用越来越广泛，球管无论是结构形态，还是性能指标都有了极大的飞跃，其发展方向是体积小、重量轻，同时增大热容量；电子束控制装置使球管焦点越来越小，

提高空间分辨率，同时增加采集数据量；增加了能量滤过装置，使 X 射线能量输出更纯粹，大幅度降低常规检查的辐射剂量，提升双能量成像准确性；70kV 超低管电压和大管电流的联合使用提升了图像质量，同时降低了辐射剂量。

（1）球管冷却技术：根据经典 X 射线物理学所述，球管得到 X 射线的效率是很低的，只有 1%～2% 的能量最终转换成了 X 射线，其余都以热能的形式通过阳极靶结构发散掉了。阳极靶结构所能储存的最大热量就是阳极热容量，其大小影响球管连续工作的能力。阳极热容量与阳极靶面的尺寸、材料有关。

根据物理学，我们知道热的传递有三种形式：热辐射、热传导和热对流。传统球管主要通过热辐射散热，同时，和阳极连接的固定轴进行热传导，这种散热方式的效率很低，因此，通常通过增加阳极靶面的尺寸增加阳极热容量，这在技术上相对容易实现，但增加阳极靶面使得球管的体积和重量都大大增加，进而影响 CT 旋转速度、旋转稳定性和安全性。此外，在材料学没有突破的前提下，今天我们很难进一步增加阳极尺寸以获得更大热容量的 CT 球管。因此，改变阳极靶面散热方式以提高单位时间的散热、减少热积累成为新的可能发展方向。

目前，新型球管主要通过热对流散热，提升了散热效率。例如，将阳极靶面的固定轴做成中空的，并在其中引入冷却油循环散热的方案。这种方案对材料要求极高，且中空轴强度降低，容易在靶面旋转中产生轻微摆动，只有通过精工工艺，才能使其尽量减轻。还有一种方案是将阳极靶面直接接触冷却油进行散热，因为散热面积大，所以其散热率非常高，可以进行长时间曝光而无需冷却；同时，采用这一方案的球管还具备体积小、重量轻的特点，为双源 CT 的出现打下了基础。

（2）电子束控制装置：电子撞击在阳极靶面的面积称为物理焦点。物理焦点垂直于球管方向的投影称为有效焦点。有效焦点越小，CT 的空间分辨率也相对越高。由此我们可以看出，控制焦点大小最有效的方法就是控制空间电子的轨迹。空间电子轨迹越集中，其轰击靶面的面积越小，其焦点尺寸也就越小。因此，在现代的 CT 球管

中增加了一个重要装置——电子束控制装置。这是一组微小的电磁线圈，安装于 CT 球管的内部。线圈工作时，通过不同电流强度分布形成一个精细的磁场，从而控制电子在空间中的运动轨迹，使焦点尺寸变小。目前最先进的球管内置了两套电子束控装置，因此其焦点尺寸可达到 0.4mm×0.5mm。

除此之外，电子束控制装置还可以通过偏转电子束轨迹形成多个焦点位置。每个焦点位置都会形成不同的空间投影数据，这些数据之间因空间差异会有些许区别，同时又有一定的关联性，因此通过电子束控制装置形成的焦点偏转可以显著增加 CT 数据量，从而提升 CT 设备的空间分辨率。电子束偏转可分为两个方向：X-Y 平面内的偏转和 Z 轴偏转。X-Y 平面内的偏转可以提升横断位图像质量，目前各主要厂家均有应用。Z 轴偏转技术需要配合探测器双通道技术，可以提升 Z 轴方向的图像质量。鉴于目前 CT 在 Z 轴方向的分辨率低于 X-Y 平面内的分辨率，因此 Z 轴偏转技术显得更为重要。

（3）能量滤过装置：除了球管内部结构的改进，球管外附属装置也日趋复杂。通过多组由不同材质、厚度、形状组成的可以移动的滤过装置的组合，可以使球管输出的 X 射线谱具备不同形状、能量范围等。

能量滤过装置可分为两种：用于减少无效射线的非对称屏蔽采集系统和用于提纯射线能量的能量纯化装置。

1）非对称屏蔽采集系统（adaptive dose shield，ADS）：CT 设备进行扫描时，在扫描初始及扫描结束前，总会有无用 X 射线产生，尤其是 16 排以上的宽探测器，这些射线对图像质量没有任何帮助，它们是 CT 扫描过程中产生的"废物"，而且会给被检查者带来额外的辐射剂量。消除这些无用辐射的思路就是在 CT 球管的两端各增加一组可滑动的屏蔽装置，如图 6-9 所示。通过这组装置可将扫描开始位置的左半部分和扫描结束时的右半部分的不参与重建图像的无用额外射线遮挡掉，降低人体接受的 X 射线剂量，从而消除受检者受到的无用辐射损伤。

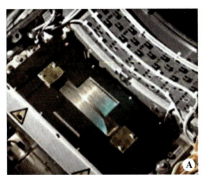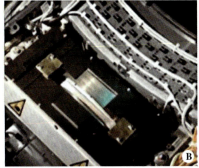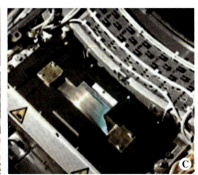

图 6-9 ADS 装置实物

A. 闭合；B. 左侧开启；C. 右侧开启

非对称屏蔽采集系统无需人工干预，不干扰正常图像采集过程，不影响图像质量，又降低了受检者受到的辐射剂量，因此在高端 CT 中得到了广泛的应用。

2）能量纯化装置（selective photon shield，SPS）：CT 球管输出的 X 射线能量谱是由不同波长的 X 射线组成的混合 X 射线。这些 X 射线中既有能量较低的"软射线"（由于 CT 有固有过滤装置的存在，能量在 40keV 以下的软射线会被直接滤除，不参与成像过程），又有能量较高的"硬射线"。在穿透人体成像时，软射线被人体吸收得较多，硬射线相对吸收得较少，因此不同能量的 X 射线对 CT 图像的贡献是不同的。通过增加特异性的滤过装置，我们可以将混合 X 射线中的特定能量吸收消除掉，如图 6-10 所示，从而使 X 射线根据使用目的的不同呈现不同的特质。目前，能量纯化装置的临床应用主要有三种：①吸收无用的软射线，进行超低剂量筛查；②提升高 kV 的能量差异，用于双源 CT 双能量成像；③同时产生高能量 - 低能量 X 射线，用于单源能谱成像。

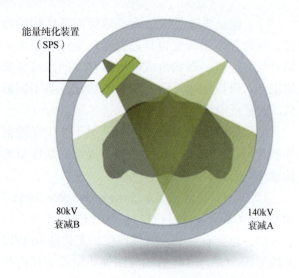

图 6-10　能量纯化装置原理图

能量纯化装置是近年来 CT 发展中的一项重大变革。通过能量纯化装置，我们获得了更具备特异性的 X 射线，从而使 CT 的临床应用方式变得更为丰富，同时我们获得的 CT 数据也更加准确。虽然受限于制造成本和工艺，目前能量纯化装置仅用于最高端的 CT 设备，但毫无疑问，随着时间的推移和技术的改进，能量纯化装置将装备在更多的 CT 设备中，从而极大地改变 CT 的功能。

（4）70kV 管电压和大管电流的联合输出技术：CT 诞生至今已有 40 余年，其中大部分时间内 CT 的扫描管电压只能从 80kV、100kV、120kV 和 140kV 中进行选择，其中最常用的是 120kV 成像。随着 CT 应用范围及应用场所的丰富，旧的扫描模式已不能满足临床应用的需求。基于这种背景，特别是临床对计算机体层血管成像（CTA）等增强检查的需求，产生了 70kV 成像技术。

在诸多物质中，碘无疑是很特殊的，它具备一种特性：得益于光电效应，随着管电压的降低，碘的 CT 值会极大地提高。这一特性让我们在进行增强检查时偏向于使用较低的管电压（kV），从而获得更好的增强检查对比度。同时，在 X 射线物理学中，辐射剂量和管电流量（mAs）呈线性关系，和管电压（kV）呈平方关系。因此，降低管电压对降低辐射剂量有显著的效果。

目前，在多款高端 CT 中，管电压已经从传统的 4 种变为 5 种，新增加的 70kV 管电压进一步提升了增强检查对比度，也进一步降低了辐射剂量。

应用 70kV 成像时，对比剂的浓度、总量、注射速率都可以进一步降低，因此 70kV 成像又被称为双低成像（低辐射剂量、低对比剂用量）。

但是，管电压并不可以一味地降低。管电压降低的时候，X 射线的质，也就是 X 射线的穿透力是降低的。由此带来的影响就是图像噪声大幅度增加，图像的信噪比降低。要抵消这一现象，就必须增加管电流（mA），从而确保图像具备良好的信噪比。这就要求 CT 具备在低管电压条件下的大电流输出技术。

2. CT 探测器

（1）探测器 Z 轴覆盖

1）宽体探测器：随着 CT 技术的发展，探测器在 Z 轴方向的覆盖范围也在不断地扩大。市场上陆续出现了具备 8cm 探测器和 16cm 探测器的 CT，理论上来说，具备 16cm 宽体探测器的 CT，通过一次旋转即可完成对单器官（如心脏、颅脑、部分腹部脏器）的成像，从而提高扫描效率。但是 16cm 的宽体 CT 却面临着一些技术瓶颈。

例如，著名的光盘试验（图 6-11），同样的一盒光盘，在同一台 CT 上分两次扫描，第一次仅使用其中的 8cm 探测器，以螺旋扫描的方式采集数据；第二次使用全部的 16cm 探测器，以轴扫的形式采集数据。对两次扫描之后的图像进行对比可以很明显地发现，当使用 16cm 探测器时，由于 X 射线锥形束夹角增大，使得散射线明显增多，并且几何伪影被放大，最终导致两端的图像与真实情况出现巨大偏差。

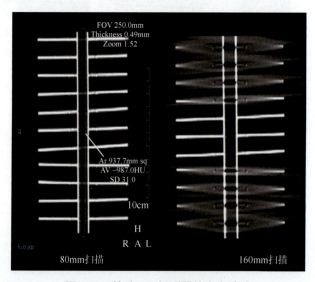

图 6-11　检验 CT 探测器的光盘试验

X射线中不可避免地存在着一定的散射线，散射线会使图像噪声增加，从而使图像质量降低。使用宽探测器时，由于X射线锥形束夹角增大，散射线会明显增多（图6-12）。锥形束伪影是由X射线无法垂直入射到探测器所致。宽体探测器如果不能很好地解决散射线效应和锥形束伪影等问题，在重建图像时会显著影响CT的成像质量。如何从根本上解决这些问题，并且在临床上得以验证，将是宽体探测器发展道路上的关键。

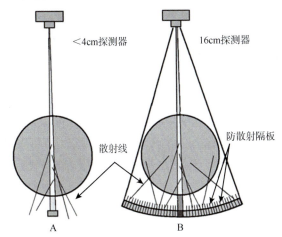

图6-12 常规64排CT探测器和16cm宽体探测器的锥形束角度及散射线比较

目前，解决这一问题的方法主要有等焦排列技术（图6-13）和3D准直器技术（图6-14）。等焦排列技术使所有的X射线都以90°垂直进入探测器，从而解决锥形束伪影问题；3D准直器可以从X、Y、Z三个方向上过滤每一条X射线，有效屏蔽散射线，因此它可以用更低的剂量实现宽体高清成像。

为了配合3D准直器的使用，并适应宽体探测器造成的X射线锥形束的角度扩大，探测器的排列方式也发生了改变，代表性的技术就是3D类球面探测器。在64排CT以后的高端CT，各厂家都采用了3D类球面探测器结构，最大程度利用X射线，同时又避免散射线对图像质量的影响。

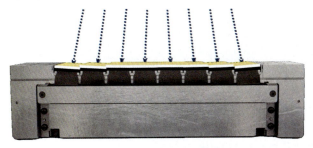

图6-13 等焦排列技术

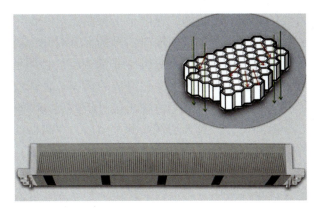

图6-14 3D准直器技术

2）大螺距技术：实现Z轴的大范围覆盖的另一项技术是大螺距技术，该技术不但解决了短时间内实现大覆盖的临床需求，而且可以很好地避免物理宽体探测器的固有问题（如锥形束伪影、覆盖范围有限等）。

不管是单层还是多层螺旋CT（与每次旋转产生的层数无关），螺距的计算方法是扫描机架旋转一周，检查床移动的距离除以所使用探测器阵列的总宽度。例如，16排螺旋CT每排探测器的宽度为0.75mm，当扫描机架旋转一周的移动距离为12mm时，16排探测器全部使用，则此时多层螺旋扫描的螺距为12mm/（16排×0.75mm/排）=1。上述螺距计算的特点是不考虑所使用探测器的排数和宽度，与单层螺旋CT螺距的计算基本概念相同，螺距变化对图像质量的影响也相同。

单源CT提升Z轴扫描速度的方法主要有两种。第一种是采用大螺距扫描技术，如有些CT可以使用最大螺距1.7进行成像，扫描速度可达到23cm/s。第二种是宽体CT，通过加宽探测器宽度，增加单次扫描覆盖范围，减少总的扫描次数，从而减少扫描时间，但宽体CT在螺距上和普通CT没有区别，其速度的提升来自于探测器宽度的增加，受到锥形束伪影的限制，目前宽体CT只能实现16cm轴扫而无法实现螺旋扫描，要达到大于16cm的器官覆盖需要用8cm螺旋模式扫描，因此速度提升较为有限，如320排CT的扫描速度仅为16cm/s。

（2）探测器材料：在决定图像空间分辨率的因素中，探测器扮演着非常重要的角色。初始响应速度和余晖效应是评价探测器性能最重要的两个指标，这两个指标的性能均会对图像质量产生重要的影响。初始响应速度是指探测器对一恒定 X 射线输入信号产生的输出信号的上升时间，对于亚秒级扫描中保证高分辨率非常重要，必须足够快，以防止投射角度变化造成的模糊。余晖效应是 X 射线信号停止后，输出信号指数衰减的第二个时间成分。当 X 射线光源关闭后，探测器的光输出并不会马上停止，仍然会有几毫秒甚至更长时间的光输出，这个光输出终止的延迟现象被定义为余晖效应。严重的余晖效应会导致邻近采样点之间的信息混淆，会增加图像的伪影，同时也会降低图像的空间分辨率。

探测器的材料是影响初始响应时间和余晖效应的主要因素。目前主流的探测器均为固态探测器，包括超高速稀土陶瓷、人造宝石、固体钨酸铬和闪烁晶体。

超高速稀土陶瓷因其具备优秀的采样率和余晖时间而被广泛应用，使用这种材料的探测器可使 X 射线利用率达 99% 以上，余晖时间可缩短到微秒级别，图像的空间分辨率和密度分辨率都有明显的改善，是 CT 高清成像的重要硬件保证。

宝石探测器是在宝石材料结构的基础上添加稀有元素而成的，是 CT 行业继稀土陶瓷探测器发明近 20 年来又一具有革命性的突破。宝石结构使得探测器具有快速、高效、稳定的特性。宝石探测器对 X 射线的初始响应速度可以达到 3×10^{-8} 秒，余晖效应（40 毫秒）达到 0.001%，同时宝石探测器与光电二极管的响应曲线具有更好的一致性。宝石探测器的超高初始响应速度使单球管瞬时双能采集成为可能，从而实现了瞬时能量切换，实现了能谱成像，使用超高数据采样以获取高清晰图像。宝石结构还使得探测器的材料纯度提高，

其对 X 射线产生的光子的自吸收小，因而转换率更高，这样就进一步提高了探测器的整体 X 射线探测效率，从而提高图像质量，降低患者剂量。

（3）新型光子探测器：常规 CT 固体探测器通过光电二极管阵列把可见光转换成电流，然后传输给电子线路板上远端的模数转换器，使之转换成数字信号，这中间还要经过几级放大器。由于电子器件数目多、传输线路较长，电信号在常规电路系统的长途传输过程中，一方面会产生大量电子噪声，另一方面元器件电阻发热会产生热噪声，同时传输过程还存在电信号的损耗。这些噪声和损耗直接降低了密度分辨率，同时也影响空间分辨率，最终降低了 CT 图像质量。因此常规探测器系统必须以较高辐射剂量抑制电子噪声与信号损耗，以获得较高质量的图像。如能去除电子噪声和信号损耗的影响，则不仅可以达到降低辐射剂量的目的，同时也进一步提高了图像质量。

目前，双源 CT 使用的新型光子探测器将光电二极管和 A/D 转换器集成为一个专用集成电路（application specific integrated circuit，ASIC），晶片顶层将可见光转换为电信号，晶片底层则直接输出数字信号。该探测器系统采用的是目前最先进的第四代三维电子封装技术，通过硅穿孔（through-silicon via，TSV）实现微型晶片间的垂直直接连接，完全取消了传输导线，不仅避免了传输过程中电子噪声的产生，还避免了传输过程中电信号的损耗。该技术能够降低约 70% 的能耗（power consumption），从而大大降低了热耗散逸（heat dissipation）产生的热干扰。图 6-15 和图 6-16 分别给出了新型光子探测器与常规探测器的结构对比和图像噪声对比。

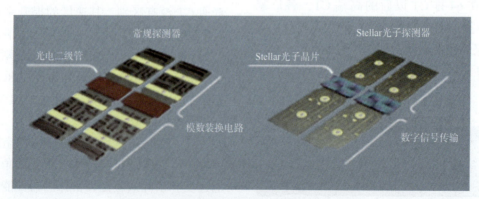

图 6-15 常规探测器与新型光子探测器结构对比

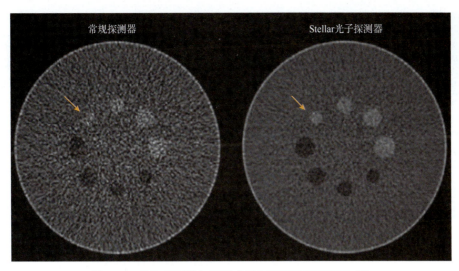

图 6-16　常规探测器与新型光子探测器的图像噪声对比

CT 常规使用 120kV 扫描，当使用 100kV、80kV 扫描时，因 X 射线穿透力减弱，常规探测器扫描带来高噪声图像；而新型光子探测器不仅能够消除低 kV 图像的高噪声，同时还可获得良好对比的高动态范围成像，从而不仅降低辐射剂量，更能提高图像质量。从图 6-17 可以看出，由于新型光子探测器技术对低能信号敏感，使得 80kV 图像的信噪比及细节显示（箭头）非常接近 140kV 图像，从而有利于能量成像技术的进一步发展。因此，新型光子探测器技术也有助于能量成像技术的进一步完善与提升。

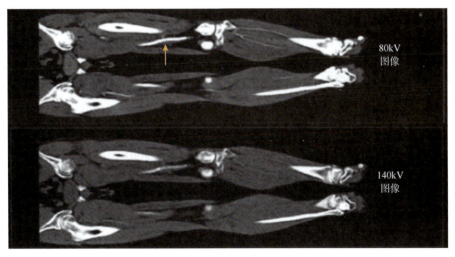

图 6-17　新型光子探测器获取的 80kV 图像与 140kV 图像对比

新型光子探测器的独特设计实现了低剂量条件下的高质量图像；此外，由于减少了探测器邻近准直器间的信号串扰，可以获得 0.5mm 超薄层成像，明显提高了 Z 轴空间分辨率。由图 6-18 可以看出，新型光子探测器明显提高了对冠脉支架的显示能力。

（4）双球管双探测器技术：是在 CT 机架中内嵌两套球管和探测器，如图 6-19 所示，两个球管呈一定角度排列，成像时两球管同时产生 X 射线，既可以使两个球管产生相同 kVp 的 X 射线提高时间分辨率，并实现快速扫描；也可以使一个球管产生高 kVp 的 X 射线，一个球管发射低 kVp 的 X 射线，用于双源双能量的成像。

两套探测器分别独立采集数据信息，在射线穿过人体后，由于康普顿效应的存在，有可能出现数据的相互干扰，为了解决这个问题，在这种

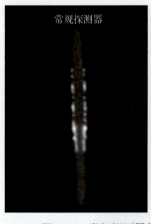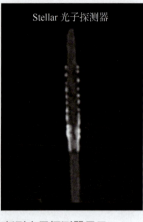

常规探测器　　　　Stellar 光子探测器

图 6-18　常规探测器与新型光子探测器显示
冠脉支架的能力

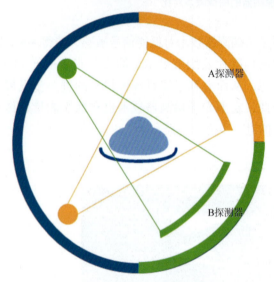

A探测器

B探测器

图 6-19　双球管双探测器示意图

架构的 CT 上有两种特有的技术。第一种技术为静态校正，通过数据模型校正把非对应球管数据清除掉；第二种技术为在线校正，通过在探测器的两端收集散射线数据，从而实时提取相邻球管 X 射线的干扰模型，再对数据进行实时校正。两种技术的相互补充和配合可以很好地解决探测器数据干扰问题。

（5）探测器双通道采集：传统探测器"排数"是指 CT 探测器在 Z 轴方向的物理排列数目，即有多少排探测器，是 CT 的硬件结构性参数；而"图像层数"是指 CT 数据采集系统（data acquisition system，DAS）同步获得图像的能力，即同步采集图像的 DAS 通道数目或机架旋转时同步采集的图像层数，是 CT 的功能性参数。

单排和双排 CT 上探测器排数和层数是一一对

应的。在多层 CT 技术中，DAS 控制着数据的采集和传输，利用 DAS 电子开关对多排探测器阵列的不同组合，可进行不同层厚图像的采集，但同步采集图像的层数受 DAS 通道数目的限制。DAS 决定了同步多层采集图像的能力，是决定同步多层图像采集的真正技术因素，所以与容积成像能力相关的应该是 DAS 通道数目，是真正"层"的数目。在 64 排及以上 CT 中，DAS 排数和探测器晶体物理排数比通常是 2：1，即所谓的双通道采集，往往还要球管具备飞焦点技术配合才能实现。例如，128 通道 CT，无论其探测器排数是 64 排还是 128 排，都称为 128 层 CT。有些 CT 利用后处理重叠重建（50%）产生的 128 层并不是真正的 128 层 CT，因为受螺距和层厚限制，图像质量并不能提高。在现阶段，"DAS 通道数目"更能精确地评价机器的性能，更符合人们通常的理解。

3. 机架和扫描床　CT 扫描机架内有 CT 成像所需的重要组件，如滑环、X 射线球管、高压发生器、准直器、探测器和数据采集系统等，机架不仅仅要求外观漂亮，而且要求符合人类工程学的设计，机架对 CT 扫描的稳定性起着至关重要的作用。

（1）超大孔径机架：机架的孔径和倾斜范围这两项性能指标在 CT 应用中尤为重要，孔径指机架的开口大小，一些低端机的孔径是 65cm，市场上的诊断型 CT 机机架孔径一般为 70～72cm，超大孔径的高端 CT 可以达到 78cm，大大拓展了 CT 的应用范围，不仅可以保证肥胖患者和带有维护生命体征设备的急诊患者的检查顺利进行，而且也可作为大孔径 CT 用于放疗模拟定位。

为了适应不同的患者和各种检查，临床要求 CT 的机架能够倾斜。目前 CT 市场主要有三类：第一类是不能倾斜的 CT，多见于双排和十六排 CT；第二类是机架机械倾斜，倾斜角度越大，越有利于各种扫描，大多数 CT 的机架倾斜角度是 ±30°，一小部分 CT 的倾斜角度只有 ±22°；第三类是不需要倾斜的 CT，如西门子的双源 CT，机架内部同时具备两套硬件，可以不同角度同时进行数据采集，因此不需要倾斜。

（2）短几何设计：为了提高 X 射线的利用效率，进一步降低球管的消耗，近几年来，很多制造商对 CT 机架进行了短几何设计，缩短 X 射线管到扫描中心和探测器的距离。

（3）磁悬浮线性马达机架：机架的驱动系统，主要有以下三种方式。

1）皮钢带驱动：成本低，方便维护，但缺点明显，机械磨损，容易发热、打滑，噪声大，不适合长时间快速扫描，故障率高，图像质量不稳定，一般只应用于低端机。

2）磁悬浮驱动：没有机械摩擦，降低了噪声，有利于缓解患者的恐慌，并且能有效地提高扫描速度，成为高档 CT 机的新宠。

3）气垫轴承驱动：是 2007 年北美放射学年会上推出的新技术，对改善摩擦生热有一定的帮助；但稳定性比较差。

（4）机架旋转速度：决定动态器官的时间分辨率。旋转速度越快，单位时间内获得的信息越多，冻结运动器官的能力就越强。对于快速运动的物体（如心脏）的成像来说，必须要求机架旋转速度较快，旋转速度是区分 CT 档次的最关键的指标。目前市场上 16 层 CT 转速为 0.5 秒 / 圈，64 层 / 排 CT 转速为 0.35 ～ 0.4 秒 / 圈，高端 64 排 128 层 CT 推出了 0.33 秒 / 圈的扫描速度，扫描速度更快、时间分辨率更高，进一步方便心脏冠脉等动态器官的精确成像。能够在较高的心率条件下冻结心血管运动，心血管成像的成功率及图像质量大大提高。科学研究型 CT 的机架旋转速度为 0.27 ～ 0.35 秒 / 圈；双源 CT，因为采用两个球管同时采集，单圈扫描速度相当于 0.14 秒 / 圈。

此外，对于扫描速度，还需注意的是，一般提到的扫描速度"秒 / 圈"是指 CT 转一圈（360°）的速度；有些厂家为了掩盖旋转速度的不足，用 240° 的速度代替整圈的扫描速度。

（5）机架的冷却方式：CT 机工作时 X 射线球管会产生热量，机架内众多组件的工作状态也对环境温度有一定的要求，所以机架内的冷却是首要问题。目前，机架冷却主要有两种方式：风冷和水冷。

1）风冷：扫描机架内专门安装了冷却系统，可将外界的冷空气通过循环直接送入机架内，其机架内有一个大的低压吸风机，将扫描室内的冷空气通过过滤网送入机架，最后通过机架顶部的天窗排至外界，此种方式的机架不能密闭，是目前大多数 CT 的冷却方式。

2）水冷：目前只有西门子公司采用水冷技术，利用特殊的水循环进行冷却，机架密闭，恒温恒湿，水冷却系统冷却效率高，能有效防止外界灰尘等的干扰，故障率低。水冷技术为治疗型滑轨 CT 的诞生奠定了基础。因为滑轨 CT 需要安装在手术室等对无菌要求非常严格的环境里，要求滑轨 CT 不能引起环境空气的对流，以免引起 CT 和环境、环境内物体之间可能的交叉污染。

（6）无碳刷电力传输：传统的滑环通过碳刷 / 银刷和黄铜环的接触，将机架上的电力传输至"转子"，并驱动后者旋转，再将"转子"采集的数据传送回"定子"。该结构存在着碳刷 / 银刷和黄铜环的物理接触，会产生噪声，并会在长期使用的情况下产生磨损。碳刷属于磨损消耗品，碳粉会引起短路和放电等，同时滑环上有高压电，要防止电击。

最近几年，一些公司推出了无碳刷、非接触式设计，通过无线供电技术给旋转部件供电，再通过无线电射频技术将高清数据从机架的旋转端传输到静态端。相比传统碳刷而言，无碳刷滑环可消除碳粉灰尘堆积和碳刷磨损带来的损耗，提升了 CT 系统的整体稳定性和耐用度。

（7）数据信号传输：目前，CT 的数据信号传输有射频传输和激光滑环传输两种方式。射频传输又可分为单通道和双通道射频传输系统，其优点是受环境影响小；激光滑环传输的传输速率快，可以达到 5.0GB/s 以上，但是其容易受灰尘干扰，影响信号传输，需要频繁维护。

（8）扫描床：扫描床的作用是准确地把患者送入预定或适当的位置。根据 CT 检查的需要，对扫描床有承重和床面材质两个方面的要求，承重是确保特殊体型患者的检查需要，一般 CT 扫描床的承重为 200kg 左右；另外，床面材料必须由易被 X 射线穿透、能承重和易清洗的碳素纤维组成。扫描床应能够上下运动，以方便患者上下，同时扫描床还应能够纵向移动，移动的范围应该能够做头部至大腿的 CT 扫描，床纵向的移动要相当平滑，精度要求也很高，绝对误差不允许超过 ±0.5mm，一些高档 CT 机可达 ±0.25mm。为适应 CT 检查的需要，与 X 射线束射出同方向的位置上设有定位光源，以利于准确定位。

目前 CT 市场主要有两类扫描床，一类是"Z"字形床，市场上大部分 CT 采用此种扫描床，上下升降可调，基本满足 CT 临床扫描的需求；另一类是数字化精控扫描床，高端 CT 多采用此类扫描床，其更加安静，精度更高。

（四）双能量 CT 技术

在了解双能量 CT 之前，首先要明确 kV 和 keV 的区别。CT 球管的工作电压一般为 80～140kV。球管工作时，因高电压吸引，电子从阴极脱离，在真空中加速，最后轰击阳极靶面，产生 X 射线。虽然电子在同一高压作用下轰击阳极靶面时的能量差不多，但是产生的 X 射线光子能量却并不相同。在 140kV 下，球管产生的是一个混杂各种能量 X 射线的宽谱，其中 X 射线光子数目最多的是 60keV 左右，能量最高为 140keV。这里的 keV 是光子的能量单位，可以将其理解为 $kV \times e = keV$，kV 为电压单位，e 为电子电荷的单位。由于 CT 的球管端有一个滤板，吸收掉了那些无法穿透人体的 X 射线光子，避免对成像没有价值的辐射，所以 CT 球管的输出光子最低约为 30keV。对于西门子 SOMATOM Definition Flash 双源 CT 机，当球管的工作电压为 140Kv 时，其实际输出的 X 射线光子的平均能量约为 91keV；当工作电压为 80kV 时，X 射线光子的平均能量约为 51.3keV。

双能量 CT 技术主要被用来分辨同样密度（CT 值）下的不同物质。在普通 CT 扫描中，放射科医生可以根据图像中不同物质的 CT 值（与周围物质的对比度）和其解剖位置鉴别一些基本的物质，如骨、脂肪和肌肉。但是对于增强后的图像，仅凭 CT 值是无法明确区分位置上很接近的骨头和血管的，因为骨头和血管中碘造影剂的 CT 值范围相近。随着碘造影剂在血管内浓度的改变，同一个部位的血管 CT 值可能高于骨质，也可能等于或者低于骨质。双能 CT 在临床应用之前，放射科医生需要用头颅减影扫描来去除头颅增强图像中的骨头：首先获得头颅平扫图像，这样图像中高 CT 值的物质都是含有钙值的骨头；然后获得头颅增强图像，其中的高 CT 值物质既有骨钙，也有碘造影剂增强后的血管；最后将两幅图像相减，这样两幅图像中相同的骨钙会被去掉，只留下增强后的血管。在整个过程中，必须保证两次扫描的头颅位置和球管电压一致，否则会造成骨头图像去除

不彻底的问题。同样的问题也会出现在如新旧脑出血、肿瘤活性的鉴别上，因此普通的 CT 扫描无法区分解剖位置和 CT 值相近的不同物质，限制了 CT 成像技术的应用。

而双能量 CT 扫描之所以能够区分不同的物质，其根本的原理就是利用不同物质在高低千伏扫描下 X 射线衰减值（或者说 CT 值）的不同。如图 6-20 所示，橘色的曲线代表的是某一浓度的碘溶液在不同光子能量（keV）下对 X 射线的衰减率，绿色的曲线代表的是骨质在不同光子能量（keV）下对 X 射线的衰减率。由于碘和骨质对 X 射线衰减值的绝对值很接近，所以单靠一个能量级下的 CT 值（如 E_1 处）无法明确区分两种物质；而且由于碘和骨的有效原子序数都大于水，所以它们的 CT 值都会随着 X 射线能量的降低而升高。但是，如果比较两个不同能级下（E_1 和 E_2 处）碘和骨质的衰减值（或者 CT 值）的差别，即碘和骨质的衰减值变化斜率，则会发现区分两种物质的办法：从高能级到低能级，碘的衰减值变化斜率较大，而骨的衰减值变化斜率较小。由此，虽然碘和骨的衰减值绝对值相差不大，但是却可以根据这两个物质衰减值变化的斜率不同，将这两种物质分离开来。这就是双能量 CT 扫描最基本的物理基础。

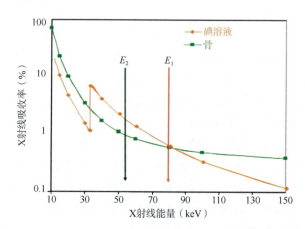

图 6-20 碘造影剂与骨骼对不同光子能量的 X 射线的吸收率

CT 双能量技术其实并不是个新的技术。早在 CT 刚刚问世不久，就有研究者提出通过对组织进行高低千伏两次扫描，根据两个电压下的数据可对骨质中的钙进行分离和量化，达到测量骨密度的目的。但是，由于当时硬件设备的限制，扫描

两次导致双能扫描的辐射剂量是常规扫描剂量的两倍；同时扫描速度很慢，后处理软件很难将高低千伏的数据配准，从而使扫描结果容易受被扫描物体运动的影响。在 1986 年，西门子曾尝试在单源CT上使用千伏切换技术实现双能量技术，但是因为测量精度低等问题而不再继续推出临床应用。由于上述多种原因，双能量 CT 技术在问世后很长一段时间里只能局限于实验室的科研测试阶段。

而随着 CT 硬件技术的革新和后处理算法的改进，现在已有多种双能量技术面世。现在临床上可供选择的双能量技术按硬件平台类别可以分为单源能谱技术和双源双能量技术；而按技术类别，又细分为三种，即单源千伏切换技术、单源非切换技术及双源双能量技术。

1. 单源千伏切换技术　此类技术基本不改变或者较少改变CT已有的硬件，在扫描时切换球管的工作电压，从而达到获取双能量数据的目的。现有的电源千伏切换技术又分为慢速切换技术和快速切换技术，如图 6-21 所示。慢速切换技术，如现在宽体探测器上使用的单源能谱技术，通过两次采集(两圈扫描)，获得 80kV 和 140kV 的数据；而快速切换技术，则是在一圈扫描中将球管电压不断地在 80kV 和 140kV 之间切换。单源千伏切换技术的主要问题是高低电压输出的 X 射线光谱有很大的重合，以致区分高低能量数据的精度有限，从而导致物质的分辨能力下降。与此同时，快速千伏切换技术还存在较大辐射剂量的问题。由于生产工艺的限制，球管的电压可以在较短的时间内（小于 1 毫秒）切换，但是球管电流却不能快速切换，所以现有的快速千伏切换能谱 CT 只能在高低千伏下使用相同的电流值。但是，在同等电流的情况下，80kV 输出的剂量远小于 140kV，所以电流的选择成为一个难题。如果要降低辐射剂量，选择使用较小的电流，那么 80kV 的数据噪声很高，图像质量不好；如果使用较大的电流，保证 80kV 数据，则 140kV 下就会输出过高的剂量。在具体使用中，现有的快速千伏切换技术使用较高的电流值，计算机体层摄影剂量指数（CTDI 值）可达 21.8mGy。另外，每一次球管的高低电压间的切换都需短时的延迟（0.25 毫秒）；而这段时间内，球管电压处在 80～140kV，对于双能投影

数据采集无益，以每圈 0.5 秒转速为例，80kV 和 140kV 需要切换 1000 次，那么每圈就有 0.25 秒的时间属于无效照射，这无形中增加了患者的辐射剂量。

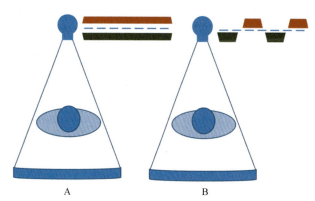

图 6-21　单源千伏切换技术示意图
A. 慢速切换技术；B. 快速切换技术

2. 单源非切换技术　此类技术改进了 CT 的基本硬件，现在的实现方法主要有两类，即双层探测器技术和同源双光束技术（图 6-22）。

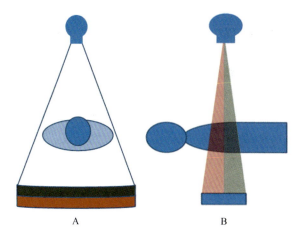

图 6-22　单源非切换技术示意图
A. 双层探测器技术；B. 同源双光束技术

双层探测器技术通过改进探测器的设计，而不是改变球管电压来获取 CT 双能量数据。双层探测器，顾名思义，就是将两层闪烁晶体排列在一起，分别获得高低能量的信号；在能量成像过程中，球管只工作在一个电压状态下（通常为 120kV），X 射线先经过探测器的上层，低能量的光子被上层吸收，设备从而获得低能量数据；探测器下层吸收剩下的高能量光子，以获得高能量的数据。因此，在双层探测器设备的实际使用中，并没有明确的单能扫描和双能扫描的区分。这种

设计虽然避免了许多由同一个球管切换电压带来的技术问题，但是也有自身的不足。首先，使用两层闪烁晶体无法精确区分高低能量的 X 射线光子：探测器的上层可能对高能量光子产生吸收、散射和衰减的作用，从而影响高能量数据的精确性，增加噪声；低能量光子也可能穿透探测器上层，被设备误认为是高能量数据；而对于介于所谓高低能量之间的 X 射线光子，这种影响尤为突出，所以双层探测器的系统噪声会很高。其次，每层闪烁晶体需要额外增加一个光电二极管来接受由 X 射线转换过来的可见光信号；这样两层之间的电子信号串扰会比单层探测器更大，增加了电子噪声。再次，由于低能量的光子穿透力有限，本身就带有很大的噪声信号；而使用单一电压扫描，高低能量的 X 射线光子数目比例固定，无法单独为低能量数据增加电流，所以只能提升 120kV 下的电流值来保证图像质量。因此，双层探测器技术为了消除系统噪声和电子噪声，获得临床有意义的数据，只能使用高电流扫描，因而剂量较高。由于现在双层探测器 CT 才刚刚开始使用，临床和科研上的价值还有待观察。

而同源双光束技术将革新放在了球管端。这种技术通过特殊的球管设计，从一个球管同时发出两束能量不同的 X 射线，从而同时获得物质的双能量 CT 数据。与双层探测器技术类似的是，同源双光束技术在进行双能量扫描的时候，球管依然工作在一个电压下，无需切换；不同的是，同源双光束技术通过球管输出端的两块不同的纳米材料滤板，改变从球管输出的 X 射线光谱成分。一种纳米材料滤板专门滤除低能量的 X 射线光子，因此只输出高能量光子，从而等效为高电压球管的输出；而另外一种纳米材料滤板能够滤除高能量的 X 射线光子，因此能够输出等效为低电压球管的光子。通过这种方式，也能在一次扫描时同时获得高低两组能量的数据，实现双能量扫描。

3. 双源双能量成像技术　此类技术突破了单源能谱 CT 的硬件限制，实现了低剂量高精度的能量应用。通过两套球管 / 探测器的设计，可以实现同时、同物质空间的能量扫描，即使在高流速增强的状态下也能保证在增强信息的同时获取。高机架转速（0.28 秒 / 圈）可以消除能量扫描过程中由于患者运动带来的伪影和数据不准确。而球管

的能谱纯化装置可以拉开高低能量的差异，消除能谱重叠，从而提升物质的鉴别能力和量化精度。双源双能量技术结合双源 CT 本身对心脏成像的技术优势，提供了诸如能量心肌灌注等心脏功能学的解决方案。

（五）CT 图像的迭代重建算法

作为现在 CT 主流的降低辐射剂量的技术之一，迭代重建算法可以降低 CT 图像的噪声，因而可以允许在较低的剂量条件下进行 CT 扫描，而不影响图像的质量。迭代算法的理论和基本算法从 CT 诞生时就开始发展，但是由于当时计算机硬件速度和容量的限制，迭代算法还无法常规使用于临床。

随着计算机硬件技术的改进和软件算法的优化，迭代重建算法在最近十年才慢慢进入临床常规使用。总体而言，迭代重建算法在这近十年里共经历了三个发展阶段：

1. 图像域迭代重建算法　主要依赖于厂家通过前期大规模收集的 CT 图像数据建立的统计学模型来进行迭代运算。统计模型可将不同类型的图像噪声进行分类和辨别，如不同组织的轮廓、组织的 CT 值及简单的 CT 物理建模。通过不断比较运算，迭代重建出来的 CT 图像越来越符合统计模型的预估，从而实现降低图像噪声的目的。图像域迭代重建算法需要的硬件计算较少，因而最早得到临床应用，重建速度也最快，如西门子公司的 IRIS、GE 公司的 ASiR、飞利浦公司的 iDose4 都属于基于图像域的迭代重建算法。

2. 基于图像域和原始数据域的迭代算法

基于图像域的迭代算法虽然能够在一定程度上降低图像噪声，但是毕竟精度有限，也无法去除图像的诸多伪影，如螺旋伪影等；而基于原始数据域的迭代算法可以有效消除图像伪影，并且提高图像精度和分辨率，因此市场上不久就出现了基于图像域和原始数据域的迭代算法。

与基于图像域的迭代算法相同的是，基于原始数据域的重建算法依然需要通过统计模型来提高图像质量；但是在进行图像域的迭代计算之前，原始数据域的重建算法首先需要通过原始数据域的迭代计算来提高图像精度和消除伪影。其基本的流程是，首先将原始数据通过滤波反投影（FBP）重建获得图像数据，然后将图像数据进行正投影，

即在计算机中建立虚拟的 CT 设备，将图像数据作为虚拟的被成像物体，计算获得虚拟的每个角度的投影（虚拟的原始数据）。然后比较虚拟的原始数据和真实的原始数据的差别，如果图像存在伪影，那么虚拟的原始数据必然和真实的原始数据不同。通过反复重建和比较，达到消除图像伪影、提高图像精度的目的。现在市面上主流的迭代重建技术都是此类迭代重建算法，如西门子的 SAFIRE、GE 公司的 ASiR-V 及飞利浦公司的 IMR 等。

3. 基于图像域、原始数据域和模型域的迭代算法 随着迭代技术的不断应用，技术的革新也在不断深入。科学家们发现仅仅通过图像域和原始数据域改进的图像质量和精度依然有限，主要的原因是在之前迭代算法中，为了提升重建速度，统计模型和虚拟的 CT 设备使用的是较为粗略的模拟近似，如用简单的点来模拟球管的射线发射源，并以此来估算射线从球管到探测器的路径。但是，这些简单的模拟近似对精度的提升依然有限，因此，在新一代的迭代重建算法中使用了更加精确的噪声和 CT 设备模型，即模型域。如西门子的 ADMIRE 就属于这一类最新迭代重建算法。

模型域计算的引入能够明显改进图像域和原始数据域的计算精度，但是这样也意味着更加复杂的计算和更长的重建时间。因此很多厂商的模型域迭代重建算法都需要很长的重建时间，重建一个患者可能需要几个小时，根本无法满足临床大患者量的需求。

为了解决这个问题，有些厂商尝试使用硬件加软件的方式来加速迭代重建速度：在探测器端加入迭代计算芯片，在信号传输到重建单元之前就进行预处理，节省了重建时间和迭代次数。

（六）扩展视野技术

在当前的临床需求中，有许多非常重要的临床实践要求 CT 扫描视野的可视化区域大于常规 50cm。基于此要求，一种特殊的计算机断层扫描重建算法应运而生，其目的是为了将扫描对象的可视化区域提高到更大的 70cm。这种额外的功能首先解决的便是协助放射治疗应用的计划制订，如放射治疗靶区的勾画等。当然，对于超出常规 50cm 扫描视野区域的影像质量评估一般不能以常规 50cm 扫描视野以内的影像质量指标来衡量，必须以特殊算法的指标来参照评估。而且基于不同扫描对象的形态学表象，使用此种特殊算法而获得的更大的 70cm 影像可能会存在一定的图像伪影。

通常我们将 CT 扫描时进行完全采样的最大区域称为扫描野（field of measurement，FOM）。视野的描述则在多数情况下与重建相关，指重建图像对应（显示）的空间范围，一般称为 "field of view（FOV）"。某些教材上提到的 "scan field of view" 与 FOM 其实是相同的概念，"display field of view" 则对应传统意义上的 FOV。如果进一步考虑二者的关系，FOM 其实从采样的角度限定了准确还原（重建）图像可以达到的最大视野。超出这一范围的物体由于采样不完全（通常称为数据截断）的原因，通常无法进行准确的重建。随着重建技术的发展，借助于插值或者迭代处理，可以在不同程度上近似给出扫描野范围外物体的成像，或者降低由于数据截断对扫描野边缘物体（部分）的影响。

在 FOM 范围内设置不同的重建 FOV 具有相对的灵活性。受到重建图像显示分辨率的制约，不同重建 FOV 下，图像像素对应的空间尺寸也会有所不同，从而导致显像精细度有所差别。这使得在某些情况下，小 FOV 可以从显像精细度上提高重建图像的空间分辨率。然而最终重建图像可达到的最大空间分辨能力还是取决于系统扫描时的空间采样频率。因此通过选取小 FOV 提高显像精细度的效果也有其物理极限，即无法超越系统固有的空间分辨率。

由于系统的空间采样频率主要取决于相关的几何参数（焦点大小、焦点与扫描中心及探测器之间的距离，探测器通道大小及间隔，旋转采样角度间隔），所以在目前商用 CT 系统中可调节空间采样频率的有效方式并不多。

对于大多数现有 CT 产品，其扫描野都是固定不可变的（X 射线束在 phi 方向的宽度或限束器通常不可调）。例如，头部模式，通常数据采集的扫描野仍然都是 50cm，只是重建时选择 25cm 的区域。这样做的优点在于可以将图像的像素数用于较小范围的显像，单个像素精细度得到提高，从而在一定程度上可以提高显像精度。

举例说明，现有重建图像尺寸一般为 512 像素 ×512 像素，如果重建 500mmFOV 范围内的图像或重建 250mmFOV 范围内的图像，其像素大小将有 2 倍的差距，但这种差距对改善空间分辨率有多大帮助则取决于该系统固有的空间采样频率或分辨率。

三、数字减影血管造影系统

数字减影血管造影（digital substraction angiography，DSA）是通过计算机把血管影像上的骨与软组织影像消除而突出血管的一种成像技术。DSA 是 20 世纪 80 年代继 CT 之后出现的一项医学影像学新技术，是电子计算机与常规 X 射线血管造影相结合的一种新的检查方法。

（一）DSA 技术的发展

1895 年 11 月 8 日，伦琴发现了 X 射线，几周后就有人在尸体上进行了手的动脉血管造影的实验研究。1923 年，Berberich 和 Hirsh 首次在人体上做了血管造影检查。1931 年，Forsmann 报道了心脏的 X 射线造影。20 世纪 30 年代中期，经腰部穿刺施行主动脉、颈动脉及周围血管造影的方法也相继得到了报道。

为了获得清晰的血管影像，人们设计了除去与血管重叠的背景结构而使感兴趣区血管影像单独显示的方法，称为减影。1934 年出现了胶片减影法，随着电视技术的发展，又出现了电子减影技术。

随着电视技术、数字电子技术、计算机技术、图像处理技术的发展，人们开始在 X 射线电视系统的基础上利用计算机对图像信号进行数字化处理，使模拟视频信号经过采样（A/D）后直接进入计算机进行存储、处理和保存，此即为数字 X 射线成像。这项技术促成了专门用于数字减影血管造影临床应用的设备——DSA 系统的诞生。

1978 年，Wisconsin 大学 Kruger 领导的研究小组最先设计出数字视频影像处理器，从而奠定了数字减影血管造影术的基础。DSA 由美国的 Wisconsin 大学的 Mistretta 小组和亚利桑那大学的 Nadelman 小组首先研制成功，并于 1980 年 11 月在芝加哥召开的北美放射学会上展示了商用 DSA 设备。

DSA 的出现使得血管造影临床诊断能够快速、方便地进行，同时促进了血管造影和介入治疗技术的普及和发展。经过 30 多年的发展，DSA 设备的性能不断改进，功能不断增加，DSA 设备已逐步实现了数字化、系统化、自动化和网络化。目前数字化平板 DSA 早已经取代影像增强器 DSA 成为该设备发展的主流，数字化平板探测系统所具有的明显优势为血管造影和介入治疗的发展提供了一个更加广阔的平台。

目前 DSA 的发展具有以下几个特点。

1. 数字化平板探测器的采用 DSA 多采用非晶硅或非晶硒数字化平板探测器，最大视野 30cm×40cm，最大分辨率 3.25Lp/mm，动态数字化平板探测器具备多种输入野格式，透视和采集可达到 16bit 灰阶分辨率，采集速度最快 60 幅 / 秒。通用型 DSA 系统一般采用大平板矩形探测器，能够满足常规检查的需要，配合多视野的转换及可跟踪旋转功能，可满足包括心脏、外周血管、神经介入的基本需要。

2. 导管床和 C 形臂机架的智能控制 导管床和 C 形臂机架运动由计算机控制，床面能够在各个方向运动，还能移出操作位方便抢救患者；悬吊式 C 形臂机架能够三轴联动旋转，可以对人体任意部位进行投照，可以实现 DSA 的很多高级功能，如旋转 DSA 和步进 DSA 等。

3. DSA 系统特殊功能的实现 随着平板探测器的使用和计算机技术的发展，DSA 新功能不断涌现，旋转 DSA、3D-DSA、步进 DSA、虚拟支架功能等新功能已经应用于临床。旋转 DSA 是利用血管造影机的 C 形臂旋转来达到检查要求的新技术，理论上可以多方位显示血管解剖。它利用 C 形臂的两次旋转动作，第一次旋转时采集一系列蒙片像，第二次旋转时注射对比剂，对在相同角度采集的两帧图像进行减影，以获取序列减影图像。旋转 DSA 的优点是可获得不同角度的血管造影图像，增加了影像的观察角度，能从最佳的位置观察血管的正常解剖和异常改变。

3D-DSA 是在旋转 DSA 基础上发展起来的新技术，是旋转血管造影技术、DSA 技术及计算机三维图像处理技术相结合的产物。其作用原理是将二次旋转 DSA 采集图像传至工作站进行容积重建（VR）、多曲面重建（MPR）和最大密度投影

（MIP），后处理方法主要是对病变部位进行任意角度观察，特点是能较常规 DSA 提供更丰富有益的影像学信息，在一定程度上克服了血管结构重叠的问题，可从任意角度观察血管及病变的三维关系，在临床应用中发挥了重要作用。

步进 DSA 即下肢血管造影的跟踪摄影，通过控制床面移动速度，分段采集血管造影图像，计算机减影后拼接连成整体图像。该项功能用于双下肢血管病变的诊疗。特点为对比剂用量少，显示双下肢血管并可行双侧对比，尤其适用于不宜多用对比剂的患者。

虚拟支架置入术可以帮助选择合适的支架，提高血管内成形技术，扩充狭窄或闭塞的血管，提高手术成功率。虚拟支架置入系统可在有待进行支架置入的病变血管部位形象地展示支架置入的效果，模拟显示内支架置入后的情况，指导支架的选择。

血管机类 CT 功能目前已经普及应用，而且图像质量非常出色，在临床诊断和临床治疗方面起到了重要的作用。

随着 DSA 设备软、硬件技术的进一步发展，其功能已经极大丰富，为临床和科研提供了强大的支持。

（二）DSA 成像原理

影像增强器成像是利用影像增强器将透过人体后已衰减的未造影图像的 X 射线信号增强，再用高分辨率的摄像机对增强后的图像进行一系列扫描。扫描本身就是把整个图像按一定的矩阵分成很多小方块，即像素。所得到的各种不同的信息经 A/D 转换成不同值的数字信号，然后存储起来。再把以同样方式获取的造影图像的数字信息与未造影图像的数字信息相减，所获得的不同数值的差值信号，经数 / 模（D/A）转换成各种不同的灰度等级，在监视器上构成图像。由此，骨骼和软组织的影像被消除，仅留下含有造影剂的血管影像，从而大大提高血管的分辨率。

平板探测器成像是将数字化的造影图像与非造影图像相减，从而获取数字化的血管图像的技术。

1. DSA 的减影信号　DSA 减影过程：首先摄制普通片，并依据普通平片制备 mask 片（即蒙片）；

之后采用相同曝光条件对同一感兴趣区摄制血管造影片，最后把蒙片与血管造影片叠加，形成减影片。在造影期间进行脉冲曝光，在造影剂到达感兴趣区之前采集图像，即为蒙片。造影剂到达感兴趣区并出现最大浓度时，连续采集图像，其相应的图像称为造影图像。假如患者在曝光过程中保持体位不移动，则蒙片和造影图像之间的唯一差别就是含有造影剂的血管，它们二者的差值信号就是 DSA 的信号。

在造影过程中，利用 DSA 设备附有的视频密度计把记录的视频信号量转化为视频密度值，即信号幅度。以时间值为 X 轴，以视频密度值为 Y 轴作图，即得到时间 - 视频密度曲线。一个感兴趣区的时间 - 视频密度曲线反映的是透射该感兴趣区的 X 射线衰减的时间变化。在血管造影中，同一感兴趣区不同时相的影像变化取决于感兴趣区内的碘含量。时间 - 视频密度曲线则间接地反映该感兴趣区血管内碘的廓清过程。

2. DSA 曝光条件的选择　在选择 DSA 的相关参数时应明确一条基本规律，即 DSA 显示血管的能力与血管内碘浓度及辐射曝光剂量平方根的乘积成正比。

（1）X 射线能量：X 射线检测器和被成像物质（碘）的吸收特性将影响 DSA 所需的 X 射线能量的选择。碘可以作为造影剂是因为其在物理性能上具有很理想的 K 层结合能（33keV）。使用 33kV 能发挥碘的最大效率，使图像产生最佳对比度。而我们实际选用 kV 时往往高于这个值，如 $60 \sim 70kV$，这是因为需要考虑 X 射线能量在成像链上的损失，如 X 射线管的管壁、绝缘油层、球管窗口及其滤过板、人体等的吸收等。

（2）曝光要求：由于存在很多变量，难以规定 DSA 中标准的患者曝光剂量。DSA 曝光剂量的选择应根据感兴趣区血管的大小、噪声情况、病变部位、病变观察的细致程度及使用造影剂的浓度等决定。假如碘浓度增加 3 倍，对于同样的血管尺寸和精确度，所需的曝光剂量仅为 1/9。所以，适度增加碘浓度对图像质量有良好的作用。

（3）选择摄影条件：选择适当的 X 射线参数需要在千伏（kVp 或 kV）、毫安秒（mAs）、球管负载、患者曝光剂量、病变部位及病变显示要求等方面作平衡。由于 DSA 检查的解剖区域变化很大、对病变观察的方法和精确程度不一及操纵者的偏爱等，实际上很难规定一个最佳技术条件。理想的条件应是以最低的曝光剂量、适度的 X 射线管负荷和最小的 X 射线脉冲宽度取得足够高的信噪比的图像。

毫安秒是曝光时间和管电流（mA）的乘积。一般情况下，毫安秒相同则影像的密度相同，毫安秒是影响图像密度的主要因素。毫安秒越大，患者接受的 X 射线剂量越多。

kV 的选择通常需要在 X 射线管负荷与碘信号大小间进行权衡。碘信号随着 kV 增大而迅速减小，如从 65kV 提高到 85kV，碘信号将下降 35%。因此，高千伏形成的图像对比差；低能的 X 射线光子对人体穿透不均匀，形成高的 X 射线影像对比。

在实际应用中，还有一些因素可以改变曝光量：①X 射线的强度与 X 射线管到患者的距离成反比，即距离增加 1 倍，X 射线强度减至 1/4，X 射线影像密度也降至 1/4，倘若是自动曝光保持影像密度则以增加球管的负载为代价；②附加滤过物质可提高图像质量，也可减少患者接受的 X 射线剂量；③检测器的检测率高时，可减少患者剂量；④对薄的部位及四肢去掉滤线栅，可降低 40%～50% 的曝光剂量；⑤另外，检查的部位、病变的性质、年龄、体态等不同，曝光剂量也不一样。

3. DSA 自动曝光　目前常用两种形式的自动曝光控制，即以荧光效应控制的光电管自动曝光控制系统或以 X 射线对空气的电离效应为基础的电离室自动曝光控制系统。它们的工作原理相同，即采用某种对 X 射线敏感的检测器，把 X 射线剂量转换成电流或电压，此电流或电压正比于 X 射线剂量率，它对时间积分后的电压正比于所接受的 X 射线剂量，把积分电压与一个正比于图像密度的设定电压进行比较，到达设定值的曝光终止信号即切断高压，这就形成了自动曝光控制。

（三）DSA 设备

1. X 射线源　DSA 需要采用脉冲图像采样方式，要求 X 射线管能够承受连续多次脉冲曝光的热负荷量，并且 DSA 成像要求 X 射线能量必须稳定。

医生在手术中最担心，也是最危险的情况就

是球管过热停机，因此评价一支 DSA 球管最重要的标准就是"稳定"，不能频繁宕（当）机和损坏，这样会给用户和患者带来健康和经济的双重损失。阳极靶直冷设计是目前最高效的散热方式。同时，球管内栅控技术能够输出精密方波，更好地消除软射线，在确保 X 射线能量稳定、降低辐射剂量方面成为高端球管的必备标准；频谱铜滤片与栅控技术结合可以更有效地保证成像射线的硬度，提高图像对比度。表 6-1 给出了不同厚度铜滤片对散射线剂量的影响。频谱铜滤片起到的作用是在 X 射线到达患者之前，将 X 射线分解成不同频谱波段，保留其中高频率短波长 X 射线，其有利于血管内造影剂的吸收形成高清晰、高对比的图像，更易于穿透厚重的人体结构，同时滤除威胁医生和患者的散射线。但是过厚的铜滤片会同时加重球管的负荷，因为球管要多输出 X 射线来弥补滤过后的损失才能满足清晰成像的要求。可以用曝光控制来选择不同厚度的铜滤片。

表 6-1　不同厚度铜滤片对散射线剂量的影响

无铅防护	无铜滤片	0.2mm 铜滤片	0.5mm 铜滤片	1.0mm 铜滤片
散射线剂量	100%	60%	30%	10%
临床应用	—	更高的图像质量　不增加患者剂量	保持图像质量　更低的剂量	儿科更低的剂量

2. DSA 影像链　传统 DSA 影像链主要由影像增强器、光学透镜、摄像机和控制部分组成。影像增强器是 X 射线电视的关键器件，其主要作用包括：①将不可见的 X 射线图像转换成为可见光图像；②将图像亮度提高到近万倍。影像增强器的动态范围很大，在不同的曝光剂量下都能输出对比度良好的增强图像。其动态范围响应主要依靠影像增强器和摄像机之间光学结构中的光阑的控制和调节，其作用相当于照相机中的光圈。当影像增强器输出的光线很弱时，光阑开大，电视摄像机接受很多来自影像增强器的成像信息；当影像增强器输出的光线很强时，光阑缩小，电视摄像机仅接受从光阑的中心小孔中照射过来的光强信息。光阑还可屏蔽一些产生图像噪声的折射和散射光线，能有效地增加 X 射线图像的清晰度，

提高图像的信噪比。光学透镜的作用是投射和聚焦。摄像机由摄像管、光学镜头、偏转系统、扫描电路、补偿电路、校正电路、前置放大器等组成，其主要任务是把增强器输出的可见光信号转换成电视信号。控制器的作用主要是对视频信号加以处理，完成摄像机和监视器的同步工作；同时还产生整机所需要的各种电源和各种控制信号。

近十几年来，随着平板探测器技术的发展，高端 DSA 设备已经采用平板探测器进行影像采集。2015 年，业内的一些高端产品开始采用 16bit 平板探测器。新的 16bit 平板具有超过 14bit 平板 4 倍的图像信息，为进一步的图像处理、显示提供了丰富的信息储备；16bit 平板的量子检测效率（DQE）更高，因此对剂量要求进一步降低；噪声和环状伪影消减到更低；三维成像的质量更高。

DSA 实时采集、传输、处理的数据量大小决定了临床图像解析度的最大限度。全程 2K 数字通道技术采用 2K×2K 数字通道，其容纳的信息是 1K×1K 通道的 4 倍，可以充分发挥 16bit 平板的图像表现力，降低图像信息在采集、传输、处理、存储过程中的丢失，真实还原原始图像信息。随着硬件和计算机平台技术的提高，为 DSA 成像专门开发的动态实时算法也相应升级，进一步提高了对图像解剖信息和噪声进行提取、分离、处理的算法效率，通过实时图像优化处理摆脱了以往低剂量高噪声的困扰，让使用低剂量也能获得满意图像变为可能。

3. 控制系统　以往 DSA 在介入手术中的主要作用是在治疗中提供可视化的图像观察。经过几十年的发展，可视化图像的范畴从简单的实时透视图像、血管减影二维图像，发展到旋转三维重建图像，乃至更复杂的融合不同学科的二维/三维图像。这种融合图像趋势的产生是因为新一代的 DSA 会更多地参与到治疗前的决策、规划和治疗后的评价当中。因此，对新一代 DSA 产品的人机互动要求已经远远超出传统理解。

传统的介入手术中，人机互动强调 C 形臂、导管床的运动控制要以医生和患者为中心，方便医生根据不同病变部位设置最佳的投照角度。随着二维/三维图像（特别是融合图像）越来越多地参与到介入治疗的各个阶段，医生和 DSA 的人机"图"互动更加频繁。因此 DSA 必须具备超越以

往的融合图像信息传输、处理、显示的能力，以及简单流畅的人机"图"互动方式。从这个意义上讲，DSA 越来越像是一个承载着诊疗所需所有图像信息的"影像中枢"，这个中枢必须要具备高度信息化水平，以使图像信息在治疗整个周期中畅通无阻。高端 DSA 产品已采用全程信息化的光纤系统架构，为 DSA 提供强大的信息化平台。

作为人机互动接口，信息化中央控制系统不仅需要提供个性化的、简单流畅的人机图像交流、系统运动控制，更需要提供一体化融合资源的能力，如临床数据分析、整合其他信息化系统和成像设备（如 CT、MR、超声等）。

（四）DSA 的减影技术

DSA 的减影技术可以分为时间减影、能量减影和混合减影三类。

1. 时间减影　时间减影是 DSA 的常用方式，在注入的造影剂进入感兴趣区之前，将一帧或多帧图像作为 mask 像储存起来，并与在时间上顺序出现的含有造影剂的充盈像逐一相减。这样，两帧间相同的影像部分被消除了，而造影剂通过血管引起高密度的部分被突出地显示出来。因造影像和 mask 像两者获得的时间先后不同，故称时间减影。

（1）脉冲方式：为每秒进行数帧甚至数十帧的摄影，在造影剂未注入造影部位前和造影剂逐渐扩散的过程中对 X 射线图像进行采集和减影，最后得到一系列连续间隔的减影图像。可连续观察 X 射线数字影像或减影图像，具有动态解像率高的特点。高速采集图像的运动模糊小。

（2）连续方式：X 射线机连续发出 X 射线照射，得到与电视摄像机同步，25～50 帧/秒的连续影像的信号，以电视视频速度观察连续的血管造影过程或血管减影过程。这种方式所得图像频率高，能显示快速运动的部位，如心脏、大血管，单位时间内图像帧数多，时间分辨率高。与脉冲方式的区别主要在于 X 射线是连续发出的，而不是脉冲发出的。

（3）时间间隔差方式：mask 像不固定，顺次随机地将帧间图像取出，再与其后一定间隔的图像进行减影处理，从而获得一个序列的差值图像。mask 像不断变化，边更新边重新减影处理。时间

间隔方式相减的两帧图像在时间上间隔较小，能增强高频部分，降低由于患者活动造成的低频影响，对于心脏等具有周期性活动的部位，适当地选择图像间隔帧数（如根据心动周期的时间进行减影）进行时间间隔方式减影，能够消除相位偏差造成的图像运动性伪影。

（4）路径图（road-mapping）方式：路径图技术的使用为介入放射学的插管创造了有利条件。具体操作如下：透视下先注入造影剂，在血管显影最好时停止透视冻结图像（有些机器为摄影），以此幅图像作为mask，再与透视下的插管图像作减影，形成一幅减影血管图像，作为轨迹标记重叠在透视影像上，然后进行正常透视插管。这样就可以清楚地显示导管的走向和尖端的具体位置，引导操纵者顺利地将导管插进目的区域。路径图模式对运动敏感，主要应用于头部和盆腔等受呼吸运动影响较小的部位。

新的智能路径图（smart road-mapping）通过自动运动补偿（AMC）技术对患者和导管床等轻微的刚性移位进行自动补偿，保持路径图质量。其核心原理——自动像素控制（APS）是高级实时图像算法技术之一，通过自动对比蒙片和当前采集序列，在减影前按照像素精度找到最佳对准方式，对当前图像进行实时移动，自动补偿运动伪影。同时，通过二次减影技术可以分别得到血管树和介入器械的减影图像，自动生成二次减影路径图，让医生能够对血管、介入器械和透视背景图像区域亮度分别实时调节。还可以对颅脑、胸部、腹部、四肢等不同部位定制不同路图参数设置，对引导、支架、弹簧圈、注胶等不同临床应用提供不同显示方式，分别增强显示血管路径、置入物、背景、液态胶。这些智能优化设置同时满足了对清晰图像和低剂量的要求。

（5）心电触发脉冲方式：心电触发X射线脉冲与固定频率工作方式不同，它与心脏大血管的搏动节律相匹配，以保证系列中所有的图像与其节律同相位，开释曝光的时间点是变化的，以便把握最小的心血管运动时刻。心电触发方式避免了心脏搏动产生的图像运动性模糊。所以，即使在图像频率低时也能获得清楚的图像。此方式主要用于心脏大血管的DSA检查。

2. 能量减影 也称双能减影或K缘减影。即进行感兴趣区血管造影时，同时用两个不同的管电压（如70kV和130kV）取得两帧图，作为减影对进行减影，由于两帧图像是利用两种不同的能量摄制的，所以称为能量减影。能量减影是利用碘与周围软组织对X射线衰减系数在不同能量下有明显差异的物理特性，即碘在33keV时，其衰减曲线具有锐利的不连续性，此临界水平称为K缘（见图6-20）；而软组织的吸收系数曲线是连续的，且能量越大，其衰减系数越小。

能量减影技术要求X射线管的电压在两种能量之间进行高速切换，增加了设备的复杂性，同时这种减影不能消除骨骼的残影。

3. 混合减影 1981年Bordy提出了这种技术，基于时间与能量两种物理变量，先作能量减影再作时间减影。混合减影经历了两个阶段，先消除软组织，后消除骨组织，最后仅留下血管像。混合减影要求在同一焦点上发生两种高压，或在同一X射线管中具有高压和低压两个焦点。所以，混合减影对设备及X射线管负载的要求都较高。

（五）DSA的成像方法

1. 静脉DSA（IV-DSA） 发展DSA最初的动机是希望通过静脉注射方式显示动脉系统，因此，最早应用的DSA是经外周静脉（如肘静脉）注射大量造影剂。但是，静脉内注射的造影剂在到达靶动脉之前要经历约200倍的稀释，动脉碘浓度低。而要得到较好的图像，就需要注射高剂量的造影剂。同时由于造影剂流至靶动脉有一定的时间（循环时间），患者容易移动形成运动伪影，图像质量较差。另外，显影的动脉血管相互重叠，对小血管显示不满足。对中心静脉法DSA来说，也有一定的损伤性，所以现在临床很少应用。

2. 动脉DSA（IA-DSA） IA-DSA的应用广泛，造影剂直接注入感兴趣动脉或接近感兴趣动脉处，造影剂稀释较IV-DSA轻微得多。IA-DSA使用的造影剂浓度低，造影剂不需长时间的传输与分布，并在注射参数的选择上有很大灵活性。实践证实IA-DSA具有如下优点：①造影剂用量少，浓度低；②稀释的造影剂减少了患者不适，从而减少了移动性伪影；③血管相互重叠少，明显改善了小血管的显示；④灵活性大，便于介入治疗。

3. 动态DSA 随着DSA技术的发展，运动部位的 DSA 成像，以及 DSA 成像过程中球管与探测器同步运动而得到的系列减影像已成为现实。将 DSA 成像过程中，球管、人体和探测器在规律运动的情况下获得 DSA 图像的方式称为动态 DSA。

（1）数字电影减影（DCM）：以数字式快速短脉冲进行采集图像，实时成像，25～50 帧/秒，一般双向 25 帧/秒，单向可达 501 帧/秒。注射造影剂前先采集数帧 mask 片与注药时采集的图像减影，得到仅含血管心腔的减影像。心脏冠状动脉采用该方式时，常辅以心电图触发方式，以保证脉冲曝光采集与心脏搏动同步，使减影完全而不出现运动伪影。这种采集方式用于心脏、冠状动脉等运动的部位，也用于不易配合患者的腹部、肺部、头颅的血管成像。

（2）旋转式心血管减影（旋转 DSA）：冠脉造影术中的剂量问题一直令人担忧（全程射线下同室操作），其根源在于采集次数多、采集时间长（在常规冠脉造影中，为了显示冠脉左右主干、分支开口及各个节段的情况，通常需要 9 个左右不同角度的投照采集）。因而，单纯采用优化每次采集条件的方式来降低剂量，往往是操作复杂而收效不高。只有更好地优化整个采集的工作流程才是解决问题的关键。各个厂商首先想到的就是传统的旋转采集。旋转心血管造影减影是一种三维图像采集方法。C 形臂围绕患者做旋转运动，对某血管及其分支作 90° 或更大角度的采集，人体保持静止，X 射线管与增强器做同步运动。方法是先旋转采集多角度多幅 mask，恢复起始位置后注射造影剂，同时旋转采集造影数据。即需要做两个采像序列，在第一个序列之后，C 形臂自动回到它的开始位，再做第二个序列（造影）。采集的速度、旋转速度和角度可调。非常适合心脏、头颅等部位的造影。

但传统旋转采集只能在患者的左右轴进行（无法实现头位或足位倾斜），因而采集轨迹只能覆盖常规采集中需要的少部分角度，如何大幅减低辐射剂量而丝毫不影响病变的观察、诊断，这才是临床医生想要的答案。

智能多轴冠脉旋转采集技术通过计算机智能程序控制，使机架在患者左右轴和头足轴旋转，围绕冠脉做三维弧形全景采集，简而言之，就是只需注射一次造影剂，冠脉多轴旋转就可以完成多个常规心脏投照体位的冠脉造影成像。此项技术有助于把心脏介入医生从平时负担繁重的、大规模的常规冠脉筛查诊断中解放出来，专注于冠脉病变的介入治疗。介入医生可以通过计算机程序，根据临床需要和投照体位，自定义几种旋转路线完成冠脉造影采集。

（3）步进式血管造影：在注射造影剂前以步进方式摄制检查部位的 mask 片，随即采集造影像进行快速减影，在脉冲曝光中，球管与增强器保持静止，导管床携人体自动移动，以此获得该血管的全程减影像。该方式一次注射造影剂获得造影血管的全貌，解决了肢体血管行程长、增强器视野小、需要多次曝光系列和多次注射造影剂的不足，对 X 射线防护和造影剂的用量减少无疑有很大的作用。主要用于四肢动脉 DSA 检查和介入治疗。

（4）遥控造影剂跟踪技术：对较长的血管（如下肢血管）行常规的血管造影时，DSA 只能分段进行，需要多次曝光才能完成全段血管显像。进行步进摄影是人工设定的采集程序，经验不足或疾病状态不一致可能会造成成像误差。而新的造影剂跟踪摄影提供了一个观察全程血管结构的新方法，解决了以前的血流速度与摄影程序不一致导致血管显示不佳或不能显示的问题。该技术在不中断实时图像显示的状态下自动跟踪血管内造影剂的移动。操纵者可用交互式或速度曲线的编程式自动控制速度，使之进行造影跟踪摄影。在减影或非减影方式下都可实时地观察摄影图像。

（5）自动最佳角度定位系统：DSA 设备不断地更新换代，以往所青睐的结构复杂、价格昂贵的双 C 形臂血管造影系统正在被自动化程度与功能强的单 C 形臂所代替。高性能的单 C 形臂都有三个马达驱动的旋转轴，俗称"三轴系统"，保证单 C 形臂围绕患者做同中心运动，操纵灵活，定位正确。

人体内血管分布错综复杂，尤其是冠状动脉和脑血管，两者基本成一球形分布。在血管造影中，血管可能与图像平面垂直，也可能与图像平面成一角度，在长度和大小上对该段血管造成一定程度的失真，容易造成误诊或漏诊。

自动最佳角度定位系统可帮助操纵者轻易找

到任何血管的实际解剖位置的最佳视图，即该血管病变的最佳显示角度。操纵者只要简单地取任意特殊血管的两个视图（至少间隔30°），系统就可自动处理，给出能反映这段血管最佳视图的相应角度。

（6）实时三维成像（real-time 3D-RA）：高分辨率实时三维成像技术是通过血管机高速旋转240°，采集数百幅感兴趣区图像后，自动传输到三维工作站进行三维数据重建，实时显示三维血管图像。该技术可以让介入医师进一步了解感兴趣部位的空间结构，为介入手术和治疗方案的制订提供准确的信息，降低漏诊率并提高手术成功率。

（六）DSA 的低剂量管理

1. 低剂量优化算法 DSA因是实时成像设备，图像质量是手术诊疗的核心关切；然而图像质量和 X 射线剂量密不可分。如何在成像过程中实现图像质量最大化、射线剂量最小化，是高级算法追求的目标。多重解析度分析算法（multi-resolution analysis），提取解剖信息和背景噪声信号并加以分离；以此为基础，分别实施信号增强和噪声平滑；并将过去逐帧的信号和噪声分析扩展到序列图像的序贯分析，动态采集每一帧的噪声和信号特征，自动分析出整个序列的信号和噪声规律，最终快速实现逐帧的图像和噪声最优化；还可以自动根据手术部位和不同视野启动自适应计算，并配合自动运动补偿，满足不同手术对图像的不同要求。

2. 剂量控制

（1）透视剂量选择和透视存储：根据不同的手术类型和需要，医生可以"一键式"操作切换透视剂量模式，节约透视剂量。此外，透视存储功能可以方便以后回顾或存档，避免为了观察某一病灶而多次进行透视，额外增加辐射剂量。

（2）节能模式：在图像质量要求一般的手术中，可开启节能模式，相对应的床旁透视剂量模式和采集都会降低剂量，整体降低心脏、外周应用的采集和透视剂量水平，降低剂量最高可达 50%。

3. 剂量监测 目前各个 DSA 厂家对剂量监测依据的标准不同，一般有两种方式：患者皮肤剂量（patient dose）和探测器剂量（detector dose）。

高端 DSA 设备中，投照部位的剂量累计结果可以在监视器的界面中显示，当剩余安全剂量低于一定值时，系统会发出预警，提醒医生该部位已经达到剂量阈值，接下来应将探测器换一个投照位置。手术后，还可以自动生成 DICOM 格式的结构化剂量报告，方便将剂量值直接传输到医院的信息化中心，通过分析比较，对患者和手术剂量进行优化。例如，可以比较不同类型手术、同一个患者在不同成像设备上的剂量报告（甚至是来自其他医院的成像设备），经过比较得出最节约剂量的方案，为以后的手术提供指导。

（七）杂交手术室

"杂交"手术的概念来源于英文"hybrid operating procedure"，可以翻译为杂交手术或者复合手术，即将介入和开放或内镜、达芬奇手术一站式完成的新手术方法，是目前国际上一种新兴的、重要的微创一站式手术方案。

杂交手术室，也称为复合手术室（hybrid operation room），是将 DSA 造影系统等先进影像设备安放在外科手术室中，既不影响手术室的固有功能，又能通过其提供的高清影像进行一站式术前诊断、术中（介入）治疗、术后评估的洁净手术室。杂交手术室的概念起源于欧洲，1990 年摩纳哥心胸中心（Monaco Cardio-Thoracic Center）创造性地将血管造影设备安装在心脏开放手术室当中，将介入技术一站式植入进洁净手术室，既能进行开放手术，又能同时开展介入治疗，这是全球第一间真正意义上的杂交手术室。

1. 杂交手术室的构成 杂交手术诠释了一个全新的医疗模式：即以患者为中心的治疗模式。在一站式的杂交手术室内，医生可以根据患者的实际病情及治疗需求综合选取对其最有效的治疗方案——开放和（或）介入手术。

目前来说，一间完备的杂交手术室会涉及以下设备：百级层流、杂交手术室专业血管造影机（DSA）、可与 DSA 联动的手术床、高压注射器、手术无影灯和手术摄像系统、麻醉系统、体外循环系统、外科手术设备、监护仪、除颤仪、各式外科及麻醉吊塔、吸引装置、气体供应体系等。此外还需要有数字 PACS 系统、护士工作站、一体化控制台等数字一体化设备和移动式铅屏风等放射防护设备。参与复合手术的团队一般包括外科医生、麻醉医生、介入医生、介入技师、护士等人员。

虽然设备繁多，人员需求也大，但是杂交手

术室的优点也是显而易见的：①拓宽了治疗指征，解决了过去单纯介入或手术不能解决的问题；②腔内和外科手术一期完成，降低了创伤、减少了费用、降低了风险；③很多复杂的血管疾病患者无需在学科间多次转移，避免多次麻醉和转运患者可能带来的风险；④如果腔内技术操作出现并发症，可迅速通过外科手术解决；⑤可以及时对手术的疗效进行评价，从而指导手术实施；⑥一些创新的手术设计可以通过这个新平台来完成；⑦尽管杂交手术室为杂交而设计，但同时完全可以进行单纯的腔内治疗或常规的外科手术，避免了资源浪费。

2. 常见的复合手术室设计

（1）落地式 DSA：以落地式 DSA 构建的复合手术室，最大的优势是不会影响层流净化，最大可能地确保患者的安全，使得感染率降到最低程度。目前国内装机的大部分复合手术室都选用落地式 DSA 方案。另外，落地式方案对天花板的承重要求非常低，能最大限度地给其他设备腾出上方空间，自由摆放搭配。

固定式 DSA 设备具有稳定性好、运动伪影的影像小及成像更为清晰等优点。但是由于其不可移动，因此只能在同一手术室使用。对安装有 DSA 设备的手术室施工要求高，尤其是在原有手术室内加装固定式 DSA 设备的安装难度极大，对原有手术室的改造极为困难，有时甚至无法完成。

移动式 DSA 设备进一步优化了血管造影机在复合手术室中对于综合空间的应用，通过多关节智能臂的延伸有效解决了传统落地机型灵活性欠缺的问题。目前全球大型医疗中心的固定式落地安装复合手术室很多都选用移动式 DSA 作为杂交手术室核心部件。相对于固定 DSA，移动式 DSA 具有使用灵活、设备利用率高和场地改造难度低的优势。但其可移动性使得稳定性有所欠缺，因此如何更好地控制运动伪影的影响值得关注。

（2）悬吊式 DSA：能够把 C 形臂整体悬吊在空中，优点是在空间中运动灵活，运动范围大，变化角度更丰富，地面比较整洁，清洁方便。但其缺点是影响上方的层流净化，需要有经验的层流净化公司对此进行特别的设计来弥补其层流出风口被悬吊机架结构遮挡的缺陷。天花板上的轨道要定期进行清洁保养。此外，由于悬吊式 DSA 的悬吊轨道多，无影灯只能安装在手术床的两侧，安装时必须反复测算定位，选择合适的手术灯吊臂长度。

（3）双平板探测器 DSA：以双平板 DSA 构建的杂交手术室比较少，特别是结合层流洁净的施工，实际施工难度比较大，主要用于心脏或神经方面的手术。双平板 DSA 的机架结构为一个 C 形臂是悬吊臂、另一个 C 形臂是落地式，两个臂互相配合使用，也可以同步运动，同时曝光，获取同一人体部位的两个角度图像。全球应用双平板血管造影机建设复合手术室的医院并不多。

四、乳腺 X 射线摄影机

（一）乳腺 X 射线摄影（mammography）的诞生与发展

1913 年，德国柏林的一名外科医生 Soloman 用普通 X 射线设备对 3000 例乳房切除术的标本进行拍摄来探查乳腺癌，由此开始了乳腺 X 射线摄影的历史。1966 年，法国 CGR 公司生产了世界上第一台乳腺 X 射线机（图 6-23），采用了专用钼靶 X 射线管及圆锥形压迫器，这是一项重大突破，这种钼靶 X 射线摄影系统可使乳腺图像的对比度明显提高，细微结构更加清晰，从而使乳腺 X 射线摄影筛查成为可能。1971 年，首台商业乳腺 X 射线机诞生。

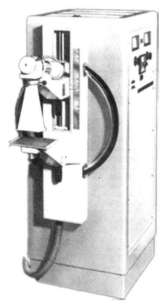

图 6-23　第一台乳腺 X 射线机

20世纪70年代，乳腺X射线机的多项专用技术取得了突破性进展，1972年乳腺摄影专用增感屏/胶片系统诞生，1976年乳腺摄影专用稀土增感屏/胶片系统及特殊暗盒诞生，1977年引进了微病灶乳腺X射线放大摄影技术，1978年乳腺X射线摄影系统首次采用滤线栅。1985年乳腺X射线摄影调色剂由蓝粉改进为黑色液体，使得摄影剂量大幅减少。20世纪80年代后期到20世纪90年代初，屏片乳腺X射线摄影（film-screen mammography）成为金标准。筛查方案的实施使早期发现较小的乳腺癌成为可能，1980～1987年，乳腺癌诊断的发病率显著增加，早期发现使得乳腺癌的死亡率下降。

1987年，美国放射学会（American College of Radiology，ACR）建立了非官方的乳腺摄影鉴定程序（ACR MAP）。1994年，美国正式颁布了乳腺摄影质量标准法规（Mammography Quality Standards Act，MQSA）。

20世纪90年代以后，在医学影像领域几乎每2～3年就出现一项新技术，乳腺X射线摄影技术的发展也毫不例外地遵循这一规律。1998年，美国FDA正式认可了计算机辅助检测（computer aided detection，CAD）系统；2000年，全视野数字乳腺摄影（full-field digital mammography，FFDM）系统首次被FDA批准使用；2003年，数字乳腺能量减影血管造影（energy subtraction angiography）技术被开发；2005年出现了第一个数字乳腺断层融合技术（digital breast tomosynthesis，DBT）模型，简称Tomo模型；2011年Tomo系统正式被FDA批准使用，开启了数字乳腺三维摄影时代。

综上，我们看到乳腺X摄影技术的发展历程：乳腺摄影专用钼靶X射线机的开发；数字探测系统的发展；乳腺摄影质量控制规范化的普及；以数字乳腺摄影为平台的高端应用的开发。

（二）乳腺机的临床应用情况

1. 各国乳腺癌筛查实施情况　自1962年开始的美国纽约健康保障计划证实X射线摄影作为乳腺癌筛查手段能够降低乳腺癌病死率以后，几乎所有的乳腺癌筛查均以乳腺X射线摄影作为最主要的筛查方法。

美国癌症协会（American Cancer Society）推荐40岁以上女性在身体健康的情况下应每年做一次乳腺X射线摄影检查；对于高风险女性（风险大于20%），每年做一次MRI和乳腺X射线摄影检查；对于重度风险的女性（风险为15%～20%），建议请医生评估是否需要加做MRI检查。对风险小于15%的女性并不推荐每年一次MRI检查。

英国医疗服务体系（National Health Service，NHS）建议50～70岁的女性每3年做一次乳腺X射线摄影筛查，从2009年开始，建议40～73岁的女性做乳腺癌筛查。

中国台湾地区对45岁以上的女性提供每2年一次的免费乳腺癌筛查。

中国香港地区建议40岁以上的女性每2年参加一次乳腺癌筛查。

2. 数字乳腺机具有更好效果　第一台数字乳腺机诞生于2000年，自此，随着技术的不断进步，拥有更好图像质量，可以满足更大患者流通量的第二代、第三代数字乳腺机也相继问世。图像可通过专用软件系统或者带有乳腺图像浏览模块的PACS系统进行阅览。

美国放射影像网络学院（American College of Ra-diology Imaging Network，ACRIN）针对数字乳腺机对乳腺癌检查的效果做了相关研究（The Digital Mammography Imaging Screening Trial，DMIST），研究由国立癌症研究所支持，全美33个中心及加拿大近49 500人参加了研究，研究结果显示数字乳腺机对超过50岁女性的腺体密度水平及任何年龄的致密型和极度致密型女性具有更好效果。

3. 数字乳腺X射线摄影新技术

（1）数字乳腺断层融合技术：是一种三维成像技术，相对于数字乳腺二维影像，重建后的三维断层影像消除或者降低了组织重叠和结构噪声的影响，降低了假阴性率和假阳性率。

（2）能谱对比增强技术（contrast enhanced spectral mammography，CESM）：是一种全新的乳腺成像技术，用于观察乳腺组织对于碘造影剂的代谢情况。临床试验证明，针对对于普通X射线摄影不敏感的致密型乳腺，CESM技术具有更高的敏感性；同时，通过造影剂的聚集，CESM可以准确地判断、评估肿块的大小，特别是对于多中心肿块的探查。有报道指出，CESM 技术与 MRI 相比，在隐匿性乳腺癌的探查方面具有相同的敏感性及更好的特异性。

CESM 技术通过注射碘造影后进行高、低能 X 射线乳腺摄片来观察乳腺肿瘤组织及其周围新生血管的异常血液供应及代谢情况。乳腺癌血管相对于正常组织血液供应丰富，在影像上表现为高亮造影剂聚集影。

（三）乳腺 X 射线摄影系统技术原理

因为乳腺 X 射线摄影系统早期使用钼靶，也被称为乳腺钼靶。乳腺 X 射线摄影系统由机架、采集工作站、诊断工作站组成（图 6-24）。

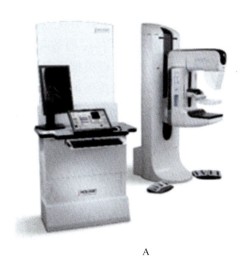
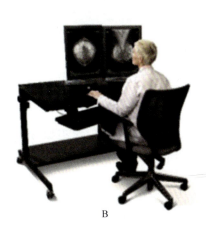

图 6-24　乳腺 X 射线摄影系统的采集工作站（A）、机架和诊断工作站（B）

1. 机架　是采集图像信息的核心部分，可对患者的乳房进行多体位的 X 射线拍摄。机架由高压发生器、X 射线管、C 形臂、压迫装置、压迫板、探测器、滤线栅等构成。

（1）乳腺 X 射线管：现今乳腺 X 射线管的靶面材质多选择钨靶靶面，相较于过去使用的钼靶靶面，钨靶靶面具有更强的穿透性、更高的热容量、更高的有效能量、更低的辐射剂量，更适用于乳腺 X 射线检查。

现在的乳腺 X 射线摄影系统通常采用高转速球管，转子转速为 9000r/min 以上。转速越大，电子束在靶环某点停留的时间越短，球管的功率越大。

乳腺 X 射线管的滤过装置包括铍窗和滤过板，作用是滤过 X 射线的无效射线。使用铍（Be，原子序数 4）作为 X 射线输出的滤过窗口，主要滤除过低能量的 X 射线，降低辐射剂量。滤过板一般采用铑（Rh）、银（Ag）等金属材料。银滤过和铑滤过均可以滤除 X 射线的过高能量部分，其中银滤过比铑滤过可以保留更多的高能量射线，因此经过银滤过板的射线能量更强，穿透性更好，适用于致密型乳腺的拍摄，而铑适用于脂肪型乳腺、少量腺体型乳腺和多量腺体型乳腺。目前先进的乳腺 X 射线摄影系统都具有自动曝光控制功能，可以根据乳腺的厚度、密度自动选择曝光条件和滤过板。

（2）C 形臂：两端分别支持球管和平板探测器，在球管和探测器中间还设有乳房压迫装置。C 形臂可做升降运动，可绕水平轴转动，因此可对不同高度的患者进行不同角度体位的拍摄（图 6-25），如乳腺筛查的标准体位是头尾位和内外侧斜位。C 形臂的两侧均设有控制面板，可控制 C 形臂升降和旋转、压迫装置的升降、准直器范围的选择。

（3）压迫装置：固定在 C 形臂的立柱上，可使用电动或者手动的方式使其沿立柱做上下升降运动，一般先使用电动方式压迫到一定压力值，再使用手动压迫方式微调。压迫装置前端装有固定压迫板的开关，可安装或拆卸不同型号的压迫板。

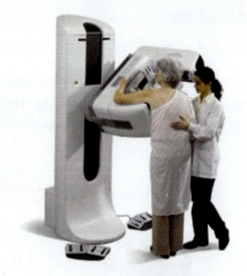

图 6-25 乳腺机 C 形臂旋转示意图

压迫板有多种规格，如筛查用压迫板、放大压迫板、点压压迫板、活检定位压迫板等，可安装在压迫装置的前端，实现各种类型的摄影，如常规筛查摄影、点压摄影、放大摄影等。压迫板的作用是压迫并固定乳房，防止运动的伪影产生；通过压迫使乳房组织重叠度降低，达到更好的显示效果，有利于医生的诊断；压迫厚度越小，X射线的输出剂量越低。压迫模式可以分为标准压迫和柔性压迫两种。

1）标准压迫模式：压迫板向下压迫，并且在压迫的过程中始终保持平行于探测器的模式。标准压迫模式的缺点：乳头侧组织未被均匀压迫，导致组织重叠度没有有效降低，乳头侧图像看不清，增加诊断难度；压迫板下降挤压胸壁，导致患者疼痛。

2）柔性压迫模式：压迫板在下降过程中，根据乳房形态自适应性倾斜的模式。柔性模式弥补了标准压迫模式的缺点，其优点如下：整个乳房包括乳头侧组织受力均匀，有效降低组织重叠度，提高图像质量；压迫板根据乳房形态自适应性倾斜，可有效降低患者在压迫过程中的疼痛程度，提高检查舒适度。

（4）探测器：是将 X 射线信息转换为电信号的部件，通过 A/D 转换，将获取的图像信息传送至采集工作站。探测器是乳腺 X 射线摄影系统的核心组成部分，根据材质的不同，可分为两大类（图6-26），一类为非晶硒平板探测器，由于非晶硒探测器可以直接将 X 射线转换成数字信号，因此称为直接转换技术；另一类为非晶硅平板探测器，非晶硅探测器需要将 X 射线通过闪烁发光晶体转换成可见光，再转换为数字信号，因此称为间接转换技术。

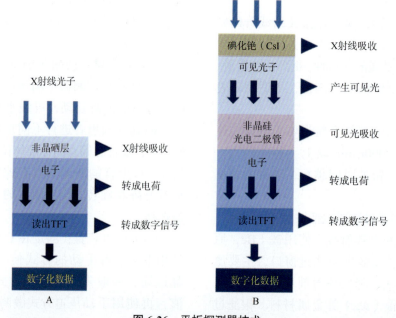

图 6-26 平板探测器技术

A. 非晶硒直接转换技术；B. 非晶硅间接转换技术

1）非晶硒平板探测器：主要由基板、集电矩阵、非晶硒涂层、顶级电极等组成。集电矩阵由薄膜晶体管（thin-film transistor，TFT）和接收电极组成。非晶硒涂层对 X 射线敏感，并覆盖在集电矩阵上。

X 射线经过非晶硒涂层，产生电子 - 空穴对，在集电矩阵和顶级电极间外加的高压电场作用下，电子和空穴会向相反方向移动，形成信号电流，对应的接收电极会接收信号电流，并导入电容存储电荷。电荷量和入射的 X 射线强度成正比，因此每个 TFT 就成为最小的采集图像信息单元，也就是像素。信号读出后，扫描电路会自动清除非晶硒涂层中的潜影和电容存储的电荷，为下一次曝光做好准备。

TFT 像素的尺寸直接决定了图像的空间分辨率，像素尺寸越小，图像空间分辨率越高。现今采用 TFT 技术的乳腺 X 射线摄影系统非晶硒平板探测器，最小像素尺寸为 70μm，在 24cm×29cm 的范围内有 3328×4096 个像素。

2）非晶硅平板探测器：由碘化铯层、非晶硅阵列、基板等组成。

X 射线经过碘化铯涂层时，碘化铯晶体将 X 射线转化为可见光，可见光传递到非晶硅光电二极管，变为电信号，并将电信号存储在光电二极管自身的电容中。读出电路读取矩阵像素信息，经 A/D 转换，将数据传送到采集工作站。转换过程中，由于有 X 射线转换可见光的过程，因此光的散射不可避免，会对图像的空间分辨率产生影响。

（5）滤线栅：X 射线照射到乳房时会产生随机方向的散射线，当散射线被探测器接收时，就会降低图像的对比度，造成成像信号的失准。滤线栅可以滤除掉部分散射线，从而提高照片对比度。根据滤除射线的方向，滤线栅可以分为线性滤线栅和 HTC（high transmission cellular）高通透性蜂窝状滤线栅（图 6-27）。

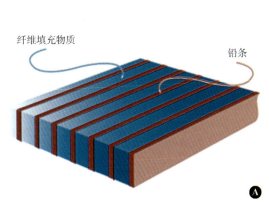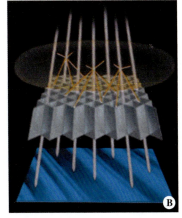

图 6-27　线性滤线栅（A）和 HTC 高通透性蜂窝状滤线栅（B）

1）线性滤线栅：由很多相互平行的薄铅条排列而成，铅条间使用碳纤维或金属物质填充。线性滤线栅可以从一个方向滤除散射线，当入射 X 射线与铅条方向平行，会通过滤线栅抵达探测器表面，但需要注意的是，通过滤线栅的射线中依然存在部分非垂直于探测器表面的射线。

2）HTC 高通透性蜂窝状滤线栅：由铜和铍材料制成，采用网格状的排列方式，可从 X 轴和 Y 轴两个方向同时滤除散射线，对散射线的滤除率高于线性滤线栅，并且随乳房厚度的增加，散射线滤除率增高。由于网格间使用中空设计，无填充物阻挡或吸收有效 X 射线，有效射线的通过率高于线性滤线栅。

2. 采集工作站（图 6-28）　由显示器、计算机主机、曝光按钮、鼠标、键盘等组成。其主要作用包括登记患者信息，选择摄影模式、条件和摄影体位，控制曝光，接收机架传送的信息并后处理成适合医生诊断的影像。

（1）显示器：分为预览显示器和操作显示器。预览显示器为医用级专业图像显示器，分辨率高，可观察到较细微的组织结构，用于预览及评估图像质量是否达到标准，尤其在应用于乳腺活检定位检查时，可有效提高定位的精准度。操作显示器一般为计算机常规搭配的彩色液晶显示器，用于选择拍摄体位，设置曝光条件，执行质量控制操作等。

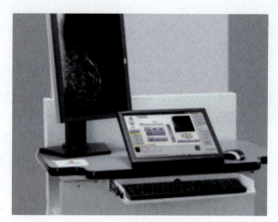

图 6-28　乳腺 X 射线摄影系统的采集工作站

（2）计算机主机：是安装并运行图像后处理软件的平台，主要作用是对采集到的数据信息进行后处理，将处理好的图像呈现在预览屏上。

（3）曝光按钮：是控制曝光开关的装置，分为单触发按钮和双触发按钮。单触发按钮为单手按压按钮即可曝光，双触发按钮（图 6-29）需双手同时按压工作站两端的按钮才可曝光。相较于单触发按钮，双触发按钮具有防止误触碰曝光的优势。

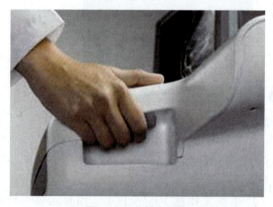

图 6-29　双触发按钮

3. 诊断工作站　由计算机主机、显示器、鼠标、键盘组成。

（1）显示器：一般为两个 5M 医用级灰阶显示器，因为乳腺图像采用特殊的挂片协议，LCC 图像和 RCC 图像或者 LMLO 图像和 RMLO 图像需要背靠背挂片，因此需要两个显示器分别显示不同体位的图像。另外，乳腺腺体组织密度接近，

为了更好地观察到微钙化及其他细微结构的改变，需要采用 5M 的显示器，分辨率为 2048 像素 ×2560 像素。

（2）计算机主机：可安装乳腺阅片的专业软件，软件中可包含专业的阅片工具，如多种挂片协议、放大镜、反白、窗宽窗位调节、测量功能和标记等。同时计算机主机兼具存储功能，存储图像多少根据硬盘容量和图像大小而定。

（四）乳腺影像新技术

1. 数字乳腺断层融合技术

（1）数字乳腺二维影像存在的问题：数字乳腺 X 射线摄影是乳腺癌筛查的首选影像学检查方法，并且定期进行乳腺 X 射线检查是目前唯一被证实可有效降低乳腺癌死亡率的影像学方法。但是，数字乳腺二维影像仍有所局限，一方面，因为组织重叠的影响，病灶被正常组织遮挡，发生漏诊，造成假阴性（图 6-30）；另一方面，正常组织的重叠会形成类似病灶的投影，发生误诊，造成假阳性。

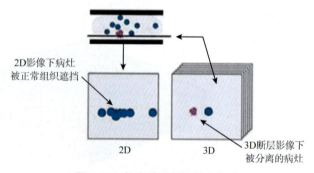

图 6-30　数字乳腺断层融合技术

（2）数字乳腺断层融合技术：是一种三维成像技术，通过球管在一定角度内连续曝光，然后将这些独立的影像重建成一系列高分辨率的断层影像，可单独显示或以连续播放的动态形式显示。其技术原理如图 6-31 所示。相对于数字乳腺二维影像，重建后的三维断层影像消除或者降低了组织重叠和结构噪声的影响，降低假阴性率和假阳性率。

（3）数字乳腺断层融合技术的原理：人体部位经 X 射线投照后获得的图像。X 射线在其投照路径上遇到组织，射线经不同程度吸收后在平面上形成对比度不同的图像投影。传统摄片中，获得的图像不包含任何 Z 轴上的组织信息。而如果

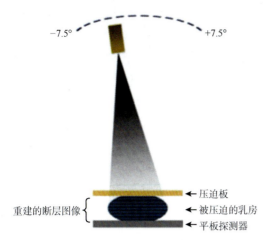

图 6-31　数字乳腺断层融合技术原理示意图

同一物体经 X 射线多角度投照后，则可获得该物体每一个不同角度的面的单一射线吸收图。这些图像序列不仅能展现该物体的物理特征，如形态、大小、密度等，更能展示出该物体的空间位置。

数字乳腺断层融合技术应用改良的 CT 滤波反投影算法，重建的断层图像信息翔实，对比度好，组织层次清晰，层与层间浏览切换连续顺畅。

（4）数字乳腺断层融合技术的体位要求：传统数字乳腺 X 射线摄影需要轴位和斜位结合的照射。Wald 于 1995 年的研究结果提示采用 2 个位置拍摄的敏感性可提高 24%，重复检查率降低了 15%，是目前 2D 乳腺 X 射线拍摄需 2 个体位结合

的原因。而在 3D 拍摄中，相关研究显示仍需 2 个体位相结合，这样可增加诊断的敏感性。Rafferty 的研究显示约 12% 的病灶在内外斜（MLO）位上可更好地显示，15% 的病灶在双侧乳腺头尾（CC）位上的 3D 图像显示较好，9% 的病变仅可在 CC 位上可见。Baker 报道了接近的结果，8% 的病灶仅可在断层摄影 CC 位上观察到，1.4% 的病变在 MLO 位上可见。CC 位和 MLO 位结合可更好地展示乳腺组织，同时提高检出率并降低重复检查率。

（5）数字乳腺断层融合技术的临床优势：由图 6-32 的对比可以看出，通过三维断层影像，更容易发现二维影像中不易发现的病变，减少假阴性。同时，正常组织重叠造成的假阳性对于三维影像来讲也不再是问题。此外，对于肿块边缘的显示也更为理想。更多的细节信息将帮助对疾病性质进行判断，减少不必要的活检。据 *JAMA* 杂志 2013 年的文献报道，在 13 个分中心进行的大于 45 万人次的筛查中，2D 联合 3D 进行筛查与单纯使用 2D 筛查相比，浸润性乳腺癌早期探查率提升 41%，乳腺癌总体探查率提高 27%，重复检查率下降 40%。Philpotts L 等的研究表明三维断层成像可以更好地显示肿块、结构扭曲及非对称的致密影。同时，也显著降低了重复检查率，可以将乳腺癌的早期检出时间平均提前 15 个月。

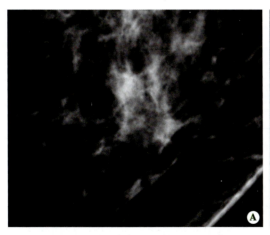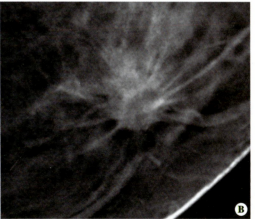

图 6-32　乳腺传统 2D 图像与 3D 图像对比

A. 传统 2D 图像；B. 3D 断层图像

断层融合技术采用 15° 的扫描角度，可在保证微钙化充分显示的前提下，最大程度清晰地显示肿块，是微钙化和肿块显示的黄金平衡点。

Rafferty 在北美放射学会上报道的研究结果表

明 2D+3D 的诊断敏感性明显优于 2D，其 ROC 曲线下面积更大，较 2D 诊断的敏感性增加 7%。Gur 等的研究结果提示在乳腺筛查中使用断层融合技术可有效降低 28% 的重复检查率。无论对乳腺癌

的诊断还是筛查，乳腺断层融合技术都具有优势，都能够提高诊断的敏感性并降低重复检查率。

早期乳腺癌，如乳腺导管原位癌，由于没有形成明显的肿块，用以往的检查方法并不容易发现，非常容易漏诊。断层融合技术不仅可提高早期乳腺癌的检出率，更重要的是能更早期发现乳腺癌，充分贯彻了乳腺癌"早发现，早治疗"的诊治目标，有效提高了患者愈后效果，降低了患者的经济负担。

综上所述，乳腺断层融合技术可显示断层图像，也可以电影形式播放断层图像；与二维数字成像或模拟成像技术比较，可明显地减少或去除组织的重叠，隐藏病变的显示效果有明显优势。目前乳腺断层融合技术在微钙化的显示方面尚有提升空间，2体位相结合与1体位相比可增加敏感性，对肿物与正常腺体组织的鉴别优于二维图像。乳腺断层融合技术可更好地展示乳腺病变的边缘和轮廓及边缘的毛刺，更清晰地提示可能恶性的病变。乳腺断层融合技术对于非钙化病变的诊断效能的提升明显优于钙化病变，对浸润性病灶的检出率也得到显著提高。目前3D对微钙化显示较2D略差。3D模式显示腺体组织的效果优于2D图像；微钙化的判断仍需结合2D一同观察。乳腺断层融合技术较FFDM在提高乳腺癌检出率、减少误诊上有很好的应用前景。临床表明，乳腺断层融合技术可以获得更优的组织可视性，大大提高了病变检出的准确性，有更高的特异性和敏感性。作为新技术，目前关于乳腺断层融合技术与FFDM应用于乳腺筛查的选择，以及体位选择是否需要2个体位结合，尚存在一定的争议。此外，有关乳腺断层融合技术的参数，如每次拍摄剂量、投照所获得的断层图像数量、重建算法等至今仍无统一标准。乳腺断层融合技术作为新技术尚存在一些争议，某些应用仍存在一定局限性，因此需要不断地进行临床研究实践以积累经验，使乳腺断层融合技术更为成熟，从而在临床工作中发挥更大的价值。乳腺断层融合技术是否可代替FFDM应用于临床，仍需更多的临床数据加以验证。超声乳腺检查、磁共振乳腺成像、乳腺CT等新技术的发展也会对乳腺断层融合技术的应用产生侧面的影响。乳腺断层融合技术已大大改良了传统乳腺摄影，作为新技术，其是乳腺影像检

查的有力补充，让所有受检者受益，并将在今后的临床应用中发挥重要作用。

（6）数字乳腺断层融合技术的工作流程：在数字乳腺断层融合技术的设计之初，研发人员就考虑到了工作流程效率的问题，包括扫描时间、重建时间、技师操作时间等。扫描时间3.7秒，重建时间小于2秒，不但缩短了检查时间，减少了患者的痛苦，更重要的是，快速的检查过程满足了医院高通量患者的检查需求。另外，技师操作时间短，得益于创新的Combo模式，可在一次压迫下同时获取2D和3D图像，整个操作流程的时间与常规2D摄影流程接近，并且在剂量上满足美国乳腺摄影质量标准法规（Mammography Quality Standards Act，MQSA）关于筛查的要求，即每个体位的剂量不超过3mGy。

（7）数字乳腺断层融合技术的辐射剂量和风险收益比：数字乳腺断层融合技术一次摄影的放射剂量相当于或略高于传统二维数字乳腺摄影剂量。在CC位或MLO位进行一个数字乳腺断层融合技术的辐射剂量通常与二维乳腺摄影技术所使用的剂量相当，即腺体平均剂量（AGD）为 $1 \sim 2mGy$。射线的性质类似于二维乳腺摄影。MQSA规定乳腺平均腺体剂量的标准为在42mm的标准乳腺每次曝光AGD不超过3.0mGy（"标准乳腺"的定义为压迫后4.2cm腺体和脂肪各占50%的乳腺）。临床研究表明，数字乳腺断层融合技术的平均吸收剂量（暴露角度范围为15°，15个投射影像，扫描时间为4.2秒）约1.45mGy。因此，数字乳腺断层融合技术不增加不必要的放射线暴露。

2D、3D或者2D+3D联合成像的有效剂量低于人群每年接收的自然本底辐射。基于风险收益比的考虑，FDA认证，相对数字乳腺断层融合技术的辐射剂量带来的风险，其对乳腺癌筛查的敏感性和准确度的提高会带来更大的收益。

（8）数字乳腺断层融合技术临床注意事项

1）图像采集时间/临床处理能力：乳腺断层融合技术扫描过程需对压迫的乳房进行不同角度的连续的低剂量拍摄。因为需压迫乳房，扫描时间必须充分考虑患者的耐受程度。若时间过长，一方面患者无法承受，另一方面患者发生移动的风险就会增加，任何轻微的移动都会导致图像的模糊和伪影。研究发现，当扫描时间由18秒缩短到10

秒时，患者运动伪影明显减少，而且在患者运动位移为0.1mm时，微钙化和肿瘤毛刺症的锐利度明显降低，因此扫描时间必须是合理的，也就是尽可能得短。目前，快速扫描的DBT技术在4秒内即可完成，不增加整体检查时间，更适合乳腺癌筛查。

2）乳腺压迫：乳腺摄影会让受检者感到不适，因为对乳腺的压迫会产生疼痛。许多女性在乳腺摄影进程中必须持续忍受这一疼痛。数字乳腺断层融合技术应尽量减少扫描时间，同时其对于压迫力度的要求弱于二维摄影，可以减少患者不适感，而较长时间的乳腺断层融合技术摄影在这方面也会使受检者感觉不适。在人体模型研究中发现，12%的受检者中，肿块和明显微钙化灶影像征象几乎不受压迫乳房层厚增加的影响，在此种情况下平均腺体剂量是不变的。由一半机械压迫力行压迫即得到理想的断层图像，同时不会造成任何重要诊断信息的丢失。尽管乳腺最厚的位置会有产生更多噪声的可能，但对于阅片者而言未造成显著的影响。综上所述，减少扫描时间、减轻压迫强度同样是乳腺断层融合技术的重要研究方向，因为较轻的压迫强度可保证乳腺中稳定的血流量。

3）重建时间：乳腺断层融合技术是计算机通过对所采集的信息重建而成，计算机重建需要一段时间，重建时间的多少由重建算法和所采集的信息量等多种因素决定，医护人员需看到重建的图像才可进入下一步的拍摄，所以重建时间越短越好，这样可大大减少患者的等待时间。

4）读片时间：在乳腺筛查的诊断过程中加入任何设备的流程均会延长重建时间。进行乳腺断层融合技术摄影时，3D图像由与平板平面平行的断层形式展现，每层的厚度为1mm，评估检查和复查的耗时将比2D图像耗时延长33%。不同经验的放射科医师的阅取耗时存在很大差异，但一般情况恶性病变所耗费时间较良性病变稍长。这与放射科医师的培训和放射科医师对报告工作平台使用的熟练程度相关。对疾病的诊断而言，使用乳腺断层融合技术可减少召回重新检查和再次阅片所花费的时间，总体而言，其有效提高了乳腺疾病的诊断效能，缩短了患者的确诊时间。

总而言之，乳腺断层融合技术是一项从剂量安全、检查时间、患者感受等多方面综合考量设计的检测系统，目的是用最小的剂量协助医生及早发现乳腺疾病，早诊早治，为女性乳腺健康提供专业保护。

2. 乳腺能谱对比增强技术（CESM）　图6-33给出了乳腺一般2D图像、对比增强2D图像和3D图像的对比图。

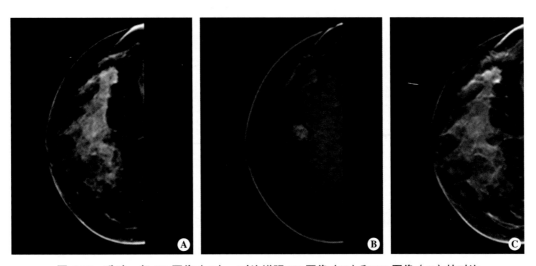

图6-33　乳腺一般2D图像（A）、对比增强2D图像（B）和3D图像（C）的对比

（1）和一般2D图像的比较：Badr等研究报道，恶性病变在减影影像中的检出率高于一般2D图像，跟其他学者的研究结果相近。但也有部分恶性病变在减影影像上并无强化，如黏液腺癌病灶，分析其原因，可能跟黏液腺癌的病理构成相关。而一部分良性病变在减影影像上可出现强化（如硬化性腺病和炎症等），提示不应单独根据病变是否被强化而做出良恶性的判断。病灶的性质与强化程度之间的相关性，今后仍需进一步的验证。一般 2D 图像上的表现仅为钙化的病变，尽管在减影中无呈现强化，但同样不会出现漏诊，此时对病灶的判断多根据钙化的类型而定。

（2）和 MRI 的比较：CESM 可体现病变的摄碘功能，进而间接体现出病灶的血供。MRI 的软组织分辨率更高，可多平面成像，可更为清晰地显示病灶内部情况。Łuczyńska 等的研究报道显示，CESM 对恶性病变的诊断效能与乳腺增强 MRI 相当。也有研究显示，CESM 诊断的敏感性、特异性和准确性均略优于 MRI，两者的 ROC 曲线下面积差异不存在统计学意义。CESM 对 3 例恶性病变的判断错误，MRI 对 4 例恶性病变的判断错误。其中 1 例黏液腺癌在 MRI 与 CESM 上均不见强化，最终导致判断失误，而其他恶性病变病灶较小，但受背景强化的影响显著，容易出现误判。如何处理 MRI 和 CESM 背景强化仍需深入研究。

综上所述，综合有普通 2D 图像和减影图像的 CESM 能提高乳腺病灶的诊断效能，与 MRI 的诊断效能相当。CESM 测得的病灶大小略大于病理大小。CESM 简单易行，较 MRI 扫描时间短，具有应用前景。

3. 计算机辅助检测技术（CAD） 早期研究受技术所限是将乳腺 X 射线图像通过扫描仪进行数字化处理后录入电脑，再经 CAD 系统对数字化图像进行分析。2004 年，崔湧等应用美国产的乳腺 CAD 系统对 136 例乳腺癌 X 射线图像进行回顾性的检测。CAD 对肿块和结构紊乱的病灶敏感性为 82.9%，特异性为 71.4%。但是传统胶片经扫描数字化处理后录入计算机的技术，在将模拟信号转换为数字信号的同时，图像质量会受到影响，同时也存在数字信号的耗损及噪声的导入等诸多问题。随着数字化乳腺机的发展，FFDM 可对传统影像进行后处理，大大地提高影像的对比度，显著地突出了组织的轮廓。2009 年 Kessels 等的研究分析了 1048 例患者的 FFDM 影像，其中 51 例为乳腺癌患者，应用 CAD 后的 ROC 曲线下面积是 0.95，灵敏性和特异性分布为 81% 和 96%。2012 年，Cole 等研究纳入了 161 例乳腺癌患者的乳腺 X 射线影像，使用 ImageChecker 和 iCADSecond look 两套系统的灵敏度均为 0.74。乳腺 CAD 技术的应用实例如图 6-34。

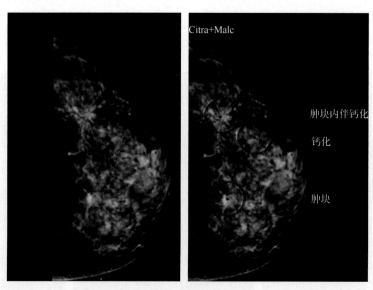

图 6-34　乳腺 CAD 技术

（1）CAD 对影像诊断医师的价值：CAD 可有效地降低漏诊率，同时也提高了诊断符合率，为影像科诊断医师和医院各学科的临床医师阅片提供了辅助。近年针对 CAD 辅助，各不同经验医师对乳腺 X 图像进行诊断的应用潜力展开了大量研究。2014 年，Jung 等的回顾性研究纳入了 100 例乳腺 X 射线影像作为研究对象，放射科医师的诊断敏感性从 81.10% 提高至 84.29%，住院医师的诊断敏感性从 75.38% 提高到 77.95%。可见 CAD 对提高住院医师的诊断水平效果显著。2014 年，

Bargallo 等分析了 CAD 辅助高年资医师进行乳腺癌筛查的效能，2010～2012 年共 21 321 例持续筛查乳腺 X 射线影像采用一次阅片辅助以 CAD 系统，2004～2010 年纳入的 47 462 例连续乳腺 X 射线筛查图像采用人工两次阅片，两者对恶性病变的检出率分别为 6.1‰ 和 5.25‰。可见对于高年资的医师，应用 CAD 辅助可有效提高恶性病变的检出率。2015 年，Tanaka 等调查放射技师（RTs）对恶性微钙化病变的诊断效能，6 位具备职业验证的 RTs 参与了该研究，对 75 例 FFDM 乳腺 X 射线图像进行分析。诊断的假阳性率平均自 0.19 降至 0.13，检测敏感性从 0.680 上升至 0.816。

（2）乳腺密度对 CAD 应用价值的影响：目前对致密型乳房的病变检出率较低一直是乳腺 X 射线用于诊断和筛查的局限性，CAD 在致密型乳腺病变的诊断上被寄予厚望。2012 年，Brem 等分析了乳腺密度对 CAD 的影响，纳入 271 例病理诊断为乳腺癌及 238 例随机纳入的正常病变作为对照，使用乳腺影像报告和数据系统（BIRADS）对乳腺密度进行分析分类，发现 CAD 检测的敏感性确实受到乳腺密度的影响，非钙化病变的致密型乳房发现早期乳腺癌更为困难。2014 年，张小玲等对 185 例经病理诊断为单乳单发乳腺癌和 179 例正常对照的乳腺行数字乳腺 X 射线摄影，发现 CAD 对检出乳腺恶性病变的敏感性较高，乳腺密度会影响单纯肿块型乳腺恶性病变的检出。乳腺影像的诊断医师对致密型乳房的筛查诊断应提高警惕，尽量避免非钙化的肿块型乳腺癌的漏诊。

乳腺 X 射线拍摄的 CAD 在乳腺癌诊断中有着重要意义，无论是临床住院医师还是放射科医师均可从中获益，当今数字乳腺 X 射线下的 CAD 系统已得到长足发展。CAD 在临床应用中的敏感性主要为 70%～90%，可见 CAD 有着较高发现病变的能力，但其特异性的差别却较大，说明假阳性率会提高，未来 CAD 技术的研究重点应该是如何在提高敏感性的同时控制好假阳性率。从 CAD 对影像科医师的辅助价值研究结果可知 CAD 具有较好的临床应用前景，但目前欧美较为成熟的 CAD 软件中，患者特征信息库与东方女性有一定差别，其可靠性会受到影响，所以在国内的应用价值有限，建立符合东方人群的数据库至关重要。乳腺密度确实影响乳腺 X 射线 CAD 的发展，乳腺断层融合技术下的 CAD 应用可能给致密型乳房检查带来新的研究思路。近年来超声和 MRI 的 CAD 系统的研究也逐渐步入正轨，是新的研究热点。虽然 CAD 在我国的临床应用仍处于起步阶段，但应用 CAD 系统诊断乳腺恶性病变研究是一项很有价值的研究。

4. 乳腺密度自动分析软件　其代表——Quantra 软件是全自动分析乳腺密度的软件，通过采用单个像素最终获得的影像对该像素对应的组织进行计算和分析。Quantra 可根据 X 线的衰减、不同组织的衰减系数及压迫厚度运算出每一像素中被穿透的腺体的长度，以像素作为基本单位，获得该像素点腺体的体积，随后将所有的像素点上的腺体体积进行数值汇总，从而获得整个乳房腺体的总体积。Quantra 还可通过分析成像乳房的轮廓，减去未受压迫的部分，算出整个乳房的体积。两个数值换算后即可得到相应腺体的百分比（也就是乳腺密度）。

五、其他 X 射线诊断设备

（一）医用 X 射线骨密度仪

1. 骨密度仪的发展历史　骨质疏松症（简称 OP 症）是由多种原因导致的骨密度和骨质量下降，骨微结构破坏，造成骨脆性增加，从而容易发生骨折的代谢性全身性骨病。骨是身体的支架和杠杆，也是维持钙磷代谢的重要器官，骨健全与否直接影响人体的健康。全世界约有 2 亿妇女患有骨质疏松症，据估计，我国目前有约 8000 万人患有骨质疏松症。骨质疏松症是老年人的常见疾病，中国正逐步进入老龄化社会，到 2050 年，我国 60 岁以上的老人将达到总人口的 1/3。因此，如何尽早地准确发现骨矿物质含量的减少有重要医学意义。

1895 年伦琴发现了 X 射线，经过 100 多年的发展，现今 X 射线摄影已成为临床不可或缺的诊断方法之一。医用 X 射线诊断设备为临床提供了早期、直观的且更有特异性的诊断信息。1920 年国外就有学者试图找到骨组织中矿物质含量与 X 射线影像结果之间的关系。直到 1963 年，

Cameron 等首创了单光子吸收法（简称 SPA），从而使活体骨矿物质含量的测定进入新的阶段。20 世纪 80 年代，双光子吸收法（DPA）问世，主要用于测定躯干骨，至此骨密度的测定提高到新的水平。不过，不管是 SPA 还是 DPA，都是使用放射性同位素作为放射源，测试骨密度的过程也是放射性同位素慢慢衰减的过程，因此测试时间较长，给测量带来不便，同时，较长时间内放射性同位素的不稳定性也会影响到测量的准确性。

为克服放射性同位素的诸多缺点，在 X 射线源快速发展和成熟的条件下，20 世纪 80 年代末相继出现了单能 X 射线骨密度仪和双能 X 射线骨密度仪。由于其辐射小、精度高、扫描快、无消耗品等优点，深受临床专家们欢迎。

目前，骨密度测量的主要方法仍然是双能 X 射线吸收法，它也是 WHO 诊断骨质疏松的标准方法，超声法和定量磁共振法（QMR）还有待相关科学技术的进一步突破。

2. 双能 X 射线骨密度仪（dual energy X-ray absorptiometry，DXA 或 DEXA）**的原理和结构**

（1）双能 X 射线骨密度仪工作原理：能很好地区分小梁骨和皮质骨，也可用于全身骨骼的测量，同时它采用 X 射线发生装置替代放射性同位素，很好地解决了双光子吸收法的一些缺点。

普通 X 射线含有 20 ～ 140keV 连续能谱，双能 X 射线骨密度仪经过调制后保留主要能谱段 45keV 和 80keV，在其穿透人体时，骨骼和软组织对不同能谱段 X 射线产生不同的能量强度衰减。这样能找到软组织、骨骼等不同能谱段 X 射线的吸收特性曲线。利用式（6-2）和式（6-3）计算出骨骼中骨矿物质的含量。

$$I_h = I_{oh} e^{-(m_b \cdot \mu_{bh} + m_s \cdot \mu_{sh})} \qquad (6-2)$$

$$I_l = I_{ol} e^{-(m_b \cdot \mu_{bl} + m_s \cdot \mu_{sl})} \qquad (6-3)$$

式中，I_h 为高能 X 射线衰减后的射线强度；I_l 为低能 X 射线衰减后的射线强度；I_{oh} 为高能 X 射线衰减前的射线强度；I_{ol} 为低能 X 射线衰减前的射线强度；m_b 为骨组织的面密度，单位为 g/cm^2；m_s 为软组织的面密度，单位为 g/cm^2；μ_{bh} 为骨组织对高能 X 射线的质量吸收系数；μ_{bl} 为骨组织对低能 X 射线的质量吸收系数；μ_{sh} 为软组织对高能 X 射线的质量吸收系数；μ_{sl} 为软组织对低能 X 射线的质量吸收系数。

X 射线的能量保持在 45keV 和 80keV 两个能谱段时，根据射线强度的变化和组织衰减系数的变化可推算出 m_b、m_s，计算公式见式（6-4）和式（6-5）。

$$m_b = \frac{R_s(\ln \frac{I_h}{I_{oh}} - \ln \frac{I_l}{I_{ol}})}{\mu_{bl} - \mu_{bh} R_b} \qquad (6-4)$$

$$m_s = \frac{R_b(\ln \frac{I_h}{I_{oh}} - \ln \frac{I_l}{I_{ol}})}{\mu_{sl} - \mu_{sh} R_s} \qquad (6-5)$$

式中，$R_b = \dfrac{\mu_{bl}}{\mu_{bh}}$，$R_s = \dfrac{\mu_{sl}}{\mu_{sh}}$。R 表示软组织或者骨骼对低能谱和高能谱的衰减率系数比，从数学意义上讲，当（$\mu_{bl} - \mu_{bh} R_b$）和（$\mu_{sl} - \mu_{sh} R_s$）不等于 0 的时候才可以区分开骨组织和软组织这两种成分的密度，因此高低两种能量的选择也是能否测量出骨密度的限定条件。

（2）双能 X 射线骨密度仪的结构和组成：主要由双能 X 射线发生器、能量探测器、数据处理系统、扫描机械控制部分和测量定位床等部分组成。

1）双能 X 射线发生器：主要由高压发生装置、控制装置和 X 射线管组成，其结构基本类似于普通医用 X 射线机，不同之处在于其将普通 X 射线发生器产生的连续能量谱 X 射线调制转化成所需的两个谱能段（45keV 和 80keV）。现阶段主要有两种产生双能 X 射线的球管：稀土滤过式的恒定高压球管和脉冲式转换能量 X 射线球管。

稀土滤过式的恒定高压球管是利用潜能式 X 射线球管加 100kV 高压，产生具有连续的 100keV 的泛能谱 X 射线；用 K 边缘过滤，即用含有重钐（Sm）或铈（Ce）的稀土过滤器滤过 X 射线束。通过 K 边缘过滤后的 X 射线束变为两个含有特异性能谱峰（45keV 和 80keV）的双能 X 射线。

脉冲式转换能量 X 射线球管通过使用电子线路产生的 8.33 毫秒和 10 毫秒的脉冲来控制高压发生器产生脉冲式球管高压（70kV/140kV）。在交替的高压控制下，X 射线球管交替产生以低能谱（43keV/110keV）和高能谱（70keV/140keV）为主的 X 射线束。

2）双能 X 射线的能量探测器：按不同的射线束、不同的双能 X 射线产生方法，分为带鉴别器的探测器和无鉴别器的探测器两种。

A. 带鉴别器的探测器对应稀土滤过式双能 X 射线束，因同时具有两种谱能，需要鉴别器区分高低能。鉴别器多为 NaI、CZT、CaWO$_4$ 材料的闪烁体，因其不同的规格特性，不同能谱段的 X 射线产生闪烁的亮度不同。这些闪烁经过光电倍增管（PMT）检测放大后输出电信号。

B. 无鉴别器的探测器对应于脉冲转换式双能 X 射线束，不是同时存在高低能谱的光子，不需要区分高低能。探测器采用镉钨闪烁体配光电倍增管或 Gd$_2$SO$_2$ 光电池对高低能谱的光子分时进行计数，放大后输出电信号。这种探测器的尺寸可以很小（0.4mm），故影像分辨率得到有效提高。

3）扫描方式：双能 X 射线骨密度仪根据射线源的形状不同可分为笔形束和扇形束，按照其运动不同可分为弓字形和直线形。扫描方式包括笔形束弓字形扫描、扇形束直线形扫描和扇形束弓字形扫描，如图 6-35 所示。扇形束直线形和扇形束弓字形扫描因其效率较高而被广泛使用，笔形束弓字形扫描的特点是没有散射，精度较高，不过扫描时间较长。

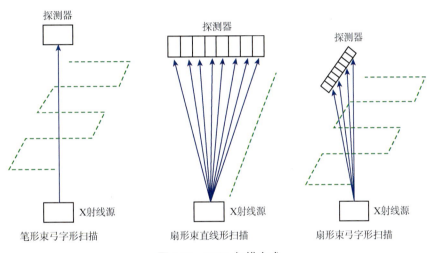

图 6-35 **DXA 扫描方式**

（二）牙科 X 射线机

牙科 X 射线机是用于拍摄牙片的专用 X 射线诊断设备。因其输出功率小，所以都采用组合机头的方式。因其照射野范围很小，所以采用指向性强的遮线筒，直接对准受检部位。机头由可伸缩和升降的平衡曲臂支撑，可在一定范围内调节或固定在任意高度和位置。在患者体位固定后，仅移动机头部分就可以对任意牙齿进行摄影。牙科 X 射线机的基本外形见图 6-36。

支撑机头的平衡曲臂由两节或者三节构成，整个平衡曲臂安装在专用立柱上，或固定在墙壁上，或直接安装在牙科治疗台上。牙科 X 射线机的容量小，控制台也很简单，管电压调节范围通常在 50～70kV，管电流在 10～15mA。由于用途单一，所用曝光条件的区别仅体现在门齿、犬齿和臼齿的不同，故有的牙科 X 射线机直接设置此三种用途的按钮，选用与所摄影牙齿对应的按钮即完成条件预置。有的牙科 X 射线机的管电压和管电流是固定的，只能通过调节时间来适应不同摄影的需要。

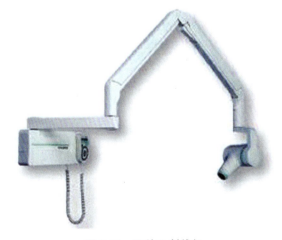

图 6-36 **牙科 X 射线机**

（三）口腔全景摄影系统

人的牙齿排列成弧形，用普通的 X 射线摄影无法避免摄影重叠，用常规体层摄影又无法通过一次性曝光将弧形排列的全口牙全部显示，只能采用分别多次投照的方法，这样很麻烦而且患者接受射线剂量多。口腔全景摄影系统正是为了解决这个问题而设计的。

1. 结构和工作原理 牙科全景机由 X 射线发生装置、图像采集装置、机架、控制装置等组成，如图 6-37 所示。

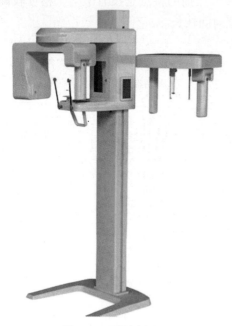

图 6-37 牙科全景机

（1）牙科全景机的 X 射线发生装置与普通 X 射线机基本相同，但曝光时间更长，连续工作的时间可达十几秒，对 X 射线球管的热容量要求更高。

（2）图像采集装置可以分为模拟图像采集（胶片暗盒）和数字图像采集（CR、DR）。

（3）机架将人体被照射部位、X 射线发生装置和图像采集装置形成三点一线，进行相对运动以采集图像。

（4）控制装置集合各主要装置，在按下曝光按钮后，牙科全景机开始摄像，获得临床影像。

2. 口腔全景摄影系统的优点

（1）能够快速超精确构图：与普通 X 射线机相比，只需较短时间就可一次性获取影像，不需要多次拍片检查。

（2）能准确判断骨内情况：可立体观察牙齿和骨头的形态，获得牙槽骨的准确数据和解剖结构，满足种植牙所需高精度、多信息量的要求，大大提高了种植牙的成功率、准确性和安全性。

（3）分辨力高：能在任意方位和角度获得 0.1mm 断层精度。

（4）能提高患者舒适度：通过单轴旋转体层摄影或者三轴连续转换体层摄影两种方式摄影，摄影时无需在口腔中放置胶片。

口腔全景片在观察拍摄颌骨的形态结构、牙的生长发育情况、颌骨病变和畸形、全口牙周病时牙槽骨吸收等方面有很好的效果，一次拍摄可获得上下颌骨及牙列的全部体层影像；对牙齿的颌骨囊肿、肿瘤、外伤、炎症及发育异常等方面的 X 射线诊断都有很高的价值；可确定病变部位、范围及周围组织的相互关系，有利于进行分析诊断，特别是对于上下颌骨都患多发性疾病的情况，更具有诊断优势；用于正畸方面时，可较为准确地获取全部牙列与咬合的关系、牙齿排列及牙齿发育和恒乳牙交替情况。因此，口腔全景摄影系统在现在的口腔医学领域内使用越来越广。

（四）移动 DR

移动 DR（图 6-38）与固定式 DR 均属于数字化 X 射线摄影系统范畴，可对患者全身各部位（除乳腺外）进行检查和观察静态 X 射线摄影图像，如骨骼、头颅、胸部、腹部、四肢及其他身体部位。与固定式 DR 不同的是，移动 DR 主要应用于病房、急诊、ICU、CCU、手术室、新生儿、甚至是隔离区等环境中，或者应用于诸如急救现场等特殊环境中，由技师推到患者床边进行摄影检查，为行动不便的患者带来了极大的方便，也为重症患者的诊断与治疗赢得了宝贵的时间。固定式 DR 则安装于放射科专用设备机房中，一旦完成安装，固定式 DR 只能在设备机房中使用，患者需要到放射科完成摄影。由于临床应用场景的差异，移动 DR 与固定式 DR 在机械结构、操作流程和影像链等方面有一定的差异。

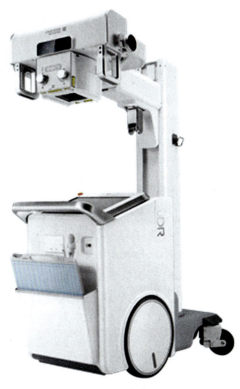

图 6-38　移动 DR

在机械结构方面，固定式 DR 由高压发生器、球管、探测器、球管支柱、胸片架、摄影床、工作站等部件组成，分别安装于设备间和操作间，结构复杂、庞大。而移动 DR 无需机房，各部件安装在移动车体上，重量可达几百千克。技师需要推动如此重的移动 DR 在病床和人群中穿行，目前移动 DR 主要通过以下几点提高灵活性、轻便性及设备的安全性：为了保证移动 DR 推动的灵活性，移动 DR 配备了电动助力功能，保证技师在推行设备时，能轻松完成前进、后退、转弯等操作。同时，移动 DR 配备了电池供电系统，为机身的运动及系统的曝光供电，便于其自由穿梭在医院各个病房、科室，进行摄影检查。为了更好地保证移动 DR 的连续工作能力，移动 DR 采用市电三插头充电，即使电池电量耗尽，也可在任何有市电插座的地方及时补充电量，而固定式 DR 只能由工业用电供电。

其中，电池供电系统是移动 DR 的重要组成部分。电池供电系统主要有单电池组供电和双电池组供电两种设计方案。顾名思义，单电池组由同一组电池为机身的运动和系统的曝光供电，双电池组由两组电池分别为运动和曝光供电。在临床使用过程中曝光消耗的电量较多，单电池供电

一旦电量耗尽，将无法推动。但是双电池供电，即使曝光电池电量耗尽，仍可移到充电的地方进行充电；且两组电池各司其职、互不干扰，能够充分保证各组电池的使用寿命。

在操作流程方面，对固定式 DR 来说，技师可通过操作间铅玻璃窗实时确认患者状态并进行曝光，技师可通过机房辐射防护减少辐射对自身的危害。由于移动 DR 是推到患者床边进行摄影，病房等环境的辐射防护无法做到与固定式 DR 机房一样，技师在曝光前需要穿上铅防护衣，并合理选择站立位置，以减少辐射危险。同时，根据国家职业卫生标准 GBZ130—2013《医用 X 射线诊断放射防护要求》第 6.6.3 条的规定，移动式 DR 曝光时，技师应能观察到患者的姿态。所以，部分移动式 DR 配备了可视化曝光功能，技师可通过手持端操作屏观测到患者情况，一旦发生不适合曝光的情况，可及时停止曝光过程，避免患者的重复摄影，减少患者辐射剂量。

DR 影像链一般指高压发生器、球管和探测器，决定了临床摄影图像的质量。首先，高压发生器功率的大小决定了设备的曝光能力，由于移动 DR 高压发生器集成在设备机身上，高压发生器功率越大，机身越宽、DR 越笨重。由于床边摄片空间狭小、病房房门宽度有限，同时，考虑到移动 DR 移动的灵活性，60cm 以下的机身宽度更能符合临床需求，太宽的机身宽度可能会影响临床使用。另外，移动 DR 一般用于术后愈合情况的检查，如骨科、ICU、新生儿科等，相对于落地 DR 需要的功率更小，所以配备的高压发生器也不需要大功率，目前 32kW 的高压发生器已经可以满足移动 DR 的临床需求。

与固定式 DR 相比，床边摄影操作空间狭小，且患者情况复杂，为了得到更高质量的图像，移动 DR 一般采用更小焦点的球管和更小像素尺寸的平板探测器。以常规胸片摄影来说，固定式 DR 摆位时，标准 SID（焦点到影像接收器的距离）为 180cm，而移动 DR 由于操作空间的限制，SID 往往无法达到标准距离，SID 为 110cm。此时，若采用大焦点尺寸，球管产生的晕影越大，图像越模糊。如果采用小焦点尺寸，球管产生的晕影就远小于大焦点产生的晕影，图像的清晰度能够得到显著的提高。图 6-39 为焦点大小对移动 DR 图像质量

的影响示意图。

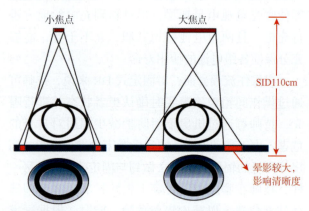

图 6-39　焦点大小对移动 DR 图像质量的影响

平板探测器作为 X 射线的接收装置，本身性能对成像质量有非常大的影响。其中，像素尺寸是平板探测器的重要参数，像素尺寸越小，对图像细微结构的呈现效果越好，图像质量就越好。移动 DR 的平板探测器主要分为有线平板和无线平板两种，与有线平板相比，无线平板可避免有线平板通信线缆和病床、床边生命支持设备等的互相干扰及平板线缆携带病菌的影响，能够更好地保证患者的生命健康。但无线平板采购成本较高，医院需要在临床应用和采购成本之间做出平衡。针对新生儿科，移动 DR 应配备能塞进新生儿保温箱中的小尺寸平板探测器，方便对新生儿进行必要的摄影检查。

第四节　X 射线医学应用的辐射防护与安全

X 射线是一种电离辐射，对人体组织有危害，我们在应用医用 X 射线设备时，应该同时关注其放射防护与安全。

辐射（radiation）是以波动形式或运动粒子形式向周围介质传播能量的一种方式。辐射按照能量的高低及电离物质的能力可以分为电离辐射（ionizing radiation）和非电离辐射（non-ionizing radiation）。狭义的辐射仅指电离辐射。

电离辐射拥有足够高的能量，可以引起物质的电离或者激发。电离辐射的特点：①具有一定的穿透力；②视觉不能感知（仪器可探测）；③遇到某些物质可以发出荧光；④能使被照射物质电离或

激发。电离辐射一般分为两大类：一类发射的粒子是带电的，如电子、质子、α 粒子等，这些粒子与物质作用时能够直接使物质电离或激发，称为直接电离辐射；另一类发射的粒子是不带电的，如 X 射线、γ 射线、中子等，它们与物质作用时不能直接引起物质电离，而是使靶物质释放直接电离粒子或引起核反应，如光子与物质作用产生次级电子，中子与物质作用产生次级带电粒子或发生核反应，而这些次级带电粒子能再度使物质发生电离，称为间接电离辐射。

根据联合国原子辐射效应科学委员会（United Nations Scientific Committee on the Effects of Atomic Radiation，UNSCEAR）的统计，人工电离辐射中的医疗照射是全球公众接受各种电离辐射照射的最大来源，并且还在不断增加。因此，我们必须持续关注医疗照射的防护问题。在医疗照射的各分支学科中，占据最大比例的是 X 射线诊断学。

一、辐射危险的来源

在各种 X 射线诊断检查中，工作场所存在的 X 射线辐射场一般由有用射线、泄漏射线和杂散射线构成。有用射线是指从 X 射线管头的窗口射出的，用于透射人体形成影像进行诊断检查的射线；泄漏射线是指由 X 射线管头组装体（即 X 射线球管）透射出的射线，产品性能符合相应标准的规定并且验收检测合格的设备，其泄漏射线一般不会存在问题；杂散射线是有用射线和泄漏射线在诊断床、受检者身体及机房内物体与墙壁上产生的散射线。

对于接受 X 射线检查的受检者，泄漏射线和杂散射线显然是没有任何价值的，其只会增加辐射风险的照射，需要尽量避免；有用射线虽然是 X 射线诊断所需要的，但必须注意控制在尽可能合理的低剂量限度内。

对于医学放射工作人员，出于本职工作需要，为了保证 X 射线诊断的顺利进行，在施行各种 X 射线诊断检查时，不可避免会受到一定量的职业照射。职业照射既来自于有用射线，也来自于泄漏射线和杂散射线。职业照射必须控制在国家标准规定的年个人剂量限值以下，并尽可能减少。

一般只要机房放射防护措施与设备安装调试符合相关国家法规与标准规定，X射线诊断工作场所容易达到放射防护与安全标准要求。在放射防护设施配套合格的隔室操作场合，工作人员基本上不会受到X射线照射。

使用DSA设备的介入放射学的放射危害性要更大一些，这是因为介入放射学必须在较长时间的透视状态下对患者进行介入操作，有关医务人员只能近台操作，因此，介入放射工作人员和介入放射学患者均要受到比X射线诊断大得多的照射。尤其是一些难度较大的介入手术，引导与实时监控的X射线透视时间较长，患者和医务人员受到的照射剂量更大，必须重视辐射防护与安全问题，尽可能降低照射剂量。

二、辐射防护的原则

辐射防护的目的就是在不过分限制对人类产生照射的有益实践活动的基础上，有效地保护人类健康，防止有害的组织反应发生，并将随机性效应的发生率降低到可接受的水平，以推动合理的应用防护手段，从而降低辐射带来的伤害。

根据受照对象的不同，可将照射分为职业照射（occupational exposure）、医疗照射（medical exposure）和公众照射（public exposure）。职业照射是指除了国家有关法规和标准所排除的照射及根据国家有关法规和标准予以豁免的实践或辐射源所产生的照射以外，工作人员在其工作过程中所受的所有照射。医疗照射包括患者因自身医学诊断或治疗所受的照射、知情且自愿帮助和安慰患者的人员（不包括施行诊断的执业医师和医技人员）所受的照射，以及生物医学研究计划中的志愿者所受的照射。公众照射是指公众人员所受的辐射源的照射，包括获准的源和实践所产生的照射和在干预情况下受到的照射，但不包括职业照射、医疗照射和当地正常天然本底辐射的照射。

为了实现辐射防护目的，对于实践活动引起的照射提出了辐射防护的三项基本原则：①辐射实践的正当性；②辐射防护的最优化；③个人剂量限值。这三项基本原则是相互关联的，在实践中不可偏废任何一项，它们构成了放射防护体系

的主体。

任何引入的照射源或照射途径，或扩大受照人员范围，或改变现有辐射源使用途径，从而使人员受照射或受照射人数增加称为辐射实践，辐射实践获得的净利益远远超过付出的代价（包括对健康损害的代价）时称为辐射实践的正当性（justification of radiological practice），否则为不正当实践。

辐射防护最优化（optimization of radiation protection）是指对一项实践中的任一特定源，个人剂量的大小、受照的人数及在不是肯定受到照射的情形下其发生的可能程度，在考虑了经济和社会因素后，应当全部保持在可以合理做到的尽量低的程度。这一程度应当受到限制个人剂量的约束（剂量约束），对潜在照射则应受到限制个人危险的约束（危险约束），以便限制内在的经济和社会判断容易带来的不公平。

辐射防护的正当性只回答了某种实践是否可以进行，至于如何进行，则是辐射防护最优化要回答的问题。辐射防护最优化要求将受照剂量降低到可合理达到的尽可能低的水平，它是决定辐射水平的唯一准则，既有定性的含义，也有定量的含义。防护最优化的核心实际上就是研究如何在有限的资源下，最大限度地降低对工作人员和公众的辐射危险。辐射防护最优化应在计划立项阶段就予以考虑，贯穿实践或设施的选址、设计、操作、运行和退役的全过程，并定期评价，以确定是否需要调整。

受控源实践中个人受到的有效剂量或当量剂量不得超过的数值称为个人剂量限值（individual dose limit）。个人剂量限值是与个人相关的，如果不超过该限值，个人接受的照射不会发生有害的组织反应；但对随机性效应只保证限制在可以接受的水平，不能保证随机性效应不发生。剂量限值对个人剂量提供了一个明确的界限，其目的是防止受到来自所有受控源的计划照射产生过分的个人危害。在受到来自多个源的职业照射的情况下，尤其需要用剂量限值来限制总的剂量。

个人剂量限值是不可接受剂量范围的下限，只适用于可控源或实践，不适用于事故照射、应急照射、正常的天然辐射照射、室内氡照射等业

已存在的照射。我国国家标准（GB 18871—2002《电离辐射防护与辐射源安全基本标准》）与国际原子能机构（IAEA）在 2011 年出版的《国际辐射防护和辐射源安全的基本安全标准》（简称 IBSS）规定的个人剂量限值见表 6-2。

表 6-2 基本标准规定的个人剂量限值（单位：mSv/年）

	GB 18871—2002			IBSS（2011）		
	职业人员	学生	公众	职业人员	学生	公众
年有效剂量	50（5年均值＜20）	6	1	50（5年均值＜20）	6	1
年当量剂量						
眼晶状体	150	50	15	50（5年均值＜20）	20	15
皮肤	500	150	50	500	150	50
四肢	500	150	—	500	150	—

注：学生是指年龄为 16～18 岁的接受涉及辐射照射就业培训的徒工和在学习过程中需要使用放射源的学生。

国际放射防护委员会（ICRP）在 2011 年发布了《关于组织反应的声明》，把眼晶状体组织反应的吸收剂量阈值降低为 0.5Gy，并建议计划照射情况下职业照射的眼晶状体的年当量剂量限值为连续 5 年，平均每年不超过 20mSv；任一年度不超过 50mSv。IAEA 在 2011 年出版的《国际辐射防护和辐射源安全的基本安全标准》中采纳了 ICRP 关于降低眼晶状体剂量限值的建议。

三、外照射防护的基本方法

医用 X 射线装置的放射线从放射源发出后通过人的体表向体内组织穿透，所以对这种照射方式造成危害的防护称为外照射防护。外照射防护的基本方法可以概括为以下四项。

（一）尽量减少源的强度和照射野面积

为了避免不必要的照射，在条件允许的情况下应选择尽可能小的源强度。对于 X 射线装置，就是要在保证其正常工作的情况下，采用最小的管电流。

（二）时间防护——缩短受照射时间

在放射性工作场内，职业人员受到的外照射累积剂量正比于其在该区域内的工作时间。因此，除非工作需要，应避免在电离辐射场中不必要的逗留；即便是工作需要，也须尽量减少在电离辐射场中逗留的时间。为缩短受照射时间，在进行有关操作之前应做好充分准备，操作时务求熟练、迅速。

（三）空间防护——增大人体与放射源的距离

由于人体受到外照射的剂量或剂量率与距离的平方成反比，对于外照射来说，离开放射源的距离增大 1 倍，照射量（或照射率）则减少到原来的 1/4。空间防护是十分有效的防护措施，增大人体与辐射源之间距离的措施多种多样，医用 X 射线诊断设备常采用遥控设施远距离操作，机房和操作室也要求有一定的面积和室高。

（四）屏蔽防护——利用屏蔽物

屏蔽防护是在放射源与人体之间设置能够吸收放射线的屏障物，以减少辐射对人体的照射剂量；虽然依靠时间防护和距离防护可以有效减少职业人员个人受照剂量，然而医学上的许多诊疗方式是近台操作，无法使用距离防护手段，如介入放射性操作、放射粒子植入等，因此屏蔽防护就是一种有效的防护措施，医疗照射的屏蔽防护能够为职业人员和公众提供一种较为安全的医疗环境。

防护屏蔽厚度的选择受屏蔽材料、射线类型与能量、源活度和对屏蔽以后要求达到的可接受的剂量率等因素的影响，对 γ 射线和 X 射线通常用较高原子序数的屏蔽材料，如铅。屏蔽物可以是固定式或移动式的，固定式的有防护墙、地板、天棚、防护门和观察窗等，移动式的包括盛装容器、各种结构的手套箱、防护屏风、铅防护眼镜和铅砖，以及含铅的橡胶围裙、手套、帽子、背心、衣裤等。

医疗外照射防护应当根据实际情况，综合利用减少源的强度、时间防护、空间防护和屏蔽防护四种防护措施，还应做好工作人员的防护训练，进行工作环境和个人剂量的监测工作。

X 射线设备防护性能，如 X 射线束的半值层、等效总滤过、入射空气比释动能率、焦点皮肤距离、限束装置等，应满足国家标准 GBZ 130—2013《医用 X 射线诊断放射防护要求》的相关规定。

四、诊断 X 射线设备机房防护设施的技术要求

根据国家标准 GBZ 130—2013《医用 X 射线诊断放射防护要求》，X 射线设备机房应充分考虑邻室（含楼上和楼下）和周围场所的人员防护安全，每台 X 射线设备（不包括移动、携带、床旁、车载 X 射线机）应设有单独机房，须满足使用设备的空间要求。对新建、改建和扩建的 X 射线机房，其最小有效使用面积、最小单边长度应符合表 6-3 的要求。

表 6-3　X 射线设备机房（照射室）使用面积及单边长度要求

X 射线机类型	机房内最小有效使用面积（m²）	机房内最小单边长度（m）
CT 机	30	4.5
双管头或多管头 X 射线机ᵃ	30	4.5
单管头 X 射线机ᵇ	20	3.5
透视专用机ᶜ、碎石定位机、口腔 CT 卧位扫描	15	3
乳腺机、全身骨密度仪	10	2.5
牙科全景机、局部骨密度仪、口腔 CT 坐位/站位扫描	5	2
口内牙片机	3	1.5

a 双管头或多管头 X 射线机的所有管球安装在同一间机房内。

b 单管头、双管头或多管头 X 射线机的每个管球各安装在 1 个房间内。

c 透视专用机指无诊断床、标称管电流小于 5mA 的 X 射线机。

应合理设置机房门、窗和管线口的位置，机房的门和窗应有与其所在墙壁相同的防护厚度；设于多层建筑中的机房（不含顶层）顶棚、地板（不含下方无建筑的）应满足相应照射方向的屏蔽厚度要求（表 6-4）；对于带有自屏蔽或距离 X 射线设备表面 1m 处辐射水平小于 2.5μGy/h 的情况，可不使用带有屏蔽防护的机房；应避免有用线束直接照射门、窗和管线口位置；不得在机房堆放与该设备诊断工作无关的杂物；机房应设置动力排风装置，并保持良好的通风。

表 6-4　不同类型 X 射线设备机房屏蔽防护铅当量厚度要求

机房类型	有用线束方向铅当量（mm）	非有用线束方向铅当量（mm）
标称 125kV 以上的摄影机房	3	2
标称 125kV 及以下的摄影机房、口腔 CT 机房、牙科全景机房（有头颅摄影）	2	1
透视机房、全身骨密度仪机房、口内牙片机房、牙科全景机房（无头颅摄影）、乳腺机房	1	1
介入 X 射线设备机房	2	2
CT 机房		2（一般工作量）2.5（较大工作量）

机房门外应有电离辐射警告标志、放射防护注意事项、醒目的工作状态指示灯，灯箱处应设警示语句；机房门应有闭门装置，且工作状态指示灯应能够和与机房相通的门有效联动。

根据工作内容，每台 X 射线设备现场应配备操作者和受检者使用的个人防护用品与辅助防护设施（至少应不少于表 6-5 的要求），其数量应满足开展工作需要，对陪检者应至少配备铅防护衣；防护用品和辅助防护设施的铅当量应不低于 0.25mmPb；应为不同年龄儿童的不同检查配备保护相应组织和器官的防护用品，防护用品和辅助防护设施的铅当量应不低于 0.5mmPb。

表 6-5 个人防护用品和辅助防护设施

放射检查类型	工作人员		受检者	
	个人防护用品	辅助防护设施	个人防护用品	辅助防护设施
放射诊断学用 X 射线设备隔室透视、摄影	—	—	铅橡胶性腺防护围裙（方形）或方巾、铅橡胶颈套、铅橡胶帽子	可调节防护窗口的立位防护屏；固定特殊受检者体位的各种设备
口内牙片摄影	—	—	大领铅橡胶颈套	—
牙科全景体层摄影（口腔CT）	—	—	铅橡胶帽子、大领铅橡胶颈套	—
放射诊断学用 X 射线设备同室透视、摄影	铅橡胶围裙 选配：铅橡胶帽子、铅橡胶颈套、铅橡胶手套、铅防护眼镜	铅防护屏风	铅橡胶性腺防护围裙（方形）或方巾、铅橡胶颈套、铅橡胶帽子	可调节防护窗口的立位防护屏；固定特殊受检者体位的各种设备
CT 体层扫描（隔室）	—	—	铅橡胶性腺防护围裙（方形）或方巾、铅橡胶颈套、铅橡胶帽子	—
床旁摄影	铅橡胶围裙 选配：铅橡胶帽子、铅橡胶颈套	铅橡胶围裙 选配：铅橡胶帽子、铅橡胶颈套	铅橡胶性腺防护围裙（方形）或方巾、铅橡胶颈套、铅橡胶帽子	—
骨科复位等设备旁操作	铅橡胶围裙 选配：铅橡胶帽子、铅橡胶颈套、铅橡胶手套	移动铅防护屏风	铅橡胶性腺防护围裙（方形）或方巾、铅橡胶颈套、铅橡胶帽子	—
介入放射学操作	铅橡胶围裙、铅橡胶帽子、铅橡胶颈套、铅防护眼镜 选配：铅橡胶手套	铅悬挂防护屏、铅防护吊帘、床侧防护帘、床侧防护屏 选配：移动铅防护屏风	铅橡胶性腺防护围裙（方形）或方巾、铅橡胶颈套、铅橡胶帽子、阴影屏蔽器具	—

注："—"表示无要求。

第七章

临床检验设备及其应用技术

第一节 概　述

临床检验技术的发展逐渐改变了传统的检验手段，为疾病的检查和诊断提供了更为快捷、精准的方法。同时，临床检验仪器也变得更加人性化、自动化、智能化、模块化，以及低污染。目前临床使用的大部分检验分析仪都是结合了检验方法学、计算机、自动控制、机械、光学、电子等多种技术的仪器。可从多个角度对临床检验仪器进行分类。按自动化程度可分为半自动化形式、全自动化形式、自动化流水线形式；按仪器体积大小和功能复杂程度可分为小型、中型、大型和超大型。本章将按照仪器的功能（即完成的实验类型）结合检测原理将其分为八大类：生化分析仪器、免疫分析仪器、血液学检验仪器、微生物检测仪器、色谱分析仪器、分子生物学检测仪器和实验室自动化流水线。

在临床分析方面，生化分析仪主要用来对人的血液和其他体液中的各种生化指标进行分析。自动生化分析仪器是实现生物化学分析步骤自动化的仪器。近些年来，生化分析仪已成为临床分析最常用的检验仪器之一。随着免疫技术和免疫试剂的发展，各种免疫分析仪器也逐渐扮演着重要的角色。借助血液分析仪及血液流变学仪器能够了解绝大部分疾病对血细胞形态和数量产生的影响，有助于及时发现病情并及时掌握其发展程度。微生物检验方面，已有多种微生物自动鉴定及抗菌药物敏感性测试系统问世，并具有微生物鉴定、抗菌药物敏感性试验及最低抑菌浓度的测定等功能。质谱鉴定方

法改变了传统的化学方法进行病原微生物鉴定的现状，极大地提高了鉴定速度，而且丰富了鉴定细菌种类，进一步满足了临床的需求。色谱仪器是近几十年来迅速发展起来的一类用于复杂多组分混合物分离、分析的仪器。色谱法是目前最主要的的物质纯化和分离方法。在医学检验领域色谱法也得到了广泛的应用。高效液相色谱仪可以分析人体体液内正常与异常代谢物质，还可用于血药浓度检测等。

除了传统的临床检验手段，以核酸和蛋白质为主要对象的生命科学研究在了解生命现象、解释疾病发生、诊断和治疗疾病方面发挥着越来越大的作用。聚合酶链反应、凝胶电泳技术和DNA测序分析目前已成为现代分子生物学研究不可缺少的实验技术，应用于分子生物学的各个领域，推动了现代医学由细胞水平向分子水平、基因水平的发展，成为基因诊断的重要技术手段。

随着检测项目的日益丰富，检验工作量与日俱增，实验室自动化流水线形式的检测手段成为了很多医院检验科的选择。实验室自动化流水线采用了标本传送系统和自动化控制技术，需具备各类型的临床检测系统，还要有样品运送、分离、条码处理、分配等前处理系统。操作人员不再接触标本，系统根据设计好的程序自动取样、自动报告。

第二节　生化分析仪

在临床分析方面，生化分析仪主要用来对人的血液和其他体液中的各种生化指标如血红蛋白、胆固醇、转氨酶、葡萄糖、淀粉酶、心肌酶、血脂、

尿素氮、白蛋白、总蛋白、无机磷、尿酸、血铁、离子等进行分析。由于生化分析可以给医生提供受检者的综合性信息，近些年来，生化分析仪已成为临床分析最常用的检验仪器之一。

一、生化分析仪的发展进程

自动生化分析仪器是将生物化学分析过程中的取样、加试剂、去干扰、混合、保温反应、自动检测、结果计算、数据处理、可靠性判断、打印报告，以及实验后的清洗等步骤自动化的仪器。

（一）连续流动式自动生化分析仪

世界上第一台自动生化分析仪是 1957 年制造的连续流动式自动生化分析仪。该仪器由样品盘、比例泵、混合管、透析器、恒温器、比色计和记录器等组成。工作时，首先通过比例泵（同蠕动泵结构类似）将样本和试剂按比例地吸到连续的管道系统中，并在一定的条件下，在管道系统内完成混合、分离干扰物、保温反应、显色、比色等步骤，然后将所测得的信号进行放大和运算等处理，最后，将测试结果显示并打印输出。该仪器结构简单，价格便宜。由于使用同一流动比色杯，消除了比色杯间的吸光性差异。在 1960 年后的十年间曾被广泛采用，后来由于其管道系统不能克服交叉污染，故障率高，操作烦琐，逐步被分立式自动生化分析仪所替代。

（二）分立式自动生化分析仪

分立式自动生化分析仪于 20 世纪 60 年代问世，是第二代自动生化分析仪，为目前国内外应用最多的一类自动生化分析仪。它与流动式的主要差别是每个待测样品与试剂混合间的化学反应都是分别在各自的反应皿中完成的。

工作原理是按手工操作的方式编排程序，并以有序的机械操作代替手工操作，用加样探针将样品加入各自的反应杯中，试剂探针按一定时间自动定量加入试剂，经搅拌器充分混匀后，在一定条件下反应，之后将其抽入流动比色皿中进行比色测定，或直接将特制的反应杯作为比色皿进行比色测定。各环节用传送带连接，按顺序依次

操作，故称为"顺序式"分析。

（三）离心式自动生化分析仪

离心式自动生化分析仪是 1969 年以后发展起来的一种生化分析仪，因分析全过程在离心条件下完成而得名，是第三代自动生化分析仪。离心式自动生化分析仪由加样系统（样品盘、试剂盘、吸样臂、试剂臂和电子控制部分）和分析系统（带有转头的离心转盘、温控系统、光学检测系统、微机信息处理系统和显示系统）组成。离心转盘是仪器的关键部件，其结构见图 7-1。

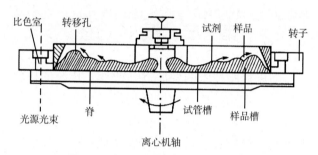

图 7-1　离心式自动生化分析仪结构

由聚四氟乙烯或丙烯酸塑料制成的装有转头的离心转盘是离心式自动生化分析仪的关键部件。将样品和试剂放在特制圆形反应器内，该圆形反应器称为转头，装在离心机的转子位置。圆形反应器上有呈放射状的三个一组的组孔，可多达 30 组。里边的一个孔中加试剂，中间的孔加样品。最外边孔的上下表面用透明塑料制成，孔壁的靠上部分有孔和中间孔相通，它是作比色用的。当加过样品和试剂，转盘被转动后，在离心力的作用下，最内孔中的试剂和中间孔中的样品首先混合发生反应，经过一定时间的温育后，最后被一起甩向最外边的比色孔。垂直方向的单色光通过比色孔进行比色，最后计算机对所得吸光度进行计算，显示结果并打印。

离心式分析仪属于"同步分析"，在离心力的作用下，各待测样品几乎同时与试剂混合、反应，并被测定后打出报告；而其他分析仪是"顺序分析"，即各待测样品依次与试剂混合、反应，先后被测定。

（四）干化学式自动生化分析仪

除了各种常规的湿式生化分析仪外，20 世纪

80 年代出现了干化学式自动生化分析仪。干化学式自动生化分析仪也属于分立式。其主要特点是采用固相化学技术，将干式试剂固化在基质载体上。分立式自动生化分析仪，也是目前各实验室普遍使用的自动生化分析仪，一般都可以任意选择测定项目。这种分析仪结构简单、用血量少、标本不必预先处理、直接用全血测量、操作简便快速、结果准确，特别适合急诊使用。

干化学式自动生化分析仪完全脱离了传统的分析方法，并且不需要使用去离子水，没有复杂的清洗系统，灵敏度和准确性与典型的分立式自动生化分析仪相近。由于其独特的优点，成为生化分析仪一个新的发展方向。

二、生化分析仪检测原理

目前，绝大多数生化分析仪都是基于光电比色法进行定性定量检测工作的。所有的生化分析仪最基本的工作部件是一台比色计或分光光度计，更是集加样、稀释、混合、进样、反应、比色、计算、记录、打印全部或部分功能于一身的自动化仪器。此外，它还需要和试剂、方法学紧密结合起来进行工作。

（一）比色检测

1. 检测基本原理　许多化学物质具有颜色，有些无色的化合物也可以和显色剂作用，生成有色物质。比色分析是基于溶液对光的选择性吸收而建立起来的一种分析方法，当有色溶液的浓度改变时，颜色的深浅也随着改变。浓度越大，颜色越深；浓度越小，颜色越浅。因此，可以通过比较溶液颜色深浅的方法来确定有色溶液的浓度，对溶液中所含的物质进行定量分析。

所有的吸收光谱仪器对物质的定量都遵从朗伯 - 比尔定律。它表达了物质对单色光吸收程度与溶液浓度和液层厚度之间的函数关系。当一束平行单色光垂直照射有色溶液时（图 7-2），由于溶液吸收了一部分光线（吸光物质为均匀非散射体系且吸光质点之间无相互作用，辐射与物质之间的作用仅限于光吸收过程，无荧光和光化学现象发生），光强度就要减弱。溶液的浓度越大、透过的液层越厚、入射的光线越强，溶液对光的吸

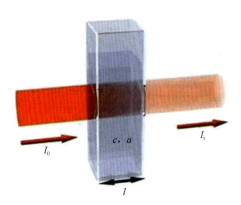

图 7-2　平行单色光垂直照射有色溶液

收就越多。

如果入射光的光强度 (I_0) 和液层厚度 (l) 不变，则光的吸收只与溶液的浓度 (c) 有关。它们之间的关系可以用下式表示。

$$A = Kcl \qquad (7-1)$$

式中，A 表示吸光度，也称为消光度（E）或光密度 D（OD）；K 为吸（消）光系数。

透射光强度 (I_t) 与入射光强度 (I_0) 的比值称为透光度，也称透射率，以 T 表示。

$$T = \frac{I_t}{I_0} \qquad (7-2)$$

在光谱分析中，常用吸光度（A）表示溶液对入射光的吸收程度。吸光度等于透光度的负对数。

$$A = -\lg T \qquad (7-3)$$

2. 比色装置基本结构　比色装置是生化分析仪定量测量的核心部件，一般由光源、滤光片、比色皿和光电检测器组成，如图 7-3 所示。光源发出复合光经滤光片滤除后，变为近似的单色光。此单色光通过比色皿时，被比色皿中盛放的样品液吸收掉一部分，然后照在光电检测器上。光电检测器将照在其上的光信号转变为电信号。光信号强度与电信号大小成正比。

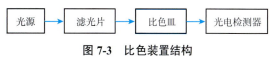

| 光源 | → | 滤光片 | → | 比色皿 | → | 光电检测器 |

图 7-3　比色装置结构

（1）光源：是提供入射光的装置，根据需要配备不同的光源。理想的光源应在整个所需要的波长范围内具有均匀的发光强度。因此对光源有两个基本要求：第一，在所需波长范围的光谱区域内发射连续光谱；第二，有足够的辐射强度并能长时间稳定。实际上，这种理想的光源并不存在。

所有光源的光强度都随波长而变。

光源有热辐射光源和气体放电光源两类。热辐射光源用于可见光区，如钨灯和卤钨灯。钨丝灯靠电能将钨丝加热至白炽状态而发光，它的光谱分布与灯丝的工作温度有关。卤钨灯是在钨灯中加入适量的卤素或卤化物而制成的。在加热灯丝光源工作时，因卤素的加入而在灯室内形成"卤钨循环"，有效地减少了灯丝蒸发和灯壁内灯丝元素凝华，使得其比普通钨灯发光效率高、寿命长。气体放电光源如氢灯和氘灯（图7-4），是利用弧光放电的原理进行工作的。其结构与真空二极管相似，有三根引出线，其中两根是灯丝，一根是阳极。灯壁用石英玻璃制成。灯引燃时首先在灯丝上加上电压预热，在加上灯丝电压的同时，或几十秒之后，在其阳极加上 300～500V 的高压来激发氢气或氘气，使气体发出紫外线光。气体放电光源用于紫外光区，凡是光线穿过的部件，如透镜、比色皿等，均需使用对紫外透过的材料如石英玻璃等制成。

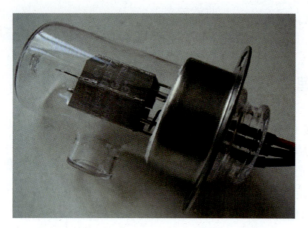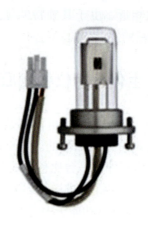

图 7-4 氢灯

（2）滤光片：由朗伯 - 比尔定律得知，在比色分析时一定要使用单色光。滤光片就是产生单色光的一种元件，其作用是控制波长或能量的分布，只让一定波长范围内的光通过，而将其余不需要的波长的光滤去。滤光片通过光的波长范围越窄、透射比越大，说明质量越好。

（3）比色皿：又称比色杯、比色池、比色槽、吸收池等。其主要用于盛装比色分析时的样品液。在可见光范围内检测时，比色皿常用无色光学玻璃或塑料制成；在紫外区，常用石英玻璃来制作。比色皿的形状一般为长方体的，此外还有流动比色皿、微量比色皿、可拆卸比色皿等（图7-5）。除了盛放液体的比色皿之外，还有用来盛放气体的比色皿。不同生化分析仪需使用与其型号匹配的比色皿，不能混用，否则会带来较大的测量误差。

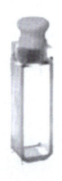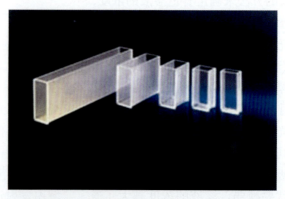

图 7-5 标准带盖比色皿和各种方形比色皿

（4）光电检测器：在测量中，有一个关键的步骤就是把光信号的变化转换成电信号的变化，以便定量测量。利用光电效应把光能转化为电能的器件是光电检测器，常用的原件有光电二极管和光电倍增管。其中，光电倍增管是检测微弱光信号最常用的光电转换元件，其灵敏度比光电管高 200 多倍。光电倍增管是由阴极和多个倍增极组成（习惯上把最后一个倍增极称阳极），每个倍增极上的电压依次递增。当发射的光电子在真空管中被电场加速而射到第一个倍增极（也称打拉极）上时，将引起 4～5 个二次电子的发射。这些电子又被加速到下一个倍增极上，在该极又引起更多的电子发射。当这一过程被重复若干次后，最初的每个电子将产生 10^6 个以上电子，而最后这些电子将全部被阳极收集。

光电管和光电倍增管要被安装在暗盒内使用，以屏蔽外界光和电磁波。当二者暴露于外界光线下时，严禁施加阳压。同时，它们也不能用来测量强光。否则，不但光电流与光强度不呈线性关系，而且光阴极和二次发射极容易疲劳，信号呈现漂移，灵敏度下降。另外，阳极电流过大时，管子容易损坏。

（二）干化学式自动生化分析仪检测原理

干化学式自动生化分析仪的检测大多是基于多层薄膜固相试剂技术（多层膜法），将待测液体样品（血清、血浆、全血、尿液等）直接加在已固化于特定结构的干燥试剂载体上（也称为干片），并以样品中的水将固化的试剂溶解，使样品中的待测成分与试剂进行化学反应，从而进行分析检测。测定方法多为反射光度法和基于离子选择性电极的差示电位法。通常每测一个项目需要一个干片。所有的测定参数均存储于仪器的信息磁块中，当编有条形码的特定试验的干片放进测定装置后，仪器会自动识别测定项目。

1. 反射光度法　是利用显色反应发生在固相载体，对透射光和反射光均有明显的散射作用，它不遵从朗伯-比尔定律。

试剂载体结构见图 7-6，在一张透明的聚酯片基体上，有上、中、下三个涂层。上层叫扩散层，其作用是阻留细胞、结晶和其他小颗粒，也可以让蛋白质之类的大分子滞留。中间层的功能是把

标本中的待测组分转变成可定量物质，同时去除干扰。下层称指示剂层，其作用是给出一种可以定量并且与待测物的含量成正比的产物。测量时，入射光由指示剂层的底下入射，通过指示剂层和中间层后，在中间层的上界面被反射。此时的指示剂层相当于"吸收池"。待测成分的含量越高，生成的颜色越深，对光的吸收也就越多。反射回去的光，用反射光度法测定。由于光不必通过留有滤除物的扩散层，从而避免了干扰。

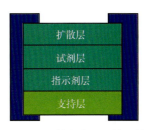

图 7-6　反射光度法干片结构

2. 差示电位法　多层膜法对于无机离子的测定，采用基于离子选择性电极原理的差示电位法。此多层膜片包括两个完全相同的离子选择性电极，如图 7-7 所示，二者均由离子选择敏感膜、参比层、氯化银层和银层组成，并且用一纸盐桥相连，左边为样品电极，右边为参比电极。测定时，取样品液和参比液滴入两个加样孔内，即可测定二者的差示电位。由于多层膜是一次性使用，既具有离子选择电极的优点，又避免了通常条件下电极易老化及样品中蛋白质干扰的缺点。

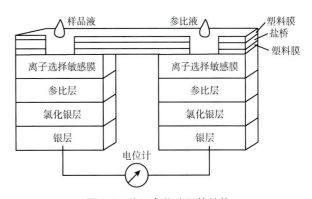

图 7-7　差示电位法干片结构

三、自动生化分析仪基本结构

目前应用最多的是分立式自动生化分析仪，其基本结构主要包括样品处理系统、样品反应系

统、检测系统、计算机系统。

（一）样品处理系统

待处理的样品一般包括校准品、质控品和患者样本。样品处理系统需完成对样品及试剂的装载、储存和吸取，一般由样品装载输送装置、试剂存放部件和取样单元等装置组成。

1. 样品装载输送装置 样品装载是盛装和采集样品的必要途径，常见装载方式有样品盘式和样品轨道式。样品盘是放置待测样品的转盘，可放置一定数量的样品杯或不同规格的采血试管，通过样品盘的转动来控制不同样品的进样，运行中与样品分配臂配合转动。样品轨道式的每个样品架可放数只样品杯或采血试管，靠步进马达驱动传送带，带动样品架前移，再单架逐管横移至固定位置，由样品分配臂采样。

有些自动生化分析仪具有穿刺真空采血管厚塞的直接采样装置或自动开盖闭盖的装置，可有效减少实验室工作人员接触患者样本的潜在生物危害和反复机械操作的损伤，减少实验室工作人员在整个分析过程中的手工操作步骤及由于样本的交叉污染和蒸发而引起的偏差，更安全、高效，结果更准确。

2. 试剂存放部件 目前常用试剂仓装载存储实验试剂，一般可同时放置多达几十种试剂。使用中，试剂的放置位置必须与反应通道号相匹配。装载试剂盒时，由条形码扫描系统识别试剂盒上的条码，以获取试剂的种类、批号、存量、有效期和校准曲线等信息，反馈给计算机系统。有的仪器可在运行中添加、更换试剂，有的则须在暂停状态装载试剂。

因试剂存放温度一般设定在 4 ~ 15℃，故而有制冷装置。一般仪器试剂仓的低温环境由制冷片帕尔贴（图 7-8A）、粘合散热片（图 7-8B）来产生。安装方法是用一种具有导热性能较好的粘合剂，均匀地涂在制冷器件、储冷板、散热板的安装面上。粘合剂的厚度在 0.03mm 左右，将制冷器的冷热面和储冷板、散热板的安装面平行挤压。

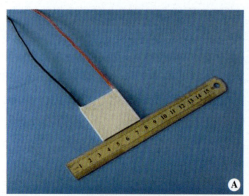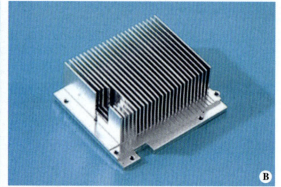

图 7-8 试剂仓冷藏装置

A. 帕尔贴；B. 散热片

3. 取样单元 样品和试剂的取样是检测过程中必要的环节。取样单元一般由样品针和试剂针、加样臂、加样管路、吸量器（定量注射器）、步进马达等组成，能定量吸取样品或试剂并加入到反应杯。

加样臂根据计算机控制程序的指令携带样品针或试剂针移动至指定位置，由吸量器准确吸量，转移至反应杯中，完成加样（加试剂）。大多数的加样臂有防撞装置，具有自我保护功能，遇到障碍能立即自动停止并报警，以免损坏探针。

样品针或试剂针与加样臂相连。有的分析仪取样本和取试剂共用同一根采样针，由内部的分流阀控制取样本或取试剂；有的仪器有两套独立的取样装置，分别吸取样本和试剂。加样针通常具有液面感应器，在加样臂带动下运动至样品上方下降，一旦接触到样品液面立即停止下降并开始吸样。加样针具有自动凝块检测功能，可防止空吸或吸入下层血凝块和分离胶。通常金属针体外壁使用特氟龙涂层，可以防止外壁液体挂淋。加样过程中根据注射器（图 7-9）直径和活塞移动的距离，定量吸取样品和试剂，所以注射器的精度决定了加样的精度。

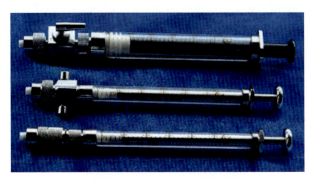

图 7-9　吸样注射器

4. 条形码识读系统　一般由扫描系统、信号整形和译码器三部分组成。扫描系统用光源扫射黑条白空相间的条码符号，由于条和空对光的反射不同，不同宽窄的条符反射光持续时间不同，便可产生强度不同的反射光。再经光电转换元件接收并转换成相应强度的电信号，最后通过信号整形，由译码器解译。扫描样品架和样品的条形码，可识别患者信息、校准品和质控品批号信息。扫描试剂的条形码，可识别试剂的种类、批号、存量、有效期和校准曲线等，进行核对校验。

（二）样品反应系统

1. 搅拌系统　其作用是让试剂和样品充分混合，提高反应效率，由电机和搅拌棒组成。搅拌系统大多采用新型螺旋形高速旋转搅拌棒（图7-10），旋转方向与螺旋方向相反，既增加搅拌力度，又不起泡，减少微泡对光的散射。搅拌棒表面涂有特殊的防黏附清洗剂或不黏性惰性材料，能降低液体黏附，减少交叉污染。

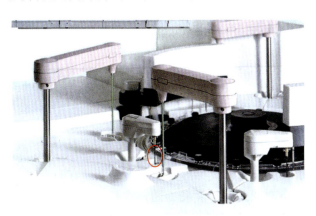

图 7-10　搅拌棒

圈内为搅拌棒

2. 恒温装置　自动生化分析仪通过温度控制

系统保证其反应在恒温下进行，恒温装置主要有空气浴、水浴、油浴及金属浴等形式。目前比较常用的是集空气浴与水浴优点于一身的恒温液循环间接加温干式浴，即在比色杯周围设计一个恒温槽，槽内加入一种无味、无污染、不蒸发、不变质的稳定恒温液，容量大、热稳定性好、均匀，比色杯不直接接触恒温液，可有效克服水浴易受污染和空气浴不均匀、不稳定的缺点。

3. 清洗装置　样本反应检测过程中的清洗包括加样针和搅拌棒的清洗和反应杯的清洗。加样针的清洗，采用激流方式自动冲洗针内外壁，以减少携带污染。搅拌棒的冲洗一般是运动回到冲洗站清洗。

此外，对于重复使用的反应杯也要进行清洗，清洗模块（图 7-11）由吸液针、吐液针和擦拭块组成。清洗过程按照吸取反应液、注入清洗液、吸取清洗液、注入洁净水、吸取洁净水、吸水擦干的步骤完成。不同分析仪可根据需要选择酸性或碱性清洗液。一般说来，在吸出反应液后，仪器先用碱性液冲洗，再用酸性液冲洗，最后用去离子水冲洗三遍。擦拭刷的功能是吸去杯壁上挂淋的水。正确清洁管道、比色杯和探针，既减少交叉污染，又不损伤管道，保证检测的精密度和准确性。

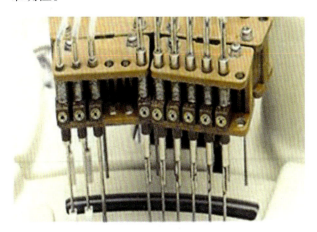

图 7-11　反应杯清洗模块

四、尿液分析仪

尿液分析是临床诊断泌尿系统疾病的重要手段之一，通过对尿液的理化检查，可检测尿液物理性状和化学成分的变化。尿液分析仪就是用来检查人的尿液中特定成分含量的仪器，检测项目可以包括尿蛋白、尿葡萄糖、尿 pH、尿酮体、尿胆红素、尿胆原、尿潜血、亚硝酸盐、尿白细胞、尿比重、维生素 C、尿液颜色和浊度等。常用的尿液分析仪是采用干化学分析方式的检测系统（图 7-12）。

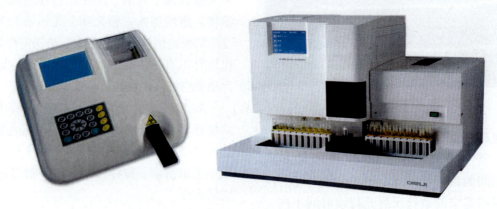

图 7-12　半自动尿液分析仪和全自动尿液分析仪

（一）尿液分析仪的试剂

常用的干化学式的尿液检测仪器所用试剂为多联试剂带，是将多种项目试剂块集成在一个试剂带上。使用多联试剂带，浸入一次尿液可同时测定多个项目。一般来说，每个试剂块均有五层结构，如图 7-13 所示，最表层尼龙膜可防止大分子物质对反应的污染；下面一层碘酸盐层可以破坏维生素 C 等大分子物质；第三层试剂层含有试剂成分，主要与尿液中待测定物质发生化学反应，产生颜色变化；第四层吸水层可使尿液均匀快速地浸入，并能抑制尿液流的相邻的反应区；塑料底层做支持体。

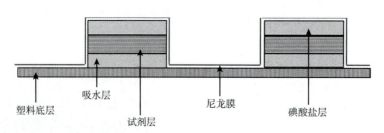

塑料底层　　吸水层　　试剂层　　尼龙膜　　碘酸盐层

图 7-13　多联试剂带结构图

不同型号的尿液分析仪均需要使用自己配套的试剂带。通常一条试剂带上的试剂块要比测试项目多一个空白块，有些仪器还会多出一个位置参考块。各试剂块与尿液中被测定成分反应而呈现不同颜色，空白块是为了消除由于尿液本身的颜色及试剂块分布状态不均产生的测试误差而设置的，以提高测量准确度。

把试剂带浸入尿液中后，除了空白块外，其余的试剂块都因和尿液发生化学反应而产生了颜色的变化。试剂块的颜色深浅影响着光的吸收和反射程度，某种成分浓度越高，颜色越深，吸收光量值越大，反射光量值越小，故反射率越小，反之则反射率越大。因为颜色的深浅与光的反射率成比例关系，而颜色的深浅又与尿液中各种成分的浓度成比例关系，所以只要测得光的反射率即可以求得尿液中各种成分的浓度。

（二）尿液分析仪的测定原理

尿液分析仪一般采用双波长法测定试剂块的颜色变化。一种波长为测定波长，它是被测试剂块的敏感特征波长；另一种为参比波长，是被测试剂块不敏感的波长，用于消除背景光和其他杂散光的影响。试剂块颜色的深浅除了随各被测成分的不同而变化外，还与尿液本身的颜色有关。

空白试剂块随着尿液本身颜色的变化而变化。计算过程如下，首先计算试纸块的反射率和空白块的反射率。

$$R_{试纸} = \frac{T_m}{T_s} \times 100\% \qquad (7\text{-}4)$$

$$R_{空白} = \frac{C_m}{C_s} \times 100\% \qquad (7\text{-}5)$$

式中，T_m 为试剂块对测量波长的反射强度，T_s 为试剂块对参考波长的反射强度，C_m 为空白块对测量波长的反射强度，C_s 为空白块对参考波长的反射强度。则总的反射率 R 为试纸块的反射率与空白块的反射率之比。

$$R = \frac{R_{试纸}}{R_{空白}} = \frac{T_m C_s}{T_s C_m} \times 100\% \qquad (7\text{-}6)$$

具体实施测量由光学检测系统完成，光学检测系统见图7-14，包括光源、单色处理、光电转换三部分。光源灯发出的白光通过球面积分仪的通光筒，照射到试剂块上，试剂块把光反射到球面积分仪中。反射光的强度与各个项目的反应颜色成反比。不同强度的反射光再经光电转换器件转换为电信号进行处理。

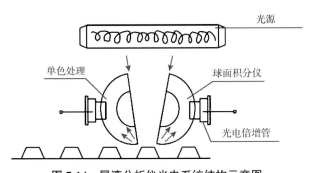

图 7-14　尿液分析仪光电系统结构示意图

五、即时检验仪器

（一）即时检验含义

即时检验（point-of-care testing，POCT）是体外诊断器械的一个细分行业，指在患者旁边进行的临床检测，通常不一定是由临床检验医师来进行。即时检验是在采样现场即刻进行分析，省去标本在实验室检验的复杂处理程序，快速得到检验结果的一类新方法。即时检验能快速而恰当地进行诊疗、护理、病程观察，进而提高医疗质量和患者满意度。关于POCT的解释有很多，国外定义有"就在患者医疗现场对任何医疗措施所需进行的检验"。"不在中央检验室而在患者身边进行的检验，其结果可改进患者的保健措施""由临床实验室制订，但不在检验科对患者标本进行测定，不需要固定、专用的场所。将试剂盒和仪器手提或运送到患者身边就地进行即刻检验。"

国外曾有不少与POCT相关的名词，如床边检测（bedside testing）、患者身边检测（near-patient testing）、医师诊所检验（physicians office testing）、家用检验（home use testing）、检验科外的检验（extra-laboratory testing）、分散检验（decentralized testing）、现场替代检测、"卫星化"检测和患者自我检测等。随着这一领域的不断发展，这些名词都已不能概括POCT的含义。1995年美国临床实验室标准化委员会（National Committee for Clinical Laboratory Standards，NCCLS）发表了AST2-P文件，对POCT进行了标准化管理。2006年7月，我国POCT分委员会成立，全称为中国医院协会临床检验管理专业委员会POCT分委员会，分委员会成员经卫生部批准。

随着生物技术的不断进步，医疗器械出现了两种发展趋势：一种是向着更"高、精、集成"的方向发展；另一种是向着"简单、便捷、个人健康管理"的方向发展。体积小型化、操作简便化、结果及时化的POCT产品就是在这样的背景下产生并获得了迅速发展。POCT的主要标准是不需要固定的检测场所，试剂和仪器是便携式的，并且可及时操作。

POCT主要目的是更快地得到实验结果。传统诊断中，大量时间被浪费在样本运送、前处理组织、标记、录入、分发等方面，核心反应及分析时间占比极低。与之相比，POCT进行了步骤精简，依靠其便携及反应快速等优势，POCT仅保留了诊断最核心的"采样—分析—质控—输出"步骤，从而极大地降低了诊断时间，为患者在最佳时间窗口就诊获得了最大便利。

（二）即时检验应用范围

就应用场合来说，POCT在医学检验领域可划分为院内和院外两部分。院内包括ICU、手术、急诊化验室、病房、分科门诊等。院外包括救护车、医生诊所、社区家庭等。此外，POCT应用范围还包括慢病监测、传染病监测、疾控应急、灾害医学救援、应急反恐、检验检疫、食品检验检疫、违禁药品筛查、毒品检测等公共卫生领域。

就检测项目来分，POCT主要集中在临床化学（电解质、肝功能、肾功能、脂类、血气、血糖、胆红素、糖化血红蛋白、血凝状态等）、心脏标志物快速诊断（肌钙蛋白、肌红蛋白、肌酸激酶同工酶、B型脑钠肽、N末端前脑钠肽、超敏C反应蛋白）、临床基础检验（尿干化学、隐血、血红蛋白、妊娠、HCG、LH等）、感染性疾病和治疗药物浓度（therapeutic drug monitoring，TDM）、微生物（A群链球菌、幽门螺旋菌等）、粪便潜血血液分析、食品病原体筛查、肿瘤标志物、毒品/酒精等检测。

（三）检测原理

1957年Edmonds以干化学纸片检测血糖及尿糖，同时，Ames公司将其干化学纸片法检测项目扩大并商品化，由于方法简便、快速，产品得到普遍应用。其后，间接血凝试验、胶乳试验、免疫层析试验和生物传感器技术等简便快速的方法相继出现，均受到了患者、临床医师及医学检测人员的青睐。

随着基础医学的深入研究，新的技术被引入到POCT，特别是化学、酶、酶免疫、免疫层析、免疫标记、电极、色谱、光谱、生物传感器及光电分析等技术的发展，使POCT产品的稳定性、可靠性得到了进一步提高，应用领域也进一步扩展。例如，干化学法快速诊断技术的发展，使快速药物滥用检验、献血车现场检验成为可能；而荧光定量诊断技术的完善，显著提高了对疾病标志物检测的灵敏度。技术原理上由生化、免疫逐步外延到核酸。

1. 干化学技术 是将一种或多种反应试剂，干燥固定在固体载体上（纸片、胶片等），用被测样品中所存在的液体作反应介质，被测成分直接与固定于载体上的干试剂进行显色反应。加入检验标本后产生颜色反应，用眼观定性或仪器半定量检测。其适用于全血、血清、血浆、尿液等各类样品。

2. 多层涂膜技术 从感光胶片制作技术移植而来，将多种反应试剂依次涂布在片基上，制成干片。采用多层涂膜技术制成的干片比干化学纸片平整均匀，用仪器检测，可以准确定量。目前临床使用的干化分析系统，可用于大多数血液化学成分（如蛋白质、糖类、脂类酶、电解质、非蛋白氮类及一些血药浓度）的检测，可供检测的项目达数十项，几乎覆盖了常做的临床生化检验项目。由于其操作简便、快速、常用于急诊检查，也相应推出了一些小型仪器，可做床边检验，但干片成本较高。

3. 胶体金免疫标记技术 氯金酸在还原剂作用下，可聚合成一定大小的金颗粒，形成带负电的疏水胶溶液，由于静电作用而成为稳定的胶体状态，故称胶体金。胶体金免疫标记技术用胶体金标记单克隆抗体，可用于快速检测蛋白质类和多肽类抗原，如激素、心肌肌钙蛋白。

4. 选择性电极技术 用离子选择性电极结合传感器（包括生物传感器和化学传感器）技术，制成了便携式快速检测血气（pH、PCO_2、PO_2等）和电解质（K^+、Na^+、Cl^-等）的仪器，已被广泛应用于临床。

5. 红外和远红外分光光度技术 用于检测血液血红蛋白、胆红素、葡萄糖等多种成分。这类检测仪器可连续监测患者血液中的目标成分，无需抽血，可以避免抽血可能引起的交叉感染和血液标本的污染，降低每次检验的成本和缩短报告时间。

6. 生物传感器 一个生物传感器偶联一个特定的生物检测器（如酶、抗体或核酸探针）到一个换能器，用于靶分析物的直接测定而无需从基质中分离它。它体现了酶化学、免疫化学、电化学与计算机技术的结合。

7. 生物芯片 是利用20世纪末提出的以微电加工技术为基础的微全分析系统的概念，将所有试样的处理及测定步骤合并于一体，分析人员可在很短时间和空间间隔内获取电信号形式表达的化学信息。

第三节　免疫分析仪器

一、免疫分析的基本历程

免疫分析是临床免疫学研究的重要工具，由于大部分抗原抗体反应不能被直接观察和定量测定，因此各种标记技术、一系列分析方法和仪器应运而生，并在各类实验室得以广泛应用。免疫分析技术在临床疾病发病机制的研究、感染性疾病和肿瘤的诊断等方面发挥了重要的作用。

免疫检验的应用可分为两大类，一类是利用免疫检测原理与技术检测免疫活性细胞、抗原、抗体、补体、细胞因子、细胞黏附分子等免疫相关物质。另一类是利用免疫检测原理与技术检测体液中微量物质如激素、酶、血浆微量蛋白、血液药物浓度、微量元素等。

免疫检验技术的演进与现代科学技术的发展经历着较为一致的历程。无论何种应用，其实质都是人为标记抗原（或抗体），利用抗原抗体的免疫特异性结合，间接定量计算出抗体（或抗原）的含量。标记物质创新的过程，也就是免疫检验技术的革新进程。由最开始肉眼观察抗原抗体反应（主要是沉淀反应、凝集反应），到利用电泳技术和分离技术等加速的肉眼观察的抗原抗体反应，再到后来标记性免疫技术提高抗原抗体反应的特异度和敏感度，半自动、全自动化检验仪器与免疫反应原理结合加快了反应过程，标记技术、单克隆技术、高智能自动化技术的组合显著地提高了检验的特异性和精确度。

1959 年，美国学者 Yallow 和 Berson 等用 ^{131}I 作示踪，首次创立血浆微量胰岛素的测定方法，定名为放射免疫分析，并于 1977 年，获诺贝尔生物医学奖。20 世纪 70 年代，放射性核素曾被广泛采用作为标记物。过量的标记抗原（*Ag）和非标记抗原（Ag）与特异性抗体（Ab）发生结合。分离结合的标记抗体与未结合的多余的标记抗体，测定复合物的放射性，其活度与待测抗原的量呈正相关。放射免疫分析仪将射线与闪烁体的作用转换成光脉冲，然后用光电倍增管将光脉冲转换成电脉冲，电脉冲在单位时间内出现的次数反映了发出射线的频率，而电脉冲的电压幅度则反映了射线能量的高低。计数单位是探测器输出的电脉冲数，还可算出放射源的强度。

20 世纪 80 年代，用酶作标记物的酶免疫分析技术逐渐发展成熟。90 年代末期，酶联免疫吸附测定（enzyme linked immunosorbent assay，ELISA）检测系统的灵敏度和特异度，以及检测过程的自动化得到了显著提高与完善。再后来，以化学发光物质作标记的化学发光免疫衍生出电化学发光等技术，成为现阶段传染病血清学标志物（如肝炎、艾滋、致畸病原 Torch）、肿瘤标志物和内分泌等各种临床免疫指标检测的主导技术。在临床检验中，免疫分析仪器的应用越来越广泛。

二、酶免疫分析仪

（一）酶免疫分析技术的分类

酶免疫分析是具有高度的特异度和敏感度的免疫分析技术，可分为非均相（或异相）酶免疫测定和均相酶免疫测定两种方法。均相酶免疫分析方法的测定是以激素、药物等小分子抗原或半抗原为主，测定过程中无需分离结合的和游离的酶标记物，实验在液相中进行，可直接用自动生化分析仪进行测定。均相酶免疫分析有酶扩大免疫测定技术和克隆酶供体免疫测定两种方法。非均相酶免疫分析法则是在抗原抗体反应达到平衡后，将游离的和与抗原或抗体结合的酶标记物加以分离，再通过底物显色进行测定。根据试验中是否使用固相支持物作为吸附免疫试剂的载体，又分为固相酶免疫法和液相酶免疫法两种。酶联免疫吸附测定是实验室检测和临床检验最常用的酶免疫分析方法。

根据固相支持物（如微孔板、试管、小珠、磁微粒等）和仪器结构和自动化程度的不同，酶免疫分析仪可分为微孔板固相酶免疫测定仪器（简称酶标仪）、全自动化酶免疫分析系统、管式固相酶免疫测定仪器、微粒固相酶免疫测定仪和磁微粒固相酶免疫测定仪等。

（二）酶标仪

酶标仪使用的载体一般为微孔板，采用酶标记技术，使待测样本与事先包被在塑料凹孔板内的相应抗原或抗体相结合。酶标抗原或抗体与样本结合形成酶标记的免疫复合物。当加入酶的相应底物时，由于酶的催化作用，能使底物显色。原本无色的抗原或抗体，与酶联接后仍保持免疫和酶的活性并且呈现颜色反应。抗原或抗体的含量越高，颜色越深。颜色的深浅与相应的抗原或抗体的量成正比，可根据所生成的颜色的深浅，依照光的吸收定律对微板孔吸光度进行比色测定，以分析抗原或抗体的含量。

光源光线经滤光片后成单色光，射入微孔板——透明塑料板上有装载待测样品的多排小孔，如40孔板、55孔板和96孔板等多种规格。每个小孔可以盛放零点几毫升的溶液。微孔板中待测样品后被吸收掉一部分，透射光到达光电检测器，经放大及模数转换后，送入微机处理、显示和打印结果。微处理机可通过控制电路而控制微孔板在X和Y方向的机械驱动机构的运动。但对于非自动型的酶标仪，它是用手工来移动微孔板的，可以省去机械驱动机构及其电路。根据仪器的不同，它既可以被一个孔一个孔检测，也可以被一排孔一排孔检测。

（三）全自动化酶免疫分析系统

全自动微孔板式ELISA分析仪于20世纪90年代末问世，用在大批量标本的检测中，不但提高了工作效率，而且测定的精密度也得到改善。在酶标仪的基础上由加样系统、温育系统、洗板系统、机械臂系统、液路动力系统、软件控制系统等组成，这些系统既独立又紧密联系。该类仪器均为开放式的，即适用于所有微板式ELISA试剂。常用的定性测定为感染性疾病抗原和抗体的检测。

（四）微粒固相酶免疫测定仪

用微粒作为固相，与液相的分离较为困难，一般需经过复杂的离心步骤。自动酶免疫分析仪应用聚苯乙烯微粒（颗粒直径0.47μm）作为固相，特异性抗体或抗原包被在微粒上。第一次抗原抗体反应后，将反应液通过特制的玻璃纤维膜，聚苯乙烯微粒吸附在玻璃纤维膜上，液体则通过膜滤出。以后的反应在膜上进行，用过滤方式洗涤。标记酶为碱性磷酸酶，底物为4-甲基伞形酮磷酸酯酶，反应后进行荧光测定。此外，用于药物测定的荧光偏振分析仪与一体多项目全自动免疫分析仪也在检验实验室广泛应用。

（五）磁微粒固相酶免疫测定仪

磁微粒可用磁铁吸引与液相分离，是免疫测定中较为理想的固相载体，现已广泛应用于各种固相免疫测定中。例如，可用试剂包括抗异硫氰酸荧光素（fluorescein isothiocyanate，FITC）抗体，特异抗体或抗原包被的磁微粒（颗粒直径1μm），FITC结合的特异性抗体或抗原，碱性磷酸酶标记的特异性抗体或抗原及底物酚酞磷酸酯。其应用的抗FITC-抗体是间接包被系统，反应在试管中进行。反应结束后将试管架放在磁铁板上，磁微粒被磁铁吸引至管底，完成固相与液相的分离。酶作用后反应液呈粉红色。

三、发光免疫分析仪

（一）发光免疫分析简介

发光免疫分析法是将发光反应与免疫反应相结合，产生的一种免疫分析方法。发光免疫分析法根据示踪物检测的不同而分为荧光免疫测定和化学发光免疫测定两大类。

（二）全自动化学发光免疫分析系统

化学发光是一种化学反应，它以光的形式释放能量，是指由化学反应所产生的发光现象。发光剂是指能产生化学发光反应的物质，也称发光底物。化学发光免疫分析法利用化学发光作为抗原抗体反应的指示系统，用于定量检测抗原或抗体。在发光免疫反应体系中，标记的抗原越多，光强度增加越大，免除了抗原抗体复合物与游离抗原、抗体的分离步骤。

采用化学发光技术和磁性微粒子分离技术相结合的免疫分析系统。在20世纪90年代初首次应用，后又不断改进其软件程序，使操作更灵活，试剂储存时间长，结果更准确可靠，自动化程度更高。

1. 仪器测定原理 分析系统集多种技术于一身，应用了免疫学、生物包被技术及电化学发光标记技术，将待测标本与过量包被抗体的顺磁性微粒和发光剂标记的抗体加在反应杯中共同温育，形成磁性微珠包被抗体-待测抗原-发光剂标记抗体复合物。免疫复合物被吸入流动室，同时用缓冲液冲洗。当磁性微粒流经电极表面时，被安装在电极下的磁铁吸引住，而游离的发光剂标记抗体被冲洗走。同时启动化学发光反应（在电极加电压或加入激发液），使发光试剂标记物产生化学发光。光的强度与待测抗原的浓度成正比。

以某一直接化学发光反应即可测量光能的检测系统为例。系统使用吖啶酯（AE，不需要添加催化剂或载体，可以很容易地将直接化学发光反应自动化）作为化学发光标记。在检测中，过氧化氢会氧化 AE，并使环境 pH 从酸性改为碱性来优化光发射。AE 氧化速度很快，可以在一秒钟内达到光发射峰值。在免疫测定中，当抗原就是待测量的分析物时，AE 能够以共价方式与抗体结合，而不会影响抗体与抗原结合的能力。为了测量抗原，检测使用以共价方式与 AE 结合的抗体。检测时，被抗体或抗原包被的顺磁粒子（磁场吸引的氧化铁晶体，PMP）称为"固相"。被包被 PMP 的反应表面积是被包被珠的大约 50 倍。在孵育过程中，反应杯中的被包被 PMP 会与目标抗原或抗体结合。当系统将反应杯暴露于磁场中时，磁体会将 PMP 结合抗原或将抗体吸向它们。当磁体将 PMP 控制到位后，系统会冲洗掉没有与被包被 PMP 相结合的样品和试剂。系统使用多种形式来检测抗原和抗体，通常有下列几种形式的免疫检测结合原则：夹心形式、竞争性形式、抗体捕捉形式。

（1）夹心形式：在标记抗体试剂中使用被 AE 标记的抗体。系统将标记抗体试剂（包含 AE 标记的抗体）添加到样品中。AE 标记的抗体专门与样品中特定于分析物的抗原结合。系统添加包含 PMP 的固相，这些 PMP 被样品中针对特定抗原的抗体包裹。系统在 37℃ 下孵育比色杯。与被 AE 标记抗体结合的抗原和 PMP 相结合。将反应杯暴露在磁场中，PMP 将被吸向磁体。当磁体将 PMP 控制到位后，没有与 PMP 相结合的样品和试剂就会被冲洗掉。反应杯现在包含已经与抗原结合的 AE，抗原又将通过抗体与 PMP 结合。系统添加酸性试剂和碱性试剂以开始化学发光反应。系统会以相对发光单位（RLU）为单位测量所发出的光。当系统测定了 AE 氧化所产生的光的总量后，系统将会计算抗原的浓度。在夹心法原理中，样品中特定于分析物的抗原浓度和以 RLU 表示的光发射成正比。样品中包含的特定于分析物的抗原分子越多，AE 就越多，光发射也就越大。

（2）竞争性形式：包括抗体试剂中 AE 标记的抗原和抗体试剂中 AE 标记的抗体。以 AE 标记的

抗原检测为例，系统将标记抗体试剂（包含 AE 标记的抗原）和固相（包含抗体标记的 PMP）添加到样品中。系统在 37℃ 下孵育比色杯。为了占据与 PMP 结合的抗体上的有限结合位点，AE 标记的抗原会与样品中特定于分析物的抗原发生竞争。样品中包含的特定于分析物的抗原越多，AE 标记的抗原就越少。反之，样品中包含的特定于分析物的抗原越少，AE 标记的抗原就越多。系统将反应杯暴露在磁场中，PMP 将被吸向磁体。当磁体将 PMP 控制到位后，系统会冲洗掉没有与 PMP 相结合的样品和试剂。反应杯现在包含样品所提供的特定于分析物的抗原及通过抗体与 PMP 结合的 AE 标记的抗原。系统添加酸性试剂和碱性试剂以开始化学发光反应。系统会以 RLU 为单位测量所发出的光。当系统测定了 AE 氧化所产生的光的总量后，系统将会计算分析物的浓度。如果样品中特定于分析物的抗原浓度较低，抗体上的大多数结合位点会与 AE 标记的抗原结合。结果导致系统读取较多的由 AE 氧化作用产生的 RLU。如果样品中特定于分析物的抗原浓度较高，抗体上的大多数结合位点会与来自样品的抗原结合，少数位置会与 AE 标记的抗原结合。结果导致系统读取较少的由 AE 氧化作用产生的 RLU。在采用 AE 标记抗原的竞争法原理检测项目中，样品中的抗原浓度和以 RLU 表示的光发射成反比。AE 标记的抗体，同上。

（3）抗体捕捉形式：当样品中测量的物质是抗体时，系统就会使用抗体捕捉形式。测定将使用包含专门针对样品中的抗体而加入的额外抗体的试剂。抗体捕捉形式的特征通常是两次孵育和清洗循环。第一次孵育和清洗的目的是去除样品中多余的干扰物质。第二次孵育和清洗的目的是测量样品中的抗体。

抗体捕捉检测项目将检测患者样品中的特定 IgG 抗体或 IgM 抗体。下例是一个检测患者样品中人 IgM 抗体的抗体捕获检测项目。系统将包含与 PMP 结合的抗人 IgM 抗体的固相添加到样品中。系统在 37℃ 下孵育比色杯。样品中的 IgM 抗体会和与 PMP 结合的抗人 IgM 抗体结合。系统将反应杯暴露在磁场中，PMP 将被吸向磁体。当磁体将 PMP 控制到位后，系统会冲洗掉没有与 PMP 相结合的样品和试剂。反应杯现在包含被与 PMP 结合

的特定抗人 IgM 抗体所捕获的来自样品的 IgM 抗体。系统将包含 AE 标记的抗原的标记抗体试剂添加到反应杯中，并在 37℃ 下孵育反应杯。AE 标记的抗原会与样品中的样品 IgM 抗体结合。系统将反应杯暴露在磁场中，PMP 将被吸向磁体。当磁体将 PMP 控制到位后，系统会冲洗掉没有与 PMP 相结合的试剂。反应杯现在包含 AE 标记的、已经与样品 IgM 抗体结合的抗原，样品 IgM 抗体又将和与 PMP 结合的抗人 IgM 抗体结合。系统添加酸性试剂和碱性试剂以开始化学发光反应。系统会以 RLU 为单位测量所发出的光。当系统测定了 AE 氧化所产生的光的总量后，系统将会计算分析物的浓度。在这个抗体捕捉检测项目示例中，样品浓度和光发射成正比。样品 IgM 抗体越多，AE 就越多，光发射也就越高。

2. 仪器组成　仪器均有硬件部分和软件部分组成。硬件部分是仪器的运行反应测定部分。其包括原材料配备、液路、机械传动、光路检测。材料配备部分有反应杯、样品盘、试剂盘、纯净水、清洗液、废水在机器上的贮存和处理装置；液路部分则包含过滤器、密封圈、真空泵、管道、样品及试剂探针等；机械传动部分包括传感器、运输轨道等；电路部分主要有光电倍增管和线路控制板。软件则是仪器的核心部分和指挥控制中心。

四、免疫比浊分析仪

临床上测定微量蛋白的技术由最初的试管沉淀反应、琼脂凝胶扩散试验，发展到现代自动免疫分析技术，灵敏度逐步提高。微量蛋白免疫分析仪随着自动化程度的不断提高，在临床上得到广泛应用。其自动化检测方法主要为免疫比浊法。根据检测原理的不同，又分为透射比浊法（包括浊度测定法和胶乳浊度测定法）和散射比浊法（包括终点法和速率法）两大类。

（一）免疫比浊测定的基本原理

1. 免疫透射比浊度测定　可分为沉淀反应免疫透射比浊测定和免疫胶乳浊度测定法。免疫透射比浊测定原理的基本思想是抗原和抗体在特殊缓冲液中快速形成抗原抗体复合物，使反应液出现浊度。当反应液中保持抗体过剩时，形成的复合物随抗原增加而增加，反应液的浊度也随之增加，与一系列的标准品对照，即可计算出未知蛋白质的含量。免疫胶乳浊度测定法原理是选择一种大小适中、均匀一致的胶乳颗粒，吸附抗体后，当遇到相应抗原时，则发生凝集。单个胶乳颗粒在入射光波长之内，光线可透过。当两个胶乳颗粒凝集时，则使透过光减少，这种减少的程度与胶乳凝聚成正比，当然也与抗原量成正比。关键在于选择适用的胶乳和胶乳与抗体的结合。

2. 激光散射浊度测定　基本原理是激光散射光系沿水平轴照射，通过溶液时碰到小颗粒的抗原 - 抗体免疫复合物时，导致光线被折射，发生偏转。偏转角度可为 0°～90°，这种偏转的角度可因光线波长和离子大小不同而有所区别。散射光的强度与抗原抗体复合物的含量成正比，同时也与散射夹角成正比，与波长成反比。

激光散射浊度测定按测试的方式不同分为终点散射比浊法和速率散射比浊法。终点散射比浊法是在抗原抗体反应达到平衡时，通常为 30～60 分钟，复合物浊度不再受时间的影响，但又必须在聚合产生絮状沉淀之前进行浊度测定。速率散射比浊法是指在抗原 - 抗体结合反应过程中，单位时间内两者结合的速度。因此，速率散射比浊法是在抗原与抗体反应的最高峰（约在 1 分钟内）测定其复合物形成的量，该法具有快速、准确的特点。

（二）免疫比浊分析仪

免疫透射比浊测定若用自动分析仪进行，虽可达到快速混匀目的，但免疫复合物很可能在离心力作用下沉淀，引起误差；抗原或抗体量明显过剩时会出现可溶性复合物引起误差，对于单克隆蛋白的测定，这种误差更易出现；另外还可能受血脂浓度的影响，造成假性升高。激光散射浊度测定特别是速率散射比浊法具有快速、准确、灵敏度和特异度好的特点，在临床上已推广应用。

用于医学临床实验室做体外特种蛋白及药物测定的双光径免疫浊度分析仪是目前唯一采用双光径的免疫测定仪器。仪器使用四种测量方法：速率散射比浊测定法（特种蛋白测定）、速率抑制散射比浊测定法（TDM 测定）、近红外颗粒速率法免疫分析（NIPIA）、近红外颗粒速率抑制法免疫分析（低分子量 TDM 测定）。速率散射法测定的是在反应杯中悬浮颗粒造成的散射光强度的增加。速率散射法的光源是 670nm 激光。探测器放置在光源的 90° 角。速率透射法测定的是当光通过装有光散射颗粒的反应杯中溶液时的光强度的减少。速率透射法的光源是发光二极管，波长为 940nm。探测器放置在光源的 0° 角。在抗原抗体反应过程中，形成了免疫沉淀复合物。在速率散射法中，复合物的形成造成 90° 角处的散射光增加。在速率透射法中，复合物的形成造成 0° 角处的光强度减少。

　　另外还兼有动力学双光径系统和速率检测法的动态分析两种技术。动力学双光径系统：第一光径速率散射法波长 670nm，90° 检测角，激光光源测定小分子；第二光径近红外颗粒速率透射法波长 940nm，180° 检测角，发光二极管光源测定中、大型分子。速率检测法的动态分析：速率透射法，显著降低了非特异性反应干扰，是目前唯一使用速率透射法的仪器。此外，采用近红外波长检测，配合颗粒包被，既减少了非特异性反应，又提高了检测灵敏度。

第四节　血液学检验仪器

一、血细胞分析仪概述

　　血液是由血浆和血细胞组成。血细胞主要有红细胞、白细胞和血小板。其中，红细胞的数量最多，白细胞又包含淋巴细胞、单核细胞、嗜碱性粒细胞、嗜酸性粒细胞和中性粒细胞五种类型（表 7-1）。很多疾病都与血液有关，而且绝大部分疾病都会对血细胞形态和数量产生影响。所以，能够准确地分析以上内容，有助于及时发现病情及其发展程度。血细胞分析仪就是对一定体积全血内血细胞数量和异质性进行自动分析的常规检验仪器。其主要功能是完成血细胞计数、白细胞分类及相关参数计算。

　　血细胞分析仪的核心技术体现在对白细胞的分类计数上。仪器可采用不同的技术手段，利用不同种类血细胞是否含有细胞核、细胞基质是否含有特殊颗粒，以及经溶血剂处理后的细胞体积等特征对血细胞分类并统计计数。

表 7-1　血细胞分类特征

细胞类型	细胞核	特殊颗粒	处理后体积（fl）
血小板	无	—	2 ～ 30
红细胞	成熟无	—	峰值 82 ～ 94
淋巴细胞	有	无	35 ～ 90
单核细胞	有	无	90 ～ 160（90 以下少量）
嗜碱性粒细胞	有	有	90 ～ 160
嗜酸性粒细胞	有	有	90 ～ 160
中性粒细胞	有	有	160 ～ 450

注：体积单位 $1fl=10^{-15}L$。

　　按对白细胞的水平分类血细胞分析仪可分为二分群血细胞分析仪、三分群血细胞分析仪和五分群血细胞分析仪，其应用的检测原理也不尽相同。

表 7-2　血细胞分析仪分类水平

仪器类别	白细胞分类	仪器原理
二分群血细胞分析仪	淋巴细胞、粒细胞	电阻抗法
三分群血细胞分析仪	淋巴细胞、粒细胞、中间细胞（单核、嗜酸和嗜碱）	电阻抗法
五分群血细胞分析仪	淋巴细胞、中性粒细胞、嗜酸性粒细胞、嗜碱性粒细胞、单核细胞	电阻抗法 + 激光散射 / 射频电导 / 细胞化学染色 / 荧光染色

二、血细胞分析仪的检测原理

　　红细胞和血小板计数，以及二分群和三分群白细胞计数仍应用电阻抗法，五分群和高档次仪器大多应用以流式技术为主的联合检测原理；血红蛋白检测多使用光电比色原理。20 世纪 50 年代中期发明的电阻抗法（也称库尔特原理），至今都还是仪器细胞计数的金标准技术。

（一）电阻抗法检测原理

　　电阻抗法检测装置结构如图 7-15A 所示，在容器中装有电解质溶液，血细胞与等渗的电解质溶液相比为不良导体，其电阻值大于稀释液。当细胞通过检测器微孔的孔径感受区时，其内外电极间的恒流电路上的电阻值瞬间增大，产生电压脉冲信号（如图 7-15B）。脉冲信号数等于通过的细胞数，脉冲信号幅度大小与细胞体积成正比。根据

欧姆定律，在恒流电路上，电压变化与电阻变化成正比，电阻值又与细胞体积成正比，血细胞体积越大，电压越高，产生信号的脉冲幅度就越大。

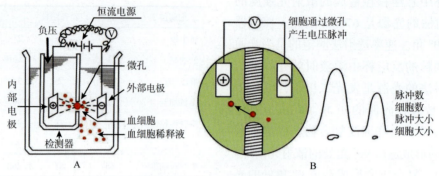

图 7-15　电阻抗法原理示意图

各种大小不同的细胞产生的脉冲信号（图7-16A）根据其体积大小分配并存储在相应的检测通道。每个通道收集的脉冲数量被统计出血细胞的相对数量（REL NO.），并表示在直方图的"Y"轴上，体积数据以飞升（fl）为单位，表示在"X"轴上，统计出细胞直方图（图 7-16B）。

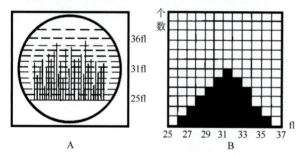

图 7-16　脉冲信号与直方图的关系

将体积段无限细分下去方块图就会变成曲线图，曲线每个点对应的坐标（X, Y）表示 X 体积的细胞有 Y 个；曲线与 X 轴围成的范围表示的是细胞的总数。直方图可以显示出一特定细胞群中的平均细胞体积、细胞分布情况和是否存在明显的异常细胞群。细胞直方图能显示出关于血细胞的一些形态特征。

1. 白细胞检测　将全血标本用稀释液在仪器的外部或内部的白细胞计数池（杯）中，进行一定比例的稀释，并且加入了溶血剂。溶血剂一方面使血液中红细胞外膜被溶解破坏，释放出血红蛋白，仅留下红细胞膜微小的残余部分。另一方面使白细胞浆经细胞膜渗出，细胞膜紧裹在细胞核或存在的颗粒物质周围。含有颗粒的经溶血剂

处理后的粒细胞比无颗粒的单核细胞和淋巴细胞体积要大些。

经过溶血剂处理后，细胞悬液送入白细胞检测通道后，是程序将白细胞体积从 30～450fl 分为 256 个通道，每个通道为 1.64fl，微处理器根据其细胞大小将其分别放在不同通道中，从而得到白细胞体积分布的直方图。仪器将从白细胞计数池中测量到的大于 35fl 的脉冲数量作为白细胞计数。根据体积大小可以初步确认其相应的种类（图 7-17）：第一亚群（小细胞群）：淋巴细胞，体积范围 35～90fl；第二亚群（中间细胞）：单个核细胞区，体积范围 90～160fl；第三亚群（大细胞群）：粒细胞的细胞群，体积范围 160fl 以上。仪器根据各细胞群占总体的比例计算出各细胞群的百分比。如果与该标本的白细胞总数（稀释倍数）相乘，即得到各项的绝对值。

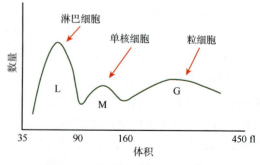

图 7-17　白细胞直方图——三分群

2. 红细胞和血小板检测　稀释血液进入红细胞检测通道时，其中含有白细胞。红细胞检测的各项参数均含有白细胞因素。由于正常血液有形

成分中白细胞比例很少（红细胞与白细胞数量比约为 750：1），故白细胞因素可忽略不计。红细胞和血小板共用一个检测通道，正常人红细胞体积和血小板体积间有明显界限，血小板计数准确容易，直方图范围 2～30fl，如图 7-18 所示。

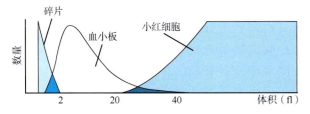

图 7-18 血小板、红细胞直方图

（二）联合检测原理

应用联合方法检测的实质是选用较特异的方法将血中含量较少的嗜酸性粒细胞、嗜碱性粒细胞检出，完成较准确的白细胞五分群并发现异常血细胞，弥补电阻抗法检测的不足。联合分类技术是以流式技术为基础，再联合使用激光、射频、电导、电阻抗、细胞化学染色等多项技术进行细胞分析，并综合分析检测数据，从而得到准确的五分群结果。

各种检测方法均使用了鞘流技术，形成流体动力聚焦的流式通道，使单细胞流在鞘液的包裹下通过流式通道，将重叠限制到最低限度。鞘流技术的使用避免了计数中血细胞从小孔边缘处流过及湍流和涡流的影响。鞘流装置结构如图 7-19 所示，具体做法是用一毛细管对准小孔管，细胞混悬液从毛细管喷出。同时与四周流出的鞘液一起流过敏感区，保证细胞混悬液在中间形成单个排列的细胞流，四周被鞘液围绕。

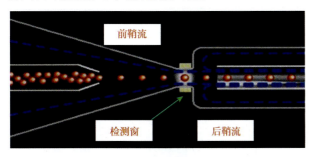

图 7-19 鞘流装置示意图

1. 容量、电导、光散射检测技术（volume conductivity light scatter，VCS）
是联合检测技术中最为经典的方法。细胞体积（volume，V）由电阻抗法测得。电导性（conductivity，C）能够反映出细胞质和细胞核中颗粒的大小和密度。用高频电磁探针测单个细胞，来确定细胞内核浆比例、质粒的大小和密度。光散射（scatter，S）表征细胞颗粒的构型和质量，细胞内粗颗粒的光散射强度比细颗粒强。

每个细胞通过检测区时，接受三维分析，不同的细胞在细胞体积、表面特征、内部结构等特征都存在着差异，完全一致的概率很小。仪器根据细胞体积、传导性和光散射的不同，综合三种检测方法的测定数据进行聚类分析。将每个细胞的容量、电导、光散射特征参数值，定义到光散射三维散点图的相应位置，如图 7-20 所示，全部单个细胞在散点图上形成了不同的细胞群落图。某一群落占所有被检白细胞的百分比即为白细胞分类值。

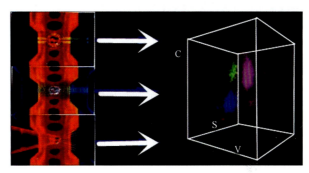

图 7-20 容量、电导、光散射检测白细胞

2. 多角度激光散射、电阻抗联合检测原理
基于白细胞大小、折射率、核形、核浆比值及颗粒性质等，均可影响不同角度下的散射光强度。不同白细胞在以上几个方面完全一致的概率很小，将同一个白细胞用多个角度的激光照射，测定不同角度下的散射光强度，并将其定位于细胞散点图上，完成白细胞的分类。

例如，四个角度测定细胞的散射光强度，前向角（0°）光散射强度反映细胞的大小和数量；小角度（10°）光散射强度反映细胞结构和核质复杂性的相对特征；垂直角度（90°）光散射强度反映细胞内颗粒和分叶状况；垂直角度（90°D）消偏振光散射强度，由于嗜酸性颗粒可将其消偏振，可以区别于其他颗粒细胞。

分析程序用小角度和垂直角光散射强度将白细胞分为单个核（淋巴细胞、单核细胞、嗜碱性粒细胞的细胞核没有分叶或分叶不明显）和多个核（中性粒细胞和嗜酸性粒细胞的细胞核有两个或以上分叶）细胞群；用垂直角度和垂直角度消偏振光散射强度将嗜酸性粒细胞和中性粒细胞分开；用前向角和小角度光散射强度，将单个核细胞群分为体积小、核浆比值大的淋巴细胞，体积大、核浆比值中等的单核细胞，体积中等、有颗粒、核浆比值小的嗜碱性粒细胞。

3. 光散射与细胞化学联合检测原理 应用激光散射与细胞化学染色技术对白细胞进行分类计数。白细胞分类原理是利用细胞大小不同，其散射光强度有差异，再结合五种白细胞结合化学染料的差异，后处理软件综合分析同一细胞在不同角度下的散射光强度和染色差异，得到较准确的白细胞分类结果。

4. 电阻抗、射频与细胞化学联合检测原理 利用电阻抗、射频技术结合细胞化学技术，对白细胞、幼稚细胞进行分类和计数。通过淋巴细胞、单核细胞和粒细胞检测系统、嗜酸性粒细胞检测系统、嗜碱性粒细胞检测系统、幼稚细胞检测系统四个不同的检测系统对白细胞、幼稚细胞进行分类和计数。

其中淋巴细胞、单核细胞和粒细胞检测系统是采用电阻抗和射频联合检测将白细胞分为淋巴区、单核区和粒细胞区。测定时使用较温和的溶血剂，使白细胞形态变化不大，在小孔内外有直流和高频两个发射器，小孔周围有直流和射频两种电流。直流电测定细胞的大小和数量，射频测量核的大小和颗粒的多少，细胞通过小孔产生两个不同的脉冲信号，即分别代表细胞的大小（*DC*）和核内颗粒的密度（*RF*），以 *DC* 为横坐标，*RF* 为纵坐标，将一个细胞定位于二维细胞散点图上，各类细胞 *DC* 及 *RF* 值不同，位于各自的散射区域。由于淋巴细胞和单核细胞及粒细胞的大小、细胞质含量、核形与密度均有较大差异，所以可通过计算机处理得出各区细胞比例。

嗜酸性粒细胞和嗜碱性粒细胞检测系统的检测是使血液与特殊溶血剂混合，使除嗜酸（或嗜碱）性粒细胞以外的所有细胞被溶解或萎缩，含有完整的嗜酸（或嗜碱）性粒细胞悬液，通过检测器微孔时以点阻抗原理计数。

（三）相关参数计算

血细胞分析仪计算其他相关参数需结合不同仪器所使用的测定原理及其技术特点，选择适当的算法进行测算。以白细胞五分群使用前向散射光、侧向散射光和侧向荧光的方法为例，半导体激光束通过贯流分析池照射到血细胞上。当激光照射到血细胞颗粒上时，就产生光散射。散射光的强度取决于颗粒直径和观察角度等因素，前向散射光提供有关血细胞体积大小的信息；侧向散射光提供有关细胞内部（细胞核复杂度和细胞质颗粒）的信息。从侧方测量荧光染色后血细胞产生的荧光，可以得到有关血细胞染色程度的信息。

红细胞计数（red blood cell，RBC）是在一个低界标（LD）和高界标（UD）之间计算得出的细胞计数，这两个界标分别自动设置在 25～75fl 和 200～250fl。

对颗粒大小分布情况的检查将有助于了解不同界标水平上的异常相对频率、异常分布宽度和多个峰值的存在。假设峰值高度为 100%，在 20% 频率水平上的分布宽度为 RBC 分布宽度（RDW-SD），如图 7-21 所示。或者利用在全粒度面积中的出现频率为 68.26% 的点 L_1 和 L_2，计算 RBC 分布宽度（RDW-CV），如图 7-22 所示。

$$RDW\text{-}SD = H_{P20} - L_{P20} \qquad (7\text{-}7)$$

$$RDW\text{-}CV(\%) = \frac{L_2 - L_1}{L_2 + L_1} \times 100 \qquad (7\text{-}8)$$

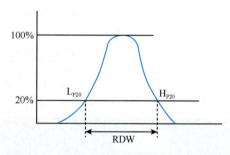

图 7-21 RBC 分布宽度 RDW-SD 的计算

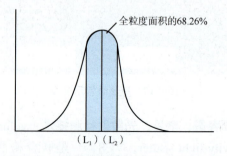

图 7-22 RBC 分布宽度 RDW-CV 的计算

平均细胞体积（erythrocyte mean corpuscular volume，MCV）是通过 RBC 计数和红细胞比容（hematocrit，HCT）计算而得。

$$MCV(fl)=\frac{HCT(\%)}{RBC(\times10^{6}/\mu l)}\times10 \qquad (7\text{-}9)$$

平均血红蛋白（mean corpuscular hemoglobin，MCH）是通过 RBC 和血红蛋白（Hemoglobin，HGB）计算而得。

$$MCH(fl)=\frac{HGB(g/dl)}{RBC(\times10^{6}/\mu l)}\times10 \qquad (7\text{-}10)$$

平均血红蛋白浓度（mean corpuscular hemoglobin concentration，MCHC）是通过 HCT 和 HGB 计算而得。

$$MCHC(g/dl)=\frac{HGB(g/dl)}{HCT(\%)}\times100 \qquad (7\text{-}11)$$

血小板体积分布宽度（Platelet distributionwidth，PDW）是在峰值高度的 20% 频率水平上的分布宽度，单位为 fl。血小板血细胞比容（PCT）是根据血小板（platelet，PLT）频率进行加权计算。平均血小板体积（MPV）的计算则是

$$MPV(fl)=\frac{PCT(\%)}{PLT(\times10^{4}/\mu l)}\times100 \qquad (7\text{-}12)$$

网织红细胞（RET）的测算是通过使用半导体激光的流式细胞计数法，描画出二维的散点图，X 轴表示侧向荧光强度（SFL），Y 轴表示前向散射光强度（FSC），如图 7-23 所示。

网织红细胞比率（RET%）为

$$RET\,(\%)=\frac{网织红细胞区域颗粒数}{成熟红细胞区域的颗粒数+网织红细胞区域的颗粒数}\times100$$

$$(7\text{-}13)$$

网织红细胞数（RET#）为

$$RET\#=\frac{RET\%\times RBC}{100} \qquad (7\text{-}14)$$

低荧光强度网织红细胞比率（LFR）为

$$LFR = 100 - HFR - MFR \qquad (7\text{-}15)$$

中荧光强度网织红细胞比率（MFR）为

$$MFR=\frac{MFR区域颗粒数}{网织红细胞区域颗粒数}\times100 \qquad (7\text{-}16)$$

高荧光强度网织红细胞比率（HFR）为

$$HFR=\frac{HFR区域颗粒数}{网织红细胞区域颗粒数}\times100 \qquad (7\text{-}17)$$

未成熟网织红细胞比率（IRF）为

$$IRF = MFR + HFR \qquad (7\text{-}18)$$

未成熟血小板比率（IPF）为

$$IPF=\frac{RET通道中IPF分类区域内的粒子}{RET通道中的血小板计数}\times100$$

$$(7\text{-}19)$$

三、血细胞分析仪检测系统

血细胞分析仪主要使用的检测技术是电阻抗法检测技术和流式光散射检测技术。

（一）电阻抗检测系统

电阻抗检测系统由检测器、放大器、甄别器、阈值调节器、检测计数系统和自动补偿装置组成。其中检测器是核心原件，由测样小孔管和内外部电极等组成。仪器配有两个小孔管，一个小孔管的微孔直径约为 80μm，用来测定红细胞和血小板；另一个小孔管微孔直径约为 100μm，用来测定白

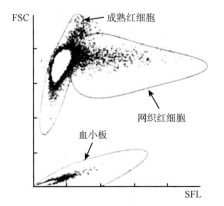
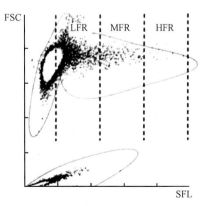

图 7-23 网织红细胞、成熟红细胞和血小板分布图及几种网织红细胞分布图

细胞总数及分类计数。外部电极上安装有热敏电阻，用来监视补偿稀释液的温度，温度高时会使其导电性增加，从而发出的脉冲信号较小。小孔管为信号转换的关键部件。它是在红宝石或蓝宝石片（25～50μm 厚）上打一个小孔，然后将其粘接或烧接在一支玻璃、不锈钢或有机玻璃管上而制成的。小孔的直径多为 100μm 或 75μm，单独用来测试血小板的小孔管，其孔径还要细些。小孔多处于靠管子底部的侧面，也有的设在管子的底部。通常每个小孔所能测试的颗粒大小为小孔直径的 2%～40%。这样，100μm 的小孔可以测 2～40μm 大小的颗粒。孔径的大小还影响两电极间电解液的阻值，通常 100μm 的小孔，在生理盐水中，其阻值约为 15kΩ 左右。

（二）流式光散射检测系统

流式光散射检测系统由激光光源、检测装置和检测器、放大器、甄别器、阈值调节器、检测计数系统和自动补偿装置组成。激光光源多采用氩离子激光器、半导体激光器提供单色光。检测装置主要由鞘流形式的装置构成，以保证细胞悬液在检测液流中形成单个排列的细胞流。散射光检测器是光电二极管，用以收集激光照射细胞后产生的散射光信号；荧光监测器是光电倍增管，用以接收激光照射，荧光染色后细胞产生的荧光信号。

四、其他血液学检验仪器

除血细胞分析仪外，对全血分析的还有血液凝固、血流变和血沉方面的分析检测。

（一）血液凝固分析仪的检测原理

血液凝固情况对人体有重大影响，对于手术患者，术中出现大出血或大量血凝块都会出现生命危险，血凝参数的监测有利于术前预防。对于恶性血液病、肿瘤、肝病患者等恶性疾病，血凝参数也有重大的临床参考价值。血液凝固分析仪（或简称血凝仪）就是采用适宜的分析检测技术，对血栓与止血功能有关的血液成分进行检测分析的仪器。血凝仪使用的主要检验技术方法有凝固法、底物显色法、免疫学法、干化学法等。

1. 凝固法 是血栓/止血试验中最基本、最常

用的方法，是通过检测血浆在凝血激活剂作用下一系列物理量（光、电、超声、机械运动等）的变化，再由计算机分析所得数据并将之换算成最终结果的方法，故也称生物物理法，按测量原理可分为电流法、超声分析法、光学法和磁珠法四种。

其中磁珠法是根据磁珠运动的幅度随血浆凝固过程中黏度的增加而变化来测量凝血功能的方法。根据仪器对磁珠运动测量原理的不同，又可分为光电探测法和电磁珠探测法。光电探测法测试原理：测试时，永久磁铁在测试杯的下面旋转，带动测试杯中磁珠沿杯壁旋转；测试杯的侧壁外安装有红外反射式光电探测器元件来监测磁珠运动变化；依运动力学原理，磁珠的旋转随血浆黏度的增大逐渐向测试杯中心靠拢，光电探测器记录了磁珠的这一运行规律来判定血浆凝固终点。电磁探测法测试原理（又称为双磁路磁珠法）：其结构如图 7-24 所示，测试杯的两侧各有一组驱动线圈，其中的一对磁路产生恒定的交替电磁场，使测试杯内磁珠保持等幅振荡运动；另一对磁路利用测试杯内磁珠摆动过程中对磁力线的切割所产生的电信号，监测磁珠摆动幅度的变化。凝血激活剂加入后，随着纤维蛋白的增多，血浆黏稠度增加，小钢珠运动振幅逐渐减弱，当磁珠摆动幅度衰减到 50% 时，判定为血浆凝固终点。

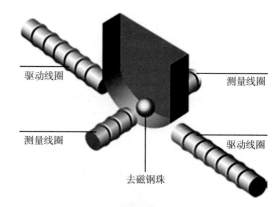

图 7-24 双磁路磁珠法测试原理

2. 其他血液凝固检测技术 底物显色法是通过测定产色底物的吸光度变化来推测所测物质的含量和活性。检测通道与比色计相仿，利用光电比色原理。通过人工合成，与天然凝血因子氨基酸排列顺序相似，并且有特定作用位点的多肽，该作用位点与产色的化学基团相连，测定时由于凝血因子具有蛋白水解酶的活性，它不仅能作用

于天然蛋白质肽链，也能作用于人工合成的肽段底物，从而释放出产色基团，使溶液呈色，呈色深浅与凝血因子活性成比例关系，故可进行精确的定量。

免疫学方法以纯化的被检物质为抗原，制备相应的抗体，然后利用抗原抗体反应对被检物进行定性或定量测定。干化学技术是将惰性顺磁铁氧化颗粒结合在可产生凝固反应或纤溶反应的干试剂中，在固定垂直磁场的作用下使颗粒来回移动。当加入血液样本后，血液通过毛细管作用进入反应层，使干试剂溶解，发生相应的凝固反应或纤溶反应，导致干试剂中顺磁颗粒摆动幅度减小或增加，间接反映出纤维蛋白的形成或溶解的动态过程。

（二）血液流变分析仪器

血液流变学用于研究血液宏观流动性质。其研究对象、内容及其范围极为广泛，主要指血液的有形成分黏滞性、变形性及凝固性等，包括血管的流变性、血液的流动性，以及血液与血管、心脏之间黏弹性等相互作用。血液流变学的分析仪器在疾病的诊断、疗效判定和预防等方面均有广泛应用。了解这些变化的病理生理学意义，以利于疾病的诊断、治疗和预防。血液流变分析仪器是对全血、血浆或血细胞流变特性进行分析的检验仪器。主要有血液黏度计、红细胞变形测定仪、血小板聚集仪、红细胞电泳仪、血沉分析仪、黏弹仪等。

1. 血液黏度计　血液黏度的大小直接影响到血液循环中阻力的大小，也必然影响组织血液灌流量的多少，所以对血液黏度测定有十分重要的临床意义。血液黏度计可分为毛细管黏度计和旋转式黏度计。

毛细管黏度计检测是依据牛顿流体遵循泊肃叶定律，即一定体积的液体牛顿液体，在恒定的压力驱动下，流过一定管径的毛细玻璃管所需的时间与黏度成正比。测定一定体积的血浆与同体积蒸馏水通过毛细玻璃管所需要的时间之比，称为血浆比黏度。

$$血浆比黏度=\frac{血浆通过毛细玻璃管所需时间}{蒸馏水通过毛细玻璃管所需时间}$$

$$(7-20)$$

旋转式黏度计是以牛顿的黏滞定律为理论依据，主要有以外圆筒转动或以内圆筒转动的筒-筒式旋转黏度计，以圆锥体转动或以圆形平板转动的锥板式黏度计。

锥板式黏度计是同轴锥板构型，其结构如图7-25所示，平板与锥体间充满被测样本，调速电机与圆形平板同速旋转，锥体与平板及马达间均无直接联系。当圆形平板以某一恒定角速度旋转时，转动的力矩通过被测样本传递到锥体，样本越黏稠传入的力矩越大。当此力矩作用于锥体时，立即被力矩传感器装置所俘获，并将其转换为电信号，其信号大小与样本黏度成正比。

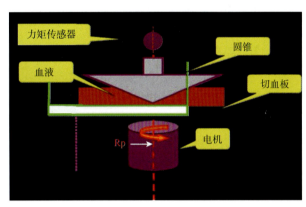

图7-25　锥板式黏度计结构

2. 自动血沉分析仪　红细胞沉降率是指红细胞在一定条件下沉降的速度，简称血沉，是应用于临床诊断和观察某些疾病活动情况的一项重要参数。红细胞的沉降过程是一个包含力学、流变学及细胞间相互作用的复杂过程。影响红细胞沉降的因素很多，主要包括红细胞的形态和大小、红细胞的变形性、红细胞的聚集性、红细胞间的相互作用、血细胞比容、血浆介质和沉降管的倾斜度等。

国际血液标准化委员会（The International Council for Standardization in Haematology，ICSH）推荐魏氏法作为血沉测定的标准方法。这种传统的手工检测法是将加入一定抗凝剂的静脉血，置于特定的血沉管中，血沉管垂直置于血沉架上，1小时后观察红细胞下降的毫米数。自动血沉分析仪的原理和方法都是建立在魏氏法的基础上，利用光学阻挡原理进行测量；也有的采用红外线障碍法或激光光源扫描微量全血进行检测。自动血沉分析仪缩短了检查时间，提高了检测效率，减少了技术误差。

抗凝血静置后，因红细胞相对密度略大于血浆而出现下沉与血浆分离，其分离界面随时间而下移。自动血沉分析仪中的发光二极管和光电管检测此界面的透光度的改变，通过数据处理系统得到血沉值并完整记录、描绘出红细胞沉降的非线性过程。沉降曲线方程如下所示。

$$H = \frac{H_\infty}{1+(t_{50}/t)^\beta} \qquad (7\text{-}21)$$

式中，H_∞ 是血浆层的极限高度，t_{50} 是血浆高度为 $H_{\infty/2}$ 的时刻，β 为常数（$\beta > 1$）。通过对红细胞沉降实践过程的记录，以及采用非线性最小二乘拟合方法，可得红细胞沉降曲线（H-T 曲线）。

第五节 微生物检测仪器

外源性病原微生物或内源性条件致病菌侵入机体后，进行生长繁殖，导致机体感染。不同的病原微生物引起的感染及其治疗各不相同，因此病原学诊断对于临床感染的诊断治疗显得十分重要。病原微生物准确、快速的鉴定一直是临床微生物检验方法学研究的目标。早期临床微生物实验室的检测主要沿用由革兰（Gram）、巴斯德（Pasteur）、郭霍（Koch）及皮特里（Petri）等科学家创造的传统的微生物学鉴定方法。这些方法从培养基的配制、待测标本的接种、逐日观察培养瓶中细菌的生长变化、到最终结果的分析，不仅其过程烦琐，费时费力，且在方法学和结果的判定、解释等方面易发生主观片面的错误，难以进行质量控制。如何使微生物学技术方法快速、准确、简易和自动化，一直是微生物学工作者研究的热点，尤其是在临床病原微生物的快速准确检测和鉴定方面。

随着微电子、计算机、分子生物学、物理、化学等先进技术的飞速发展并向微生物学的渗透和多学科的交叉，微生物的鉴定逐渐向快速化、微机化、自动化方向发展，且已取得了许多突破性的进展，出现了许多自动化微生物检验系统、微生物自动鉴定系统和药敏分析系统。这些快速、准确、敏感、简易、自动化程度高的方法技术，显著缩短了临床检测的工作时间，提高了检测的阳性率和准确性，不仅在微生物鉴定中广为应用，而且在微生物学的其他方面也被采用，是今后临床微生物学实验检查发展的方向和趋势。

微生物检测大致分为两大类工作：一类是自动血培养检测和分析系统，主要功能是检测标本中是否有微生物存在，计算机自动扫描进行连续监测，当微生物生长代谢导致某些生长指数超标时，仪器自动报警提示有细菌生长；另一类是自动微生物鉴定，主要功能是将分离的微生物进行鉴定，将培养基上分离的可疑致病菌配置成纯菌液，放入自动微生物鉴定系统中，通过计算机自动扫描、读数、分析、最后报告鉴定及药敏结果。

1968 年第一台血培养系统问世，到 20 世纪 80 年代全自动血培养系统研制出来。同时代世界上第一台结核分枝杆菌检测系统被推出。

微生物的鉴定是微生物分类的实验过程，临床长期使用的传统手工鉴定方法操作烦琐缓慢。20 世纪 70 年代以后，随着微生物学和工程技术的发展结合，逐步发明了许多微量快速培养基、微量生化反应系统和自动化检测仪器，使原来的手工操作实现了自动化和机械化。微生物鉴定自动化方法，包括临床微生物鉴定系统、气液色谱分析（鉴定厌氧菌和分枝杆菌）、核酸杂交和化学发光技术（可鉴定一些细菌、少数分枝杆菌属和一些真菌）。微生物的鉴定在 20 世纪 80 年代至 90 年代发展迅速，并广泛用于临床。目前已有多种微生物自动鉴定及抗菌药物敏感性测试系统问世。这些自动化系统主要功能包括微生物鉴定、抗菌药物敏感性试验及最低抑菌浓度的测定等，其检测结果准确性和可靠性均已显著提高。

一、自动血培养系统

当微生物侵入正常人的血液迅速繁殖超出机体免疫系统清除这些微生物的能力时，可引起菌血症或败血症，此时血培养检查的快速和准确性对疾病的诊断和治疗具有极其重要的意义，特别是在感染初期或抗菌药物治疗后，大部分患者血流中的细菌数量低，同时与菌血症或败血症有关的细菌种类多，范围广，其毒力、致病性和耐药性各异，所以提高血培养阳性率，及时、准确地作出病原学诊断显得尤为重要。传统的血培养需每天观察培养瓶的变化并进行盲目转种，既费时、费力，阳性率又不高。20世纪70年代以后，出现了许多半自动化和自动化的血培养检测和分析系统，使检测变成快速简便的自动化操作，缩短了工作时间，提高了阳性检出率。随着科学技术的进步和微生物学的发展，血培养所用的培养基、培养方法及信号检测技术均有所改进和提高，出现了许多智能型的血培养系统。目前临床广泛使用的是第三代血培养系统，即连续监测血培养系统（continuous-monitoring blood culture system，CMBCS）。

自动血培养系统主要由培养系统和检测系统组成。培养系统包括培养基、恒温装置和振荡培养装置。具有培养基营养丰富，检测灵敏度高，检出的时间短，检出病原菌的种类多，抗干扰能力强、污染明显减少等特点。检测系统由计算机控制，对血培养实施连续、无损伤瓶外监测。其工作原理主要是通过自动监测培养基（液）中的混浊度、pH、代谢终产物二氧化碳的浓度、荧光标记底物或代谢产物等的变化，定性地检测微生物的存在。

临床使用的自动血培养系统根据其检测原理的不同有以检测培养基电导性和电压为基础的血培养系统、应用测压原理的血培养系统和采用光电原理监测的血培养系统三大类。

二、微生物自动鉴定系统的鉴定原理

微生物自动鉴定系统是采用微生物数码鉴定原理。早在20世纪70年代中期，国外一些公司就研究出借助生物信息数码鉴定细菌的新方法。这些技术为医学微生物检验工作提供了一个简便、科学的细菌鉴定程序，明显提高了细菌鉴定的准确性。目前，微生物数码鉴定技术已经得到普遍应用，并早已商品化和形成独特的不同细菌鉴定系统。这种鉴定系统是自动化鉴定系统的基础。

数码鉴定是指通过数学的编码技术将细菌的生化反应模式转换成数学模式，给每种细菌的反应模式赋予一组数码，建立数据库或编成检索本。通过对未知菌进行有关生化试验并将生化反应结果转换成数字（编码），查阅检索本或数据库，得到细菌名称。其基本原理是计算并比较数据库内每个细菌条目对系统中每个生化反应出现的频率总和。

微生物自动鉴定系统的鉴定卡通常包括常规革兰氏阳（阴）性卡和快速荧光革兰氏阳（阴）性卡两种，其检测原理有所不同。常规革兰氏阳（阴）性卡对各项生化反应结果（阴性或阳性）的判定是根据比色法的原理，系统以各孔的反应值作为判断依据，组成数码并与数据库中已知分类的单位相比较，获得相似系统鉴定值；快速荧光革兰氏阳（阴）性板则根据荧光法的鉴定原理，通过检测荧光底物的水解、荧光底物被利用后的pH变化、特殊代谢产物的生成和某些代谢产物的生成率来进行菌种鉴定。

三、质　谱　仪

质谱鉴定方法出来之前主要采用传统的化学方法进行微生物的鉴定，传统的微生物检测方法不仅检测速度慢（需要2～3天），而且鉴定细菌种类非常有限，目前市面上的全自动鉴定仪器的细菌鉴定种类大概在300多种。出报告时间太长不能满足临床的需求，没有及时地指导临床，调整患者的治疗方案。

从1886年Goldstein发明早期质谱仪器常用的离子源；1919年Aston成功研制出第一台聚焦性能较高的质谱仪，证实了同位素的存在；至2002年诺贝尔化学奖得主之一的Tanaka发明改进的飞行质谱法对生物大分子进行确认和结构分析，质谱法已成为具有里程碑意义的后基因组学研究技术。通过每种细菌分离物的生物质谱，可得到每种细菌唯一的肽模式或指纹图谱来鉴定细菌，Hsu用串联质谱鉴定了沙门菌。由于蛋白质在细菌体内的含量较高，生物质谱可常用于细菌属、种、株的鉴定。此外，对生物样本进行处理后，串联质谱也可从单细菌水平发现和确定病原菌及孢子。对特殊脂类成分的分析则可了解样本中病原菌的活力和潜在感染。

（一）质谱仪的工作原理

以离子质荷比（m/z）为序排列的图谱称为质谱（mass spectrum）。利用质谱将分析物形成离子按质荷比分开后进行成分和结构分析的方法称为质谱法（mass spectrometry，MS），通常也简称为质谱。实现质谱方法的仪器即为质谱仪（mass spectrometer），又称质谱计。

质谱仪离子源中的样品，一般在极高的真空状态下，在电子、电场、光、热或激发态原子等能量源作用下，将物质气化、电离成正离子束，经电压加速和聚焦导入质量分析器中，一般利用离子在电场、磁场中运动的性质，按离子质荷比（m/z）的大小顺序进行收集和记录，得到质谱图。质谱图的纵坐标为离子相对强度（以离子强度最强峰为100，其他的峰则以此为标准，确定其相对强度，又称相对丰度）或为离子强度（离子流强度）。横坐标为质荷比，也可以按质荷比 - 相对强度或离子强度列表，得到质谱表。从本质上说，质谱是物质带电粒子的质量谱。每种微生物都有自身独特的蛋白质组成，因而拥有独特的蛋白质指纹图谱。微生物鉴定系统通过质谱仪测得待测微生物的蛋白质指纹谱图，通过软件对这些指纹谱图进行处理并和数据库中各种已知微生物的标准指纹图谱进行比对，从而完成对微生物的鉴定。

质谱技术，包括基质辅助激光解吸附电离飞行时间质谱（MALDI-TOF）、基质辅助激光解吸附电离串联飞行时间质谱（MALDI-TOF/TOF）、四极杆傅里叶变换串联质谱（Q-q-FTMS）、电喷雾离子阱（ESI-Ion Trap）、电喷雾 – 液相色谱 / 飞行时间质谱（ESI-LC/TOF）、电喷雾四极杆、飞行时间串联质谱（ESI-Q-q-TOF）等。

（二）质谱仪的基本结构

质谱仪主要由真空系统、进样系统、离子源、加速区、质量分析器、检测器及计算机系统等组成，以离子源和质量分析器为核心，如图7-26所示。

1. 真空系统 在质谱仪中凡是有样品分子和离子存在的区域都必须处于真空状态，以降低背景和减少离子间或离子与分子间碰撞所产生的干扰（如散射、离子飞行偏离、质谱图变宽等），且残余空气中的氧还会烧坏离子源的灯丝。真空度不能过低，否则会使本底增高，甚至会引起分析系统内的电极之间放电。质谱仪的真空度一般保持在 $1.0 \times 10^{-4} \sim 1.0 \times 10^{-7}$ Pa，特别是质量分析器要求高真空度。

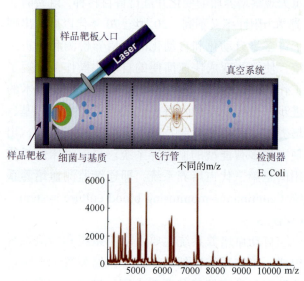

图 7-26　质谱仪工作原理

2. 进样系统 将样品（一般为处理后的样品）引入到离子源中并且不能造成真空度的降低。根据是否需要接口装置，进样系统一般可分为直接进样和通过接口进样两种方式。

直接进样有三种类型。气态、高沸点液态样品通过可调喷口装置导入离子源；吸附在固体上或溶解在液体中的挥发性样品通过顶空分析器富集样品上方的气体，利用吸附柱捕集，再采用程序升温的方式使之解吸附，经毛细管导入质谱仪；固体样品常用固体直接进样杆（盘）导入。

通过接口技术进样：将气相色谱的载气去除或将液相色谱的溶剂去除并使分析物导入质谱仪。主要包括各种喷雾接口（电喷雾、离子喷雾和热喷雾等）、粒子束接口和粒子诱导解吸附接口等。

3. 离子源 使气化样品中的原子、分子电离成正离子的装置称为离子源。它是质谱仪中最重要的组成部件之一，它的性能直接反映质谱仪的性能。样品分子失去一个电子而电离所产生的自由基离子，称为分子离子（$M^{\cdot+}$）。分子离子进一步发生键的简单断裂，而产生质量数较低的碎片，即失去游离基（自由基）后的正离子 A^+，称为碎片离子。碎片离子峰 A^+ 在质谱图上位于分子离子峰 $M^{\cdot+}$ 的左侧。样品分子 M 常见的破碎过程为 $M \to M^{\cdot+} \to A^+ + B^{\cdot}$

以基质辅助激光解吸离子化（matrix-assisted laser desorption-ionization，MALDI）为例，当激光

照射到样品与基质形成的共结晶薄膜上，基质从激光中吸收能量将质子（H⁺）转移到待测蛋白质分子上，使其带有正电荷并转化为气相。

除了分子离子、碎片离子以外，还有准分子离子、同位素离子和重排离子等。准分子离子常由软电离产生，如（M+H）⁺、（M-H）⁺、（M+Na）⁺等。软电离技术对样品破坏最小，产生稳定的分子离子。当元素具有非单一的同位素组成时，产生同位素离子，包括稳定同位素离子和放射性同位素离子。在质谱图中除了最轻同位素组成的分子离子峰M$\dot{+}$外，还会出现一个或多个重同位素组成的分子离子峰，如（M+1）$\dot{+}$、（M+2）$\dot{+}$和（M+3）$\dot{+}$等同位素离子峰，其对应的 m/z 为 M+1、M+2 和 M+3。通常把某元素的同位素占该元素原子质量分数称为同位素丰度。任何一离子进一步产生某离子，前者称为母离子，后者称为子离子。一般也将除分子离子以外的所有离子泛称为碎片离子。

4. 加速区　在离子源中产生的各种不同动能的正离子，在加速器的高频电场中加速，增加能量后，因其轨迹半径不同而初步分开。加速器包括回旋加速器、直线加速器等。飞行器及质量检测器就是一种加速形式，带正电荷的气化离子在高压电场作用下，从正极加速通过飞行管道（time of flight，TOF）到达检测器被检测。MALDI 与 TOF 一起被称为基质辅助激光解析电离飞行时间质谱。

5. 质量分析器　一般在电磁场的作用下，将离子源产生的离子，按照质荷比的大小分离聚焦的装置称为质量分析器。很多时候是根据所使用的分析器类型来划分质谱仪。质量分析器的种类很多。

6. 检测器　接收和检测分离后的离子。常用的有电子倍增器、光电倍增管和电荷耦合器件。此外，离子阱、傅里叶变换器本身就是一个检测器。还有离子计数器、法拉第杯、低温检测器等。

（三）质谱仪的分类

质谱仪种类非常多，分类方法也较多。最基本的分类方法是按所使用的质量分析器类型分为磁质谱仪（单聚焦质谱仪、双聚焦质谱仪）、四极杆质谱仪（Q-MS）、离子阱质谱仪（IT-MS）、

飞行时间质谱仪（TOF-MS）和傅里叶变换质谱仪（FT-MS）等；按应用范围可分为同位素质谱仪、无机质谱仪和有机质谱仪（如前面最基础的五类），其中数量最多、用途最广的有机质谱仪还较多的与色谱联用。

为了得到更多的有关分子离子和碎片离子的结构信息，采用多种质量分析器串联使用，称为（空间）串联质谱仪（tandem mass spectrometer），如 Q-TOF、TOF-TOF、Q-Q-Q 等，实现多级质谱。例如，二级串联（MS-MS）的两个分析器之间有一个碰撞活化室，目的是将前一级质谱仪选定的离子打碎，由后一级质谱仪分析。时间串联质谱仪如 IT-MS、FT-MS 则只有一个分析器，前一时刻选定离子，在分析器内打碎，后一时刻再进行分析。

第六节　色谱分析仪器

一、色谱法的研究概述

色谱法（chromatography）是一种物理分离技术，实质上是利用混合物中各个组分在互不相溶的两相（固定相和流动相）之间的分配的差异而使混合物得到分离的一种方法，也可称之为色层法、层析法等。色谱仪（chromatograph）的实质是利用色谱分离技术再加上检测技术，对混合物进行先分离后检测，从而实现对多组分的复杂混合物进行定性、定量分析。

（一）色谱法的研究进程

早在 1903 年俄国植物学家 Tswett 首先利用分离及分析技术进行植物色素方面的研究，发现当溶有植物萃取液的石油醚倒入含有碳酸钙颗粒的玻璃管，再加入石油醚使其自然流下，植物色素会被分离而呈现不同颜色的色带，"色谱"因此而得名。1931 年，Winterstein 开始将这种分离技术应用于无色物质的分离。1952 年，Martin 等提出了气液（分配）色谱法，正式推出了气相色谱技术，为色谱技术及色谱仪的发展开辟了广阔的前景。上世纪 50 年代至 60 年代，气相色谱仪的发展速度几乎居各类分析仪器的首位，并且由于高压技术、高效固定相、检测技术的发展，以及

电子、计算机技术等方面的新成就的不断涌现，给液相色谱技术及液相色谱仪的发展也创造了有利条件，使之迅速发展起来。

现代色谱仪器大多内置微处理器，通过键盘操作实现色谱条件的设定、自动控制和对仪器工作状态的监控，色谱输出信息通过接口电路送入计算机进行计算、标定、测量与分析，最后用打印机等输出设备给出需要的结果。目前气相色谱仪和液相色谱仪都已发展成熟。在气相色谱仪中，除常用的填充柱气相色谱仪外，由于毛细管柱尤其是大口径毛细管柱的发展，毛细管柱气相色谱仪由于其强大的分离效能也得到了越来越普遍的应用。在液相色谱仪中，最常用的还是高效液相色谱仪，但随着生物技术和生物医学工程学科的发展，制备型液相色谱仪、低压液相色谱仪、超临界流体色谱仪（特别是毛细管超临界流体色谱仪）、膜色谱技术、离子色谱仪也在不断研究、开发和应用。

色谱仪的联用技术也越来越受到广泛的重视，如气相色谱仪和质谱仪的联用已十分普及，液相色谱仪与质谱仪的联用也在不断发展。微机化和联用技术在目前的色谱仪中既已普遍采用又在不断向纵深发展。

（二）色谱仪在医学检验中的应用

目前世界上百分之九十以上的物质要纯化或是分离，都是使用色谱法，在医学检验领域色谱法也得到了广泛的应用。气相色谱仪常用于人体微量元素的快速分析，血与尿等体液中的脂肪酸、氨基酸、甘油三酸酯、糖类、蛋白质、维生素、巴比妥酸等化合物的分析，分析鉴定药物的组成和含量、检测人体的代谢产物，通过气相色谱仪和质谱仪的联用技术，在"兴奋剂"检测中分析100余种违禁药品等。

高效液相色谱仪可以分析人体体液内正常与异常代谢物质，还可用于血药浓度检测等。比如通过液相色串联谱质谱技术用于氨基酸代谢障碍的检测，进行新生儿疾病的筛选；分析药物的组成和含量，在药物生产中进行中间控制；分析药物在体内的残留量，测定药物在各器官中的代谢产物，进行治疗药物效果的监测（治疗药物检测）；定性测定细胞核中的核苷及核苷酸，分析核酸以

及分析氨基酸、酶、糖；激素水平的测定，微生物的鉴定等。

二、色谱法的基本原理

（一）色谱法分离原理

色谱工作就是根据被测样品（混合物）的性质，选择适当的两相和其他操作条件，利用待分离的样品组分在两相（固定相和流动相）中分配的差异而实现分离，通过检测系统进行定性、定量分析。含有样品的流动相（气体、液体）在外力的驱动下，通过固定于柱中或平板上并与流动相互不相溶的固定相表面。当流动相中携带的混合物流经固定相时，混合物中的各组分与固定相发生相互作用。由于混合物中各组分在性质和结构上有差异，所以它们与固定相之间产生的作用力的大小、强弱不同，随着流动相的移动，混合物在两相间经过反复多次的分配平衡，使得各组分被固定相保留的时间不同，按一定次序由固定相中先后流出，用适当的柱后检测方法，实现混合物中各组分的分离与检测。有吸附、分配、离子交换、体积排阻、亲和色谱等方法。具有高分辨率、高灵敏度、样品量少且速度较快、结果准确等优点，是分析混合物的有效方法。

（二）色谱分离的两要素

色谱分离的两要素是互不相溶的两相（流动相及固定相）及样品（混合物）各组分在两相中分配的差异，这是决定色谱最终分离结果好坏的基础。

色谱分离中的两相是指：系统具有一个有大比表面积的固定相（stationary phase），可以是固体或以某种方式固定了的液体；一个能携带待分离混合物流过固定相的所谓流动相（mobile phase），可以是气体或液体。

分离过程是在色谱柱（层析柱）中进行的，色谱柱中填充的物质是固定不动的，为固定相；流动的物质（气体或液体）携带着含有被分析物质的样品通过色谱柱，这种流动的物质为流动相。

分配系数（K值）是指在柱温及柱平均压力一定的条件下，组分在两相中分配达到平衡时，

分布在单位体积（以 ml 表示）固定相中组分的量和分布在单位体积（以 ml 表示）流动相中组分的量之比。图 7-27 所示 K 值越大，组分在色谱柱内

停留的时间越长，反之则越短。

$$K=\frac{每毫升固定相中组分的摩尔数}{每毫升流动相中组分的摩尔数} \qquad (7-22)$$

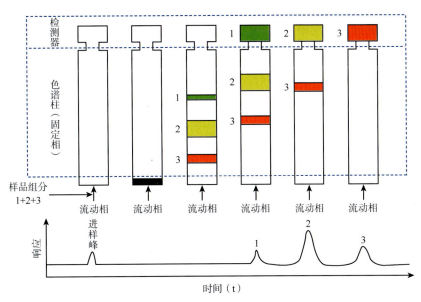

图 7-27 色谱分析原理示意图

（三）色谱分析基本理论术语

1. 色谱图（chromatogram） 色谱图用于表明已被色谱柱分离的物质流过检测器的含量与时间的关系，如图 7-28。混合物中分离出的各组分进入检测器，色谱流出曲线就会偏离基线。

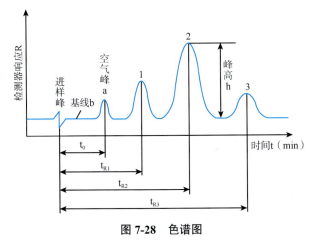

图 7-28 色谱图

2. 基线（base line） 仪器在正常的工作条件下，当没有样品注入（或注入的样品不被检测器响应），进入检测器的是纯净的载气时，仪器得到的流出曲线称为基线。稳定的基线是一条直线。是图中与时间轴平行 t 的记录线 b。它表明纯流动相流过检测器时所产生的响应。判断基线稳定与

否的标准是基线稳定性，即基线 b 与时间轴 t 平行或偏离的程度。

3. 色谱峰 色谱图中，检测器随时间绘出的响应信号曲线，表征从色谱柱流出的组分及其浓度变化的曲线，被称为流出曲线。

检测器的输出信号随流入组分的浓度或质量的变化出现一个个的峰形，即为色谱峰（chromatographic peak）。色谱峰所包围的面积称为峰面积，常用符号 A 表示，是色谱定量分析的基础。如 A1、A2、A3 分别代表已分离组分 1、2、3 的峰面积。色谱峰最高点至峰底（基线）的垂直距离称为峰高（peak height），常用符号 h 表示。半峰宽（$2\Delta t_{1/2}$）为峰高一半处色谱峰的宽度。峰宽（t_J）则是通过色谱峰两侧的拐点作切线，与基线相交，两交点间的距离称为峰宽。区域宽度与组分在气相中的扩散和固定相中的传质情况等有关。

4. 进样峰（injection peak） 是进样时操作条件被干扰出现的，也可在进样时通过连动装置进行标记，是色谱分离过程中时间的起点。空气峰（air peak）是由于空气等物质不被固定相吸收，最先被流动相冲洗出来到达检测器而形成的峰形。

5. 保留参数 保留时间（retention time）是从

样品进入色谱柱起，到某组分流出色谱柱后出现该组分浓度极大值（色谱峰最大值）止，所经历的时间为保留时间。常用 $t_{R(组分名)}$（或简写为 t_R）表示，如1组分的保留时间为 t_{R1}，2组分的保留时间为 t_{R2}。保留时间与组分的分配系数，各物质（组分、固定相、流动相）的分子结构，性质和操作条件有关。对一定的色谱柱，在操作条件（温度、压力载气性质及流量）固定的情况下，组分的保留时间是固定的，此性质可以作为定性分析的根据。

死时间（dead time）是指惰性物质组分，从注入到出现相应峰的最高点所需时间，用符号 t_0 表示。对于一般气-液色谱柱，空气不被固定相吸留，保留时间最短。

校正保留时间为组分的保留时间 t_R 减去死时间 t_0。

$$t_R' = t_R - t_0 \qquad (7-23)$$

相对保留时间是保留时间的又一表示方式。以某物质作为标准物，与样品同时进行分离，所得的两校正保留时间之比称为相对保留时间（r）。

$$r = \frac{t_R'(样品的组分)}{t_R'(标准物)} \qquad (7-24)$$

保留时间内流出的载气体积称为保留体积，用 V_R 表示。从进样开始到某个组分流出色谱柱达到最高浓度时所需通过色谱柱的载气体积称为该组分的保留体积。保留体积、保留时间和载气流速（Fc，ml/min）的关系如下：

$$V_R = F_c t_R \qquad (7-25)$$

死体积（dead volume）指色谱柱内流动相的体积，在实际中包括从进样系统到检测器的体积。空气的保留体积 V_0 作为死体积。

$$V_0 = F_c t_0 \qquad (7-26)$$

校正保留体积 V_R'

$$V_R' = F_c t_R' = V_R - V_0 \qquad (7-27)$$

在要求精确的情况下，应对 V_R，Fc 加以压力及温度影响的校正。与保留时间有关的其他参数，如保留体积、校正保留时间等，统称保留参数，作为定性、定量分析时的依据。

（四）色谱柱的总分离效能指标

衡量色谱柱分离物质的最终效果常用色谱柱的总分离效能指标——分离度（R）表示。

$$R = \frac{t_{R(2)} - t_{R(1)}}{2\Delta t_{1/2(1)} + 2\Delta t_{1/2(2)}} \qquad (7-28)$$

式中，$2\Delta t_{1/2(1)}$、$2\Delta t_{1/2(2)}$ 分别为组分（1）、（2）的半峰宽；$t_{R(1)}$、$t_{R(2)}$ 分别为组分（1）、（2）的保留时间。R 越大，分离就能越高。

（五）色谱仪的分类

1. 按两相的状态分类 色谱分离技术有多种分类法，但通常根据两相的状态进行分类。气-固色谱法或气固吸附色谱法（GSC）的流动相是气体，固定相是固体吸附剂；气-液色谱法或气液分配色谱法（GLC）的流动相是气体，固定相是液体。以上两种方法中流动相均为气体，统称气相色谱法（gas chromatography，GC）。液-固色谱法或液固吸附色谱法（LSC）的流动相是液体，固定相是固体吸附剂。液-液色谱法或液液分配色谱法（LLC）的流动相是液体，固定相也是液体。以上两种方法中流动相均为液体，统称液相色谱法（liquid chromatography，LC）。

按两相的状态分类是一种最常见的分类方法，由此发展出两种比较成熟的色谱仪器，气相色谱仪（gas chromatographs，GC）和高效液相色谱仪（high performance liquid chromatographs，HPLC）。

2. 其他分类 按色谱法分离所依据的物理或物理化学性质的不同，可将其分为吸附色谱法、分配色谱法、离子交换色谱法、空间排斥色谱法、亲和色谱法等，这些均是液相色谱法使用的一些特殊的方法。

按固定相的性质和形式可分为柱色谱法、纸色谱法和薄层色谱法。按动力学或操作技术分为冲洗法、顶替法（或称取代法）和前沿法（或称迎头法）。此外，还有些派生技术，如络合色谱法、电色谱法、热色谱法等。

应当注意的是，上述各种分类方法是基于不同角度出发而得到的，常常是交叉的。有时也会出现两种分类方法混用的情况，如吸附色谱法可用于气相色谱法，合称为气相吸附色谱法。有时还可把一些特点、特征加在前面，以突出仪器的性能，如高效液相色谱仪、程序升温气相色谱仪等。介绍各种分类方法的目的在于能够从方法的名称上对色谱方法或系统有一个初步的了解。例如说到气相色谱法或气相色谱仪就知道其显著特点在于流动相是气体。

三、高效液相色谱仪

高效液相色谱仪又称高速液相色谱仪、高压液相色谱仪等。

（一）仪器结构

依据分离的原理虽有吸附、分配、离子交换、凝胶色谱等不同的类型，仪器组成基本相同，主要由溶剂输送系统、进样系统、分离系统（色谱柱）、温度控制系统、检测系统和数据处理与记录系统等构成。此外还应有必需的电源及其他辅助装置。

1. 溶剂输送系统　对溶剂输送系统主要要求是能有效的容纳所要求的溶剂，并将溶剂输送到系统的各个相关部位。它应具备宽的流速范围和入口压力范围，并能适用于所有的溶剂。这里的溶剂就是高效液相色谱仪的流动相。

该系统主要由储液槽（又称液源）、脱气装置、高压输液泵、流量控制器及梯度洗脱装置等构成。储液槽是装溶剂的容器，必须能够容纳色谱连续工作所需要的较大量的溶剂。因氧气及氮气易在管柱及侦检器中形成气泡，经常会干扰侦检器的效能，故储存器通常附有除去溶解气体的装置。脱气装置就是用于除去溶解在溶剂中的空气和其他气体的装置，以减小对检测器的干扰。此外，色谱柱极易被微小的颗粒杂质堵塞，使操作压力速升高而无法使用。因此对溶剂的预处理还应包括去杂质，一般是通过蒸馏的方法进行。

2. 进样系统　高效液相色谱仪的进样系统，要求能将样品有效地注入系统里去，而不破坏在色谱柱和检测器里所建立的流量平衡。目前设计的仪器均不能完全满足这个要求。理想的进样系统应能给系统带来最低限度的死体积。否则，柱效率将受到损失。由于高效液相色谱仪是在高压的条件下进样，所以进样装置要求较为苛刻，进样系统的设计和使用也较气相色谱仪复杂。例如，严格控制进样装置的死体积，尽量减少进样时样品的喷射对系统压力和流量的影响。为适应高压

条件下进样，进样方式又有停流动相和不停流动相进样两种方式。

液体样品进入色谱柱的最普通的方法是使用微升注射器（图 7-29）和高压进样阀配合。样品量在 1～10μl，常用 5μl 和 10μl 注射器。

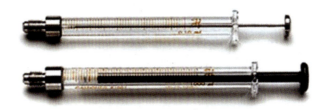

图 7-29　微升注射器

高压进样阀有四通、六通阀等。常用的是旋转式六通阀（图 7-30）。将样品载入高压进样阀中存储，开启阀门，存储在高压进样阀凹槽中的样本进入固定相。但由于在高效液相色谱仪中是在高压的条件下进样，因而对其承受高压的能力和密封性要求更严格。其工作压力可达到 19.61MPa。

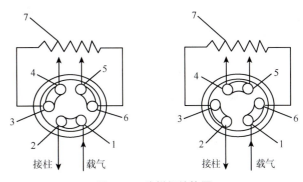

图 7-30　分样阀结构图

高压输液泵（图 7-31）是高效液相色谱仪的重要部件，它将洗脱液在高压下连续不断地送入分离柱。高效液相色谱仪使用的高压泵大致可分为两类：一类是恒压泵，其输出的压强保持稳定，常用的有直接气动泵和气动放大泵等；另一类是恒流泵，其输出流量始终保持恒定，如机械注射泵、机械往复式柱塞泵都属于恒流泵。

目前最常用的高压泵是机械往复式柱塞泵，能连续输送液流、容积小、易于清洗和更换溶剂方便，可用不同电机、机械传动机构来驱动。但无论采用何种驱动方式，最终目的均是推动柱塞做往复直线运动，并借助于单向阀，将洗脱液加以高压后输送至分离柱。使用时，它不会限制溶剂体积，且它的低内体积可以成为一个理想的梯

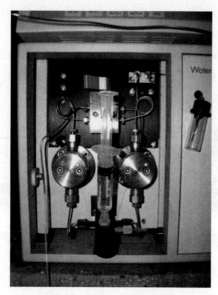

图 7-31　机械往复式柱塞泵

度冲提，故成为主流。目前约占有商业用 HPLC 系统的 90%

3. 分离系统　包括色谱柱、填料（固定相）。它承担着样品的分离，是色谱仪最重要的部件之一。色谱柱的高效率是现代高效液相色谱仪的一个显著特点。为达到好的分离效果，色谱柱的选择尤为重要。

分析柱是整个气相色谱系统的核心，混合物各个组分的分离在此完成。在使用气相色谱仪的过程中，优良的柱子应该具有适当的尺寸和适当的固定相。色谱柱管的材料有不锈钢、厚壁玻璃和石英。工作压力超过 3.92MPa 时，必须用不锈钢管柱。柱管形状一般有三种，U 形管、盘形管和螺线管，其中以 U 形管最常用。由于在高效液相色谱仪中使用的色谱柱都较短，所以现在基本上都采用直管柱。柱子的尺寸可根据分析样品和要求合理选择，由实际需要的分离度、压力降、分析时间及样品量的大小综合决定的。为获得最大效率，可用内径较小、长度较长的毛细管柱。由于色谱柱内径较小，因而必须采用颗粒较小的固态载体或较薄的液膜做固定相。要求柱管内壁经抛光处理，内径上下一致，以免引起流量变化。装柱时将柱内固定相上、下面与密封过滤片接触面顶紧，以免出现柱头下陷，影响柱效。

在色谱分离中，起分离作用的主要是流动相和固定相。通过对其调整可改变样品各组分在两相间分配的差异，进而改善分离。但固定相种类较少，性质的差异也不太大，通过调整固定相来改善分离的效果通常不很明显，且在实际工作中调整固定相也不是很方便。

液固吸附色谱法中固定相都是一些吸附活性强弱不等的吸附剂，所用的吸附剂大部分以硅胶为基体。此外也有用氧化铝、分子筛等的。从结构上看，吸附剂可以分为全多孔型及表面多孔型（或称薄壳型）两类，实际都是一些颗粒。柱管的填充主要根据固定相的粒度大小分别采用干装法和湿装法。装填时要注意让固定相颗粒保持适当的松紧程度。干装法适用于粒度大于 20μm 的固定相颗粒的填充。颗粒小于 20μm 用湿装法（浆装法或匀浆法）。有等比重、非等比重两种。常用等比重匀浆法。由于可用作流动相的溶剂很多，不同溶剂的性质（包括极性、浓度、pH、黏度等）均有较大的差异。因此，适当地选择流动相，就可使样品各组分在两相间分配的差异有较大的变化，从而使分离效果得到很大改善。这也是液相色谱法比气相色谱法优越的条件之一。

液液分配色谱法是在担体（载体）上涂敷一层固定液作为固定相。有可控表面多孔载体、全多孔型担体等，如用硅藻土、表面蚀刻微球等作担体。有正向分离和反向分离两种分离形式。正向分离是用极性固定液和非极性流动相来分析极性化合物的色谱系统。反向分离是指用非极性固定液和极性流动相来分析非极性化合物的色谱系统，非极性的样品与固定液有很好的相互作用，它的保留就比极性强。可用以分析长键化合物、稠环芳香化合物、脂溶性维生素、多氯联苯等。

4. 温度控制系统　高效液相色谱仪的工作一般在室温下进行。提高温度可以提高分析速度，但会降低分离度，对固定相产生不利影响。因此在高效液相色谱仪中，一般通过流动相的选择而不是柱温的调整来提高分离能力。控温装置是通过对恒温箱的温度控制来实现对色谱柱的温度控制。一般都采用闭环负反馈的温度控制方式。将色谱柱连同整个检测系统均放在恒温箱内，使之保持大致相同的温度，可得到较好效果。

5. 检测系统　检测系统实质是一台比色装置，多为分光光度计，也有利用折射、荧光和电化学方法检测，也有使用质谱仪检测。比色装置通常包括单色光源、分光器、流动比色池和光电二极管。

钨丝灯发出的光线集中穿过带通滤光器进入一个分光器，分光器的一个输出端聚焦于光电二极管，用于提供参考信号，该信号与光源的强度成正比；分束器的另一个输出端透过流动比色池并与液体流动路径相平行聚焦于另一光电二极管上产生吸收信号。两路信号比较得出比色结果。

6. 数据处理系统　色谱分析的目的是得到混合物中各组分的定性与定量结果，而数据处理的最终目的就是给出这些结果。最基本的方式是绘出色谱图，计算机运算处理后，还可提供一些如保留时间、峰高、峰面积、成分比率等文字信息。

（二）洗脱方式

高效液相色谱仪流动相的洗脱方式有常液洗脱和梯度洗脱两种方式。

常液洗脱是在样品分离过程中从始至终采用相同的流动相（又称为溶剂）和相同的流量来完成样品分离。在样品各组分分配比分布范围不是很宽时，可得到较好的分离效果。这种方法对色谱输出曲线的影响相对固定，得到的结果也最准确，一般情况下都采用这种操作方法。对于一些复杂样品，各组分的分配比对任意一种流动相都分布很宽时，分配比小的先出色谱柱，采用常液洗脱的方法分离效果不好，甚至不能完全分离。而最后出来的若干组分因时间太长，峰形扩散，致使检测器的灵敏度显著降低，甚至无法检出。

梯度洗脱是在色谱的分离过程中，把两种或更多的不同极性互溶洗脱液随时间按某种变化的比例混合，使流入色谱柱的洗脱液组成作连续的改变。其目的是让样品每个组分都在最佳分配系数的条件下分离出来，以获得较好的峰形。具体操作是在分离过程中，逐渐改变溶剂的极性，开始低，逐渐加大。在一种溶剂（称之为底剂）中，按照一定的程序，加入另一种（或多种）溶剂，以实现连续改变流动相极性、达到改变分配系数 K 的目的。对于复杂的、分配比分布很宽的样品是一种有效的分离技术。缺点是设备较复杂，且不是所有检测器都适合该操作。

（三）糖化血红蛋白的检测

很多成人正常血红蛋白的异化都因为糖化作用所致，测定糖化血红蛋白是一项临床评估糖尿病患者血糖控制情况的有效方法。糖化血红蛋白值反映了整个红细胞半衰期（约 60 天）的血糖水平，并与这段时间的平均血糖水平有显著的关系。因此，糖化血红蛋白对糖尿病患者有特殊的临床意义。

高效液相硼酸基亲和层析可用于在体外检测正常人和糖尿病患者血样中的糖化血红蛋白。在异常血红蛋白存在时仍可准确地测出糖化血红蛋白和非糖化血红蛋白的比率，定量测定全血中糖化血红蛋白的总百分比，而且能有效地避免各种干扰如变异血红蛋白、化学衍生物等。糖化蛋白和非糖化蛋白不一样，前者的糖配基通过酮胺键连接于不同的结合位点。在此分析技术中，硼酸盐结合在柱载体的表面。当含有蛋白的溶液通过色谱柱时，糖化成分通过其二醇结构和硼酸盐络合并保留在柱上。将未被保留的非糖化成分由柱上洗脱下来后，再通过一种试剂将糖化成分由硼酸盐中置换出来并由柱上洗脱下来。

仪器由一个带比例阀的整体高精度泵系统、柱温箱和定波长检测器构成。色谱泵将试剂输入色谱柱，色谱柱含有键合到多孔聚合物载体（凝胶）的氨基苯硼酸。血液样本在洗脱试剂 A 的流动过程中被自动进样到色谱柱上。糖化成分和硼酸盐结合，而非糖化成分则通过色谱柱到达分光光度检测器，在此接受 413nm 波长的检测。非糖化成分被洗脱出来后，泵入洗脱试剂 B，将糖化成分由柱上置换出来。然后这些糖化成分通过检测器。试剂 A 和试剂 B 中的成分经过特别设计，在 413nm 波长范围具有相同的吸光度，从而确保有一个稳定的基线。检测器信号同样用分裂波束技术分析。最后，色谱柱重新用试剂 A 洗脱平衡。所有试剂都按照时间顺序冲洗，从而使非糖化和糖化成分都能完全洗脱下来。所有功能由电脑控制，电脑处理分光光度检测器的信号并计算糖化血红蛋白浓度的百分比。

第七节　分子生物学检测仪器

一、PCR 核酸扩增仪

（一）PCR 发展进程

1. PCR 实验技术的发展进程　聚合酶链反应

（polymerase chain reaction，PCR）是一种体外核酸扩增技术。自 20 世纪 80 年代诞生以来，目前已成为现代分子生物学研究不可缺少的实验技术，应用于分子生物学的各个领域，推动了现代医学由细胞水平向分子水平、基因水平的发展，是生物医学的一项革命性创举，也是现代分子生物学发展道路上的一个里程碑。

人类对于核酸的研究已经有一百多年的历史。20 世纪 60 年代末至 70 年代初，人们致力于研究基因的体外分离技术。核酸体外扩增的设想最早于 1971 年提出。由于当时的基因序列分析方法尚未成熟，对热具有较强稳定性的 DNA 聚合酶还未发现，寡核苷酸引物的合成仍处在手工、半自动合成阶段，这种想法似乎没有实际意义。1985 年，美国科学家 Kary Mullis 发明了 PCR 技术，并在 *Science* 上发表了关于 PCR 技术的第一篇学术论文。从此，PCR 技术得到了生命科学界的普遍认同，Kary Mullis 也因此而获得了 1993 年的诺贝尔化学奖。

但是，最初的 PCR 技术相当不成熟，操作复杂且成本高昂。后来，Saiki 等又从生活在温泉中的水生嗜热杆菌内提取到一种耐热的 DNA 聚合酶，使得 PCR 技术的扩增效率显著提高。PCR 技术因此得到了广泛的应用，成为遗传与分子生物学分析的根本性基石。1991 年，从嗜热菌激烈火球菌获得的一种新的 DNA 聚合酶，也被引进了 PCR 技术，这种酶具有高保真的特性。1995 年，PCR 使用又引入称为抗体"热启动"的 PCR 和实时 PCR。

在以后的几十年里，PCR 方法被不断改进。它从一种定性的分析方法发展到定量测定；从原先只能扩增几个 kb 的基因到能扩增长达几十个 kb 的 DNA 片段。到目前为止，PCR 技术已有十几种之多，同时，PCR 技术也和其他学科技术结合，进而形成多种 PCR 衍生技术，以满足各种需要和用途，如与逆转录酶结合成为逆转录 PCR、与抗体相结合成为免疫 PCR，此外还有巢式 PCR、原位 PCR 等。

2. PCR 核酸扩增仪的发展进程　1988 年，世界上第一台 PCR 核酸扩增仪（PCR nucleic acid amplifier）被推出，随着电子技术和计算机技术的发展，以及 PCR 技术的不断改进和扩增效率的不断提高，多种自动化 PCR 扩增仪相继问世，为 PCR 技术的广泛应用提供了有力的技术保障。

1992 年，Higuchi 最早提出了实时 PCR 的设想。直至 1995 年，美国的 Applied Biosystems 公司研制成荧光定量 PCR 技术，融合了 PCR 高灵敏性、DNA 杂交的高特异性和光谱技术的高精确定量等优点，直接探测 PCR 过程中荧光信号的变化，以获得特定区段扩增产物定量的结果，不需要 PCR 后处理或电泳检测，完全闭管操作。在过去的几十年里，许多公司花费了大量的研发资金来构建一个更准确，更高通量和简单的实时荧光定量 PCR 机器来满足研究需求。实时荧光定量 PCR 基因扩增仪以其特异性强、灵敏度高、重复性好、定量准确、速度快、全封闭反应等优点日渐成为分子生物学研究中的重要工具。

1999 年，美国学者 Kenneth Kinzler 与 Bert Vogelstein 首次提出了"数字 PCR（Digital PCR，dPCR）"的概念。第一个真正的商业系统出现在 2006 年左右。与常规方法比较，数字 PCR 更为细化，可以直接量化和扩增 DNA 或者 RNA。目前，已有微滴式 dPCR 和芯片式 dPCR 实现商业化应用。

（二）PCR 技术的原理

经过多年发展，PCR 核酸扩增仪的种类日益增多，目前比较广泛使用的是普通定性 PCR 仪、实时荧光定量 PCR 仪、免疫 -PCR 仪和数字 PCR 仪。

1. 普通定性 PCR 技术　PCR 反应是指在 DNA 聚合酶催化下，以母链 DNA 为模板，以特定引物为延伸起点，通过变性、退火、延伸等步骤，体外复制出与母链模板 DNA 互补的子链 DNA 的过程。PCR 技术的基本原理类似于 DNA 的天然复制过程，其特异性依赖于与靶序列两端互补的寡核苷酸引物（primer）。PCR 由变性 - 退火 - 延伸三个基本反应步骤构成，如图 7-32 所示。

（1）DNA 的变性：双链 DNA 加热到变性温度（93℃左右）并保温一定时间后，解开螺旋成为两条 DNA 单链，均可作为扩增的模板。

（2）模板 DNA 与引物的退火（复性）：经加热变性成单链的模板 DNA 在温度降至退火温度（55℃左右）后复性。由于引物长度远小于模板，而且摩尔浓度高，因此在退火温度下引物更容易按碱基序列互补配对原则结合到模板链上。

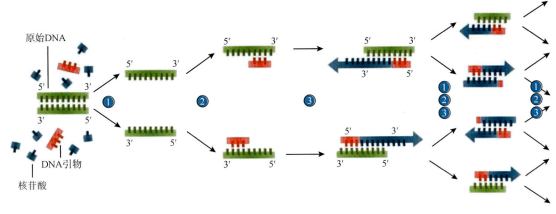

图 7-32　PCR 过程图示

（3）引物的延伸：与 DNA 模板结合的引物在 DNA 聚合酶的作用下，以脱氧核糖核苷三磷酸（deoxy-ribonucleoside triphosphate，dNTP 是包括 dATP、dGTP、dTTP 和 dCTP 等在内的统称，N 是指含氮碱基，代表变量指代 A、T、G、C、U 等中的一种）为反应原料，靶序列为模板，在 Mg^{2+} 和合适 pH 缓冲液存在的条件下，按碱基配对原则与半保留复制原理，合成一条新的与模板 DNA 链互补的新链。

上述三个步骤称为一个循环，约需 2～4 分钟，每一循环新合成的 DNA 片段继续作为下一轮反应的模板。经多次循环（25～40 次），约 1～3 小时，即可将待扩增的 DNA 片段迅速扩增至上千万倍。

从上述 PCR 反应的基本原理可以看出，PCR 核酸扩增仪是利用 PCR 技术对特定基因做体外的大量合成，用于以检测 DNA/RNA 为目的的各种基因分析。其中工作的关键是温度控制，也就是由"变性温度 - 退火温度 - 延伸温度"等程控循环升降温度的过程。

普通定性 PCR 仪按照变温方式不同，可分为水浴式 PCR 仪、变温金属块式 PCR 仪和变温气流式 PCR 仪三类；按照功能用途 PCR 核酸扩增仪可分为梯度 PCR 仪和原位 PCR 仪。不同类型的 PCR 核酸扩增仪的原理有相似的地方，但在结构和配件方面存在一些差异。

2. 实时荧光定量 PCR 仪　实时荧光定量 PCR（qPCR）是在普通 PCR 基础上发展而来，是在 PCR 反应体系中加入特异性的荧光染料或探针，随着 PCR 反应的进行，扩增产物不断积累，导致荧光信号不断积累。用一被称为 Ct 值的名义值来描述每个反应管内的荧光信号到达设定的阈值时所经历的循环数。Ct 值是实时荧光 PCR 中一个很关键的因素，C 代表循环（cycle），t 代表阈值（threshold）。每个模板的 Ct 值与该模板的起始模板数的对数存在线性关系，起始模板数越多，Ct 值越小。利用已知起始模板数的标准品可做出标准曲线。因此，根据荧光探针的发光基团所发出的荧光强度与 PCR 产物的数量呈对应关系，真实地反映了体系中模板的增加，只要对荧光信号进行"实时"检测并获得未知样品的 Ct 值，即可从标准曲线上计算出该样品的起始模板数。从而实现实时监测整个 PCR 反应过程，最后通过标准曲线对未知模板进行定量分析。

实时荧光定量 PCR 仪根据其结构的不同，可分为金属板式实时荧光定量 PCR 仪、离心式实时定量 PCR 仪和各孔独立控温的荧光定量 PCR 仪三类。根据所使用的荧光化学方法的不同，可以分为 DNA 结合染料法、水解探针法、杂交探针法。

实时荧光定量 PCR 仪不断推陈出新。但不论如何变化，定量 PCR 仪通常由两部分组成，即 PCR 系统和荧光检测系统。荧光检测系统主要包括激发光源和检测器，现在的主流是多色多通道检测，激发通道越多，适用的荧光素种类越多，仪器适用范围就越宽。

3. 免疫 -PCR 技术　PCR 技术是一种极为敏感的放大系统，而免疫 -PCR 技术正是运用 PCR 的高度敏感性来放大抗原抗体反应的特异性，使实验中只需数百个抗原分子即可检测。这种灵敏度使免疫检测技术达到了一个新的高度。

免疫 -PCR 技术主要由两个部分组成。第一部分是类似于普通酶联免疫吸附实验（ELISA）的抗原抗体反应。第二部分即常规的 PCR 扩增和电泳检测。免疫 -PCR 技术与 ELISA 的区别就在于 ELISA 是以碱性磷酸酶或辣根过氧化物酶来标记抗体，用颜色反应来表明阳性或阴性结果，而免疫 -PCR 技术则是以一段特定的双链或单链 DNA 来标记抗体，用 PCR 扩增抗体所连接的 DNA，并进行电泳检测，因此可由 PCR 产物的量来反映抗原分子的量。由于 PCR 的高扩增能力，只要存在着极微量的抗原抗体反应，PCR 就都能大量扩增抗体所连接的 DNA 分子，再用电泳来表明实验结果。免疫 -PCR 技术的关键之处就在于用一个连接分子将一段特定的 DNA 连接到抗体上，在抗原和 DNA 之间建立相对应关系，从而将对蛋白质的检测转变为对核酸的检测。

4. 数字 PCR 技术 数字 PCR 技术是迅速发展起来的一种定量分析技术。数字 PCR 技术主要原理，如图 7-33 所示，是将单个 DNA 分子置于独立的反应室中，并对其进行 PCR 扩增，利用化学试剂及染料标记探针检测特定的靶序列，通过呈现两种信号类型的反应单元比例和数目进行统计学分析，实现样品的绝对定量。因此，数字 PCR 也称单分子 PCR，其检测过程主要包括两部分内容，PCR 扩增和荧光信号分析。在 PCR 反应前，将样品分散至几万个单元（反应室）中，使每个单元中只存在单个 DNA 分子。PCR 扩增阶段的扩增程序、扩增体系与普通 PCR 一样。在荧光信号分析阶段，采用终端检测，是对每个反应单元的荧光信号进行采集，然后直接计数或者借用泊松统计得到样品的原始浓度或含量。

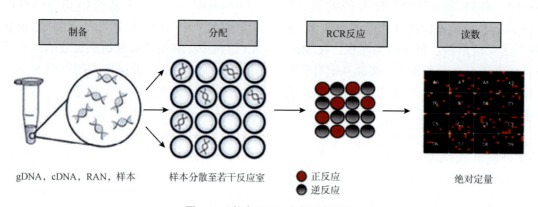

图 7-33　数字 PCR 技术反应过程

与传统定量 PCR 技术不同，数字 PCR 技术采用绝对定量的方式，不依赖于标准曲线和参照样本，直接检测目标序列的拷贝数。这项技术在极微量核酸样本检测、复杂背景下稀有突变检测和表达量微小差异鉴定方面表现出的优势已被普遍认可，而其在基因表达研究、microRNA 研究、基因组拷贝数鉴定、癌症标志物稀有突变检测、致病微生物鉴定、转基因成分鉴定、NGS 测序文库精确定量和结果验证等诸多方面具有的广阔应用前景已经受到越来越多的关注。

二、临床电泳分析仪器

基因组时代的迅猛发展，激发了人们对后基因组时代研究的兴趣，并有了蛋白质组、蛋白质组学等术语。蛋白质组研究的内容相当广泛，主要包括蛋白质的分离、检测、鉴定及蛋白质数据库的建立。蛋白质组研究的三大关键核心技术是双向凝胶电泳技术、质谱技术和计算机图像数据处理与蛋白质组数据库，其中双向凝胶电泳技术是目前分析组分复杂蛋白质中分辨率最高的方法。

电泳（electrophoresis，EP）是指带电荷的溶质或粒子在电场中向着与其本身所带电荷相反的电极移动的现象。利用电泳现象将多组分物质分离、分析的技术称为电泳技术（electrophoresis technique）。可以实现电泳分离技术的仪器称为电泳仪（electrophoresister）。

（一）电泳技术发展进程

电泳技术最早是由瑞典科学家 Tiselius 在 1937 年利用 U 形管建立的移界电泳法即区带电泳开始的。他成功地将血清蛋白质分成 5 种主要成分（清蛋白，以及 α_1、α_2、β、γ 球蛋白），开创了电泳技术的新纪元，也因此获得了 1948 年诺贝尔化学奖。20 世纪 50 年代后，纸上电泳和聚丙烯酰胺凝胶电泳在生物学研究中普遍使用。由 Graber 和 Willians 于 1953 年首创的免疫电泳是电泳分析与沉淀反应的结合产物，将凝胶扩散置于直流电场中进行。1957 年 Kohn 将醋酸纤维素薄膜用作电泳支持物。

20 世纪 60 年代中期问世的等电聚焦电泳是一种利用有 pH 梯度的介质分离等电点不同的蛋白质的电泳技术。1975 年 O'Farrel 等建立的双向电泳技术（又称二维凝胶电泳技术）是能够连续地在一块胶上分离数千种蛋白质的方法，广泛应用于生物学研究的各个领域。

20 世纪 80 年代后，许多自动化电泳仪器相继被临床实验室所采用，电泳技术已成为基础医学和临床医学研究的重要工具之一。目前，电泳技术广泛用于蛋白质、多肽、氨基酸、核苷酸、无机离子等成分的分离和鉴定，还用于细胞与病毒的研究。临床常用的电泳分析方法主要有醋酸纤维素薄膜电泳、凝胶电泳、等电聚焦电泳、双向电泳和毛细管电泳等。

（二）电泳的基本原理

物质分子在正常情况下一般不带电，即所带正负电荷量相等，故不显示带电性。但是在一定的物理作用或化学反应条件下，某些物质分子会成为带电的离子（或粒子），不同的物质，由于其带电性质、颗粒形状和大小不同，它们在一定的电场中移动方向和移动速度也不同，因此可将它们分离。

若溶液里一电量为 Q 的带电粒子，在场强为 E 的电场中以速度 v 移动，则它所受到的电场力 F 应为

$$F = QE \qquad (7-29)$$

根据斯托克司定律，在液体中泳动的球状粒子所受到的阻力 F' 为

$$F' = 6\pi\eta\gamma v \qquad (7-30)$$

式中，η 为介质的黏度系数，γ 为粒子半径。

当两力平衡，即 $F=F'$ 时，粒子做匀速泳动，且有

$$v = \frac{QE}{6\pi\eta\gamma} \qquad (7-31)$$

显然，粒子的移动速度不仅与本身性质有关，还受到其他外界因素的影响。影响电泳的外界因素主要有电场强度、溶液的 pH、溶液的离子强度、电渗作用、粒子的迁移率和吸附作用。

（1）电场强度：带电粒子在电场中的移动速度（也称泳速）与所加的电压有关。电场强度越大，带电质点受到的电场力越大，泳动速度越快。反之亦然。

（2）溶液的 pH：它决定了带电质点的解离程度，也决定了物质所带电荷的多少。当溶液的酸碱度处于某一特定 pH 时，它将带有相同数量的正、负电荷（即静电荷为零），蛋白质分子在电场中不会移动，故此特定的 pH 被称为该蛋白质的等电点（isoelectric point，pI）。结构不同的蛋白质，其等电点有着显著的差别。当溶液相对于等电点是酸性的溶液时，蛋白质带正电，向电场中负极方向移动。当溶液相对于等电点呈碱性的溶液时，蛋白质带负电，向电场的正极方向移动。对蛋白质、氨基酸等两性电解质而言，pH 离等电点越远，颗粒所带的电荷越多，电泳速度也越快。而反之，则电泳速度越慢。

（3）溶液的离子强度：对带电粒子的泳动有影响，颗粒泳动速度与溶液的离子强度成反比。离子强度太低，缓冲液的电流下降，扩散现象严重，使分辨力明显降低；离子强度太高，将有大量的电流通过琼脂板，由此而产生的热量使板中水分大量蒸发，严重时可使琼脂板断裂而导致电泳中断。

（4）电渗作用：电渗是电场中液体对于固体支持物的相对移动。当支持物不是绝对惰性物质时，常会有一些离子基团吸附溶液中的正离子，使靠近支持物的溶液相对带电，在电场作用下，此溶液层会向负极移动。反之，若支持物的离子基团吸附溶液中的负离子，则溶液层会向正极移动。因此，当颗粒的泳动方向与电渗方向一致时，则加快颗粒的泳动速度；当颗粒的泳动方向与电渗方向相反时，则降低颗粒的泳动速度。

（5）粒子的迁移率：为带电粒子在单位电场强度下的移动速度，常用 μ 来表示。主要与颗粒直径、形状及所带的静电荷量等有关。一般来说，颗粒带静电荷量越大或其直径越小，其形状越接近球形，在电场中的泳动速度就越快；反之则越慢。

相同成分的物质，其各种特性十分相似，因此它们在泳动时，趋向于紧密形成一条带。

（6）吸附作用：即介质对样品的滞留作用。它导致了样品的拖尾现象而降低了分辨率。纸的吸附作用最大，醋酸纤维素膜的吸附作用较小甚至没有。

（三）常用电泳方法

电泳技术的方法发展迅速，结合使用材料学和免疫学技术有多种分类，常见纸电泳、醋酸纤维素薄膜电泳、凝胶电泳、等电聚焦电泳、等速电泳、双向电泳、免疫电泳和毛细管电泳等。

纸电泳是最早使用的区带电泳，用滤纸作为支持载体的电泳方法，操作简单方便。将醋酸纤维素薄膜用作电泳支持物后，纸电泳被醋酸纤维素薄膜电泳所取代。醋酸纤维素是纤维素的羟基乙酰化形成的纤维素醋酸酯，由该物质制成的薄膜称为醋酸纤维素薄膜。这种薄膜对蛋白质样品吸附性小，能几乎完全消除纸电泳中出现的"拖尾"现象，又因为膜的亲水性较弱，所容纳的缓冲液也少，电泳时经过膜的预处理、加样、电泳、染色、脱色与透明即可得到满意的分离效果。

凝胶电泳是一种用凝胶物质作支持物进行电泳的方式。普通的凝胶电泳在板上进行，以凝胶作为介质。电泳中常用的凝胶为葡聚糖、交联聚丙烯酰胺和琼脂糖，这种介质具有多孔性，有类似于分子筛的作用，流经凝胶的物质可按照分子的大小逐一分离。

等电聚焦电泳，对于与蛋白质类似的两性电解质分子而言，其电荷状况视介质的 pH 而异。不同的蛋白质等电点不同，如果分子处于 pH 与等电点一致的溶液中，泳动就停止进行。如果溶液内的 pH 是位置的函数，或者说是存在一个 pH 的位置梯度，那么在一个稳定连续的线性 pH 梯度的溶液（两性载体电解质）中进行分离，每一种被分离的两性物质都移向与它的等电点相一致的 pH 位置，在那里不再移动（称为聚焦）。由于在这点静电荷（正负抵消）为零，因而称等电聚焦。

等速电泳是电泳中唯一的分离组分与电解质一起向前移动，同时进行分离的"移动界面"的电泳方法，其在毛细管中的电渗流为零。它采用两种不同浓度的电解质，一种为前导电解质，充满整个毛细管柱；另一种为尾随电解质，置于一端的电泳槽中。前导电解质的迁移率高于任何样品组分，尾随电解质则低于任何样品组分，被分离的组分按其不同的迁移率夹在中间，在强电场的作用下，各被分离组分在前导电解质与尾随电解质之间的空隙中移动，实现分离。一旦分离完毕，达到平衡，各区带都以与前导电解质中离子相同的速度向前移动，此时若有任何两个区带脱节，其间阻抗趋于无穷大，在恒流源的作用下电场强度迅速增加，迫使后一区带迅速赶上，保持恒定。

免疫电泳是电泳分析与沉淀反应的结合产物。免疫电泳是琼脂平板电泳和双相免疫扩散两种方法的结合。将抗原样品在琼脂平板上先进行电泳，使其中的各种成分因电泳迁移率的不同而彼此分开，然后加入抗体做双相免疫扩散，已分离的各抗原成分与抗体在琼脂中扩散而相遇，在两者比例适当的地方，形成肉眼可见的沉淀弧。该技术有两大优点：第一，加快了沉淀反应的速度；第二，将某些蛋白组分根据其带电荷的不同而分开，再与抗体起反应，从而使此方法更为微量化、多样化。

（四）双向电泳技术

双向电泳技术又称二维凝胶电泳技术，是能够连续地在一块胶上分离数千种蛋白质的方法，广泛应用于生物学研究的各个领域。其原理是将高分辨率的等电聚集电泳和 SDS-PAGE 电泳联合组成双向电泳。

1. 第一向分离——等电聚焦电泳 第一向采用等电聚集电泳。蛋白质是两性分子，在不同的 pH 环境中可以带正电荷、负电荷或不带电荷。对每个蛋白质来说都有一个特定的 pH 等电点，此时蛋白质的静电荷为零。在低 pH 条件下，蛋白质所带的静电荷为正；而在高 pH 条件下，其静电荷为负。将蛋白质样品加载至 pH 梯度介质上进行电泳时，如果蛋白质所在位置的 pH 与其等电点不同，则该蛋白质会带一定量的正电荷或负电荷。在外加电场的作用下，它会向与其所带电荷相反的电极方向移动。在移动过程中，蛋白质分子可能获得或失去质子，并且随着移动的进行，该蛋白所带的电荷数和迁移速度下降。当蛋白质迁移至其等电点 pH 位置时，其静电荷数为零，在电场中不再移动，而被浓缩成狭窄的区带。根据复杂的蛋白质成分中各个蛋白质的 pI 的不同，将蛋白质进行分离。

聚焦是一个与 pH 相关的平衡过程：蛋白质以不同的速率靠近并最终停留在它们各自的 pI 值；在等电聚焦过程中，蛋白质可以从各个方向移动到它的恒定位点。

2. 第二向分离——SDS 聚丙烯酰胺凝胶电泳　第二向采用 SDS 聚丙烯酰胺凝胶电泳（SDS-PAGE）。蛋白质的电泳迁移率取决于各种蛋白质所带的静电荷、分子量的大小及形状。SDS 是一种阴离子去污剂，可以断裂分子内和分子间的氢键，使蛋白质分子去折叠，从而破坏其分子的二级和三级结构；巯基乙醇和二硫苏糖等强还原剂能使半胱氨酸残基之间的二硫键断裂。在蛋白质样品和凝胶中加入 SDS 和强还原剂后，蛋白质分子被解聚成多肽链，与 SDS 结合成 SDS-蛋白质复合物，由于 SDS 上带有的大量负电荷远超过了天然蛋白质分子原有的电荷，因而消除了不同种类的蛋白质分子间原有的电荷差异。形成的复合物在水溶液中的形状呈椭圆棒状，进一步消除了蛋白质形状对其电泳迁移率的影响。

SDS-PAGE 就是按蛋白质分子量的大小使其在垂直方向进行分离。蛋白质样品经过双向凝胶电泳两次分离后，其结果不再是条带状，而是呈现为斑点状，在一个方向上是按照 pI 的大小排列，在与之垂直的另一个方向是按照分子量的大小排列。细胞提取液的二维电泳可以分辨出 1000～2000 个蛋白质，可以分辨出 5000～10 000 个斑点，这与细胞中可能存在的蛋白质数量接近。IFE/SDS-PAGE 双向电泳对蛋白质的分离是极为精细的。因此，特别适合于分离细菌或细胞中复杂的蛋白质组分。

3. 双向电泳技术的应用　双向电泳的分辨率较高，自第一次应用该技术以来，分辨率已从 15 个蛋白质点发展到 10 000 多个蛋白质点。一般也能分辨 1000～3000 个蛋白质点。双向电泳技术在膜蛋白样品溶解性、低丰度蛋白质检测、极酸极碱蛋白质及低分子量和高分子量蛋白质分离等方面取得了很大进步，因此近年来被广泛应用于医学、农业和微生物学等研究领域。双向电泳虽然以高分辨率、简单、快速等优点成为目前蛋白质组学研究的核心手段，但是样品制备、电泳

和蛋白质的定量、蛋白质检测的可重复性依然是制约双向电泳应用的瓶颈。

（五）毛细管电泳

毛细管电泳技术又称高效毛细管电泳或毛细管分离法，是一类以毛细管为分离通道、以高压直流电场为驱动力，根据样品中各组分之间迁移速度（淌度）和分配行为上的差异而实现分离的一类液相分离技术。实际上包含电泳技术和层析技术及其交叉内容，是分析科学中继高效液相层析之后的又一重大进展，它使分析科学得以从微升水平进入纳升水平，并使细胞分析，乃至单分子分析成为可能。毛细管电泳技术不但能分析中、小分子量样品，更适合于分析扩散系数小的生物大分子样品，这是高效液相色谱仪不能达到的。因此，其受到生命科学、医学、药物分析及化工、环保等领域极大的关注，是近几年来分析化学中发展最为迅速的领域之一。毛细管电泳有多种分离模式，毛细管区带电泳、毛细管凝胶电泳、毛细管胶束电动色谱、毛细管等电聚焦电泳、毛细管等速电泳、毛细管电色谱和毛细管电泳芯片。

溶液中的带电粒子以高压电场为驱动力，沿毛细管通道，以不同速度向与其所带电荷相反的电极方向迁移，并依据样品中各组分之间淌度和分配行为上的差异而实现分离。在电场作用下，依据离子迁移的速度不同而对组分进行分离和分析，以两个电解槽和与之相连的内径为 20～100μm 的毛细管为工具。毛细管电泳所用的石英毛细管柱，pH>3 时其内表面带负电，与缓冲液接触时形成双电层。在高压电场的作用下，双电层一侧的缓冲液由于带正电荷而向负极方向移动形成电渗流。同时，在缓冲液中带电粒子在电场的作用下，以不同的速度向与其所带电荷极性相反的方向移动，形成电泳，电泳流速度即电泳淌度。在高压电场的作用下，根据在缓冲液中各组分之间迁移速度和分配行为上的差异，带正电荷的分子、中性分子和带负电荷的分子依次流出，带电粒子在毛细管缓冲液中的迁移速度等于电泳淌度和电渗流的矢量和，由所带电荷多少、质量、体积及形状不同等因素引起各种粒子的迁移速度不同而实现分离。由于毛细管的管径细小、散热快，即使是高的电场和温度，也不会像常规凝胶电泳那样使胶

变性，影响分辨率。

三、全自动 DNA 测序仪

了解生命现象、解释疾病的发生、诊断和治疗，是生命科学的核心内容之一。核酸和蛋白质是控制生命过程的两种重要大分子，其结构或功能异常是导致遗传性疾病或遗传相关性疾病的主要因素或相关因素，是生命科学研究的主要对象。核酸分子携带生命活动的全套信息，核苷酸的线性排列构成它的一级结构。阐明核酸结构特别是 DNA 的核苷酸排列顺序是认识基因的结构、调节和表达的基础。DNA 顺序分析是遗传工程的重要技术之一，在基因的表达、结构与功能的研究中必不可少。

测定 DNA 的核苷酸（nucleotide）序列是分析基因（gene）结构和功能的前提，是实现人类基因组计划（Human Genome Project，HGP）的核心内容，也是基因诊断的重要技术手段。测序结果是包含成千上万个字母的碱基序列，其排列顺序中蕴藏着各种各样的遗传信息和生命指令。通过 DNA 测序，有助于人们认识生命的本质，了解生物的差异性及进化发展史。

（一）DNA 测序技术发展进程

早期人们只能通过测定核糖核酸（ribonucleic acid，RNA）的序列来推测脱氧核糖核苷酸（deoxyribonucleic acid，DNA）的序列。使用小片段重叠法，将 RNA 用酸水解或外切酶降解，经双向电泳同系层析将其分开。

成熟的 DNA 测序技术始于 20 世纪 70 年代中期，荧光自动测序技术将 DNA 测序带入自动化时代，这些技术统称为第一代 DNA 测序技术。

1977 年，英国生物化学家 Frederick Sanger 发明双脱氧链终止法（即 Sanger 法）测定 DNA 序列，标志着第一代测序技术的出现。同年，Gilbert 等提出了化学降解法。这两位科学家共同获得 1980 年度诺贝尔化学奖。Sanger 法是最为经典的一代测序技术，时至今日仍然是测序行业的金标准。化学降解法由于操作过程较烦琐，逐渐被简便快速的 Sanger 法所代替。此后，在 Sanger 法的基础上，20 世纪 80 年代中期出现了以荧光标记代替放射性同位素标记、以荧光信号接收器和计算机信号分析系统代替放射性自显影的自动测序仪。另外，20 世纪 90 年代中期出现的毛细管电泳技术使得测序的通量大为提高。第一代测序技术已经帮助人们完成了从噬菌体基因组到人类基因组草图等大量的测序工作，但由于其存在成本高、速度慢等方面的不足，并不是最理想的测序方法。

进入 21 世纪后，第二代测序技术，也称下一代测序技术（next-generation sequencing，NGS）或高通量测序技术诞生。相比第一代测序技术，其技术有以下突破：①采用矩阵分析技术，实现了大规模并行化，使得矩阵上的 DNA 样本可以被同时并行分析；②不再采用电泳技术，使得 DNA 测序仪得以微型化，测序成本显著降低；③边合成边测序，测序速度大幅提高。

目前，基于单分子读取技术的第三代测序技术已经出现，该技术测定 DNA 序列更快，并有望进一步降低测序成本，改变个人医疗的前景。

（二）DNA 测序的基本原理

1. 第一代测序技术 Sanger 法的具体原理是由于双脱氧核苷三磷酸（dideoxynucleotide，ddNTP）的 2′ 位和 3′ 位都不含羟基，在 DNA 合成反应中不能形成磷酸二酯键，因此可以被用来中断 DNA 合成反应。在 4 个 DNA 合成反应体系中分别加入一定比例的带有放射性同位素标记的某种 ddNTP，通过凝胶电泳和放射自显影后，可以根据电泳带的位置确定待测分子的 DNA 序列。

2. 第二代测序技术 基本原理是首先构建 DNA 模板文库，将 DNA 固定在芯片表面或微球表面；然后通过扩增形成 DNA 簇或扩增微球；最后利用聚合酶或者连接酶进行一系列循环的反应操作，通过电荷耦合元件（charge-coupled device，CCD）光学相机采集每个循环反应中产生的光学事件信息，从而获得 DNA 片段的序列。以 454 技术、Solexa 技术和 SOLiD 技术为第二代测序技术的典型代表。

3. 第三代测序技术 鉴于第一代和第二代测序存在依赖于模板扩增及序列读长限制等的缺点，为了补充和进一步完善测序技术，近几年研发出最新一代的测序方法——单分子测序技术（single-molecule sequencing），主要包括真正单分子测序技术（true single-moleculesequencing，tSMSTM）、单分子纳米孔测序技术（the single-molecule nanopore DNA sequencing）、单分子实时测序技术（single-molecule real-time，SMRT）等。

真正单分子测序技术是主要利用合成测序理论开发的第一个单分子测序方法。原理是将待测序列打断成小片段用末端转移酶阻断，经过杂交、定位点、合成等步骤检测带有荧光信号的单个碱基。该测序有样本试剂消耗少，通量非常高，不需要 PCR 扩增或连接酶等优点，适合 RNA 直接测序或把 DNA 聚合酶用逆转录酶代替进行 RNA 直接测序。然而，由于测序的平均读长相对较短，原始数据准确率相对低，仪器价格昂贵等缺点，该测序技术需要进一步的改进。

纳米孔测序技术原理是基于电信号测序的技术，单个碱基或 DNA 分子通过纳米孔通道时，会引起通道电学性质的变化。理论上，A、C、G、T 四种不同的碱基化学性质的差异会导致其穿越纳米孔时引起的电学参数的变化量不同，对这些变化进行检测可以得到相应碱基的类型，进而测定 DNA 链的序列。相对于其他测序技术，纳米孔测序技术的样本处理极其简单，无需 DNA 聚合酶或者连接酶，也无需三磷酸碱基脱氧核苷酸（dNTP）。然而，纳米孔测序技术面临的最大的问题是如何将 DNA 通过纳米孔的速度减慢，使每一个碱基通过纳米孔的时间从微秒级上升至毫秒级纳米孔测序技术，提高通量和准确率。

单分子实时测序与 Sanger 测序法和高通量测序技术相比有优点，也有不足之处。例如，单分子测序比第一代和第二代测序原始数据准确率低，有效反应孔不足故通量低等缺点，同时，SMRT 测序的低准确率备受争议，SMRT 测序的错误率大约是 15%，碱基错测率约 1%，其他错误主要是由单碱基的插入和缺失导致的，进行纠正后，其正确率可达 99.3%，并且，SMRT 测序的错误都是随机错误，而非系统错误，系统错误是无法通过提高测序覆盖度矫正的。因此，其数据应用于基因组组装前需先对数据进行纠错处理。然而，整体的优势相对一代和二代还是较高的。SMRT 测序具有超长读长、测序时间短、无需模板扩增和直接检测表观修饰位点等特点，这可以避免 PCR 导致的误差，而且在较短的时间内测序，酶失活之前检测完成而提高准确率。目前，SMRT 测序在小型基因组从头测序和完整组装中已有良好应用，并且已经或将在表观遗传学、转录组学、大型基因组组装等领域发挥其优势，促进基因组学的研究。

目前，SMRT 测序不仅在小型基因组中已有良好应用，在大型基因组、甲基化研究及 RNA 直接测序测等领域也越来越发挥优势。随着单分子测序技术的不断发展和完善，未来的第三代测序将会实现更短的测序时间、更低廉的成本、更强的灵活性、更高的通量、更长的读取长度、更高的测序质量等一系列目标。

（三）液相悬浮芯片技术

液相悬浮芯片技术是 20 世纪 90 年代中期由美国的公司开发出的。它有机地整合了荧光编码微球技术、激光分析技术、流式细胞技术、高速数字信号处理技术、计算机运算法则等多项科技，具有自由组合、高通量、高速度的特点，在同一平台上即可完成蛋白质和核酸的检测。该技术平台，最多可同时检测一孔中 500 种指标。

1. 液相芯片法的技术原理　液相悬浮芯片技术原理为用不同配比的 2 种或 3 种分类荧光染料将直径为 5.6μm（或 6.5μm）的聚苯乙烯微球染成不同的荧光色，从而获得多达 500 种荧光编码的微球。把针对不同待测物的抗体分子或者基因探针以共价交联的方式结合到特定的编码微球上，每个编码微球都对应相应的检测项目。先把针对不同待测物的荧光编码微球混合，然后加入待测物质或者待测的扩增片段，所形成的复合物再与标记荧光素发生结合反应。微球在流动鞘液的带动下单列依次通过红绿激光，红激光用来判定微球的荧光编码，绿激光用来测定微球上报告分子的荧光强度，并由相应的分析软件给出分析结果，从而达到快速准确的定量检测目的。

实验原理为首先经过 PCR 反应扩增待测核酸，扩增的 DNA 与短序列 TAG 引物混合，若目标存在，则发生目标特异性引物延伸并同时掺入标记物，然后加入连有反 -TAG 序列的微球通过互补配对来特异性识别目标引物。微球在流动鞘液的带动下单列依次通过红绿激光，借助软件准确分析数据。

2. 液相芯片法的重要应用　液相芯片法具有操作方便、快速、采用微量样本能同时特异检测多种病原体等优点。基于此的一系列用于多重致病微生物检测的试剂盒，可以在一次检测中同时对多种致病病原体进行检测，且同时保证高敏感性及高特异性，在病原体快速诊断及疫情监测方面具有非常重要的应用价值，对传染病监测与进出境人员疾病快速检测具有重要意义。应用此技术可在 4 ～ 5 小时内分别对 18 种呼吸道病毒及其亚型、15 种腹泻病原体、7 种脑脊液病毒 /8 种脑脊液细菌及其耐药基因、23 种血流感染相关病原体、90% 以上的沙门菌血清型分子分型和 11 种大肠埃希菌（STEC）血清型进行快速检测，在较短的时间明确感染病原体，为传染病监测和防控措施提供依据。通过高通量的多重病原体检测平台，可掌握本地区感染性疾病病原体的分布及流行特征，为防控疫情、预防感染性疾病的爆发流行提供理论依据，并对社区预防提供切实可行的方案。

第八节　实验室自动化流水线

一、实验室自动化流水线概述

实验室自动化流水线是指为了实现实验室内整合，将不同的自动分析仪器及前处理和后处理的实验室处理装置，通过自动化输送轨道和信息网络进行连接，构成全自动化流水线作业环境，将众多模块化的分析系统整合成一个全自动化过程，使其实现对标本处理、传送、分析、数据处理和分析，覆盖整个检验过程，形成大规模的全检测过程的自动化（图 7-34）。

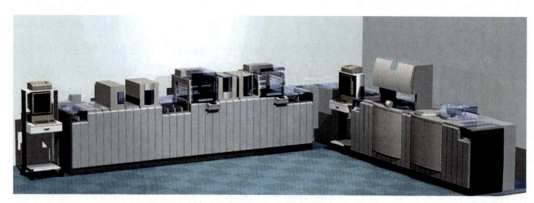

图 7-34　实验室自动化流水线

实验室自动化流水线于 20 世纪 80 年代最先出现于日本，当时日本建立了世界第一个组合式实验室，采用了标本传送系统和自动化控制技术。检验人员只需将标本放入传送带，分析仪器便可根据设计好的程序工作，检验人员不再接触标本，自动取样、自动报告，减少了使用人员感染疾病的概率，也节省了劳动力。

20 世纪 80 年代末和 90 年代初，美国和欧洲也相继建立了自己的实验室自动化流水线。它除了有各系统的自动检测仪器外，还要有样品运送、分离、条码处理、分配等前处理的自动化，即样品前处理系统。

在国内，随着检测项目的日益丰富，检验在临床诊断及治疗监测中发挥着重要作用，临床的需求已使实验室检测质量与国际标准的实验室接轨。许多医院检验科的临床检验已经实现了自动化流水线作业。

二、实验室自动化流水线的结构

一份样品自临床科室运送至实验室后，首先由条形码识别器加以识别、分类、自动混匀、离心、开盖、分杯，再分配至不同的自动化分析系统（如生化系统、免疫系统）进行测试，打印及储存结果。实验完毕后分析系统处于待命状态。实验室信息系统（laboratory information system，LIS）采集系统中各个部分的临床检验数据并核实检验结果，为临床诊断和治疗提供准确的信息。测定标本通过流水线时，所有检验信息可立刻为整个医院所共享。

（一）硬件组成

根据标本处理流程，实验室自动化流水线基

本包括样本传送系统、样本处理系统、独立检测　　水线组成形式。
单元和分析后输出系统。图 7-35 是比较典型的流

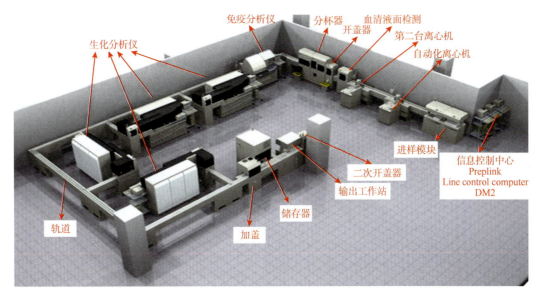

图 7-35　实验室自动化流水线硬件组成

1. 样本传送系统　负责将样品从一个模块传递到另一个模块，无须人工干预。其工作主要由传输轨道（图 7-36）和机械臂（图 7-37）完成。传输轨道是分析仪器连接模块、连接自动化流水线的各个部分。样本在轨道上移动有成架转运和单管转运两种模式。机械臂是安装在固定底座上的机械手，其活动范围仅限于一个往返区间或以机座为圆心的半圆区域内，可适应多种规格和不同形状的样品容器抓取放置，灵活性好。

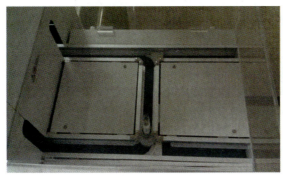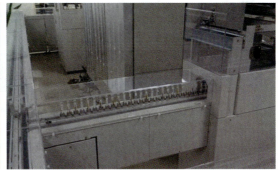

图 7-36　单管转运轨道

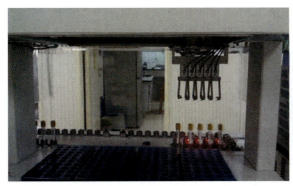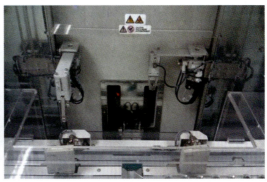

图 7-37　机械臂

2. 样本处理系统 其组成有进样模块（负责样品的投入和分类）、样本离心模块（图7-38）、样本管去盖模块（图7-39）、样本再分杯（图7-40）及标记模块（图7-41）。

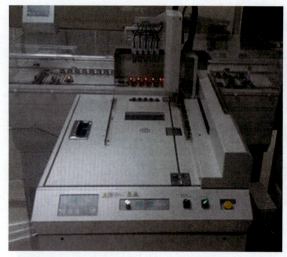
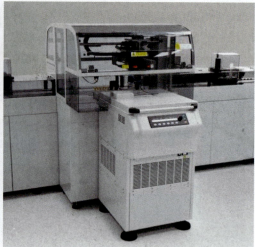

图 7-38　前处理离心模块

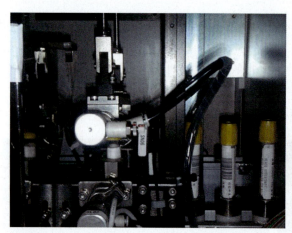
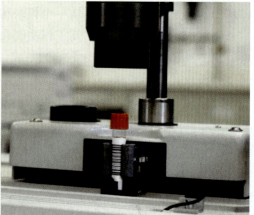

图 7-39　样本管去盖模块

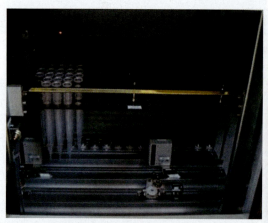
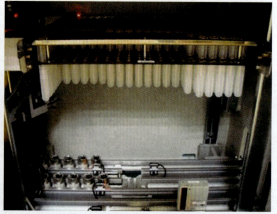

图 7-40　分杯用吸头和试管

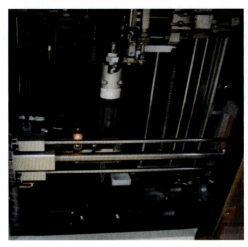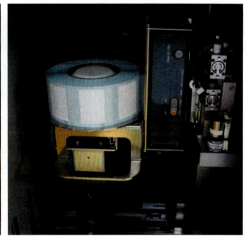

图 7-41　分杯模块和条码打印粘贴

3. 独立检测单元　即各类自动化分析仪，各种检测仪器由轨道连接。根据用户需要，通过不同轨道和仪器的组合，可以完成各种不同的检验项目。现在大多数的生产厂家会在自动化分析仪设计生产时，预留连接流水线轨道的端口，以备所需（图 7-42）。

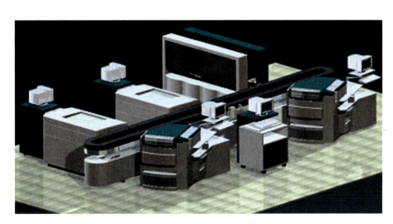

图 7-42　流水线俯视各独立检测单元

4. 分析后输出系统　主要包括出口模块和标本储存接收缓冲区。在流水线检测后的样本会被归入样本存储区。然而并不是所有的样本都能顺利地完成检测，这样的样本会被暂时存储在缓冲区，再由人工进行处理。

（二）软件部分

在实验室自动化流水线的整个工作过程中，流水线结构中每个组成部分的每一步运动都是由控制系统——实验室自动化系统（laboratory automation system，LAS）控制，控制系统是自动化流水线的命令中枢和指挥中心。由医院信息系统（HIS）、实验室信息系统（LIS）和实验室自动化系统（LAS）构成了网络系统来给流水线下达工作指令。LAS 通过与系统内置的操作系统交

互作用，负责系统内各部分之间的相互协调，控制整个流水线的正常运行。LAS 与 LIS，以及 HIS 的无缝连接是实验室自动化流水线正常运行的关键所在。LIS 系统接受 HIS 下达的工作指令，经分析处理后发送给 LAS。检测项目完成后，LAS 系统得到检测结果，将其反馈给 LIS。经审核，LIS 系统将信息发送给 HIS 系统。这时临床医师可在工作站得到检测结果。

第九节　溯　源　性

一、溯源性概要

溯源性（traceability）是通过一条具有不确定度的不间断的比较链（图 7-43），使测量结果或

测量标准的值能够与规定的参考标准（通常是与国家测量标准或国际测量标准）联系起来的特性（《国际通用计量学基本术语》VIM）。溯源性是人为赋予测量结果的一种特性，即测量值的特性。

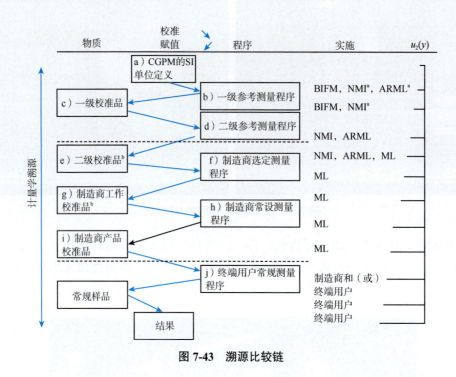

图 7-43　溯源比较链

二、校准和质控

（一）校准

以临床化学检验的比色测定为例，当测定一个标本时，测出来的值只是一个吸光度，这个吸光度并没有什么意义，而要做的是把这个吸光度转化成一个浓度或是酶的活性。要使检验结果可靠有依据，通常需要有一个已知浓度的标准品。比色测定常做三项检测：空白、标准、测定。空白液吸光度为 A_0，读出测定比色液和标准比色液的吸光度，分别为 As 和 Au；已知标准液浓度为 Cs。在一定范围内，某分析物浓度和吸光度呈良好比例关系，即

$$\frac{Cx}{Cs} = \frac{Ax - A_0}{As - A_0} \qquad (7\text{-}32)$$

一般最低要求仪器测定出试剂空白 A_0 与标准品 As 两个吸光度。标准液浓度已知，两个吸光度可以由仪器测出，这样即可得出一个 K 值。

$$Cx = K(Ax - A_0) \qquad (7\text{-}33)$$

$$K = \frac{Cs}{As - A_0} \qquad (7\text{-}34)$$

用空白液调整吸光度 A_0 为零，无论什么样的标本，用其吸光度乘以 K 值就得到了结果。因此，K 值具有非常决定性的意义，可以决定标本的准确性。校准就是要找出一个参考点，就是一个 K 值。它是由仪器与试剂状态确定下来的。

1. 标准品　一般而言，检验工作使用的标准品属于应用标准。配制或供应这类标准品的实验室或厂商具有符合质量标准的纯品，由称量法获得的称量值和容量法配制的容积，计算出该标准品浓度。称取一定量的纯品，然后将其溶解，在容量瓶内用溶剂稀释至容积刻度，混匀，标准液配制完成。用决定性方法反复测定，结果在规定的范围内属合格。因为测定值的可靠性取决于检测方法，一般的分析方法的可靠性不如分析化学公认的称量法和容量法。所以标准品的定值由称量和容积计算确定，决不可将实测值替代修正。

2. 校准品　传统的标准液用纯水配制，同血清相比，成分非常简单，除了待测物质外只有水了。此时在将样品同标准品相比较时，引入了基质效应。基质效应是检体中的非测定物质对测定量的干扰，使检测结果偏离真值。通过与无基质效应的标准品比较得出的有基质效应的样品检测值，

将偏离于真值。

由于纯标准液和新鲜患者标本间的基体差异，以标准液标化常用方法后，常用方法检测患者标本的结果和参考方法结果的可比性很差。为了克服纯标准品和患者样品间的基质差异，应用具有与患者样品基质效应相似的校准品替代标准品，用于日常工作。是否能使用标准液取决于检测方法学，干扰极小的决定性方法或者某些已知干扰的参考方法可直接使用标准品。校准品具有专用性，只有在使用了和定值时相同的检测系统，得出的结果才能同参考方法结果具有可比性。

（1）定值方法：校准值不是测定值，是纠正的调整值。厂商的校准品定值方案极为严密。为了便于说明问题，以某公司的定值方案为例，定值的校准品是人血清。

准备一批血清样品，内含被检分析物的含量不同，能够反映患者结果的报告范围。将它们离心、过滤、分装后深低温保存。由参考实验室用公认的参考方法和标准品或参考品，对这些血清检测定值。这些血清是公司的一级"参考品"，参考方法对血清的定值如参考值，是确定校准品校准值的依据。

制备一大批候选校准品。由参考实验室为之定值，邀请多家具有指定的相同型号仪器的实验室（包括公司的实验室）参与工作。指定使用公司某型号的试剂盒（批号任意）及检测程序。校准目标是公司提供的仪器、试剂和方法系列（加上校准品即为检测系统）对患者样品的检测结果和参考方法对患者样品检测结果具有可比性。首先，用候选校准品的定值对检测系列校准后，检测一级参考品的血清。由于候选校准品和患者样品间的基体差异，以它的参考实验室定值对检测系统校准后，检测系统对患者样品的检测结果必然和这些血清已有的参考值有偏倚。要使组成的检测系统实现校准目标，唯一方法是调整候选校准品的校准值。经反复检测和调整、统计，最终实现校准目标时的校准值，为该校准品的定值。这个校准品是公司的一级校准品，是公司内部具有可溯源性的第一代的校准品，不外售。

以后公司在生产供应给客户的校准品时，生产质量规格相同于一级校准品，定值方案也相同于上述步骤；但此时分发给各实验室的一级校准品已具有了真正校准该检测系统的校准值。各实验室的检测系统被一级校准品校准后，检测一级参考品血清和新校准品。

首先确认各系统对一级参考品血清检测结果和原有的血清参考值具有良好的可比性，说明一级校准品有效。再以新校准品的定值去校准各系统后，各系统再检测一级参考品血清和一级校准品，观察检测结果。若能实现校准目标，校准确认，则新校准品的定值为它的校准值。在实践中血清结果通常仍然出现偏倚，必须对新校准品的定值略做调整，反复检测，直至实现校准目标，调整的最佳值为该批校准品的校准值。此时这批校准品可供市售。

为使公司供应的各批校准品间具有可比性，以后对每批新校准品定值时，须使用已上市的校准品、即将过期的校准品及即将上市的校准品当作控制品，随同一级校准品和一级参考品血清一起被检测。它们的检测结果须和原校准值的偏倚小于某规定的范围（如不大于2%），才可认可这批校准品的校准值（这即为校准认可的要求）。

用这样的程序制备的校准品，专用于指定的某公司型号的仪器、试剂、方法和检测程序组成的检测系统。因此校准品只能为这样的系统服务，起校准作用，不能对其他系统做校准。

（2）具有多个校准值的校准品：专门供应试剂盒的厂商，为了使他们的试剂盒用于各种类型、型号的仪器和方法，也同时为客户提供校准品。说明书告诉客户，使用他们的校准品，按公司指定校准原系统的校准值去校准系统，可以使新组合的检测系统（原仪器、方法、检测程序，新试剂和新校准品）的患者标本检测结果和原配套检测系统的患者标本检测结果具有可比性。由于各公司的原检测系统，从试剂、校准品、仪器都有各自特点，形成了各检测系统间的差异。同一个校准品适用于不同系统必须有不同的校准值，这样的做法充分说明校准值的专用特性。

3. 对仪器进行校准的情况 通常是在使用一定时间；改变试剂的种类或批号（若实验室能说明改变试剂批号并不影响结果范围，则可不进行）；仪器或者检验系统进行了一次大的预防性维护或更换了重要的部件；质控反映出异常的趋势或偏移，或者超出了实验室规定的接受限，采取一般性纠正措施后不能识别和纠正问题时。

（二）质控

检验K值是否正确，一般用质控血清来检查，最好是两种水平的质控来检查，如果质控结果很好，可以说K值是准确的，用这个K值计算出来患者的结果也是准确的，所以K值非常关键。K值实际上代表了斜率，截距代表试剂空白，试剂空白每天都在变化，所以K值的稳定性决定您的仪器与试剂，如果仪器与试剂都十分稳定，那K值也很稳定。

1. 质控品的来源 同校准品大致相同，厂商可能会根据自己的要求添加了很多物质，此时有些物质的添加量常达到病理状态的高浓度，在应用于某一项目时，对这个项目来说基质效应将更大。

2. 定值方法 有些厂商会给自己的标准品定一个定值范围，这个定值范围是由厂商联合几家使用同样检测系统的临床用户，仅多次测定得出的均值。此时如果将该质控品应用于另一个检测系统，由于方法学的不同，可能得出同厂商给出值有较大差异的值。此时不能认为该检测系统的准确度不佳。此时需要强调的是检测系统都是用来测定新鲜血清的，不是用来测定质控品或其他物质的。检测系统只有在检测新鲜血清得出的结果才具有溯源性。不同检测系统之间只有在检测新鲜血清时才具有可比性。

第八章

神经电生理设备及其应用技术

人的神经系统（nervous system）是人体内起主导作用的系统。一方面它控制与调节各器官、系统的活动，使人体成为一个统一的整体。另一方面通过神经系统的分析与综合，使机体对环境变化的刺激作出相应的反应，达到机体与环境的统一。神经系统对生理功能调节的基本活动形式是反射。人的大脑的高度发展，使大脑皮质成为控制整个机体功能的最高级部位，并具有思维、意识等生理功能。

神经元的电位变化是中枢神经系统生理活动的基础，因而可以反映其功能变化及病理变化。神经电生理（electrophysiology method）是用电生理仪器、微电极、电压钳（voltage clamp）及膜片钳（patch clamp）技术等记录或测定整体动物或离体器官组织、神经和细胞离子通道等的膜电位改变、传导速度和离子通道的活动的方法。

在本章将介绍脑电图（electroencephalogram，EEG）、肌电图（electromyography，EMG）、脑磁图（magnetoencephalography，MEG）这三种神经电生理检查设备，同时还将介绍一项涉及神经科学、信号检测、信号处理、模式识别等多学科的交叉技术——脑-机接口（brain-computer interface，BCI）。

第一节 脑 电 图

1875 年，英国外科医师卡顿对动物暴露的大脑进行了电流直接记录，在家兔暴露的大脑皮质表面上安放了两枚电极，由其间连接的电流计观察到有电流通过，判断这种电活动与脑的功能有关。

1890 年，波兰的 A.Beck 观察到当给予狗光刺激时，在狗的视觉区皮质会出现较大的电位变动，倘若不给予光刺激，则只有小的电位变动。同年，E.Fleischlvon Marxow 也观察到了同样的现象，并指出这种电位变化也可在硬脑膜或头颅上记录到。此后，也陆续有一些类似的研究。但因受到当时技术上的限制，未能取得重要成果。

1924 年德国 Jena 大学的精神科教授 Hans Berger 首次对人的脑电图进行了测量和描述。他把两枚白金针状电极由头外伤患者的颅骨缺损处插入大脑皮质，在人脑成功地记录出有规则的电活动。随后还确认了即使不把电极插入脑内，而从头皮上放置的电极也同样可以记录到这种电活动。他首先把正常人在安静闭目时主要出现于枕、顶部的 10Hz、振幅 50μV 左右的规整波命名为 α 波。他还观察到，倘若被试者睁眼注视物体时，则 α 波即消失且代之以 18 ~ 20Hz，20 ~ 30μV 的波，又把这种快波称为 β 波。而且将这样的脑电活动统称为脑电图。

20 世纪 90 年代以来，随着计算机技术和成像技术的快速发展，脑电图仪器的更新换代速度加快，进一步推动了脑电图在临床上的普及应用。除常规脑电图检查外，在许多的医院还开展了定量脑电图分析、动态脑电图及视频脑电图等新的检测技术。

进入到 21 世纪，随着高品质的脑电图设备的研制，脑电图在临床作用越来越受到重视，特别是在癫痫手术治疗领域，脑电图发挥了重要作用。特别是高频脑电在癫痫的诊断中的应用研究，为未来的癫痫手术治疗提供更有价值的诊断依据。

在本节将主要介绍一下脑电图的基本原理及脑电图机的基本构造。

一、脑电电位的起源

神经元产生的膜电流通过细胞外空间。这些电流可通过放置在神经元外部的电极进行测量。从任何部位记录到的电场电位（如局部平均电场）均反映了大量重叠性电场的线性总和。这些电场产生自电源（current source）和电穴（current sink），并沿着多个细胞分布。电流从细胞内流向细胞外称为电源，而电流从细胞外流向细胞内称为电穴。这个宏观的状态变化可用电极进行记录，表现为电场电位或 EEG。因此，这些局部性的场模式为研究特定神经结构内的传入性、联合性和局部性运行的空间和时间性活动提供了途径。

脑电电位的皮质起源为大脑皮质的三维容积结构，这些皮质起源在人脑内产生三维分布的电场。从头皮表面记录时，这些三维分布的电场可以表现为随时间变化的二维电压改变。EEG 体现的仅是个宏观水平的皮质活动。这种皮质活动是几个平方厘米内皮质（大约 10^8 个神经元）共同产生的电活动效应，而不是一个细胞或是一个皮质柱。在大脑表面或者在头皮记录到的 EEG 电场主要由不同层次的突触电位产生，即锥体神经元的兴奋性突触后电位（EPSP）和抑制性突触后电位（IPSP）。发生 EPSP 的突触部位有一个活动性电穴。阳离子迅速内流导致细胞膜局部的去极化；同时，在细胞的远端存在一个被动性的电源，使电流从细胞内流出，从而形成一个闭合的回路。而发生 IPSP 时，则电流方向相反。一个活动性的局部电源伴随一个远端被动性的电穴。这些由于突触活动产生的电流流经细胞外和细胞内区域，从而在细胞周围形成电场。靠近电穴的细胞外区域相对较负，而靠近电源的区域为正相。这种单个细胞的电流及其周围的场电位非常微小，无法在头皮上记录到，除非所有的锥体细胞排成一排与皮质表面垂直。正因为这种几何形的分布，当这些细胞的活动同步时，所产生的电场可以相加而形成一个足够大的电位，使远离皮质起源的区域都能记录到这种电位。

二、脑电图记录的原理

脑电图记录和分析的是大脑所产生的电信号。

这些信号很微弱，并且被环境中大量的各种噪声电位所包围。要获得真实的脑电活动需要有三个方面的因素：好的仪器、精确的记录技术和对数据正确的分析与解释。

标准的临床（表面电极）EEG 记录两点之间的电位差（电压），其中一极或两极在头皮上。EEG 信号反映生物组织内的电荷的运动。电荷是量子化的，用符号 Q 表示。电荷是基本粒子（如电子和质子）的属性。单一电子的电荷量非常微小，在实用时，使用较大的计量单位。在国际单位制中，电荷的计量单位是库仑（Coulombs，C）。1 库仑（C）约等于 6×10^{18} 个电子的电荷。电荷的移动形成电流，常用 I 表示，其测量单位为安培（amperes，A）。1 秒钟流过 1 库仑的电荷表示电流为 1 安培。当电子伴有阴离子（如 Cl^-、阴离子蛋白质）或阳离子（如 Na^+、K^+ 或 Ca^{2+}）移动时，就会形成电流。在电子设备中电子的流动更为重要，而在生物系统内更加注重离子的流动。电流方向通常定义为从正到负。例如，Na^+ 离子从左向右移动（或 Cl^- 从右向左移动），则产生一个流向右侧的正电流。

脑电信号的数模转换：

脑电基本传播是由大脑产生的电活动，这种电流通过一些中间组织，最终被头皮上的电极记录。对一个标准的脑电图仪来说，脑电信号在滤波器和放大器加工后被传递到记录笔上，记录笔再将信号用一条连续流畅的墨水线表现在 EEG 记录纸上，该纸可以卷起来保存。尽管通过这个过程大脑活动被转换为不同的方式，但仍然保持着连续性和不间断性。在这种记录系统中，大脑的活动仍然是一种模拟信号。如果知道信号转换的"处方"，可以根据时间将模拟信号的每一点描记为起源信号的每一点。数字信号则不同，它不是连续性的，而是按照一定的时间间隔对起源信号进行采集，在采集到的数据点之间留有一定的空间，所以不是以平滑连续的线画在纸上，数字化的信号可以表示为数值表格。当这些数值被绘制成图时，这些数值就代表原始信号，但在数据点间有间隔。工程学理论可以提供数学规则，这些规则决定取多少点或需要采集多少样本才能够独特地还原特定的信号或波形。

数字 EEG 仪的核心是模数转换器（analog-to-digital-converter，ADC）。这个设备通常由一块安装在计算机里的电路板组成，由很多概念性部分组成：①一个时钟；②一个伏特计或一组伏特计；③非常快速的存储器。从单个 EEG 通道出来的信号输入到 ADC 板中的相应通道，测量通过 ADC 板的电压，将很多电压值写入存储器。时钟能够对测量的确切时间进行标记，并且以规则的时间间隔重复进行，产生一组有相同时间间隔的数字。每秒测量电压的次数记为采样频率，用每秒测量的样本数来表示（Hz）。一般来说，采样频率越高，输入信号的重建越好。ADC 板的性能（价格）是根据它们的输入通道数、吞吐量、整个设备每秒的采样总数及分辨率来决定的。通常可以把吞吐量分配到设备上的任何数量的通道。如果需要非常快的采样频率，ADC 可以只用一个通道或者用全部通道，根据使用情况而定。例如，如果一个 ADC 板有 32 个输入通道，总的吞吐量为每秒 6400 个采样 [6.4 千赫兹（kilohertz，kHz）]，则 32 个通道中的每个通道最大的采样频率为 200Hz。ADC 也可以使用两个通道，每个通道的采样频率为 3.2kHz。

为保证得到正确的 EEG 记录信号，必须遵循一些重要的工程学规则，以确保获得合适的 EEG 数字信号。在这些规则中，最重要的是奈奎斯特理论（Nyquist's Theorem）。这个理论认为，为把一特定频率为 f 的信号可靠地进行数字化处理，采样率必须是信号频率 f 的两倍以上。例如，在将要记录的信号中感兴趣的活动的频率如果为 100Hz，那么采样率必须在每秒 200 次以上（也可以说成是 200Hz）。本要求的原因是为了避免混叠现象。

当一个确定频率的信号被采样时，采样频率太慢不能采集到频率中的内容，把采样的结果放在一起重组信号时，重组信号的频率低于源信号，此时出现混叠现象。该信号的真正频率叠加在一半的采样频率上，得到混叠后的频率。一旦发生混叠，从采样中恢复原始信号将不可能。这种现象可通过如下示例得到最好的证明。假设一位使用想记录频率为 75Hz 的大脑节律性活动，那么所需要的最小采样频率为 150Hz，但是现有的设备的参数为每个通道上的最大采样频率，仅为 100Hz。如使用者不相信奈奎斯特理论就记录大脑活动，则将记录到频率为 25Hz 的混叠信号，导致数据中出现错误。

三、脑电图机的基本组成

自 20 世纪 20 年代以来，脑电图一直成为研究、开发和使用的对象。尽管当前脑电图机中的基本部件与使用的变化不大，但是许多元件和线路都进行了极大的改进。单通道脑电图仪已经扩展到 8、16、32、64、128 通道，甚至更多的通道。真空管放大器让位于晶体管放大器，随后又变为复杂性逐渐增加的集成电路，尺寸变得更小。曾经被技术员在医院中推来推去的重达几百公斤的脑电图仪，现在可以直接携带于患者的腰间。由于 EEG 医生的保守倾向和对打印纸输出实物图档的习惯，打印纸输出已持续使用了很长时间。尽管如此，使用示波器输出设备和方法分析处理信号已有几十年了，并且一直得到人们的喜爱。无纸脑电图仪是无纸办公家族中的一员。图 8-1 显示了

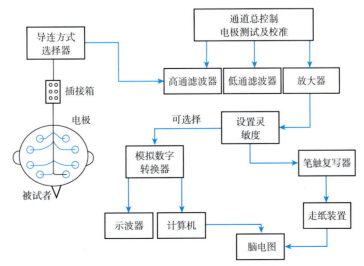

图 8-1　脑电图机的主要功能单元方框图

一个包含患者和脑电图机的框图，EEG 由数字和模拟部分组成，在方框中明确显示脑电图仪的主要功能单元。以下将分别介绍脑电图机的各个主要部件。

（一）电极

脑电图机的电极是脑电采集的关键部件，电极将患者的电位传送至 EEG 仪，通常需要导电膏将皮肤与电极相连。用于连接皮肤与电极的导电膏有两大功能：能将电位从大脑传导至 EEG 仪，并可以减少动作伪迹。电极由金属构成，但并不是所有的金属都可制作成同等质量好的 EEG 电极。正规的电极应有好的导电性（有效移动电荷的指示器），可与附在皮肤上的导电膏有良好的接触。电极通过双层电荷与导电膏建立接触。

当金属放在导电溶液中，如放在包含能运载电流的自由离子溶液中，在金属和溶液之间可能出现电荷运动。离子的扩散导致金属离子从金属电极中分离出来。电荷能漂移多远及产生的电位差有多大取决于溶液中离子的运动性和源于电荷分离的延迟力之间的平衡。在稳定状态下，一层电荷出现在金属表面，而在靠近金属的溶液里建立了另一层相反极性的电荷。类似于电容的充电极板。如果把电压计一端连接到金属上，另一端连接到溶液里，可以测量出微小的电位。这表明在金属和溶液之间出现一种微小的稳态离子电流流动。这种方式测量的电位叫做电极电位（electrode potential），电极电位的范围可高达 1V，也就是说，比 EEG 的电压大 4～5 个数量级。

给电极和电解质溶液加一个电压（如源于 EEG 仪的电压），将打破金属和电解质溶液之间的双层电荷状态，从而在电解质溶液和电极之间出现电流的流动。这个电流将叠加到稳态电极和电解质形成的电流中。如果电极电位与感兴趣的信号电位相比很大，称之为极化或不可逆，这种电极将有很大的阻抗和容抗，使 EEG 波形失真。为了能够通过极化电极检测到 EEG 信号，需使用低频滤波器去除直流（DC）电极电位。而且由于双层电荷的电容特性，电极本身就像一个低频滤波器。

可逆电极（reversible electrode）是不容易被极化的电极。制造这种电极的一种方法是在金属电极上沉积一层与传导性溶液中含有相同离子的金属盐。这种电极即氯化银（AgCl）电极。制备氯化银电极时，是把银丝浸入含有氯的电解质溶液中，并把银丝电极与正相电压相连。Cl^- 就会转移到银丝的表面，形成一种特殊的灰色物质。当经过氯化物处理的银电极与皮肤上的氯化钠（NaCl）溶液相接触时，Cl^- 在电极和溶液之间自由移动，并可防止电极极化。由于电极和溶液可以通过离子相互交流（即电极和电解质溶液中的 Cl^-），这些离子在溶液中显示了相同的运动能力，从而防止电极的极化。氯化银电极对记录 DC 和很低频率的电位非常有用。可逆电极也能用稀有金属制造，如铂和钯。

电极电阻过大可能导致 EEG 中出现噪声干扰，如电阻大于 5000Ω 的皮肤电极或电阻大于 15 000Ω 的针形电极。这是由于在 EEG 仪周围的强电场使电极里产生小电流，这种电流在此流经巨大的阻抗（如在头皮和电极的联结处）。根据欧姆定律（V=I·Z），大的电极阻抗将产生高的电压，即使在电流很小时。由于针形电极与患者的接触面积小，致使针形电极阻抗大，因此更加容易受到工频（50Hz）干扰。在某些特定场合（如用针形蝶骨电极记录颞叶前下部的电活动），使用针形电极的益处超过由于高阻抗带来的不足。在安置电极后，电极的阻抗可用欧姆表测量。通过电极电路和连接在患者身上的距离较远的参考电极（如在前额或耳朵上），很小的恒流流经这些设备。可以测量电压的变化，而阻抗可通过欧姆定律进行计算。阻抗与频率有关，因此欧姆计的频率范围应与 EEG 的频率范围相当，如 10～30Hz。DC 欧姆计会诱导电极极化，使测量无效。高 DC 电流也会使患者感到不适。

在放置电极之前，头皮必须用乙醇或皮肤清洁剂用力擦洗。这样可以去掉电极放置部位的脏物和头油，降低头皮与电极间的阻抗。显而易见，过度的清洁可能会激惹患者，有些患者对含有盐溶液或皂土的电极膏过敏。也可选用其他的电极附着介质，包括氯化铀膏或凝胶、导电海绵和其他特殊的电解质。头皮电极常为盘状，顶部有一孔，以有利于与电极膏的接触。电极可用黏性胶、机械限制方式（带子或橡皮帽）或火棉胶固定在一个地方。

每一种经常使用的电极都设计简单：一个金属接触面、易弯曲和绝缘的导线和一根与 EEG 仪的头盒或插线盒匹配的连接插头。导线经常用不同的颜色区分，以便在故障修理时查找。

头皮电极（scalp electrodes）适用于大多数常规记录，常可反复使用。大多数头皮电极由直径为 4～10mm 的氯化银盘构成。有时也使用钳、金或锡制造成的电极。合适的电极电阻为数百欧姆，电阻小于数百欧姆通常表明电极短路。根据 EEG 记录的国际标准，电极电阻应该小于 5000Ω，大于 100Ω。

皮下电极（subdermal electrodes）为细的不锈钢或铀金电极，长约 10mm，直径约 0.5mm。皮肤用手术前用的擦洗剂如腆伏或氯化苯甲烷铵（铵基二甲基苄基氯化铵）清洗，然后将电极通过皮肤角质层插入到真皮层内。插入端呈针形，紧贴在头皮里，皮下电极可快速固定，使用简单，但有许多缺点。第一，疼痛，因此最常用于昏迷患者；第二，电阻很高（通常在 10 000～15 000Ω），这使它们更容易受到噪声的干扰；第三，皮下电极能引起感染，必须在每次使用前进行消毒，在有严重的传染性疾病时，要避免使用皮下电极。当在特殊的情况下需要使用时，大部分医院要求一次性使用。

夹式电极（clip electrodes）为盘状电极，盘内充填有导电膏，再夹在耳垂上，常作为参考记录，其特性与头皮电极类似。因为它们所处的位置，使这些电极容易受到运动的干扰。

鼻咽电极（nasopharyngeal electrodes）曾经与标准头皮电极结合用于改进颞下或额下发放的检测。它为一根长 10～15cm 的柔性绝缘线，线的一端为长 2mm 的非绝缘性金尖。鼻咽电极可以购买或自行制作。制作时，从银丝尖端剥除 5mm 的绝缘层，加热银丝，使银丝尖端熔化成小球，银丝的另一端焊接插头。之后，银丝可用氯化物处理，将银丝浸泡在浓度为 1g/L 的 HCl 或 NaCl 溶液中，接通电压为 1.5～9V 的电池，电池的正极与银丝相连，直到银丝均匀地变为灰色。在上述过程中，将一个 1000～10 000Ω 的电阻串联在银丝电路中，以限制电流的流动（如果电流太高，氯化物的沉淀会不均匀）。任意类型的粗导线都可以作为参考电极插入到溶液中。上述过程结束后，将银丝

电极彻底清洗和消毒。医生或有经验的技术员首先将电极插入患者的鼻孔内，线被弯曲成"S"形，沿着鼻咽部插入，"S"形电极向外旋转，使电极位置处在颞叶前内侧 2cm 的范围内。MacLean 对插入技术的细节进行了描述。鼻咽电极可以提高发作间期棘波检测的阳性率，但仅增加 5%，但对患者来说很不舒服，而且非常容易受到呼吸运动的干扰。鼻咽电极现在临床上已很少使用，已被颞下电极环或蝶骨电极所代替，这些电极的使用增加了记录颞叶前部和深部发放的能力，而不会像鼻咽电极一样受到呼吸和运动的干扰。

蝶骨电极（sphenoidal electrodes）就像 1960 年 Silverman 最初描述的那样，是用来记录颞叶前端的发放的脑电波。电极通常为细而直的绝缘不锈钢丝，长约 50mm，直径为 0.5mm，顶端为一个小的非绝缘球。蝶骨电极通过针形套管插入到颧部和咬肌之间，插入点位于颧骨弓和下颌骨的乙状切迹之间。穿刺点稍微指向前方，使针尖靠在蝶骨大翼的卵圆孔外侧。理论上，这种操作有损伤三叉神经和面神经分支的危险，但很少报道发生并发症；然而，临床检查中这种电极耐受性很好。感染为潜在的危险，但很少发生。蝶骨电极在每次使用后应进行传统消毒。如果用在已知或怀疑有传染性病毒感染的患者，应将其销毁。目前，这些电极可进行消毒处理，但即使经过消毒，这种电极也很少重复使用。

鼓膜电极（tympanic electrodes）是另一种基底电极，用来记录颞叶内侧活动或脑干听觉诱发电位。这种电极通常为一根细的绝缘导线，导线一端与一非绝缘的，直径为 7mm 的，由不锈钢、金或钳制作的小球相连。电极尖端浸泡在导电溶液中，通过外耳道，放置在近鼓膜处。推荐一个保守的措施，只要患者感觉内耳道有任何不适，即应立刻停止电极放置过程。放置电极时必须小心，避免损伤耳膜，而且在使用后必须消毒。在临床实践中，这些电极已很少使用。

深部电极（depth electrodes）是一排电极，神经外科医生可将其直接插入大脑实质内。这种电极可用于检测和定位头皮 EEG 记录发现不到的电压信号。通常情况下，深部电极是由一组不同长度的细不锈钢、锦或金的绝缘丝组成，末端为非绝缘的尖头。目前最常用的电极是在绝缘层外

包裹一层塑料，间隔一定的距离暴露有 1～3mm 宽的非绝缘带，因此能沿着颞叶内侧和新皮质结构的空间进行采样。氯化银电极在直接接触大脑组织几天后会对大脑组织产生刺激作用，相反，不锈钢、金和铅相对惰性和安全。一些有经验的神经外科医生喜欢徒手或在 X 线照相技术指导下放置电极，但深部电极通常采用立体定向技术植入（根据三维坐标参考框架）。电极可以在大脑放置达数天或数星期。每个医院在电极植入时，采用的方位、靶点和方法有所不同。杏仁核、海马、内嗅皮质或眶额皮质及额叶的辅助运动区域为常用的靶点。深部 EEG 记录时，由于电极阻抗相对较低，受肌肉和运动干扰相对较小，而且避免了颅骨的高阻抗，通常具有极好的信噪比，但也有不足之处。首先，并不是所有的大脑深部区域都能用这项技术进行研究，所以可能存在采样误差。源于某一特定深部电极的癫痫样活动仅仅说明该电极比其他测量电极更加接近癫痫发作灶，而不一定表明该电极位于癫痫发作灶内。其次，这项技术为有创性，有引起出血、感染、反应性脑膜炎性水肿和头痛的危险。这些电极的使用应限于有经验的中心。

目前研究的热点是植入式仪器治疗神经系统疾病，如运动障碍（帕金森病、震颤）和癫痫，这项技术要求深部电极和皮质电极不仅用于记录 EEG，而且还可用于刺激大脑深部结构（如丘脑）和皮质表面。尽管这些应用还没有彻底地导致颅内电极新的设计，但可对电极的植入配置进行不同的选择，根据植入的位点可选用不同的电极空间排列及外形。在未来的几年，用于脑活动记录和刺激的慢性植入性电极的新型设计、新型材料和应用的开发，预计将有相当大的进展。

在神经外科手术过程中，皮质电极（cortical electrodes）直接用于大脑表面记录。这项技术通常称为皮质脑电图（electrocorticography，ECoG）。癫痫事件在脑内有一定的解剖学基础，这有助于癫痫病灶切除术时对病灶进行"裁缝"式处理。但术中可以记录的时间相对短暂，需要将记录局限于颅骨切除部位及大多数麻醉药对 EEG 的抑制作用使 ECoG 的实用价值受到了一定的限制。一些研究人员认为，在手术过程中皮质发放的部位及手术切除后这些发放的持续性对判断手术预后

有一定的价值。

硬膜下电极（subdural electrodes）（图 8-2）用于接触有意识的、合作的患者的皮质组织，持续时间可长达数天至数周。硬膜下记录的目的是对与大脑重要的功能区域有关的癫痫病灶进行定位。在过去几十年的癫痫手术中，硬膜下记录对"坏脑"（致痫区）和"好脑"（正常区域）的区分至关重要。通过硬膜下记录可以对癫痫发作发放进行识别和定位。通过相邻的一对电极进行刺激，可以识别感觉运动、言语、阅读或认知功能皮质区，刺激会导致这些区域功能的短暂停止。为了对大面积的皮质区域进行研究，硬膜下网状电极可以聚集成一个近似于手大小的电极组，电极数目可高达 8×8 个。这些电极通常呈扁平状，直径为 3mm 的盘形电极，由不锈钢或钳制成，并被包埋在一层柔软的塑料片中，从一个电极中心到另一个电极中心的距离通常为 1cm。网状电极在放置时可以剪切到合适的大小。放置电极需要进行完全的颅骨切除。如果早期的癫痫发作开始区域位于颞叶之外，由于手术切除后仅有较好的临床疗效，以及在局灶性癫痫发作开始形成过程中神经元网络具有一定的作用这些新的想法，放置颅内电极、网状电极、条状电极和深部电极仍较为常用，但手术切除在某种程度上更加限于局灶性的损害或功能性异常的病例，因为这些病例预后良好的概率较高。

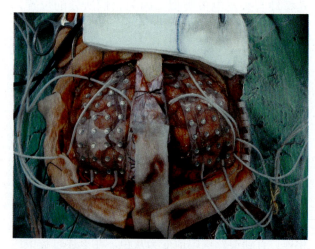

图 8-2　放置在大脑表面的皮质电极

（二）插线盒和组合选择器

EEG 信号从目标对象通过传导电极传送到电

极板上，电极板也称电极盒或插线盒。电极板上的所有电极按照国际上的10-20系统电极命名法标记。除中线电极外，所有的电极都是用一个数字和一个字母进行标记。所有的中线电极下角标是"Z"而不是数字。奇数电极在头部左边，偶数电极在右边。按照大脑的位置区域标记电极：额极电极标记为"Fp"、额"F"、中央"C"、颞"T"、顶"P"和枕"O"。耳朵或听觉的电极标记为"A"，乳突电极标记为"M"。值得一提的是，只有F7和F8电极有可能被错误命名，因为它们可能更多地记录到来自前颞的而不是额区的信号。插线盒还有一个额外的接地电极输入口，粘在中线前额上的或其他相对中间的头皮电极插入到这个输入口中。在大多数插线盒上，还有一些编号的输入口用于特定的电极或传感器。插线盒有可能采用电或光隔离技术，防止电流流经患者。

EEG电极的输入通过插线盒进入EEG仪的组合选择器板，组合选择器板是一个二维的按钮组合。板上每行中的一个按钮对应插线盒上的一个输入。

（三）放大器

通过组合选择板，EEG信号到达放大器。EEG仪中的放大器是复杂的装置，完全不同于那种只能放大电压的放大器。EEG放大器也包含滤波器、分压器、输入和输出插孔，以及校准设备。用来接收小信号输入（如μV或mV）的装置被称为前置放大器，用来接收大信号输入（如V）的装置被称为放大器，每个放大器有一个确定的输入电压范围，该范围被称做动态范围。小于这个范围的输入可能丢失于噪声背景之下。超过最大范围的输入，电压将产生失真或导致仪器的损坏。EEG放大器本身具有频率响应，对较宽范围的输入电压具有线性响应。

（四）脑电滤波器

当EEG信号放大后，输出信号进一步通过滤波消除如前所述的特定的频率成分。高通滤波器削弱了信号中频率小于某个特定值的成分，而低通滤波器则去掉了高于某个频率的成分。使用特殊滤波器，如50Hz的限波滤波器，能够

去掉工频信号产生的噪声。EEG记录的理想状态是尽可能少使用滤波器，因为滤波器会使EEG信号的波幅和通道间的相位产生失真。在某些情况下，必须使用更加严格的滤波器消除肌肉产生的高频干扰及运动或汗液电位产生的低频干扰。因此，在EEG记录过程中，应常规记录所用的滤波器。只有这样，EEG医生才能正确地解读记录的结果。

（五）数据采集过程中和采集后的处理

由于数字EEG信号以数字数据存储，所以可以使用很多的软件和算法对数据进行分析，并从中提取以不同的形式表现出来的特征。这些方法在临床和研究应用中非常有效。临床使用的例子包括长程EEG数据的压缩谱阵（compressed spectral array，CSA），如术中监测、重症监护或麻醉监测；用于住院患者癫痫监测的癫痫发作检测算法及睡眠自动分期算法。研究应用包括在认知研究中通过皮质EEG记录局部皮质的去极化以探讨大脑的功能性定位，以此进行癫痫发作预警的研究。

第二节　肌　电　图

人类对自己身体的肌肉的研究最早可以追溯到文艺复兴时期，著名画家达芬奇的画作就有结构比例非常精确、栩栩如生的肌肉图。很多人说达芬奇是用尸体素描才能画出如此精确的图来；近代解剖学之父Andreas Vasalius在他的巨作《人体结构论》中更详细地描述了人体的肌肉组织，但他只对肌肉的外形做了精确描述，并没有讨论肌肉的动态功能。

肌电图是神经电生理检查的一个重要设备，意大利解剖学家Luiggi Galvani用金属棒将青蛙小腿去极化，发现给予电刺激会产生肌肉收缩，而且该收缩会产生力量。这个重大发现具有里程碑意义，标志着神经电生理学诞生，而Luiggi Galvani也被后人称为神经电生理之父。

后来的科学家们一直想用仪器看到这种肌肉收缩，但由于科学技术的限制，科学家的想法一直没有得到很好的执行。

德国科学家Du Bois-Reymond在1849年首次

报道在收缩的肌肉中测到电流，这个实验非常具有独创性，他将包有金属丝的表面电极浸在盐水溶液中，再将手指放入盐水中，他发现当手和手臂收缩时，检流器会有很小的一个偏动。为了降低阻抗，他居然在自己前臂上弄一个水疱，然后将水疱上的皮肤去掉，再将此伤口浸入盐水，检流器居然偏移高达65°。这充分证明伤痛诱发了电子信号。

1922年美国科学家Gasser与Erlanger将阴极射线示波器代替之前使用的检流器，终于可以看到肌肉产生的信号，此项重大发明也让Gasser和Erlanger获得了1944年诺贝尔医学奖。

20世纪50年代，肌电图技术开始进行商用。70年代差分放大器的使用将采集信号的精度提高了一个层次。在如此高精度的放大器上能做什么？如何采集到最佳质量的电生理信号？这些问题成为了当时肌电图厂家共同遇到的难题。经过厂家与临床医生多年的共同交流与研究，科学家们发现这台设备不仅能检查肌肉，还能检查神经，从此肌电图改名为肌电&诱发电位仪，通过与临床思路的结合，肌电图产品开始进入了成熟期。

一、肌电图的定义及特点

肌电图是研究神经和肌肉细胞电活动的科学，是通过描述神经肌肉单位活动的生物电流，来判断神经肌肉所处的功能状态，以结合临床对疾病作出诊断，利用肌电图检查可帮助区别病变是肌源性还是神经源性。

肌电信号具有以下几个特点：①微弱性。一般在微伏级或毫伏级，如感觉信号只有几微伏。②低频特性。生物电信号的频率普遍很低，一般在零点几赫兹到几千赫兹，所以，对不同信号的采集，需要设置不同的通频带。③不稳定性。由于生物体是一个开放的系统，不断地适应外界环境的变化，因此生物信号是处于动态变化之中的。

伪迹是所有电生理技术无法回避的问题，在肌电图检测中所记录到的电位，并非所有电位均起源于骨骼肌。不属于肌肉电位的任何电压

的变化，均称为伪迹。伪迹只能尽可能减少，不会消失。

常见伪迹有生理性伪迹及检查过程中引起的伪迹。生理性伪迹主要有以下两种：①肌肉伪迹。头颈部肌肉运动是产生肌肉伪迹最常见的原因。例如，在做脑干听觉诱发电位时，咳嗽、咬牙、吞咽等动作均会产生伪迹，排除的最好方法是让受检者尽量放松；②皮肤伪迹。一般由于皮肤出汗或干燥引起的，所以要对皮肤进行清洁，去脂，一般采用乙醇去脂，有时对于皮质较厚的地方可用细砂纸打磨，效果较好。

检查过程中引起的伪迹主要有以下几种：①电极伪迹，确保电极与导线连接良好。各导联线之间不能缠绕在一起。②刺激伪迹，电刺激的电流，通过组织传导至记录电极的过程中，可产生伪迹，听刺激时，耳机也会产生伪迹。所以，在检查时电刺激缆不要与记录缆绞在一起，耳机线可从背后绕过，避开记录线。

二、肌电图机的组成

一台肌电图机主要由基座放大器（base unit）、头盒（head box）、控制面板（control panel）、计算机（computer）、刺激器（stimulator）及记录和刺激电极（Electrode）六个部分组成，见图8-3。

1. 基座放大器 既是电信号采集和计算的中心，也是肌电图仪连接各个重要部件的中转站。

2. 头盒 是用来连接电极的集线盒，同时又有一定的计算能力。在最新技术的头盒中引入了脑电的10-20系统，这样更加方便诱发电位和认知电位的使用。

3. 控制面板 是技师用来调节参数，进行记录采集的地方。

4. 刺激器 在神经传导检查中，手柄刺激器是不可或缺的一个重要部件，技师用手柄给予患者一定强度的电刺激，通过肢体远端电刺激信号的采集从而对神经进行评估。

5. 电极 是肌电图机与患者的连接线，通过各种电极的配合使用，才能完成一个好的肌电图检查。

6. 计算机 是肌电图机分析软件的载体。

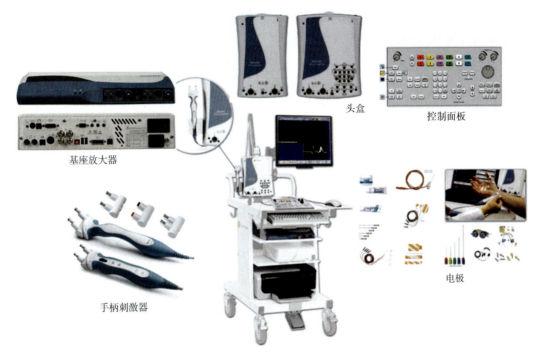

头盒

控制面板

基座放大器

电极

手柄刺激器

图 8-3　一台标准的肌电图机

三、肌电图及肌电诱发电位的临床应用

随着神经电生理检测技术的不断发展，肌电诱发电位已经被越来越多的人所了解，也被医生和患者所接受，目前在临床的应用主要有两个方面：一方面是常规检查；另一方面就是术中监测。

肌电图主要可以完成如下的检查项目。

（1）肌电图（EMG）：通过针电极对肌肉中运动单位进行分析，可以明确判断神经源性损伤还是肌源性损伤。它作为一种测定运动系统功能的手段，现已被广泛用于区别肌肉力弱和肌萎缩是肌病所致还是神经病变所致，或是其他原因所致。通过针极肌电图，对躯体不同部位肌肉的测定可以了解：①肌肉病变是属于神经源性损害，还是肌源性损害；②神经源性损害的部位（前角细胞或神经根、神经丛、神经干、神经末梢）；③病变是活动性还是慢性；④神经的再生能力；⑤提供肌强直及其分类的诊断和鉴别诊断依据。应用于不明原因的肌萎缩、麻木、无力、肢体活动障碍等疾病的定性、定位诊断，还可作为神经损伤手术后或治疗后的监测手段，以及提供康复、伤残、法医鉴定的客观指标。

（2）单纤维肌电图（SFEMG）：运用单纤维针对单个肌纤维进行检测，用于重症肌无力（MG）、肌萎缩性侧索硬化（ALS）和炎性肌病检查。其中 Stim sfemg 电刺激纤维可用于临床不能配合患者。

（3）巨肌电图（MacroEMG）：在单纤维肌电图基础上运用巨肌电图针对整个运动单位（或运动单位的大部分）进行采集，用于对运动单位的研究，但由于针太粗导致的疼痛问题，而限制了这个项目的广泛使用。

（4）神经传导速度（NCV）：包括运动神经传导速度（MCV）和感觉神经传导速度（SCV），电刺激神经并在神经远端记录，给予刺激使神经纤维去极化，然后记录所诱发的反应。沿感觉神经或混合神经（既有感觉也有运动纤维）的行程中，可进行直接记录。冲动传播时，可在刺激点的近端或远端进行记录。对于运动（神经）的检测，可从肌肉上间接记录。NCV 是可评定周围运动神经和感觉神经传导功能的一项诊断技术。主要用于周围神经病的诊断如多发性神经病、遗传性周围神经病、吉兰-巴雷综合征、腕管综合征、周围神经外伤等，结合肌电图可鉴别前角细胞、神经根、周围神经及肌原性疾病等。协助判定神经是轴索损害还是脱髓鞘病变。

（5）F波：超强刺激神经干后前角细胞的回返放电，可以反映近端运动神经功能。

（6）H反射：刺激胫后神经，腓肠肌记录。调整合适刺激量至出现H反射，用于多发性周围神经病的早期诊断。

（7）重复神经电刺激（Repstim）：分为高频刺激和低频刺激，超强连续刺激运动神经干，观察捕捉到的复合肌肉动作电位的波幅变化。用于神经肌肉接头部位诊断，而且可以鉴别突触前膜（lamber eaton）和突触后膜（重症肌无力）病变。

（8）瞬目反射（Blink reflex）：刺激三叉神经，并在眼轮匝肌上记录潜伏期，反映三叉神经、面神经和脑桥中枢病变。

（9）皮肤交感反射（SSR）：人体突然接受刺激后的皮肤反射电位，用于糖尿病周围神经病变和痛性周围神经病变的研究，以及交感神经研究项目。

（10）Sep体感诱发电位（SEP）：躯体感觉系统的外周神经部分在接受刺激后，在特定感觉神经通路上记录的电反应。

（11）脑干听觉诱发电位（BAEP）：用耳罩进行听力刺激后从头皮记录到的电反应，检测听觉传导通路。

（12）视觉诱发电位（VEP）：采用显示器或闪光眼罩刺激进行视觉刺激后从头皮上记录到的电反应，检测视觉传导通路。

另外，肌电图也广泛应用于术中监护中。神经-肌电图在臂神经丛和周围神经损伤中的应用价值已经得到临床的充分肯定。但在术前检测中由于种种因素仍存在着一定的假阴性和假阳性，占10%～15%。患者皮肤软组织缺损、表面瘢痕形成、婴幼儿检查时不合作、电极放置点不正确，强电流刺激时易引起容积传导等因素均限制了术前神经-肌肉检测结果的准确性。为进一步提高肌电电生理检测的正确性，须在术中进行神经-肌电图检测。可直接刺激受检神经，消除容积传导等干扰因素，方法简便，数据可靠。该检测能帮助临床医师更直观地确定周围神经损伤的部位，更确切地了解周围神经损伤的性质。且经术中肌电电生理监测后，可立即向手术医师提供神经损伤的程度与范围等情况的准确评估，以帮助术者选择最佳的手术方式，提高手术效果。其对臂神经丛等周围神经损伤的诊治具有重要的临床意义。

术中监护可广泛用于骨科、手外科涉及周围神经探查、松解、修复的手术，或骨科、神经外科涉及中枢神经的手术。

第三节　脑　磁　图

脑磁图（magnetoencephalography，MEG）是通过超导量子干涉仪（superconducting quantum interference device，SQUID）实时记录大脑神经细胞兴奋所产生的生物电磁场变化的诊断和科研设备，见图8-4。

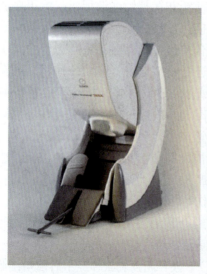
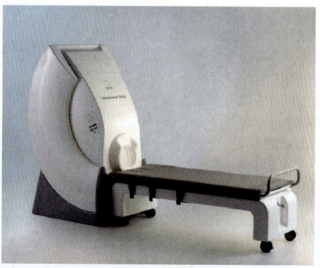

图8-4　脑磁图系统

目前，EEG、MRI、高场核磁，以及功能磁共振成像（fMRI）已成为比较普及的研究设备，但是，大脑似一架复杂的机器，功能活动瞬息万变神秘莫测，如何捕捉到瞬间的神经冲动并且准确定位，这是 EEG 和 MRI 都无法做到的。MEG 巧妙地弥补了二者的不足，它通过探测大脑生物电活动产生的磁信号，具有毫秒级的时间分辨率和毫米级的空间分辨率，可以实时解析大脑神经活动，因而成为多模态脑功能成像研究的重要研究手段之一。

MEG 检查不需要注射放射性物质，也不需要暴露在 X 射线下或磁场中。整个检查过程是安静、无创的，即使是儿童、婴儿和孕妇也可以反复接受测试，受试者无任何不舒服的感觉。

一、脑磁图信号的产生

人类大脑是众所周知的结构最复杂、也是最重要的器官。覆盖于脑表面是大脑皮质，由灰质构成，大脑皮质是脑的最高级部位，也是心理活动的最重要的器官。大脑皮质有 140 亿左右的神经元，主要是锥体细胞、颗粒细胞及梭形细胞，呈分层排列，这些细胞构成一个巨大的信号处理网络，包括 10^{14} 个左右的突触互连。神经信号本质上是一种电信号，在神经传递时表现为电位变化，这个电信号可以被 EEG 所探测到。

1820 年，丹麦物理学家奥斯特发现了电流的磁效应，即任何通有电流的导线，都可以在其周围产生磁场的现象。电流的磁场具有方向，可用安培右手定则进行判断，即用右手握住导线（或导体），使大拇指的指向为电流的流向（电流从

正极到负极，大拇指指向负极），此时四指环绕的方向就是磁场的方向。

大脑神经电流的变化，也伴随磁场的产生，即大脑磁信号。同样，人体的其他生物电活动均会产生磁场，如心脏电活动会产生心磁场。

神经磁场可以轻易地穿透脑脊液、颅骨、头皮等而不受介质干扰，所以通过探测大脑磁信号可以更准确地记录并定位大脑活动，但是大脑神经活动产生的磁信号是非常微弱的，大致为 $10^{-12} \sim 10^{-15}$ 特斯拉，相比于其他的磁信号，可谓微乎其微，由心脏产生的磁场比大脑产生的磁场大 100 倍左右，而地球的磁场则是脑磁场的十亿倍，甚至更大，两者相比，犹如在音乐大厅音乐演奏时一根针掉到地上的声音，其难以捕捉的程度可想而知，MEG 的诞生克服了这一难题。因为在测量时必须排除地球磁场的干扰，所以脑磁图的探测需要在特制的磁屏蔽室中进行。

人体生物磁场的来源主要分为生物电流产生的磁场、由生物磁性材料产生的感应磁和侵入人体内的强磁性物质产生的剩余磁场。其中，第一种即生物电就是产生脑磁场的磁源，记录下这种磁场变化即获得脑磁图信号。

MEG 所测量的磁场主要来源于大脑皮质锥体细胞树突产生的突触后电位（图 8-5），单位面积脑皮质中，数千个锥体细胞同时产生神经冲动，从而产生集合电流，并产生与电流方向正切的脑磁场。并不是所有的神经细胞都会产生可测量的电磁场，锥体细胞树突平行排列，当有同步电活动时可以形成等电流偶极，从而在头皮外产生可测量的信号（图 8-6）。

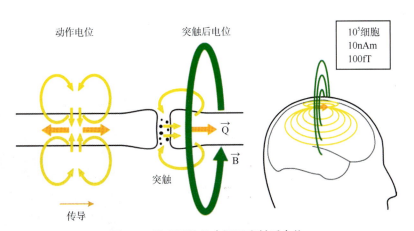

图 8-5　脑磁图信号来源于突触后电位

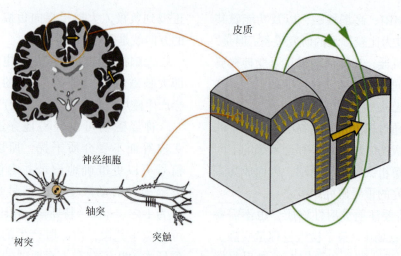

图 8-6　可测量磁信号的产生

脑电活动主要有三个来源：①跨膜电流；②细胞内电流；③细胞外容积电流。每一个电流成分均有其相关的磁场，MEG 所测量的磁场反映了所有电流成分的磁场的叠加。

跨膜电流即动作电位，不产生可探测的磁信号，因为细胞膜内外的电流大小相等，方向相反，所产生的磁场相互抵消。头颅的内表面近似一个球形导体，根据物理学公式可以推导出，在一个容积导体内呈放射状的电流源在容积导体外产生的磁场为零，因此脑磁图对放射状方向的树突活动为一个盲区。轴突的电活动也产生磁场，然而运动电位时空范围有限，所有轴突同步产生电流是不现实的。

因此，只有细胞内电流的正切成分才能产生可探测的磁场。突触后电位即为细胞内电流，将突触后电位看作一个电流偶极子，脑磁场测量实际上是测量突触后电位中与大脑表面呈正切方向的电流产生的磁场，主要是大脑皮质的锥体细胞产生的磁场。当然很少的树突表现为纯粹的放射状或单纯的正切状，但任意一个电流矢量均可分解为放射状成分及正切成分，脑磁图选择性测量正切成分。

细胞外容积电流所产生的磁场在颅外为零。基于以上原因，只有细胞内电流的正切成分才能产生可探测的磁场。

EEG 主要是测量平行于颅骨的神经细胞的活动，而 MEG 主要是测量垂直于颅骨的这些细胞的活动。与 EEG 相比，MEG 的一个主要优点是，大脑和头皮之间的头骨和其软组织并不会扭曲及衰减磁信号。而 EEG 测量的电信号则不然，电场在穿越头骨、皮质、脑脊液时会有衰减，且因其不均匀的电导率，使得信号的处理的分析变得更加复杂，就定位精度而言，EEG 是以厘米为单位的，MEG 是毫米级的。

到目前为止，还没有任何其他的无创成像方式，能够像 MEG 一样同时具备毫秒级的时间分辨率和毫米级的空间分辨率。

二、脑磁图发展历程

1965 年，伊利诺伊大学的物理学家 David Cohen（图 8-7）首次测量了大脑的 MEG 信号，那时还没有开始使用 SQUID 技术进行采集，David Cohen 采用的是铜制感应线圈制成的探测器。为了消除背景噪声，测量是在一个具有磁屏蔽效果的房间里进行的，但是由于探测线圈的敏感度极度不足，结果并不理想，混杂了太多噪声的 MEG 测量结果难以采用。

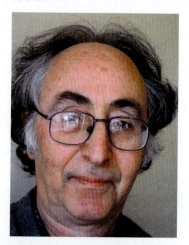

图 8-7　David Cohen

1969 年，在麻省理工学院，Cohen 精心制作了一个更好的磁屏蔽室，并首次采用了由 James Zimmerman 等研发出来的 SQUID 探测器，他第一次获取了清晰的可媲美心电图（ECG）的心磁图（magnetocardiography，MCG），以及第一次来自骨骼肌的磁信号，更引人注目的是，他也采集到了纯净的 MEG 信号。他测试了一个健康受试者的自发反应和一名癫痫患者的异常脑部活动，结果几乎和那些 EEG 信号一样清晰。科学期刊将这一事件称为生物磁学的诞生。而这一系列成果，极大地激发了那些尚对 SQUID 技术持观望态度的物理学家的兴趣。由此开始了对各种类型，包括自发的和诱发的 MEG 信号的采集和测量。

采用 SQUID 磁强计进行的人体生物磁信号的研究，通常称为磁源成像（magnetic source imaging，MSI），有时也称为磁场断层成像（magnetic field tomography）或者电流成像。最初，单个 SQUID 探测器被成功地用于大脑生物磁信号的测量，为此需要环绕受试者的头部测量大量的点，工作起来异常烦琐而且笨重。随后出现 4 通道、7 通道、24 通道、37 通道及 64 通道等生物磁仪，但是均需要不断地转动传感器的位置以获得全脑信号，费时费力，且无法得到同步的脑电磁信号。到了 20 世纪 80 年代，MEG 生产厂商推出多个传感器阵列，被装置在头盔型的真空装置内，可以覆盖头部更大的面积，有 148 通道、248 通道、275 通道及 306 通道的 MEG 系统。至此，MEG 检查变得快速高效起来。

这一时期的主要厂家有加拿大 CTF、美国 4-D Neuroimaging 和日本 Yokagawa。2003 年医科达公司收购了芬兰 Neuromag，继续研发生产 306 通道全脑型 MEG，于 2011 年推出 Neuromag® TRIUX 系统，并一直活跃在国际市场。CTF 和 4-D Neuroimaging 分别于 2008 年关闭了 MEG 业务，而 Yokagawa 于 2016 年 4 月 1 日将其旗下 MEG 业务转给理光（Ricoh）。

随着近几年脑科学研究的不断深入，MEG 的重要作用逐渐体现出来，相继又有几家公司投入到 MEG 产品的研发，如英国的 York 公司，澳大利亚的 Compumedics 公司等。

第四节 脑磁图设备原理和构造

一、脑磁图设备原理

MEG 系统对大脑磁场的探测能力是通过放置在紧贴头皮的超导量子干涉仪（SQUID）实现的。SQUID 与超导采集线圈协同工作，后者的作用类似天线。当一个来自大脑的磁信号穿过线圈，由此产生的电流被 SQUID 测量到，将微小磁场转换成电流，并在后一级的放大电路中将其转化成可以记录的电信号。

SQUID 是一种能测量微弱磁信号的极其灵敏的仪器，就其功能而言是一种磁通传感器，不仅可以用来测量磁通量的变化，还可以测量能转换为磁通的其他物理量，如电压、电流、电阻、电感、磁感应强度、磁场梯度、磁化率等。SQUID 作为探测器，可以测量出 10～11 高斯的微弱磁场，仅相当于地磁场的一百亿分之一，比常规的磁强计灵敏度提高几个数量级，是进行超导、纳米、磁性和半导体等材料磁学性质研究的基本仪器设备。到目前为止，SQUID 是探测微弱大脑磁信号的唯一手段。

SQUID 的基本原理是建立在磁通量子化和约瑟夫森效应（Josephson Effect）的基础上的，其本质上是一个含有约瑟夫森结（Josephson Junction）的超导环。

1962 年，22 岁的剑桥大学学生实验物理学研究生约瑟夫森（Brian David Josephson，1940～）预言，当两个超导体之间设置一个绝缘薄层构成 SIS（Superconductor-Insulator-Superconductor）时，电子可以穿过绝缘体从一个超导体到达另一个超导体。约瑟夫森的这一预言不久就为 P.W. 安德森和 J.M. 罗厄耳的实验观测所证实——库珀对*通过两块超导金属间的薄绝缘层（厚度约为 10 埃）时发生了隧道效应，于是称之为"约瑟夫森效应"（Josephson effect），即隧道效应（tunneling

---

* 在低温超导体中，电子并不是单个地进行运动，而是以弱耦合形式形成配对，一般称之为库珀对。形成库珀对的两个电子，一个自旋向上，另一个自旋向下。

effect），在约瑟夫森的预测之前，人们仅知道非超导状态的电子可以借由量子隧穿效应流过绝缘层。约瑟夫森因此获得 1973 年物理诺贝尔奖。

SQUID 探测器固定在非常紧凑的头盔式装置内，浸泡在装在真空杜瓦瓶的液氦内，温度为 −272.2℃的液氦可以保障 SQUID 在超导状态下工作。每组探测器独有的编码代表其所在位置（图 8-8）。

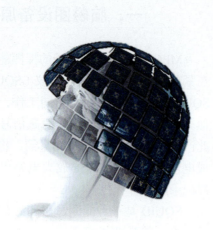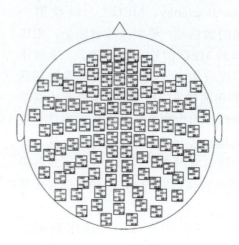

图 8-8　SQUID 探测头盔及位置编码

二、脑磁图设备构造

一套完整的 MEG 设备包括主机、检查床 / 检查椅、刺激系统、采集和分析工作站及磁屏蔽室（图 8-9）。

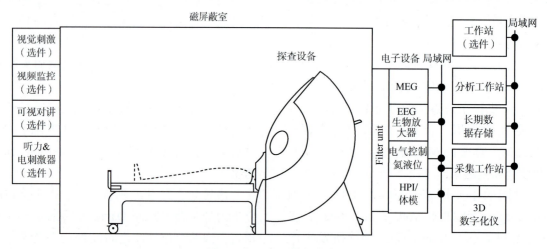

图 8-9　MEG 系统框架图

MEG 主机最重要的组成部分是探测设备，也称为探头（Probe），由 SQUID 和采集线圈组成，装置在充满液氦的真空杜瓦瓶内（图 8-10），以便将温度稳定在 4.2K，确保传感器的超导状态。杜瓦瓶固定在机架上，机架可根据受试者体位变换角度。

传感器（sensor），也称探测器，分为梯度计和磁强计，采集信号方向分为轴向和与大脑表面相切的平面式采集，不同厂家的探测器设计也是不同的，各有千秋。4D-Neuroimaging 的 MEG 系统是 248 通道，全部采用的是轴向探测的梯度计；而 CTF 的 MEG 系统是 275 通道，也是全部采用了轴向探测的梯度计；Elekta 的 MEG 系统为 306 通道，包括 204 个平面探测的梯度计和 102 个轴向探测的磁强计。下述以 Eleka 的脑磁图系统为例深入探讨传感器的结构。

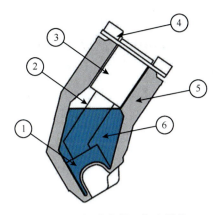

图 8-10　探头在杜瓦瓶内结构

1. 与传感器连线；2. 连接线路；3. 颈塞；4. 前置放大器；
5. 真空绝热杜瓦瓶；6. 液氮

Elekta 脑磁图系统同时具备梯度计和磁强计，两种不同的薄膜式传感器整合在 102 个晶片（图 8-11）上，3 个传感器一组，以互相垂直的方式叠加在每个晶片上。每个传感器单元包括一个磁强计（magnetometer）（图 8-12），用于测量正常的场分量，优点是这些传感器与所有信号高度协调，无论是来自深部还是表浅的信号源，也无需考虑方向；另外每个传感器单元还包含 2 个正交排列的平面梯度计（gradiometer）（图 8-13），用于探测梯度分量。

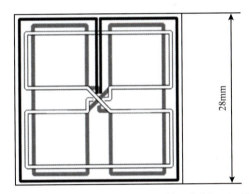
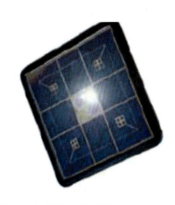

图 8-11　传感器晶片，包括一个磁强计和两个方向相反的梯度计

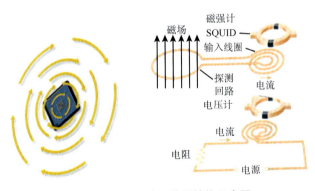

图 8-12　磁强计及线圈缠绕示意图

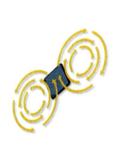
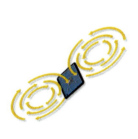
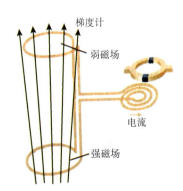

图 8-13　方向相反，呈正交排列的平面梯度计及线圈缠绕示意图

3个传感器设计的优势是提供一个由3个独一无二的和彼此独立的测量，避免了像其他那些只具备轴向梯度计或磁强计的MEG系统那样对同一信息的过度采样。合并在每一个传感器单元的三个通道的主场彼此呈正交关系。来自其中任何一通道的信号不会与来自其他两个通道的信号混淆。

MEG的其他组成部分还有：

（1）检查床和检查椅（图8-14），以及儿童检查座椅装置。受试者可采取坐位（直立/后仰）和卧位进行检查。

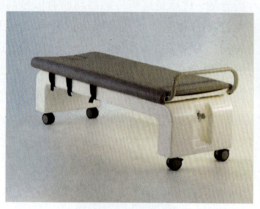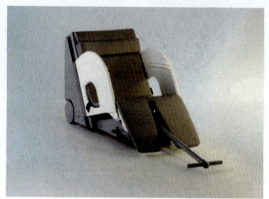

图8-14 检查床及检查椅

（2）头部位置指示器：基于贴附在头部已知位置上的头部定位线圈，主要是以双侧耳前点、鼻根处建立坐标系，通过固定在头表面的4个或5个线圈确定头的位置，对采集到的位置信息进行数字化处理，建立头坐标系，以便与磁共振影像叠加时共用一个坐标系统进行配准。

（3）刺激系统：为了获得脑诱发磁场，需要对某些部位施以刺激，以兴奋脑的某些重要功能区，主要包括视觉、听觉、触觉、体感等刺激设备。例如，用电流刺激双侧腕部正中神经，使脑体感皮质兴奋；给予听觉刺激，获得听觉皮质区的定位，声音的产生及传导等。这些系统要与数据采集计算机及刺激计算机相连。

（4）数据采集工作站和数据分析工作站，由数据采集计算机获得的MEG信号通过分析工作站进行分析，带有大脑解剖结构信息的MRI影像资料通过计算机网络也传送到数据分析工作站，二者叠加形成磁源性影像。同时与MEG采集同时获取的脑电图信息也可以用于脑磁图信号的分析和比较。

（5）低温设备（液氦灌装装置）：为了保持SQUID的超导状态，需及时补充杜瓦瓶内挥发掉液氦，目前所使用的MEG设备需要每周灌注1~2次，每次灌注80~100L左右。Elekta公司于2016年推出了内置氦循环装置，这是一套闭路循环的氦液化系统，运行时间可根据用户需要进行设置，不影响正常工作，带有内置氦回收装置，MEG系统的灌注周期延长到一年一次，仅需补充50L液氦，实现突破性的液氦零损耗技术。且机架位置改变后，可最快速度恢复到稳定状态。

（6）内部通话和视频监测系统：用于室内外沟通、传达指令并保障受试者安全。

（7）磁屏蔽室（MSR）：是采集大脑磁信号必不可少的装置，MEG信号的采集即在屏蔽室内完成，根据设备所处环境，可选择单层、双层甚至三层磁屏蔽室。除了地球磁场外，环境噪声也不可避免，即便是在实验室内。例如，机动车、电梯、地铁、输电电缆等，都会引发噪声干扰，如果实验室靠近交通干道，行驶中的摩托车和公交车也会产生干扰信号。不同的实验设备和医院设备同样可能会带来不同的噪声信号，如刺激发生器、MRI设备。

另外还有生物性噪声，如受试者眼睛的移动和眨眼动作是重要的生物性噪声源之一，并且受试者身体随呼吸或心搏节律移动也可能产生伪像，当然，受试者在开始检查前必须取掉所有带有磁性的和金属物品，如手机、钢笔、眼镜、手表、发夹等。除人为因素外，地球磁场自然产生的波动也带来显著的噪声源，特别是低频波动。

通常以上噪声可以通过硬件方法和软件方法

进行噪声隔离、消除或补偿，硬件方法即必不可少的磁屏蔽室。屏蔽的方法有很多种，如铁磁屏蔽法、涡流屏蔽法和近年来发明的高温超导屏蔽法，作为解决外界干扰噪声最直接最可靠的办法，磁屏蔽室整合了如上技术。为了提高磁屏蔽室的屏蔽性能，更好地消除噪声，还可以通过参考通道抵消噪声（梯度计）；或是基于参考通道的自适应回馈系统（磁屏蔽室外加上额外线圈，根据参考通道的取样值，往线圈中注入相应电流，其磁场可以反向抵消外部磁场）。

除此之外，MEG 厂家还研发出各种软件技术，进一步消除噪声提高信噪比。如 Elekta 的空间信号空间分离技术（spatial signal space separation, SSS）、时空信号空间分离技术（spatiotemporal signal space separation, tSSS），可有效消除来自远处和近源处的噪声信号；以及头部运动补偿技术，通过持续的头部位置追踪消除运动噪声。

三、脑磁图的检查流程

MEG 检查一般需要提前预约，检查过程无痛无创，在门诊即可进行。步骤如下所述。

（1）准备：金属会干扰 MEG 信号的采集（但不会带来像在 MRI 室那样的危险），所以患者首先需要拿掉身上所有金属物品。假牙等牙科材料中的金属含量微乎其微不足以导致磁性干扰，因而可忽略不计。

（2）佩戴定位线圈：将一组定位线圈用胶布固定在患者头部，然后用三维数字化仪确定线圈相对于头部解剖标志的位置，以便用于 MEG 与 MRI 影像的精确配准。

（3）进入屏蔽室：接下来，患者将被带到磁屏蔽室内，根据检查要求采取坐位或者卧位，并将头部放入头盔。MEG 检查，即非幽闭空间，视线也不受限制，因此绝大部分受试者，甚至儿童受试者，也可以很好地配合检查。

（4）信号采集：实际的扫描过程可能需要几分钟或几小时，具体取决于程序和任务。在扫描期间，患者将被要求保持静止，并尽量减少眼睛运动、肌肉紧张或其他不必要的运动。

（5）数据分析：信号采集结束后，MEG 数据进入分析软件中，由经过训练的医疗专业人员进行分析处理。从记录的信号中，确定大脑中相应活动的起源，然后将这些位置与显示大脑结构的 MRI 结合。

四、脑磁图的临床应用

MEG 的临床应用涉及神经内科 / 功能神内、神经外科 / 功能神外、精神医学及心理学等各个领域，目前在癫痫患者进行致痫灶定位及对神经外科患者手术前进行重要功能区定位两个方面应用最为成熟，在临床其他领域的应用也在逐渐增多，如对大脑功能性疾病、创伤性脑损伤（TBI）和创伤后应激障碍（PTSD）的探索。在科研领域，研究者正致力于 MEG 在探测神经系统失调导致的发育障碍领域的应用，如自闭症、读写障碍等，以及精神性疾病，如抑郁症、双相性精神障碍和精神分裂症，神经退行性病变如阿尔兹海默病等研究等。

（一）致痫灶定位

癫痫是由多种疾病引起的慢性脑部疾患，以脑部神经元过度放电导致突然、反复和短暂的中枢神经系统功能失常为特征。根据所侵犯神经元的部位与放电扩散范围，可表现为运动、感觉、意识、行为、自主神经功能等不同障碍或兼而有之。在我国癫痫患病率约为 5‰，癫痫患者总数约为 650 万，其中应用抗癫痫药物治疗无效的难治性癫痫患者约占 20%，可以寻求局部切除致痫灶或进行伽玛刀放射治疗。为了保证外科手术或放射治疗的有效性，术前必须要做到两点：一是准确地定位致痫灶；二是对脑重要功能区的精确定位，即为了保证手术治疗的效果，也为了避免在切除致痫灶时损伤脑的重要功能区造成患者的功能障碍。

MEG 为临床提供了一种可以精确定位致痫灶的无创检测方法。在研究对比 MEG、头皮视频脑电图（V-EEG）对致痫灶的定位结果后，表明 MEG 检测到发作间期的棘波，80% 是在临床上可用的且有价值的。

原发性癫痫又称特发性癫痫，是指通过目前所能做到的各种检查还未能证明脑部有引起癫痫发作的器质性病变或存在全身性代谢性疾病迹象的一类癫痫。原发性癫痫在 CT、MRI 形态学上表现为正常，通过 MEG 可以发现发作间期的棘波，经过溯源算法，并与患者的 MRI 影像叠加配准，形成磁源性图像（magnetic source imaging, MSI），进而对致痫灶进行精确定位。

继发性癫痫又称症状性癫痫，是指能够找到病因的癫痫，一般情况，继发性癫痫患者能在 CT、MRI 图像上找到明确的病灶，如脑肿瘤、大脑皮质发育不良、结节性硬化、病毒性脑炎后遗症、海马硬化、软化灶等，在大多数情况下，这些病灶和致痫灶是有密切关系的。同样，通过 MEG 检测发作间期的棘波，并与 MRI 影像融合，可以进一步明确病灶与致痫灶的位置关系。

（二）脑功能区定位

脑的重要功能区主要有体感皮质、运动皮质、听觉皮质、视觉皮质及语言皮质等。由于脑的功能区在个体间存在差异，并且，脑肿瘤等占位性病变，病灶有可能会对周围正常结构挤压，从而造成功能区的移动，因此对于准备进行病灶切除的患者来讲，术前对上述脑的重要功能区进行定位具有重要意义，可以指导神经外科医生在尽可能减少术后神经功能障碍的基础上最大范围地切除病灶，提高患者术后生活质量。

另外，在术前通过脑磁图检查定位功能区，有助于对手术效果的提前预判。脑磁图对正常或异常大脑功能区的界定，有助于临床医生在手术时准确切除病变组织，尤其在无其他方法可分辨病理组织的时候。

具体检测方法包括下述几种。

（1）体感诱发脑磁场（somatosensory evoked magnetic fields，SEF）：通过 MEG 可以采集到正中神经电刺激诱发的大脑磁场变化，通过溯源算法可以获得磁源性图像。由于 MEG 具有毫秒级的时间分辨率及毫米级的空间分辨率，因此，可以精确定位大脑皮质的体感功能区，通过 MSI 可以明确显示出功能区、病灶和致痫灶之间的位置关系，为外科医师术前制订合理的手术方案，并对患者及其家属交代术中易出现的问题及手术后果提供了极大的帮助。

（2）听觉诱发脑磁场（Auditory Evoked Magnetic fields，AEF），通过 MEG 可以采集到给予声音刺激诱发的大脑磁场变化，通过溯源算法获得磁源性图像。采用不同的声音刺激，可以或得听皮质等重要功能区的定位及其功能状况的评估，从而为手术方案的设计及采取的保护措施提供非常有价值的信息。

（3）视觉诱发脑磁场（Visual Evoked Magnetic Fields，VEF），通过脑磁图采集到不同视觉刺激诱发的大脑磁场变化，通过溯源算法获得磁源性图像（MSI），进而获得精确的视觉皮层的定位并对患者的视觉功能状态进行评估，从而为手术方案的设计及采取的保护措施提供有价值的信息，另外，视觉诱发脑磁场也有助于临床探寻某些疾病病理学基础，更好地了解疾病发生和发展机制。

（4）替代韦达测试（Wada test）定位语言功能区，语言和记忆功能区可能位于大脑半球的某一侧或者双侧，为避免损伤语言和记忆中心，在切除手术前确定其所在位置至关重要。长期以来，韦达测试被视为标准，但其过程是创伤极大并经常伴有并发症。MEG 提供了直观无创的检测方法，且具有极佳的时间分辨率。

（三）颅脑损伤及神经系统失调

MEG 也被广泛地应用在如颅脑损伤、创伤后应激障碍的评估中。对某些轻度脑外伤患者，CT 及 MRI 检查正常，但是患者还有外伤后的临床症状，MEG 可以提供客观的证据，从而确定脑外伤损害的程度。

此外，MEG 还可以应用于神经系统失调导致的发育障碍领域，如自闭症、读写障碍等，以及精神性疾病，如抑郁症、双相性精神障碍和精神分裂症；目前在神经退行性病变（如阿尔兹海默病）中的应用研究也在逐步开展。

（四）MEG 的其他临床与科研应用

（1）基于语言本身的研究，作为一项人类独有的功能，这是一个非常快速的神经反射过程，是功能性磁共振成像或其他神经成像技术所无法解析的。

（2）儿童和新生儿的大脑反应。

（3）大脑活动模式，揭示疾病状态或者治疗效果的生物学标记。

（4）在诸如阅读或音乐的发展方面进行教育

性干涉的神经效应。

（5）记忆、智力、思想和情感。

（6）阅读能力的发育和阅读障碍的纠正。

（7）人类注意力的神经基础。

（8）认知的神经基础，特别是触觉的神经关联性，以及认知领域与年龄相关的变化。

（9）为复杂可视化场景的概率解释开发计算模型等。

五、脑磁图的未来发展

观察人脑主要有 3 种方法：① MRI 和 CT 扫描，主要提供脑结构形态和解剖学方面的信息；②正电子发射断层扫描和功能性磁共振，提供有关脑血流量，脑耗氧量及脑代谢功能方面的信息；③ MEG 和 EEG，提供的是有关人脑在信息处理方面的功能性信息。MEG 通过非侵入性的、对人体完全无危害的测量，能提供精确的皮质电流源的定位，是对大脑皮质活动的直接反映，能提供较好的时间分辨率（图 8-15）。也正是由于各种成像技术的特点，因此开展多模态的研究成为了脑功能研究的新趋势。

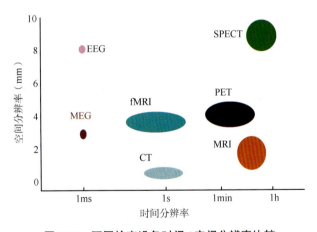

图 8-15　不同检查设备时间 / 空间分辨率比较

但是当前的 MEG 设备，还存在这样那样的不足，除外设备本身的原因，也存在研究室和研究人员的不足，数据分析和算法的不足，还有更多的临床和科研领域有待开发，以及有临床诊断意义的实验数据的积累。

在其未来发展中，如何通过对探测器及采集技术的改进，实现更高的采样率，和更低的系统噪声成为主攻方向，下面是正在进行中的研究。

（1）寻求液氦的替代品，降低冷却费用。例如，已有一些实验室开展并取得一定成果的高温超导技术（High-T$_c$ SQUID），但当前高温 SQUID 的灵敏度还不能满足 MEG 测量的要求。

（2）无自旋交换弛豫（spin exchange relaxation-free，SERF）磁强计，是 21 世纪初美国普林斯顿大学研发的，也称之为光抽运碱金属原子磁力计。其原理是通过激光探测气室内碱金属原子与磁场之间的相互作用。与传统 SQUID 探测器相比，SERF 技术在每个单位容积内具有更好的灵敏度、无需液氦、全光测量消除了干扰等优势，但潜在的不足是只能在零场工作和传感器气室必须加热。

此外，有关 MEG 分析方法的一些工作也正在进行中，如建模方法、溯源方法、新的算法和各种生物实验程序的设计。

第五节　脑 - 机接口系统

直接用大脑思维活动的信号与外界进行通信，甚至实现对周围环境的控制，是人类自古以来就追求的梦想。自从 1929 年 Hans Berger 第一次记录了脑电图以来，人们一直推测它或许可以用于通信和控制，使大脑不需要通常的媒介 - 外周神经和肢体的帮助而直接对外界起作用。然而，由于受当时整体科技水平的限制，加之对大脑思维机制了解尚少，这方面的研究进展甚微。

脑 - 机接口技术形成于 20 世纪 70 年代，是一种涉及神经科学、信号检测、信号处理、模式识别等多学科的交叉技术。20 多年来，随着人们对神经系统功能认识的提高和计算机技术的发展，BCI 技术的研究呈明显的上升趋势，特别是 1999 年和 2000 年两次 BCI 国际会议的召开，为 BCI 技术的发展指明了方向。目前，BCI 技术已引起国际上众多学科科技工作者的普遍关注，成为生物医学工程、计算机技术、通信等领域一个新的研究热点。并已经取得了巨大的成就。例如，杜克大学的 Miguel Nicolelis 用覆盖广大皮质区域的电极来提取神经信号、驱动脑 - 机接口，在 1990 年代完成在大鼠的初步研究后，在夜猴内实现了通过提取皮质运动神经元的信号来控制机器人手臂的实验。到 2000 年，Nicolelis 的研究组成功实现了一个能够用夜猴操纵一个游戏杆来获取食物时重现其手臂运动的脑 - 机接口。这个脑 - 机接口可以实时工作。它也可以通过因特网远程操控机械手臂。这项技术目前已经运用到人体上，在 2014 年世界杯开幕式上，一位瘫痪患者利用基于 Nicolelis 的脑 - 机接口技术研制的"外骨骼"机器人系统，成功为此届世界杯开球，展示了此项技术在帮助瘫痪患者重获行走能力上的巨大应用前景。

一、脑 - 机接口系统简介

按照目前的理解，中枢神经系统（central nervous system，CNS）的功能是通过产生满足机体需求的输出来响应外界或身体产生的事件。CNS 的所有自然输出都是神经肌肉或激素输出。

BCI 为中枢神经系统提供了新的输出。

因此，BCI 是一种连接大脑和外部设备的实时通信系统。BCI 系统可以把大脑发出的信息直接转换成能够驱动外部设备的命令，并代替人的肢体或语言器官实现人与外界的交流，以及对外部环境的控制。换言之，BCI 系统可以代替正常外围神经和肌肉组织，实现人与计算机之间或人与外部环境之间的通信。

BCI 技术的核心是把用户输入的脑电信号转换成输出控制信号或命令的转换算法。BCI 研究工作中相当重要的部分就是调整人脑和 BCI 系统之间的相互适应关系，也就是寻找合适的信号处理与转换算法，使得神经电信号能够实时、快速、准确地通过 BCI 系统转换成可以被计算机识别的命令或操作信号（图 8-16）。

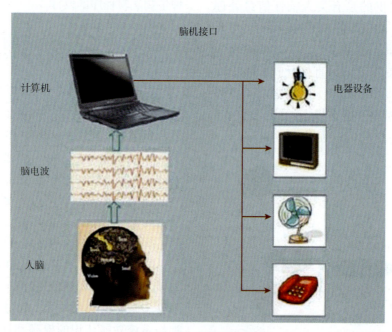

脑机接口

计算机

脑电波

人脑

电器设备

图 8-16 脑 - 机接口原理图

二、脑 - 机接口系统原理及概念

BCI 的基本工作原理：在大脑产生动作意识之后和动作执行之前，或者受试者主体受到外界刺激之后，其神经系统的电活动会发生相应的改变。神经电活动的这种变化可以通过一定的手段检测出来，并作为动作即将发生的特征信号，通过对这些特征信号进行分类识别，分辨出引发脑电变化的动作意图，再用计算机语言进行编程，把人的思维活动转变成命令信号驱动外部设备，实现在没有肌肉和外围神经直接参与的情况下，人脑对外部环境的控制。

在第一次 BCI 国际会议给出的 BCI 的定义是：脑 - 机接口是一种不依赖于正常的由外围神经和肌肉组成的输出通路的通讯系统。BCI 完全不依赖肌肉和外围神经的参与，直接实现脑和计算机的通信。这对完全没有活动能力的患者［如脑卒中、肌萎缩性（脊髓）侧索硬化、脑瘫等］的辅助治疗和语言功能、行为能力的恢复；对特殊环境中外部设备的控制；甚至对娱乐方式的改进都具有非常重要的意义。

第一次 BCI 国际会议根据输入信号的性质把 BCI 系统分成两大类，即基于自发脑电信号的 BCI 系统和基于诱发脑电信号的 BCI 系统。

基于自发脑电的 BCI 系统是应用自发脑电作为系统的输入特征信号。其特点是受试者经过训练之后能够自主地控制脑电变化，从而直接控制外部环境，但通常需要对受试者进行大量的训练，容易受其身体状况、情绪、病情等各种因素的影响。

基于诱发脑电信号的 BCI 系统使用外在刺激诱发大脑皮质相应部位的电活动产生变化，并以其作为特征信号。外部诱发 BCI 系统不需要对受试者进行过多的训练，但需要特定的环境（如排成矩阵的闪烁视觉刺激输入），这不利于系统的推广和应用。

另外，根据信号检测的方式不同，也可以把 BCI 分为电极内置式和电极外置式两种基本形式。

电极内置式信号检测方法使电极直接和大脑皮质接触或进入大脑皮质，测量的信号噪声小、损失低，但由于涉及外科手术，操作复杂，需要具有专业技术的操作人员，而且容易感染。

电极外置式信号检测方法，操作简单、安全，有利于 BCI 系统的推广，但由于电极距离信号源较远，噪声较大。

在 BCI 系统设计中，使用何种方案应根据信号的特征、测量技术的水平及实际要求的精度等因素综合考虑。

三、脑-机接口系统基本结构

基于各种不同的需求，人们已经设计出多种可以在实验室中进行演示的基于脑电的 BCI 原型系统，原理上，BCI 系统一般由输入、输出和信号处理及转换等功能环节组成。

输入环节的功能是产生、检测包含有某种特性的脑电活动特征信号，以及对这种特征用参数加以描述.信号处理的作用是对源信号进行处理分析，把连续的模拟信号转换成用某些特征参数（如幅值、自回归模型的系数等）表示的数字信号，以便于计算机的读取和处理，并对这些特征信号

进行识别分类，确定其对应的意念活动.信号转换是根据信号分析、分类之后得到的特征信号产生驱动或操作命令，对输出装置进行操作，或直接输出表示患者意图的字母或单词，达到与外界交流的目的。

信号分析与转换是 BCI 系统的重要组成部分，是连接输入和输出的中间环节。改进信号分析与转换的算法，可以提高分类的准确性，以优化 BCI 系统的控制性能。

BCI 系统的输出装置包括指针运动、字符选择、神经假体的运动及对其他设备的控制等.

四、脑-机接口系统研究的主要工作内容

BCI 是一种多学科交叉的新兴技术，它涉及神经科学、信号检测、信号处理、模式识别等多种学科领域。BCI 研究是一个复杂的系统工程，归纳起来，主要有以下 6 个方面的内容。

（1）BCI 如何创建本质上不同于自然输出的新的中枢神经系统输出：中枢神经系统的正常功能是产生肌肉和激素输出，通过作用于外部世界或身体，来满足机体的需求。BCI 为中枢神经系统提供了额外的来自大脑信号的人工输出。因此，它们要求能够产生全新的输出。例如，感觉皮质区通常与皮质下和脊髓区交互来控制肌肉活动，而现在转而要求它控制大脑的某些信号（如神经元的放电模式或脑电节律）。当 BCI 使用过程中，需要考虑到中枢神经系统如何正常运行时，这一点就变得尤为重要。过去 200 年，特别是最近几十年的研究，已经揭示了支配中枢神经系统产生正常输出的下述两个基本原理。

第一个原理是创建正常输出的任务分布在从大脑皮质到脊髓的整个中枢神经系统。没有任何单个的脑区能单独负责正常的输出。一个非常简化的动作，如走路、说话或弹钢琴这些动作的选择、规划和执行是通过皮质区、基底神经节、丘脑核、小脑、脑干核、脊髓中间神经元和运动神经元之间的协作来实现的。这种分布广泛的中枢神经系统活动的最终结果是脊髓（或脑干）运动神经元适当的兴奋以激活肌肉，从而产生动作。虽然参与的各个中枢神经系统脑区的活动常与动作相关，

但任何一个脑区的活动在一个试验（一个特定动作性能）到下一个试验都可能发生很大的变化。尽管如此，所有脑区的协调激活还是确保了运动本身在整个实验中的稳定性。

第二个原理是中枢神经系统的正常输出（无论是步行穿过一个房间，讲具体的话，或在钢琴上演奏特定的音乐）是通过所有涉及的中枢神经系统脑区中原始的和持续的适应性变化来控制和维持的。在早期的发育和以后的整个生活中，遍布中枢神经系统的神经元和突触不断变化获得新的动作（新技能）并维持已获得的技能。这种依赖活动的可塑性负责获得和保持标准技能（如走路和说话）及专业技能（如跳舞和唱歌），并用所产生的结果引导它。例如，当肌肉力量、肢体长度和体重随生长和衰老而变化时，中枢神经系统脑区也会随之变化以维持这些技能。此外，这种不断的自适应所依赖的中枢神经系统的基本特征（解剖学、生理学和可塑性机制）是由产生适当动作这一需求所引起的进化结果。就是说，可以适当地控制激活肌肉的脊髓运动神经元。

根据这两个原理，许多脑区对正常中枢神经系统的输出和这些脑区持续自适应的可塑性都有贡献，中枢神经系统已进化并不断地自适应以产生正常的中枢神经系统输出。不同于正常中枢神经系统输出是由脊髓运动神经元活动产生，BCI 输出不是由运动神经元活动产生，而是由反映另一个中枢神经系统脑区（如运动皮质）活动的信号产生的。通常情况下，在这一脑区的活动（如运动皮层）仅仅是正常中枢神经系统输出的许多贡献者之一。然而，当其信号控制 BCI 时，这个活动实际上变成了中枢神经系统的输出。产生 BCI 可用信号的脑区（如皮质区）承担正常情况下由脊髓运动神经元完成的任务。也就是说，皮质产生最终的结果——中枢神经系统的输出。大脑皮质如何执行好这一新任务部分取决于通常自适应控制脊髓运动神经元（正常中枢神经功能中的下行）的众多中枢神经系统脑区如何能够替代自适应控制相关神经元和触突（主要是正常中枢神经系统功能中的上行）。

例如，BCI 要求小脑（它通常有助于确保运动神经元激活肌肉，以使运动平稳、快速和准确）改变它的作用，这有助于确保由微电极阵列记录

的皮质神经元集合可以产生动作电位模式，这些模式平稳、快速、准确地移动光标（或假肢）。小脑及其他关键脑区能适应这一新目的的程度仍然不确定。BCI 的最终能力和实用性在很大程度上取决于对这个问题的答案。

迄今为止的证据表明，控制产生 BCI 所需信号的中枢神经系统脑区的活动，必要的自适应肯定是可能的，但它仍然不完善。BCI 的输出通常远不如正常中枢神经系统的输出那样平稳、迅速和准确。而且，BCI 不同的试验、不同的时间，它们之间的变化很大，可靠性差。这些问题（特别是可靠性差的问题）及解决这些问题的各种方法，是 BCI 研究中的一个重点。

（2）脑 - 机接口操作中两个自适应控制器的交互：优化正常中枢神经系统的输出，从而实现有机体的目标，而这种优化的自适应性主要发生在中枢神经系统中。相比之下，BCI 系统的输出可以通过自适应性进行优化，这些自适应不仅发生在中枢神经系统中，也发生在 BCI 系统本身中。BCI 系统除适应振幅、频率及用户大脑信号的其他基本特征外，还可以自适应地提高精度，借助精度的提高，更好地匹配用户的意图，并提高对中枢神经系统自适应的有效性，这同样也可以影响中枢神经系统中的自适应过程。

因此，BCI 系统引入了第二个自适应控制器，该控制器也可以通过改变来确保有机体目标的实现。BCI 系统的使用取决于用户的中枢神经系统和 BCI 这两个自适应控制器有效交互。管理中枢神经系统的自适应性和 BCI 系统的同步自适应性之间的这种复杂的交互作用，是 BCI 研究中最难的问题之一。

（3）脑 - 机接口使用信号类型和大脑区域的选择：大脑信号可以通过多种不同的电生理的和代谢的方法进行记录并都可以作为 BCI 系统的输入。这些信号在地形或空间分辨率、频率范围、源区域和技术要求上存在相当大的差异。从厘米级的脑电到毫米级的皮质脑电再到几十飞米的神经元动作电位都是可供 BCI 系统采用的显示多尺度脑信号。所有这些电生理方法已用于 BCI 系统，并得到了持续性的评估，每种方法都有其自身的优点和缺点。哪种方法对特定目标最有效仍是不确定的，而脑电信号的选择取决于很多科学技术的

发展、临床实际需求甚至是商业需求等多种因素。

一方面，神经元的动作电位（尖峰信号）作为神经元之间通信的基本单位，因此从许多神经元记录的尖峰信号可以提供很多的自由度，可能是 BCI 系统最好的输入信号。此外，大脑皮质神经元的活动和正常的运动控制之间紧密的关系为基于 BCI 控制装置，如机械臂控制的研发提供了逻辑起点。但另一方面，中枢神经系统的自适应性对所有 BCI 系统同样是必需的，有证据表明，自适应方法甚至可以从 EEG 信号中提供更多自由度，因此由单个神经元提高信号和 EEG 提供信号的 BCI 系统的性能之间的差异可能没有它们的空间分辨率之间的差异那样巨大。

信号的选择是经验问题，只能通过实验解决，而不是由一种类型的信号或另一种类型的信号固有的优势做出的先验假设。对于 BCI 系统，关键的问题是哪种信号能够给出对用户意图的最佳测量估计。也就是哪种信号可作为与 BCI 系统通信的最佳语言，从而得到用户所期望的输出。这个问题只有通过实验结果才能得到最终答案。

选择最佳的大脑区域记录信号同样也是一个经验问题。迄今为止的研究主要集中在从感觉运动（视觉）皮质区采集的信号。其他皮质或皮质下的信号，其有用性也正在探索中。这是一个重要的问题，尤其是因为许多潜在 BCI 系统用户的感觉运动皮质由于受伤或疾病而损坏或他们的视觉功能可能受到损伤。不同脑区在自适应能力，以及其他可能影响其作为新中枢神经系统输出来源的因素方面可能有所不同。

（4）伪迹的识别和去除：像大多数通信和控制系统一样，BCI 同样面临伪迹的问题，这些伪迹使传递输出命令的信号模糊化。对于 BCI，伪迹可能来自于环境（如电源线或电器的电磁干扰），来自于人体［肌肉（肌电）活动、眼动（眼电）、心脏（心电）活动、身体运动］或 BCI 的硬件（如电极不稳定、放大器的噪声）。

任何 BCI 研究或演示的第一要求是必须确保是脑信号而不是其他类型的信号控制 BCI 输出。采用其他种类的生物信号控制输出，如使用肌电信号的系统可能有其自身的价值，但它们不是 BCI。但在实际应用中，非脑信号，如肌电活动可能很容易被系统认为是大脑信号。例如，放置在头皮上任何地方的电极可以记录颅部肌电活动或眼电运动，其幅度等于超过 EEG 活动，这种非脑活动可能污染甚至支配 BCI 记录的信号，因此可能使得 BCI 输出的部分甚至是全部的信号都由非脑信号产生。显然，在这种情况下有效的 BCI 研究和开发是不可能的（事实上，甚至在科技文献中也有假定为 BCI 研究的例子，将肌电信号误认为是脑电信号，使得结果是由肌肉活动控制而不是由脑信号控制）。目前作为 BCI 销售的商业设备（如游戏）通常不区分脑电与肌电或其他非脑信号。对于严重脑损伤的患者，他们的疾患使得他们失去了大脑对非脑信号的控制，因此只有确定了控制信号来自大脑的活动而不是其他活动，BCI 研究的结果才可能对脑损伤的患者有意义。

为了避免非脑信号污染产生的危害，基于 EEG 的 BCI 研究需要结合地形图与频率分析，这种分析充分全面地区分脑信号和非脑信号。无创基于代谢信号的 BCI 研究可能需要结合类似的预防措施。仅从单个位置记录，或专注于单一窄频带的 EEG 研究，不能可靠地区分 EEG 和 EMG，因此它们的结果可能会产生误导。

（5）脑 - 机接口两种输出命令：目标选择命令和过程控制命令。这两种 BCI 输出命令之间的差别简单总结为目标选择命令是 BCI 告诉外界应用系统做什么，而在过程控制命令中 BCI 告诉外界应用系统怎样做。目标选择与过程控制协议都被用于各种 BCI，非侵入式 BCI 和侵入式 BCI。

从中枢神经系统和 BCI 角度来看，目标选择命令相对容易，它只需要 BCI 向外界应用系统提供目标（用户的意图）。BCI 一旦输出了目标，外界应用系统的应用软件和硬件迅速并可靠地实现目标。目标选择命令一般最适合于简单的 BCI 应用，在这类应用中可能的命令集合相对少而且是完全定义好的（如文字处理或在特定的环境和有限的目的地进行轮椅导航）。对于要求更高的应用，其目标集合可能是大的并且不完全定义的，或其不可预料的复杂性可能发生（如机械臂的多维控制或在多个目的地的不同环境中轮椅的导航），可能需要采用过程控制命令，这对中枢神经系统和 BCI 系统提出了更高的要求。

正常中枢神经系统的输出是从皮质到脊髓的很多区域联合活动的结果。而且，控制的分布随动作的不同而适当变化。例如，长期的临床和实验资料表明，皮质在手指的精细控制（如手抓握）中比不精细的运动，发挥了更为重要的作用，皮质有时以过程控制的方式发挥作用，控制动作的每一个细节，其他时间以目标选择的方式发挥作用，把细节委派给皮质下区域。

最有效和最理想的 BCI 可能是在最大程度上模仿动作适当分布控制的 BCI，该分布控制具有正常中枢神经系统功能的特征。为此，BCI 可能结合目标选择和过程控制这两种方法。例如，用机械臂靠近并抓取物体，皮质和 BCI 可以控制手做三维移动，控制手的方向和握力，而应用设备可以处理个体肢体部分的移动细节和转动手腕，以及手指屈曲的细节。这种分布式的设计，对用户和 BCI 的要求较少，在目前 BCI 研发中，这种处理方式可能是更现实的。但随着 BCI 研究不断取得进展，BCI 能够更好地反映肢体运动与中枢神经系统之间交互，目标选择和过程控制可能相结合，使 BCI 能够通过不断提高输出的准确性、可靠性及速度，从而减轻大脑正常的输出。

（6）有效的脑 - 机接口应用：由于 BCI 研发的复杂性和多学科要求，大多数的研究组专注于单一方面的研究，如记录硬件、信号处理或应用（程序）的设计。这种专注对做出实质性的贡献是十分重要的。但是，BCI 开发的延续性和最终成功依赖于最终系统的实现，这个系统对重度残疾人有用，他们是该研究领域存在的主要因素，并且得到了大量的关注和支持。因此，必须要开发在临床上能实际应系统。

这是一项非常艰巨的工作，它需要有效的跨学科合作、管理人体研究的复杂临床和行政要求以及关注与 BCI 研究相关的或多或少的特殊伦理问题。临床上可用的 BCI 系统必须有效地发挥作用，并且在复杂和经常变化的环境中具有可靠性。它们必须是要能让使用者在不用过多技术支持下能正常使用，并且必须提供能够在一个或多个方面改善用户生活。这些要求构成了一个 BCI 系统的评价体系。同时，满足以上要求才够证明整个 BCI 研究与开发的价值。

即使 BCI 系统在临床上得到验证，但要能在那些更需要的人中得到广泛的使用，这还面临一些现实（如实用性）的挑战。新的医学技术的传播通常是一种商业行为，因此它需要一个合理的盈利预期。然而，按照典型的营销标准，目前只有极少数的人群需要目前功能有限的 BCI 系统，或者在不久的将来潜在的 BCI 系统使用者的数量也是比较小的。因此，当前的用户群可能还不足以吸引商业实体来生产、销售现有的 BCI 系统，并提供后续的技术支持。解决这个问题最有效方法可能在于完善有助于治疗的（有益于健康的）BCI 的应用，该应用可以为更大的群体（如卒中患者）服务，同时也需要有到位的商业举措，其目标是以严重残疾患者为核心的人群及数量极大的可能使用以别的需求使用 BCI 的一般人群。

综上所述，中枢神经系统通过其正常的神经肌肉和激素输出不断与外界和身体进行交互。BCI 测量中枢神经系统的活动，并把它转换成人工输出，这种输出可以替代、恢复、增强、补充或改善正常中枢神经系统的输出。因此，BCI 改变了中枢神经系统和环境之间的交互作用。BCI 创建新的中枢神经系统输出，从根本上不同于来自脊髓运动神经元的正常中枢神经系统的输出。BCI 的输出来自脑信号，该信号反映了中枢神经系统脑区的活动（如运动皮质）。有效的 BCI 操作要求中枢神经系统控制的活动几乎和它正常控制运动神经元一样准确和可靠。实实这样的精度和可靠性是 BCI 研究的一个重大挑战。

优化正常的中枢神经系统输出的自适应性主要发生在中枢神经系统。相应的，优化 BCI 输出的自适应性也发生在 BCI 中。因此，BCI 的操作依赖于两个自适应控制器之间的交互作用，以及两个自适应控制器（即中枢神经系统和 BCI）的自适应能力。这种额外的自适应控制器的设计（脑 - 机接口）及管理其与中枢神经系统的适应性之间的交互作用构成了 BCI 研究的一个特别具有挑战性的问题。

BCI 系统可以采用从各种不同的脑区以各种不同的方式记录的各种不同类型的脑信号。来自不同脑区的哪个信号对什么应用最佳，这是一个经验问题，需要通过实验解答。

像其他的通信和控制接口一样，BCI 系统中存在伪迹，会模糊或模仿其关键信号。基于 EEG 的 BCI 系统必须格外小心，避免误把从头部记录的非脑电信号（如颅部肌电活动）当作脑电信号。

这就需要适当的综合地形图和频谱进行分析。

BCI 的输出可以选择目标或控制过程。最终，结合了目标选择和过程控制的 BCI 可能最成功的，也就是说，以适合当前操作的方式，通过 BCI 和应用之间的分工（分布）控制它们可以最大程度地模拟正常中枢神经系统的功能。

BCI 研发的持续性和最终成功取决于实现对重度残疾人有用的系统的应用与推广。BCI 系统的临床评估和验证要求巨大的努力，这种努力需要多学科协作并满足临床研究的复杂要求。

在十多年前，只在少数几个实验室从事 BCI 研究，而现在该领域的研究得到了爆炸式增长，遍布世界的几百个研究团队在进行该研究。BCI 的研究巨大潜力吸引了许多年轻的科学家与工程师进入这一个充满活力的领域。

第九章

临床工程与信息化技术的融合与发展

第一节 "互联网+"健康医疗服务产业的现状与发展前景

一、国内传统医疗行业的困境

（一）医疗资源分布不均

国内医疗资源的分布不均主要体现在两个方面：首先是数量不均，主要体现在执业医师总量不足，每千人拥有的执业医师数量不足 3 人，而且大多数的医师都集中在大医院，公立的大型医院集中了 80% 的城市医疗卫生资源；其次是水平不均，医师培养周期长、成本高，高素质的医师难留基层，造成大小医院医疗水平差距大，基层医疗机构的服务能力不足，服务质量不高。以上两点导致门诊量过度集中于三级甲等医院（简称三甲医院），据统计，我国 85% 的门诊量都在三甲医院，造成大医院负重过度，小医院无人问津的局面。

（二）分级诊疗缺乏有效的指导和监督

我国看病难的本质其实很大部分原因是人人都想去三甲医院，在这方面，国家虽然出台了分级诊疗的相关政策，但始终缺乏可操作的实施意见和指导办法，"基层首诊、双向转诊、上下联动、急慢分治"只停留在政策层面，没有明确的细则及有效的监督手段，导致最后难以落实。另外，医院过度追求名利，导致盲目扩张和过度诊疗。各级医院水平不均、国人传统观念落后及健康知识缺乏，也导致了"盲目就医"现象的普遍存在，这也是分级诊疗难以实施的原因之一。

（三）医院收入结构不合理

国家对公立医院的成本补贴有限，而医院又追求行业地位和绩效，不得不走向"市场化"，不断提高收入，不断扩张基础设施。但事实上，国内医疗收入结构长期以来没有改善，医院的收入普遍存在"一低两高"的现象，即医疗服务价格低、医疗价格占比高、医药价格占比高，因此以药养医、过度检查成为常态。

（四）药价高，医保支付压力大

传统药品供应链长、流通环节占比大。有资料显示，药品流通部分的成本占到总成本的 65%，然而在美国，这个比例仅为 5%，这便造成国内医院药品采购高成本，从出厂到医院差价可达几十倍，高药价成为医院的顽疾。同时，国内医保收支结构也遇到了系统性风险，据统计，超过 80% 的医疗费用是医保支付，从城镇基本医疗保险来看，支出增长率大于收入增长率，医保资金未来可能出现亏空，这对于中国医疗来说是个极大的挑战。

二、"互联网+"医疗发展情况

（一）"互联网+"医疗在世界范围受到关注

近年来，"互联网+"健康医疗产业已经成为金融投资方面关注的最热点行业之一。特别是我国国内外投融资市场，投资机构开始大规模投入"互联网+"医疗行业，美国最热投资领域包括医疗大数据分析、消费者参与的医疗保健、数字医疗设备、远程医疗、个性化医疗、大众健康管理等；中国最热投资领域包括基因检测、医药电商、可穿戴设备、移动医疗应用等。医疗机构也对这种新的医疗形式表现出浓厚的兴趣，各级医院纷纷大力推动远程医疗模式，乃至建立互联网医院。

（二）"互联网+"医疗推动传统医疗模式改革

互联网正在逐步改变传统医疗模式，在线医疗服务是互联网最先渗透到医疗领域的服务方式，通过在线技术及移动互联等技术手段，对传统领域进行颠覆式创新，将医疗服务"云"化，大大改善了患者的就医体验。医药电商的出现使药品供应链扁平化，为线上线下一站式就医服务模式提供了通路，但处方药在电子渠道的开放仍然需要等待破局。健康管理越来越受到民众的关注，随着生活水平的不断提高，人们更愿意付费让自己保持健康，因此催生了保健和健身的市场，基于互联网的智能可穿戴、慢性病管理产业集群化趋势显现，其中以体检服务、智能硬件、医疗器械为入口的健康管理模式为目前大热。我国看病难的问题很突出，在这种形势下，远程医疗因此受到政府的重视，其作为一种新的医学服务模式，近几年取得了迅猛的发展。2014年10月开业的广东省首家网络医院更是实现了一系列便民的就诊过程。但对于国内现状而言，医保支付是否可以实现线上支付将成为远程医疗能否成功的关键。

互联网医疗是当前随着社会和科学技术发展而新兴的一种医疗体系，因此在其发展过程中会出现很多问题和困境，如果想要解决这些困境，就必须要认清源头，不断完善相关制度和体系。

（三）"互联网+"医疗技术的背景

近几十年，以计算机和网络技术为代表的新兴技术不断发展，特别是21世纪以来，互联网技术步入了快速发展阶段，并逐渐广泛应用到了各个行业中。在这种形势下，"互联网+"医疗逐渐成形。我国人口众多，医疗资源相对不足，随着人们健康和保健意识的提升，人口和医疗之间的

矛盾逐渐显现出来。"互联网+"医疗体系有效地解决了我国人口和医疗资源之间存在的矛盾，有助于我国民众的便捷医疗及社会的和谐发展。

（四）"互联网+"时代智慧医院的体系构建

"互联网+"是一种新的经济形式，指的是在互联网技术的发展和支持下，以互联网为依托衍生的各种经济产业。在医院的经营活动中，"互联网+"对于医院的发展也具有较大的影响，医院的服务模式发生了较大变化。而在"互联网+"模式下，智慧医院的构建主要包括基础设施、信息化管理、网络化设备等三个重要部分。在智慧医院的构建过程中，主要以互联网技术作为依托，通过信息化手段构建信息集中处理平台和信息传输系统，从而实现医院、患者的良好沟通，达到优化医疗信息资源配置，建设智慧化医疗系统的目的。在"互联网+"时代下，智慧医院的构建体系主要包括以下几方面的内容：统一的门户网站建设，数据传输和集成的平台，信息采集层及其他应用等。

（五）"互联网+"时代智慧医院建设的现状

当前，伴随医疗制度改革的深入及"互联网+"经济的发展，越来越多的传统医院加入到了智慧医院的建设中。根据调查发现，我国很多综合型医院已经开始和物联网公司展开有效的合作，在医疗服务中开始尝试加入更多的互联网服务内容，建立了"云医院"这一富有互联网特色的空中医院项目。患者可以通过"云医院"进行预约、就诊等。当前，我国智慧医院的建设现状主要具有以下特点。

1. 独立医疗服务建设发展速度较快　在"互联网+"时代下，独立医疗服务建设的发展速度非常快。目前独立医疗服务主要分为三类。

（1）网络问诊平台和分诊平台的建设，具有代表性的就是挂号网、趣医网和医保线上支付。目前医保线上支付已经在邵逸夫医院、武汉市中心医院得到了很好的应用。该种网络平台主要和大型的医疗机构进行合作，并聘请医师、专家等

为患者进行在线的一些医疗咨询服务。

（2）网络医疗社交服务。该种类型的代表为"春雨医生"这类的APP软件。在该设计平台上，更多地强调医师和患者之间的交流，医师的来源则几乎包括了我国所有地区的医院，不再仅仅局限于大型的医疗机构的医师，也包括一些小型医院、社区医院的医师。

（3）更加细化的独立医疗服务。这种服务主要包括对患者服药的提醒、身体功能指标的记录及其他一些细致的健康咨询等。该服务对客户群进行了有效的细分。

2. 各种富有特色的医疗应用不断推出 面对信息化医疗服务的商机，我国很多网络巨头公司都加入到智慧医院的建设中。例如，阿里巴巴通过支付宝作为医疗机构的应用平台，腾讯公司通过微信进行挂号、支付等。而随着越来越多的互联网公司的加入，网络医疗服务应用的推出也越来越多。

这些医疗应用的推行主要体现在以下方面：

（1）对医疗资源进行优化配置，降低了医院的医疗成本，强大的数据库系统能够有效地对患者信息进行统计、分类和筛选等，提高了医院的工作效率。

（2）对就医方式进行调整。患者可以根据自身患病的情况选择对应的医疗服务，有效地发挥了基层医院的作用。

（3）取药方式的改变。智慧医院通过和药店及医疗电商等的合作，有效地打破了传统的取药模式，为民众取药工作提供了方便。

三、"互联网+"医疗融合的障碍

（一）"互联网+"医疗整合资源良莠不齐

现有很多非医疗机构运营的"互联网+"医疗服务提供商，强调在线上为患者提供了多少次问诊服务，但是实际上却缺乏真正有效的患者资料收集和高年资专家提供的服务，但患者又渴望随时通过提供最简单的信息而得到最好的专家诊治，这种现状和医疗服务质量是有本质矛盾的。许多网站都提供医师回答问题，但是回答问题的质量和针对性并不令人满意。大多数是拼专家数量，拼回答速度，却很少有人拼真正能够提供多少有价值的服务。同时，这些基于互联网的医院，即使邀请到各大医院的主要医疗人员来进行线上服务，这些医疗服务人员在注册医疗机构的繁忙工作和较大的压力下，只能通过碎片化的时间在网上进行医疗服务，而相应的这种碎片化的时间很难保证医疗服务的效果。如果医师没有及时地对患者进行服务，从而造成病情的恶化将会给互联网医院建设带来非常不利的影响。如何进行这些医疗资源的有效利用和安全监督，以达到产业良性循环持续发展的目的，是"互联网+"医疗大力整合医疗资源，宣传服务便捷性的同时必须要考虑的问题。

（二）公立医疗机构的运营机制及专业性

由于历史原因，国内公立医疗机构占据着医疗服务提供数量的绝对优势，拥有和掌控着优质医疗资源。在新的一轮"互联网+"医疗变革中，公立医院尚未迸发出与资本同步的热情。这其中，一方面公立医疗机构存在的体制和机制问题使之难以与社会资本为主的互联网业联合发展；另一方面，医疗机构的管理者及医疗卫生监督者对于医疗安全和诊疗治疗的关注与顾虑也是与社会资本为主的互联网业难以同步的一个重要因素。

（三）医疗健康服务信息的互联互通

虽说"技术不是问题"，但国内"各自为政"建立的医院信息系统已然成为"互联网+"医疗服务模式推进的主要障碍，以缺乏统一的术语、规范、标准为前提的医疗数据交换也非一些互联网企业想象得那么简单，对于医疗信息的安全和患者隐私保护的关注，也还有很多前期工作要做，不能为了推动数据的共享而忽视患者隐私的保护。

（四）标准、政策、法规的进一步完善

对于"互联网+"医疗这一新生事物，还有许多政策、法律、法规需要完善，如医师、医疗机构通过互联网执业问题，医疗保险结算问题，互联网医疗引发纠纷的处理，患者的信息安全和隐私保护等问题都需要进一步明确。

现行医疗服务模式存在的弊端是显而易见的，由于诊疗技术、设施、设备的限制，医患双方的

诊疗、就医行为大多局限于医疗机构内部，造成了医患双方的不便，而"互联网+"医疗的服务模式能够有效地破解这一难题，极大地改善医疗服务的提供模式和患者接受医疗健康服务的模式。通过互联网和"医疗专业云"，可以有效地拓展并延伸医疗机构的服务能力，如患者网上就医、居家监护、就近抽血、集中检验、远程提供诊疗建议、远程手术及手术指导、个性化健康管理等，从根本上变革现有的医疗服务模式。而随着科学技术的进步，医学影像电子化，诊疗设备的微型化、可穿戴，以及交互式高清视频都为"互联网+"医疗模式扫清了技术障碍。

"互联网+"医疗应用为民众带来的就医便捷及为医务人员和医疗机构提供的服务能力拓展是推动现行医疗服务模式升级、转型的动力，但能否实现还取决于医疗服务行业对"互联网+"医疗模式的认可、服务理念的转变及资金投入和技术实现等多方面努力。借用一句俗语来形容"互联网+"医疗模式的未来发展，即前途是光明的，道路是曲折的。民众的需求、移动互联网及技术的发展为医疗服务行业带来了变革的机遇，但如何实现依然有赖于政府、业界和社会各方的努力。

四、"互联网+"医疗产业存在的问题

（一）"互联网+"医疗产业基础设施仍需完善

建立健全"互联网+"医疗要注重数据端口建设。现阶段"互联网+"医疗在数据基础设施方面，医疗数字化程度不够高，数据采集交换标准和接口不统一，数据资产管理力度弱，开发性和创新性不够；在网络基础设施方面，各级医院间存在明显差异，即使比较注重信息化建设的医疗机构依然落后于很多发达国家的互联网医疗水平，需不断进步；在标准接口方面互联网医疗缺乏大量统一、公认的标准。此外，信息安全和支付安全也都是急需解决的问题。

（二）互联网医疗监管力度不足、法律法规不完善

医疗行业准入资质的监管不够完善，《医疗机构管理条例》及《互联网医疗保健信息服务管理办法》是其政策依据，这些法规条例的不够完善造成了互联网医疗企业良莠不齐；在互联网医疗的知识产权方面保护力度不足，目前出现的医疗健康应用软件同质化严重，市场中无序竞争泛滥；互联网医疗行为缺乏监管机制，如对在线咨询的监管缺失，互联网健康咨询与医疗行业界限模糊，不利于解决医患矛盾。更重要的是，信息安全问题尚得不到实质性的保障，增加了不安全感。

（三）健康档案管理及隐私保护问题

现阶段，第三方信息公司负责保管在互联网上储存和处理的健康档案信息及电子病历信息，医院只是参与共享。而非医疗机构保存和管理这些电子病历会使其合法性出现偏差，因为根据《互联网医疗保健信息服务管理办法》规定，非医疗机构是无权存储和处理健康档案信息与电子病历信息的。健康保健公司没有保管病案资料的资质，它们不受《电子病历基本规范》的约束，政府很难进行有效监管，数据存在着被篡改、丢失、商业利用及非法使用的风险，可能导致客户的信息及隐私被泄露或侵犯。

五、"互联网+"医疗产业融合建议

（一）将"互联网+"医疗提高到国家决策层面

2015年7月4日，国务院发布了《关于积极推进"互联网+"行动的指导意见》，对互联网与各领域融合发展做出了高屋建瓴的战略思考。将互联网医疗提高到国家决策层面，会引起社会重视及认可，利于从宏观上推动医疗行业大融合，促进全面对接，从准入资质、服务提供者、方式、质量、范围，信息安全和规范，支付体系等方面强化信息及医疗行业的协同监管，为推进互联网医疗的有序发展营造一个良好的政策环境。

（二）加强"互联网+"医疗基础设施建设

"互联网+"医疗作为一种网络医疗服务产业，运行基础不仅包括数据可获得性，还包括数据开放性和共享性等，所以有必要加快行业数据标准

和接口标准的制定，建立和完善个人电子健康档案系统和各级卫生信息系统，推进医疗服务、保障及公共卫生领域的业务平台电子化建设，对健康类可穿戴设备进行认证，对个体健康数据采集进行规范，保障"互联网+"医疗正常运行和稳定发展。

（三）建立健全"互联网+"医疗相关政策法规

"互联网+"医疗是新兴行业，很多法律法规还不健全，因此需不断完善相关政策法规等，以保障互联网医院及医师执业合法性和安全性；探索出电子病历、电子处方及其他互联网医疗服务新方式和新途径，促进"互联网+"医疗从外围走入核心；医疗保险政策方面，要适时对医疗保险控费方案进行调整，论证在线医疗保险支付办法，使患者就医得到保障，以减轻患者压力；在医疗纠纷问题处理上，要完善和确立"互联网+"医疗纠纷处理办法，努力保障客户权益。

（四）"互联网+"医疗要关注医务人员的需求

医疗行业是知识密集型行业，专业壁垒较高，要想使互联网和医疗实现深度融合，就必须要有医务人员深度介入。因此，"互联网+"医疗不仅要时刻关注患者的就医痛点，还要时刻重视医务人员的职业需求；不仅要完善医疗决策制度，更需要建立健全医学科研平台，让医务人员有更充裕时间关注患者，为其创造良好的职业环境，以提升其参与"互联网+"医疗的积极性，培养其对互联网医疗的黏性，推动其创新和进步。

第二节　临床医疗信息的集成和整合

数字化医院将先进的网络及数字技术应用于医院及相关医疗工作，实现医院内部医疗和管理信息的数字化采集、存储、传输及后处理，是各项业务流程数字化运作的医院信息体系，是由数字化医疗设备、计算机网络平台和医院业务软件所组成的"三位一体"的综合信息系统，实现了临床工作的无纸化和无片化。但是系统间的整合、集成和扩展一直都是制约医院数字化发展的主要障碍，由于不同厂商之间的产品不兼容，医院整体信息化步履维艰。可靠、高效地集成、组织与融合医院里每时每刻产生的海量医疗信息，保证各个系统的有效集成和数据的高度共享，达到"正确的信息在正确的时间到达正确的地点"这一目标是建设数字化医院的基础与核心问题。

一、医疗信息交换集成平台概述

传统的数字化医院集成实施采用以系统间点对点集成的方法，这样的集成方式存在诸多问题。

（1）集成复杂度随着参与系统的增多而不断增加，导致集成过程缓慢和维护困难。

（2）医疗数据仍然以私有格式分散在多个信息系统中，医疗数据缺乏统一的信息模型、数据类型和医学术语，由于缺乏语义互通，导致对数据的利用能力受限，无法为规范化的数据中心提供支持，很难服务于高端医疗信息应用。

（3）系统集成依赖两两之间定制，缺乏医院业务整体的设计和管理，使系统缺乏灵活性，无法快速适应医院业务发展，也难以支持业务执行情况的监控、分析和优化。

医疗信息交换（health information exchange, HIE）的建立解决了以上问题，集成平台作为医疗信息交换功能的载体，是区域卫生和医疗机构信息交换与集成的基础设施，其将承担集成中枢的角色，并为数据中心和高端电子病历应用提供数据集成的基础支持。该平台以规范化的可配置的方式将异构的基础业务信息系统、科室临床信息系统、医疗设备及各种数据源中的医疗信息面向数据中心从语义上进行整合，实现系统互联互通，消除信息孤岛，使集成架构与医院业务流程相适应，提升信息集成的效率和质量，降低集成开发和维护成本。

二、医疗信息集成平台的功能特点

HIE 的基本功能是准确地将每个患者的来自不同医疗场景下的数据进行连接、整合及传输，进而实现患者从门诊到急诊，然后到住院，再到院后的康复护理等一系列医疗场景下所产生的医疗数据的全维度纵向记录。

作为具体的工具，集成平台还应包括集成服务的工作效率、安全性和有效性等方面的检测服务。连接承载业务系统信息交换的集成平台，应保证7×24小时无间断运行，提供详细的系统运行和消息收发记录，配备直观的系统运行监控视图和灵活便捷的警报系统，使应用系统的运行和通信故障能够及时被发现与诊断。

理想状态下，医疗信息集成平台不仅承载着信息交换的功能，还承担着数据集成的功能。其主要功能特点包括以下四个方面。

（一）信息系统集成

医院信息平台最基本的功能业务是集成医院信息系统，实现医院信息系统之间的互联互通，确保各信息系统之间能够进行实时的、基于标准化的数据交换，提高数据复用度。相关医院信息系统包括医院信息系统（hospital information system，HIS）、医学影像归档及通信系统和放射信息系统（picture archiving and communication system & radiology information system，PACS & RIS）、实验室管理信息系统（laboratory information system，LIS）、电子病历（electronic medical record，EMR）系统、院感管理系统、高值/低值耗材管理系统、设备管理系统、手术麻醉管理系统、重症监护系统及急诊管理系统等。

（二）公共服务集成

医院或者医疗信息系统都会使用到主数据，包括人员、科室、药品、服务项目及收费、医疗设备及器材等数据信息。此外，还有术语词典、系统用户权限、患者主索引等。为了高效、统一地管理这些公共信息，保持公共信息的一致性，就必须实现对这些公共信息的统一管理、统一更新，形成全院级公共服务，基于信息集成平台，在各信息系统中共用。

（三）医院数据集成

基于医院信息集成平台，建设统一、规范的医院数据中心，统一管理医院业务所产生的各类数据，并向院内各信息系统提供高可用、高性能的数据访问服务，建立关键数据访问控制与数据

安全策略，根据医院业务与信息化建设的发展，灵活配置系统存储容量。

这里的医院数据包括临床诊疗数据、医院运营管理数据、临床实验及科研数据。这些数据各有侧重，也有重合的部分，在进行数据集成并建设医院数据中心时应根据不同的需求对数据结构进行精密设计，确保面对不同的需求，这些数据在进行统计分析时能保证数据一致性、连贯性和可追溯性。

（四）数据分析应用

为了提升医疗质量、提高医疗效率、降低医疗成本，就必须充分利用已有医疗数据，基于统一的业务数据进行数据汇总分析，发现新知识、提取新规则，从而实现临床决策、管理决策支持，推动学科建设和医院管理提升。

三、医疗信息集成平台的整体架构

医疗信息集成平台一般由集成运行平台、集成开发平台和集成管理监控平台三个子平台组成，其系统架构示例如图9-1所示。其中，集成运行平台是进行信息系统集成基础运行时的环境，其通过多种适配方式将数字化医院环境内的各种信息系统以松耦合的形式集成到数字化医院中。集成开发平台通过对信息系统集成的抽象，提供模型化、可视化的快速开发方法，提升医疗信息集成开发效率。集成管理监控平台对集成系统运行记录进行实时监控和动态管理，确保医疗信息集成业务的顺利开展。在每家医疗机构具体实施应用时，应按照医疗机构的具体情况和需求进行平台的设计和规划。

医院信息集成平台的基础设施架构是指支撑整个平台运行的基础设施资源、软硬件及网络等资源，主要包括三个方面的内容：基础软件、系统硬件及网络设备等。

基础软件包括操作系统、数据库、基础工具软件、系统管理软件、安全及访问控制软件等。

系统硬件包括服务器硬件、存储、安全及访问控制等相关的硬件资源。

网络设备包括网络交换机、网线、无线发射点、安全监控设备、容灾备份设备等。

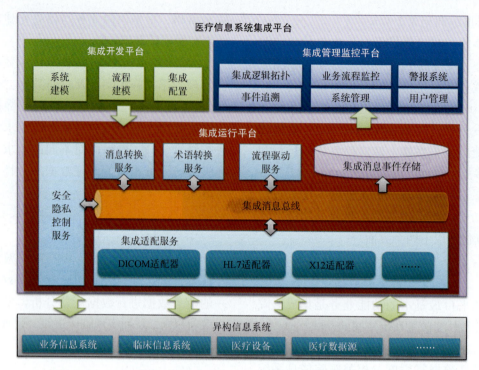

图 9-1 医疗信息集成平台总体架构示例图

信息系统建设必须要有稳固的安全保障体系以保障安全。对于医院信息集成平台来说，平台是医院信息系统之间信息共享、实时交互的桥梁，是汇集医院业务数据的核心系统，是医院信息互操作的"交通枢纽"，平台的稳定性、运行效率、数据安全都必须要高标准、严要求。因此，在构建医院信息集成平台时，配套的安全体系一定是平台体系架构的关键任务。

同时，医院信息集成平台的数据交换监控、系统运行日志、消息跟踪机制是确保系统安全、数据安全的重要保障，确保能够及时发现并预警数据丢失和非法访问事件。另外，来自外部黑客攻击和内部数据管理不足将会导致数据泄露，基于医院信息集成平台，也有必要建立防攻击、防错误操作的系统安全保障机制。

总之，平台的设计和建设，重点要关注如何在满足信息安全等级保护管理要求的基础上，有针对性地完善平台的安全保障体系。

四、基于文本的信息交互集成平台功能介绍

基于文本的信息交互是医疗信息集成平台的核心运行功能，它将数字化医院环境中的各种文

本医疗信息系统连接到集成平台中，并通过消息通道实现异步的可靠连接。

集成运行平台包括以下核心功能组件。

（一）集成适配服务

集成适配服务是系统集成到数字化医院的入口，通过多种集成适配方式可以支持 HL7、FHIR 等医疗信息标准、数据库集成、网络服务调用等多种通用集成方式，支持文本、可扩展标记语言（extensible markup language，XML）、数据流等消息对象，有效解决数字化医院面临的异构性问题，实现技术层次的集成。

（二）集成消息总线

集成运行平台的总调度器对进入运行平台的集成信息进行过滤和路由，通过 SOA 架构调用消息转换服务、术语转换服务和流程驱动服务等组件完成集成消息处理，具备高吞吐量、高可靠性、高安全性、高可扩展性和高灵活性的功能特点。

（三）消息转换服务

消息转换服务具备灵活强大的异构消息转换机制，将进入集成平台的医疗消息转换为集成平台内部的标准数据格式或特定目标格式，实现句

法层次的集成。

（四）术语转换服务

基于 UMLS 支持 ICD-10、SNOMED CT、LOINC 等术语标准之间的术语检索、匹配，能实现各种标准及非标准术语系统之间的术语转换，实现语义层次的集成。

（五）流程驱动服务

流程驱动服务是数字化医院的业务中心，其以流程引擎为核心，整合基础业务流程和临床流程，驱动医疗业务的运转，并相应地进行消息的消费和生成，实现业务层次的集成。

（六）集成消息事件存储

集成消息事件存储将集成消息和相关的集成事件全部记录在内置数据库中，保障消息发送的可靠性，并作为事件追溯等监控功能的基础。

（七）安全隐私控制服务

安全隐私控制服务对数据安全和隐私进行全局控制，提供数字签名、数据加解密、数据传输安全、数据存储安全和隐私数据过滤等安全保障功能，支持通用的自主访问控制模型、强制访问控制模型等多种授权模型，基于单点登录和跨域身份映射等技术实现异构医疗系统的统一用户认证。

基于文本的信息，交互平台在国内已经有很多专著对此进行阐述。

五、基于影像文件的信息交互集成

当前在各大医院，基于文本的信息交互集成平台已经比较常见，基于文本的各种过程管理和临床数据仓库建设也比较普遍。但是由于医疗设备的信息化集成程度并不高，而且医技科室信息系统在建设时缺少整体的规划和设计，因此各个系统之间的业务都是独立的，未能在医院层面形成一个流畅的、闭环的过程管理和集中的影像数据管理。然而，从医院的管理需求、医护人员对影像等信息在治疗过程中的需求，以及机器学习等人工智能算法对影像等客观医疗数据的依赖来讲，建设全院乃至区域级别的医学影像集成平台，实现医院或区域层面的影像数据统一管理是未来医疗机构迫切需要解决的问题。

要通过建设影像集成平台实现影像数据治理的目标，影像集成平台应包含以下内容：

（1）医技信息平台级的患者主索引管理。

（2）医技影像中心。

（3）医技报告数据中心。

（4）全景医技数据浏览器。

（5）企业服务总线。

（6）医技业务流程的闭环管理改造。

（一）患者主索引管理

遵照 IHE 的患者交叉索引（integrating healthcare enterprise patient identifier cross referencing integration profile，IHE PIX）技术框架，整合各医技信息系统中的患者身份和 ID 数据，建立基于医技信息平台的患者主索引 MPI（master patient identifiers），方案中简称为 eMPI。通过医技平台的患者主索引建设，实现各医技信息系统中患者身份信息与临床信息系统中的患者信息关联，并且和医院的患者主索引系统对接，实现最终的医技影像、报告数据的统一查询浏览。

1. 患者主索引服务的软件架构　医技信息平台的患者主索引服务的服务架构既支持患者 ID 交叉索引（patient identifier cross-reference，PIX）的消费者，还支持患者基本信息查询（patient demographics query，PDQ）的消费者。在服务器端兼顾 PIX Server 和 PDQ Server，其对于标准的兼容性更佳。符合 IHE 规范的产品需要和该服务进行通信，采用 PIX 规范或 PDQ 规范均可兼容。

2. PIX 集成规范　PIX 是 IHE 中有关患者标识交叉引用的集成规范。IHE 允许每个参与者在它们自己的域建立患者标识，且每个应用系统对其内部的患者标识在本系统中有完全的控制权，通过 PIX 对各个应用系统中的患者标识进行登记和管理，支持其他应用的查询或主动通知信息变更，而在每个应用系统中不需改变其标识符的定义和格式，保证了不同应用系统之间患者标识的同步。

在 IHE PIX 集成规范中，定义了五个角色：产生患者标识的源应用（PIX Source）、患者标识交叉引用管理者（PIX Manager）、患者标识交叉引用使用者（PIX Consumer）、患者统计信息提供者（PDQ Supplier）和患者统计信息使用者（PDQ Consumer）。

如图 9-2 所示，患者在不同的应用系统中分别

产生了患者标识，如门诊号、住院号和放射号，这些应用系统将内部标识符向 PIX 管理者进行发送，PIX 管理者将相同患者 ID 进行合并管理。而各系统可以根据 PIX 查询，获取其他系统的患者 ID。

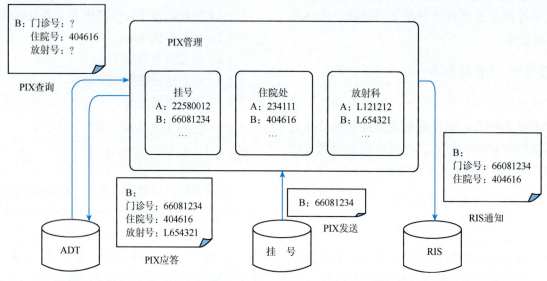

图 9-2　患者主索引流程图

3. eMPI 的服务功能　eMPI 通过 eMPI 适配器与 PIX/PDQ 服务器通信。eMPI 本身提供以下服务。

（1）患者信息注册：业务系统希望把一个患者的索引加入到交叉索引系统时，向交叉索引系统传送请求注册消息，消息中包含待注册的患者信息，主要元素包括业务系统 ID、患者 ID、姓名、性别、出生日期、出生地、民族、母亲姓名、婚姻状况、身份证号、住址、电话等。交叉索引系统通过匹配规则检查系统中是否已存在该患者的索引，按照新增索引或更新索引两种情况分别处理。新增索引需要在交叉索引系统中记录业务系统的索引，同时产生主索引。如果该患者在交叉索引系统中有潜在重复的记录，还需要记录潜在重复信息。更新索引需要更新匹配的业务系统的索引，同时更新主索引。主索引更新时，需要对订阅主索引的系统发布更新的主索引。

（2）患者信息匹配：接收到外部系统登记患者的请求信息后，交叉索引系统首先使用业务系统号+患者局部 ID（LID）查找，如果存在精确匹配的索引，只需要对原索引信息进行更新即可，如果没有找到精确匹配的患者索引，则需要根据患者的其他信息和系统中的记录进行匹配。交叉

索引匹配引擎首先通过预定义的匹配条件选定一批相近的记录，对每个记录计算匹配度，再根据这组记录的匹配度确定请求登记的信息属于新患者、现有患者或潜在重复患者。这里所说的潜在重复是指两个患者的信息匹配度比较高但还不足以判定为同一个人。

（3）更新主索引：在交叉索引系统新增或更新一个患者的索引信息后，同时需要对主索引进行更新。向交叉索引提供患者信息注册的系统可能拥有不同的信息可信度，因此其提供的信息对主索引的影响有所不同。更新操作根据新的信息对主索引每个字段记录的信息进行评价，确定该字段的最佳值。

（4）记录潜在重复：匹配引擎检测到申请登记的患者和现存索引存在潜在重复时，需要对潜在重复的情况进行记录，并返回给业务系统或系统管理员进行处理。

（5）发布主索引：业务系统可以向交叉索引系统订阅主索引，便于在以后的应用中加快应用，提高信息准确性。交叉索引系统在对一个患者的主索引更新或增加新索引后，需要向订阅主索引的业务系统发布更新。

（6）记录操作日志：交叉索引系统业务记录

发生的变化都需要记录操作日志，并能实现回退。

（7）获取患者交叉索引：PIX 的主要功能是为业务系统提供业务系统交叉索引表，业务系统可以通过以下两种方式获取交叉索引，即通过全局标识获取和通过患者信息获取。如果业务系统中记录了患者全局标识，交叉索引系统可以直接检索到该患者的交叉索引表。当业务系统仅提供患者本地信息向交叉索引系统检索交叉索引时，交叉索引系统首先要进行患者信息匹配，在交叉索引库中查找可以匹配的患者。如果能够精确匹配，则返回该患者的交叉索引；如果仅能匹配到潜在重复，则返回潜在重复信息，由业务系统进一步选择；如果匹配失败，则返回空记录。

（8）获取患者主索引：PIX 存储了患者在多个系统中的标识信息，并由此维护一个主索引，记录最准确的患者基本信息，该信息可以提供给业务系统使用，提高业务系统中患者信息的质量。获取患者主索引信息的使用方法要求与获取患者交叉索引类似，可以由业务系统提供全局标识获取，也可以由业务系统提供患者本地信息获取。

4. eMPI 与其他系统的接口　eMPI 与其他系统的接口通过 PIX Server 和 PDQ Server 来实现。PIX/PDQ 与其他系统的交互通过两种方式实现。

（1）HL7 2.X 消息：符合 IHE PIX/PDQ 支持 HL7 2.X 消息机制的系统可以与系统直接通信。需要支持的 HL7 通信如下：

PIX Feed（ADT^A04）：住院患者注册。

PIX Feed（ADT^A01）：门诊患者注册。

PIX Update（ADT^A08）：更新患者信息。

PIX Merge（ADT^A40）：合并患者。

PIX Query（QBP^Q23）：查询交叉索引。

PIX Update Notification（ADT^A31）：PIX 更新通知。

PDQ Multiple Query（QBP^Q22）：联合查询。

PDQ Continuation（QBP^Q22）：返回特定的查询记录数。

PDQ Cancel Query（QCN^J01）：取消查询。

（2）医技信息平台网关：不符合 IHE 规范，也不支持 HL7 标准的系统需要与医技信息平台对接，可以通过平台网关实现集成。我们的医技信息平台提供以下几种接口方式：

WEB Service：第三方系统直接调用 WEB

Service，按照指定要求传入需要通信的参数，即可实现与 eMPI 的通信。对于反馈的信息 WEB Service 返回的是文件，第三方系统按照 HIE Adapter 提供的接口开发文档解读即可。

DB Broker：提供数据库表与第三方系统进行数据交互。第三方系统按照平台网关提供的接口开发文档填入需要通信的数据，即可实现与 eMPI 的通信。对于反馈的信息也会写入 DB Broker，第三方系统按照接口开发文档说明的数据表进行读取即可。

（二）医技影像中心

医技信息平台通过建设医技影像中心来实现跨系统的影像数据整合，达到临床端可以在一个界面里统一展现各医技科室的检查影像目标，满足美国医疗卫生信息与管理系统协会（Healthcare Information and Management Systems Society，HIMSS）评级中对 "FULL PACS" 的要求。

医技影像中心遵循 IHE XDS-I（Cross-Enterprise Document Sharing for Images）技术框架来实现影像数据的跨系统共享与交换，完成各个医技业务系统内异构影像数据的标准化存储。并通过分布式加集中式的存储架构在充分利用医院现有硬件及软件的基础上，实现对影像数据的统一集中管理。

1. 跨机构影像共享的机制　根据不同机构间（HIS、PACS 等）医疗信息共享和交换所需，IHE 定义了医疗健康信息技术架构（IT infrastructure，ITI）方面的技术规范。其中包括了 IHE ITI 及 Radiology 技术委员会颁布的基于 IHE XDS 的、用于医疗影像信息共享交换的技术框架文件 IHE XDS-I。

目录技术在解决跨机构间的信息资源共享中扮演着越来越大的作用，它以目录与信息资源分层但又保持联系的概念设计，解决了各种形态的信息资源的物理分布和发现集中的问题。同时，目录技术采用资源拥有者提交注册技术及资源消费者检索发现的模式，在信息资源提供者和信息资源检索者之间建立松散耦合的关系。另外，在配合以标准化的注册、检索服务接口可以解决各种异构的系统间的信息资源共享的问题。

IHE XDS-I 的共享文档采用医学数字成像和通信（digital imaging and communications in medicine，DICOM）清单文档格式，可以清楚地描述患者的放射检查信息及提供 DICOM 格式文件获取服务的应用实体名称（AE Title）。IHE XDS-I 基本技术框架如图 9-3 所示。

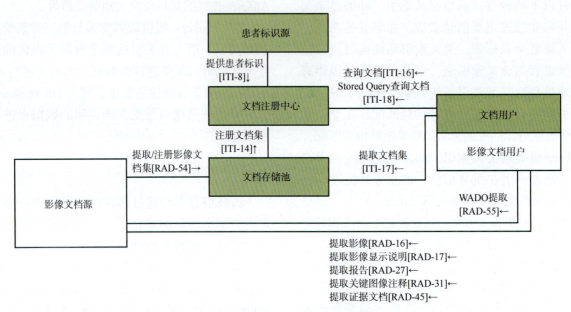

图9-3　IHE XDS-I 基本技术框架图

图中定义的主要角色及其相关事务如下：

文档注册中心（document registry）：集中存放影像文档的元数据信息。影像文档元数据由"文档存储池"注册到"文档注册中心"，"文档注册中心"索引这些信息后提供给"影像文档用户"查询。

文档存储池（document repository）：存储患者影像文档，影像文档由"影像文档源"提供/注册，并提供给"影像文档用户"提取。

影像文档源：负责生成和注册影像信息文档。

影像文档用户：能够根据提取到的影像文档信息从"影像文档源"提取到 DICOM 实体，包括影像、影像显示说明、报告、关键图像注释和证据文档。

患者标识源（patient identity source）：前文描述的医技信息平台患者主索引。

HIE XDS-I 的架构核心是分布式存储和集中式影像文档索引，该架构可以减轻数据中心建设成本和系统压力，并能充分使用医疗机构原有影像信息系统。除了医学影像分布式存储之外，医疗文档一般也采用了分布式部署，即拥有"影像文档源"的医疗机构部署自己的"文档存储池"。

2. PACS 与 HIE XDS-I 的接口　影像存储和归档系统（PACS）是医疗机构影像数据的主要存放点和服务提供者，实现 PACS 与 XDS-I 的集成是实现异构影像共享交换的关键。

影像文档发布注册的流程：PACS 服务器首先通过"患者身份标识源"注册/获得患者在"医疗联合体"中的全局 ID；其次，结合影像信息生成共享文档（DICOM 清单文档），并使用 ebXML 标准服务提供/注册到"文档存储池"；最后由"文档存储池"注册文档元数据到"文档注册中心"发布。

影像文档的查询提取流程：医院 PACS 客户端首先要获取患者的全局 ID，全局 ID 可以从 PIX 服务器查询得到；其次，使用患者的全局 ID 作为查询条件通过 ebXML 标准服务查询"文档注册中心"；再次，根据查询结果从对应的"文档存储池"提取影像信息文档，并解析文档得到影像信息清单；最后，根据清单信息去对应的 PACS 服务器提取 DICOM 影像或报告，提取方式可以是 DICOM C-Move 或者 Web Access to DICOM® Persistent Objects（WADO）。

PACS 与 XDS-I 集成实现异构影像共享交换需

要做到以下几点：

（1）参与 HIE XDS-I 影像共享交换的 PACS 系统需要互相注册所支持的 DICOM 服务（包括 C-Move、WADO 等）。

（2）PACS 服务器要成为影像数据源，必须具备以下功能。

1）患者身份标识注册功能。PACS 服务器需要通过"患者标识源"把患者身份信息注册到 PIX 服务器中，并获取患者在平台中的全局 ID。

2）影像信息文档生成功能。根据 XDS-I 定义，影像信息文档的格式是 DICOM 清单文档：关键对象选择（key object selection，KOS）。KOS 对象里包含了所描述 DICOM 影像的元数据，包括影像检查信息和影像所在 PACS 的 AE Title。根据这些信息"影像文档用户"就可以从其他科室的 PACS 中提取到感兴趣的影像。

3）影像信息文档集的提供/注册功能。PACS 服务器根据接收到的 DICOM 影像元数据生成影像信息文档后，把影像信息文档作为附件，通过 ebXML 服务提供/注册到"文档存储池"。该功能优先支持 XDS.b 中 b 型文档集提供/注册事务（ITI-41），选择支持 XDS.a 文档集提供/注册事务（ITI-15）。

（3）PACS 客户端（显示工作站）除了具备传统的 DICOM C-Move 和 WADO 影像提取功能之外，必须具备以下功能：

1）患者全局 ID 查询功能。跨系统提取患者影像需要事先知道该患者的全局 ID，获取患者全局 ID 的方法就是查询 PIX 服务器。

2）影像信息文档查询功能。根据用户需求，通过 ebXML 服务查询"文档注册中心"。该功能优先支持 XDS.b 中推荐的 Stored Query 方式查询（ITI-18），选择性支持 XDS.a 的文档查询事务（ITI-16）。

3）影像信息文档提取功能。从"文档注册中心"查询得到文档信息之后，根据查询结果，从对应的"文档存储池"提取文档。该功能优先支持 XDS.b 的文档集提取事务（ITI-43），选择支持 XDS.a 的文档提取事务（ITI-17）。

4）DICOM 清单文档解析功能。解析 DICOM 清单文档可以获得患者检查信息和所在 PACS 的 AE Title，结合已经注册的该区域其他医疗机构提供的 DICOM 服务，就可以提取患者影像。

当完成上述功能之后，异构的 PACS 系统就可以无缝集成到基于 XDS-I 的异构影像中心中。

3. 对于非标准 PACS 的解决方案　对于不能满足以上与 XDS-I 接口要求的 PACS 系统或 PACS 浏览客户端，可以考虑以下解决方案：

（1）服务端提供平台网关，支持与 XDS-I 相关的所有功能。原有的非标准 PACS 系统可以通过图像转发的方式将数据汇总至平台网关，由网关负责与医技影像中心的交互。

（2）客户端集成了 WEB 浏览工具，可以使用标准的 DICOM WEB 浏览终端调阅医技影像中心的影像数据，并能进行传统 PACS 客户端的所有操作。

（三）报告数据中心

医技信息平台通过建设医技报告数据中心来实现跨系统的报告数据的标准存储，达到临床端可以在一个界面里统一展现各医技科室的检查报告的目标，达到构建统一的医技诊疗文档数据仓库的目标，满足 HIMSS 评级中对 FULL PACS 的要求。

医技信息平台的报告数据中心遵循 IHE XDS 技术框架进行建设，是对各个医技系统中患者的检查报告数据进行存储的数据仓库。各个医技系统所产生的各类型检查报告将被转换成 HL7 临床文件构架（clinical document architecture，CDA）格式的文档，上传平台形成标准的临床数据仓库（clinical data repository，CDR）。

1. 跨机构文档共享　根据不同机构的医疗信息（HIS、PACS 等）共享和交换所需，IHE 定义了医疗健康信息技术架构方面的技术规范，其中包括 XDS 技术框架文件。在技术框架文件中，其定义了有关医疗信息的目录注册、存储池、文档信息源、文档信息使用者等功能接口和流程模块，为不同机构信息系统通信、信息共享交换提供了技术规范和发展方向。

XDS 服务由 Document Repository 和 Document Registry 组成，分别是数据仓库和数据注册。

Document Repository 负责采用透明、安全、可信、持久的方式存储文件，并响应文档取回请求。

Document Registry 负责存储文档的相关信息，

这样用于患者护理的相关医疗文档可以被快速地查询、选择和检索，而不必考虑文档的实际存储位置。

XDS 的范围涵盖所有的诊疗文档，与文档的格式和内容无关。患者的任何医疗信息，无论储存什么内容还是采用什么表现方式都是可以存储的。因此，XDS IHE integration profile 可以处理简单文本、有格式文本、图像、结构化和字典化编码的医疗信息等文档。

为了保证 Document Source 和 Document Consumer 对文档的可操作性，各个组织都必须采取关于文档格式、结构和内容的策略。

（1）XDS Document Repository：提供文档的持久存储，并为文档提供 XDS Document Registry 服务。

XDS Document Repository 分为三层架构：安全认证的 Web 服务，消息认证和 Repository 业务及 Document Repository 服务。

第一层包含两部分，即网络服务和安全。网络服务包含 Server 端和 Client 端，并采用 Access Control、XUA 和 TLS 来保证安全。

Access Control 是客户端子控件，与 Access Control 引擎交互。XUA 用来将用户令牌从 Document Source 转到 Document Consumer。TLS 子控件实现了 IHE ATNA profile 并用来提供交互安全节点认证。

第二层由验证层和业务逻辑层两部分组成。验证层用于校验 schema 和 metadata。业务逻辑层提供用于提取文件内容，计算 Hash 大小，添加 entry UUID，并通知 Document Repository 服务插入、删除和取回文档等功能。

第三层包括是一个底部的文档注册服务接口。repository service 提供了一个 repository 扩展并允许用户接入不同的服务实现。默认实现为基于关系数据库的。同时一个基于文件系统的接口也已经实现了。开发者可以方便地实现其他种类的服务，如 XML 等。

除上面三层结果外，还有三个独立的模块。系统日志用于调试潜在的问题，审计追踪日志实现了 ATNA profile 的部分功能。角色配置用于配置 repository server 并注册客户连接的细节。

（2）XDS Document Registry：用于存储医疗

文档的元数据，并用于方便快捷地检索、选择和取回患者的相关信息。Document Registry 主要包括注册和查询两部分。

Document Registry 主要由 patient registration 和 document registry 两部分组成。

patient registration 由三层组成。第一层建立 MLLP socket 并提供 TLS 安全节点认证；第二层包括消息校验和处理患者注册与查询业务逻辑；第三层是可以替换的患者数据管理层。系统默认采用了一个轻量级的模块来处理和存储有限的患者统计信息。

document registry 同样也被设计为三层结构。第一层为安全加强的 Web 框架；第二层为 registry 消息层，包括消息校验和业务逻辑；第三层为可插拔的 Document Registry 服务测光。

第一层包括 Web 服务和安全两部分。Web 服务包括服务端和客户端的实现，同时出于安全需求，采用了 Access Control、XUA 和 TLS 子模块。Access Control 与 Access Control 引擎交互，XUA 用来将用户令牌从 Document Consumer 转到 Document Manager。TLS 子模块实现了 IHE ATNA 中的交互安节点授权。

第二层包括校验层和业务逻辑层。校验层用于校验 schema、metadata 和 patient id；业务逻辑层提供 registry 相关功能。

第三层是包括两个接口，Registry 生命周期服务和 Registry 查询服务。Registry 生命周期服务管理文档的生命周期，Registry 查询服务处理文档查询。系统默认采用了 OMAR Registry。由于采用了可插拔式设计，系统切换到其他 registry 会十分方便。

除上面三层结果外，还有三个独立的模块。系统日志用于调试潜在的问题，审计追踪日志实现了 ATNA profile 的部分功能。角色配置用于配置 repository server。

2. HL7 CDA 医技信息平台的报告数据中心中存储的是符合 HL7 CDA 国际标准规范的结构化文档报告，各个医技系统所产生的各类型检查报告将被转换成 CDA 格式的文档上传至医技信息平台，最终形成统一的、标准的医技数据 CDR。

本项目中 CDA 文档暂时仅包含放射、超声、核医学、内镜、病理、心电/电生系统产生的检查报告，如在项目实施期间，因为实际情况需要增加、删除或修改 CDA 文档则再另行定义。

HL7 CDA 是关于临床文档的结构和语义方面的规范，规范的定义如下：

Clinical Document Architecture 即临床文件构架，是 HL7 第三版标准（HL7 v3.0）的一部分，专门规定临床文档内容的标准化。CDA 只规范文档内容表达，不涉及文档的交换机制。如其名称所示（字母 A 表示 Architecture——架构），CDA 提供了一个能够表达所有可能文档的通用架构。所有的 CDA 文档都用 XML 编码表达。本项目医技科室涉及的医疗报告文档的医疗文书文件要求遵照 HL7 v3.0 的 CDA 要求。

CDA 本身也是一个 HL7 的通用域，CDA 有一个标准的 R-MIM。HL7 其他通用域中模型的实例一般对应着 XML 消息，而 CDA 专门用来描述临床文档，其模型的实例对应着 XML 文档。

（四）企业服务总线

医院信息集成包括三个方面的内容，即界面集成、数据集成、应用集成，这三种集成内容各解决不同方面的问题。界面集成是指应用程序界面之间相互关联引用合成，采用技术包括 Portlet、ActiveX 插件、IFrame 等；数据集成是指应用系统的数据库系统之间的数据交换和共享，以及数据之间的映射变换，常采用 Extract Transform Load（ETL）工具实现；应用集成是指应用程序之间实时或异步交换信息和相互调用功能，可以采用 CORBA、EJB、DCOM、Web 服务、RPC 等标准，采用消息中间件、BPM 等实现。从医院信息系统应用集成的架构来说，存在三种模式，即点对点集成、单体系统、基于企业服务总线（enterprise service bus，ESB）集成。

点对点集成：适合于少数系统之间的应用集成。n 系统集成的接口数量达 $n \times n$ 个，像医院这样复杂信息系统，采用点对点方式集成是不现实的。

单体系统：如套装企业资源计划（enterprise resource planning，ERP）软件供应商提供的 ERP 系统，整个系统有统一的数据模型和数据库（或分布式数据库），消除了各个系统之间的接口问题；但是，单体系统的修改和适应新业务的能力比较差，修改成本过高，也不适合目前企业重组和流程再造多发的市场经济竞争环境。

单体系统和点对点集成混合是目前医院主流的集成模式，如医院管理信息系统由一家软件供应商提供，PACS、LIS 由其他供应商提供，还包括 ERP 系统、信息门户网站等异构系统。

企业服务总线：是一种体系结构模式，支持虚拟化通信参与方之间的服务交互并对其进行管理，是实施面向服务的体系结构（service-oriented architecture，SOA）的连接基础件。

使用 ESB 模式可以降低连接各个异构应用系统的工作量，降低相连的应用系统之间的耦合度，从而从本质上提高了整个系统的灵活性和面对变化的响应速度。它代理服务提供者和服务消费者之间的连接，即使它们并非完全匹配，也能够使它们进行交互，此模式可以使用各种中间件技术和编程模型实现。在 ESB 模式中，服务交互的参与方并不直接交互，而是通过一个总线交互，该总线提供虚拟化和管理功能来实现与扩展 SOA 的核心定义。因此，ESB 模式使请求者不用了解服务提供者的物理实现——从应用程序开发人员和部署人员的角度来看均是如此。

ESB 支持主流的开放标准和规范，提供可靠的消息传输机制，建立服务之间的通信、连接、组合和集成的服务动态松耦合机制，为集成遗留系统和新建基于 SOA 应用系统的服务集成提供了支撑。并在此基础上，开发面向应用的业务适配器组件，实现各集成应用之间可管理的接口透明，为企业应用提供了便捷、一致、安全并符合标准的丰富接口，保证服务之间信息的可靠传送，实现不同操作系统，不同数据库、中间件运行平台及其基于这些平台之上开发的应用软件的服务集成。

（五）全景医技数据浏览器

全景医技数据浏览器是基于医技信息平台基础上所建设的影像中心和报告数据中心提供数据的查询、调阅功能。统一医技资源浏览器为终端用户提供的基于 Web 浏览器的访问个人电子检查记录的应用程序，实现了医技科室影像及报告数据的统一调阅及展现。被授权的医护专业人员或患者可以方便地访问平台中保存的相关数据。统一医技资源浏览器可以根据使用者的特定需求提供不同医疗卫生领域的调阅展示服务。

在全景医技数据浏览器的基础上，临床医护人员要查询跨科室的患者检查数据、历史检查数据就不再是一件困难的事情，只需要其使用的终端系统与全景医技数据浏览器进行集成即可。此提高了临床工作效率，为医师诊断提供了更丰富的参考信息，同时也为医院科研、教学工作的开展提供了便利。

（六）实现全院级别的影像集成需要面临的流程挑战

每个医学专科都可能以不同的方式获取和使用图像。在放射科，图像采集过程是从一条医嘱开始的。一旦下了放射影像检查医嘱，它就会被传输到放射信息系统（RIS）中，传输过程中还会有交费等业务流程。RIS 使用医嘱中包含的信息进行预约、检查安排，并创建工作列表传输给设备。技师从工作列表中选择患者，开启设备上的检查序列，以确保患者和检查相关信息的正确性。设备完成检查，获取图像后，将其发送到 PACS 以进行存储及以后的调阅。尽管这个工作流程看上去很完善，但很难在全院范围内进行推广。其原因是放射影像检查独立于诊断医师的诊断流程，并不是临床医师诊断中的一个必经环节。往往是临床医师评估患者时，有了一个诊断，然后要求进行一个放射学检查，来鉴别他们的临床诊断是否正确。因此，需要医嘱在中间起到诊断医师和影像学医师进行沟通的作用。而其他学科的影像不一定符合这个流程，如皮肤科需要对患者的病灶进行拍照，保留影像以记录皮肤损害程度，这个动作的执行人很可能本身就是要求拍照的人，不需要医师再下一条医嘱来通知检查的执行人。如果这个过程中，我们要求皮肤科医师必须下医嘱才能拍照，这个流程将会变得效率低下且没有作用。但是在当今的放射科流程中，医嘱的作用不仅仅只是医师与医技之间沟通还需要进行哪个检查，通过医嘱还可以帮助创建具有唯一标识符的检查和 PACS 工作列表，可以驱动一个自动的工作流程。如果在其他的专科影像检查流程里，这个医嘱并不是必需的，为了使工作流程还能顺利走下去，就必须找出其他方法来创建唯一的检查标识和患者工作列表。

当然，作为医院流程治理的重点，影像集成过程中还有很多细节的流程，需要制定全院级别的规则进行管理、规范。本文不一一赘述了。

六、医疗信息集成管理监控平台

集成管理监控平台基于集成运行平台收集、统计并展示医疗信息系统的集成交互信息，对集成业务活动进行全面的实时监控和智能报警。

集成管理监控平台具备以下功能特点：

（1）综合概览：医疗信息系统集成逻辑拓扑图提供数字化医院信息集成情况的总体概览，能清楚地反映系统间的协作关系和数据传输状态。通过逐级导航能够实现鸟瞰视图到单个消息记录的转换，以辅助多种力度的监控需求，使数字化医院的运行状态一目了然。

（2）详细追溯：医疗信息事务追溯基于医疗集成消息和事件存储，对所有进入集成平台的系统消息提供详细的追踪记录，支持对系统集成故障的追溯和分析。

（3）业务监控：业务流程管理监控对集成业务流程的生命周期进行管理，实时追踪流程进度和医护人员参与情况，提高流程的透明度，通过实时调度方式实现负载均衡，对关键业务性能指标进行可视化展示，并提供资源分析、瓶颈分析、容量分析等多种流程分析功能，支持业务流程的持续优化。

（4）智能警报：集成警报系统允许适应多种监控需求的警报定义，不仅针对集成连接通信状况，还通过语义映射实现针对业务逻辑的监控警报。通过提供 API 与应用系统集成，实现业务问题的及时知晓。

（5）综合管理：系统管理和用户管理等工具支持在运行时对集成系统进行配置与更改，简化系统集成管理和维护工作。

七、集成开发平台的设计

集成平台的模块化开发是医疗信息集成方案的设计核心，理想的模块化开发设计可以简单快速地将待集成的信息系统连接到 HIE 中。开发平台的几个主要开发视图包括系统建模、流程建模和集成配置。

集成开发平台应具备以下特点：

（1）自顶向下的设计流程：开发平台遵循从需求分析开始的自顶向下设计方法，将系统集成工作抽象为系统建模、流程建模和连接配置三个层次，提供相应的设计视图，并通过设置向导引导集成方案的快速开发。

（2）预置连接适配器：集成开发平台内置支持文件传输、数据库连接、消息发送、Web 服务调用等多种集成方式，并提供医疗信息专用的 HL7、DICOM 等消息连接方式，可直接拖拽入集成方案，避免重复开发，提升集成效率。

（3）业务流程驱动的集成设计：开发平台将系统集成表达为系统业务功能的动态组合，并以此驱动集成连接的构建。这样的开发方法使系统集成结构适应业务需求，并支持流程持续优化和动态调整，达到灵活敏捷的数字化医院业务目标。

（4）智能化集成配置：通过系统建模和流程建模，集成平台可半自动生成集成连接方案，实际开发时只需对集成方案进行确认和局部调整即可，开发过程中可以对集成方案中数据有效性和适配能力进行验证，在保证集成正确性的同时提升开发效率。

八、区域医疗信息整合平台建设和应用实例

上海市长宁区从 2002 年起以"数字长宁"建设为目标，以在区卫生行政机构和全区下属医疗机构中加强信息化建设为抓手，逐步探索区域性医疗信息整合，实现区域医疗机构信息资源共享，检查、检验结果、影像资料、居民健康档案的相互调阅，利用信息技术解决医院间的信息不能共享等造成的重复检查、检验，重复配药等问题，从而减少了患者的看病费用。

1. 区域医疗信息整合平台的建设背景　根据国际上发达国家的经验，医院信息化将经历医院管理信息系统（HMIS）、医院临床信息系统（HCIS）、区域信息系统（GMIS）三个阶段。医院管理信息系统阶段以建设财务结算为中心，其目标是提高医院经济管理效率、降低医院运行成本；医院临床信息系统阶段以建设患者为中心、医疗为主线，其目标是提高医院医疗服务质量和提高医护人员的医疗服务能力与工作效率；区域信息系统以临床信息共享为特征，其目标是整合医疗信息资源，提升整体医疗水平和效率。

长宁区的医院信息化建设已全面实现了第一阶段的目标。当前，绝大多数二级医院及社区卫生服务中心已经开始建设并使用以患者为中心的第二代医院临床信息系统。医院信息化的发展趋势已经形成了部分可以在医院间建立临床信息共享的条件，并且亟须通过建立临床信息共享系统的建设来促进医疗机构的临床信息系统建设。

另外，作为"全国社区卫生服务改革试点区"，长宁区率先成立社区卫生管理中心，负责组织、协调、领导、指导社区卫生服务中心的各项工作。2004 年长宁区就已经在全区范围内统一部署了社区居民健康档案信息管理系统。通过临床信息与社区卫生服务信息的整合提升社区卫生服务的效率和水平成为社区卫生服务发展的一种趋势。

2. 区域医疗信息整合平台的建设内容　长宁区区域医疗信息整合平台的主要内容包括建立长宁区"卫生数据中心 - 数据交换平台"，利用 3T-NET 网络实现区域 16 家公立医疗卫生机构联网，从医疗信息资源整合的标准化和安全性两方面着手，实现各医疗机构临床信息和健康档案信息交互共享。

在技术上，区域医疗信息整合平台由两大部分组成，分别为医院端和数据中心端。医院端主要负责采集医疗机构的临床业务数据和居民健康档案数据，并进行数据格式转换、代码翻译、数据清洗等工作后，通过数据交换平台采集端产品向数据中心进行发送。数据中心端主要负责存储从各医疗机构采集的业务数据，并对该数据进行数据分类、整合后，针对不同用户提供多种业务服务。其业务服务主要在以上两个分系统中体现。

3. 区域医疗信息整合共享系统　通过区域"卫生数据中心 - 数据交换平台"的建设和应用，在长宁区范围内进一步实现各医疗机构之间诊疗信息

和健康档案信息的交互与共享，即在原有医疗机构内部数据交换整合的模式基础上，进一步通过数据交换平台实现院际患者健康档案、病案信息、检验信息、诊疗报告和影像数据的交换与共享。该系统的建设重点包括区域健康档案应用共享子系统、区域诊疗信息应用共享子系统和区域医学影像应用共享子系统。

该系统的具体功能如下：

（1）以患者为主线，集成患者所有分散在各个医疗机构的诊疗和健康档案信息。

（2）以多种方式对集成的患者信息加以利用：在患者就诊时，通过医师工作站可以调阅到患者的全部就诊记录、检验检查资料及健康档案信息。

在社区服务站点及当医师为居民提供"六位一体"服务时，能够调阅到患者的全部就诊记录、检验检查资料及健康档案信息。

通过影像共享支撑社区对二级医院医疗资源的利用，通过影像共享实现远程医疗和远程会诊。

（3）实时反映当前区域医疗机构的门诊、急诊及住院患者信息。

（4）实现全区医疗机构业务工作统计和分析。

（5）实现全区医疗机构资源分配和使用分析。

（6）实现对居民健康档案建设情况统计与分析。

（7）实现对突发公共卫生事件的布控和查询的地理信息支持。

（8）实现对各医疗机构财务监管等。

4. 社区卫生服务系统 以区卫生数据中心为核心，通过实现区域卫生信息资源的整合和互通共享，进一步完善社区卫生服务系统，在为每位社区居民形成一份完整的个人健康档案的同时，也帮助社区卫生服务中心/站点和社区卫生服务团队更好地开展"六位一体"的社区卫生服务工作。

区社区卫生服务系统的建设重点包括社区综合健康卫生服务子系统、社区全科团队服务管理子系统、社区居民健康档案互动服务子系统。

该系统的建立，通过对个人健康档案所采集到的海量数据信息进行整理、分析、加工、提炼，为档案的所有者提供个性化的服务，有的放矢地实施居民健康的干预、管理和教育；为政府主管部门提供公共卫生信息服务；为医疗单位提供健康信息共享；为社会上与卫生健康的相关单位提

供健康信息服务。充分提升电子健康档案海量信息的价值，为社会各方提供服务，实现多方共赢是本平台建设的根本目标。

5. 取得的主要技术成果

（1）实现了区域内异构的医院信息管理系统有效整合，达到各系统间、各医疗机构间的互联互通。

（2）创新海量信息的数据存储方式，有效地满足了数据存储和区域共享的需要。以数据类型来分，主要分为非影像数据和影像数据。非影像数据在数据中心集中存储；影像数据由于数据量庞大，则采用集中注册、分布存储、按需调阅的方式进行处理。

（3）高性能宽带技术在卫生领域率先应用。由于大量数据在数据中心进行交换，高速网络的支撑是很有必要的。在本项目中我们率先在卫生领域采用国家"863"重大专项课题 3T-NET 技术，在区内 16 家医疗卫生机构，15 个社区卫生服务站点实现光纤专网。

6. 业务层面

（1）建立居民从出生到终老的电子化健康档案信息，医师可更好地提供个性化、全程化医疗卫生服务，居民亦可以随时从网上调阅自己的健康信息。

（2）医师可以在患者就诊时调阅患者在区域内任何一家医院及社区的既往病史（包括门诊、住院、体检等）和健康档案信息，为医师诊断提供有效辅助手段，避免重复检查，降低就医费用。

（3）全科医师在为居民提供上门服务时可以调阅患者的既往病史和更新档案，实现无纸化的家庭病床诊疗过程，从而提供更好的"六位一体"服务。

（4）建立居民健康咨询服务系统，通过视频、网络、电话等为居民提供健康咨询、健康点播及专业健康咨询服务，从而实现健康服务向社区家庭的进一步互动延伸。

（5）通过高性能 3T-NET 网络对区属各医疗机构进行实时图像监控，为医院安全监管提供支撑。

（6）通过 3T-NET 网络为区域卫生财务监管平台提供安全通畅的网络支撑，保障了财务数据的私密性。

7. 管理层面

（1）数字惠民：通过共享系统降低重复检查，

减少就诊费用；以同样价格得到更好的服务（管理水平、技术水平、人员水平）；通过对居民（患者）全程化健康信息的管理和掌握可以提示诊疗安全性，增进医患沟通；居民（患者）可以实现对自己健康信息的自主管理，增进人人参与健康促进的理念和医患良好互动。

（2）决策支持：及时掌握本区疾病发生情况及医院业务动态；对资源进行合理调配，降低卫生投入成本，提高资源利用率，为区域卫生决策支持提供保证。

（3）支撑改革：更好支撑区域双向转诊机制，有效纵向整合医疗卫生资源。

长宁区多年来在卫生信息化上所做的探索奠定了长宁区区域卫生信息化的坚实基础，也在一定程度上促进了居民医疗费用的降低，提高了医疗质量，缓解了"看病难、看病贵"问题。因此，目前长宁区承担了一些国家和上海市重点卫生信息化工作，具体如下：

（1）国家科技部"国家科技支撑计划"课题《基于 IHE 规范的大型城市医疗信息共享服务及示范工程》的区域级建设项目。

（2）原卫生部《社区卫生信息化建设试点示范区》项目。

（3）2008 年度国信办电子政务重点试点项目——上海市信息委信息化专项资金《区域居民健康管理服务平台》项目。

以重点信息化建设项目为契机，充分利用区域医疗信息整合平台加强市区联动（数据的联动、业务的联动），条块结合（疾控、妇幼、精卫等各条线的区内联动），最终实现医疗卫生服务人性化、业务规范化、管理精细化、决策科学化，为"数字惠民"和卫生事业发展打下扎实的基础。

第三节　远程医疗、移动医疗中的临床功能与信息技术融合

一、远程医疗

（一）远程医疗的概念讨论

远程医疗在国际医疗健康服务范围内越来越得到广泛的重视与发展。"远程医疗"这个概念，可以直接从字面意思理解为"远距离治病"，即通过网络通信技术（ICT）来扩充就医途径和医疗信息来改善患者的治愈效果。世界卫生组织（WHO）、美国远程医疗协会（ATA）及欧洲远程健康信息协会（EHTEL）等权威远程医疗组织对远程医疗的不同定义可以看出（表 9-1），由于远程医疗本身处于高速动态发展的襁褓期，各种定义叙述及所涵盖的范畴都是处于变化状态中的。从定性的角度分析，ATA 的定义更倾向于狭义的远程医疗诊疗服务，而 WHO 的定义更倾向于远程健康的范畴，二者在很多文献或实践报告中都会被认为是两个基本相同的概念。总体而言，二者都包含了一系列远程医疗医护的广义应用，如视频会议下的远程诊断咨询、医疗图像的传输、包含客户端口的 e-health 系统、远程信号监控、医疗教育培训、客户无线应用及护士呼叫中心等。远程医疗系统通常和健康信息技术（health information technology，HIT）密切相关，只是后者一般仅指电子病历等信息系统，而远程医疗则指通过信息技术完成远程诊疗服务的过程。

表 9-1　远程医疗的各种定义

定义组织	定义时间	定义内容
欧盟委员会	1993	患者利用远程通信及信息技术快速地获得远端医疗专家的共享通道，而无关患者或相关信息的具体位置
美国远程医疗协会（ATA）	1996	通过电子通信的手段，如双向视频技术、e-mail、智能电话、无线工具等，在不同地点之间交换患者的医疗信息，从而改善对患者的医疗诊断水平的一种先进医疗诊断体系
WHO	1998	所有使用信息和通信技术交换有效信息进行疾病和损伤的诊断、治疗和预防、研究和评估及卫生保健服务提供者继续教育的卫生保健专业人员所提供的卫生保健服务，其中距离是一个重要因素，所有一切以推动个人及其社区的健康为目标
欧洲远程健康信息协会（EHTEL）	2008	远程医疗服务可以改进高质量医疗健康服务的获得渠道，从而避免在患者所在地点发生所需医疗健康专家的短缺

ATA 不仅仅关注远程医疗的推广模式，也关注作为一种新的诊疗模式下的医疗工作规范，可以看到他们每年发布某种特定专病的远程诊疗指

南，内容如表 9-2 所示。

表 9-2　某种特定专病的远程诊疗指南

专病指南名称	发表时间
《远程皮肤病学实践指南》	2016
《美国远程医学会实时初级和紧急护理实践指南》	2015
《美国远程医学会远程病理临床指南》	2014
《远程医疗和远程保健的标准和指南》	2014
《美国远程医学会基于视频的在线心理健康服务实践指南》	2013

（二）远程医疗在国内外的发展现状及关键问题分析

由于远程医疗本质上是通过网络通信技术对优势医疗资源尤其是智力资源的共享，对于偏远山区乡村或特殊环境等来说，可以通过远程医疗获得本来无法或比较困难获得的优质医疗医护服务。同时，也可以减少患者的路途时间与费用和患者在医院的观察治疗时间。因此，远程医疗在全球范围内的市场需求是显而易见的，其应用范围发展迅速，经过 40 多年的发展，已经从最初在偏远地区医院的诊断治疗扩充整合至医院手术部门、家庭保健部门、私人医生办公室及患者家庭或患者办公室等地点。而且，实施远程医疗项目的国家和地区也从最初仅局限于欧美等发达国家，逐渐扩充到了亚洲、非洲等发展中国家的较为集中的区域。远程医疗因其更高的可及性、质量、效率和成本效益而在减少诊断差异、改进临床管理及在全球范围提供医疗保健服务方面具有巨大的潜力。特别是远程医疗因为克服了卫生保健提供者和患者之间的距离与时间的限制，可以帮助传统上服务水平不足的社区（医疗服务和人员很少的偏远或农村地区）。此外，有证据指出，这对患者、家属、卫生工作者和卫生系统均具有重要的社会经济利益，其中包括更好的医患沟通效果和教育机会。总体而言，基于国内外的远程医疗案例报告，远程医疗系统可以提供以下多方面的提高或改善：扩展医疗服务未覆盖区域或乡村社区区域的服务范围，对慢性疾病提供更有效的控制，改善对老年患者、行动不便的患者或残疾患者的治疗，有利于控制医疗护理的相关成本，

改善社区及社会人口的整体健康水平，可以减缓缺乏专业人才造成的影响（通过降低对专业医疗人才的绝对需求），降低由不当诊断引起的患者死亡率，降低患者到医院产生的交叉感染等。

表 9-3　远程医疗的发展阶段

阶段	时间	主要 ICT 技术
第一代远程医疗系统	20 世纪 90 年代中期以前	基于电话、有线电视网络、微波技术及卫星系统的简单远程咨询或诊断系统
第二代远程医疗系统	20 世纪 90 年代中后期	基于数字通信网络的视频交互系统，也曾试验过 ATM 网络、卫星无线通信技术等
第三代远程医疗系统	21 世纪初期	基于高速数字信息网络下存储转发（store-and-forward）技术的远程医疗系统

远程医疗目前的发展可以大致分为以上三个阶段（表 9-3）。可以看出，远程医疗的发展和网络通信技术的发展是密切相关的。在美国，远程医疗服务已经发展了大概 200 个各种技术模式下的远程医疗网络，连接了超过 3000 个远程站点，超过 8 万家居民使用上了远程医疗及健康监测服务，2013 年的远程设备与服务的市场总价值估计可以超过 180 亿美元。在欧洲，欧盟早在 2004 年就开始实行了 e-health 行动，截至 2008 年年底，欧盟大多数国家的健康组织都已经分别开展了远程咨询、远程处方、远程健康监控等远程医疗服务，不少国家更是将远程医疗明确提升到了国家战略的层面。其他主要发达国家包括澳大利亚、日本等也都报道了不少远程医疗的应用。在中国，最主要的远程医疗发展集中在基础建设上，早在 20 世纪 80 年代中期就开始了建设涉及全国范围的三个主要远程医疗网络，分别是卫生部主导的金卫工程（GHN）、IMNC 网络及解放军远程医疗网。为了进一步发展远程医疗网络，弥补中国国内存在的大量医疗资源缺口及分布的极度不平衡，通过卫生部、科技部的政策及资金支持，不少省份的区域性中心医院分别发展建设了各自的远程医疗网络，如浙江省、河南省、山东省、四川省等。其中，作为河南省的区域远程医疗中心，郑州大学第一附属医院已经开始了面向偏远农村医疗资源共享的河南省远程医疗网络的建设，充分为河南省内偏远农村的医疗患者提供优质医疗服务，

解决了河南省内优质医疗资源不足且分布不均的问题。

虽然全球范围内的远程医疗系统建设已经有了很明显的发展，但在已经实施的远程医疗应用中，仍然存在着很多不成熟甚至是比较失败的做法或模式，并且在运营标准、技术标准、法律法规及成本补偿方案等各方面依然是不完善的。例如，远程医疗服务实施过程中的患者信息隐私性的保障，医疗影像信息传输的稳健性和安全性，以及一旦发生相关的医疗事故的责任划分，都会对患者和各方医师使用远程医疗系统的主动性带来负面的影响。而各种医疗影像系统及各硬件网络间必然存在大量的信息传输，但数据交换接口仍然缺乏标准化的接口，造成设备网络间通信的障碍。远程医疗系统的管理范畴方面，如远程医疗系统的战略管理、运营管理、系统评价等方面，也存在着大量尚待解决的问题。根据 WHO 在全球范围内的调查，报告在实行远程医疗系统的成员国家中，仅 25% 的国家有远程医疗政策或战略，而仅 20% 的国家已经完全实现或开始实施国家远程医疗政策或战略。同时，仅 20% 的报告实行远程医疗系统的 WHO 成员国家自 2006 年以来在国家层面对远程医疗的使用情况进行了评估或评审。

（三）远程医疗的未来趋势

虽然发展远程医疗的必要性已经得到了不少国家及地区的充分认可，但在现实的应用中尚存在大量的技术、管理、法律及社会等各方面的关键问题，需要远程医疗系统相关利益各方（包括大中小医院、各级卫生管理部门、软硬件企业、科研院所等）在协同合作的环境下进行解决。

1. 下一代的集成远程医疗系统 EHTEL 在欧盟未来远程系统的规划报告中明确提出了"European 2020"的集成远程医疗系统的概念，作为欧盟下一代的远程医疗系统的发展方向。集成远程医疗系统包括两个层面的集成。一是各种信息系统、网络技术和医疗影像设备的集成。也就是实现各种医疗信息化系统［如医院信息系统（HIS）、放射信息系统（RIS）、实验室信息系统（LIS）、电子病历（EMR）等］、各种网络通信系统（包括 ISDN、CATV、ATM、DDN 等）及各种医疗影像设备（包括 CR、DR、CT、MRI、DSA 等）

之间的数据集成。而更高层面、更重要的集成概念则是远程医疗系统和传统医疗体系的集成。在新一代集成远程医疗系统中，远程医疗系统不再是传统医疗体系中独立存在的附加增值元素，而是将远程医疗系统设计为数字医疗环境下依靠需求拉动的可持续性发展的 e-health 医疗体系。本质上，这代表了一种在网络信息环境下全新的医疗体系模式，是对现有医疗体系的一种结构性改革，是为了大幅提高医疗系统效率及资源利用率的业务流程再造。

2. 以患者健康为中心、提供多样化的远程医疗服务 按照医疗服务直接接受方的不同，现有的远程医疗服务模式可以分为两大类：D2P 的医师 - 患者模式（doctor-to-patient）和 D2D 的医师 - 医师模式（doctor-to-doctor）。D2P 的医师 - 患者模式是直接对患者提供的远程医疗服务，包括远程监护、紧急救护、网上咨询、特殊场合的远程医疗（如航班、灾难、航空等环境下）。D2D 的医师 - 医师模式提供远程医疗服务方专业医疗人员之间的交互，包括远程咨询、远程会诊、远程放射分析、远程病理分析及远程培训学习。随着通信技术的发展，逐步衍生出了新型的远程医疗服务，如 m-health 无线移动医疗服务、虚拟医疗中心等，为进一步发展更有效的以患者健康为中心的多样化远程医疗服务提供了良好的启示。

3. 远程医疗系统的战略规划及运营管理 战略性规划是针对社会实体、商业实体或经济实体进行的一系列跨职能决策的识别、实施及评价，通过科学的分析方法确定优化合理的决策体系及规范标准，从而获得可持续性的竞争优势和价值。全面的远程医疗政策和战略关系到远程医疗系统未来发展的成功与否，是支持发展和采用远程医疗解决方案的关键，可以为解决卫生保健系统的长期利益提供科学有效的保障。远程医疗系统无论作为高新技术项目的实施，还是长期可持续的整合医疗服务解决方案，都涉及了一系列系统本身生存发展的关键性决策，尤其是相关技术方案的选择、成本效益的分析等，都在很大程度上决定了远程医疗系统是否具有长期的发展潜力，甚至决定了系统的成功与失败。因此，细致的规划对于远程医疗非常重要，可以确保以最优的方式利用有限的资源达到最优的目标。

医疗系统的完整运营流程中，需要多个参与方的协同，因此需要建立清晰有效的协同模式，对每个参与方的职责权利及收益分配等进行合理的协调。在此基础上，严格的远程医疗系统评估管理可以帮助决策者获得可靠的辅助决策数据，并进一步创建和确定合理的远程医疗政策与战略。

二、移动医疗

（一）移动医疗的概念及背景

伴随着科技水平持续良好发展，中国已然进入了数字化、信息化时代，网络成为人们进行信息交流的主要途径。在医疗领域，智能手机、平板电脑、移动医护推车、床旁信息终端的普及渗透率日渐提高，医疗信息领域的移动互联化需求迅猛增加。对于移动医疗，HIMSS 给出的定义是通过使用移动通信技术，如智能手机、3G/4G 移动网络和卫星通信等，提供医疗服务和信息。移动医疗以使用便利、成效明显、易普及等特点，推动了医院信息化进程，获得了大众认可，得到了普遍使用。

（二）国内外移动医疗在医疗信息化中的应用及发展现状

就当前全球移动医疗的应用情况来看，美国占到了半数以上，欧洲约占 20%，非洲与拉丁美洲约占 12%，亚洲则仅占 4%。移动医疗服务领域主要有以下一些应用：远程监测、远程管理、远程数据获取、疾病与流行病传播的跟踪及诊疗、面向医疗技术人员的联合诊疗与护理及慢性病与健康管理等。

1. 移动医疗在临床工作管理中的应用 移动医疗在临床工作管理工作中的应用主要是医疗系统在无线网络、智能手机、平板电脑等移动设备上的应用。20 世纪 90 年代，国外医院的数据采集工作就普遍使用掌上电脑（PDA）来完成。此后，技术人员将 PDA 的优点融入到了智能手机和平板电脑中，医师利用移动设备就能随时随地查看电子病历，获取相关诊断和处置信息及下达新医嘱，更加方便了用户获取移动医疗服务。我国研发的手机具备医用 PDA 功能，此功能凭借共享检验图像来实行远程移动会诊。医疗工作者能够使用它与医院系统进行信息的互联互通，从而完成在病床前了解患者诉求、下达医嘱等工作，并在第一时间传输至 HIS 数据库，让医师与患者不再陌生与疏远。此外，移动护理工作站的应用使护士运用平板电脑，将移动网络和医院的信息系统连接在一起，从而了解患者的既往病史、用药状况等信息，同时医院系统中涉及的信息也将被实时传输。

2. 移动医疗在患者跟踪监测管理中的应用 监护管理工作是近年来移动医疗获得新发展的重要领域。以社区、家庭为对象，远程医疗监护系统研究炙手可热。通过对远端患者的主要生理参数进行监测，然后运用通信网络把远端生理信息、医学信号传送到监护中心，最后专家或专家系统给出诊断结果并提出处理意见。这样能够有效地预防疾病并使医疗诊治加速进行。美国是移动医疗技术最发达的国家，20 世纪 70 年代，NASA 凭借远程监护技术让监测太空中宇航员的生理参数成为可能。随后人体状态监护仪的微型设备在战场上得到运用，可以实时监测战士的体温、血压、心率等各项生理参数。当前，有些主要的能够持续监测生理参数的技术仍在研发阶段。现在已经应用的有血压、心电图、血氧饱和度等生理参数的无创连续监测技术。随着可穿戴医疗技术的发展，如 Amon、Lifeguard 等多种可穿戴传感器和系统的应用得到了推进，通过各种可穿戴服饰来得到人体呼吸、心跳、脉搏、血压等生理参数，并且能够随时随地监控穿戴者的大量持续性的主要生理参数，在参数表现异常时立即报告。中国联通的便携式体征信息监测终端——智慧医疗急救监控系统，其关键即是使用便携式心电监测仪等感知设备来及时获取医疗感知终端采集的数据，然后对数据进行解析和传输，最后利用中国联通公司自有网络把视频、体征、所处位置等信息传送到后台服务系统，从而使医疗组织的远程医疗急救监控、诊疗与咨询的一系列服务更加便利。

3. 移动医疗在远程医疗协同监护管理中的应用 移动医疗通过应用医疗信息技术、智能手机、移动医疗应用程序和软件应用程序，创建了一个更周密的远程卫生保健模式来转变医疗保健的合作模式。移动远程医疗以患者为中心，聚合了从医疗记录系统与远距离监控获得的数据，从而产生了以时间为顺序的健康记录。它还凭借移动医疗技术，增进了患者、医疗照护团队、患者社会支持这三者间的联系，维护了人们的健康。在研究方面，希腊在1998年就已经对各种远程协同应用展开研究。帕特雷大学与里恩大学医院凭借GIS、GPS、IEEE801.3.1等技术，协作研制了一种新型移动医疗系统，主要应用在医院救护车的运载、策划及评价方面。里恩大学医院的损伤传送中心承担管控移动医疗系统的全部操作，使用通用无线分组业务，经由每辆急救车内配置的全球定位系统进行信息交互。研究中也为了创建整体的配套辅助机制而配备了为保障急救车交通顺畅的十字路口调节机制。Bursell等曾研究过糖尿病患者眼部健康远程医疗问题，结果告诉我们，远程视网膜监测项目凭借一台便携式移动设备来获取低亮度级视网膜图片，再通过计算机辅助方法，迅速对糖尿病性视网膜病变进行检查和诊疗。患者在查看视网膜图片后，能够实现对自我管理行为进行有效控制，从而临床诊断结果的准确度也大大提升。这一检测项目比标准的眼部护理更具有减少投入和提升视觉的成效。在更多的欠发达国家，监控类应用的部署较多，包括预防疾病发生应用、灾害救援应用、定位应用等。

（三）移动医疗在医疗信息化建设中未来发展趋势

1. 以"拉近医患关系"为着手点、软硬件相结合 移动医疗在医疗信息化建设中硬件方面逐步由传统的PC机向终端转换，一些具备新式特征的医疗终端被广泛应用。例如，家庭、社区医疗终端，它让家庭自主监护和诊断变成可能；再如网络医疗终端，它让医疗数据的远距离传送变得不再困难；或如无创、微创的医疗终端，它必将是医疗终端未来发展的一个新方向。当前在我国使用较为普遍、效果较好的医疗终端有以下三类。第一类，具备医用PDA功能的手机。此类医疗终端因为能够共同使用医学检测后的图片，所以为实现远程移动会诊提供了可能，并且也为改善医师与患者之间的关系做出了巨大贡献。运用EDA技术设计生产的医用PDA不仅内置了WLAN和射频识别设备，还内置了专属软件。通过此类医疗终端医护人员不仅可以实现与医院的信息交流，还可以实现在病床前完成有关病历、医嘱、患者等相关问题的有效解决，并且同步传输至HIS数据库。第二类，便携式体征信息监控终端。中国联通公司研发的"智慧医疗急救监护"系统就是此类医疗终端。它利用人机友好交互界面管理体征信息。具体来说，先采用视频等感知设备接收医疗感知终端实时数据，然后通过手机网络将体征信息等检测结果发送到后台服务系统。这样就可以让远程体征信息监测分析与预警功能得以实现，它具备低功耗、易操作等特点。第三类，健康管理终端。此类终端运用有线和无线网络，把医疗监测仪与健康管理终端连接在一起，为多种来源的生物医学信号同时搜集和保存提供了可能。通过配备的医疗监护模块，医疗机构对其进行解析，并在终端屏幕上呈现监测内容。

2. 以安全为目标逐步升级防御技术 网络体系的建设者与管理者必须充分意识到网络信息安全的重要性，在创建工作中，从设计到实行，再到管理，全方面多角度地提高医院网络信息安全性，力争做好事前的预防、事中的监管和事后的反馈，持续推进安全技术与战略的发展。首先，医疗终端的安全频频受到各种挑战，容易被攻击的劣势是导致数字医疗信息系统安全性低的原因。每个用户的健康数据都涉及个人隐私，因而相关工作人员应防止数据泄露等问题的发生，设计稳妥的加密解密算法并创建密钥管理系统。其次，因为医疗终端的数据收集量很大，而且对于临床诊断来说数据又至关重要，所以要预防被无端清除和更改等问题，应该设计大容量存储空间并创建安全的存储机制来加以解决。再次，医疗终端设备可能在其他无线网络中被覆盖，因此，既要保障其他网络不受到它的干扰，也要防范其他网络对它的干扰。此外，由于医疗终端大量集中，医疗组织为维持数据的即时连续传输应该处理好怎样避免拥堵、怎样控制拥堵的问题。最后，为了医疗数据能够在不一样的终端间精准互认、共享，既要避免信息不畅又要防止反复投入，相关组织务必拟定信息交互与共享的准则。

3. 以开拓医院信息化新模式创建"医疗云"平台 通过创建"医疗云"平台，医院业务系统能够快速部署并进行统一维护，那么医院就能够实现购进更少硬件设备和软件许可，从而减少了采买成本。未来医疗信息化建设方向之一即是"医疗云"平台与移动医疗服务的大融合，这种发展能够为用户提供基于"私有云"的无线医疗服务，能够为用户随时随地掌握自己的健康信息提供便利。运用新技术的"医疗云"平台，打破了眼下普遍存在于各个医院间的信息壁垒，使区域医疗信息化不再受地域的束缚，在更广区域内实现医疗信息的畅通交互。此外，还可以全方位维护医院信息数据的安全性，保障医院业务系统的持续性。近年来，云计算技术正在被越来越多的医疗机构所接受，而且绝大部分的医疗应用都可以在云平台上运行。相信在不远的将来，各种物理服务器会被这种虚拟服务平台一步步取代，或许这个过程需要很长时间，但趋势不可逆转。

当前对移动医疗的运用包括了从人际交流到人与健康系统的交流，从医院医疗监测到病后实时无缝隙监测，从书面记录报告监控疾病到随时随地监控疾病等。同时，人们也在不断地探索它的更广泛的应用范围。移动医疗在医疗信息化建设中的研究是一项持续的可以不断突破的课题。我们可以大胆预测，未来的移动医疗将会在医院的基础构成上拥有举足轻重的地位，这会为将来重整医疗工作进程、改变原有就医模式、为医疗服务系统带来前所未有的根本性变革。

（四）面向移动医疗的医院临床信息实时整合方案架构与应用

移动医疗信息化应用的主要问题是应用开发实现对原有系统负载性能处理及临床数据冗余设计，为了获得移动医疗应用中负载性能与无缝实时数据整合，需要采用实用简单的开发策略。在移动医疗信息系统中，设计了智能接口、HL7消息服务器、中心临床数据库（central clinical database，CCDB）及Web服务器等关键组件，实现了移动医疗应用与LIS系统的HL7消息传递，通过中心临床数据库实现了可定制的不同类型设备患者临床数据访问浏览。本文介绍移动医疗信息系统实时数据整合方案架构及相关系统测试应用情况，对移动临床信息系统开发应用具有参考

借鉴价值。

1. 移动临床信息 医疗信息随处随时能够访问是医疗卫生信息化的目标，同时也面临着巨大挑战。智能手机与移动计算技术的发展为移动临床信息系统提供了广阔的应用前景，移动临床信息模型为患者信息随处随时访问提供了巨大潜力。使用智能手机访问患者的检查、检验报告，下达临床医嘱，实现专家咨询已成为医院临床信息化建设的新的热点和趋势。

医疗健康领域，对患者健康的直接影响决定了创新价值。目前医院临床信息系统受到了普遍关注，在患者的诊疗过程中，移动信息系统服务于患者的诊疗流程，辅助患者临床医疗过程，与临床信息系统相协同，应建立良好的信息协同模型。

移动信息设备的引入不仅增加了医疗信息系统用户数量，同时使信息系统的复杂度增加。未来医院中，许多不同的设备同时访问患者数据信息，医师不仅能在办公室通过PC检查临床信息，而且可以使用手机、PDA、平板电脑在医院任何地方访问患者数据，所以移动信息系统中不同类型设备的支持能力、统一的人机界面就成了一个关键问题。其最大的挑战是利用不同设备特点以合适的界面向使用者提供适当的信息。

2. 医疗信息集成 随着临床信息共享的进展，近年来在医疗信息集成方面出现了一系列模型、方法和应用策略，医疗环境数据集成成为临床信息化的重要研究课题。在2000年，IOM报告可预防的医疗差错导致全美每年9.8万人死亡，同时指出，通过医疗信息传递不通畅导致信息不能共享是引起的医疗差错的主要原因。

医学信息学的任务是通过信息共享提升医疗质量，不同系统数据源信息集成对临床医疗决策改进有重要影响。为了实现不同系统数据通信的标准化和互操作，医疗卫生行业使用HL7作为临床电子数据交换的行业标准。

3. 基于信息集成的移动医疗应用案例 在早期的移动护理信息系统中，采用平板电脑或手持终端（PDA）实现移动信息采集，所有信息实时与HIS数据和临床医师站进行交互，系统一般由四部分组成，即医嘱下达、护理记录、护理计划

与患者信息管理。

本书引用的案例的改进着眼于患者电子健康档案文档的 XML 存储格式，实现不同机构间或异构系统间 HL7 消息的接收，集成患者相关信息到临床文档中，通过临床数据的集成和 XML 格式数据规范实现患者临床信息的管理。

在移动医疗系统中，可以对 HIS 系统数据库采用镜像技术。通过这种方式，应用程序在预定的时间间隔内对新的可使用的数据进行同步。这种方案要求医院信息系统 HIS 具有一定的容错配置，新的应用对 HIS 系统性能影响很小。缺点是一定时间间隔内会存在数据不一致的情况，为了克服这一缺点，我们应用了数据推送机制，对在用数据库的数据改变事件都会进行数据推送，确保数据的一致性。

移动医疗信息系统开发涉及一系列新技术的应用。最具挑战性的是医院临床信息系统与移动临床信息系统实时无延迟的数据集成，由于无线网络带宽限制及网络负载的不可预知性，无线网络常常会发生阻塞，在移动信息软件设计时需要采取措施处理数据交换的稳定性问题。

移动医疗系统设计希望达到下列目标：移动医疗系统中的数据能与已有的临床信息系统数据库数据易于集成，允许实时检索患者的任何临床信息；能提供给信息工程技术人员易开发的界面，在短时间能对移动临床信息系统进行开发和测试；与已有临床数据库的接口设计不会对现有软件系统性能造成不良影响；新系统能够无时间延迟地从现有的临床信息数据库中收集并显示新的检验或检查报告结果；能使用各种移动设备以统一的视图显示患者各种临床数据；通过无线网络实现安全可靠的临床数据传输；研究一种数据处理机制，确保现有的临床数据传输处理与无线移动信息数据传输处理不增加系统负担。

软件系统由四部分组成：实验室信息系统 LIS 智能接口、HL7 消息服务器、中心临床数据库及 Web 服务器。整体架构如图 9-4 所示。

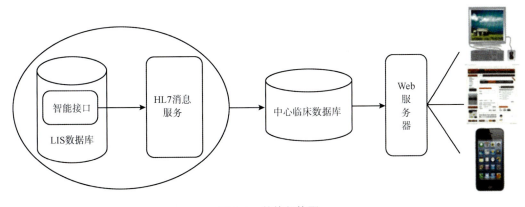

图 9-4　整体架构图

（1）LIS 系统接口：由于医院信息系统的异构架构，对于临床新系统应用在接口上需要花费很大的精力。为了支持移动医疗系统，减少接口工作量，采用 HL7 标准作为各应用系统的数据交换通信标准。为了实现 HL7 应用开发，基于 HL7 开发了智能接口。其主要特点如下：能够与已有的非 HL7 标准的医院信息系统进行接口。已有数据客户端无须进行改变，系统具有较好的适应性；由于仅仅聚焦于实验室 LIS 系统相关的内容，数据库设计实现中仅需对触发器和存储过程进行极少改进；为了实现实时数据更新，通过数据库技术中事务处理事件触发可以实现网络信息的数据一致和实施更新；通过视图方式能实现不同系统数据库的一致视图，而不必了解具体的数据库物理结构。

LIS 系统和 HIS 系统的智能接口主要通过特定的 HL7 事件触发，提供了一致的统一的数据访问机制。

在 LIS 系统患者检验报告结果生成时，智能接口产生 HL7 触发事件，并将相关关键消息传输到 HL7 消息服务器（HL7 message server，HMS）中，HMS 产生相应的 HL7 消息，并发送至 CCDB

中。HMS（图 9-5）通过消息和数据两种方式实现与 LIS 数据库的通信。应用事件触发，HMS 接收 XML 格式的事件消息，包括触发 HL7 事件信息、患者 ID 及事件时间戳等，数据通信负责实时数据通信，从 LIS 数据库中装载全部所需数据的特定 HL7 消息。

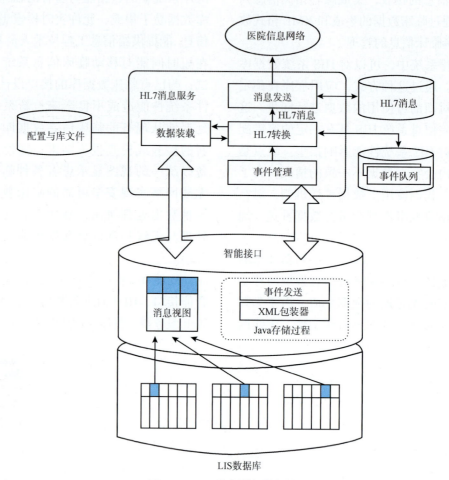

图 9-5　HL7 消息服务器架构

HMS 模块的主要功能是事件管理器接收来自智能接口的 HL 事件消息通知，根据相应的时间类型，产生事件队列，然后激活 HL7 转发器，并在特定时间内，产生相应的消息；HL7 转发器自动产生各事件队列中 HL7 消息，加载相关数据信息，产生相应的 HL7 数据消息；基于 TCP/IP 协议发送 HL7 消息到 CCDB 中，实现 HL7 消息传输、验证与确认。

CCDB 是为移动医疗设计的临床集成信息中心数据仓库，其主要目的是减少移动医疗应用数据查询对各业务系统的性能负载，将需要访问的数据直接集成于 CCDB 中。前端移动护理软件通过 HL7 接口访问 CCDB，对存储与 CCDB 中患者的临床检验报告进行查询。与临床业务系统数据访问效果一样，CCDB 中同样包括了患者的基本信息及相关负责诊疗医师的信息。

CCDB 从医院各个临床信息系统中收集了患者的检查、检验报告结果，对这些信息进行组织统一表达，通过 Web 服务器提供移动终端设备的浏览查询。其数据框架大体包括了三部分内容：患者相关信息、临床数据信息及其他数据信息。

（2）Web 服务：图 9-6 显示了临床信息表达的 Web 服务器架构，能够根据用户设备进行信息浏览显示。基于 Web 服务的架构能实现 XML 转换，支持各种移动终端。临床医师发出患者数据浏览请求时，Web 服务根据医师概要文件在 CCDB 中搜索数据，同时按照终端类型进行信息的重新组织显示。

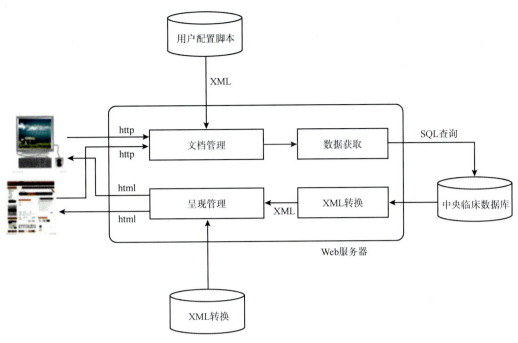

图 9-6　Web 服务架构

数据获取服务完成 CCDB 数据查询，并将结果传至 XML 转换服务中，为了适应不同类型终端，XML 格式数据需要进行表达层的管理，转换 XML 格式为 HTML 或其他格式，以能够在各种不同设备上进行显示。

为了评估移动医疗系统性能，基于医院 LIS 数据库、医院临床电子病历 EMR 及护理信息系统 NIS 实现病历临床信息实时集成整合，以上系统均使用微软 SQL Server 数据库。同时以 HL7 消息形式将 LIS 系统中患者检验报告发送到 CCDB 中，EMR 和 NIS 系统对 CCDB 中的检验报告进行了浏览调阅。

当输入用户 ID 和口令后，移动医疗系统创建用户脚本并进行数据检索，当发现选择到医师所需患者数据时，软件系统以时间次序显示患者的相关诊疗数据，这些临床数据的标准值也一并显示，以便医师进行对比，整个数据包括了患者近 3 个月以来的数据信息。该数据允许以 XML 形式进行导出，支持 Windows 及 Andorid 环境的浏览器显示。

移动医疗系统软件的主要特点是界面简洁、易于操作、支持各种移动设备，同时具有系统负荷最小化。在以前的临床信息系统项目中，如要实时显示患者检查检验申请，需要对 Lis 数据库进行扫描，系统负荷增加。当扫描间隔时间小于 1 分钟时，系统响应速度会明显变慢。为了减少移动系统信息显示对系统负载能力的影响，在软件架构上采用 LIS 数据库新数据主动通知技术。通过这种方法，只有在系统数据库中有新数据插入时才触发通知移动设备新的检验、检查数据，通过 HMS 相应建立了新一代实时移动医疗系统，同时在整体上提升了整个信息系统的负载能力。

第四节　人工智能技术与医学信息的融合与应用

人工智能（AI）是 20 世纪 50 年代发展起来的新兴学科，主要内容包括知识表示、自然语言理解、机器学习和知识获取、知识处理系统、计算机视觉、自动推理和搜索方法、智能机器人、自动程序设计等方面。在过去的几十年里人工智能涌现出了大量的方法，大致可分为两大类：第一类是基于 Newell 和 Simon 的物理符号系统假说的符号处理方法。这种方法大多采用从知识阶段向下到符号和实施阶段的自上而下的设计方法。第二类是采用自下而上设计的"字符号"方法。总体来说，近期人工智能算法有了革命性的变革，由过去非常依赖专家先验知识转向为依赖数据，基于海量数据进行计算，分析总结出知识或规律，这些知识或规律可能与专家的先验知识相同，也有可能是对所分析领域全新的认知。

一、医疗大数据基础部署

人工智能算法的突破也引发了对海量数据的需求，特别是在医疗领域，随着医疗设备的大量客观数据整合入系统，基因组学的海量数据也成为精准医学必备的数据基础，医疗数据的数据量也爆炸式地增加。如何进行相关部署，有效地把各个源头的数据整合连接起来，也是医疗大数据发展的重要基础。

（一）数据结构设计

1. 数据结构简介 在计算机科学中，数据结构是一门研究非数值计算的程序设计问题中计算机的操作对象（数据元素）及它们之间的关系和运算等的学科，而且确保经过这些运算后所得到的新结构仍然是原来的结构类型。"数据结构"在计算机科学中是一门综合性的专业基础课。数据结构是介于数学、计算机硬件和计算机软件三者之间的一门核心课程。数据结构这一门课的内容不仅是一般程序设计（特别是非数值性程序设计）的基础，而且是设计和实现编译程序、操作系统、数据库系统及其他系统程序的重要基础。

数据结构是计算机存储、组织数据的方式。数据结构是指相互之间存在一种或多种特定关系的数据元素的集合。通常情况下，精心选择的数据结构可以带来更高的运行或存储效率。数据结构往往同高效的检索算法和索引技术有关。

数据结构是指相互之间存在着一种或多种关系的数据元素的集合和该集合中数据元素之间的关系组成。记为：Data-Structure=（D，R）其中 D 是数据元素的集合，R 是该集合中所有元素之间关系的有限集合。

2. 数据结构设计的重要性 数据结构不仅仅是为了有一个可以容纳数据的数据库，好的数据结构能够提升后续数据分析的效率，特别是在数据量巨大的情况下，更能够帮助捋清数据之间的关系，提升多系统融合数据的数据质量。因此，无论目标产品叫什么名字，进行好的数据结构设计都是必需的。当然，设计数据结构的一个必要前提是要理解明确目标产品要做什么，完成什么

样的功能，没有明确的应用目标，很难设计出符合要求的数据结构。

3. 数据库表结构设计方法及原则

（1）不应该针对整个系统进行数据库设计，而应该根据系统架构中的组件划分，针对每个组件所处理的业务进行组件单元的数据库设计；不同组件间所对应的数据库表之间的关联应尽可能减少，如果不同组件间的表需要外键关联也尽量不要创建外键关联，而只是记录关联表的一个主键，确保组件对应的表之间的独立性，为系统或表结构的重构提供可能性。

（2）采用领域模型驱动的方式和自顶向下的思路进行数据库设计，首先分析系统业务，根据职责定义对象。对象要符合封装的特性，确保与职责相关的数据项被定义在一个对象之内，这些数据项能够完整描述该职责，不会出现职责描述缺失。并且一个对象有且只有一项职责，如果一个对象要负责两个或两个以上的职责，应进行分拆。

（3）根据建立的领域模型进行数据库表的映射，此时应参考数据库设计第二范式：一个表中的所有非关键字属性都依赖于整个关键字。关键字可以是一个属性，也可以是多个属性的集合，不论哪种方式，都应确保关键字能够保证唯一性。在确定关键字时，应保证关键字不会参与业务且不会出现更新异常，这时最优解决方案为采用一个自增数值型属性或一个随机字符串作为表的关键字。

（4）由于第一点所述的领域模型驱动的方式设计数据库表结构，领域模型中的每一个对象只有一项职责，所以对象中的数据项不存在传递依赖，这种思路的数据库表结构设计从一开始即满足第三范式：一个表应满足第二范式，且属性间不存在传递依赖。

（5）同样，对象职责的单一性及对象之间的关系反映的是业务逻辑之间的关系，因此在领域模型中的对象存在主对象和从对象之分，从对象是从 1-N 或 N-N 的角度进一步表达主对象的业务逻辑，所以从对象及对象关系映射的表及表关联关系不存在删除和插入异常。

（6）在映射后得出的数据库表结构中，应再根据第四范式进行进一步修改，确保不存在多值

依赖。这时，应根据反向工程的思路反馈给领域模型。如果表结构中存在多值依赖，则证明领域模型中的对象具有至少两个以上的职责，应根据第一条进行设计修正。第四范式：一个表如果满足 BCNF，不应存在多值依赖。

（7）在经过分析后确认所有的表都满足二、三、四范式的情况下，表和表之间的关联尽量采用弱关联以便于对表字段和表结构的调整与重构。并且，笔者认为数据库中的表是用来持久化一个对象实例在特定时间及特定条件下状态的，只是一个存储介质，所以表和表之间也不应用强关联来表述业务（数据间的一致性），这一职责应由系统的逻辑层来保证，这种方式也确保了系统对于不正确数据（脏数据）的兼容性。当然，从整个系统的角度来说我们还是要尽最大努力确保系统不会产生不正确数据。单从另一个角度来说，不正确数据的产生在一定程度上也是不可避免的，我们也要保证系统对这种情况的容错性。这是一个折中的方案。

（8）应针对所有表的主键和外键建立索引，有针对性地（针对一些大数据量和常用检索方式）建立组合属性的索引，提高检索效率。虽然建立索引会消耗部分系统资源，但比较检索时搜索整张表中的数据尤其是表中的数据量较大时所带来的性能影响，以及无索引时的排序操作所带来的性能影响，这种方式仍然是值得提倡的。

（9）尽量少采用存储过程，目前已经有很多技术可以替代存储过程的功能，如"对象／关系映射"等，将数据一致性的保证放在数据库中，无论对于版本控制、开发和部署及数据库的迁移都会带来很大的影响。但不可否认，存储过程具有性能上的优势，所以当系统可使用的硬件不会得到提升而性能又是非常重要的质量属性时，可经过平衡考虑选用存储过程。

（10）当处理表间的关联约束所付出的代价（常常是使用性上的代价）超过了保证不会出现修改、删除、更改异常所付出的代价，并且数据冗余也不是主要的问题时，表设计可以不符合四个范式。四个范式确保了不会出现异常，但也可能由此导致过于纯洁的设计，使得表结构难于使用，所以在设计时需要进行综合判断，但首先确保符合四个范式，然后再进行精化修正是刚刚进

入数据库设计领域时可以采用的最好办法。

（11）设计出的表要具有较好的使用性，主要体现在查询时是否需要关联多张表且还需使用复杂的 SQL 技巧。

（12）设计出的表要尽可能减少数据冗余，确保数据的准确性，有效地控制冗余有助于提高数据库的性能。

（二）数据采集

数据采集（DAQ）是指从传感器和其他待测设备等模拟和数字被测单元中自动采集非电量或电量信号，送到上位机中进行分析、处理。数据采集系统是结合基于计算机或者其他专用测试平台的测量软硬件产品来实现灵活的、用户自定义的测量系统。

数据采集又称为数据获取，是利用一种装置从系统外部采集数据并输入到系统内部的一个接口。数据采集技术广泛应用在各个领域，如摄像头、麦克风，都是数据采集工具。

被采集数据是已被转换为电讯号的各种物理量，如温度、水位、风速、压力等，可以是模拟量，也可以是数字量。采集一般是采样方式，即间隔一定时间（称采样周期）对同一点数据重复采集。采集的数据大多是瞬时值，也可是某段时间内的一个特征值。准确的数据量测是数据采集的基础。数据量测方法有接触式和非接触式，检测元件多种多样。不论哪种方法和元件，均以不影响被测对象状态和测量环境为前提，以保证数据的正确性。数据采集含义很广，包括对连续物理量的采集。在计算机辅助制图、测图、设计中，对图形或图像数字化过程也可称为数据采集，此时被采集的是几何量（或包括物理量，如灰度）数据。

在互联网行业快速发展的今天，数据采集已经被广泛应用于互联网及分布式领域，数据采集领域已经发生了重要的变化。首先，分布式控制应用场合中的智能数据采集系统在国内外已经取得了长足的发展。其次，总线兼容型数据采集插件的数量不断增大，与个人计算机兼容的数据采集系统的数量也在增加。国内外各种数据采集机先后问世，将数据采集带入了一个全新的时代。

1. 大数据技术采用的新的数据采集方法

（1）系统日志采集方法：很多互联网企业都有

自己的海量数据采集工具，多用于系统日志采集，如 Hadoop 的 Chukwa，Cloudera 的 Flume，Facebook 的 Scribe 等，这些工具均采用分布式架构，能满足每秒数百兆的日志数据采集和传输需求。

（2）网络数据采集方法：网络数据采集是指通过网络爬虫或网站公开 API 等方式从网站上获取数据信息。该方法可以将非结构化数据从网页中抽取出来，将其存储为统一的本地数据文件，并以结构化的方式存储。它支持图片、音频、视频等文件或附件的采集，附件与正文可以自动关联。

除了网络中包含的内容之外，对于网络流量的采集可以使用 DPI 或 DFI 等带宽管理技术进行处理。

（3）其他数据采集方法：对于企业生产经营数据或学科研究数据等保密性要求较高的数据，可以通过与企业或研究机构合作，使用特定系统接口等相关方式采集数据。

2. 数据采集质量控制问题　全面、真实、合法地进行数据采集，加强对调查数据采集质量的控制，对确保统计调查的顺利完成有着十分重要的意义。

（1）数据采集质量控制中存在的问题

1）虚假的数据：这是最常见的数据质量问题，也是危害最为严重的数据质量问题。这类数据完全是虚构的、杜撰的，毫无事实根据。造成数据虚假的因素多种多样，如有意虚报、瞒报统计数据资料，指标制定不严密，统计制度不完善等。

2）拼凑的数据：这种数据是把不同地点、不同条件、不同性质的数据，在数据采集过程中，人为地拼凑成同一时间、同一地点、同一条件和同一性质下的同一数据。这种东拼西凑的数据虽然都有事实根据，但从整体上看，数据是不符合事实的。

3）指标数值背离指标原意：这是对指标的理解不准确，或者是指标含义解释不清楚，或者是填报指标项目随意等原因，造成数据采集不是统计制度所要求的统计内容，数据与指标原意出现背离。

4）数据不完整：这是在数据采集过程中出现的指标项目上的遗漏，所列指标项目的资料没有采集齐全，不符合统计资料完整性的要求。数据不完整，就不可能反映出调查对象的全貌和真实情况。

5）数据逻辑性错误：这是在数据采集中数据资料的填报不符合逻辑要求，报表中各个指标项目之间的数据填报相互矛盾。

6）数据非同一性：这是把同一个指标在不同时期的统计范围、口径、内容、方法、单位和价格等混为一谈，从而造成数据的不可比性。

（2）数据采集质量控制的方法

1）数据采集质量控制要贯穿于采集工作的全过程。采集工作每进行一步，都要对已经完成的工作进行检查，对已发生的差错要及时进行纠正，防止差错流入下一个工作环节。

2）数据采集质量控制应当是全方位的，尤其是调查工作者都要树立起数据质量第一的思想，在数据采集工作的各个环节上，都要强化责任意识。只有人人关心数据质量，大家都对数据质量高度负责，数据采集质量控制才能达到预期目的。

（三）数据清洗

现实世界中的数据源极易受空缺、不一致和噪声数据地侵扰。根据垃圾进、垃圾出（garbage in，garbage out，GIGO）原理，没有良好的数据质量作后盾，再先进的数据处理技术和分析工具也不能发挥作用，要想数据仓库真正发挥作用，就必须提高业务系统的数据质量。由此看来，数据质量的控制成为数据仓库建设发展过程中越来越引起重视的突出问题，而解决这些问题的过程称为数据清理。数据清理被定义为发现和清除数据中的错误及不一致来提高数据的质量。在数据仓库环境下，数据清理是 ETL 过程的一个重要部分，要考虑数据仓库的集成性与面向主题的需要。数据清理目的是检测数据中存在的错误和不一致，剔除或改正它们，这样就提高了数据的质量。业务系统数据清理是提升业务系统数据质量的有效手段，是数据仓库实施过程中数据质量管控的源头，是整个数据仓库项目成功的关键。业务系统数据清理工作一方面能有效提升业务系统的数据质量和系统可用性；另一方面也能有效降低整个数据仓库 ETL 的复杂度和工作量，保证数据仓库中的数据质量。数据清理主要是针对源数据库，对其中出现二义性、重复、不完整、违反业务或逻辑规则等问题的数据进行相应的清洗操作,在清洗之前需要进行数据质量分析,以找出存在问题的数据,否则数据清洗将无从谈起。

1. 数据质量

(1)数据质量定义:数据的一致性(consistency)、正确性(correctness)、完整性(completeness)和最小性(minimality)在信息系统中得到满足的程度。存在数据质量指示器和数据质量参数两类数据质量衡量指标,用户应根据应用的需求选择其中一部分,在此基础上提出了数据工程中数据质量的需求分析和模型。

完整性数据是否按规则填写完整;正确性数据是否满足域定义和业务逻辑要求;一致性为不同系统之间关联的数据在定义、含义、取值及操作等方面是否一致;当前性数据是否能够反映当前状态。以上四个方面,我们称之为4C。高质量的数据应该是完整的、正确的、一致的、当前的。

(2)数据质量问题的分类:根据处理的是单数据源还是多数据源及问题出在模式层还是实例层,将数据质量问题分为四类:单数据源模式层问题、单数据源实例层问题、多数据源模式层问题和多数据源实例层问题。

根据用户角色的不同将数据仓库质量分为四类:设计与管理质量、软件实现质量、数据使用质量及数据质量。其中,每一类又定义了包括正确性、完整性、可靠性等指标。

(3)数据质量控制方法及实现:从对数据仓库自身数据的监控到对数据形成过程的管理,数据仓库中用于数据质量控制的方法有很多,但不论何种方法,面向数据仓库的长期建设,必须建立有效的数据质量评估体系。数据质量将逐渐与企业业绩和价值挂钩,针对专门的数据质量模型进行计算的质量评估软件不能适应这种动态性的需求,将质量模型的描述作为元数据进行定义,在一个质量元模型下,可以定义多个质量模型。在此基础上提出了一个可扩展的数据质量控制元模型,该元模型是对企业数据质量模型的抽象,由三层组成:核心层、初始层及扩展层,目的是为企业的数据质量体系定义提供一个完整的框架。首先明确清理主题及主题域定义的数据源和数据模型;其次对数据源进行抽样分析,对数据问题

进行分类;再次,提出清理尺度来确保数据质量;最后,通过对业务规则的巩固和进一步核实,确认数据质量需求。

2. 数据清洗

(1)数据清理原理:存在不完整的、含噪声的和不一致的数据是现实世界数据库或数据仓库的共同特点。数据清理原理就是利用有关技术如数理统计、数据挖掘或预定义的清理规则将脏数据转化为满足数据质量要求的数据。

(2)数据清理框架:数据清理过程必须满足以下条件:不论是单数据源还是多数据源,都要检测并且除去数据中所有明显错误和不一致;尽可能地减小人工干预和用户的编程工作量,而且要容易扩展到其他数据源;应该和数据转化结合;要有相应的描述语言来指定数据转化和数据清理操作,所有这些操作应该在一个统一的框架下完成。

设计了数据 ETL 工具的整体框架,使用通用数据访问接口来屏蔽各种数据源之间的差异,并以数据清理为主要目的,为消除多数据源的模式冲突和数据冲突提供了通用而有效的解决方案。提出了一个数据清理框架,试图清晰地分离逻辑规范层和物理实现层。用户在逻辑层设计数据处理流程,确定清理过程需要执行的数据转化步骤;物理层实现这些数据转化操作,并对它们进行优化;同时提出了一种描述性语言。该描述性语言可以在逻辑层上指定数据清理过程所需采取的数据转化操作,并指定何时可以抛出异常,要求用户的交互。该描述性语言还可以指定一些数据转化操作的参数,如记录匹配操作所使用的距离函数等。还提出了一种交互式的数据清理框架,它主要由四个部分构成:数据源、数据转换引擎、在线记录器及自动差异监测器。用户利用系统提供的基本的数据转化操作,无须书写复杂的程序就能够完成数据清洗任务,而且用户能够随时看到每一步转化操作后的结果,没有很长的延迟。

不论采用何种清理方法,数据清理过程一般由四个阶段构成。

1)清理主题定义。

2)数据(质量)分析、定义错误类型。

3)针对分析结果,定义清理技术。

4）实现程序，搜索识别、修正错误。

数据清理框架包含以下四个方面的内容。

1）概念定义层：主要定义了数据清理的主题和数据质量需求。根据数据仓库项目的需求，定义了用户资料清理，订单数据清理，产品和服务清理，账单数据清理，服务数据清理和结算数据清理等及其相应数据质量需求。

2）逻辑规范层：主要是将概念转换为业务逻辑，描述数据流，并且实现业务逻辑向处理逻辑的转换。例如，资料清理可以划分为核对有效数，数据源间资料的对比及核实，补充缺失的关键字段，进行属性编码的统一和归并与切割等五个步骤，根据每个步骤对质量的需求，将业务需求转换为相应的处理逻辑。例如，归并与切割可映射到重复记录查找，数据备份/恢复/删除，聚类/孤立点检测等处理逻辑。

3）物理实现层：实现具体的清理程序及算法，进行数据错误的修正和迁移，以及异常后人为干预是物理实现层的主要功能。

4）层的映射关系：给出了一种采用 XML 描述网络映射的模式。

在数据仓库应用中，数据清理并不是一个单独的部分，需要和 ETL 过程统一使用，在数据质量控制下进行循环处理。数据清理系统采用了基于构件的设计思路，实现了以数据清理为主的 ETL 工具。主要功能及流程如下：

1）通用数据访问接口，该接口能够跨平台（网络）访问数据，支持在异构数据源间建立连接，可选多种数据访问接口方式，如 JDBC、ODBC、OLEDB 等。

2）数据抽取，包括模式数据和实例数据抽取，此过程需要处理噪声数据，补充部分特殊空缺值，并建议使用增量的抽取方法。

3）数据集成和变换，经过数据抽取后可以得到多个模式和多个实例数据集，在此过程中，需要进行数据规范化和一致性校验。

4）数据规约，经过数据集成后的数据集中还包含许多相似重复记录，此过程要完成重复数据查找，进行数据的归并或切割。

5）数据装载，此过程需要自动或异常后在人工干预下将清理后数据装载至目标数据模型，支持数据备份和恢复功能。

6）元数据管理，元数据是描述数据的数据，系统使用元数据来描述数据质量对象及其属性，描述数据清理构件对象及属性和构件的检索方法等属性，此过程伴随系统运行的始终。

数据是数据仓库系统的血液，数据仓库能否为决策提供有效支持的关键就在数据质量，数据质量建设的成功与否直接决定着数据仓库的应用质量。数据清理就是为了解决数据质量问题，从而采取手动或人工智能的方法进行清理操作。

（3）数据的主要类型

1）残缺数据：这一类数据主要是一些应该有的信息缺失，如供应商的名称、分公司的名称、客户的区域信息缺失、业务系统中主表与明细表不能匹配等。对于这一类数据过滤出来，按缺失的内容分别写入不同 Excel 文件向客户提交，要求在规定的时间内补全。补全后才写入数据仓库。

2）错误数据：这一类错误产生的原因是业务系统不够健全，在接收输入后没有进行判断直接写入后台数据库造成的，如数值数据输成全角数字字符、字符串数据后面有一个回车操作、日期格式不正确、日期越界等。这一类数据也要分类，对于类似于全角字符、数据前后有不可见字符的问题，只能通过写 SQL 语句的方式找出来，然后要求客户在业务系统修正之后抽取。日期格式不正确的或者是日期越界的这一类错误会导致 ETL 运行失败，这一类错误需要去业务系统数据库用 SQL 的方式挑出来，交给业务主管部门要求限期修正，修正之后再抽取。

3）重复数据：对于这一类数据（特别是维表中会出现这种情况）将重复数据记录的所有字段导出来，让客户确认并整理。

数据清洗是一个反复的过程，不可能在数天内完成，只有不断地发现问题、解决问题。对于是否过滤，是否修正，一般要求客户确认。对于过滤掉的数据，写入 Excel 文件或将过滤数据写入数据表，在 ETL 开发的初期可以每天向业务单位发送过滤数据的邮件，促使他们尽快地修正错误，同时也可以作为将来验证数据的依据。数据清洗需要注意的是不要将有用的数据过滤掉，对于每个过滤规则认真进行验证，并要用户确认。

二、医疗主题中大数据分析常见算法介绍

（一）基本概念

1. 大数据及其特征　大数据具有五个主要的技术特点，人们将其总结为 5V 特征。

（1）大体量（volume）：即可从数百 TB 到数十数百 PB，甚至 EB 的规模。

（2）多样性（variety）：即大数据包括各种格式和形态的数据。

（3）时效性（velocity）：即很多大数据需要在一定的时间限度下得到及时处理。

（4）准确性（veracity）：即处理的结果要保证一定的准确性。

（5）大价值（value）：即大数据包含很多深度的价值，大数据分析挖掘和利用将带来巨大的商业价值。

传统的数据库系统主要面向结构化数据的存储和处理，但现实世界中的大数据具有各种不同的格式和形态，据统计，现实世界中 80% 以上的数据都是文本和媒体等非结构化数据；同时，大数据还具有很多不同的计算特征。我们可以从多个角度分类大数据的类型和计算特征。

（1）从数据结构特征角度看，大数据可分为结构化数据与非结构化 / 半结构化数据。

（2）从数据获取处理方式看，大数据可分为批处理与流式计算方式。

（3）从数据处理类型看，大数据处理可分为传统的查询分析计算和复杂数据挖掘计算。

（4）从大数据处理响应性能看，大数据处理可分为实时 / 准实时计算与非实时计算，或者是联机计算与线下计算。前述的流式计算通常属于实时计算，此外查询分析类计算通常也要求具有高响应性能，因而也可以归为实时或准实时计算。而批处理计算和复杂数据挖掘计算通常属于非实时或线下计算。

（5）从数据关系角度看，大数据可分为简单关系数据（如 Web 日志）和复杂关系数据（如社会网络等具有复杂数据关系的图计算）。

（6）从迭代计算角度看，现实世界的数据处理中有很多计算问题需要大量的迭代计算，如一些机器学习等复杂的计算任务会需要大量的迭代计算，为此需要提供具有高效的迭代计算能力的大数据处理和计算方法。

（7）从并行计算体系结构特征角度看，由于需要支持大规模数据的存储和计算，目前绝大多数大数据处理都使用基于集群的分布式存储与并行计算体系结构和硬件平台。

2. 大数据分析的五个基本方面

（1）预测性分析能力（predictive analytic capability）：数据挖掘可以让分析员更好地理解数据，而预测性分析可以让分析员根据可视化分析和数据挖掘的结果做出一些预测性的判断。

（2）数据质量和数据管理（data quality and master data management）：数据质量和数据管理是一些管理方面的最佳实践。通过标准化的流程和工具对数据进行处理可以保证一个预先定义好的高质量的分析结果。

（3）可视化分析（analytic visualization）：不管是对数据分析专家还是普通用户，数据可视化是数据分析工具最基本的要求。可视化可以直观地展示数据，让数据自己说话，让观众听到结果。

（4）语义引擎（semantic engine）：我们知道由于非结构化数据的多样性带来了数据分析的新的挑战，我们需要一系列的工具去解析、提取、分析数据。语义引擎需要被设计成能够从"文档"中智能提取信息。

（5）数据挖掘算法（data mining algorithm）：可视化是给人看的，数据挖掘就是给机器看的。集群、分割、孤立点分析还有其他的算法让我们深入数据内部，挖掘价值。这些算法不仅要处理大数据的量，也要处理大数据的速度。

3. 大数据的处理　大数据处理数据时代理念的三大转变：要全体不要抽样，要效率不要绝对精确，要相关不要因果。具体的大数据处理方法其实有很多，但是根据长时间的实践，笔者总结了一个基本的大数据处理流程，并且这个流程应该能够对大家理顺大数据的处理有所帮助。整个处理流程可以概括为四步，分别是采集，导入和预处理，统计和分析，以及挖掘。

（1）采集：大数据的采集是指利用多个数据库来接收发自客户端的数据，并且用户可以通过这些数据库来进行简单的查询和处理工作。例如，

电商会使用传统的关系型数据库 MySQL 和 Oracle 等来存储每一笔事务数据，除此之外，Redis 和 MongoDB 这样的 NoSQL 数据库也常用于数据的采集。

在大数据的采集过程中，其主要特点和挑战是并发数高，因为同时有可能会有成千上万的用户来进行访问和操作，如火车票售票网站和淘宝，它们并发的访问量在峰值时达到上百万，所以需要在采集端部署大量数据库才能支撑。并且如何在这些数据库之间进行负载均衡和分片的确是需要深入的思考与设计。

（2）导入和预处理：虽然采集端的本身会有很多数据库，但是如果要对这些海量数据进行有效的分析，还是应该将这些来自前端的数据导入到一个集中的大型分布式数据库或分布式存储集群，并且可以在导入基础上做一些简单的清洗和预处理工作。也有一些用户会在导入时使用来自 Twitter 的 Storm 对数据进行流式计算，以满足部分业务的实时计算需求。导入与预处理过程的特点和挑战主要是导入的数据量大，每秒的导入量经常会达到百兆，甚至千兆级别。

（3）统计和分析：统计与分析主要利用分布式数据库或分布式计算集群来对存储于其内的海量数据进行普通的分析和分类汇总等，以满足大多数常见的分析需求，在这方面，一些实时性需求会用到 EMC 的 GreenPlum，Oracle 的 Exadata，以及基于 MySQL 的列式存储 Infobright 等，而一些批处理，或者基于半结构化数据的需求可以使用 Hadoop。统计与分析这部分的主要特点和挑战是分析涉及的数据量大，其对系统资源，特别是 I/O 会有极大地占用。

（4）挖掘：与前面统计和分析过程不同的是，数据挖掘一般没有什么预先设定好的主题，主要是在现有数据上进行基于各种算法的计算，从而起到预测的效果，实现一些高级别数据分析的需求。比较典型算法有用于聚类的 K-Means，用于统计学习的 SVM 和用于分类的 Naive Bayes，主要使用的工具有 Hadoop 的 Mahout 等。该过程的特点和挑战主要是用于挖掘的算法很复杂，并且计算涉及的数据量和计算量都很大，还有常用数据挖掘算法都以单线程为主。

（二）数据统计的常规方法

统计分析方法按不同的分类标志可划分为不同的类别，而常用的分类标准是功能标准，依此标准进行划分，统计分析可分为描述统计和推断统计。

1. 描述统计　是将教育研究中所得的数据加以整理、归类、简化或绘制成图表，以此描述和归纳数据的特征及变量之间的关系的一种最基本的统计方法。描述统计主要涉及数据的集中趋势、离散程度和相关强度，最常用的指标有平均数、标准差、相关系数等。

2. 推断统计　指用概率形式来决断数据之间是否存在某种关系及用样本统计值来推测总体特征的一种重要的统计方法。推断统计包括总体参数估计和假设检验，最常用的方法有 Z 检验、t 检验、χ^2 检验等。

描述统计和推断统计彼此联系、相辅相成。描述统计是推断统计的基础，推断统计是描述统计的升华。在具体研究中，是采用描述统计还是推断统计应视具体的研究目的而定，如研究目的是要描述数据的特征，则需描述统计；若还需对多组数据进行比较或需以样本信息来推断总体的情况，则需用推断统计。

统计分析方法有其自身的优势与局限，正确认识其优势和局限，二者同样重要。统计分析方法的局限，归结起来，主要有下列三点。

（1）现实生活极其复杂，诸多因素常常纠缠交错在一起，仅靠统计分析方法去控制和解释这些因素及其相互关系是不全面、不深刻的。

（2）统计分析方法的运用是有条件的，它依赖于数据资料本身的性质、统计方法的适用程度和研究者对统计原理及统计技术的理解、掌握程度与应用水平。方法选择不当，往往易得出错误的结论。

（3）统计决断以概率为基础，既然是概率，就存在误差，因而可以说，统计决断的结论并非绝对正确。例如，从样本统计量推断总体参数的信息时，由于我们的推断建立在一定的概率基础上，我们没有百分之百的把握认为推断是正确的；当我们在 0.95 概率基础上比较两个总体平均数是否相等并认为它们之间存在或不存在显著差异时，从可靠度上看，我们决断错误的可能性尚有 5%。

（三）数据挖掘的常用方法

1. 相关性分析　是指对两个或多个具备相关性的变量元素进行分析，从而衡量两个变量因素的相关密切程度。相关性的元素之间需要存在一定的联系或概率才可以进行相关性分析。相关性分析可以用来验证两个变量间的线性关系，从相关系数 r 我们可以知道两个变量是否呈线性关系、线性关系的强弱，以及是正相关还是负相关。

对两个变量间的直线关系进行相关分析称为简单相关分析（也称为直线相关分析）；对多个变量进行相关分析时，研究一个变量与多个变量间的线性相关称为复相关分析；研究其余变量保持不变的情况下两个变量间的线性相关称为偏相关分析。

（1）相关性的分类：线性相关分析研究两个变量间线性关系的程度。用相关系数 r 来描述。

1）正相关：如果 x，y 变化的方向一致，如身高与体重的关系，$r > 0$。

· $|r| > 0.95$ 存在显著性相关。

· $|r| \geqslant 0.8$ 高度相关。

· $0.5 \leqslant |r| < 0.8$ 中度相关。

· $0.3 \leqslant |r| < 0.5$ 低度相关。

· $|r| < 0.3$ 关系极弱，认为不相关。

2）负相关：如果 x，y 变化的方向相反，如吸烟与肺功能的关系，$r < 0$。

3）无线性相关：$r=0$。

如果变量 Y 与 X 间是函数关系，则 $r=1$ 或 $r=-1$；如果变量 Y 与 X 间是统计关系，则 $-1 < r < 1$。

（2）r 的计算有三种定义。

1）Pearson 相关系数：对定距连续变量的数据进行计算。

2）Spearman 和 Kendall 相关系数：对分类变量的数据或变量值的分布明显非正态或分布不明时，计算时先对离散数据进行排序或对定距变量值排（求）秩。

实际上，对任何类型的变量，都可以使用相应的指标进行相关分析，也就是有各种参数对适合它们的变量进行分析。

（3）相关计算的其他系数

1）对于有序变量，最常用的还有 Gamma 统计量，取值介于 -1 到 1，取值为零时，代表完全

不相关。其实，对于任何相关系数，一个万能公式就是，如果越接近零，代表越不相关，越接近 1，代表越相关。

在 spss 软件中，各种变量都被分到各个栏中，下面对应着各种统计量。可以通过在菜单中选择"描述统计"→"交叉表"→"统计量"子对话框实现。需要注意的是，虽然都是复选框，但是也不能乱选，主要是想要分析的究竟是什么类型的变量。

2）偏相关分析：研究两个变量之间的线性相关关系时，控制可能对其产生影响的变量。如控制年龄和工作经验的影响，估计工资收入与受教育水平之间的相关关系。

3）距离分析：是对观测量之间或变量之间相似或不相似程度的一种测度，是一种广义的距离。其分为观测量之间距离分析和变量之间距离分析。

（4）不相似性测度：包括以下三种。

1）对等间隔（定距）数据的不相似性（距离）测度可以使用的统计量有欧氏距离、欧氏距离平方等。

2）对计数数据使用卡方。

3）对二值（只有两种取值）数据，使用欧氏距离、欧氏距离平方、尺寸差异、模式差异、方差等。

（5）相似性测度：包括以下两种。

1）等间隔数据使用统计量 Pearson 相关或余弦。

2）测度二元数据的相似性使用的统计量有 20 余种。

2. 回归分析

（1）回归分析（regression analysis）：是确定两种或两种以上变量间相互依赖的定量关系的一种统计分析方法。运用十分广泛，回归分析按照涉及变量的多少分为一元回归分析和多元回归分析；在线性回归中，按照因变量的多少，可分为简单回归分析和多重回归分析；按照自变量和因变量之间的关系类型，可分为线性回归分析和非线性回归分析。如果在回归分析中，只包括一个自变量和一个因变量，且二者的关系可用一条直线近似表示，这种回归分析称为一元线性回归分析。如果回归分析中包括两个或两个以上的自变量，且自变量之间存在线性相关，则称为多元线性回归分析。

研究一个或多个随机变量 Y_1、$Y_2\cdots Y_i$ 与另一些变量 X_1、$X_2\cdots X_k$ 之间关系的统计方法，又称为多重回归分析。通常称 Y_1，$Y_2\cdots Y_i$ 为因变量，X_1、$X_2\cdots X_k$ 为自变量。回归分析是一类数学模型，特别当因变量和自变量为线性关系时，它是一种特殊的线性模型。最简单的情形是一个自变量和一个因变量，且它们大体上有线性关系，这称为一元线性回归，即模型为 $Y=a+bX+\varepsilon$，这里 X 是自变量，Y 是因变量，ε 是随机误差，通常假定随机误差的均值为 0，方差为 σ^2（σ^2 大于 0），σ^2 与 X 的值无关。若进一步假定随机误差遵从正态分布，就称为正态线性模型。一般的情形，它有 k 个自变量和 1 个因变量，因变量的值可以分解为两部分：一部分是由于自变量的影响，即表示为自变量的函数，其中函数形式已知，但含一些未知参数；另一部分是由于其他未被考虑的因素和随机性的影响，即随机误差。当函数形式为未知参数的线性函数时，称为线性回归分析模型；当函数形式为未知参数的非线性函数时，称为非线性回归分析模型。当自变量的个数大于 1 时称为多元回归，当因变量个数大于 1 时称为多重回归。

（2）回归分析的主要内容

1）从一组数据出发，确定某些变量之间的定量关系式，即建立数学模型并估计其中的未知参数。估计参数的常用方法是最小二乘法。

2）对这些关系式的可信程度进行检验。

3）在许多自变量共同影响着一个因变量的关系中，判断哪个（或哪些）自变量的影响是显著的，哪些自变量的影响是不显著的，将影响显著的自变量引入模型中，而剔除影响不显著的变量，通常用逐步回归、向前回归和向后回归等方法。

4）利用所求的关系式对某一生产过程进行预测或控制。回归分析的应用是非常广泛的，统计软件包使各种回归方法计算十分方便。

在回归分析中，把变量分为两类。一类是因变量，它们通常是实际问题中所关心的一类指标，通常用 Y 表示；而影响因变量取值的另一类变量称为自变量，用 X 表示。

回归分析研究的主要问题如下：

1）确定 Y 与 X 间的定量关系表达式，这种表达式称为回归方程。

2）对求得的回归方程的可信度进行检验。

3）判断自变量 X 对因变量 Y 有无影响。

4）利用所求得的回归方程进行预测和控制。

（3）步骤

1）确定变量：明确预测的具体目标，也就确定了因变量。如预测具体目标是下一年度的销售量，那么销售量 Y 就是因变量。通过市场调查和查阅资料，寻找与预测目标的相关影响因素，即自变量，并从中选出主要的影响因素。

2）建立预测模型：依据自变量和因变量的历史统计资料进行计算，在此基础上建立回归分析方程，即回归分析预测模型。

3）进行相关分析：回归分析是对具有因果关系的影响因素（自变量）和预测对象（因变量）所进行的数理统计分析处理。只有当自变量与因变量确实存在某种关系时，建立的回归方程才有意义。因此，作为自变量的因素与作为因变量的预测对象是否有关，相关程度如何，以及判断这种相关程度的把握性多大，就成为进行回归分析必须要解决的问题。进行相关分析，一般需求出相关关系，以相关系数的大小来判断自变量和因变量相关的程度。

4）计算预测误差：回归预测模型是否可用于实际预测，取决于对回归预测模型的检验和对预测误差的计算。回归方程只有通过各种检验且预测误差较小，才能将回归方程作为预测模型进行预测。

5）确定预测值：利用回归预测模型计算预测值，并对预测值进行综合分析，确定最后的预测值。

3. 决策树（分类树）

（1）定义及要素：决策树是在已知各种情况发生概率的基础上，通过构成决策树来求取净现值的期望值大于等于零的概率，评价项目风险，判断其可行性的决策分析方法，是直观运用概率分析的一种图解法。由于这种决策分支画成图形很像一棵树的枝干，故称为决策树。在机器学习中，决策树是一个预测模型，他代表的是对象属性与对象值之间的一种映射关系。Entropy = 系统的凌乱程度，使用算法 ID3、C4.5 和 C5.0 生成树算法使用熵。这一度量是基于信息学理论中熵的概念。

决策树是一种树形结构，其中每个内部节点表示一个属性上的测试，每个分支代表一个测试输出，每个叶节点代表一种类别。

分类树（决策树）是一种十分常用的分类方法。监督学习就是给定一堆样本，每个样本都有一组属性和一个类别，这些类别是事先确定的，那么通过学习得到一个分类器，这个分类器能够对新出现的对象给出正确的分类。这样的机器学习就被称为监督学习。

决策树一般由方块结点、圆形结点、方案枝、概率枝等组成，方块结点称为决策结点，由结点引出若干条细支，每条细支代表一个方案，称为方案枝；圆形结点称为状态结点，由状态结点引出若干条细支，表示不同的自然状态，称为概率枝。每条概率枝代表一种自然状态。在每条细枝上标明客观状态的内容和其出现概率。在概率枝的最末梢标明该方案在该自然状态下所达到的结果（收益值或损失值）。这样树形图由左向右，由简到繁展开，组成一个树状网络图。

（2）优缺点

1）优点：决策树易于理解和实现，人们在学习过程中不需要使用者了解很多的背景知识，这同时是它的能够直接体现数据的特点，只要通过解释后都有能力去理解决策树所表达的意义。对于决策树，数据的准备往往是简单或是不必要的，而且能够同时处理数据型和常规型属性，在相对短的时间内能够对大型数据源做出可行且效果良好的结果。

易于通过静态测试来对模型进行评测，可以测定模型可信度；如果给定一个观察的模型，那么根据所产生的决策树很容易推出相应的逻辑表达式。

2）缺点

A. 对连续性的字段比较难预测。

B. 对有时间顺序的数据，需要很多预处理的工作。

C. 当类别太多时，错误可能就会增加得比较快。

D. 一般算法分类时，只是根据一个字段来分类。

（3）应用步骤：决策树法的决策程序如下。

1）绘制树状图，根据已知条件排列出各个方案和每一方案的各种自然状态。

2）将各状态概率及损益值标于概率枝上。

3）计算各个方案期望值并将其标于该方案对应的状态结点上。

4）进行剪枝，比较各个方案的期望值，并标于方案枝上，将期望值小的（即劣等方案剪掉）所剩的最后方案为最佳方案。

（4）算法：最常用的决策树模型算法是CART（classification and regression tree），代表分类树和回归树，是一种广泛应用于树结构产生分类和回归模型的过程。其他算法有CHAID（chi-square automatic interaction detector），还有Quinlan提出的ID3，以及后续的版本C4.5和C5.0，其中C4.5和C5.0在计算机领域中广泛应用。大多数的决策树模型算法由核心算法改变而来，利用由上向下的贪心算法（greedy algorithm）搜索所有可能的决策树空间，这种算法是ID3算法和C4.5算法的基础。决策树在处理分类问题时，数据形态可以是类别数据和连续性数据，除了CART算法可以处理离散型数据和连续性数据之外，ID3、C4.5、C5.0和CHAID都只能处理离散型数据。

1）ID3和C4.5/C5.0：决策树的算法基本上是一种贪心算法，是由上至下的逐次搜索方式，渐次产生决策树模型结构。Quinlan于1979年提出ID3算法，ID3算法是著名的决策树归纳算法；算法C4.5和C5.0是ID3算法的修订版本。ID3算法是以信息论为基础，企图最小化变量间比较的次数，其基本策略是选择具有最高信息增益的变量为分割变量（splitting variable），ID3算法必须将所有变量转换为类别型变量。使用熵来量化信息，测量不确定性，如果所有数据属于同一类别，将不存在不确定性，此时的熵为0。ID3算法的基本步骤包含以下几点（Han and Kamber，2001）。

A. 模型由代表训练样本开始，样本属于同一类别，则节点成为树叶，并使用该类别的标签。

B. 如果样本不属于同一类别，算法使用信息增益选择能将样本进行最佳分类的变量，该变量成为该节点的分割变量。对分割变量的每个已知值，产生一个分枝，并以此分割样本。

C. 算法使用的过程，逐次形成每个分割的样本决策树。如果一个变量出现在一个节点上，就不必在后续分割时考虑该变数。

D. 当给定节点的所有样本属于同一类别，或者没有剩余变量可用来进一步分割样本，此时分割的动作就可以停止，完成决策树的建构。

C4.5 算法是 ID3 算法的修订版，使用训练样本估计每个规则的准确率，如此可能导致对规则准确率的乐观估计，C4.5 使用一种悲观估计来补偿偏差，作为选择也可以使用一组独立于训练样本的测试样本来评估准确性。

C4.5 算法是先建构一棵完整的决策树，再针对每一个内部节点依使用者定义的错误预估率来修剪决策树。信息增益越大，表示经过变量分割后的不纯度越小，降低不确定性。ID3 算法就是依序寻找能得到最大信息增益的变量，并以此作为分隔变量。利用信息增益来选取分割变量，容易产生过度配适的问题，C4.5 算法采用 GainRatio 来加以改进方法，选取有最大 GainRatio 的分割变量作为准则，避免 ID3 算法过度配适的问题。

C5.0 算法则是 C4.5 算法的修订版，适用于处理大数据集，在软件上的计算速度比较快，占用的内存资源较少。C5.0 算法的一个主要改进是采用 Boosting 方式提高模型准确率，又称为 Boosting Trees。除此之外，C5.0 算法允许设定错误分类的成本，依据不同的分类错误设定不同成本，所以 C5.0 算法可以不选择错误率最小的模型，而改选错误成本最小的模型。

2）CART 算法：由 Friedman 等提出，1980 年就开始发展，是基于树结构产生分类和回归模型的过程，是一种产生二元树的技术。CART 与 C4.5/C5.0 算法的最大相异之处是其在每一个节点上都是采用二分法，也就是一次只能够有两个子节点，C4.5/5.0 则在每一个节点上可以产生不同数量的分枝。

CART 模型适用于目标变量为连续型和类别型的变量，如果目标变量是类别型变量，则可以使用分类树；目标变量是连续型的，则可以采用回归树。CART 算法也是一种贪心算法，由上而下扩展树结构，再逐渐地修剪树结构。CART 树结构由数据得来，并不是预先确定的，每一个节点都采用二择一的方式测试。和 ID3 算法一样，CART 模型使用熵作为选择最好分割变量的测量准则。如果树太大会导致过度配适，此时可以利用剪枝来解决此问题，然而树太小却能得到好的预测能力。CART 每次只使用一个变量建立树，因此它可以处理大量的变量。

3）CHAID 算法：Perreault 和 Barksdale 于 1980 年提出 CHAID 分析方法，CHAID 是由 AID 演变而来的。

CHAID 是利用卡方检定预测两个变量是否需要合并，如果可以产生最大类别差异的预测变量，将成为节点的分割变量。CHAID 会防止数据被过度套用并让决策树停止继续分割，依据的衡量标准是计算节点中类别的 P 值大小，以此决定决策树是否继续分割，所以不需要做树剪枝。

CHAID 利用 Bonferroni 的调整卡方值作为分割样本的依据，用卡方检定使同质的样本单位归为同一群，逐次搜索而完成分割的过程。CHAID 是利用一种半层次逐次搜索方法来进行分割的过程。对每一个解释变量的类别的反应水平进行成对的合并，然后分割，以求得各解释变量水平的最少分群数目。一旦每一个解释变量的分群数目确定之后，就可以利用显著性最大的解释变量将原始样本予以分割成若干小群体。同时每一小群体又可视为一个"母群体"（parent group），依同样的程序进行必要的分割，此一分割过程一直进行到分群结果无显著差异，或是分群后的小群体所含的样本单位已过少，以至于无法做有意义的概率估计时为止。CHAID 的分析流程在每一分割步骤可以将数据分割成 3 个或 3 个以上的部分。

4. 人工神经网络（artificial neural network, ANN） 是 20 世纪 80 年代以来人工智能领域兴起的研究热点。它从信息处理角度对人脑神经元网络进行抽象，建立某种简单模型，按不同的连接方式组成不同的网络。在工程与学术界也常直接简称为神经网络或类神经网络。神经网络是一种运算模型，由大量的节点（或称神经元）之间相互连接构成。每个节点代表一种特定的输出函数，称为激励函数（activation function）。每两个节点间的连接都代表一个对于通过该连接信号的加权值，称为权重，这相当于人工神经网络的记忆。网络的输出则依网络的连接方式、权重值和激励函数的不同而不同。而网络自身通常都是对自然界某种算法或函数的逼近，也可能是对一种逻辑策略的表达。

最近十多年来，人工神经网络的研究工作不断深入，已经取得了很大的进展，其在模式识别、智能机器人、自动控制、预测估计、生物、医学、经济等领域已成功地解决了许多现代计算机难以解决的实际问题，表现出了良好的智能特性。

（1）基本特征：人工神经网络是由大量处理单元互联组成的非线性、自适应信息处理系统。它是在现代神经科学研究成果的基础上提出的，试图通过模拟大脑神经网络处理、记忆信息的方式进行信息处理。人工神经网络具有四个基本特征。

1）非线性关系：是自然界的普遍特性。大脑的智慧就是一种非线性现象。人工神经元处于激活或抑制两种不同的状态，这种行为在数学上表现为一种非线性关系。具有阈值的神经元构成的网络具有更好的性能，可以提高容错性和存储容量。

2）非局限性：一个神经网络通常由多个神经元广泛连接而成。一个系统的整体行为不仅取决于单个神经元的特征，而且可能主要由单元之间的相互作用、相互连接所决定。通过单元之间的大量连接模拟大脑的非局限性。联想记忆是非局限性的典型例子。

3）非常定性：人工神经网络具有自适应、自组织、自学习能力。神经网络不但处理的信息可以有各种变化，而且在处理信息的同时，非线性动力系统本身也在不断变化。经常采用迭代过程描写动力系统的演化过程。

4）非凸性：一个系统的演化方向，在一定条件下将取决于某个特定的状态函数。例如，能量函数，它的极值相应于系统比较稳定的状态。非凸性是指这种函数有多个极值，故系统具有多个较稳定的平衡态，这将导致系统演化的多样性。

人工神经网络中，神经元处理单元可表示不同的对象，如特征、字母、概念或一些有意义的抽象模式。网络中处理单元的类型分为三类：输入单元、输出单元和隐单元。输入单元接受外部世界的信号与数据；输出单元实现系统处理结果的输出；隐单元是处在输入和输出单元之间不能由系统外部观察的单元。神经元间的连接权值反映了单元间的连接强度，信息的表示和处理体现在网络处理单元的连接关系中。人工神经网络是一种非程序化、适应性、大脑风格的信息处理，其本质是通过网络的变换和动力学行为得到一种并行分布式的信息处理功能，并在不同程度和层次上模仿人脑神经系统的信息处理功能。它是涉及神经科学、思维科学、人工智能、计算机科学等多个领域的交叉学科。

人工神经网络是并行分布式系统，采用了与传统人工智能和信息处理技术完全不同的机制，克服了传统的基于逻辑符号的人工智能在处理直觉、非结构化信息方面的缺陷，具有自适应、自组织和实时学习的特点。

（2）网络模型：人工神经网络模型主要考虑网络连接的拓扑结构、神经元的特征、学习规则等。目前，已有近40种神经网络模型，其中有反传网络、感知器、自组织映射、Hopfield网络、波耳兹曼机、适应谐振理论等。根据连接的拓扑结构，神经网络模型可以分为以下六种：

1）前向网络：网络中各个神经元接受前一级的输入，并输出到下一级，网络中没有反馈，可以用一个有向无环路图表示。这种网络实现信号从输入空间到输出空间的变换，它的信息处理能力来自于简单非线性函数的多次复合。网络结构简单，易于实现。反传网络是一种典型的前向网络。

2）反馈网络：网络内神经元间有反馈，可以用一个无向的完备图表示。这种神经网络的信息处理是状态的变换，可以用动力学系统理论处理。系统的稳定性与联想记忆功能有密切关系。Hopfield网络、波耳兹曼机均属于这种类型。

（3）学习类型：学习是神经网络研究的一个重要内容，它的适应性是通过学习实现的。根据环境的变化，对权值进行调整，改善系统的行为。由Hebb提出的Hebb学习规则为神经网络的学习算法奠定了基础。Hebb规则认为学习过程最终发生在神经元之间的突触部位，突触的联系强度随着突触前后神经元的活动而变化。在此基础上，人们提出了各种学习规则和算法，以适应不同网络模型的需要。有效的学习算法使得神经网络能够通过连接权值的调整，构造客观世界的内在表示，形成具有特色的信息处理方法，信息存储和处理体现在网络的连接中。

根据学习环境不同，神经网络的学习方式可分为监督学习和非监督学习。在监督学习中，将训练样本的数据加到网络输入端，同时将相应的期望输出与网络输出相比较，得到误差信号，以此控制权值连接强度的调整，经多次训练后收敛到一个确定的权值。当样本情况发生变化时，经学习可以修改权值以适应新的环境。使用监督学习的神经网络模型有反传网络、感知器等。非监督学习时，事先不给定标准样本，直接将网络置于环境之中，学习阶段与工作阶段成为一体。此时，学习规律的变化服从连接权值的演变方程。非监督学习最简单的例子是 Hebb 学习规则。竞争学习规则是一个更复杂的非监督学习的例子，它是根据已建立的聚类进行权值调整。自组织映射、适应谐振理论网络等都是与竞争学习有关的典型模型。

（4）应用分析：经过几十年的发展，神经网络理论在模式识别、自动控制、信号处理、辅助决策、人工智能等众多研究领域取得了广泛的成功。下面介绍神经网络在一些领域中的应用现状。

1）人工神经网络在信息领域中的应用：在现实的大数据应用场景下，在处理许多问题时，信息来源既不完整，又包含假象，决策规则有时相互矛盾，有时无章可循，这给传统的信息处理方式带来了很大的困难，而神经网络却能很好地处理这些问题，并给出合理的识别与判断。

A. 信息处理：现代信息处理要解决的问题是很复杂的，人工神经网络具有模仿或代替与人的思维有关的功能，可以实现自动诊断、问题求解，解决传统方法所不能或难以解决的问题。人工神经网络系统具有很高的容错性、鲁棒性及自组织性，即使连接线遭到很高程度的破坏，它仍能处在优化工作状态，这点在军事系统电子设备中被广泛地应用。现有的智能信息系统有智能仪器、自动跟踪监测仪器系统、自动控制制导系统、自动故障诊断和报警系统等。

B. 模式识别：是对表征事物或现象的各种形式的信息进行处理和分析，来对事物或现象进行描述、辨认、分类和解释的过程。该技术以贝叶斯概率论和申农的信息论为理论基础，对信息的处理过程更接近人类大脑的逻辑思维过程。现在有两种基本的模式识别方法，即统计模式识别方法和结构模式识别方法。人工神经网络是模式识别中的常用方法，近年来发展起来的人工神经网络模式的识别方法逐渐取代传统的模式识别方法。经过多年的研究和发展，模式识别已成为当前比较先进的技术，被广泛应用到文字识别、语音识别、指纹识别、遥感图像识别、人脸识别、手写体字符的识别、工业故障检测、精确制导等方面。

2）人工神经网络在医学中的应用：由于人体和疾病的复杂性、不可预测性，在生物信号与信息的表现形式、变化规律（自身变化与医学干预后变化）上，对其进行检测与信号表达而获取的数据及信息的分析、决策等诸多方面都存在非常复杂的非线性联系，适合人工神经网络的应用。目前的研究几乎涉及从基础医学到临床医学的各个方面，主要应用在生物信号的检测与自动分析、医学专家系统等。

A. 生物信号的检测与分析：大部分医学检测设备都是以连续波形的方式输出数据的，这些波形是诊断的依据。人工神经网络是由大量的简单处理单元连接而成的自适应动力学系统，具有巨量并行性、分布式存储、自适应学习的自组织等功能，可以用它来解决生物医学信号分析处理中常规法难以解决或无法解决的问题。神经网络在生物医学信号检测与处理中的应用主要集中在对脑电信号的分析，听觉诱发电位信号的提取、肌电和胃肠电等信号的识别，心电信号的压缩，医学图像的识别和处理等。

B. 医学专家系统：传统的专家系统是把专家的经验和知识以规则的形式存储在计算机中，建立知识库，用逻辑推理的方式进行医疗诊断。但是在实际应用中，随着数据库规模的增大将导致知识"爆炸"，在知识获取途径中也存在"瓶颈"问题，致使工作效率很低。以非线性并行处理为基础的神经网络为专家系统的研究指明了新的发展方向，解决了专家系统的以上问题，并提高了知识的推理、自组织、自学习能力，从而神经网络在医学专家系统中得到广泛的应用和发展。麻醉与危重医学等相关领域的研究涉及多生理变量的分析与预测，在临床数据中存在着一些尚未发现或无确切证据的关系与现象，信号的处理，干扰信号的自动区分检测，各种临床状况的预测等，都可以应用人工神经网络技术。

（5）支持向量机（support vector machine，SVM）：支持向量机是 Corinna Cortes 和 Vapnik 等于 1995 年首先提出的，它在解决小样本、非线性及高维模式识别中表现出许多特有的优势，并能够推广应用到函数拟合等其他机器学习问题中。

在机器学习中，支持向量机是与相关的学习算法有关的监督学习模型，可以分析数据，识别模式，用于分类和回归分析。

SVM 的主要思想可以概括为两点：它是针对线性可分情况进行分析，对于线性不可分的情况，通过使用非线性映射算法将低维输入空间线性不可分的样本转化为高维特征空间使其线性可分，从而使高维特征空间采用线性算法对样本的非线性特征进行线性分析成为可能。

1）基本特征

A. SVM 学习问题可以表示为凸优化问题，因此可以利用已知的有效算法发现目标函数的全局最小值。而其他分类方法（如基于规则的分类器和人工神经网络）都采用一种基于贪心学习的策略来搜索假设空间，这种方法一般只能获得局部最优解。

B. SVM 通过最大化决策边界的边缘来控制模型的能力。尽管如此，用户必须提供其他参数，如使用核函数类型和引入松弛变量等。

C. 通过对数据中每个分类属性引入一个哑变量，SVM 可以应用于分类数据。

D. SVM 一般只能用在二类问题，对于多类问题效果不好。

2）基本原理：SVM 方法是通过一个非线性映射，把样本空间映射到一个高维乃至无穷维的特征空间中（Hilbert 空间），使在原来的样本空间中非线性可分的问题转化为在特征空间中的线性可分的问题。简单地说，就是升维和线性化升维，就是把样本向高维空间映射，一般情况下这会增加计算的复杂性，甚至会引起"维数灾难"，因而人们很少问津。但是作为分类、回归等问题来说，很可能在低维样本空间无法线性处理的样本集，在高维特征空间中却可以通过一个线性超平面实现线性划分（或回归）。一般的升维都会带来计算的复杂化，但 SVM 方法巧妙地解决了这个难题：应用核函数的展开定理，就不需要知道非线性映射的显式表达式。其是在高维特征空间中建立线性学习机，所以与线性模型相比，不但几乎不增加计算的复杂性，而且在某种程度上避免了"维数灾难"。这一切要归功于核函数的展开和计算理论。

选择不同的核函数，可以生成不同的 SVM，

常用的核函数有四种：①线性核函数 $K(x,y)=x\cdot y$；②多项式核函数 $K(x,y)=[(x\cdot y)+1]^d$；③径向基函数 $K(x,y)=\exp(-|x-y|^2/d^2)$；④二层神经网络核函数 $K(x,y)=\tanh[a(x\cdot y)+b]$。

（6）深度信念网络（deep belief network, DBN）：由 Geoffrey Hinton 在 2006 年提出。它是一种生成模型，通过训练其神经元间的权重，我们可以让整个神经网络按照最大概率来生成训练数据。我们不仅可以使用 DBN 识别特征、分类数据，还可以用它来生成数据。

DBN 由多层神经元构成，这些神经元又分为显性神经元和隐性神经元（以下简称为显元和隐元）。显元用于接受输入，隐元用于提取特征。因此，隐元也有个别名，称为特征检测器（feature detector）。最顶上的两层间的连接是无向的，组成联合内存（associative memory）。较低的其他层之间有连接上下的有向连接。最底层代表了数据向量（data vector），每一个神经元代表数据向量的一维。

DBN 的组成元件是受限玻尔兹曼机（restricted Boltzmann machine，RBM）。训练 DBN 的过程是一层一层地进行。在每一层中，用数据向量来推断隐层，再把这一隐层当作下一层（高一层）的数据向量。

机器学习即是指能够帮你从数据中寻找到感兴趣的部分而不需要编写特定的问题解决方案的通用算法的集合。通用的算法可以根据你不同的输入数据以自动地构建面向数据集合最优的处理逻辑。举例而言，算法中一个大的分类即分类算法，它可以将数据分类到不同的组合中。而可以用来识别手写数字的算法自然也能用来识别垃圾邮件，只不过对于数据特征的提取方法不同。相同的算法输入不同的数据就能够用来处理不同的分类逻辑。换一个形象点的阐述方式，对于某给定的任务 T，在合理的性能度量方案 P 的前提下，某计算机程序可以自主学习任务 T 的经验 E；随着提供合适、优质、大量的经验 E，该程序对于任务 T 的性能逐步提高，即随着任务的不断执行，经验的累积会带来计算机性能的提升。

三、人工智能在医学领域上的应用

全球对人工智能的研发已经历了近70年的发展，从20世纪50年代开始一直到今天，历经了两次大起大落，但伴随着深度学习的重燃、庞大的大数据支撑及计算能力的不断提升和成本的不断下降这些因素的出现，尤其是在云计算、物联网、移动互联网、大数据、智慧城市等这些催化剂作用下，将迎来人工智能新的春天。

（一）在神经网络中人工智能的应用

在医学诊断中人工智能的应用会出现一些难题，如知识获取比较难、推理速度慢、自主学习及自适应变化能力弱。研究人脑连接发现了以人工神经为特点可以解决在获取知识中所出现的瓶颈和知识种类烦琐问题，能够提高对知识的推理能力，包括自主学习、自组织等方面的能力，促进了神经网络在医学专家系统中的快速发展。人工智能领域（如ANN）有不同于其他人工智能的方法，在传统的结构上，它只是AI分支中的一个，只能通过逻辑符号来模拟人脑的思维方式，进一步来实现人工智能。与之相比，不同的ANN是学习和训练为一体来达到智能的。ANN具有学习的能力及特殊方法，用户不用编写复杂的程序来解决所遇到的问题，只用提供有效的数据就可以完成。迄今为止，医学领域中对大部分的病理原因无法解释，无法确定病理原因，加上各种疾病的表现种类复杂多变。在医学的日常实践中，疾病相应的治疗只能以经验为基础来判断。所以，ANN有着记忆、学习和归纳总结为一体的人工智能服务，在医学领域有很好的应用发展趋势。

（二）在中医学中人工神经网络的应用

在中医学中，所提出的"辨证论治"中的"证"具有模棱性、不确定性的特点，主观性比较强，因此中医的诊断方法和治疗手段与医师的经验水平有很大联系。数年来在实验研究、临床观察、文章整理、经验总结上都有着对"证"的研究思想的深入调查。一部分"辨证"的过程可以用人工神经网络来替换使用。恰当的中医症状可以作为基本输入和适当人工神经网络模型，人工神经网络能够根据以往的学习"经验"来进行综合分析，从而提出中医诊断方法。由神经元结构模型、网络连接模型、网络学习算法等几个要素组成了人工神经网络。具有某些智能系统的功能。按照网络结构来划分，人工神经网络有很多不同的种类，如感知器、BP网络、Hopfield网络等，目前应用最为广泛的神经网络就是其中的BP网络。这种前沿网络非BP网络所属，网络的结构与权值能够表达复杂的非线性I/O映射关系。凭借BP网络优良的自主学习功能，既可以通过误差的反向传播方法，对照已知样本反复进行训练，也可以调整网络的权值，直到网络的I/O关系在某一训练指标下最接近样本为止。

（三）人工智能在临床医疗诊断中的应用

计算机编写的程序主要根据专家系统的设计原理和方法来模拟医师的医学诊断，以及通常治疗手段的思维过程来进行。医疗专家系统是在临床医疗诊断中人工智能的很好体现，不仅能够处理较为复杂的医学治疗问题，还能当作医师诊断疾病的重要工具，更重要的是其传承了专家们的宝贵医学治疗经验。

（四）人工智能技术在医学影像诊断中的应用

目前，在医学影像中存在着的问题是误诊率高、缺口大。这些问题需要通过人工智能的方法来解决。在医学影像技术领域人工智能的应用包括主要的两个方面，第一个方面为图像识别，第二个方面为深度学习，其中人工智能应用最核心的部分是深度学习。这两个部分都是基于医学影像大数据所进行的数据上的挖掘和应用。这两个方面所进行的数据挖掘及其应用都是依据医学影像大数据来完成的。Geoffrey Hinton教授是神经网络领域的大师，2006年，他与其博士生在 *Science* 和相关的期刊上发表了论文，第一次提出了"深度信念网络"的概念。2012年，斯坦福大学的 Fei-Fei Li 教授举办的 Image Net ILSVRC 大规模图像识别评测任务也由 Hinton 研究团队参加。这个任务包括了120万张高分辨率图片，1000个类比。

Hinton 团队使用了全新的技术多层卷积神经网络结构，将图像识别错误率突破性地从 26.2% 降低至 15.3%。这个革命性的技术让神经网络深度学习以迅速的速度进入了医疗和工业的领域，随后这一技术被陆续出现的医疗影像公司使用。不断积累大量影像数据和诊断数据，继续对神经元网络进行深度的学习训练都有效地提高了医师诊断的准确率。人工智能不仅能使患者的健康检查快速进行，包括 X 线、B 超、磁共振等，还能大量减少医师的读片时间，提升了医师的工作效率，降低误诊率。

在医学影像诊断方面，自 1895 年伦琴发现 X 线以后不久，X 线就被用于对人体进行检查和做疾病诊断，从而形成了放射诊断学的新学科，并奠定了医学影像学的基础。20 世纪 70 年代和 80 年代又相继出现了 X 线计算机体层成像、磁共振成像（MRI）和发射体成像（ECT）等新的成像技术，它们都能使人体内部结构和器官成像，借以了解人体解剖和生理功能状况及病理变化，以达到诊断的目的，是特殊的诊断方法。70 年代迅速兴起的介入放射学，即在影像监视下采集标本或对某些疾病进行治疗，使影像诊断学发展成为医学影像学的崭新局面。医学影像不仅扩大了人体检查范围，提高了诊断水平，而且可以对某些疾病进行治疗，现已成为医疗工作中的重要支柱。影像诊断的主要依据或信息来源主要是图像，各种成像技术所获得的图像，不论是 X 线、CT 或是 MRI 都是从黑到白不同灰度的影像来显示，图像的观察在目前的诊断中主要还是依赖于临床医师的主观印象，这就有赖于医师的临床经验。由于成像设备获得的数据信息中，有的可能是噪声，有的可能成像模糊无法准确辨认，这些都无疑给医师和开发影像诊断专家系统带来了难度。尽管如此，通过在广大专家学者们的不断努力下，近年来仍然取得了一些可喜的成绩。例如，用于健康监护机构的自动影像数据库检索，这是一个适合于各种不同共用的影像学专家系统。专家们采用多个特征提取器相联合的方法使初级特征提取技术方面的问题得到初步解决。

随着科技的进步和计算机技术的不断发展，应用到医学影像学上的技术及设备都得到了广泛的关注、应用及改善，也使制约医学专家系统发展的很多问题相继得到了了解决。

（五）人工智能在临床医学诊断中的应用

人工智能在临床医疗诊断中的应用主要表现在医疗专家系统，它主要是采用人工智能中的知识表示和知识推理技术来模拟医学专家对患者病情的诊断与治疗的思维过程，编制的计算机程序，它在继承和发扬医学专家的宝贵理论及丰富临床经验的同时，还可以作为医师诊断的辅助工具，帮助医师解决复杂的医学问题。专家系统具有高度的针对性、透明性及灵活性。基于人工智能的全医学会诊中心为医院解决了医师人手不够，忙不过来产生误诊漏诊，疑难病症会诊、转诊消耗医师资源等问题，把医师从繁杂的工作中解放出来，为疾病诊治提供最佳方案，系统能够帮助医师扩大用药知识面，合理用药，为患者提供更好的医药服务。为病历书写建立科学依据，详细地记录诊断的全过程，方便医师参考、书写病历或建立电子病历档案。能迅速弥补医疗资源的匮乏，降低医疗事故率，是医师案头的一部快速、准确、随心所欲的智能化医学百科全书，并提供临床最佳思路。对于那些年轻无经验的医师，系统能够帮助他们提高诊断技能，为患者提供最佳的诊断方案作参考。

（六）人工智能在骨科领域中的应用

早在 20 世纪 90 年代初，上海长海医院研发的 ESDDL 专家系统可以对多种腰腿痛疾病进行诊断和治疗，对 80% 的腰腿痛疾病能够提出有效的诊疗方案。该系统的使用还能对实习生、经验不足的医师进行示范与指导，让医师了解腰腿痛疾病发生的基本原因、病情现状及临床表现，能够有效帮助医师快速掌握病情，对患者采取及时有效的治疗措施，此既有利于医护人员，又有利于患者的快速康复。在后期，王加宽等还开发出了颈腰疾病专家系统，该系统较之前的系统有了较大完善，它不仅实现了对颈腰疾病的诊断，还实现了对颈腰疾病的学习、治疗、查询、打印的自动化。周辉等开发的基于 EMC 数据诊断腰腿痛的神经网络专家系统能够对单块肌肉的肌电图进行计算分析，由此来完成腰腿痛的诊断工作。系统设计科学、诊断速度快且准确性高，有效提高了肌电图诊断的准确度。罗家燕等开发的中国儿童骨龄测量计算机系统能够通过受检儿童手腕骨的标准 X 线片得出儿童的骨龄，该系统的推出能够有效引导医师选择纠正畸形的最佳矫治时间，不误患者治疗。另外，在骨科领域中，使用到的还有骨肿瘤专家系统、智能步态分析系统等，它们可以为医务人员提供专家级咨询及指导，并及时准确地为患者进行诊断，提出相应治疗方案，通过系统对神经、肌肉及骨骼等的智能分析，为患者的进一步治疗提供重要依据。

（七）人工智能在妇产科领域中的应用

人工智能在妇产科中的应用也是显而易见的，在国外，Keith 等开发的智能心率与宫缩描记图计算机辅助分析系统，可以像人类的医学专家一样分析病情，提出治疗方案，并对其方案进行合理解释。Nesbitt 等的产科风险评分，Anderson 等的计算机建议系统可以对产科风险评分及建议。Anderson 等报道的产前决策系统，Pearlman 等设计的"Well-Baby"（婴儿安危）系统，可以帮助医师对产前做出决策。Henry 等开发的监护宫缩系统，可以有效监护孕妇的宫缩情况。Sokol 等报道的可以对胎儿进行监护的胎儿宫内窘迫监护系统。在妇科方面：Small 等开发的妇科疾病诊断专家系统能够对多种妇科疾病进行诊疗，如子宫肌瘤、慢性膀胱尿道炎、盆腔感染性疾病、宫颈息肉、子宫（内膜）息肉、回肠炎和结肠炎等，临床检查包括子宫输卵管造影、B 超、盆腔检查等。在国内，早在 1982 年也开发了滋养细胞疾病的电子计算机诊断医疗专家咨询系统。重庆医科大学附属第二医院妇产科应用计算机辅助来判断头位分娩，胎儿宫内窘迫电脑诊疗专家系统等；近年来有不少医院也应用计算机辅助监护产程，让生产顺利进行。

（八）人工智能在口腔修复中的应用

在口腔修复方面，吕培军等创建了用于铸造支架可摘义齿设计的专家系统，该系统不仅能够模拟专家诊断，还能提出有效的治疗及修复方案，另外还能完成病历登记、义齿设计、收费等多项工作。北京大学口腔医学院、四川大学华西口腔医学院还分别开发了正颌外科专家预测系统，该系统能够对各类牙颌面畸形患者进行计算机术前诊断、手术设计、模拟手术及面像预测。另外，还有一系列数字化口腔设备，如口腔内镜、根管测量仪、下颌运动轨迹记录仪、义齿 CADCAM 系统等；计算机软件如口腔医院管理系统、口腔诊所管理系统等，均为口腔的修复提供了较大的帮助。

四、总　结

计算机技术及人工智能技术的诞生与发展使医学智能专家系统的开发成为现实，人工智能在医学上的应用也将随之不断扩大和提高。但目前在国内，总的来说，人工智能在医学领域的发展和应用规模较小、技术水平也较低，应用范围还不是很大，在这方面的发展上还存在不少问题需要去解决。在目前使用的专家系统中，大多数属于低层次开发，性能不完善，经不住临床检验。人工智能一直是计算机技术的前沿，要使人工智能很好地为医学诊断、为广大患者服务，我们还需要从事计算机软件、硬件研究的专家学者，广大医学专家的共同努力，加强跨学科医学人才的培养。相信人工智能技术在未来的智能医学诊断与治疗中，将成为医师不可或缺的得力助手，为各种疾病的诊断和治疗做出更大贡献。

人工智能软件工作效率远远超过了人类大脑，不仅能够更快速地找到数据的模式和相似性，还能有效帮助医师和科学家提取重要的信息。随着人工智能的发展及其在医学领域的逐渐普及和应用，两者的互相融合在未来必定成为医学发展的重要方向。

第五节　临床工程与信息技术融合中的风险与防范

随着医疗器械技术与信息技术的不断进步，孤立的发展已经不能满足新形势下医疗卫生保健的需求，越来越多的医疗器械需要以有线或无线的方式接入网络系统，并以此来完成信息的采集、传输、存储、交换和应用，通过技术融合为临床提供诊疗方案。越来越多的医疗服务需要将医疗器械技术与信息技术相互融合起来，发挥更大的技术能量。遵循良好设计规范，符合现行主流标准的医疗器械技术与信息技术融合方案具有规范的数据接口和高效的数据交互效率，有更好的互操作性和互联互通性，安全性和健壮性也较高。

医疗器械与医疗器械软件一起构成医疗设备维护管理系统（computerized maintenance management system，CMMS），由 CMMS 对其进行信息化管理并遵循相关数据集的规范。医疗器械系统通过开放、标准的集成框架（如 IHE 等）与临床信息系统和远程医疗信息系统集成，信息数据通过网络环境相互交换，在确保其安全性和有效的条件下，实现医疗 IT 网络内各元素的互操作性和互联互通性。医疗器械技术与信息技术的融合促进了医疗安全。

同时，网络环境下的医疗器械应用产生了新的安全性和风险问题，如医疗器械的网络安全问题已经列入美国急救医学研究所发布的十大医疗技术风险之一。因此，医疗器械的集成网络系统从设计、实施、运行、维护都必须有严格的监督和管理。这给政府、企业、医疗机构都带来新的挑战，对医学工程和信息部门更是提出了新的要求和变革。医疗器械接入 IT 网络时需要重点考虑患者安全、医疗器械的可靠性、传输的有效性、数据与系统安全及互操作性等。

一、技术融合的意义

临床工程技术与信息技术都属于工程技术，但是其在医疗环境下的应用与常规的工程应用并不同，因此在医疗环境下应该把这两项工程技术紧密地结合在一起。其意义如下：

（一）有利于建立医疗信息系统接口和平台

医疗器械与医院信息系统的互联，促使监管机构建立更加完善的医疗器械信息接口标准化和规范化的准入制度，有利于提高医疗器械信息交换的可用性。

（二）提升治疗能力、缩短住院时间

医疗机构内部的医疗设备信息整合，集工作效益、管理和质量于一体，有助于医院内部各部门之间密切配合，信息交流的畅通，提高临床医师效率，节省各环节手工录入信息时间，提升医疗机构诊断和救治能力，有利于缩短患者的住院时间，节约医疗资源。

（三）降低医疗成本、减少不良事件

建立标准化的、具有互操作性的医疗 IT 网络能够减少护士书写文档的时间，能够使医护人员更多地关注患者并提供更多的医疗服务，从而间接降低医院劳动力成本；能够减少因额外建立和配置系统信息共享而花费的重要时间与成本；能够提高医疗工作的效率，降低了医疗风险，减少安全不良事件，提升了医疗质量。

（四）便于临床数据的存储和查阅

通过医疗设备与信息系统的整合，能够便于临床客观数据的收集、存储和查阅，为医护人员后续的数据分析和科研提供更好、更有效的数据基础。

以下是临床工程和信息技术相结合，为医师提供帮助支持的一个典型案例，可以充分说明两种工程技术在医疗环境下的结合对临床将起到重大的帮助作用。

"患者自控式镇痛泵"治疗技术融合案例：手术后，通常会通过患者自控式镇痛泵来给予镇痛药物，考虑到因某些镇痛药可能会引起患者呼吸抑制的因素，同时应该使用脉搏血氧监测仪监护患者的血氧饱和度。一台患者自控式镇痛泵使用标准通信协议（ICE 标准）将药物剂量和给药速率信息无线传输到一个可连接多台设备的 ICE 网络控制器，再由其连接到 ICE 服务器。同样，脉搏血氧仪将血氧饱和度和心率值通过串行 RS-232 接口（ICE 设备接口）发送到同一台 ICE 网络控制器和 ICE 服务器。此外，ICE 服务器上还有来自医院信息系统的一些数据，如患者年龄、体重、睡眠呼吸暂停的风险，以及来自计算机处方录入系统的药物处方明细。然后，ICE 服务器就可以利用特定的算法来分析所有患者及设备的信息，判断患者是否有药物过量的潜在可能性。如果计算表明患者可能发生危险，可能会触发两个动作：一是阻止输液泵继续给药；第二是启动警报，通知临床医师进行干预。

二、国内外现状

（一）国外现状

1. 法规 美国、欧洲、日本等发达国家较早就开始了医疗 IT 基础建设，出台了一系列医疗 IT 相关的法律、规范、标准，投入了大量的财政预算，指导和规范了行业协会、企业、医疗机构等进行医疗器械接入 IT 网络的研究与建设，并逐步取得了收益。目前医疗器械技术的互操作性、互联互通、网络安全等仍是国外各级部门和组织关注的热点领域。

为了有效进行管理，美国国内出台了以下相关法规：

（1）《经济与临床健康信息技术法案 HITECH》（包含在《2009 年美国复苏及再投资法案》中）：该法规用来促进采用和"有意义"使用健康信息技术。HITECH 法案将向证实能够"有意义使用"的 HER 电子健康档案提供商提供 190 亿美元的补贴，补贴年限为 2011 年开始，截至 2015 年"有意义使用"落实完毕。该法案强化了 HIPAA 的隐私保护和安全规则，并对违反法案的情形规定了相应惩处措施。

（2）医疗器械唯一标识（UDI）由 FDA 于 2013 年发布，2014 年年初正式实施，法案要求器械制造商为器械标示独特数字序列或者含有指定含义的字母或数字编码。

（3）国际医疗卫生机构认证联合委员会（JCAHO）建立了"全国患者安全目标规则"（NPSG），用来提升临床警报系统的安全性。法案要求，院方必须在 2014 年内表明他们正将警报安全问题优先处理，在 2015 年内建立有效的规则和流程来有效管理警报。

（4）2012 年美国《食品药品监督管理局安全和创新法案》（The Food and Drug Administration Safety Innovation Act，简称 FDASIA 法案）论证了全国的健康信息技术（Health IT）框架能够带来极大好处，包括减少医疗失误、提高效率和健康服务质量、降低成本和增加患者参与度。然而，如果健康信息技术没有被很好地设计、发展、实施、维护或恰当使用，则可能对患者带来风险。FDASIA 法案建议风险框架由美国食品药品管理局、美国国家医疗信息技术协作办公室（Office of the National Coordinator for Health IT，ONC）、美国联邦通信委员会（Federal Communications Commission，FCC）等部门进行监管，并将健康信息技术分为三类以区别对待。

（5）2013 年 12 月，医疗保险和医疗补助服务中心（centers for medicare & medicaid service，CMS）颁布了新的关于医疗器械维护和医院功用系统的指南。国际医疗卫生机构认证联合委员会和 DNV 也随 CMS 更新了各自相关标准。

2. 标准 是基础，标准的传播和应用将有助于提高医疗技术的创新使用、安全、有效和效率。国外研究机构和组织已经研究制定出许多与医疗器械技术融合有关的标准，并在医疗器械企业和医疗机构中推广使用。相关标准包括：

（1）集成和交互方案有关的标准

1）IHE-PCD：医疗健康信息集成规范（IHE）是基于现有的 HL1.1.7 DICOM 等标准，通过制定技术框架来对流程进行规范化和对现有标准的使用进行约束，促进医疗信息系统之间的互联互通、互操作。患者监护设备（patient care device，PCD）是 IHE 中专门解决患者监护设备与信息系统之间的信息集成问题的一个领域，通过制定技术框架为医疗信息系统与医疗器械之间的互操作提供一个通用的解决方案。PCD 技术框架规范了通信场景，以及设备与设备数据接收单元之间的流程，使设备数据得到有效安全的交换，有助于提高医疗质量。该技术框架得到越来越多厂商关注，在产品设计中应用 IHE-PCD 的集成模式解决医疗仪器的信息集成问题。

2）康体佳/IEEE 11073：主要关注个人健康领域。康体佳联盟是 2006 年由英特尔联合多家全球领先的技术公司、医疗机构及保健器材公司共同成立，是一个开放性的行业组织。康体佳联盟致力于建立一个由高度互通的个人健康、医疗产品与医疗服务机构所组成的生态系统，从而更好地满足患者、医护人员及医疗产品提供商的不断增长的健康保健需求。康体佳健康联盟的工作将主要专注于三个领域：慢性疾病管理、老年人健康与护理需求的监控及前瞻性健康检查。通过提供一个由业已连接的保健与医疗设备构成的网络，糖尿病或其他慢性疾病患者就能够与他们的医师共享葡萄糖及其他的关键医疗数据信息。子女能够远程查看居住在异地的父母的情况，主动帮助他们在家中进行安全的健康管理。关注饮食与体形的人们也可以通过互联网与健身顾问共享其体重与锻炼数据。

ISO/IEEE 1107-医疗/卫生设备通信标准（由国际标准化组织和电子工程师学会发布）的制订为医疗设备之间及医疗设备与信息系统之间的信息传输建立了命名规范和消息传递协议。作为一个整体，除了ISO/IEEE 11073-20601的个人医疗设备标准，这些标准迄今鲜有从供应商体系中吸纳精髓，然而11073-10101的标准命名规范已被用作IHE和Continua集成协议的基准。

3）美国测试与材料协会的集成化临床环境分册（ASTM ICE）：医疗设备与医疗系统——包含以患者为中心的综合临床环境在内的设备基本安全要求（ICE）——第一部分：一般要求和概念模型。倡导"互联互通"（connectivity）理念，并为此创建了概念模型。它指出，"互联互通"是更安全医疗保健的重要组成部分，也为标准化组织的工作和产品研发提供了指导准则。例如，它指出ICE架构不仅可以支持实时的患者数据从医疗设备发送到电子病历系统中，也可以促进患者安全和工作流程改造。

4）ONC-互操作路线图：美国国家医疗信息技术协作办公室（Office of the National Coordinator for Health IT，ONC）是隶属于美国卫生及公共服务部（HHS）秘书处的参谋部门，领导国家医疗卫生IT工作，是主管和协调全国实施与应用最先进的医疗卫生信息技术及医疗卫生信息交换的主要联合实体。

"互操作路线图"（Connecting Health and Care for the Nation）是由ONC起草的。该路线图的目的在于为医疗行业提供实现互操作的方法与步骤，以期能在未来10年内创建一个可互操作的全美医疗生态系统。其主要核心主题是"到2017年年底，全美绝大多数个人和医疗机构在医疗的连续过程中能够发送、接收、查找和使用常用电子临床数据集"。

（2）风险管理和网络安全有关的标准

1）IEC80001标准：国际电工委员会（IEC）于2010年发布IEC80001：医疗设备IT网络风险管理的应用（IEC80001：Application of risk management for IT-networks incorporating medical devices）。其主要内容分为两部分：第1部分，角色、职责及活动，关注的是当医疗设备与医院信息技术网络连接时，医疗机构应采取的高层次风险管理行动。它的目的在于维护与平衡三个关键因素，即安全性、有效性及数据和系统安全。第2部分，相关技术报告，包括安全需求、风险和控制的公开与通信指南，无线网络指南等。

2）MDS2：是医疗器械安全的披露声明规则（MDS2，HIMSS/NEMA HN 1-2013），为健康服务提供商提供关于医疗器械和系统的重要信息，帮助他们能够评估医疗器械和系统的脆弱性及数据在传输与存储中的风险。标准化表格能够使医疗器械制造商快速响应，为供应商要求的安全相关属性提供可能的大量相关数据，并方便供应商复查医疗器械制造商提供的大量安全相关数据。

3）医疗设备创新与安全性联盟（MDISS）：是非营利性机构组织。MDISS专注于优化医疗质量和评估流程之间的关系，确保设备和系统在安全和适当运行的同时保持安全可靠。MDISS并不是一个标准化组织，其目标包括开发安全最佳实践，确保医疗设备和相关网络的安全。

（二）我国现状

我国医院的信息化建设起步较晚，但发展速度很快。但是，临床工程相关的信息化建设并没有得到相应的重视和配套发展。一方面，临床工程部门的医疗器械信息管理系统建设仍处于发展阶段，对于医疗器械技术与信息技术的融合已经开始认识其重要性，并开始借鉴国外的标准和经验做法，但相关法律、法规、标准、规范的建立与国外有较大差距。另一方面，医疗设备、器械在临床使用中获得的数据，与电子病历的联通性依然没有得到很好的实践，很多设备产生的数据没能以数字的形式进行记录和保留，更加做不到基于这些数据进行警示，为临床医师提供相应的提醒或辅助支持。

目前我国临床工程与信息技术相关的标准情况如下：

1. 我国制定的相关标准、规范　国家卫生标准委员会信息标准专业委员会等组织制定了《远程医疗服务基本数据集》、《远程医疗信息系统及统一通讯平台交互规范》、《医院信息平台交互规范》等标准或规范，主要面向于医疗机构间医疗信息间的交互，目前与医疗设备有关的标准仍处于实践中。

2. 我国推广相关标准的组织 IHE-中国由中华放射学会、中国生物医学工程学会、中国医院协会、中国医疗器械行业协会、中国医学装备协会和中国标准化研究院联合共同倡议发起，以期构建一个平台，推动国内的 IHE 活动，以医疗设备供应商为主要的对象，开展医学装备互联互通测试，对其产品进行测试认证工作。采用符合 IHE-中国认证规范的产品，可以大大降低医疗系统的集成难度和复杂度，使医疗信息充分共享，可以提高医疗效率，减少医疗差错，提高医疗质量，降低医疗成本。截至 2014 年已累计完成放射学、IT 基础框架 10 个领域的百余家企业上千个功能角色的测试认证工作。

中国医学装备协会发起成立了中国康体佳健康联盟，致力于建立家用及基础医疗设备与信息化设备在各种通信方式下的通信协议标准；验证和推广相关通信协议标准；建立个人健康管理的产业联盟；协调并联合中国康体佳健康联盟成员共同促进个人健康管理的发展；已逐渐成长为拥有数十家会员单位、机构健全的组织，并积极通过产学研结合等方式，加紧研究，制定适合于中国的家用医学装备与信息化设备间的互联互通标准、认证、推广相关通信协议标准和测试规范。

三、当前主要问题

（一）我国法规、标准和规范不完善

目前我国关于医疗 IT 网络的监管法规几乎没有，比较缺失，无法从政府监管层面对医疗 IT 网络的准入、应用、安全保护提供法律保障。我国自主制定的医疗 IT 网络相关的标准、规范也偏少，还未全面覆盖到医院各科室、各种医疗设备通过网络进行技术融合应用的层次。目前我国相关协会组织引入的国外标准，主要面向医疗器械厂家的集成交互测试，面向医疗机构领域的标准如 IT-

80001，则未在医院有较多实质应用，可能和目前我国医疗 IT 网络的基础建设情况不理想有关。国内医疗器械／信息系统厂家处于实施成本考量，并未广泛采用国际通用的标准；相反，进口厂商处于监管体系的要求，可能会实施标准化建设；另外，我国也缺乏对标准规范进行论证、认证的机制及组织，同时缺乏持续性的对达标的产品进行经济刺激的配套政策。

（二）信息孤岛

信息孤岛是指相互之间在功能上不关联互助、信息不共享互换及信息与业务流程和应用相互脱节的信息系统状态，临床工程与信息技术的融合中存在至少两个层次的信息孤岛问题。

1. 医疗器械信息管理系统各功能模块之间问题 由于医疗器械信息管理系统中各功能模块建立应用的顺序不同、未能统一规划建设、软件厂商方案不同、不同时期技术水平的差异等诸多因素，系统各功能模块之间的系统构架、数据格式、协议标准、网络环境都存在很大的差异。系统功能与功能之间各自独立，无法实现或只能部分实现数据共享与对接；数据格式、协议和标准不统一，移植操作烦琐且缺乏安全性；不同功能的应用基于不同的软件平台，医学工程人员操作复杂，效率低下；物理网络互联程度低，系统功能之间访问受限。例如，医疗设备的维修数据，数据可能分布于医院、第三方和厂家手中，无法进行全信息的共享。

2. 医疗器械、医疗器械信息管理系统与医院信息系统三者之间问题 医疗设备的使用状态、医用耗材使用情况、成本效益分析的基础数据处于和临床信息系统脱离的状态。医疗器械信息管理系统与医院信息系统互联互通程度低，成为信息孤岛，医疗器械的相关管理信息数据与医疗器械临床使用数据之间无法共享，难以实现数据的统一分析。医疗器械信息管理系统对医疗器械进行实时监控的缺失，也造成信息孤岛问题。

（三）成本因素

据相关专家估计，一个三级甲等医院要实施完整的临床工程信息化建设，至少需要百万甚至上千万元的投资。而这些投资的大部分需要医院自己筹集。目前国家对医院的信息化建设投入较少，只占卫生事业支出的 10% 左右，远远不能满足建设需要。医院临床工程信息化基本上是自力更生，大都采取了边积累边建设的方式，这也造成了硬件及软件系统的品牌和型号各异，接口繁杂，使得医疗器械在集成 IT 网络时存在较大困难。临床工程信息化建设缺乏整体统筹规划，未能从医院整体层面进行详细的设计与规划，导致信息孤岛问题严重。软件通用性不强，互操作性差，互联互通性差，脱离管理实际，信息资源的提供满足不了用户需求。同时由于成本高昂，医院的领导层通常缺乏强烈的信息化建设意愿，也缺乏相关成熟经验，这也影响了医疗 IT 网络在医院的推进。

（四）成功案例较少，绩效数据缺失

目前我国成功实施医疗 IT 网络建设，管理地区级或全院级的医疗器械接入网络的案例较少。得到较多发展的是科室内部的医疗器械集成网络，如中央监护系统、手术麻醉监护系统等。高成本的医疗 IT 投入，其在医疗效率、医疗安全等方面的回报需要建立在大数据分析的基础上，而我国政府、医疗机构目前都缺乏这些投入和回报有关的绩效数据。这也影响了医疗器械技术和信息技术集成在医院的引入。

（五）临床工程和信息技术之间缺乏有效的合作机制

医院临床工程与信息技术部门或专业人员对技术融合带来的变革和挑战没有做好充足的准备，主要表现为 CE 和 IT 人员储备的交叉知识不足，对技术融合出现的新问题，如医疗器械软件的不良事件管理、医疗设备硬件接口的数字化管理、数据传输的失效处理流程、网络安全风险等方面，缺乏一个规范有序、有效的合作机制，影响了临床服务的效率，给患者安全带来一定隐患。

四、风险与防范

美国急救医学研究所最近五年来公布的全球

十大技术风险包含了很多信息与临床工程相融合方面的内容，如"医疗设备配置中忽略了网络设备和系统的变更管理""网络安全：对医疗设备和系统的保护不足""数据完整性：电子健康记录和其他健康 IT 系统中不正确或丢失的数据""勒索软件和其他对医疗服务健康的网络安全威胁，可能危及患者的安全"等一系列临床工程师在日常工作中可能忽略的内容。总体来说，风险可分为以下几类：①设备及数据整合风险；②网络与安全风险；③环境风险。

（一）设备及数据整合风险

医疗设备与 IT 进行整合后，医疗设备产生的数据不仅仅在设备中进行存储，而是要通过网络或其他接口传输入电子病历系统，与患者其他的临床信息一起展示给相关的临床医护人员，作为诊断、治疗的依据。这就要求设备的数据一定要准确地传输到正确的患者记录中，一旦发生数据匹配的错误，对临床的影响不可估量。因此，临床工程师应从以下几个方面注意数据整合可能存在的风险。

1. 妥善选择患者与设备关联的方法　设备与患者的关联关系需要我们在设计流程时就加以关注，尽量注意选择患者与设备关联的方法（以患者为中心或以位置为中心）要紧密地与临床医师遵从的工作流程相匹配（表 9-4）。

表 9-4　患者与设备关联的方法

关联方法	弊端
以患者为中心	需要临床医师正确地验证患者的身份
以位置为中心	患者信息不会随着患者位置的转移而变换

例如，在应用以患者为中心的关联方法时，如果特定治疗领域的临床医师不能习惯使用条形码扫描仪扫描患者腕带的条形码的方法来确认患者的身份，这将会降低患者的配合程度并增加出错率。

2. 确保患者及时准确地与设备建立 / 解除关联　在医疗设备资源比较充足的医疗机构，如果患者在院期间所用医疗设备都是一对一与该患者固定的，那么患者没有及时与设备建立 / 解除关联而造成设备信息误传的风险相对要小一些。但是

这种模式并不是医疗设备最有效率的使用方式，往往在院患者使用设备时，需要及时进行关联及解除关联，以保障数据传输的准确性。

例如，麻醉恢复室中，如果一位患者没有被正确地与设备解除关联就出了麻醉恢复室，当下一位患者进入麻醉恢复室配备上相关监护设备时也没有及时进行设备和信息系统的关联，这一位新患者的数据将被当成上一位患者的数据而进行记录并发送到原有患者的数据集中。这对上一位患者的术后评估及后续治疗方案的制订将会带来极大风险，下一位患者的相关数据也会发生丢失的不良事件。

3. 评估医疗设备的连接能力　设备是否具有与 IT 整合的能力还需要临床工程师进行事先的评估，才能够做好工作计划、支持人员配备和相应预算。很多设备，不能与信息系统直接进行整合接入，需要设备配备一台工作站作为中转。也有些设备，不支持网络接口，但是支持串口通信，这时就需要配备一种转接盒把串口数据转到网络上再进行远距离传输，更有一些老型号的便携式的监护设备，根本不支持数据的传出，无法与信息系统连接，遇到这种情况只能更换设备。

当前大多数设备支持的接口方式如表 9-5 所示。

表 9-5　医疗设备接口方式表

设备类型	接口方式
数字影像设备	基于网络协议，所遵循的标准是 DICOM 标准
数字检验设备	RS232 →基于 RS232 接口遵循 ASTM 通信协议→基于网络接口 HL7 协议
电生理及监护设备	RS232 串口（包括 RS422 等）→网络接口
其他数字医疗设备	手术视频设备的数据输出接口有 AV 端子、S 端子、RGB 分量视频接口、VGA 接口、高清端口 DVI、高清工业级端口 HD-SDI 等。胸腔镜、腹腔镜、显微镜、关节镜等各种内镜类设备通常采用 AV 端子、S 端子、VGA 接口、DVI 接口

（二）网络与安全风险

当前的医疗设备不再像既往的医疗设备一样完全独立，通常具有网络连接功能以进行电子数据交换或远程控制，存在网络安全风险。医疗设备的种类不同，对网络安全能力的要求也不同。因此，临床工程部门在采用联网设备时，应当根据网络安全指导原则明确产品关于网络安全能力的要求，并加以验证。

例如，预期用于诊断的移动图像处理软件应当具有保证健康数据不可得性的功能，如软件在医护人员退出登录后能够自动清除下载至本地的健康数据，或者采用加密技术保证下载至本地的健康数据具有不可得性。

近来，医疗设备与云计算相结合使用的情况日益普遍，云计算具有降低信息化成本、减少重复建设、提高资源利用率、增加业务灵活性、提升服务专业性等优势，但也存在着用户对数据控制能力减弱、数据所有权面临挑战、数据保护困难、数据残留难以处理、用户与云服务商责任不清、产生司法管辖权问题、面临网络安全威胁等风险，因此应当权衡采用云计算服务的收益和风险，遵守相关国家法律法规和部门规章的规定，在云计算服务生存周期中保证产品的安全性和有效性。

云计算服务模式主要分为三种：软件即服务（SaaS）、平台即服务（PaaS）和基础设施即服务（IaaS）；部署模式主要分为四种：私有云、公有云、社区云和混合云（定义详见 GB/T 31167—2014《信息安全技术　云计算服务安全指南》）。

临床工程人员在论证相关设备时，应当综合考虑移动医疗器械使用云计算服务的风险和技术要求，明确所用云计算服务的服务模式、部署模式、核心功能（如数据存储、分析处理、数据挖掘等）、数据接口（如网络协议、数据格式等）和网络安全能力（明确保密性、完整性、可得性要求，如数据加密、数据匿名、数据传输校验等）。

（三）环境风险

医疗仪器、设备与 IT 整合后，往往附加上移动的功能，因此使用的环境可能会出现变化，不再是常规使用的环境，环境变化的风险也是需要临床工程师关注的。

1. 显示器限制　移动医疗器械的种类不同，临床要求也不同，对显示器的要求亦不同，有些产品的显示器仅用于向患者提供参考信息，而有些产品的显示器则用于向医护人员提供诊断、监护信息。因此，应当根据移动医疗器械产品的类型、预期用途、使用环境和核心功能确定产品所用显示器的技术要求（如屏幕尺寸、分辨率和亮度等）及确定依据，进行临床评价或验证。

移动医疗设备、控制型移动医疗附件关于显示器的技术要求可以参考等效的传统医疗器械的相应要求，如标准、指导原则等。移动独立软件、数据型移动医疗附件关于显示器的技术要求可以参考传统独立软件的要求。

例如，预期用于诊断的移动图像处理软件应当明确移动计算终端所用显示器的最小尺寸、最低分辨率、最低亮度及确定依据进行性能验证和临床评价。

2. 环境光影响 移动医疗器械的使用环境易发生变化，环境光的变化可能会导致医护人员误诊误判，产生相应风险。移动医疗器械的种类不同，对环境光抗干扰能力的要求也不同。因此，应当根据移动医疗器械产品的类型、预期用途、使用环境和核心功能明确产品对环境光抗干扰能力的方法（如具有环境光检测功能、显示器亮度矫正功能等），并进行验证。

例如，预期用于诊断的移动图像处理软件应当具有环境光检测功能、显示器亮度矫正功能，应进行产品在不同典型使用环境下的临床评价。

管理篇

第十章

医疗设备临床使用管理

第一节 概 论

伴随着科学技术的进步，现代医学已经发展到了前所未有的高度，借助于各类设备提供的诊断数据及治疗手段，使我们对人体、健康、疾病的认知较以往更为深刻。而在医疗机构当中，各类疾病的诊断、治疗甚至护理照顾行为，对医疗设备的依赖程度更是日益加深，医疗设备的使用已然是现代医疗行为重要的组成部分。虽然医疗设备本质上仍属于工业产品，但是相较于一般工业产品，医疗设备的使用存在极大的特殊性，一方面是使用对象的特殊性，医疗设备的使用对象是人体，准确地讲是，因此要求诊断类医疗设备需要同时具备高特异性和高敏感性，治疗类设备对精确度和有效性也有极高的要求，对医疗设备安全性的要求更几乎是所有工业产品中最高的，而且这些要求在临床使用中不断地被研究、改善和提升；另一方面是使用环境的特殊性，医疗机构环境极为复杂，特别是越来越多的设备集中使用，因此要求医疗设备具有良好的电磁兼容性和抗干扰能力，甚至要求其能够兼容心脏除颤器、高频电刀等高频电流设备，而使用人员的不确定性进一步加剧了环境的复杂度。如此复杂的需求，势必需要完备的管理体系和专业的管理人员支撑，方能确保医疗设备使用的安全性、精确性、有效性。而实际情况却是，国内大多数医疗机构更乐于投入大量资金购置新型高端医疗设备，让这些医疗设备成为医疗机构对外展示自身实力的名片，而管理制度、管理手段缺失是各地医疗机构的普遍现象，甚至有些机构缺少专业临床工程

师进行最基本的设备维护管理，造成诸如设备保养缺失，运营成本极高，高端科研型设备功能未有效开发，甚至购置不当而设备闲置浪费等情况。

造成上述现象的原因是多方面的，其中主要原因在于法律法规体系和管理观念的滞后。纵观医疗设备的整个生命周期，如研发、实验、上市、使用、报废，每个环节都有医疗机构的参与，而具体到某一台医疗设备，临床使用时间实际上就是这台设备的几乎全部生命周期。成熟的工业产品体系制造出来的一般工业产品，在使用当中需要不断地进行维护、保养、校准、质量控制，以确保使用过程中产品的稳定性和安全性。而很多医疗机构的管理措施只集中在设备生命周期开始前的采购环节和使用后出现故障的维修，而生命周期中需要进行的安装调试、验收、定期保养、计量检测、质量控制等诸多工作几乎空白，甚至最常见的维修工作有时也并非由专业人员负责。简而言之，医疗机构对于设备日常使用管理既不知道管什么，也不知道怎么管。因此，这正是本章要进行详细讨论的问题。

一、法律及法规监管要求

首先看外部监管机构如何要求医疗机构进行医疗设备管理。因为医疗设备的复杂性，参与医疗设备监管的机构比较多，如国家及各地区食品药品监督管理总局、国家及各地区卫生健康委员会、国家及各地区计量科学研究院（所）及各级质控中心、辐射防护机构等。每个机构都会从自身职能定位出发，发布相关的管理制度和管理规

范，对于医疗机构和临床工程师而言，就需要不断掌握和学习相关规范，熟悉监管制度，作为日常管理的最基本准则。

下面我们从时间的角度，选择几部重要的法律法规进行简单了解，可以从某些侧面看出临床工程在整个医疗机构发展过程、管理理念和工作内容等方面的变化。

（一）《医疗机构管理条例》

1994 年国务院颁布《医疗机构管理条例》，同时废止了 1951 年的《医院诊所管理暂行条例》，规定了医疗机构从事医疗服务的原则和纲领。同年卫生部颁布了《医疗机构管理条例实施细则》和《医疗机构基本标准（试行）》对不同级别医疗机构所必须具备的医疗设备进行了详细规定，但使用过程如何监管仍是空白。2017 年，为了适应发展环境变化，该条例实施细则被修订。基本思路是从机构管理的角度对医疗机构的行为进行约束，可以视作进行医疗活动地最基本要求。

（二）《医疗器械监督管理条例》

2000 年国务院颁布了《医疗器械监督管理条例》，开始有针对性地对医疗器械的安全有效使用进行管理。该条例共六章四十八条，规定了从事医疗设备研制、生产、经营、使用、监督管理单位和个人工作基本原则，从法规层面上定义了医疗器械范围，此条例是医疗设备管理的基本法规。随着技术的发展，新型设备越来越多，管理环境越发复杂，2014 年该条例被大规模修订，修订后的管理条例共八章八十条，单纯从条目数量上看就已经大篇幅增加，说明管理的细致度被大幅度地提升。2017 年国务院又结合新问题对管理条例进行了修订。因篇幅所限，本节不进行具体法规比对和解读，仅选择其中对医疗器械使用环境规定的核心内容进行分析。

1. 第三十二条 医疗器械经营企业、使用单位购进医疗器械，应当查验供货者的资质和医疗器械的合格证明文件，建立进货查验记录制度。从事第二类、第三类医疗器械批发业务及第三类医疗器械零售业务的经营企业，还应当建立销售记录制度。记录事项包括：①医疗器械的名称、

型号、规格、数量；②医疗器械的生产批号、有效期、销售日期；③生产企业的名称；④供货者或购货者的名称、地址及联系方式；⑤相关许可证明文件编号等。进货查验记录和销售记录应当真实，并按照国家食品药品监督管理总局规定的期限予以保存。国家鼓励采用先进技术手段进行记录。

上述条目是修订后增加的条目，可以清晰地看出法律管理思路的变化，管理的范围从流通环节一直覆盖到使用环节，参照法规要求，我们也能看出医疗设备验收的基本要求，梳理出所必需的资料。而且鼓励"先进技术手段"使用，也是将信息化技术使用作为管理的发展方向。

2. 第三十四条 医疗器械使用单位应当有与在用医疗器械品种、数量相适应的储存场所和条件。医疗器械使用单位应当加强对工作人员的技术培训，按照产品说明书、技术操作规范等要求使用医疗器械。

该条目明确了使用过程中技术培训内容的重要性，将使用安全纳入管理范围之内，这也是临床工程师进行医疗设备日常使用管理的重要内容。

3. 第三十六条 医疗器械使用单位对需要定期检查、检验、校准、保养、维护的医疗器械，应当按照产品说明书的要求进行检查、检验、校准、保养、维护并予以记录，及时进行分析、评估，确保医疗器械处于良好状态，保障使用质量；对使用期限长的大型医疗器械，应当逐台建立使用档案，记录其使用、维护、转让、实际使用时间等事项。记录保存期限不得少于医疗器械规定使用期限终止后 5 年。

该条目规定了使用过程中临床工程师的基本工作内容，使用管理将不是可有可无，而是有明确法律条文约束的必要活动。

（三）《大型医用设备配置与使用管理办法》

2004 年卫生部颁布了《大型医用设备配置与使用管理办法》，针对大型医用设备配置和使用管理进行规定，从配置论证入手避免配置浪费，设立了甲类和乙类大型设备目录，大型设备目录随新设备出现不断更新，2012 年发布通知，开始对甲类大型设备进行集中采购，进一步"保障采

购质量和采购价格合理"。

（四）《医疗器械不良事件监测和再评价管理办法（试行）》

2008 年食品药品监督管理总局和卫生部联合发布《医疗器械不良事件监测和再评价管理办法（试行）》，开始有针对性地对使用环节产生的产品安全问题进行关注，如"第九条 医疗器械生产企业、经营企业和使用单位应当建立医疗器械不良事件监测管理制度，指定机构并配备专（兼）职人员承担本单位医疗器械不良事件监测工作。"从问题入手开始布局管理体系。

（五）《医疗器械临床使用安全管理规范（试行）》

2010 年卫生部颁布了《医疗器械临床使用安全管理规范（试行）》，规定"第五条 医疗机构应当依据本规范制定医疗器械临床使用安全管理制度，建立健全本机构医疗器械临床使用安全管理体系。二级以上医院应当设立由院领导负责的医疗器械临床使用安全管理委员会，委员会由医疗行政管理、临床医学及护理、医院感染管理、医疗器械保障管理等相关人员组成，指导医疗器械临床安全管理和监测工作。"从法律制度上明确规定了医院内部需要专门机构对医疗设备使用进行管理，进一步建立日常质量管理的概念，开始了临床工程师参与准入论证和评价、临床保障管理等工作。

（六）《医疗器械使用质量监督管理办法》

2015 年年底国家食品药品监督管理总局依据 2014 年新修订的《医疗器械监督管理条例》而颁布了《医疗器械使用质量监督管理办法》，重点就是针对使用过程中的质量管理提出详细要求。例如，"第四条 医疗器械使用单位应当按照本办法，配备与其规模相适应的医疗器械质量管理机构或者质量管理人员，建立覆盖质量管理全过程的使用质量管理制度，承担本单位使用医疗器械的质量管理责任。鼓励医疗器械使用单位采用信息化技术手段进行医疗器械质量管理。"明确要求医疗机构应当配置管理团队对医疗器械进行质量管控。该法规还对医疗设备采购、验收、储存、使用、维护、转让等全生命周期各个环节进行详细规定，凸显出安全和质量管理意识。

所有的法律法规都有其产生的土壤和环境，都是在特殊的时代背景和要求下产生的，从法律制度的演变可以看出，国内的整体管理思路从采购管理向使用过程管理靠近，管理愈发细致和深入。因此，为了应对外部法规的要求，医疗机构和临床工程师必须建立内部的管理体系，包括规章制度、业务流程、审核机制、激励措施及信息系统等。

二、管理提升及评价体系

法律法规只是规定了行为的最低标准，为了评估医疗机构管理体系和管理行为是否达到一定标准，会有相应的评价标准和评价活动，如国内的医院等级评审和国际上的医疗卫生机构认证联合委员会（Joint Commission on Accreditation of Healthcare Organizations，JCAHO）评审（以下简称 JCI）。JCAHO 起源于美国，希望医疗机构能够以患者为中心，以患者安全为关注焦点，于是依托质量评审和保险系统设计了认证体系，委员会国际部专门对全世界范围的优秀医疗机构进行评审，JCI 标准也成为国际上被广泛推崇的医院质量标准，发展至今已发布第六版评审标准，标准中专门有一个章节"设施管理与安全"（Facility Management and Safety，FMS）。因专业和篇幅所限，本节不做具体讨论，仅从中选择代表性条目，分析如下：

1. 标准 FMS.1 医疗机构应遵守有关法律、法规和设施检查要求。

含义中解释为地方当局的法律、法规和检查在很大程度上决定着各种设施的设计、使用和维护方式。所有医院，无论规模大小和资源多少，都必须遵守这些要求，这也是对患者、家属、员工和探视者所承担的一种责任，从整体上对医疗机构的设备管理进行了约束。

2. 标准 FMS.3 由一名或多名合格人员监督设施管理项目的规划和实施，以降低和控制医疗环境中的风险。

含义中解释为医院需要制定一项设施 / 环境风险管理计划，强调通过制定设施管理项目和提供空间、技术和资源来管理环境风险。应指定一人或多人监控计划。无论如何安排，计划的各个方面都必须有效管理，并且以连贯、持续的方式进行。监控计划包括：①规划计划的各个方面，如空间、技术和资源制订计划和提供建议；②计划的实施；③员工教育；④计划的测试和监测；⑤定期的计划审核和修正；⑥向主管机构提交监控效果的年度报告；⑦提供始终如一和持续的组织和管理。衡量和考核的标准包括计划监控和指导工作应指派给一个或多个受过培训的合格人员，合格人员受过培训和拥有相关经验证明等。

从上面的两个简单的例子可以看出，JCI 标准是非常严格的医疗机构管理体系评价标准，对设备使用管理和安全管理的重视程度与细致程度更是远远超出法律法规的要求，围绕患者安全这个核心内容打造安全管理体系，甚至要求管理过程的信息都是全程可追溯。虽然对于一般医疗机构，这样的标准非常难以实现，但是可以借鉴其中的管理思想和管理方法而应用到医疗设备日常管理活动当中。

从上述法规及医疗机构评价要求可以看出，医疗设备的日常使用需要建立完备的管理机制，核心目的是要充分保障患者安全，进而逐步提升机构运营效率，降低维护成本。这也成为临床工程师需要研究和解决的核心问题所在。显而易见，对医疗设备临床使用管理的研究是一个复杂的工程，不仅参与管理的人员和部门众多，而且不是单一方法或理论能够解决。简言之，虽然知道要做什么，但并不容易知道要怎么做，因此需要提前进行相关知识和方法的储备，方能培养出适合现代管理体系的临床工程师。

三、管理学基本方法理论

所谓管理，即通过协调和监督他人活动，有效率和有效果地完成工作。这是管理学著作的定义，从定义可以看出，管理是分层次的，最直接的层次区分是管理者和非管理者；管理的目的也非常明确，追求"效率"和"效果"。效率（efficiency）是指尽可能少地投入资源，但却获得尽可能多的产出，简而言之就是减少浪费，资源包括人力、金钱、时间、设备等一系列生产要素。效果（effectiveness）通常指做正确的事，满足整个外部环境对机构的需求，这实际上与机构的整体决策和经营目标相关，如某医疗机构的重点发展学科是肿瘤治疗，那么相应的资源投入也必然围绕肿瘤治疗方向搭建平台、引入人才、购置设备等，这样才能够达到相应的目标。具体到医疗机构中医疗设备使用管理，效率是追求资源配置合理化，如购置设备充分论证，建设规章制度体系，建立信息系统，由专业人从事专业工作，降低运营维护成本；效果就是医疗机构追求的设备管理目的，做符合医院发展的、合理的、正确的决策，如全力确保患者的安全和使用者的安全。

管理学是典型的工具型学科，是在组织活动和实践当中经过高度的抽象、总结成为理论。每个参与到管理活动的部门或个人都是管理者，20 世纪早期，法国工业家亨利·法约尔（Henri Fayol）第一次提出管理者五种管理职能，包括计划、组织、指挥、协调和控制。管理理论经过多年发展，大多数教科书仍然是以上述基本框架进行梳理介绍。计划即工作目标，医疗机构需要医疗设备管理者帮助制订计划，制定战略目标，并且提供可行的管理路径；具体到管理活动落实执行，则是组织职能，即分别由哪些部门和哪些人来承担具体的医疗设备管理工作，工作进度如何汇报反馈。指挥和协调则是医疗设备管理中最基本的工作，作为管理者，需要不断领导工程师团队及共同参与设备管理的团队达成目标，并且不断培训、协调、激励团队成员能够达成目标。控制则是确保实施过程路径的准确性，管理者需要在医疗机构实施医疗设备日常管理的过程中对结果实施监控，评估管理工作绩效，如果与设定管理目标存在偏差则需要及时纠正。对于上述管理职能而言，临床工程师团队无疑是成为设备使用管理者的最佳人选，成为管理者意味着必须学习掌握基本的管理技能。

管理的方法千变万化，管理者的角色职能也是千差万别，但是根据罗伯特·卡茨（Robert L. Kartz）的研究成果，管理者必须具备三个层次的技能，第一是技术技能，即熟悉特定工作所需的特定领域知识和技术；第二个层次是人际技能，简单讲就是沟通能力，临床工程师不光与医疗设备打交道，更多的时间是要跟各类人员沟通，而且在特别重视团队协调工作的现代组织机构中，与团队成员和睦相处也是非常必要的管理技能；第三个层次是概念技能，即从管理流程中进行抽象、总结、思考的技能，需要管理者看到所管理事务的全局。随着机构复杂化和管理学的发展，还衍生出效果技能，包括执行力、项目管理能力、谈判技巧等。

因此，从上述管理学的角度看待临床工程师的工作，内容其实并不轻松，临床工程师实际上是医疗设备管理的核心，需要带动医疗机构的医疗设备管理提升，这不光需要基层管理所必需的技术技能，更需要在复杂工作环境中掌握人际技能、概念技能和效果技能。对于临床工程师所需的知识技术并不特殊，最基本的就是工程学知识。临床工程作为生物医学工程专业的二级学科，学科属性就是工程学，工程学思维的核心是实践和改良。具体到临床设备日常管理，临床工程师需要借助工程学训练，建立基本的实践能力和思维方式。临床工程师的除了工程学概念，还需综合掌握临床知识、生物学概念，这样才能熟悉医疗设备的原理和使用对象，进而通过维修保养实践，发现问题并加以改进，而且只有对医疗设备足够熟悉，方有可能在异常状况出现时提供最佳处理方案。医疗设备管理并非只是对医疗设备，需要对医疗设备使用过程中的所有参与人员进行综合管控梳理，即指挥和协调。沟通效率下降是机构发展壮大之后面临的主要问题，如何高效地进行沟通，将信息有效地进行传递是打造高效医疗照护团队所必须解决的问题，临床工程师作为医疗设备管理团队的核心，梳理管理流程，让管理制度落地，需要整个团队的配合，沟通和协调技巧是临床工程师成长的必备能力；除了从事具体工作事务，临床工程师还需要将事务流程抽象化，以设备验收为例，临床工程师需要从具体的某台设备验收总结出验收的关键流程、时间节点，形成固定的规章制度，如此之后才能将流程固化，提升和改善工作效率。

虽然临床设备使用管理仍属于比较新的研究，但是很多成熟的管理学方法和理论可以借鉴，如根本原因分析（root cause analysis，RCA）法就是日常管理中最为常见的解决问题的方法。解决问题的最佳方法就是找到问题的根本原因，并且进行消除或修正，这是RCA法的核心思想。根本原因分析又可具体用到头脑风暴和鱼骨图等工具。以设备管理中降低设备故障为例，为降低设备故障率，需要首先知晓设备故障的主要原因，借助过往的设备维修数据，可以利用统计方法找到故障现象与时间、环境的相关性，借助鱼骨图可以列出可能导致故障的各种因素，重复故障可能由于设备某些部位缺少保养或人员操作不当，相应的就可以通过规范定期保养制度或对人员进行培训，消除重复故障。RCA法是一种结构化的分析问题、解决问题的工具，利用小组进行问题改善分析，在医疗领域的品管圈活动就是RCA法的具体应用。在RCA法的基础上，对改善措施和结果进行监测，就是PDCA循环，是美国质量管理专家爱德华兹·戴明博士首先提出的，又称为戴明循环（Deming cycle），P（plan）即计划，改进措施；D（do）即执行，C（check）即检查监测，A（act）即处理，对监测出的异常状况进行改进。在管理领域，PDCA循环可谓无处不在，还是以上面的故障维修为例，通过RCA法分析找到了可能的主要故障原因并且计划进行改善，改善方案执行过程中仍然持续监测设备故障，故障次数得到改善，但是仍然存在其他故障，于是再对现存故障进行分析，拟定新的改善方案，如此持续下去，直至设备报废。还有绩效管理和员工激励理论，如平衡计分卡方法，从财务、客户、运营、学习和成长五个维度将机构战略落实为可操作的衡量指标，都可以用于医疗设备管理的实践当中。

有了方法理论并不意味着工作一定可以完成，而是需要通过实践和应用将方法与理论具体化，因此本章将从以下几个方面对临床工程师如何进行医疗设备使用管理进行具体讨论。

第二节将从技术管理角度讨论临床工程师在日常设备管理的具体工作，如前文所讲，管理人员，特别基层管理人员必须具备的就是技术技能，具体包括设备验收技能、文书档案管理技能、维修技能、保养技能等。

第三节将从质量管理角度看待临床设备管理，质量管理是在产品管理的基础之上发展出来，对产品进行评估的方法，先后经历了质量检验、统计质量控制和全面质量控制三个发展阶段，医疗设备使用过程中必然涉及医疗设备质量问题，如何运用技术手段将产品质量控制在合理范围内，将是本节要重点讨论的内容。

第四节将会利用绩效管理理论和方法讨论医疗设备管理的评价，以激发临床工程师和参与医疗设备管理人员的管理热情，提升管理水平。

现代机构的管理要求越来越精细化，医疗设备的管理也不例外，管理的关键在于制度和流程，精细化管理更加依赖于制度设计和业务数据分析，业务数据必须依赖于信息化技术进行管理，没有信息化支撑，上面所说的管理理念只能是空中楼阁，根本无法实现。

第五节将在前文所讨论业务流程基础上，简要讨论如何借助信息化技术实现医疗设备全生命周期管理。

第二节　医疗设备工程技术管理

一、项目管理理论

在讨论医疗设备临床工程师所需的具体工程技术工作之前，我们先从项目管理的角度分析一下临床工程师的工作。项目管理是管理学的一个分支，是随着科技的发展进步和项目的专业化与复杂化而发展起来的管理学分支，是指在项目活动中运用专门的知识、技能、工具和方法，使项目能够在有限资源限定条件下，实现或超过设定的需求和期望的过程。换句话讲，就是对一些活动进行整体监测和管控，包括计划、进度和维护等。对于医疗设备的日常管理，实际上就可以具体化为若干个项目，如设备验收、设备保养、人员培训甚至维修的个案都是为了达到一定目的而进行的活动，如此一来就需要有计划、有步骤地实施，按照项目进行管控，可以借助管理学的理论和思想，更加科学和系统地思考临床工程师的日常工作。前面说过，临床工程师作为一名管理者，需要具备管理者的技能和管理者的思维，而项目管理则是日常工作最为常见的管理工具，为了能够让临床工程师对日常工作认识更为深刻，我们先对项目管理的一些基本特征进行简要介绍。

（一）项目管理的基本特征

1. 普遍性　项目作为一种一次性和独特性的社会活动而普遍存在于社会的各项活动之中，甚至可以说是人类现有的各种物质文化成果最初都是通过项目的方式实现的，因为现有各种运营所依靠的设施与条件最初都是靠项目活动建设或开发的。临床工程师的工作也同样具有这样的特性，前文所讲的所有工作，即使是日常事务性工作，开创这种活动的行为必然也要依照项目管理方式进行，以信息化管理为例，虽然现在部分医疗机构中信息化已经成为临床工程师日常工作的一部分，但是开始实施信息化必然需要比照项目进行计划、控制和反馈才能取得信息化建设的成果，因此项目管理的思维贯穿临床工程师工作各个环节。

2. 目的性　前面讲过，项目管理的目的是要满足或超越设定的需求和期望，实际上包括明确的和潜在的需求。还是以临床工程师的日常工作中的设备验收为例，设备验收是最为常见的项目管理过程，如果将各方的需求进行梳理，可以大致包括将设备及时安装到位并投入使用，购置的设备需要符合前期论证需求，临床工程师就需要在项目执行过程中协调空间、场地，与设备供应商为设备安装梳理工作进度，设备调试过程中还要监控异常、安排培训，协调外部单位进行功能测试检验，如此才能完成整个设备验收工作。

3. 集成性　项目管理的集成性是项目管理中必须根据具体项目各要素或各专业之间的配置关系做好集成性的管理，而不能孤立地开展项目独立管理。这点在医疗机构中更为突出，医疗设备安装到位，必然需要使用部门、工程部门、设备供应商协调配合，只针对其中任何一个部门都是没办法顺利完成的。这也是临床工程师所必需的沟通技能的具体体现，但是技能的前提是要能够从整体看到需要进行项目的要素，而且能够及时进行调整。

4. 创新性　项目管理的创新性包括两层含义：其一是指项目管理是对于创新（项目所包含的创新之处）的管理；其二是指任何一个项目的管理都没有一成不变的模式和方法，都需要通过管理创新去实现对于具体项目的有效管理。例如，工程师每次进行预防性维护都是一次项目的实施，医疗设备的状况每一刻都是有差异的，如何对差异进行控制就是项目管理的核心。

5. 时效性　项目是一种临时性的任务，它要在有限的期限内完成。这包括两方面含义，一方面是当项目的基本目标达到时就意味着项目已经结束；另一方面说明项目是有时间限制的，时间管理和计划跟进也是项目管理的重要内容。设备安装和验收不可能无限期拖延，安装结束就意味着项目阶段性结束，接下来的工作则是全生命周期管理中的保养项目等其他内容。

（二）项目管理的工作内容

下面结合临床工程的具体工作内容，介绍一下项目管理的内容，并且结合设备验收工作举例说明。

1. 项目集成管理 是指为确保项目各项工作能够有机地协调和配合所展开的综合性及全局性的项目管理工作与过程。它包括项目集成计划的制订、项目集成计划的实施、项目变动的总体控制等。临床工程师应当在验收项目时成为项目的负责人和管理者，负责整体项目的实施和集成管理。

2. 项目范围管理 是指为了实现项目的目标，对项目的工作内容进行控制的管理过程。它包括范围的界定、范围的规划、范围的调整等。医疗设备验收的工作范围需要包括功能测试、配件数量清点、安装进度协调等，按照具体设备不同，可能涉及的工作范围也不同，简单设备不涉及场地准备，复杂的大型设备除了场地准备可能还有网络安装等，而且需要随着项目的推进随时调整工作范围。

3. 项目时间管理 是指为了确保项目最终按时完成的一系列管理过程。它包括具体活动界定、活动排序、时间估计、进度安排及时间控制等各项工作，大幅提高工作效率。前文讲过，设备验收需要有明确的时间进度安排，将目标细化，设定各个阶段的时间节点，如场地准备完成时间、设备进场时间、调试时间、培训时间等逐一细化。如果是MRI等大型设备，调试时间还能细化为连线、屏蔽工程收尾、励磁、匀场等，利用甘特图进行时间和进度管控，能够有效提升验收工作效率。

4. 项目成本管理 是指为了保证完成项目的实际成本、费用不超过预算成本、费用的管理过程。它包括资源的配置，成本、费用的预算及费用的控制等项工作。验收工作的成本主要集中在场地准备和设备购置之外的费用，如采购合约当中没

有明确规定的数据接口、附属设备零件等，场地准备也是成本产生的重要组成，临床工程师作为项目的管理者，需要对成本有整体思考。

5. 项目质量管理 是指为了确保项目达到所规定的质量要求所实施的一系列管理过程。它包括质量规划、质量控制和质量保证等。场地准备施工监督和验收、投入使用设备质量都是验收质量的核心内容。

6. 项目人力资源管理 是指为了保证所有项目关系人的能力和积极性都得到最有效的发挥与利用时所做的一系列管理措施。它包括组织的规划、团队的建设、人员的选聘和项目的团队建设等一系列工作。临床工程师作为验收项目的管理者，需要组织相应的团队，包括工程、设备供应商、使用部门等组成临时的工作团队，需要为完成验收工作对团队不断激励和沟通。

7. 项目沟通管理 是指为了确保项目信息的合理收集和传输所需要实施的一系列措施。它包括沟通规划、信息传输和进度报告等。例如，定期进行协调会，保证信息畅通才能避免各自为政。

8. 项目风险管理 是指涉及项目可能遇到各种不确定因素。它包括风险识别、风险量化、制定对策和风险控制等。特别是对于时间有严格要求的设备验收项目，在验收之前就应该对中间可能产生的各种风险进行充分预测，并且预留出时间和制定备用方案。

9. 项目采购管理 是指为了从项目实施组织之外获得所需资源或服务所采取的一系列管理措施。它包括采购计划、采购与征购、资源的选择及合同的管理等项目工作。验收项目如果产生额外的费用，必然有相关的采购，如额外的零配件、工具、调试所需试剂和药品等，因此项目管理者需要对上述内容进行统筹管理。

在实践中，各行业均可应用项目管理理论来实现预定目标的项目组织及安排，如可以是一项研究、工程、课题及活动等运用项目管理的技能、方法和工具来实现目标并提高效率。医疗机构的临床工程部门进行项目管理的主要对象是医疗设备管理，医疗设备管理是为了保证医疗设备正常、稳定、有效执行临床的诊断、治疗、检验、科研等，可将项目管理理论运用于设备管理以提高管理的水平及效率。

二、医疗设备的安装项目管理

（一）医疗设备安装归类

医疗设备安装项目是临床工程师最常遇到的项目管理需求，因为对设备的熟悉及工作职能要求，临床工程师往往成为项目的主要管理者。医疗设备的安装方式可分为落地、悬吊、内嵌式、台式和移动式安装。表 10-1 列举了医院一些常用医疗设备的安装归类。

表 10-1　医疗设备安装归类

安装分类	定义	典型设备
落地	设备主要组件放置于地面或与地面采用螺栓固定的安装方式	MRI、CT、DSA、DR、水处理、生化免疫流水线、器械清洗机
悬吊	设备与天花板通过预埋固定架连接的安装方式	无影灯、吊塔、DSA、X 线机
台式	设备整机放置于房间的试验台面上	尿液分析仪、血细胞分析仪、中心监护站
内嵌式	设备整机或部分内嵌在建筑物墙体内或墙壁上的设施上	手术间恒温箱、手术材料储存柜、医护对讲机
移动式	设备整机按需求可随身移动	监护仪、输液泵、麻醉机、手术床、床旁 X 射线机

不同安装方式的医疗设备要根据建设进度向施工方提供相应设备的具体安装条件和安装要求。

1. 落地、悬吊和内嵌式安装　此类设备对安装场地的地面、天花板承重、预埋件的安装、强弱电等都有相应的要求。涉及放射类设备的房间，还需要在建设项目开工前请具有相关资质的评价单位进行职业病危害预评价和环境影响评价，并取得卫生行政部门和环保行政主管部门的相应批复（相关规定请查阅国务院文件《建设项目环境保护管理条例》和原卫生部文件《放射诊疗建设项目卫生审查管理规定》）。因此，这些设备安装前的准备工作十分重要。

2. 台式安装　此类设备大部分是实验室设备，如检验科、病理科设备。对于这类设备，首先要根据设计平面图，并按照工作流程，由设备供应商协助，绘制出设备摆放图及设备外围需求交给试验台制造商去生产相应的试验台。内装施工方则根据设备摆放图及设备外围需求对水电等进行深化设计。

3. 移动式安装　此类设备基本没有特殊的水电要求，因此按需到货、安装、调试即可。

正是因为有各种安装方式的不同，导致项目之间的差异性极大，因此项目负责人的工作才显得尤其重要，临床工程师负责管理设备安装项目进驻施工现场，负责医疗设备的安装、场地协调等工作。

（二）医疗设备安装的准备与管理工作

下面以大型医用设备、手术室设备和一般设备 3 类设备为例，谈一下医院设备安装前的项目准备和管理工作。

1. 大型医用设备安装项目管控　依据 2018 年发布的《大型医用设备配置与使用管理办法（试行）》规定，大型医用设备是指技术复杂、资金投入量大、运行成本高、对医疗费用影响大且纳入目录管理的大型医疗器械，国家按照目录对大型医用设备实行分级分类配置规划和配置许可证管理。大型医用设备管理目录分为甲、乙两类。甲类大型医用设备由国家卫生健康委员会负责配置管理并核发配置许可证，乙类大型医用设备由省级卫生健康委员会行政部门负责配置管理并核发配置许可证。按照《大型医用设备配置许可管理目录（2018 年）》，甲类设备主要包括以下 5 类：①重离子放射治疗系统；②质子放射治疗系统；③正电子发射型磁共振成像系统（英文简称 PET/MR）；④高端放射治疗设备，指集合了多模态影像、人工智能、复杂动态调强、高精度大剂量率等精确放疗技术的放射治疗设备，目前包括 X 线立体定向放射治疗系统（英文简称 Cyberknife），螺旋断层放射治疗系统（英文简称 Tomo）HD 和 HAD 两个型号，Edge 和 Versa HD 等型号直线加速器；⑤首次配置的单台（套）价格在 3000 万元人民币（或 400 万美元）及以上的大型医疗器械。乙类大型医用设备包括以下 7 类：①X 线正电子发射断层扫描仪（英文简称 PET/CT，含 PET）；②内镜手术器械控制系统（手术机器人）；③64 排及以上 X 线计算机断层扫描仪（64 排及以上 CT）；④1.5T 及以上磁共振成像系统（1.5T 及以上 MR）；⑤直线加速器（含 X 刀，不包括列入甲类管理目录的放射治疗设备）；⑥伽马射线立体定向放射治疗系统（包括用于头部、体部和全身）；

⑦首次配置的单台（套）价格在 1000 万～ 3000 万元人民币的大型医疗器械。

大型医用设备通常自身质量和尺寸大，而且其中大部分设备存在电离辐射或强磁场，因此对安装场地和运输通道都有比较严格的要求，项目管理难度高。大型医用设备的安装调试从开始准备到安装调试完毕往往需要较长的一段时间，而且设备早日投入使用就能带来更多的社会效益和经济效益，所以对大型医用设备的安装进度进行计划极有必要，制订详细的进度计划是安装顺利与否的基础。

制订详细的进度计划方法如下：

（1）项目拆分：将设备安装的工作进行拆分，按实际情况将其拆分成一系列子项目，如可拆分项目如下：①设备到货前的现场协调；②机房准备（包括土建、装修、防护、配电及网络等）；③设备到货；④设备开箱检验（对照合同清点物件数量及检查是否完好等）；⑤设备硬件安装；⑥设备软件调试；⑦设备试运行；⑧设备验收。

项目拆分后，对于所需要进行的子项目就变得更加细化，在实际工作中还可以对以上子项目进一步逐级拆解，一般需要将工作分解到能够独立量化和衡量的程度，并且每项都在可掌控的范围之内。通过拆解我们就拥有了设备安装过程实施和控制的基础和依据，并且还可以对项目是否完工进行具体的考核。

（2）项目排序：在设备安装项目拆分后，可对这些子项目进行排序。排序原则是依据子项目活动之间的相关性，正确排序有利于制订可行的进度计划。子项目的相关性可分为四种，分别为结束 - 开始型、结束 - 结束型、开始 - 开始型和开始 - 结束型，相关性划分原则主要有三种：①必然依存关系，指项目之间客观需要和不可违背的优先序列关系，也称为硬逻辑关系。基于工作性质产生的，活动之间的关系是强制性的。②人为依存关系，由项目管理人员规定，基于项目团队经验产生，关系带有鲜明的主观意识，也被称为软逻辑关系。由于这种关系若运用不当可能会限制进度安排，需谨慎使用。③外部依存关系，指在活动排序中需要考虑的外部环境和其他组织要求的各项活动依存关系，关系是外部的。

通过分析子项目间关系，除了机房准备与设备到货可以同步进行外，其他子项目的关系均为结束 - 开始型关系，总体上属于比较简单的关系类型。

（3）预估项目时间进度：分析完各子项目依存先后关系后，第三步是预估各子项目时间进度。用时预估包括实际工作时间加上必要休息时间，在进行预估时要考虑工种及实做的熟练程度，考虑可能突发事件的影响、工作效率的变化及误解和错误带来的提前与滞后等因素。预估方法主要有专家评估法、类比法、模拟分析法，重点介绍模拟分析法。

模拟分析法需要以假设和基础数据为前提，分析最短时间、最长时间、最可能时间来预估期望时间的方法，通过子项目的期望时间值来最后估算整体项目可行性进度计划，实现大型设备安装项目的进度管理。

假设期望时间（TEXP）、最短时间（TMIN）、最长时间（TMAX）、最可能时间（TPRO），四者的关系如式（10-1）所示。

$$TEXP=（TMIN+TMAX+2TPRO）/4 \quad （10\text{-}1）$$

根据设备安装过程中相关人员对项目最短时间、最可能时间及最长时间进行估算期望时间，以期望时间为依据制定子项目时间管控表，如表 10-2 所示为某品牌 MRI 的安装项目细分时间表。

表 10-2　某品牌 MRI 的安装项目细分时间表

项次	项目内容	最可能时间（天）	最长时间（天）	最短时间（天）	期望时间（天）
1	现场协调会	30	60	20	35
2	机房改建	60	90	50	65
3	开箱检验、搬运	2	4	2	2.5
4	硬件安装	12	14	10	12
5	系统调试	4	8	2	4.5
6	项目验收	40	50	30	40

确定各子项目的期望时间和评估逻辑先后关系后，即可确定整个项目的总工期。通过关键路径法的分析，找出初始启动子项目及最终子项目，找出两个子项目的最短路径，即可反映总项目完成的最短时间。关键路径上的子项目的完成时间延长都可能对项目的完成总时间产生影响，通过关键路径可知该项目中的哪些子项目需要进

行严格的监督，以确保项目能在最早的时间内完成。

通过上述的几步可以得出设备安装进度的计划，实际的工作中便可遵循计划执行并有效管控，当然设备的安装过程还受到很多其他因素的影响，但通过计划从而尽可能地减少设备安装过程中不必要的时间损失，从进度的角度来说已经避免了影响设备安装调试是否顺利的因素。

（4）机房设计：具体的计划实施过程中，机房设计是最耗费时间也是成本最大的单元，购置大型设备之前应充分考虑所购医疗设备对机房的要求。根据医院的实际情况和医院的长远发展需要，在充分调研和论证的基础上，参照设备制造商提供的详细设备安装场地要求，制订出切实可行的方案。机房设计要有几个基本原则：①规划具有一定前瞻性需求，大型医疗设备使用寿命较长，其机房一旦建成投入使用通常不会变更。因此，选择合适的机房建设位置至关重要，且机房的设置要符合医院的长远发展规划。同时，设备电源配置要有一定的设计余量，大型设备耗电量大，一般在设备额定功率的基础上留有 20% 的余量，以免设备突发状况或局部升级换代后造成供电量不足。②设计要有合理性，在最大限度地满足设备安装和使用的环境的前提下，尽可能方便患者诊疗、减少对非诊疗人群的影响，同时考虑机房的美观及周围的环境。例如，急诊空间放置一台CT，可以降低患者往返急诊和放射科的次数，缩短急诊就医诊断时间。但是急诊CT需要设置合理的等候区域，避免等候患者对急诊正常的诊疗活动造成影响。再比如MRI扫描间噪声较大，不适合放置在患者较多的区域，应该尽可能放置在独立动力线上，且扫描机房尽量加装隔音装置，降低对外部人员的影响。③符合法规和建筑设计层面的最基本要求，如放射类设备要求有足够的设备安装空间，建筑上还要评估建筑物的承重，预留设备运输通道，甚至还要提前预留设备维修空间，维护保养所需空间是后期日常维护管理的重点，如果空间过小，可能导致设备内稍大的零配件无法更换维修，如此损失可能无法估量。若设备安装在二层以上需考虑吊运通道进出口位或电梯的尺寸，若在地下需考虑吊装口的预留。还有空间配套设施要求，如电源及接地要求，应按照

设备所需的额定功率、频率、电压、电流要求配置专用电源，必要时配备专用配电柜和电源净化稳压器口。再如射线防护及电磁屏蔽要求，大型设备大部分属射线装置，尤其是一些放射治疗设备，必须满足对机房的混凝土浇筑厚度和机房迷路结构的特殊要求。在设计和施工中必须严格执行，不容忽视。电磁屏蔽通常采用导电良好的金属材料作屏蔽体，磁共振和一些电生理设备对电磁屏蔽的要求相对比较高。

（5）实例介绍：本文以某主流品牌的 3.0TMRI 为实例，介绍医疗机构开展大型医疗设备安装项目管理的要点。首先是进行项目分解，共包括 7 个子项目：①机房准备（包括土建、装修、防护、配电及网络等）；②设备到货时间规划；③设备开箱检验（对照合同清点物件数量及检查是否完好等）；④设备硬件安装；⑤设备软件调试；⑥设备试运行；⑦设备验收。

1）场地准备：此工作耗时最长，因为机房的建设质量直接影响磁共振图像质量，做好机房准备是保障磁共振正常运行的最重要环节。医疗机构需根据设备生产厂商提供的场地准备手册及安装指南等技术资料组织施工。临床工程师在准备环节就需要作为项目领导者，负责整个项目的推进和协调工作，首先需要与设备生产厂商的场地工程师保持紧密沟通，了解详细安装需求。

从设备原理上，MR 磁体的强磁场与周围环境中的大型移动金属物体可产生相互影响，通常离磁体中心点一定距离内不得有电梯、汽车等大型运动金属物体，某品牌 3.0T 磁共振设备对移动铁磁性物体的最小距离限制如图 10-1 所示。

近距离的铁磁质物质会影响 MR 磁场的均匀性，因此离磁体中心点 3m 内的所有铁磁质物质及重量（包括建筑钢筋、下水道、暖气管道等）都须依实际情况详细评估。此外，振动会影响 MR 的图像质量，MR 场地要尽量远离以下振动源：停车场、公路、地铁、火车、水泵、大型电机等。MR 场地还应远离高压线、变压器、大型发电机等，因为其通过的电流将会影响图像质量。

不仅是对磁体的影响，MR 磁体的强磁场会与周围设备产生相互影响，特别是心脏起搏器等高精密度设备，绝对禁止在 5G 线以内区域使用，可能影响患者生命安全。

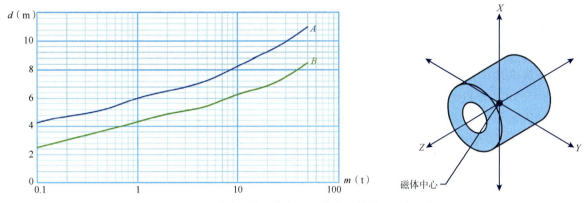

图 10-1 移动铁磁性物体离开磁体中心的最小距离要求

注：横轴为移动铁磁性物体的质量（单位：t），纵轴为最小距离要求（单位：m），曲线 A 为物体沿 Z 轴到磁体中心的距离，曲线 B 为物体沿 X 轴或 Y 轴方向到磁体中心的距离

等高斯线测量可由专业机构协助，为避免在已安装 MRI 周围产生不可预计的干扰，可在安装其他设备前进行相应的测试，或者由磁共振设备生产厂商提供相配套的等高斯线分布模型。

MRI 场地规划共分三个区域：磁体间、操作间、设备间，观察窗与扫描床在一条直线上最为适宜，有利于直接观察患者状况，如有异常可及时反映，若机房条件不允许，则需配置 MRI 专用摄像机（磁兼容）或专用监护设备。而且一般病床不可以进入磁场，对于病情较重患者，可以考虑增加购置磁兼容推床用于患者转运。一般情况下，各空间配置设备见表 10-3。

表 10-3 各空间配置设备

空间	设备内容
磁体间	磁体、扫描床
设备间	配电柜、电源柜、热交换柜、传导柜、传导板、氦压缩机
操作间	操作台

各空间区域所放置的设备内容及布局见图 10-2。

1. 磁体
2. 扫描床
3. 风机
4. 水模架
5. 紧急退磁装置
6. 工作站（选件）
7. 传导柜
8. 电源梯度射频柜
9. 热交换柜
10. 磁体监视器
11. 氦压缩机
12. 传导板
13. 水冷机控制器
14. 操作台
15. 稳压柜
16. 城市供水分流器
17. 室外水冷机
18. MDP
60. 主配电柜P1
61. 辅助配电柜P2
62. 交直流变压器
63. 机房专用空调
64. 空调室外机
65. 直流照明控制面板
66. 屏蔽体、门、窗等
67. 失超管
68. 紧急排风管
69. 滤波器
70. 上下水

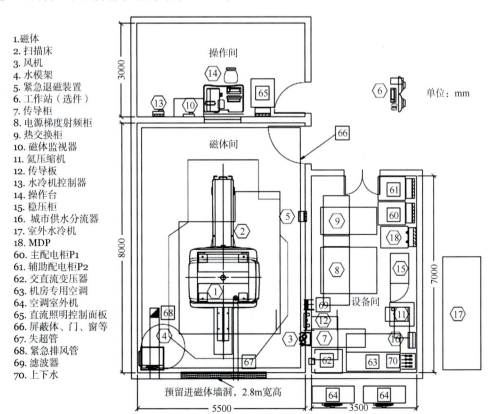

图 10-2 各空间区域所放置的设备内容及布局

布局明确之后就需要结合医疗机构现有空间规划进行整改，结合上文所说影响因素修正摆放位置，规划运输动线，测算设备空间承重等，因此需要知晓设备各个组件的重量和尺寸，表 10-4 举例两个较大型部件的规格。可以看出，承重是非常重要的因素，运输过程中也要将整个动线上的通道保持在设备尺寸允许通行的范围。

表 10-4　部件规格

主要组件	重量（kg）	尺寸（长×宽×高，mm）
磁体	11 544	2306×2137×2603
电源梯度射频柜	1487	1480×872×2098

因为 MR 属于精密影像设备，除了承重还需考虑设备水平度，要求地面装修误差小于 3mm。铁磁性材料会影响磁场均匀度，所以磁体正下方一定范围内的地面钢筋含量不得过高，要求如表 10-5 所示，而钢筋数量和承重紧密相关，可见如果设备放置在较高楼层，不仅磁体对承重有极高要求，而且要求承重的地板中钢筋含量有严格限制，临床工程师需要在设计阶段就与工程设计单位进行紧密沟通，测算相关指标数据。

表 10-5　钢筋含量要求

磁体类型	距磁体中心点距离（mm）	距磁体下方地板距离（mm）	钢筋含量限制（kg/m²）
3.0T	0～1143	0～76	0
	1143～1194（含）	76～127（含）	9.8
	1194～1321（含）	127～254（含）	14.7
	1321～1397（含）	254～330（含）	39.2
	＞1397	＞330	98.0

2）配套设施：环境要求空间布局明确之后，下一步就是要规划配套的水、电、空调及网络等设施。

A. 电：MR 电源必须采用符合国家规范的供电制式，电压为 380V，最大偏差不得超过 10%。频率为 50Hz，最大偏差不超过 3Hz。设备最大瞬时功率为 123kVA，连续功率为 99kVA，因此使用最小过电流保护器的额定电流为 200A。如果电源不稳定，不仅容易造成图像质量干扰，更严重的可能会导致设备故障。磁体间内采用直流照明，需提供直流电源。磁体间不允许使用荧光灯、调光器。

B. 水：MR 设备采用超导技术，因此内部有液氦压缩机和循环，压缩机需要制冷，通常采用水循环制冷，一旦水循环设备故障，势必引起设备停机和液氦挥发甚至失超的风险，因此需要备用一套自来水水管和下水管（地漏），作为水循环设备故障停机备用方案。

C. 通风：因为每次患者扫描时间长达 20 分钟甚至更长，为了保护患者安全，需要通风换气以保持足够的氧气含量，如安装通风系统，保证换气次数大于 12 次／小时。

D. 温度：磁体温度需要维持稳定，温度梯度（如从磁体底部到顶部）应严格控制在 3℃以内，因此需要加装精密空调，保证机房恒温恒湿；散热量估算除设备本身外还需考虑人体和检修设备，如磁体间每年有 2 次专用维修设备的散热量将超过 4kW，也要整体考虑在内，典型散热量估算值见表 10-6，相应的空调设计也需配合散热量。通风系统相应的会有管路的设计要求，也需要结合空间布局进行安排。空调设备和水冷设备都会涉及室外机，室外机的安装也要尽可能考虑到安全因素，避免造成周围环境和人员损伤。

表 10-6　典型散热量估算值

空间	温度（℃）	温度变化率（℃/h）	湿度（%）	湿度变化率（%/h）	散热量（kW）
磁体间	15～21	≤3	30～60	≤5	3.15
操作间	15～32	≤3	30～70	≤5	1.45
设备间	15～32	≤3	30～70	≤5	11.28

E. 网络设备：联网是现代设备的重要特征，因此需要在设备操作间预留足够多的网络接口，如设备操作主机、胶片打印机、后处理工作站、HIS 报告系统等都存在联网需求，因此临床工程师除了梳理设备本身的需求，还需了解临床工作的业务流程，才能完成整个项目的规划。

F. 隔音：MR 设备运转时会产生噪声，表 10-7 为各空间主要噪声数据。尤其是磁体间某些扫描序列进行扫描时，噪声比较严重，会对周围人员产生干扰和不适感，机房设计应当同步考虑相应降噪措施，如加隔音材料、密封门缝等。

表 10-7 空间噪声数据

空间	设备噪声输出（20 ～ 20 000kHz）
操作间	62dBA
设备间	80dBA
磁体间	127dBA

G. 风险管控：设备使用过程最大的风险就是失超风险，项目管控需要对风险进行管控。失超是指紧急状况下，磁体失去超导特性，即将维持超导特性的低温冷却系统解除，将液氦排出设备外，因为液氦是超低温状态的液体（约 -268℃），排出会对周围环境造成非常大的风险，首先磁体间要求安装失超管，而且管径有明确要求，见表 10-8。

表 10-8 失超管管径要求

磁体类型	液氦量	失超时排放峰值	磁体失超管尺寸
3.0T	2000L	4m³/min	203.2mm

失超管要尽可能直地通向安全的室外，从磁体接口到室外出口的总压降应小于 20Psi（138kPa）。失超管内的气体温度最低可到 -268℃。失超管的室外出口需防止雨、雪、老鼠等异物进入。顶上出口的失超管出口应比建筑物房顶高出 0.9m，墙出口的失超管出口应比地面高出 3.66m，或采取相应措施确保人员安全。失超管室外出口周围长 10.7m、宽 4.6m 的范围内为限制区域，需设置警示牌，限制人员进入，且不能有空调进风口。

H. 运输通道：规划了机房空间还无法确保设备能够顺利安装，还要将运输通道考虑进去，特别是磁体，出厂后的磁体已经灌注液氦，由于没有压缩机和水冷机保护，液氦随时都在挥发，因此必须尽可能缩短从设备进场到安装的时间，而缩短时间最重要环节实际上就是运输通道的准备。首先是运输通道的尺寸，至少能支持最大的磁体通过；其次是运输通道的承重，虽然机房内能够承受大型磁体重量，但是运输通道不一定能够支持，必要时要进行加固处理，如用碳纤维加固楼板或用钢架回顶支撑等，因此一定要选择最短的运输通道，降低成本，同时减少对周围环境的影响。如果是高层建筑，设备需吊装进入建筑，必要时还需搭建平台，作为设备进入建筑的中转站。

3）安装监督：规划完成之后是现场安装监督工作，因设备间和磁体间所有电缆均从设备顶部连接，故需准备设备专用电缆桥架，且必须做到防水防油，远离发热源，避免温度剧烈变化。磁体间严禁使用铁磁质金属电缆桥架。电缆桥架分别放置射频、梯度等电缆及水、气和风管，承重不小于 74.8kg/m²，见图 10-3。

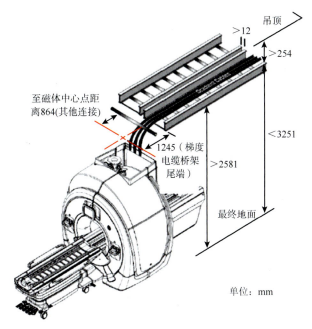

图 10-3 电缆桥架

线缆是设备连接的重要组成，临床工程师有责任督导设备安装单位将线缆按照安装图纸要求理顺，一方面是出于美观的考虑；另一方面也是为了方便进行设备故障排查，避免线路错乱造成排查工作困难。

为了达到高清晰的图像质量，磁体间需要进行射频屏蔽以阻止外界射频源的干扰。屏蔽房包括屏蔽体（地面、顶、墙）、屏蔽门、屏蔽窗等，同时需设计并安装进入屏蔽房的所有管道，如失超管、紧急排风管、空调进风和回风管道等。最为常见的屏蔽措施是在房间的 6 个面都布设铜网和铜皮，并且预留上述管道空间，观察窗也应是内置铜网的观察窗。

4）调试与使用：安装完成之后是励磁、软件和序列调试、临床实验性扫描和临床使用培训，临床工程师的工作就是协助进行临床沟通，拟定计划并且进行追踪。总结起来，MR 的设备安装项目大致内容见表 10-9。

表 10-9　MR 设备安装项目

子项目	项目内容	参与部门
机房准备	1. 空间设计布局合理，周围无大型移动物体 2. 承重符合要求 3. 房间屏蔽符合要求，且预留设备进入空间和运输通道 4. 运输动线符合要求 5. 配套水、电、空调、网络 6. 失超管预留 7. 室外机和连接管路预留	临床工程师、工程单位、设计单位、设备供应商、使用科室
设备到货跟进	1. 设备依各项工程配合时间到货 2. 运输通道通畅	临床工程师、设备供应商、物流公司
设备开箱检验	1. 数量完整无误 2. 无损坏	临床工程师、采购部门、设备供应商、使用科室
设备硬件安装	线缆布局合理整洁	临床工程师、设备供应商
设备软件调试	软件内容符合采购规划需求	临床工程师、设备供应商、使用科室
设备试运行	协调临床培训	临床工程师、设备供应商、使用科室
设备验收	汇总资料	临床工程师、设备供应商、使用科室

2. 手术室设备安装项目管理　手术室是医疗机构最核心的区域，而且是感染控制最为严格的区域，在法规上要求由具有净化施工资质的公司施工，在施工完成开始净化之后区域内通常就不可以再进行施工，因此医疗设备的安装工作随净化工程施工进度进行，临床工程师需要对整体项目排定完整的工作计划，如吊装的手术吊塔、无影灯等需要提前预埋法兰盘，层流天花板需要预留安装孔洞等。

首先进行项目集成管理。以临床工程师为核心，梳理手术室设备整体项目安装需求，明确设备安装范围，以工程施工进度为核心梳理时间节点，制订明确工作计划，力求能够与净化工程施工同步，并且协调采购部门和设备供应商及时提供设备。

手术室设备众多，而且随着技术进步，产生了越来越多的杂交手术室，如 DSA、术中 MRI，甚至放疗设备都会引入到手术室进行安装，因此项目管理范围非常广泛，需要随时依据到位设备的具体状况调整设备安装需求。最为常规的需求包括辐射防护（电磁屏蔽）需求、固定件安装、电源需求、上下水需求、气体需求、运输空间需求。因此，在进行工作范围和工作计划之初，需要先明确基本设备规格型号，检查运输动线，避免重复施工。手术室设计阶段，医疗机构临床工程部门就需要参与其中，要将设施布局图、设备厂家安装甚至临床工程师维护经验作为建议提供给设计单位，以便他们对手术室进一步设计。表 10-10 为几个手术室设备的安装需求实例。

表 10-10　手术室设备安装需求实例

设备名称	安装需求	运输需求
吊塔	预埋法兰盘	无特殊要求
清洗消毒机	1. 预留上下水，上水水压、管径需求，下水管径需求，管路预留位置 2. 电压需求，通常为 380V 工业用电 3. 蒸汽需求	运输通道宽度、高度承重要求
DSA	1. 辐射防护 2. 线路铺设空间（线槽） 3. 预埋部件	运输通道宽度、高度承重要求
钛激光	配置独立 32A 电源	无特殊要求

接下来的具体施工过程中，临床工程师依照排定计划跟进各部门的施工进度，无影灯、吊塔、DSA 等设备需要预埋件安装。

手术室消毒设备大多为落地安装方式，一般委托设备厂家按感染疾控的要求进行设备布局的整体设计后交给手术室施工方，手术室施工方根据设备布局和安装要求，对各种预留管线、废水排放等进行施工。清洗消毒设备涉及热水排放，因此排水管线要使用金属管线或设计降温缓冲池。

最后还有成本控制和风险控制，工程施工过程中必然涉及各种改造，成本控制和风险控制就是要将各种可能的成本进行管控，包括人力和工具。安装过程需要与工程单位不断进行协调沟通，降低成本。

3. 其他设备安装项目管控　其他医疗设备主要安装形式是台式和落地安装，最主要需要配合的设施就是水源和电源，安装前的准备工作主要考虑以下两点：①设备布局一旦确定下来后，不要进行大的改动，这样会影响水、电、废液排放等节点既定位置，从而造成工期延长。②工程师要依据装修进度，检查水电施工进展，控制试验台的装修进度，以避免因进度不同步造成设备无法按计划安装的现象发生。

此外未来设备可能都会存在数据联网和上传的需求，医疗机构可以随设备提前规划相应的网络接口设施，预留足够的电源，避免二次施工。

对于用水的医疗设备，如透析、生化设备，需要在设备的供水管线区域做好防水，并且做好设备废液安全排放设施的建设。

有些病房需要生物安全柜，用于配置化疗药物。此类设备安装需要考虑排风设计。对于净化空调设备，需考虑以下方面：①机组及设备减震消音措施是否合格。②加湿方式是否适合用于净化空调，是否适合当地气候及水质特点。③风管、水管的连接要做好，不能漏风、漏水。④风管、水管的保温要做好，避免增加不该有的能耗和冷凝水。⑤水系统立管顶端要安装排气阀。⑥送回风口应保证相应的密封性，避免产生漏风、啸叫而影响系统的洁净度和舒适性。⑦过滤器安装位置要合适，初级过滤器应装在最外侧，然后是电预热及其他设备，中级过滤器应安装在机组的正压段内，高级过滤器应安装在送风口内。⑧净化区域规划应合理，按照工作流程和设计规范进行设计，还应根据房间的洁净度、功能、负荷大小及变化规律进行合理分区，尤其要注意设备机房的散热问题。因为机房内的设备集中，散热量大，所以此类房间往往与其他房间负荷互相冲突，应尽量和其他有人区域分开。⑨机组、水泵、阀门、冷水机组等各种设备安装应该便于维修，留出维修空间，并应根据机组柜门安装便于开关的合页门。⑩应配备整套的远程控制系统监控各个部件的工作情况，最好选用带有反馈信号的设备，若投资不允许，最好预留接口以备日后增加远程控制系统。⑪冷热源设备是否能在冬季和夏季稳定持续运转。

综上所述，医疗设备的安装与工程建设紧密结合。对于医疗机构临床工程部门的管理者是一次项目管理学的具体实践过程，而对于医学工程人员，医疗设备安装验收提供了一个学习新知识、锻炼协调能力、有效解决各种问题和矛盾的平台，同时也是临床工程师展现自身才智的难得机遇。

三、医疗设备验收管理

（一）一般验收流程

《医疗器械使用质量监督管理办法》（国家食品药品监督管理总局令第18号）规定"对购进的医疗器械应当验明产品合格证明文件，并按规定进行验收。"《医疗卫生机构医学装备管理办法》（卫规财发〔2011〕24号）规定"医疗卫生机构应当建立医学装备验收制度。医学装备到货、安装、调试使用后，医学装备管理部门应当组织使用部门、供货方依据合同约定及时进行验收。验收完成后应当填写验收报告，并由各方签字确认。"《医疗器械临床使用安全管理规范（试行）》（卫医管发〔2010〕4号）规定"医疗机构应当建立医疗器械验收制度，验收合格后方可应用于临床。医疗器械验收应当由医疗机构医疗器械保障部门或其委托的具备相应资质的第三方机构组织实施并与相关的临床科室共同评估临床验收试用的结果。"

对于已经购入的医疗设备需经过验收，验收合格后方可使用。医疗设备的验收需医疗设备管理部门、医疗设备使用部门和供货方三方共同验收，一般包括商务验收、技术验收和临床验收三部分。商务验收是指对于设备的规格型号、数量、附件、软硬件配套等与采购文件进行比较，是否符合采购合同、招投标文件要求；技术验收是指设备安装调试完成后，对设备的技术性能进行检测校验，是否符合国家相关标准，是否满足招投标文件中技术性能应答表中的要求；临床验收是设备使用是否满足临床诊断、治疗标准要求。设备验收流程如图10-4所示。

医疗设备的验收首先要以国家相关的法律法规为前提，在严格遵守相关规定的同时也必须与所属医院的具体情况相结合制定出相对完善的大型医疗设备验收制度。针对每台大型医疗设备都必须进行详尽具体的记录，以书面形式记载完整的安装验收流程，直到整个安装验收工作的结束。

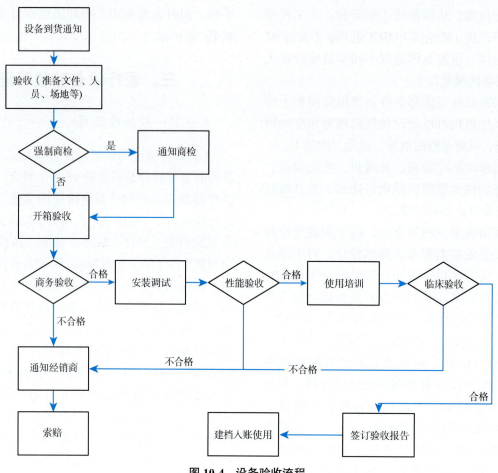

图 10-4　设备验收流程

临床专科、临床工程部门、设备供应商作为验收管理的主体部门首先以招投标文件及购货合同为基础，对设备进行验收。随着"采管分开"已成为社会发展的大趋势，设备的招标采购大多由单位采购中心负责，而管理及技术维修则由临床工程部门负责，设备的安装场地及水电部分由工程部门负责，设备的启用时间及使用人员情况由临床使用科室决定。因此，设备验收工作需各相关部门协调配合，通过加强各部门之间协作，建立完备的到货验收管理体系，避免因验收漏洞造成的设备损害和闲置，保障医院权益。

1. 设备商务验收　开箱前，应检查箱数、包装、标识是否与运货单相符，注意包装箱上"向上""易碎""防潮""不能翻滚""防止敲击""防震"等标识，观察包装箱是否破损，是否有不符合包装标识之处。

外包装符合要求则可开箱清点，应以合同、配置清单、装箱单为清点依据，逐一清点核对并记录，必要时可拍照记录。清点核对不只是数量，

还应核对规格、型号、货号、产地等信息是否与合同相符。一旦发现有不符的情况，应停止验收，做好记录以便向供货商索赔。按要求，包装箱中还应有产品说明书、合格证、维修手册、电路图等文件。说明书中应有产品技术要求的编号、产品性能、主要结构组成或成分、适用范围、禁忌证、注意事项、警示和提示的内容、安装和使用说明、产品维护和保养方法、特殊储存和运输的条件与方法、生产日期、使用期限或失效日期及配件清单（包括配件、附属品、损耗品更换周期及更换方法的说明等内容）；产品合格证上应有生产厂商名称、产品名称、型号、检验日期、检验员代码等内容。

开箱清点后要对主机及其附件进行检验，查看设备外观是否完整，是否有变形、破损、磨损、锈蚀、霉斑等；检查设备标识，包括生产厂商名称、产品名称、型号规格是否与合同一致；检查电源频率、电压、电源插头、额定功率等是否符合国家标准；测试面板上各开关是否完好；设备外壳

有无螺丝松动脱落等。必要时还可检查一下设备内部，查看设备内部配件是否完整，是否有翻新旧配件混入整机；检查精密、易碎部件，如镜头、球管、光源等是否完好；各种管路是否有老化、裂痕，是否有漏油、漏气等现象。

2. 设备的性能验收 大型医疗设备如CT、医用磁共振设备、直线加速器等应由设备原厂安排有经验的工程师进行安装调试。设备调试应按照说明书对设备的性能进行逐一调试，对于技术参数，应进行量化的测量验证。设备的软件性能也应逐一调试。

设备安装调试过程中，可组织不同形式的讲座，对使用人员及工程技术人员进行使用培训和技术培训，使之熟悉设备性能，掌握设备的关键技术，能够使设备功能得到成分的开发利用。

设备安装调试过程要做好安装调试及性能测试的记录。要制定设备的操作规程和管理制度，规范使用人员所应具备的条件、开机注意事项、操作程序、对患者的安全处理、发生意外所应采取的措施、操作者交接班手续等。

安装调试完成后，应进行技术性能验收，即对医疗设备功能及技术性能指标进行测试，鉴定医疗设备的各项技术性能、电气安全指标是否达到设备原厂规定的技术指标。技术性能验收应由熟悉设备功能的使用人员和熟悉设备技术性能的工程技术人员共同完成，供货商应到场参加。如本单位人员技术力量不足，可邀请其他单位相关方面的专家一起完成，或请有资质的第三方单位协助验收。对于法律规定的强制检测的设备，应由具备资质的第三方单位进行检测，如计量强检设备应首先取得计量检验初检合格证。

性能验收应包括按照国家强制性标准要求的检测和对合同或投标文件中承诺的技术性能指标的测试。

电气安全检测是医用电器设备性能测试的基础，是国家强制性标准要求。电气安全测试应按照GB9706.12007《医用电气设备第1部分：安全通用要求》进行测试。进行电气安全检测时，要严格根据设备的绝缘程度和电击安全防护强度的类型，选择相应的测试条件，特别是具有单个或多个浮地应用部件的设备，应接上所有浮地应用部分，逐一进行检测。对整机由多个部分组成且每个部分具有单独供电的装置，每个部分应单独测量。测试结果与国家标准对照，得出合格与否的结论。

技术性能指标的测试是根据合同、投标文件中的配置清单，按照生产厂方说明书中提供的测试方法和测试条件，对可测试的技术性能指标进行逐一测试，将测试结果与出厂技术指标进行对照，做出是否合格的结论。

测试结果应逐项进行记录，并有参与验收的各方人员签字确认。如有不合格的测试项目，应由设备供应方对设备进行重新调试，直至所有技术参数符合要求。

设备功能的验收，应按照招标文件要求和投标文件的响应，对每一项功能（包括软件功能）逐一操作演示，以验证是否工作正常，符合采购需求。设备性能验收合格后才能进入临床使用。

3. 设备临床验收 是在安装调试完成，技术性能验收完成后，设备正式投入临床使用前进行。使用人员按照设备操作手册试用设备，评价设备是否满足临床诊断、治疗要求，评价标准一般是行业标准。有时操作原因也会导致临床使用达不到预期效果，这就需要设备供应方加强使用操作培训，以免因操作原因导致临床验收不合格。临床工程部门负责组织设备厂家分别对设备使用科室及维护工程师进行人员操作培训和维护技术培训。维护技术培训包含故障如何处理、设备使用的注意事项、定期保养的要点、性能检测等；人员操作培训主要是对使用科室的操作人员关于设备使用操作、临床应用及适应证培训，尽量避免培训不到位造成的设备功能应用不全面、非正常损坏和设备闲置。

4. 设备资料验收 以上验收完成后，临床工程部门负责资料验收及档案建账，包括招投标文件、购货合同、医疗器械注册证、技术白皮书、售后服务承诺书，国产设备还应提供产品合格证，如为进口设备则需提供进口设备报关单。放射诊疗设备还应提供生产厂商或代理商的辐射安全许可证。避免出现医疗设备资质不全导致的无法收费、无法通过各级行政检查、出现医疗纠纷无法循证等现象的出现。管理部门负责进行登记建账，并打印该设备的资产管理条码，将条码粘贴在医疗设备上，以备日后管理查询。资料验收完成后，对特殊要求设备进行属性验收,即对于具备某种特殊属性的设备安排检测或报备,特殊属性可分为以下六种:计量强制检定设备、特种管理设备、消毒管理设备、辐射防护管理设备、生物安全管理设备、国家或地方政策扶持设备。如果设备属于强制计量检定设备,则需按照计量法规定在设备投入使用前进行计量检定,确保设备量值准确。如果设备属于特种设备,则需在安装前向当地特种设备相关管理部门进行申报及安装备案。如果设备属于消毒管理设备,则需向当地卫生管理部门申报环保备案。如果设备属于辐射管理设备,则应进行职业病危害控制效果放射防护评价和环保验收监测,并办理竣工验收和《放射诊疗许可证》、《辐射安全许可证》登记。

5. 设备验收管理注意事项 ①设备验收完毕交付临床科室使用,在保修期内的设备如出现问题应首先向医学工程部门反映,尽量不要擅自拆改,避免造成不必要的损失。②发现有不符合合同规定或损坏时应做好原始记录和鉴别工作,并保护现场。拍照或录像以便分清责任索赔。③开箱时的箱体及内包装、衬垫等包装的附属材料,应保存一个月以上时间以备发生异常问题时使用。④小型设备可在医学工程部门先验收再发往使用科室,大型设备须先到使用科室,并做好先期的安装准备工作,再进行验收。⑤提醒使用科室尽快将设备投入使用,发挥其经济效益及社会效益。有的科室盲目购机,设备到后很长时间不领用,当真正使用时就有问题出现,而这时候已经过了保修期,这样就给医院造成不必要的损失。⑥对功能配置不符或技术性能指标达不到出厂技术要求,又无法调整复原的设备,应向供应商提出更换或技术索赔,供应商或厂家代表应有书面文字证明。进口设备索赔应通过商检部门鉴定,签发鉴定证书,由外贸代理机构协助进行,并报海关备案。

6. 索赔 即索取赔偿,是指根据合同及法律规定,在合同履行过程中,合同一方因对方不履行或未能正确履行合同所规定的义务而遭受损失,受损方可就遭受的实际损失凭借相关证据要求对方予以补偿。因此,在设备验收的任何一个步骤达不到采购合同的要求时都可能要索赔。

(1)索赔的范围:①向卖方索赔,如果验收时出现医疗设备的数量、规格型号与合同不符,包装不良使设备破损,不按期交货,属于国外保险公司责任等,均可向卖方索赔。②向承运方索赔,当出现到货数量、重量与运货单不符,属于国内承运方(机场、铁路、邮局)责任造成货物残损,可向承运方提出索赔。③向保险公司索赔,在承保范围内,由于自然灾害或意外事故或运输途中发生的其他事故造成医疗设备受损,属于保险范围内损失,以及承运方不予赔偿或赔偿金额不足补偿损失的部分,属于保险范围内的损失,要向保险公司提出索赔。

(2)索赔的程序:①准备好必要的单证,包括提货单、发票、保险单、装箱单、检验检疫机构出具的货损检验证明,承运方出具的验货报告或短缺、残损证明。向保险公司索赔时,需附保险公司与买方的联合检验报告等有关单证。对平时各种原始凭证、双方来往电函或其他信件也要收集保存,验收报告、照片、录像等证明材料也应保存。②确定索赔的项目和金额,根据验收中出现的问题,要确定是配件还是主机的问题,然后可以提出退货、换新、减价、更换部分配件、限期修复等要求。对于赔偿金额,如果合同中已经有明确的赔偿金额的,应按合同规定的金额办理;事先没有规定赔偿金额的,应根据实际损失情况确定赔偿金额。③在赔偿时效内办理赔偿,赔偿时效是法定的时间界限。无论向哪一方索赔,都要在索赔时效内办理完毕。超过索赔期限,受损方会丧失取得补偿的权益。如果订购的医疗设备比较复杂,在索赔期限内不能完成检验,可以向厂家提出延长索赔期限。不同的索赔对象、不同的商品和不同的合同,有关条款的规定都不相同,对卖方、承运方、保险公司的索赔时效应按照相应的规定办理。④使索赔变为理赔,就是索赔的兑现。经过前期的工作,应当做好索赔谈判的准备,与检验检疫机构、贸易公司共同研究谈判方案。通过双方谈判,签订协议,及时理赔。⑤拒赔,在国际贸易中,买卖双方均有权拒赔。如果发生拒赔,索赔方应依靠有关机构共同与拒赔方进一步交涉,仍无结果时,应当向仲裁机构提出以仲裁方式解决。

(3)索赔中应注意的问题:①对于需要索赔的医疗设备,在索赔工作未结束前,全部的物品,包括所有的外包装，内填充物等，都要全部保留，以备理赔方复验及退货运输。②向代理商进行索赔时，如果对方答复"正转厂方研究"，则要注意其是否拖延赔偿时间和推卸责任，并指明应直接由卖方负责，不能找借口拒赔。③若索赔成立，进口商品的索赔费用先由使用单位垫付，在经外贸部门向违约方收取并退还使用单位。索赔不能成立的，其索赔检验检疫费用由索赔方自付。

综上所述，医疗设备的安装验收已日益标准化、合理化，科学全面地安装验收流程对保障设备安全运行发挥着越来越重要的作用，同时更有利于提升医院的工作效率和患者满意度。因此，各级医院应高度重视医疗设备的安装验收工作，将上述内容总结为图10-5，可以帮助临床工程师梳理验收所必须的内容。

设备装机验收报告

档案编号：　　　使用科室：　　　设备名称：　　　品牌型号：　　　到货安装日期：

提供者	序号	项目	验收要求	格式要求	状态	备注
经销商	1	医疗器械注册证	1. 注册证是否在有效期内 2. 注册证的产品名称、规格型号是否与合同相符	加盖红章的复印件		
	2	制造商的医疗器械生产许可证				
	3	经销商的医疗器械经营许可证				
	4	经销商产品授权书				
	5	经销商营业执照				
	6	其他资质证书	放射设备需要提供《辐射安全许可证》			
	7	售后服务承诺书	依医院范本			
	8	配件（非常备耗材）清单	1. 配件的品牌、型号、规格 2. 配件的报价			
	9	设备简易操作说明卡	1. 简易操作流程 2. 注意事项（适应证、禁忌证、消毒方式等）	塑封卡片及电子文件		
	10	计量证书	1. 设备的首次计量由厂商负责 2. 计量证书原件由临床工程部门存档	原件		
	11	保养规范	依医院范本	电子文件		
	12	中文说明书（使用/维修手册）		原件或复印件		
	13	电子版中文说明书（使用/维修手册）		电子文件		
随机文件	14	合格证	1. 国产设备必须提供产品合格证 2. 进口设备提供报关单	原件		
	15	说明书（使用/维修手册）	临床工程部门存档	原件		
	16	相关光盘	1. 临床工程部门存档 2. 请在备注中表明光盘数量与光盘内容	原件		
	17	其他（请注明）：		原件		
验收工程师	18	培训记录	请使用部门负责人签字确认并扫描存档	原件		
	19	合同书	1. 请根据合同的配置清单验收货物 2. 请查验合同中的设备型号与验收货物的一致性 3. 设备型号、保修期限或其他事项如有变更请及时补充资料，确保合同档案的完整性	原件		使用科室确认配置无误并签字：
	20	固定资产增加单		复印件		

图10-5　设备装机验收报告示例

（二）医疗设备资产编码管理

仪器设备验收之后最重要的环节就是要进行身份核定，为了方便进行后期追踪，通常会给设备一个编码，但是不同机构编码千差万别，难以跨机构进行统计和追踪，给管理上造成了极大的困难。设备编号最重要的原则是要有标示的唯一性和统一性。唯一性是要求不同的设备资产具有不同的编码，统一性要求同一类设备编码原则基本一致，类似身份证号码，能够将籍贯信息和出生信息、性别信息等进行统一原则编码。统一的设备编号也为设备档案的信息化管理提供了基础，对于医疗机构的管理人员来说，在管理的过程中，设备的清查、盘点、统计等工作都是按照类别进行的。合适的医疗设备档案编码能够保证这一系列工作的顺利进行。

设备序列号虽然能够将设备进行区分，唯一性足够强，但是统一性不足，不同品牌、型号的设备序列号长度不一，序列号编码规则不同；而且无法从序列号上获得设备种类信息。而统一性相较于唯一性更为重要，统一的设备编码便于设备的管理、统计、维修、保养、转移、报废等工作。设备档案包括了从申请、论证、购置、安装、维修、保养、转移、报废、折旧、效益分析等，将会形成大量的资料，这些资料都可以使用此编码进行统一保存。另外，目前各个医院都在使用信息管理系统或者在规划设计中，借助于固定资产编码的唯一性，对医疗设备进行信息化管理，可在系统中进行固定资产的转移、维护、保养、报废、盘点等操作。这也是目前很多机构都在努力开展的工作。但是，每个机构都只是针对各自的管理环节，医疗设备全生命周期涉及生产、流通、风险管控、财务统计等各个环节，每个环节对编码的要求并不一致。

《医疗器械监督管理条例》颁布之后，就有配套的依照设备使用分类和风险的编码原则，适用于医疗器械注册证的审批。该管理条例规定，按照医疗器械的风险等级可以分为三类：①第一类，风险程度低，实行常规管理可以保证其安全、有效的医疗器械，如外科用手术器械（刀、剪、钳、镊、钩）、压舌板等。②第二类，具有中度风险，需要严格控制管理以保证其安全、有效的医疗器械，如医用缝合针、血压计、体温计、心电图机、脑电图机、针灸针、生化分析系统、助听器等。③第三类，具有较高风险，需要采取特别措施严格控制管理以保证其安全、有效的医疗器械，如植入式心脏起搏器、角膜接触镜、人工晶体、超声肿瘤聚焦刀、血液透析装置、植入器材、血管支架、综合麻醉机、齿科植入材料、医用可吸收缝合线、血管内导管等。

医疗器械按照临床应用及其功能可分为三类：诊断设备类、治疗设备类及辅助设备类。诊断设备类包括核医学诊断设备、X射线诊断设备、超声诊断设备、内镜类检查设备、病理诊断设备（切片机、染色机、离心机）、实验室诊断设备（显微镜、分光光度计、血气分析仪）、功能检查类设备（心电图机、脑电图机）等。治疗设备类包括病房护理设备（洗胃机、吸引器）、手术设备、放射治疗类设备（加速器）、激光设备（红宝石激光、二氧化碳激光、YAG激光）、透析治疗设备、急救设备（呼吸机、除颤器）、各专科治疗设备等。辅助设备类包括消毒灭菌设备、制冷设备、医用录像摄影设备等。

但是单一分类原则太过粗糙，通常难以有效区分出明确的设备类型，因此医疗器械注册证的编码是以年份＋风险等级＋使用分类编码组成的。下面介绍目前已发布的编码原则。

1.《全国卫生行业医疗器械、仪器设备（商品、物资）分类与代码》 中华人民共和国卫生部1999年颁布了《全国卫生行业医疗器械、仪器设备（商品、物资）分类与代码》，该标准规定了卫生行业医疗器械、仪器设备（商品、物资）的分类与代码，主要是根据物品的基本属性和使用方向分类。该标准分类较详细，从医院使用角度出发，基本涵盖了医院内使用的所有医疗器械。该标准为层次代码结构，共分为四层，每层均以阿拉伯数字表示，增加一层增加2位阿拉伯数字。"68"类为医疗器械，为第一层；第二层按照医疗器械的基本使用方向分类；第三层按照各类的具体使用用途分类；第四层为具体器械品名。分类代码分四层，共8位，如6804：眼科手术器械，具体命名规则如表10-11所示。

表10-11 《全国卫生行业医疗器械、仪器设备（商品、物资）分类与代码》命名规则示例

代码	产品名称	单位
6804	眼科手术器械	
680410	眼科用刀及支持器械	
68041001	眼用手术刀	把
68041002	白内障刀	把
…	…	…
680414	眼科手术用剪	
68041401	眼用手术剪	把
68041402	虹膜剪	把
…	…	…

2.《医疗器械分类目录》 《全国卫生行业医疗器械、仪器设备（商品、物资）分类与代码》主要用于货品流通，国家食品药品监督管理总局则依据《医疗器械监督管理条例》及《医疗器械分类规则》（国家食品药品监督管理总局令第15号）制定了《医疗器械分类目录》，编码规则与行业分类编码完全不同，主要用于医疗器械注册管理和使用风险管理。实行的医疗器械分类方法是分类规则指导下的目录分类制，分类规则和分类目录并存。《医疗器械分类目录》将所有医疗器械分为43个大类，每一类下面有若干小类，分类以68开头，为第一层代码，第二层按照医疗器械的基本使用方向分类，以眼科手术器械为例，命名规则如表10-12所示。

表10-12 《医疗器械分类目录》命名规则示例

序号	名称	品名举例	管理类别
—2	眼科手术用剪	角膜剪、眼用手术剪、眼用组织剪	I
—3	眼科手术用钳	晶体植入钳、环状组织钳	I
—4	眼科手术用镊、夹	角膜镊、眼用镊、眼用结扎镊	I

因为上述分类也有局限性，2018年8月1日实施的新版《医疗器械分类目录》，共22个一类目录，用2位数字表示，如01有源手术器械，02无源手术器械，03神经和心血管手术器械等。按照医疗器械的具体使用用途分类；第二层按照基本使用方向分类；第三层按照预期使用方向分类，最后列举品名。以01有源手术器械编码规则为例（表10-13），可以看出分类更加细致，并且具体到设备名称。

表10-13 《医疗器械分类目录》（2018）命名规则示例

序号	一级产品类别	二级产品类别	预期用途	品名举例
01	超声手术设备及附件	01超声手术设备	用于软组织的切割、止血、整形	软组织超声手术仪、外科超声手术系统、超声手术系统、超声切割止血刀系统、软组织超声手术系统、超声手术刀、超声刀系统
			用于人体软组织的破碎、乳化	超声脂肪乳化仪、超声外科吸引系统、软组织超声手术仪、软组织超声手术系统
			用于骨组织（包括牙齿）的切割和破碎	超声骨科手术仪、超声骨组织手术系统
			用于泌尿系统结石的破碎	超声碎石系统
		02高强度超声治疗设备	通常由超声功率发生器、治疗头、控制装置等组成，一般采用聚焦或弱聚焦超声波。超声强度一般不超过1000W/cm²	用于手术及辅助治疗
			通常由超声功率发生器、治疗头、声耦合装置、测位装置、定位装置、控制装置、患者承载装置和水处理及水温控制装置组成。由单元换能器或多元换能器阵列构成的聚焦超声声源，发出的超声通过传声媒质后，以人体正常组织可接受的声强透过患者体表，将能量聚集在靶组织上，致其凝固性坏死（或瞬间灭活）的治疗系统。超声强度超1000W/cm²	用于手术治疗中人体组织的凝固性坏死或瞬间灭活

3. 固定资产分类与代码　除了上述流通和注册领域的编码，国家质量监督检验检疫总局、国家标准化管理委员会发布了中华人民共和国国家标准 GB/T 14885—2010《固定资产分类与代码》，从资产的角度对医疗设备名称进行规范。编码是以 322 开头的 7 位数字，第 1 位表示门类，第 2、3 位表示大类，第 4、5 位表示种类，第 6、7 位表示小类。大类、中类和小类中的代码"99"为收容项，主要用于该项尚未列出的固定资产。命名规则如表 10-14 所示。

表 10-14　GB/T 14885—2010《固定资产分类与代码》命名规则示例

代码	名称	计量单位
3220000	医疗设备	
3220100	手术器械	
3220101	基础外科手术器械	
3220102	显微外科手术器械	
…	…	…
3220200	普通诊察器械	
3220300	医用电子生理参数检测仪器设备	
3220301	心电诊断仪器	件
3220302	脑电诊断仪器	件
…	…	…

4. 北京市医院管理局《医疗设备代码标准》　上述编码在使用过程中都有局限性，具体在医疗机构的管理中，也有部分医院采用自己编列的编码原则用于设备区分。北京市医院管理局 2016 年颁布了《医疗设备代码标准》，标准以 GB/T 14885—2010《固定资产分类与代码》为基础，对医疗设备部分进行细化扩充。将标准中原有的代码位数从 7 位扩展到 9 位，并在小类下增加了细分类。标准采用 5 层 9 位数字代码表示。第 1 位表示门类，第 2、3 位表示大类；第 4、5 位表示中类；第 6、7 位表示小类；第 8、9 位表示小类的细分类。每个层次的代码从"01"开始，依次最多可排至"99"。使用单位固定资产编码建议格式为：医疗设备代码 + 购置年份 + 科室编号 + 流水号。命名规则如表 10-15 所示。

表 10-15　北京市《医疗设备代码标准》命名规则示例

代码		名称	计量单位
2400000 仪器仪表	240030000	光学仪器	
	240030100	显微镜	
	240030101	单目生物显微镜	台
	240030102	双目生物显微镜	台
	240030103	三目生物显微镜	台
	…	…	…
3220000 医疗设备	322000000	医疗设备	
	322030000	医用电子生理参数检测仪器设备	
	322030100	心电诊断仪器	台
	322030101	单道心电图机	台
	322030102	3 道心电图机	台
	…	…	…
	322030200	脑电诊断仪器	
	322030201	8 道脑电图机	台
	322030202	32 道脑电图机	台
	…	…	…

5. 各类编码对比　横向比较上述几种分类编码，以同样的医用电子生理参数检测仪器设备为例，如表 10-16 所示。

表 10-16　不同编码标准对比示例

原卫生部分类码	国家食品药品监督管理总局《医疗器械分类目录》	GB/T 14885—2010 国家标准	北京市医院管理局《医疗设备代码标准》
6821 医用电子生理参数检测仪器	07-03 生理参数分析测量设备	3220300 医用电子生理参数检测仪器设备	322030000 医用电子生理参数检测仪器设备
682110 心电诊断仪器	07-03-01 心电测量、分析设备	无	322030100 心电诊断仪器
68211001 单道心电图机	无	3220301 心电诊断仪器	322030101 单道心电图机
68211002 双道心电图机	无	3220302 脑电诊断仪器	322030102 3 道心电图机
68211003 3 道心电图机	无	3220303 肌电诊断仪器	322030103 6 道心电图机

续表

原卫生部分类码	国家食品药品监督管理总局《医疗器械分类目录》	GB/T 14885—2010 国家标准	北京市医院管理局《医疗设备代码标准》
68211006 动态心电图机	无	3220304 眼电诊断仪器	322030104 12 道心电图机
…	无	3220305 监护仪器	…
68211099 其他心电图机	无	3220306 生理参数遥测仪器	322030199 其他心电图机
682111 脑电诊断仪器	07-03-06 生理参数诱发诊断设备	3220307 生理记录仪器	322030200 脑电诊断仪器
68211101 4 道脑电图机	无		322030201 8 道脑电图机
68211102 8 道脑电图机	无		322030202 32 道脑电图机
68211103 多道脑电图机			322030203 64 道脑电图机
68211116 脑电诱发电位仪	无	…	322030204 多道脑电图机
682112 肌电诊断仪器	07-03-07 血管硬度测量设备	…	322030300 肌电诊断仪器
…	无	…	…
682113 眼电诊断仪器	07-03-08 无创血流分析设备	…	322030400 眼电诊断仪器
…	无	…	…

　　根据上述对照，我们可以发现各标准代码的差异性，见表10-17。首先是名称叫法不同，或附属设备及附件分类不同；其次是代码长度不同。

表 10-17　不同编码标准的差异性

标准	代码长度	代码层次	医疗设备分类
原卫生部《全国卫生行业医疗器械、仪器设备（商品、物资）分类与代码》	8 位	4 层	分类较全，种类较多，与现实施的药监局 68 类开头一致，但二级代码存在差异
国家食品药品监督管理总局《医疗器械分类目录》（2018）	6 位	3 层	分类较少，种类较少
国家标准 GB/T 14885—2010《固定资产分类与代码》	7 位	3 层	分类较全，种类较多，与北京市医院管理局 32203 开头类似，但未按照设备基本使用方向分类，仅按照设备具体使用用途分类
北京市医院管理局《医疗设备代码标准》	9 位	4 层	分类较全，种类较多，与国家标准 32203 开头类似，既按照设备基本使用方向分类，又按照设备具体使用用途分类

　　使用不同的代码标准也将导致医院固定资产编码的差异，医院可根据自己的管理需要，选择其中一种代码，亦可根据实际情况制定自己的代码规则，统一规范、统一编码，以适用医院管理及设备管理信息化的需求。固定资产编码可以考虑设为医疗设备代码+流水号，医院设备数量巨大，流水号可以设为 4 位，档案编号可与固定资产编码相同。例如，某医院制订了自己的医疗设备分类代码，按照放射线诊断类、放射线治疗类、检体检查类、检体检查准备类、生理现象测定记录类、医用监视仪器类、医用超声应用类、医用镜检类等进行分类。医疗设备资产编号共 10 码，第 1 码代表大类，医疗仪器，为固定数字；第 2～4 码为分

类码，第 2 码代表大类，第 3 码代表中类，第 4 码代表小类；第 5 码代表机器的型号；第 6～10 码代表该设备记录档案的编号，可设置为流水号。其优点在于分类代码位数少，1～9 数字的排列组合能够包含医院内大多数的医疗设备，便于固定资产及档案编号。举例见表10-18。

表 10-18　编码举例

2～4 码	大类名称	中类名称	小类名称
111	放射诊断类	X 射线机	一般 X 射线系统
112	放射诊断类	X 射线机	X 射线透视摄影系统
113	放射诊断类	X 射线机	移动式 X 射线机
115	放射诊断类	X 射线机	血管造影 X 射线系统

续表

2~4 码	大类名称	中类名称	小类名称
121	放射诊断类	计算机断层扫描	计算机断层扫描仪
123	放射诊断类	计算机断层扫描	正电子发射计算机断层扫描系统（PET/CT）
...	...	...	...

在设定院内医疗设备代码后，可以与相关标准完成对应关联工作，以满足医院统计及上报的需求。

（三）医疗设备档案管理

有了编码，设备相当于有了"身份证"，临床工程部门还需要准备完整的档案，记录设备在医疗机构发生的故事。档案是具有保存价值的、已办理完毕的文件，并按一定逻辑规律整理而成。档案的定义：档案是组织或个人在以往的社会实践活动中直接形成的清晰的、确定的、具有完整记录作用的固化信息。档案从表现方式来看，有文字、图表、声像等。存储介质为纸、光盘、硬盘等。档案是直接形成的历史记录，"历史记录"说明档案在继承文件原始性的同时，也继承了文件的记录性，是再现历史真实面貌的原始文献。正因为档案继承了文件原始记录性，具有历史再现性，所以档案才具有凭证价值的重要属性。但是，从定义可以看出，档案是针对组织和个人的，长期缺少对设备的档案以明确要求。因此，本文借助档案管理的一般性方法，结合法规的具体要求，希望整理讨论出明确的设备档案范围和存储方案，用科学的方法将各种载体和各项内容的文件进行有效的存储，保证设备档案的完整、安全，便于各方面查阅、利用。

医疗机构拥有很多医疗设备，医疗设备资产占据了资产的较高比例，大批量的高、精、尖设备对疾病的诊断和治疗起了决定性作用，给医院带来了社会效益和经济效益。面对种类繁多、复杂的医疗设备，对临床工程人员提出了更高的要求。如何保持医疗设备账物相符，是医疗设备管理的最基本的要求，这就需要管理人员熟悉全院的设备，建立医疗设备管理档案后就可以随时查阅设备状况。同时，已采购的医疗设备应该为医院的决策提供依据，如采购价格、使用率、故障率、维保费用等。通过分析档案可以决定是否再次采购，通过分析故障也可提出改善方案等。

虽然前文的验收环节收集了大量的设备文件，但这只是档案中的部分内容，医疗设备对于临床工程师就如同患者对于医生，因此档案应该类似病历，将医疗设备产生的各种信息完整地记录其中，医疗设备的调研、采购、安装、使用、验收、报废等全生命周期管理都应该留有记录，在这些过程中形成的具有参考及保存价值的文字、图纸、影像等原始文件资料也都应该保存下来。

采用类似的方法，从法律法规的演变看一下档案管理要求的变化，从中梳理出管理的范围和思路。

1991 年卫生部颁布的《医药卫生档案管理暂行办法》中规定：仪器设备文件材料的归档范围为各种国产和国外引进的精密、贵重、稀缺仪器设备（价值在 5 万元以上）的全套随机技术文件及在接收、使用、维修和改进工作中产生的文件材料。

2010 年卫生部颁布的《医疗器械临床使用安全管理规范（试行）》中规定：医疗机构应当对医疗器械采购、评价、验收等过程中形成的报告、合同、评价记录等文件进行建档和妥善保存，保存期限为医疗器械使用寿命周期结束后 5 年以上。

从上面两部法规中可以看出，医疗设备的档案管理是 2010 年之后才有明确要求的，要求了基本的保存范围和保存时间，因此在实践中应作为最基本的原则遵循。

根据法规要求，价值在 5 万元以上的设备应设立档案，档案内容应包括医疗器械采购、评价、验收等过程中形成的报告、合同、评价记录等文件，全套随机文集及在安装、使用、维修和改进工作中产生的文件材料。一般由以下六方面组成。

1. 设备论证及采购资料 ①申请表：科室请购该设备时的表单，包括请购的原因、可行性分析、经济效益分析、目标使用率等内容，根据审批意见进行采购。②论证报告：在审批后，采购工作中的选型、调研报告、参数对比、耗材使用等，如需招标，还应包括招标文件。③采购合同：与供货商签订的纸质合同，合同内容中一般包括配置清单、保修时间等。

2. 设备安装资料 ①设备照片：设备外包装、安装、调试、安装完成时的影像资料。在设备安装时一定要确认外包装是否完好无损。②安装场地设计图：一般大型设备涉及安装位置、安装动线等，设备到货前应确认好房屋、水、电等相关事项。③技术文件或光盘：随机带的使用说明书、安装调试说明、操作说明等文件。

3. 设备验收资料 ①相关证件：供应商的营业执照、医疗器械经营许可证、医疗器械注册证，设备出厂合格证，进口设备报关单等。这些证件都需要仔细核对有效时间范围，防止超范围、超期经营。《医疗器械监督管理条例》第四十条明确规定"医疗器械经营企业、使用单位不得经营、使用未依法注册、无合格证明文件以及过期、失效、淘汰的医疗器械。"因此，设备合格证要注意保存留档。②培训记录：设备安装后对使用科室、工程师的培训记录应留档保存，培训内容要记录翔实、被培训人员应签字确认。

4. 使用记录资料 ①日常维修、保养记录单：应详细记录日常保养、损坏部位、工时费用、零件更换、异常内容等。②厂商维修、保养工单：由厂商保养维修的，应保存维修、保养记录单。③质控记录：对于除颤器、呼吸机、电刀等需要定期做质控的设备应将质控报告保存。④计量报告：对于国家要求计量检测的设备，如超声、心电监护仪等设备，这些设备的计量报告应存档。⑤考核记录：维保人员、使用人员的考核信息。⑥效益信息：诊疗人次、科研成果、课题数量、教学数量、功能开发等。

5. 报废资料 设备出现不可修复的故障或故障维修费用过高，或已经达到使用年限，可申请报废。报废的相关资料需要完整保存，如报废申请单、管理部门鉴定意见、上级审批文件等。

6. 其他记录 如不良事件上报资料等。

以上记录也可以使用电子档案进行保存，将纸质档案转化为电子信息进行管理，实现实体档案的信息化管理。对于一些常使用的表单，如维修单、保养单、质控单等，可利用电子档案的信息化管理，自动提醒质控、计量、保养时间等。

档案制度设计同样要有一定前瞻性，建立档案能够规范医疗设备固定资产的管理，医疗设备相关档案的保存能够使医疗设备在使用、维修、保养等方面得到提升，提高医院的效益。规范化的设备分类和编码是医疗设备档案管理的基础。为了确保医疗设备档案的完整，医院应该健全医疗设备固定资产的保管制度、盘点制度，对各项固定资产落实保管人，定时清点，对异常事件及时上报；健全固定资产报废及移转制度，严格按照规定程序执行。医疗设备的相关手续、资料应及时保存，档案管理人员应及时收集、整理、归档相关仪器设备档案。

四、设备日常管理

（一）维护保养管理

维修和保养工作一直是临床工程师日常工作的核心内容，但是随着设备集成度增加，使得医疗机构临床工程师的工作变得异常困难。故障维修方式是典型的工程思维体现：遇到故障，查找问题原因，使用工程技术解决问题，消除故障。查找故障原因的方法有很多，如查找系统日志，直接定位到故障零配件；更常用的是控制变量法，即维持各种变量逐个变化消除或再现故障，更直接的方法则是将产生故障现象的所有可能部件逐一替换，从而判断产生故障的零配件，采用替换或维修的方式进行故障消除。但是对于医疗机构的临床工程师而言，上述两种方法都有很大的限制，系统日志经常由于权限管控无法读取，替换零件也被设备生产厂商把控，无法进行测试，如此一来，临床工程师的工作就受到极大的限制，只能进行简单设备简单故障的维修，工作价值也无法体现，常被说的一句话就是"都买了保修，还需要工程师做什么"。

不过从另外一个角度看，现代社会分工越来越细致，而且越发强调团队工作，个体的力量终究是有限的，即使一个优秀的临床工程师能够进行电路元件级维修，他对于整个医疗机构产生的价值仍然十分有限，而临床工程师的价值不应只体现在个别设备的维修上，更重要的是要能够对设备进行整体管理。整体管理就要求临床工程师掌握更多的信息和资源，不仅包括个人的技术能力，还有更大范围的设备相关资讯，如市场上设备供应零配件信息、厂商资讯、替代方案信息等，相比个体的孤军奋战，上述资讯可能都会对最终的解决方案产生有益的影响，对于维修工作大有益处。另外，临床工程师还需要建立自身的维修信息库，医疗机构作为设备使用的一线，必然能够积累大量的数据，而且是跨厂牌的综合型数据，如果能够将过往产生的数据进行标准化处理，这些数据不仅能够协助工程师判断故障原因，更重要的是能够协助工程师的培养。

可以说，医疗机构的临床工程师不是没有工作可做，而是工作越来越细致，越来越系统，除了具体的维修工作，更多的是作为医疗机构的管理者，通过管理手段建立标准的报修、维修和跟进制度，追踪具体维修单位和人员的工作成效，同样作为专业人员判断故障的可能原因，通过预算管理手段降低维修成本、判断维修质量。

从制度设计层面看，维修制度最重要的目的应当是使得维修流程更通畅，而且能够在关键节点进行管控。设备维修发起人通常是设备的保管人，通过电话、网络等渠道进行报修，报修的关键信息是资产编号，并且提供故障描述。信息的流向应该是临床工程部门，而不是让设备保管部门自行联系设备的维修厂商。对于未签订任何维修保障合约的设备，临床工程部门进行故障原因判断，如果因为技术能力限制无法判断，可邀请厂商协助判断，判断后即可产生相关维修预算，维修预算应依照额度设定不同层级的核定权限，如2000元以下由临床工程部门负责人核定，2000元以上由分管副院长核定，10万元以上由院务会核定。临床工程部门依照核准的预算进行后续的维修采购工作。如果有维修合约，临床工程师可直接通过合约规定邀请维修工程师进行维修，并且依照合约要求付款。

除了制度和流程，医疗机构临床工程师的经验对于故障判断也极有价值。相比于厂商工程师，医疗机构临床工程师的优势在于对医疗机构环境更为熟悉，对配套使用的设施性能更加了解。例如，医疗机构的复杂环境导致电磁兼容性问题和设备互相干扰，经常会产生莫名其妙的故障现象，而

机构之外的工程师很难通过对其他设备的变量控制判断设备故障，容易陷入维修的"死胡同"。

故障维修必然会产生大量的成本，即便是全责保修，停机造成的时间成本对于医疗机构也是巨大负担。设备生产厂商通过多年的维护经验发现，降低维护成本不仅要从单次的维修入手，更重要的是要降低故障发生概率，减少大故障发生的次数，因此要从使用环境入手进行管理，发现小问题及时维修，定期更换易磨损零件，防患于未然，即所谓预防性维护措施（PM），丰田公司又将PM精神进一步扩大，扩展为全员预防管理，努力降低设备故障率。工程师要参与设备预防性维护，使用人员同样也要进行日常维护，如擦拭设备表面、清除污渍、记录日常状态等。同样，预防性维护也应当有制度标准，如每次保养进行哪些项目、保养周期等，这些内容必须要依据产品手册，结合自身使用状况进行针对性设计，下面以数字X射线机为例，简要介绍如何进行规范化保养。

日常保养内容：首先规范使用部门进行日常管理的要素，如表10-19所示。

表 10-19　X 射线机日常保养项目

设备名称：	X 射线机	保养周期：	1 次 / 天
项次	保养项目		措施
1	摄影床下 / 周围是否有与运转无关的物品		清理移走
2	系统上是否有血液或化学药品		清洁处理
3	摄影床的活动部件是否有生锈或金属碎片		清理
4	电线电缆是否有压扁、扭曲或断裂		报修更换
5	限束器是否牢固		报修固定
6	室内是否有灰尘或污渍		清扫
7	是否有需要分离收纳的部件		收纳
8	按动开机键后，系统是否按照正常流程开机		报修
9	设备是否有报错信息		报修
10	是否按要求进行老化训练		操作
11	系统运动部件是否正常运动		操作
12	光野是否与照射野重合，跟踪是否正常		操作

（1）老化训练部分：具体操作内容如表10-20所示。

表 10-20 X 射线机老化训练作业标准

保养部位	高压发生器及 X 射线管组件
作业说明	选择"大焦点",按下列顺序和条件执行 X 射线摄影,每两次曝光之间间隔 60 秒 80kV,0.1 秒一次 90kV,0.1 秒一次 100kV,0.1 秒一次 110kV,0.1 秒一次 120kV,0.1 秒一次 130kV,0.1 秒一次 140kV,0.1 秒一次 145kV,0.1 秒一次 150kV,0.1 秒一次 管电流(mA)应该是每个 kV 值可选的最大值。 说明:X 射线管如果有两个或以上焦点,必须确定在此训练中它们能够被转换
使用工具规格	无
管制基准	正常,无异常放电
作业安全及注意事项	进行 X 射线操作时注意安全防护;关闭限束器铅门,将铅衣罩在限束器及 X 射线管组件外;X 射线出射方向要避免朝向有人的方向

(2)保养作业标准:具体到工程师的工作,就

需要对 X 射线机的具体单元进行区分保养,每个单元设定保养作业标准,如表 10-21～表 10-27 所示。

表 10-21 X 射线机定期保养基准

设备名称:	X 射线机	保养周期:6 个月
项次	保养项目	保养基准
1	高压发生器 X 射线管组件(0.6/1.2)	X 射线剂量准确:mA 误差≤10%,kV 误差≤5%
2	平板探测器	图像清晰无明显伪影
3	摄影床	移动平滑无摩擦声音、电磁刹车有效
4	立式摄影架	移动平滑无摩擦声音、电磁刹车有效
5	天轨吊架	移动平滑无摩擦声音、电磁刹车有效
6	工作站	启动运行正常,清理垃圾数据,备份硬盘文件
7	系统功能	整机运行正常 三野重合充分 立摄跟踪有效

表 10-22 高压发生器及 X 射线管组件定期保养基准

单元部位名称:高压发生器及 X 射线管组件

保养项目	作业说明	使用工具规格	管制基准	作业安全及注意事项
线缆、电线、高压电缆	检查发生器所有电线、电缆,有无破损、被压扁或紧固螺钉松动情况	绝缘螺丝刀、内六角扳手	检查线路情况	注意防止触电,做防触电防护处理
X 射线发生器	进入射线调试界面,按照说明书设定表格,逐个档位进行曝光,观察反馈值,按键进行校准	无	管电流≤10%	注意 X 射线防护,射线出射禁止朝向人,关闭限束器铅门
机箱除尘	检查机箱内部灰尘,保洁除尘	吸尘器	可见尘土均应清洁	关机断电后除尘,注意防止误触电气元件
报错信息	检查 Event-log,检查报错记录	无	检查是否有报错	无
X 射线质量	检查 X 射线使用次数,检查已拍摄的图像,有无异常图像	无	检查图像,如有异常,调整 X 射线管	无
操作盒	检查操作盒,数码显示及各指示灯是否正常,是否有破损或线缆松动	绝缘螺丝刀、内六角扳手	如有破损,报修更换或修复	无
曝光手闸	检查曝光手闸,是否有卡顿或异常	无	两档手闸顺畅可按下,可触发准备及曝光	注意 X 射线防护,射线出射禁止朝向人,关闭限束器铅门

表 10-23 平板探测器定期保养基准

单元部位名称:平板探测器

保养项目	作业说明	使用工具规格	管制基准	作业安全及注意事项
平板外观	观察检测平板外观	无	平板外观无明显磕碰擦刮痕迹,正面无影响图像质量划痕	平板线缆有固定,注意线缆是否被扯动损坏;部分金属部分有尖利角,注意防止划伤
图像质量	做平板校准	无	平板校准通过	
平板探测器线缆	检测平板探测器线缆	无	检测线缆是否有破皮或擦刮	

表 10-24　摄影床定期保养基准

单元部位名称：摄影床

保养项目	作业说明	使用工具规格	管制基准	作业安全及注意事项
功能测试	升降机和床边操作各个动作是否都正常	无	功能正常，无卡顿，解除刹车时无明显摩擦声	不安全因素：注意摄影床移动范围内是否摆放其他物品；注意清洁液体切勿进入各电气部件，防止触电
机械润滑	检查所有直接摩擦位置	润滑脂或机油	滑动顺畅，无摩擦声或黏滞感	
清洁检查	检查是否有灰尘	抹布、吸尘器	无灰尘	
检查电缆和外壳	检查外壳固定螺丝是否上紧，内是否有断线，是否有线露出蛇皮管	无	外壳无变形，电缆无严重扭曲	

表 10-25　工作站定期保养基准

单元部位名称：工作站

保养项目	作业说明	使用工具规格	管制基准	作业安全及注意事项
工作站	确认工作站的功能是否正常 无计算机病毒中毒现象 拆开机箱检查 硬盘对拷工作	一般工具 毛刷 吸尘器 硬盘对拷机	功能正常，没有中毒；无灰尘，散热风扇工作正常，功能正常；硬盘拆下，与备份硬盘对拷备份，备份硬盘记录对拷日期、设备编码并封防静电袋存储	不安全因素：防止触电；尽量防静电
高频高压发生装置控制柜	确认设备功能正常 拆开机箱检查	一般工具 毛刷 吸尘器	功能正常，无灰尘，散热风扇工作正常，功能正常	

表 10-26　限束器 / 束光器定期保养基准

单元部位名称：限束器 / 束光器

保养项目	作业说明	使用工具规格	管制基准	作业安全及注意事项
检查光点灯	按光点灯点亮按钮或在按下手闸 I 档时，光点灯应予以点亮，并在 30s 内熄灭	无	如光点灯不亮，需检测灯泡，可能需要更换	不安全因素：X 射线辐射
检查铅门开关（自动）	射线管组件改为立位，钥匙旋转到自动，点亮光点灯	内六角扳手 钟表螺丝刀套装		保养注意事项：执行 X 射线曝光前应确认机房内无人员滞留
检查铅门开关（手动）	钥匙旋转到手动，点亮光点灯，检查 H/V 向铅门是否按指示开关闭合	内六角扳手 钟表螺丝刀套装	全开与全关，应与旋钮指示一致，如有旋不动或指示不一致，需要重新调整	

表 10-27　悬吊式摄影架定期保养基准

单元部位名称：悬吊式摄影架

保养项目	作业说明	使用工具规格	管制基准	作业安全及注意事项
悬吊架各方向移动检查	检测悬吊架的各向移动是否顺滑，无剐蹭或黏滞感	无	所有移动与升降均可顺利移动，并无剐蹭与黏滞感	无
悬吊架定位检查	按下定位键，按颜色标识移动悬吊架，观察其是否定位锁定，并在显示屏上显示到位指示	无	位置锁定准确，屏幕显示到位	
悬吊架旋转检查	测试所有旋转功能，并在显示屏上显示	无	吊架旋转正常，并无剐蹭，并在显示屏上有显示	

依据风险等级对设备进行管控，逐一制定保养规范，但是即便是有了保养规范，故障仍然不可能 100% 消除，我们需要借助故障分析对保养措施进行改进、检验，即利用 PDCA 循环持续性降低故障发生可能。对于高风险设备和高故障率设备，临床工程师应当重点关注，两者都有对医疗

机构产生巨大成本负担的风险。每年度临床工程部门需要制定相应的工作计划，指导工程师进行高风险和高故障设备故障分析，利用 RCA 方法找到故障产生的根本原因，如果是人员操作问题，可以通过针对性的人员培训指导人员使用，并且将日常保养内容进行更新；如果能够通过 PM 方式定期更换配件，减少重复故障发生次数，也可以将工作更新到保养规范当中，同样是在降低维护成本。

因此，医疗机构的临床工程师需要进行系统整合，建立符合医疗机构实际情况的管理制度和业务流程，并且运用现代化的管理工具指导自己工作。这就需要对临床工程师自身进行系统性的培训。

（二）人员培训管理

医疗设备虽然重要，但是设备的操作人员和维护人员才是能够让设备发挥作用的核心，如何让操作人员熟悉设备、安全使用设备、使医疗设备发挥出其最佳功能就显得尤其重要。随着现代医疗技术的不断发展，医疗设备越来越复杂，集成化越来越高，而且数字化、信息化甚至智能化技术的大量应用，使得设备管理难度越来越高。尤其是医疗仪器种类复杂，高精尖设备越来越多，医疗设备的正确使用、维修保养人员的正确操作都会直接影响设备的正常运行。

医疗设备管理的核心还是人员的管理，现代设备对使用人员及工程师有着越来越高的要求，如何让使用人员和临床工程师能够熟悉医疗设备才是管理的最重要一环。

实践证明，对人员进行有效的培训是一种成本最低的管理手段。而培训什么内容及如何进行培训则是临床工程管理者面临的问题和挑战。我们还是先从法律法规入手，寻找工作参考标准。

原卫生部颁布的《医疗卫生机构医学装备管理办法》规定"医疗卫生机构应当对医学装备使用人员进行应用培训和考核，合格后方可上岗操作。大型医用设备相关医师、操作人员、工程技术人员必须接受岗位培训，业务能力考评合格后方可上岗操作。"此外，《医疗器械临床使用安全管理规范（试行）》规定"医疗机构应当对医疗器械临床使用技术人员和从事医疗器械保障的

医学工程技术人员建立培训、考核制度；组织开展新产品、新技术应用前规范化培训，开展医疗器械临床使用过程中的质量控制、操作规程等相关培训，建立培训档案，定期检查评价。"从上述两个法规文件可以看出，法律上是要求临床工程师和设备使用人员接受专业培训，培训的内容集中在安全操作、合理使用方面。而且大型设备要求更为严格。新法规还要求有培训的记录和档案，更加强调了规范化培训。下面从临床工程师和使用人员两个方面分析培训内容及如何培训的问题。

1. 使用人员培训　临床工程师作为设备的管理者，自然也要承担起对使用人员培训和考核追踪的责任。使用人员的培训也是非常重要的一部分，使用人员的正常使用也是医疗器械正常运行的一大保障，如果使用人员对医疗器械的正确操作、日常维护保养、清洁消毒不熟悉，会导致出现很多"人为故障"或"虚假故障"，影响诊断结果或患者安全。医院每年都会有新进人员及新进医疗器械，如果没有培训贸然使用，不仅容易造成故障率提升，而且安全隐患也会增加。因此，使用人员培训应将培训重点放在合理、规范、安全使用设备上。

培训是一种管理工具，管理就需要分层级、分优先级，既要考虑深度也要考虑广度，因此要设定一定的管理原则。首先是覆盖范围足够广泛，能够通过有效手段告知全体使用人员，并覆盖所有医疗设备；其次要有重点，培训形式丰富多样；最后要能够有反馈，从而能够形成闭环管理。

广度上，每台设备都需要简易操作规范，指导临床人员正确操作设备，同时放置常见故障说明，作为应急处理参考。每个护理单元都下发人员仪器设备保管人员行动指南，告知人员日常保养的工作内容。

深度上，每年可根据上年故障情况及新进医疗器械到货情况安排现场实际操作培训。培训应该包括医疗器械的操作流程、日常保养、清洗消毒、注意事项、简易故障判断及处理。任何事物都有"保质期"，培训也不例外，特别是长期在一线工作的人员，思想上的麻痹更加容易产生设备操作安全隐患，所以培训要设定一定的周期，提供典型案例反复进行人员宣教。除了安全规范，医疗设

备的功能开发也可以是培训的内容，高级科研功能往往是设备高购置价格的重要原因，而如何利用好这些功能，避免造成功能闲置甚至是浪费则是所有管理者头痛的问题，通过培训和设备绩效评价可以提供较好的管理思路。

最后是效果追踪或者说反馈，考试是最直接的反馈方法。培训完成后，为了检验培训效果，应该制定培训考核制度。对于使用人员，考核的方式分为理论和实际操作两大部分，主要包括理论知识、使用操作、日常保养、清洁消毒、常见故障处理、设备风险认知等方面。对于医工技术人员，考核内容应包括医疗器械原理、结构、使用操作、日常保养、清洁消毒、故障处理、设备风险认知等。医院应建立考核档案，将人员的考核资料存档，只有使用人员通过考核后才可使用医疗器械，医工技术人员通过考核后才可对设备进行维护、保养等工作。

2. 医学工程技术人员培训 临床工程师是医疗设备的直接管理者，其职责是负责医疗设备的安装、验收、日常维修、保养、计量、质控等工作，作为管理者，其培训工作也应当是从管理者的角度开展，培养管理者思维。通篇来看，本章一直都是在讨论如何培养一名合格的临床工程师，而在本节仅针对如何建立临床工程的培训体系，特别是从工程师的成长路径和职业规划的角度进行讨论。

通常所讲的临床工程师培训是指学习医疗仪器原理，掌握操作、维修、保养、质量控制等日常管理技能。学习的渠道也是多方面的，如参与设备安装过程、学习设备生产厂商提供的课程、实际参与维修保养过程等。正是因为培训渠道多，而且参与人员存在差异，培训的效果自然无法保证。尤其是对于管理技能的培养更是缺少专门机会，因此需要机构管理者建立完整的培训体系，指导临床工程师成长。

国家对临床工作从业人员每年都有严格的继续教育要求，即需要完成相应的培训课程学习。而临床工程师往往因为缺少职业路径规划，盲目学习，失去很多教育机会。

首先看人员职业规划，临床工程师的成长途径，从专业上临床工程是生物医学工程的二级学科，而且是典型的交叉学科，临床工程师应具备

一定的医学、电子学、物理学、影像学、计算机、生物化学、外语等方面的知识，但是对于这样的新型职业，社会认证存在一定困难。众所周知，国内各个职业都有一套相对完整的专业技术资格评估体系，即通常所说的职称评审，如经济系列（工商管理）、工程技术系列（建筑工程设计）、工程技术系列（环境保护）等，并由专业机构进行评审。但是对于临床工程师而言，长时间缺少专业管理通常是采用挂靠相近职称的方式处理，如仪器仪表工程师。此无法体现出临床工程师的专业性，目前仅少数地区开展了临床工程师的专业技术资格评审。

（1）北京市工程技术系列（医疗器械）职称申报：在北京地区工作，与单位确立了人事、劳动关系的从事医疗器械研发、生产、经营、维护、质量监督等工作的专业技术人员，可申报工程技术系列（医疗器械）职称，该职称评审工作由北京市食品药品监督管理总局负责。该职称系列包括中级职称和高级职称。

中级职称申报条件如下：

1）对申报人的要求：申报人须遵守中华人民共和国宪法和法律，具有良好的职业道德；具备履行相应职责的实际工作能力和业务知识；身体健康，能坚持正常工作。

2）对学历和资历的要求：报工程师专业技术资格采取考评相结合的评审方式，即申报人先取得北京市人事考试中心组织的《医疗器械专业基础与实务》专业知识科目考试合格成绩（有效期3年），再参加答辩和评审，且须符合下列条件之一：①博士研究生毕业；②硕士研究生毕业后，从事所申报专业工作满2年；③本科毕业后，从事所申报专业工作满5年；④大学专科毕业后，从事所申报专业工作满7年；⑤大学专科及以上学历毕业后，取得助师级专业技术（职务任职）资格满4年；⑥1982年年底前取得中专学历，并从事所申报专业工作满15年。

3）对外语的要求：①申报工程师专业技术资格的人员，须持有全国职称外语等级考试B级合格证书或合格成绩；其中1977年年底前参加工作的人员，其2004年度及以后职称外语等级考试B级成绩达到45分（含）以上者可以申报。②申报人符合下列情形之一，可免于外语考试。取得外

语（从事翻译工作人员及外语教师第二外语）专业专科及以上学历的人员，获得硕士学位、留学回国人员首次参加职称评审，参加《全国工商企业出国培训备选人员外语考试》（简称BFT）通过中（Ⅰ）级人员。

4）对计算机应用水平（能力）的要求：凡1960年1月1日及以后出生的人员，晋升中级及以上专业技术资格的应参加北京市专业技术人员计算机应用水平考试或全国专业技术人员计算机应用能力考试，取得3个模块合格证书。符合下列条件之一的人员可免试：①取得计算机科学与技术专业（含计算机及应用、计算机软件、计算机科学教育、软件工程、计算机器件及设备、计算机信息管理、计算机网络）大学专科及以上学历；②参加全国计算机软件专业技术资格考试，取得程序员资格证书；③获得硕士学位。

5）继续教育要求：每年完成人事部门规定的学时要求（每年72学时）。

6）专业设置：以下医疗器械的产品名称和分类代码按照国家食品药品监督管理总局发布的《医疗器械分类目录》（2002年版）内容表述。①医用光机电专业（GJD）：医用电子仪器设备（6821）、医用光学器具、仪器及内镜设备（6822）、医用激光仪器设备（6824）、医用高频仪器设备（6825）、物理治疗用康复设备（6826）、中医诊断仪器（6827-1）、中医治疗仪器（6827-2）、体外循环及血液处理设备（6845）、手术及急救装置（6854-1）、呼吸设备（6854-2）、呼吸麻醉设备及附件（6854-3）、婴儿保育设备（6854-4）、输液辅助装置（6854-5）、负压吸引装置（6854-6）、呼吸设备配件（6854-7）、医用制气设备（6854-8）、电动、液压手术台（6854-9）、冲洗、通气、减压器具（6854-10）、诊察治疗设备（6854-11）、口腔设备及器具（6855）、供氧系统（6856-1）、电动病床及床垫（6856-2）、消毒和灭菌设备及器具（6857）、低温治疗设备（6858-1）、医用低温设备（6858-2）、医用冷藏设备（6858-3）、医用冷冻设备（6858-4）。②医用放射、影像专业（FY）：医用超声仪器及有关设备（6823中除超声辅助材料以外）、医用磁共振设备（6828）、医用X射线设备（6830）、医用X射线附属设备及部件（6831中除医用X线机配套用非电动床、椅等用具）、

医用高能射线设备（6832）、医用核素设备（6833）、医用射线防护用品、装置（6834）、医疗影像传输系统（PACS）（6870）。③医学检验仪器、试剂专业（JYS）：临床检验分析仪器（6840）、医用检验和基础设备器具（6841）、体外诊断试剂。④医用材料、器械专业（CJ）：植入材料和人工器官（6846）、口腔科材料（6863）、医用卫生材料及敷料（6864）、医用缝合材料及黏合剂（6865）、医用高分子材料及制品（6866）、介入器材（6877）、超声辅助材料（6823-7）、基础外科手术器械类（6801-6812、6816）、注射穿刺器械（6815）、普通诊察器械（6820）、中医器具（6827-3）、医用X线机配套用非电动床、椅等用具（6831-7）、手动手术床（6854-14）、手摇床、普通病床、充气防褥疮垫（6856-2）、医用供气、输气装置（6856-4）、冷敷器具（6858-5）。

以上4项专业设置覆盖从事医疗器械研发、生产、经营、临床保障（医院）、质量监督等工作的技术人员。在评审某一专业时，专家会针对申报人员所在工作岗位的特点进行评价。

高级职称的专业设置与中级职称相同，但是在申报条件上更为严格。

1）在研究、设计部门工作的申报人应具有独立承担重要研究课题或有主持和组织重大工程项目设计的能力，能解决本专业领域的关键性技术问题；具有系统坚实的专业基础理论知识和专业技术知识，掌握本专业领域国内外现状和发展趋势；具有丰富的工程技术研究、设计实践经验，取得过具有实用价值或显著社会经济效益的研究、设计成果或发表过有较高水平的技术著作、论文；能够指导工程师、研究生的工作和学习。

2）在生产、技术管理部门工作的申报人应具有解决在生产过程或综合技术管理中本专业领域重要技术问题的能力；具有系统广博的专业基础理论知识和专业技术知识，掌握本专业国内外现状和现代管理的发展趋势；具有丰富的生产、技术管理工作实践经验，在生产、技术管理工作中有显著成绩和社会、经济效益；能够指导工程师的工作和学习。

3）在学历和资历上要求申报人须符合下列条件之一：①获得博士学位后，担任工程师职务满2年；②大学本科及以上学历毕业后，担任工程师

职务满 5 年；③长期在工程技术岗位上工作，承担国家或地方重要工程项目、课题的技术骨干，并符合下列条件之一：大学普通班毕业，担任工程师职务满 8 年；取得专科学历满 10 年，从事专业工作满 20 年，并担任工程师职务满 8 年；1969 年年底前高中或中专毕业并参加工作的人员，从事工程技术工作满 30 年，担任工程师职务满 8 年。

4）对外语和计算机水平的要求也较中级职称更加严格，如申报人须持有中级职称且是 1999 年及以后考取的全国职称外语等级考试 A 级合格证书或合格成绩；其中 1977 年年底以前参加工作的人员，其 2004 年度及以后职称外语等级考试 A 级成绩达到 45 分（含）以上者可以申报。符合下列条件之一可免试：①取得外语专业专科及以上学历；②获得博士学位；③具有国家认定的相应留学经历（留学经历须由我国在该国的驻外大使馆认定并出具《留学回国人员证明》或经国家教育部留学服务中心认证）；④出版过外文专著、译著（外文专著、译著指由本人独立撰写翻译或担任主要撰写翻译人员以外文完成的著作（含技术类著作），且属于正式出版物；⑤在乡镇以下基层单位从事专业技术工作（乡镇以下基层单位是指乡镇政府直属或直接管辖的基层单位）；⑥参加 BFT 通过高（A）级。

5）凡 1960 年 1 月 1 日及以后出生的人员须持有北京市专业技术人员计算机应用水平考试或全国专业技术人员计算机应用能力考试 4 个模块合格证书；其中获得硕士学位的人员，只需取得 1 个模块合格证书。评聘中级职称已取得的计算机应用水平（能力）考试合格证书（4 个模块或 A 级证书）在申报高级职称时继续有效。符合下列条件之一的人员可免试：①取得计算机科学与技术专业（含计算机及应用、计算机软件、计算机科学教育、软件工程、计算机器件及设备、计算机信息管理、计算机网络）大学专科及以上学历；②取得博士学位；③参加全国计算机软件专业技术资格考试，取得程序员及以上级别资格证书。

从上面的职称体系可以看出，国内的培养更注重专业技术层面内容，包括计算机、英语、论文和学历，而实际工作，特别是管理内容关注较少，这与临床工程师的实际工作存在一定的差异，对于人才培养也容易产生误导。

（2）美国临床工程师资格认证体系：因为国内临床工程师职业化的评审起步较晚，下面看一下美国临床工程师资格认证体系是如何对工程师进行培养的。

美国于 20 世纪 60 年代就开始在医院设立临床工程部门，1991 成立了美国临床工程协会（ACCE），主要职责包括建立技术标准、促进临床工程实践、促进医疗技术安全有效的应用，维护临床工程师的专业权益等。自 2002 年开始，由 ACCE 负责对美国各医疗机构的所有临床工程师和临床工程技师进行上岗资格认证。我国的临床工程师和临床工程技师认证由中华医学会临床医学工程学分会、卫生部医院管理研究所和美国临床工程协会联合组织，按照国际临床工程师的认证程序和认证标准进行，采用全程英文授课和考试。认证有三个过程：申请评估、笔试、口试。

1）笔试：美国约为 150 题，中国为 100 题，均为单选题，时长 3 小时，分配比例为：①管理（32%），项目管理、技术监督、财务管理、维修合同管理、计算机管理系统等，基本知识包括管理科学、经济、贸易、法律和计划；②技术评估（15%），技术评估、产品/供应商选择、资产购置规划、临床试验管理、医疗建筑规划回顾、医疗用房设计、设备功能等，基础知识包括战略管理、流行病学和社会学；③法规/质控方面（11%），法规符合性、质量保证、医疗卫生职业规范，产品/系统质量管理，基础知识包括政治学、民法；④维修/系统思维（6%），设备维修、设备安装，其他设备相关任务，基础知识包括设备生产、维修技术、工业工程知识；⑤风险管理/安全问题方面（6%），事件调查、医院安全、风险管理/法律问题，辐射安全，医用气体测试，紧急状况预案，设备功能，设备和生理系统的交互，基础知识包括基础科学和物理学；⑥教育方面（8%），技术员教育、工程学教育、其他教育、使用者/护士培训，基础知识包括教育学等；⑦产品开发（8%），产品研究和开发、文件准备、医学仪器设计、其他产品开发、产品销售和支持、设备功能、设备和生理系统交互、工程学；⑧其他（11%），医疗卫生咨询、医疗卫生信息技术、电磁兼容性咨询、专家见证、法医学相关调查、相关法律咨询、国际医疗卫生、首席技术官、医疗卫生管理、无线通信在医疗卫生中的应用、解剖和生理、工程和管理学及其他。

2）口试：口试的三大类题目分别为管理、患者安全、设备选择。每一类题目会给出场景，也会给考试者一定的时间准备，准备后回答考官提出的一系列问题。

从上面的评分标准可以看出，ACCE 认证是与临床工程师实际工作结合非常紧密的一种评审，能够通过评审指导和规范临床工程师的学习路径，如管理学概念，法规知识，维修思维等，甚至可能引入最新的行业标准和管理工具作为考试科目，也从而激励工程师进行新知识的学习。

从上面两种认证的比较可以看出国内临床工程师的培养仍然任重道远，职称体系仍然是以选拔性思维进行人才培养，而 ACCE 认证则更倾向于技能型培养，通过考试即可从事某项工作。为了建立与现代医疗机构相适应的临床工程师队伍，需要我们从先进行业引进培训教育体系，建立更为科学的培养标准和成长路径。

因此，临床工程师培养和培训可以从以下维度开展：①新进人员培训，新进人员入职后应首先了解全院器械种类，各类医疗器械的基本操作和临床应用，以及医疗器械的管理、采购、安装、验收、维修、保养、计量、质控等作业的技能要求及工作制度。新进人员对医院内的医疗器械有了全面了解后，再根据医院规划或个人特长安排岗位职责，专职负责几种设备或几个科室。②设备技术培训，这方面的培训可分为两部分。首先，医疗器械到货安装是技术培训的最好机会，厂商工程师可为医院工程师进行现场培训讲解，临床工程师可从安装过程全面了解医疗器械的结构原理、检修方法及操作要点，能够为今后的使用、维护和维修等技术服务打下基础；其次，参与临床学习，参与一线临床工作，熟悉操作过程和业务流程。③持续开展继续教育，医学工程技术人员应该积极参加各种学术会议、培训会议，医疗器械的发展速度快，并且不同设备有不同的质控、计量等相关要求，需要技术人员掌握这些技能，也需要技术人员随时更新自己的知识库。④机构内跨部门轮训，医院的运行需要多个部门同时协调，医疗设备的正常运行也需要临床工程师与各个部门协调，因此可安排技术人员到相关科室轮

训，了解医院的运作程序、医院各部门的规章制度及运行程序，能够为以后的工作提供支持，能够从更高的角度看待临床设备管理。⑤规章制度和法规学习，规则是机构人员的行为准则，临床工程师作为专业管理者，承担着医疗设备管理的核心工作，必须熟悉内外部法律法规，才能使得内部作业更为规范。⑥部门管理者应制定完整的人员晋升路线和人员训练计划，晋升不仅是年资限制，更重要的是要有培训技能评估，如此才能激励员工参与学习。

第三节　医疗设备质量管理

医疗器械作为现代科学技术的产物，在现代医疗中可谓不可或缺：诊疗类医疗器械对患者进行一项或多项生理形态或参数的测定，生化检验类医疗器械对患者的组织、血液、微生物等进行检测检验，生命支持类医疗器械对患者的生命体征提供支持和监测，手术治疗类医疗设备直接对患者进行诊治。医疗器械已经广泛应用于疾病的预防、诊断、治疗、保健和康复等与疾病相关的所有过程。

医疗器械管理包括产品上市前注册审批和上市后监管两个阶段，涉及的内容包括质量体系、临床试验、风险分析、铭牌标识、产品性能参数等。在生产过程中，医疗器械根据不同类别，再按照现行法规要求进行临床试验及产品注册检测，由国家食品药品监督管理总局进行备案注册管理，整体生产过程根据 ISO 质量管理体系进行认证，以保证医疗器械符合法律法规及相对应的产品标准的要求。目前针对以上项目内容，国际标准化组织及国际电工组织均先后制定了相应的国际标准，各国的医疗器械监管机构或直接采用，或按照自己国家的实际情况制定与之相协调的法规、规章，并以此为依据对医疗器械进行管理。医疗器械的注册检测与上市后检测、校准是其中最重要的监管环节之一。

鉴于医疗器械在整个医疗行为中的重要性，为了保护患者的生命安全，为了保证医疗质量，也为了保证医疗器械的临床应用，医疗器械必须根据产品在各个不同阶段的不同特性，进行相应的检测和校准工作，这部分工作，应由医疗器械

的使用者进行。作为医疗器械的管理机构,国家食品药品监督管理总局于 2015 年 10 月 20 日颁布了《医疗器械使用质量监督管理办法》,明确了使用环节的医疗器械质量管理及其监督管理责任,并且以法规的形式明确了医疗器械使用机构应尽的责任和义务。

一、质量控制与质量管理

(一)质量

作为市场上可以流通的商品,在购买的时候一定会被谈到的,一是价格,二是质量。我们经常以"质优价廉"谈论一种商品的优劣。在工作中,我们也习惯于使用"质量"这个词来判定一个劳动者的工作能力、执行力、工作效果等。如果一个劳动者被冠以优秀劳动者,那么他的工作质量一定很高,在同等劳动时间内,他可以更多更好地完成既定工作目标,且完成的工作目标超出预期既定的效果。这样,我们可以赞扬他工作完成质量高。

医疗器械作为一类特殊的直接或间接与人发生关乎健康、接受治疗甚至挽救生命的商品,其质量当然更受关注。对于医疗器械的生产方,医疗器械的质量是企业在市场中的根本命脉;对于医疗器械的使用方,也就是医疗机构,一方面关系到患者的身体健康、生命安全;另一方面,也关系到医院的声誉和生存空间。面对现今的医疗环境,减少医患纠纷是所有医疗机构的希望,没有人希望看到因为医疗器械的使用造成对患者的伤害,进而引发医患纠纷。"质量"一词,包罗万象,既可以描述产品的技术水平,也可以描述产品的易用性,还可以描述产品的稳定性,也可以描述产品耐用不坏。医疗器械的质量如此重要,如何定义、量化、控制、优化及提高质量,就成为我们亟待解决的问题。

国际标准化组织(ISO)2005 年颁布的 ISO9000—2005《质量管理体系基础和术语》中对"质量"的定义是:一组固有特性满足要求的程度。可以理解为事务、产品或工作的优劣程度。

理解了质量的定义,我们就需要了解质量的量化方法。质量的量化根据商品的特有属性不同而千变万化。但作为医疗器械,其核心有以下几个属性:技术参数符合性、易用性、耐用性、人机交互友好度及易维修性。①技术参数符合性:是指医疗器械的技术参数应符合甚至优于现有适用的产品技术标准。其根本为设备的技术实力的体现。②易用性:在临床是否便于操作,是否符合医学指南中对应医疗技术的诊疗规范,是否符合大多数操作者的操作培训习惯等。③耐用性:医疗器械的正常使用时间和医疗器械的故障停机时间的比率,理想状态是除正常保养停机,开机率为 100%。④人机交互友好度及易维修性:医疗器械设计简单、易拆卸、易维修,也是体现厂商技术实力的一个考量维度。但大规模集成电路的出现使得厂商对于医疗器械的技术封锁越来越容易,故此指标在大环境下是逐步下降的。

产品的质量如此重要,对于商品或工作的质量也可以按照所需进行量化,但是只是识别和量化,不进行管理,始终是没有任何实际意义的。基于对质量的认识,下一步我们应该对于质量进行管理。

(二)质量方针

首先,我们要对质量进行管理,就需要清晰地了解何为质量管理。国际标准和国家标准的定义:质量管理是在质量方面指挥和控制组织的协调的活动。流程化定义质量管理:通过确定质量方针、目标和职责,并通过质量体系中的质量策划、控制、保证和改进来使其实现质量方针和目标的全部活动。由以上定义可以了解到,质量管理是作为一个机构自上而下的系统性活动,要以质量方针和目标作为最高目标,通过一系列的质量管理工具,推动质量管理的过程。整个质量管理的过程是需要整个机构按照各自的职能执掌,全员参与并循环改善的。质量方针指的是由组织的最高管理者正式发布的该组织总的质量宗旨和方向。通常质量方针与组织的总方针相一致并为制定质量目标提供框架。质量管理原则可以作为制定质量方针的基础。

我们常常见到各种广告或是企业使用以下各种标语:"以质量求生存,以产品求发展""质量第一,服务第一""赶超世界或同行业先进水平"等,这类企业方针或服务宗旨非常具有号召力、鼓舞人心，非常适合机构的对外宣传，但因为这样的描述、概括过于笼统，不适用于内部指导具体活动。

作为一个机构的质量方针，应该具备以下基本内容：产品设计质量、同供应厂商关系、质量活动的要求、售后服务、制造质量、经济效益和质量检验的要求、关于质量管理教育培训等。①产品设计质量：应确保产品或服务所要达到的质量水平，即从总方针规划产品或服务的设计质量；②同供应厂商关系：应确定与各供应厂商的合作形式，协助供应商进行质量改善或质量保证等活动，定期对其质量进行评分、评级或调查评价等；③质量活动的要求：明确各个环节部门的质量角色，确定质量职能，协调各质量活动，定期检查各种技术质量改善的成果及进程等。④售后服务：确定销售和为用户服务的准则；⑤制造质量、经济效益和质量检验的要求：一般规定对于产品的具体数字化可量化的要求指标。

各个机构可以按照自己的实际情况，根据不同的机构主营业务，如是直接生产产品的企业，可以按照 ISO 质控体系进行质量方针的确定；提供服务的企业或机构，可以参考以上几个要点，建立适应机构的质量方针。

案例：①建立满足认可准则要求的质量体系，并保持体系的有效运行，不断改进，建成国内一流的检验机构；②检测结果可靠，检测报告无错判、误判，年报告差错率≤5‰，不合格项的纠正措施完成率100%，安全作业率100%；③保持仪器设备的先进性，在用仪器设备完好率100%，计量器具按期检定率100%；④认真做好服务，合同履行率100%，抱怨处理率100%，客户满意率100%。

案例中是一个检测机构的质量方针，在四点中基本覆盖了设计一个完整的质量方针所需要的要素。质量方针需要最高管理者签发实施，与组织的宗旨相适应，满足要求和持续改进的承诺，提供制定和评价质量目标的框架。如此才是一个可用于机构质量控制体系建设的方针。

（三）质量目标

质量方针是组织建立质量目标的框架和基础，质量目标是指组织在质量方面所追求的目的。质量目标一般依据组织的质量方针制定，通常是对组织的相关职能和层次分别规定质量目标。机构建立质量目标为机构的全体员工提供了其在质量方面所应关注的焦点。同时，质量目标可以帮助机构有目的、合理地分配和利用资源，以达到策划的结果。一个有魅力且可实施的质量目标可以激发员工的工作热情，引导员工自发地努力为实现企业的总体目标做出贡献，对提高产品质量、改进作业效果有其他激励方式不可替代的作用。

机构在制定质量目标时，需按照已制定并完善的质量方针为框架，并按不同的模式进行分解制定。一般可按照时间、按组织架构层次或按项目制定。按时间可分为中期、长期目标，月度、年度质量目标和短期质量目标；按层次可分为机构总质量目标、各部门质量目标及科组和个人的质量目标；按项目可分为机构总的质量目标、项目质量目标和专门课题的质量目标。制定合理的质量目标，首先要明确机构存在什么问题，知道机构的强项和弱项，针对现状和发展方向前景来制定。

有了质量方针和目标，对于整个机构的质量管理来说，就有了前进的方向。长路漫漫，如何一步一个脚印将视为生命线的质量管理好，就需要有质量策划、控制、保证和改进等环节。这些内容，需要依照质量管理体系，一项一项进行调整和设定，在后续的章节会有详细阐述。

（四）管理方法论

质量管理经过了几个发展阶段：20世纪前质量检验阶段，是由检验员主导的事后质量管理阶段；20世纪20年代，出现了以数理统计为基础的统计质量控制阶段，同时提出了抽样检验的概念和实施方案；质量管理体系发展到20世纪50年代，进入到了全面质量控制阶段。

1. 质量管理工具 以下两个工具都是质量管理方法中最重要也是最基础的管理思维，也是在整个管理思维中最为重要的基础管理模式。①戴明环（简称 PDCA 环）：PDCA 环是美国质量管理专家戴明博士首先提出的。全面质量管理的思想基础和方法依据就是 PDCA 环。PDCA 环的含义是将质量管理分为四个阶段，即计划（plan）、执行（do）、检查（check）、处理（action）。在质量管理活动中，要求把各项工作按照做出计划、计划实施、检查实施效果，然后将成功的纳入标准，不成功的留待下一循环去解决的工作方法，这是质量管理的基本方法，也是企业管理各项工作的一般规律。②人机料法环：是对全面质量管理的理论中的五个影响产品质量的主要因素的简称。人，指制造产品的人员；机，指制造产品所用的设备；料，指制造产品所使用的原材料；法，指制造产品所使用的方法；环，指产品制造过程中所处的环境。

2. 质量控制阶段的管理方法 以下是全面质量管理的三种体系化的工具，作为整体机构制定质量管理战略及管理体系所应遵循的全面解决方案。在整体战略之下，我们应该应用质量管理的思维和工具对质量进行细致的管理。每一个质量问题，我们都应该按照 PDCA 环模式，首先做出计划，接下来执行计划，然后检查执行结果，处理异常事件。在此循环中，我们可以使用经典质量管理的 7 种武器，见招拆招，逐一攻克。①精益生产：精益管理由最初在产品生产的管理实践中卓有成效，逐步扩展延伸至企业的各项其他管理和业务中，也由最初的具体业务管理方法上升为企业或组织的战略管理理念。它能够通过准时化和人员自主化这两大支柱，逐步并永远进行改善，提高顾客满意度、降低成本、减小至消除浪费、提高质量、加快流程速度和改善资本投入，使股东价值实现最大化。②六西格玛（Six Sigma，6 Sigma）：是一种管理策略，它是由当时在摩托罗拉任职的工程师比尔·史密斯（Bill Smith）于 1986 年提出的。这种策略主要强调制定极高的目标、收集数据及分析结果，通过这些来减少产品和服务的缺陷。六西格玛包括两个过程：六西格玛 DMAIC［界定（define）——测量（measure）——分析（analyze）——改进（improve）——控制（control）］，属于六西格玛改进，是从有到优；六西格玛设计（DFSS）通过基于项目的识别（identify）、设计（design）、优化（optimize）、验证（validate）四个阶段来实施。DFSS 是在产品或服务的设计阶段就考虑如何达成六西格玛质量的前瞻预防性的方法。③精益六西格玛：是六西格玛管理与精益生产的结合，其本质是消除浪费和降低变异。精益六西格玛管理的目的是通过整合精益生产与六西格玛管理，吸收两种生产模式

的优点，弥补单个生产模式的不足，达到更佳的管理效果。

（五）品管七大手法

品管七大工具是常用的统计管理方法，它主要包括控制图、因果图、直方图、排列图、检查表、层别法、散布图等所谓的 QC 七大工具。七大手法口诀：①查检集数据；②分层作解析；③排列抓重点；④直方显分布；⑤因果追原因；⑥散布看相关；⑦管制找异常。

1. 检查表 是利用统计表对数据进行整理和初步原因分析的一种工具，其格式可多种多样，这种方法虽然较简单，但实用有效，主要作为记录或定期查核所用。

2. 数据分层法 又称为层别法，就是将种类相同的、在同一条件下收集的数据统归在一起并制成表格，以便进行比较分析。因为在实际活动中，影响质量变动的因素很多，如果不把这些因素区别开来，则难以得出变化的规律。数据分层可根据实际情况按多种方式进行，如按不同时间、不同班别进行分层，按使用设备的种类进行分层，按单一耗材的使用时间、按维修时间进行分层，按检查手段、按使用条件进行分层，按不同不良事件进行分层等。数据分层法经常与上述的统计分析表结合使用。数据分层法的应用主要是一种系统概念，即在于要处理相当复杂的资料，就得懂得如何把这些资料有系统、有目的地加以分门别类的归纳及统计。

如何建立原始的数据，即将这些数据依据所需要的目的进行归集整理，也是诸多质控手法的最基础工作。举个例子：我国医疗市场近几年随着开放而竞争日趋激烈，无论公立还是私立医院为了争取市场除了加强各种措施外，也在服务品质方面下工夫。我们也可以经常在医院病房看到客户满意度的调查。此调查是通过调查表来进行的。调查表的设计通常分为医疗的服务品质及护理上的服务品质。医疗服务品质通常又分为挂号、门诊、取药、服务态度等；住院病房又分为护理态度、餐饮、卫生等。透过这些调查，将这些数据予以归集整理，就可知道从何处加强服务品质了。

3. 排列图 又称为帕累托图、重点分析图、

ABC 分析图。本图的发明者是 19 世纪意大利经济学家帕累托（Pareto），故以其发明者的名字而得名。

帕累托最早用排列图分析社会财富分布的状况，他发现当时意大利 80% 财富集中在 20% 的人手里，后来人们发现很多场合都服从这一规律，于是称为帕累托定律。后来美国质量管理专家朱兰博士运用帕累托的统计图加以延伸将其用于质量管理。在质量管理过程中，要解决的问题很多，但往往不知从哪里着手，但事实上大部分的问题只要能找出几个影响较大的原因并加以处置及控制，就可解决问题的 80% 以上。

排列图是分析和寻找影响质量主要因素的一种工具。其形式用双直角坐标图，左边纵坐标表示频数（如次数、金额等），右边纵坐标表示频率（如百分比表示）。分折线表示累积频率，横坐标表示影响质量的各项因素，按影响程度的大小（即出现频数多少）从左向右排列。通过对排列图的观察分析可抓住影响质量的主原因素。这种方法实际上不仅在质量管理中，在其他许多管理工作中，如在库存管理中，都是十分有用的。

帕累托是根据归集的数据，以不良原因、不良状况发生的现象，有系统地加以项目别（层别）分类，计算出各项目别所产生的数据（如不良率、损失金额）及所占的比例，再依照大小顺序排列，再加上累积值的图形。在医疗器械耗材管理中，把低效率、缺损、制品不良等损失按其原因别或现象别，也可换算成损失金额的 80% 以上的项目加以追究处理，这就是所谓的帕累托分析。

使用以层别法的项目别（现象别）为前提，依经顺位调整过后的统计表才能制成帕累托图。

帕累托图分析的步骤：①将要处置的事，以状况（现象）或原因加以层别；②纵轴虽可以表示件数，但最好以金额表示比较强烈；③决定搜集资料的期间，自何时至何时，作为帕累托图资料的依据，期限间尽可能定期；④各项目依照合半之大小顺位左至右排列在横轴上；⑤绘上柱状图；⑥连接累积曲线。

4. 直方图　又称为质量分布图、柱状图。它是表示资料变化情况的一种主要工具。用直方图可以解析待处理资料的规则性，便于直观地体现目标物质量特性的分布状态，对于其分布状况一目了然，便于判断其总体质量分布情况。在制作直方图时，牵涉统计学的概念，首先要对资料进行分组，因此如何合理分组是其中的关键问题。按组距相等的原则进行的两个关键数位是分组数和组距。直方图是一种几何形图表，它是根据从生产过程中收集来的质量数据分布情况，画成以组距为底边、以频数为高度的一系列连接起来的直方型矩形图。

简而言之，直方图的作用：显示质量波动的状态；直观地传递有关过程质量状况的信息；通过研究质量波动状况之后就能掌握过程的状况，从而确定在什么地方集中力量进行质量改进工作。

5. 因果分析图　是以结果作为特性，以原因作为因素，在它们之间用箭头联系表示因果关系，其形状像鱼骨，又称为鱼骨图。

事物结果之形成，必定有其原因，应设法利用图解法找出其原因。首先提出了这个概念的是日本品管权威石川馨博士，所以特性原因图又称为石川图。因果分析图可使用在一般管理及工作改善的各种阶段，特别是树立意识的初期，易于使问题的原因明朗化，从而设计步骤解决问题。同时，因果分析图是一种充分发动员工主观能动性、集思广益查原因的好办法，也特别适合于工作小组中实行质量控制的民主管理。当出现了质量问题，组织内部希望搞清楚原因时，可针对问题发动大家寻找可能的原因，使每个人都畅所欲言，把所有可能的原因都列出来。

分析图使用步骤：①召集与此问题相关的、有经验的人员，人数最好 4～10 人。②挂一张大白纸，准备 2～3 支彩色笔。③由集合的人员就影响问题的原因发言，发言内容记入图上，中途不可批评或质问（脑力激荡法）。④时间大约 1 个小时，搜集 20～30 个原因则可结束。⑤就所搜集的原因，何者影响最大，再由大轮流发言，经大家磋商后，认为影响较大的圈上红色圈。⑥与步骤⑤一样，针对已圈上一个红圈的，若认为最重要的可再圈上两圈、三圈。⑦重新画一张原因图，未上圈的予以去除，圈数多的列为最优先处理。

因果分析图提供的是抓取重要原因的工具，所以参加的人员应包含对此项工作具有经验者才易奏效。

6. 散布图　又称为相关图，它是将两个可能相关的变量数据用点画在坐标图上，用来表示一组成对的数据之间是否有相关性。这种成对的数据或许是特性-原因、特性-特性、原因-原因的关系。通过对其观察分析来判断两个变量之间的相关关系。这种问题在实际生产中也是常见的，如热处理时淬火温度与工件硬度之间的关系，某种元素在材料中的含量与材料强度的关系等。这种关系虽然存在，但又难以用精确的公式或函数关系表示，在这种情况下用相关图来分析就是很方便的。假定有一对变量 x 和 y，x 表示某一种影响因素，y 表示某一质量特征值，通过实验或收集到的 x 和 y 的数据，可以在坐标图上用点表示出来，根据点的分布特点，就可以判断 x 和 y 的相关情况。

在我们的生活及工作中，许多现象和原因有些呈规则关联，有些呈不规则关联。我们要了解它，就可借助散布图统计手法来判断它们之间的相关关系。

7. 控制图 又称为管制图，在 1924 年由美国的贝尔电话实验所的休哈特（W.A. Shewhart）博士首先提出。它是一种有控制界限的图，用来区分引起质量波动的原因是偶然的还是系统的，可以提供系统原因存在的信息，从而判断质量管理过程是否处于受控状态。

控制图按其用途可分为两类：一类是供分析用的控制图，用控制图分析生产过程中有关质量特性值的变化情况，看工序是否处于稳定受控状；另一类是供管理用的控制图，主要用于发现生产过程是否出现了异常情况，以预防产生不合格品。

统计管理方法是进行质量控制的有效工具，但在应用中必须注意以下几个问题，否则的话就得不到应有的效果。这些问题主要是：①数据有误可能由两种原因造成，一是人为地使用有误数据；二是未真正掌握统计方法。②数据的采集方法不正确，如果抽样方法本身有误则其后的分析方法再正确也是无用的。③数据的记录、抄写有误。④异常值的处理，通常在生产过程取得的数据中总是含有一些异常值的，它们会导致分析结果有误。

以上概要介绍了七种常用初级统计质量管理七大手法即所谓的"QC 七工具"，这些方法集中体现了质量管理的"以事实和数据为基础进行判断和管理"的特点。这些方法看起来都比较简单，

在不同的管理需求下，可以灵活使用上述 7 种工具，找到问题点，契合戴明环"检查"这一环节。

（六）全面质量控制要素

全面质量控制五要素为"人机料法环"：人——培训使用者、医疗器械管理人员、运维人员等；机——配置质量控制所需设备、工具；料——设定易损易耗品的更换周期，并积极寻找可替代品；法——根据法规、标准等设定针对不同医疗器械的质量控制方法，并形成质控品保文件等；环——指医疗器械运行的环境，在实务中，泛指水电气温湿度的控制与监测。

这五个要素是构成全面质量控制的五大基础要素，在所有针对具体问题的分析中，这五个要素都是需要考虑到的。例如，在针对磁共振影像系统的质量管理中，对其开机率有一定的要求，需要达到 98% 以上，那么我们应该从人、机、料、法、环分别展开研究和讨论，以求达到预定的质量要求。

1. 人的因素 与医疗器械有关的人，如操作者、管理人员和运维人员，要分别进行准入筛选。作为操作者，需要有足够的医学影像基础学历背景，并有一定的医学影像基础知识，熟悉磁共振成像基础知识等；作为管理人员，需要有一定的医学管理背景，了解放射设备管理，了解国家相关法律法规等；作为运维人员，需要具备生物医学工程或电子电路工学方面基础学历，熟悉磁共振技术，具备一定的维修设备能力等。再根据各自岗位不同，进行有针对性的培训与教育：操作者需要进行设备使用操作训练；管理人员需要法律法规方面培训和日常维护保养训练；运维人员需要设备原理、定期维护保养和维修专项训练。以上提到的训练均应留好培训资料，以备后续新进人员的再次培训。定期对与设备有关人员做技能考核或部门内部教育宣讲，以督促个人对其所应掌握内容的自主学习。

2. 机的因素 这一要素中，作为管理目标的医疗器械本身，并不被认为是机的要素。此处讨论的"机"，是服务于被管理的医疗器械的"机"。在磁共振成像系统的质量管理中，我们需要定期对其进行维护保养，那么运维人员需要一些专用设备和工具才可以实施，如励磁电源、匀场电源、

纯铜无磁工具等。

3. 料的因素　对于医疗器械的质量管理中，使用和维护保养都需要有物料的投入。例如使用中，磁共振成像系统需要使用液氦作为超导材料的冷却剂，冷头也属于耗材，诊断床的床垫每天都要多次受患者的摩擦和挤压，加之对于院内感染控制的要求，每天都需要对其进行消毒擦拭，床垫一般在3年左右均会出现大量划伤或破损。各个线圈因频繁搬动插拔，也是极易发生损伤的，属于易损的物料之列。同理，各类放射类医疗器械，X射线管组件、影像增强器、数字成像平板等，均属于易损高值器件，需要单独列出管理。在"料"的因素中，应多借鉴医疗器械生产企业的经验，对易损、耗材、保养更换物料进行提前备料或及时性供料的预先管理，或准备应急预案。

4. 法的因素　质量管理体系的建立，是从制度和流程上对某一质量管理目标进行标准化、规范化的活动指南。因此，任何一个管理手段和管理方法都应进行标准化和流程化，并将其制度化为规章制度、管理文件或记录表格等。在此因素中，不得不考虑的是国家法律法规、各级机关政策文件和相关产品标准等。结合自身情况，梳理流程，形成适合本机构的办事指南和规范化文档。

5. 环的因素　医疗器械在使用中，对周边环境的要求是比较高的，尤其是比较精密的医疗器械。磁共振需要架设磁屏蔽和隔音机房，精密空调需要隔音效果等级较高的机房，失超管道需要按照国家要求进行安置排设。电气化医疗器械均需考虑防水、防震、防潮、温湿度控制等环境要求，磁共振设备更需考虑1高斯线范围内大型金属切割磁感线的问题，5高斯线范围内对其他可产生干扰的其他设备的管控等环境问题。放射类设备需要按照国家标准进行辐射屏蔽机房改造，安装控制温湿度的空调系统，设置铅屏蔽门并安装工作状态指示灯具，安装门机连锁装置，并按照国家法规要求进行环境监测检查。设备维保方面也需要考虑环境的影响，如磁共振系统的室外空调机组，在北方春夏飞杨絮、柳絮时，就要增加清理室外机空调滤网的频率，以防滤网被杨絮、柳絮堵住，造成空调室外机过热导致停机。室内要进行温湿度监测，数字化成像平板对湿度非常敏感，夏季湿度较高，假如空调的除湿效果不佳，则需添置除湿机对机房的湿度进行控制。笔者曾经在四川见过某县级医院的X射线机，因环境湿度过高，电路板上有流动的积水，高压发生器部分元器件已经变色，外壳内部已经生有黑色的霉斑。

总而言之，人、机、料、法、环这五大质量控制因素在任何一项质量管理活动中都应逐项审查和分析。作为医疗机构，需要借鉴企业质量管理体系，自上而下设立质量方针，制定质量目标，明确质量职责，并且选择适合自身体制和组织架构的质量控制体系要求，制定符合自身要求的质量策划、控制、保证和改进。作为医疗器械生产企业，除了生产产品，还应将医疗器械的使用管理列入研发项目，加大维修维护的管理能力。作为医疗器械维修维护服务提供商，本身并无实际产品生产过程，维护服务对象也非本公司自有资产，只是为其他机构提供技术服务并获取利润。在质量控制体系中，此类公司单独建立质控体系不如将其并入被服务对象的质控体系中，作为其中的一个环节进行管理。无论作为哪种角色，都应在医疗器械质量管理的各个环节中，逐项考察和分析五大因素。

（七）医疗仪器使用质量管理控制理论

在医疗领域中，医疗器械已经深入到几乎所有的医疗过程中，医疗器械的质量，直接关系到医疗过程的风险和医疗质量，所以医疗器械的质量控制是医疗质量的保证，医疗质量和医疗风险是医疗器械质量管理的出发点，以医疗器械的全生命周期的质量保障为目标，以体系化的管理方法为执行标准，以数据收集、整理和分析为改善方向的管理工作。医疗器械质量管理的最终目的是保障医疗质量，规避医疗风险。

1. 质量控制　美国J.M.朱兰认为，质量控制是将测量的实际质量结果与标准进行对比，并对其差异采取措施的调节管理过程。

我们对照朱兰对质量控制定义的几个要点一一解析，首先对质量进行控制，那么就应该由以下一系列步骤来进行：①选择控制对象，即我们所要对其进行管理的医疗器械。②选择计量单位，依照不同种类的医疗器械，对其核心关键参数进行识别，并确定以何种计量单位对性能参数进行测量。在此步骤中，我们还需要按照计量法规的要求，对测量量具进行计量校准，以保证测量值准确有效。进行测量记录结果前，测定人员及被测单位人员应主动核对检测设备是否在有效计量周期内，并记录其型号和序列号（简称 SN 号）。③确定评定标准，即质量控制标准，质量管理的技术依据。现行的国家法律法规及标准现状：国家法律、法规，现行国家标准（GB、GB/T）、行业标准、企业标准、注册检测报告等。④创造一种能用度量单位来测量质量特性的仪器仪表，是由检测标准和检测对象确定的，以检测标准中的要求进行配置，并完全依照检测标准中的检测方法对备检对象实施检测。⑤进行实际的测量。⑥分析并说明实际与标准差异的原因，评核检测对象的实际检测值与标准值之间的差异，并识别差异是否对医疗器械产生不可接受的风险，根据这种差异做出改进的决定并加以落实。

在没有在用设备质量检测标准的前提下，应主动学习现有标准，关注电气安全、性能指标、在用设备关键参数的识别和校准。制造厂商应对关键参数尽量使用闭环控制，并设置简便易行的测试方法，可对其进行监测，并在使用说明书中设计全生命周期的记录表格，方便使用机构按照一定周期对关键参数进行测量和记录。

2. 质量控制的内因和外因 ①内因为设备本身设计理念、设计能力、原材料质量、生产工艺水平、生产质量控制水平等要素，这些都是医疗器械生产厂家的技术实力与生产质量控制体系执行情况的集中体现。这一部分原因，基本都在设备出厂时就已经固化，在发现问题后的解决是比较困难的。②外因为使用环境、水电气暖空气质量、地理海拔、温度湿度、地面平整度、虫鼠害程度、供电网质量、安装工艺条件、运维人员技术水平、使用人员技术水平、临床医师使用习惯、日常维护保养执行情况等。在设备安装前，应详细评价本机构的硬件条件和供电条件是否可以按照国家现行法律法规、标准文件和设备生产商提供的安装条件准备安装环境。如有部分不符，是否可以对其进行改造，以确保达到或优于安装要求。但可能出现某些不可控因素，如高原环境气压较低，某些对气压比较敏感的医疗器械是否可用，就需要医疗机构与生产厂商进行详细论证，是否会对医疗器械的正常使用造成影响。

（八）现行质量管理模式或方法

现行比较流行的质量管理模式引入了风险管理的理念，标的患者为用户，不同风险等级的医疗器械对于用户的伤害等级和频次进行风险等级划分，并量化为风险因子。按照风险等级对设备的质控周期进行调节，以期能以最小的人力物力支出满足设备质控的要求。

部分医疗机构参考企业管理模式，推行医疗器械三级质量控制管理模式，即使用部门日常保养、管理部门月度巡检、医疗仪器定期检测保养。机器与人一样，维修已损坏器械的经济投入，百倍于防治未病。推行三级质量管理模式，有利于提前发现问题，及时解决。但有碍于医疗机构对于医工科室的忽视，部分医疗机构医工技术人员数量不足等问题，此模式在医疗机构中还未能大范围全面展开。

现在市场中出现了诸多医疗器械管理的软件，均声称可提高效率、提高管理能力等。但软件只是制度层面的软件化、流程化、应用化，关键还是在于实施具体工作的人及自上而下地被贯彻实施的医疗器械质量管理体系。核心在于提高工程师整体技术实力、行为规范与道德修养并制定相应的质量控制奖惩机制，有利于整体维修维护费用的降低。

记录及档案是执行医疗器械质量管理体系的重要且唯一的证明，所有的活动都应注意，必须要有书面记录作为管理文档进行保存。各类资料与记录表格应按照法规要求进行保存被查。例如，我国法律规定：医疗器械使用单位应当真实、完整、准确地记录进货查验情况。进货查验记录应当保存至医疗器械规定使用期限届满后 2 年或使用终止后 2 年。大型医疗器械进货查验记录应当保存至医疗器械规定使用期限届满后 5 年或使用终止后 5 年；植入性医疗器械进货查验记录应当永久保存（《医疗器械使用质量监督管理办法》第九条）。

在机构内部设置定期查核机制，提出改善，并以合适的绩效奖励机制给予正向刺激。

作为医疗器械生产企业，除了按照法规要求

建立医疗器械生产质量管理体系外，也需要将售后质量保障加入到整个生产流通环节中。作为医疗器械使用机构，也应着力打造优秀的医疗器械管理维护团队，以生产质量管理体系为参考，摸索建设适合自身的医疗器械使用质量管理体系。并逐步在实施质量管理体系时建立内审、外检、自查的三位一体的追溯查证流程。

内审制度由质量管理体系确认，设立内部复审的流程。自查则由医疗器械管理部门内部执行，自查包括内部互查与管理部门人员对外部维修人员的核查。外检包括医疗器械计量管理及国家相关法律法规规定的，由各职能部门对医疗机构的检查与审核。首先，医疗器械的计量管理也是保障医疗器械主要性能指标按照设定的精度范围正常运行的重要手段。下一部分，我们来详细了解医疗器械的计量管理。

二、医疗设备计量管理

（一）计量的概念与意义

计量是关于测量的科学，是对量的定性分析和定量确认的过程，是实现单位统一、量值准确可靠的活动。

计量与科技进步、经济发展和人民生活密切相关。从人们的日常生活需要测量的长度、容量、质量到尖端的科学、高端技术、计量时刻都发挥着重要的技术基础作用。任何科技进步、工农业生产、国防建设、国内外贸易、医疗诊断、环境保护及人民生活、健康、安全等都离不开计量的支撑。

（二）医疗设备计量

随着医学技术的不断进步，越来越多的计量仪器应用于临床，各种诊疗设备输出量值的准确性将直接影响患者诊断和治疗的及时，甚至危及其生命安全，因此医学计量工作与医院医疗质量息息相关。

近年来，计量法的贯彻实施和人们计量意识的提高促进了医院计量工作的广泛开展，使计量工作延伸到医疗管理的各个环节，逐步形成了医院的计量管理模式。

1. 计量的法律法规要求　计量是经济建设、科技进步和社会发展中的一项重要的技术基础。新中国成立以来国家颁布了一系列的法律法规，见表10-28，用以规范计量活动。

表 10-28　计量的法律法规

计量法律法规	颁布时间	内容
《中华人民共和国计量法》	1986 年 7 月 1 日	共计六章三十四条，包含计量立法宗旨、调整范围、计量单位制、计量基准器具、计量标准器具和计量检定、计量器具管理、计量监督、计量机构、计量人员、计量授权、计量认证、计量纠纷处理、计量法律责任等
《中华人民共和国计量法实施细则》	1987 年 2 月 1 日	
《中华人民共和国依法管理的计量器具目录》	1987 年 7 月 10 日	
《中华人民共和国强制检定的工作计量器具明细目录》	1987 年 5 月 28 日	1999 年第一次调整 2001 年第二次调整 2002 年第三次调整 现目录中共收入 60 个项目 117 个品种的工具计量器具

强制检定是指由政府计量行政部门所属的法定计量检定机构或授权的计量检定机构，对社会公用计量标准，部门和企业、事业单位使用的最高计量标准，用于贸易结算、安全防护、医疗卫生、环境监测等 4 个方面，并列入国家强检目录的工作计量器具，实行定点周期检测的一种检定。

2. 医学计量分类　现行《中国人民共和国强制检定的工作计量器具目录》中规定，共有 60 个项目 117 个品种的工作计量器具需要进行强制检定，实行定点、定期检定。其中与医学有直接关系、医院最常用的强检计量器具约有 37 项 73 种，约占整个强制检定项目的 1/2，有关医疗的项目见表 10-29。

表 10-29 强制检定的工作计量器具强检形式及强检适用范围

别号	项别	种别号	种别		强检形式	强检范围及说明
3	玻璃液体温度计	（7）	玻璃液体温度计		周期检定	用于医疗卫生：婴儿保温箱、消毒柜、血库等温度的测量
4	体温计	（8）	体温计	玻璃体温计	只作首次强制检定。使用中的玻璃体温计应汞柱显像清楚鲜明、刻线清晰，汞柱不应中断，不符合上述要求的不准使用	用于医疗卫生：人体温度的测量
				其他体温计	周期检定	
8	砝码	（12）	砝码		周期检定	用于医疗卫生：临床分析及药品、食品质量的测量
		（13）	链码		周期检定	用于贸易结算：商品的称重
		（14）	增砣		周期检定	用于贸易结算：商品的称重
		（15）	定量砣		周期检定	用于贸易结算；用于医疗卫生：药品的称重
9	天平	（16）	天平		周期检定	用于医疗卫生：临床分析及药品、食品质量的测量
10	秤	（17）	杆秤		周期检定	用于贸易结算：商品的称重；安全防护：车辆轮载、轴载的称重；医疗卫生：药品的称重；环境监测：环境样品的称重
		（18）	戥秤		周期检定	用于贸易结算；医疗卫生：药品的称重
		（19）	案秤		周期检定	用于贸易结算：商品的称重
		（20）	台秤		周期检定	用于贸易结算：商品的称重
		（21）	地秤		周期检定	用于贸易结算：商品的称重
		（22）	皮带秤		周期检定	用于贸易结算：商品的称重
		（23）	吊秤		周期检定	用于贸易结算：商品的称重
		（24）	电子秤		周期检定	用于贸易结算：商品的称重；安全防护：车辆轮载、轴载的称重；医疗卫生：药品的称重；环境监测：环境样品的称重
		（27）	计价收费专用秤		周期检定	用于贸易结算：商品、包裹、行李的称重
24	流量表	（48）	液体流量计		周期检定	用于贸易结算：液体流量的测量；环境监测：排放污水的监测
		（49）	气体流量计		周期检定	用于贸易结算：气体流量的测量；医疗卫生：医用氧气瓶氧气流量的测量
		（50）	蒸汽流量计		周期检定	用于贸易结算：蒸汽流量的测量
25	压力表	（51）	压力表		周期检定	用于安全防护：①锅炉主气缸和给水压力部分的测量；②固定式空压机风仓及总管压力的测量；③发电机、汽轮机油压及机车压力的测量；④医用高压灭菌器、高压锅压力的测量；⑤带报警装置压力的测量；⑥密封增压容器的压力的测量；⑦有害、有毒、腐蚀性严重介质压力的测量（如弹簧管压力表、电远传和电接点压力表）
		（52）	风压表		周期检定	用于安全防护：矿井中巷道风压、风速的测量（如矿用风压表、矿用风速表）
		（53）	氧气表		周期检定	用于安全防护：①在灌装氧气瓶过程中氧气监控压力的测量；②在工艺过程中易爆、影响安全的氧气压力的测量。医疗卫生：医院输氧用浮标式氧气吸入器和供氧装置上氧气压力的测量
26	血压计	（54）	血压计		周期检定	用于医疗卫生：人体血压的测量
		（55）	血压表		周期检定	用于医疗卫生：人体血压的测量

别号	项别	种别号	种别	强检形式	强检范围及说明
27	眼压计	（56）	眼压计	周期检定	用于医疗卫生：人体眼压的测量
35	心、脑电图仪	（68）	心电图仪	周期检定	用于医疗卫生：人体心电位的测量
		（69）	脑电图仪	周期检定	用于医疗卫生：人体脑电位的测量
36	照射量计（含医用辐射源）	（70）	照射量计	周期检定	用于安全防护；医疗卫生；环境监测：电离辐射照射量的测量
		（71）	医用辐射源	周期检定	用于医疗卫生：对人体进行辐射诊断和治疗（如医用高能电子束辐射源、X 辐射源、γ 辐射源）
37	电离辐射防护仪	（72）	射线监测仪	周期检定	用于安全防护；环境监测：射线剂量的测量。（如 γ、X、β 辐射防护仪，环境监测用 X、γ 空气吸收剂量仪，环境监测用热释光剂量计）
		（73）	照射量率仪	周期检定	用于安全防护；环境监测：射线照射量率的测量
		（74）	放射性表面污染仪	周期检定	用于安全防护；环境监测：放射性核素污染表面活度的测量
		（75）	个人剂量计	周期检定	用于安全防护：工作人员接受辐射剂量的测量
38	活度计	（76）	活度计	周期检定	用于安全防护；医疗卫生：以放射性核素进行诊断和治疗的核素活度的测量；环境监测：放射性核素活度的测量
39	激光能量、功率计（含医激光源）	（77）	激光能量计	周期检定	用于医疗卫生：激光能量的测量
		（78）	激光功率计	周期检定	用于医疗卫生：激光功率的测量
		（79）	医用激光源	周期检定	用于医疗卫生：激光源对人体进行诊断和治疗
40	超声功率计（含医用超声源）	（80）	超声功率计	周期检定	用于医疗卫生：医用超声波诊断、治疗机输出的总超声功率的测量
		（81）	医用超声源	周期检定	用于医疗卫生：对人体超声诊断和治疗（如超声诊断仪超声源、超声治疗机超声源、多普勒超声治疗诊断仪）
41	声级计	（82）	声级计	周期检定	用于安全防护；环境监测：噪声的测量
42	听力计	（83）	听力计	周期检定	用于医疗卫生：人体听力的测量
44	酸度计	（89）	酸度计	周期检定	用于贸易结算：涉及商品定等定价中 pH 的测量；医疗卫生：临床分析及药品、食品中 pH 的测量；环境监测：环境样品中的 pH 的测量
		（90）	血气酸碱平衡分析仪	周期检定	用于医疗卫生：人体血气酸碱平衡的分析
47	火焰光度计	（94）	火焰光度计	周期检定	用于贸易结算：涉及商品定等定价中化学成分的测量；医疗卫生：临床分析及药品、食品中化学成分的测量；环境监测：环境样品中化学成分的测量
48	分光光度计	（95）	可见分光光度计	周期检定	用于贸易结算：涉及商品定等定价中化学成分的测量；医疗卫生：临床分析及药品、食品中化学成分的测量；环境监测：环境样品中化学成分的测量
		（96）	紫外分光光度计	周期检定	用于贸易结算：涉及商品定等定价中化学成分的测量；医疗卫生：临床分析及药品、食品中化学成分的测量；环境监测：环境样品中化学成分的测量
		（97）	红外分光光度计	周期检定	用于贸易结算：涉及商品定等定价中化学成分的测量；医疗卫生：临床分析及药品、食品中化学成分的测量；环境监测：环境样品中化学成分的测量

别号	项别	种别号	种别	强检形式	强检范围及说明
48	分光光度计	（98）	荧光分光光度计	周期检定	用于贸易结算：涉及商品定等定价中化学成分的测量；医疗卫生：临床分析及药品、食品中化学成分的测量；环境监测：环境样品中化学成分的测量
		（99）	原子吸收分光光度计	周期检定	用于贸易结算：涉及商品定等定价中化学成分的测量；医疗卫生：临床分析及药品、食品中化学成分的测量；环境监测：环境样品中化学成分的测量
49	比色计	（100）	滤光光电比色计	周期检定	用于贸易结算：涉及商品定等定价中化学成分的测量；医疗卫生：临床分析及药品、食品中化学成分的测量；环境监测：环境样品中化学成分的测量
		（101）	荧光光电比色计	周期检定	用于贸易结算：涉及商品定等定价中化学成分的测量；医疗卫生：临床分析及药品、食品中化学成分的测量；环境监测：环境样品中化学成分的测量
51	水质污染监测仪	（104）	水质监测仪	周期检定	用于医疗卫生；环境监测：工业水和饮用水中镉、汞等元素含量的测量（如氨自动监测仪、硝酸根自动监测仪、钠离子监测仪、测砷仪、氧化物测定仪、余氯测定仪、总有机碳测定仪、氟化物测定仪、水质采样器、需氧量测定仪）
		（105）	水质综合分析仪	周期检定	用于医疗卫生；环境监测：工业水和饮用水中镉、汞等元素含量的测量
		（106）	测氰仪	周期检定	用于医疗卫生；环境监测：工业水和饮用水中氰化物含量的测量
		（107）	溶氧测定仪	周期检定	用于医疗卫生；环境监测：工业水和饮用水中氧含量的测量
53	血细胞计数器	（109）	电子血细胞计数器	周期检定	用于医疗卫生：人体血液的分析
54	屈光度计	（110）	屈光度计	周期检定	用于医疗卫生
57	验光仪	（113）	验光仪	周期检定	用于医疗卫生
		（114）	验光镜片组	周期检定	用于医疗卫生

3.计量管理机构和人员 成立医院医学计量管理委员会，建立由计量分管院长、临床医学工程部门负责人及专职计量管理员、各科室主要负责及兼职计量员组成的医院计量三级管理网络。

三、医疗器械不良事件监测与报告

医疗器械不良事件是指获准上市的、合格的医疗器械在正常使用的情况下发生的、导致或可能导致人体伤害的任何与医疗器械预期使用效果无关的有害事件。

医疗器械不良事件监测是指对上市后医疗器械不良事件的发现、报告、评价和控制的过程。

（一）医疗器械不良事件管理的发展历史

1984年，美国开始实施医疗器械不良事件报告制度，并制定了相应规范，要求医疗器械生产企业和进口商上报所有与医疗器械相关的死亡、严重伤害事件。1990年，美国FDA制定了医疗器械安全法令（SMDA），强制要求医疗器械生产企业一旦获知与本企业所生产医疗器械相关的死亡报告必须上报FDA，医疗器械使用者必须将所掌握的由医疗器械引起的严重不良事件报告FDA或生产企业。此外SMDA要求，医疗器械使用者还须每半年向FDA报告一次所使用产品的总结。1992年6月16日FDA颁布了《医疗器械安全法令》修正案，进一步规范了制造商、进口商、经营企业和使用者在报告不良事件时应采用的标准和术语。1995 年 12 月 11 日，FDA 发布了适用于医疗器械制造商和使用者的不良事件报告最终法规。2002 年 9 月 22 日，FDA 对法令中的"医疗器械补充报告制度修订规则"进行了修订。美国一系列法律法规的建立保证了美国医疗器械严重不良事件报告工作的开展。表 10-30 汇总了 FDA 对医疗器械不良事件报告的要求。

表 10-30　FDA 对医疗器械不良事件报告的要求

报告人	报告事件	报告对象	时限要求
用户	死亡（随时报告）	制造商和 FDA	10 个工作日内
	严重伤害（随时报告）	制造商或 FDA（制造商未获知时）	10 个工作日内
	死亡和严重伤害（半年度报告）	FDA	1 月 1 日 6 月 1 日
制造商	死亡、严重伤害和故障（30 天报告）	FDA	获知后 30 天内
	需要立即采取措施的不良事件和其他 FDA 制定的报告（5 天报告）	FDA	获知后 5 天内
	基本报告	FDA	和首次报告的 30 天报告同时提交
	年度认证	FDA	提交年度注册时

欧盟为了统一市场的需要，从 1988 年开始讨论欧共体医疗器械管理法规问题，先后出台了《有源植入医疗器械指令》（90/385/EEC）、《医疗器械指令》（93/42/EEC）、《体外诊断医疗器械指令》（98/79/EEC）等法令。按照法令规定，医疗器械上市前审批由第三方机构进行认证，上市后不良事件监测由各成员国主管部门负责，并提出了统一的要求。

1995 年，日本开始对医疗器械进行全面管理，并要求对植入器械进行随访并保持记录。日本要求制造商、进口商和国外制造商国内代理部门在获知不良事件后，按如下要求进行上报：①未标识的严重事件或濒临事件，15 天内报告；②已标识的严重事件或濒临事件，15 天内报告；③未标识的中度事件或濒临事件，30 天内报告；④由于使用医疗器械造成的传染病导致的不良事件，15 天内报告，对于文献报道中的严重不良事件、使用无效，也要报告，并且没有规定"不报告事件"的确切范围。

1992 年美国、欧盟、日本、加拿大、澳大利亚等国家和地区医疗器械主管部门与产业界团体联盟召开了"医疗器械国际协调会议"（Global Harmonization Task Force，GHTF），在医疗器械不良事件方面，GHTF 达成如下共识：①制造商、使用者和患者报告不良事件不能解释为他们对事件负有责任；②当对事件产生怀疑时应预先假设应报告而非不报告；③应该鼓励使用者报告不良事件，即可报告给主管部门，也可报告给制造商或两者都报告；④某些不良事件应尽可能快速报告，此时的报告又可能信息不全，但在后续时间应及时补充完整；⑤免于报告的不良事件，如果其趋势发生变化（如发生率增加）或具有典型意义，也应报告；⑥与使用者错误有关的死亡和严重伤害，也倾向于报告。

GHTF 还制定了不需要报告的原则：①使用者在使用前即发现医疗器械的缺陷不必上报；②有患者原因造成的不良事件不必上报；③已超过使用时间而导致的不良事件不必上报；④已经有正确的纠错防护，即产品在设计中采取了能防止导致危险和错误的有效措施，不良事件并未造成死亡和严重伤害，不必上报；⑤虽然还没有引起死亡或严重伤害，但具有造成远期死亡或严重伤害的可能的不良事件在进行危险评估后认为可以接受，则不必上报；⑥可预料的副作用，即在制造商的标签和使用说明书中明确标明或临床熟知的副作用，被认为是可以预料的，且当医疗器械按规定使用时具有适当的可预见性，不必上报；⑦在忠告性通告中描述的不良事件，即如果不良事件已被制造商记录在忠告性通告中，不必上报；⑧国家主管部门特许的豁免报告。

2002 年 12 月 1 日开始我国国家食品药品监督管理总局在北京市、上海市及广东省 3 个地区的 5 家医疗机构和 8 家生产企业，针对 5 个重点监测品种开展了医疗器械不良事件监测试点工作。2008 年，国家食品药品监督管理总局和卫生部联合发布《医疗器械不良事件监测和再评价管理办法（试行）》，这是我国第一部医疗器械不良事件监测和再评价的工作规章，标志着监测和再评价工作迈上规范化轨道。2011 年，为全面推进医疗器械不良事件监测工作，规范、指导医疗器械不良事件监测相关各方的工作，国家食品药品监督管理总局医疗器械监管司和药品评价中心联合发布了《医疗器械不良事件监测工作指南（试行）》。

（二）导致医疗器械不良事件的主要因素

受目前科学技术条件、认知水平、工艺等因素的限制，医疗器械在研发过程中不同程度地存在目的单纯、考虑单一、设计与临床实际不匹配、应用定位模糊等问题，如设计心脏瓣膜时瓣膜开口过大，临床应用后就可能出现开放性卡瓣的情况，不但不能起到治疗作用，还会给患者造成栓塞，导致病情恶化。

1. 材料因素 医疗器械的许多材料源于工业，不可避免地要面临生物相容性，放射性，微生物污染，化学物质残留、降解等实际问题，一种对于医疗器械本身非常好的材料，不一定就能完全适用于临床。而更多的化学材料对人体安全性的评价往往不是在短时间内能够完成的。

2. 临床应用因素 主要是风险比较大的医疗器械，如人工心脏瓣膜、血管内支架，在预期设计、使用过程中都存在很大的风险，包括手术操作过程、与其他医疗器械协同、应用人群特性、医师对新医疗器械的熟练程度等。

3. 医疗器械性能、功能故障或损坏 医疗器械使用者在按照产品性能规范、符合其要求的条件下使用时，医疗器械发生故障或损坏，不能按照预期的意愿达到所期望的目的，如心脏瓣膜置换术后发生碟片脱落；整形外科的一些软组织充填物使用后沿重力方向移位或受肌肉活动挤压移位导致外观畸形等。

4. 在标签、产品使用说明书中存在错误或缺陷 企业在产品注册时由药品监督管理局批准的标签、产品使用说明书是具有法律效力的，如角膜塑形镜，简称 OK 镜，要根据已用镜片的矫正效果，不定期地验配更换新镜片。由于产品说明书不明确，部分患者在长期配戴 OK 镜后发生视觉模糊、角膜发炎等情况，严重者发生阿米巴原虫、铜绿假单胞菌等感染，甚至导致角膜穿孔、眼球受损。

医疗器械产品具有数量大、品种多、涉及门类广、学科多的特征，其技术领域之广、技术水平之高是其他行业所不能比拟的。不良事件发生原因的复杂性及分析评价工作的难度，同时也决定了不良事件监测工作的重要性。通过对医疗器械不良事件的监测，可以为医疗器械监督管理部门提供监管依据；可以减少或者避免同类医疗器械不良事件的重复发生，降低患者、医务人员和其他人员使用医疗器械的风险，保障安全；进一步提高对医疗器械性能和功能的要求，推进企业对新产品的研制，有利于促进医疗器械行业的健康发展。

（三）医疗器械不良事件的报告

医疗器械不良事件是指获准上市的、合格的医疗器械在正常使用的情况下发生的，导致或可能导致人体伤害的任何与医疗器械预期使用效果无关的有害事件。医疗器械不良事件报告的内容有如下要素：①获准上市的，只考虑具有合法的注册证件，通过正常的招标采购或其他合法渠道进入使用单位的医疗器械；②质量合格的，经过出厂检验的产品即为合格产品；③正常使用情况。

伤害事件分为一般伤害和严重伤害。严重伤害是下列情况之一：危及生命；导致机体功能的永久性伤害或机体结构的永久性损伤；必须采取医疗措施才能避免上述永久性伤害或损伤。

与医疗事故不同，医疗器械不良事件主要是由产品的设计缺陷、已经注册审核的使用说明书不准确或不充分等原因造成的，但其产品的质量是合格的。医疗事故是指医疗机构及其医务人员在医疗活动中违反医疗卫生管理法律、行政法规、部门规章和诊疗护理规范、常规，过失造成患者人身损害的事故。

不良事件报告可以是个案报告也可以是群发性报告。①个案报告：导致死亡的事件，使用单位应于发现或者知悉之日起 5 个工作日内，填写《可疑医疗器械不良事件报告表》，向所在地的省（自治区、直辖市）医疗器械不良事件监测技术机构报告。导致严重伤害、可能导致严重伤害或死亡的事件，使用单位应于发现或知悉之日起 15 个工作日内填写《可疑医疗器械不良事件报告表》，向所在地的省（自治区、直辖市）医疗器械不良事件监测技术机构报告。使用单位在完成以上报告的同时，应当告知相关医疗器械生产企业。使用单位认为必要时，可以越级报告，但是应当及时告知被越过的所在地的省（自治区、直辖市）医疗器械不良事件监测技术机构。②突发、群发医疗器械不良事件报告：发现或知悉突发、群发医疗器械不良事件后，医疗器械使用单位应立即向所在地省级食品药品监督管理部门、卫生行政部门和监测技术机构报告，并在24小时内填写并报送《可疑医疗器械不良事件报告表》。

同时报告应当遵循以下原则：

（1）基本原则：造成患者、使用者或其他人员死亡、严重伤害的事件已经发生，并且可能与所使用医疗器械有关，需要按可疑医疗器械不良事件报告。

（2）濒临事件原则：有些事件当时并未造成人员伤害，但临床医务人员根据自己的临床经验认为再次发生同类事件时会造成患者或医务人员死亡或者严重伤害，则也需要报告。

（3）可疑即报告原则：在不清楚是否属于医疗器械不良事件时，按可疑医疗器械不良事件报告。

（4）免除报告原则：①使用者在应用前发现医疗器械有缺陷；②完全是患者因素导致了不良事件；③事件发生仅仅是因为器械超过有效期；④事件发生时，医疗器械安全保护措施正常工作，并不会对患者造成伤害。

报告需要有时效限制，导致死亡的事件于发现或知悉之日起5个工作日内报告；导致严重伤害、可能导致严重伤害或死亡的事件于发现或者知悉之日起15个工作日内报告。

四、质量控制检测

质量控制检测，一方面是计量强制检定，另一方面是依据国家强制标准进行部分关键参数测量。有源医疗器械根据国家强制标准，首先参考《GB9706.1—2007医用电气设备》，对于电气通用安全项目进行检查核验。再根据被检测设备，按照国家标准、行业标准的相应条款项目，以标准中规定的方法和检测设备进行标准化检测，并进行详细的记录。如检测中有部分技术参数偏离了标准给定的允许范围，则此设备应暂时停用，

待维修或调校后，符合标准值的允许范围才可用于临床使用。

现今我国缺少在用设备的质量检测标准。我国现行的各类标准包括国家标准、行业标准、部级标准等，均属注册检测标准，不能完全适用于使用质量管理。第一，时间占用问题，使用机构不可能为医疗器械质控检测提供大量的待机时间；第二，项目过多，普通注册检测项目过多；第三，设备问题，某些检测项目需要特殊设备，价格昂贵；第四，空间问题，如电磁兼容试验，需要特殊空间方可实施；第五，资质问题，现行可以被认可的检测机构均为国家授权资质单位，有资质进行检测的机构才可以出具具备法律效力的检测报告，但医疗机构自行检测是否具备法律效力，仍需国家相关部门给予资质支持；第六，具破坏性的检测项目，如电气安全三大项之电介质击穿测试、电磁兼容试验中的静电干扰试验等，均有一定的危险性与破坏性。

在国家出台正式统一的在用医疗器械检测标准前，作为质量管理的检测环节，应主动学习现行注册检测标准，识别重要技术参数，并积极研究在用医疗器械的质量管理技术标准。在日常工作中充分利用现有条件与检测设备，摸索整理在用医疗器械的质量检测工作方法，为临床一线保驾护航。

我们知道，质量管理是通过确定质量方针、目标和职责，并通过质量体系中的质量策划、控制、保证和改进来使其实现质量方针和目标的全部活动。那么我们可以在医疗器械整个生命周期中，考虑各个机构都可以使用何种质量管理工具来制定符合自身特点和发展需求的质量管理策略。

质量管理的首要任务是制定切实可行的、具有明确指标性的质量方针。作为生产厂商，质量是生命线，各个生产企业对于质量管理的重视无须赘述，在此我们讨论医疗器械出厂后，各个机构的质量管理策略。

首先，作为医疗机构，在医疗器械方面的质量方针，可以制定为"做临床满意度100%，设备在用率100%的双百医院！"此类方针具备号召力，又具备可量化的质量目的，是实际可行的质量方针。作为医疗器械维修维护机构，因其本身并没有产品直接被生产，其服务就是作为维修维护机

构的产品,所以建议维修维护机构将其自身融入服务对象的质量管理体系内,或帮助其建立质量管理体系。在此基础上,医疗器械维修维护机构,应与医疗机构共同维护同一质量方针。在质量方针制定完成后,应由机构的最高领导或直属核心主管对其进行广泛宣传,将质量方针深入人心。

其次,应由最高领导按照质量方针进行质量目标的制定,并依照行政管理职权范围,拆分质量目标,逐步分解任务,令质量目标成为每个行政部门的质量目标,做到人人有事做、事事有人做。例如,医疗机构制定了"临床满意度 100%,设备在用率 100%"的质量方针,那么临床满意度 100% 和设备在用率 100% 就是既定的、全院应为之努力的质量目标。院长在全院干部或全院代表大会上对全院员工进行质量方针和质量目标的宣讲,并依照行政职责划分,由各科室和行政职能部门按照职责划分质量目标,见表 10-31。

表 10-31　各科室和行政职能部门的质量目标示例

部门	质量目标	措施
临床科室	设备日常使用、维护覆盖率达到 100%	设置兼职设备保管员建立日常使用、维护档案
护理部	护理设备日常使用、维护覆盖率 100%	设置兼职保管员,建立日常使用、维护档案
总务后勤部门	空调、水、暖、电、气、环境保障、虫、鼠害防治等故障因素降低发生率低于 0.1%	设立巡查机制,轮班制度落实,按设定周期投放虫鼠杀灭饵剂等
临床工程部门	医疗器械当月维修完成率 90% 医疗器械当月保养完成率 100% 医疗器械培训覆盖率 90% 以上 三日维修完成率 95% 以上 人投诉率 5% 以下	设置专人跟催维修进度 设置专人跟催保养进度 设置专人跟催培训进度 设置专人跟催维修进度 内部宣贯服务态度及质量
人力资源	医疗器械工程师执业能力测试覆盖率 100% 医疗器械工程师应满足 1.25 人/百床	设立培训机制,敦促临床工程部门工作人员进行执业考核 招聘符合要求的医疗器械工程师
信息中心	医疗器械在线率 80%	开发医疗器械联网软件
…	…	…

按照上述表格进行任务的详细拆解,将质量目标按照细项分解到部门,部门主管再细化分解到部门内每个人。质量目标只有根据职责逐级分解,责任到人,自上而下,才能成为切实可行的、机构能够为之共同努力的质量目标。

在质量目标细化的这一过程中,其实也是质量体系的策划环节。在此步骤中,应该引入一个系统化的质量管理思路。但是不同的全面质量管理体系的适用范围也是不同的,需要最高领导认真地进行选择,按照自己机构的特色,选择最合适的质量管理体系,必要时可以请一些咨询公司专门策划质量管理体系和流程。但应注意的是,现行比较成体系的质量管理体系均为生产质量管理体系,需要质量管理者将质量管理体系中的产品替换为要进行管理的医疗器械,其生产过程替换为使用、维护、保养过程。

部门的质量目标细化后,将需要解决的问题,逐项分解。按照质量管理 7 种方法,按适用类别分别进行数据统计和整理,再根据 5 个基本要素逐项分析,求得解决方案;整个质量活动使用 PDCA 环进行循环,在质量活动之后再进行检查。例如:某医院放射科,数字 X 射线摄影机(DR)经常出现故障,中心经常偏移,造成患者拍摄 X 线片质量偏低,经常需要重新拍摄,单台设备年报修次数全院最高。对于这种情况,作为医疗机构理所应当地需要将维修次数和工时数降低,提升使用部门和患者的满意度。那么在质量管理协调会决议下,责成放射科与临床工程部门针对 DR 设备进行专项质量管理活动,其他部门协助。

依照 PDCA 环,首先进行计划。此项质量管理活动牵头部门为临床工程部门,其他部门协助进行,计划统计自项目成立起过去所有的维修数据,并对其进行处理和分析,以求找到问题点,并针对问题目标制定改善措施,最终达到质量目的要求。

计划制定之后,接下来是执行(do),临床工程部门作为牵头部门,指定一名专员负责这个项目的执行工作。此时可以运用 7 种质量管理分析工具:查检集数据、分层做解析、排列抓重点、直方显分布、因果追原因、散布看相关、管制找异常。首先是数据的收集、统计、整理工作。按照计划要求,收集整理项目成立日起该设备过去所有的维修记录。使用数据分层法对数据进行处理,按照故障分类进行大类的划分,再从大类划分中细化具体故障条目，最终解析形成统计数据图表。使用排列图对重点故障进行标识，从故障频次、维修金额或影响程度几方面进行分析，找到重点故障。直方图显示的是分布情况，在制作报告的时候可一目了然地体现整体分布情况，在问题的分析中也可以作为一种备选方法。

经过数据的统计和处理后，接下来是对问题的原因进行分析。此时可以使用鱼骨图进行头脑风暴。在这一阶段，应首先明确所要解决的问题，并邀请对目标问题较为熟悉或专业度相对较高的人员参加，进行类似头脑风暴的会议，使用鱼骨图进行原因的追寻。一般问题到这里就可以找到大体解决思路，在后续的步骤中继续进行即可。但某些问题可能不适用于鱼骨图进行原因追寻，可能会用到散布图和控制图。但无论使用哪种方法，首先要保证的是数据的真实、完整、有效和正确。

在明确问题的原因后，按照既定的方针制定解决方案，此时可以使用人机料法环这5个因素逐个进行检查。例如，在上述例子中，质量目标是DR设备要降低故障率，人的方面要加强使用培训，要求使用者每日填写使用记录等；机的方面，查核是否具备满足质量管理活动要求的DR质控设备，如未配置，则应尽快配置，以满足质量控制需要；料的方面，是否有使用耗材或需要更换的易损零部件；环的方面，核查该DR设备所处环境是否达到说明书给定的环境要求，如未达到，则需进行工程改造或新增设施。在这五个要素之外，还考虑技术的可操作性，是否可以使用技术手段对其进行改造。最终有针对性地制定解决方案，并在审批后按照方案对质量目标设备进行改造。

执行过后，进入检查（check）环节，应由主责部门以外的专职机构或第三方机构对解决方案进行检查，检查解决方案哪些是正确的，哪些是错误的，是否可以解决计划环节中设定的质量目标，此段再次推荐自检、自审、外查三级核查机制，检核结果进行记录并备案。

方案经过检查环节，进入处理（action）环节。根据最终审定的执行方案，由主责部门对质量目标整体实施改善方案。

整个一个PDCA环之后，需要一定的时间长度来验证，推荐在一定的时间长度（如1年）之后，再次进行反查，以确定当时的方案和质量活动是否有效。如此，可视情况对本次质量管理目标进行裁定，如主要问题得以解决，次要问题对整体质量目标的影响极小，那么可以裁定本次质量管理活动成功并结束；如果主要问题解决后，整体质量管理目标改善有限或出现了其他问题，那么需要重新运用7种工具，重启PDCA环，进行新一轮的质量管理活动。以此不断循环推进，将质量问题一个一个发现、分析、解决。

质量管理体系是一套质量管理的方法，无论PDCA环、7种质量管理工具等，基础是数据，管理靠流程，执行靠人才。所以作为整个管理体系的最基础的数据，在网络化和信息化的今天，是越来越受到重视。我们需要知道我们的医疗器械是如何被使用的，使用的次数、频率、强度和方法等，也需要知道它们是什么时间应该被保养，什么时候执行的保养，保养的效果是什么样的等。以往这些数据都要靠人去收集、统计、整理，但人的工作效果受影响的因素很多，有主观的，也有客观的。如果我们希望得到完全客观、准确、全面的数据，以期从这些数据中得到更为客观的数据统计结果，那么我们可以寄希望于信息化和网络化带给我们新的数据取得方式。

现代化机构通过统一标准的数据接口或医院医院信息管理系统（HIS）等网络信息平台，可以使用多种网络化技术手段收集使用信息数据、设备维护保养数据等，再以不同维度进行数据分析，结合设备维修数据和经济管理数据，进行信息化、网络化的医疗器械质量分析。并将其列入质量管理考察体系，进入人机料法环质量工具中，进行进一步的分析，以求找到进一步提高质量的问题节点，进而更为彻底地解决问题，改善现状，从管理中要数据，从数据中要管理。在一定层面，使用大数据思维，从全局看问题，不单以单个设备的运维数据和使用数据看问题，也许某些因素干扰着一些表面毫无关联的其他因素。

五、安全质量管理

《医疗器械临床使用安全管理规范（试行）》（卫

医管发〔2010〕4号）明确了医疗机构如何对医疗器械的临床准入与评价、临床使用及临床保障进行规范管理。医疗机构应当依据规范制定医疗器械临床使用安全管理制度，建立健全本机构医疗器械临床使用安全管理体系。二级以上医院应当设立由院领导负责的医疗器械临床使用安全管理委员会，委员会由医疗行政管理、临床医学及护理、医院感染管理、医疗器械保障管理等相关人员组成，该委员会指导医疗器械临床安全管理和监测工作。2014年国务院650号令发布修订的《医疗器械监督管理条例》规定："医疗器械使用单位对需要定期检查、检验、校准、保养、维护的医疗器械，应当按照产品说明书的要求进行检查、检验、校准、保养、维护并予以记录，及时进行分析、评估，确保医疗器械处于良好状态，保障使用质量。"为加强医疗器械使用质量监督管理，保证医疗器械使用安全、有效，根据《医疗器械监督管理条例》，国家食品药品监督管理总局制定并颁布《医疗器械使用质量监督管理办法》（国家食品药品监督管理总局令第18号）。由此医疗设备使用安全管理已经成为医院必须执行的法治化要求。

（一）安全管理要素

医疗设备使用环境，医疗设备本身的质量，医疗设备对环境和人体的影响等多方面因素直接、间接影响医疗设备的安全。

1. 医疗设备的环境安全

（1）温度：温度影响包括环境温度对医疗设备的影响和医疗设备自身温度对环境的影响。如果环境温度过高，可以直接影响医疗设备的散热，造成设备内部温度升高，电子元器件损坏，线路板不能正常工作。医疗设备工作时，也会由内部电子元件产生的热量造成设备周边局部环境温度的增高，极端情况下有可能造成火灾。有关医疗设备最优使用条件的环境温度应符合国家标准 GB 9706.1—2007/IEC60601-1：1988《医疗电气设备 第1部分：安全通用要求》的要求。同时医疗设备的使用温度还应符合制造商规定的要求。

（2）湿度：医疗设备使用环境湿度过高或过低都会影响使用性能。湿度过低时，医疗设备会

发生部分的材质脆裂变形，管路破损，接头处密封不严等，造成设备故障；湿度过高，设备的金属表面会结露，使设备锈蚀；湿度高还会使线路板上芯片管脚间绝缘度降低，引发短路或高压打火，造成设备损坏。医疗设备使用一般环境湿度要求为：30%～70%。

（3）灰尘、沙、盐雾：灰尘、沙、盐雾附着在设备元器件表面会影响元器件电气性能，会使设备运动部件磨损或故障，会使光学器件腐蚀，光学性能下降；灰尘、沙还会致使设备通风孔、导管、过滤器等堵塞，导致设备故障。

2. 医疗设备的电气安全 是指采取相应措施，避免由医疗设备自身缺陷或使用不当等因素引起的，对人员或设备本身造成的电损伤。医疗设备通用电气安全质量检测就是保护医护人员和患者生命安全的有效措施，在安全预防上作用和意义突出。设备的电气安全是设备最基本的安全要素。

电气安全性能检测不包括设备工作技术参数的检测，但电气安全是每台设备所必须达到的基本要求。对于达不到要求的设备，必须禁止其用于临床。电气安全检测相关技术内容参见本书第十九章的内容。

3. 电磁兼容性 包括电磁干扰（EMI）和电磁敏感度（EMS）两部分。产生电磁干扰的设备是干扰源设备，分为自然干扰源和人为干扰源。容易受到干扰的医疗设备称为电磁敏感设备，如心电图机、脑电图机等，有些医疗设备既是干扰源也是敏感设备，如CT、MRI、B超等。

医疗设备抗电磁干扰有以下方法：

（1）电磁屏蔽：对于具有工频电磁场、脉冲电磁场发射和电磁敏感的医疗设备，如MRI、微波治疗设备等，应建立电磁屏蔽保护设施。按照国家相关规定，进行机房设计、施工，经专业机构检测合格后才可使用。应设置警告标识，对于进入操作区，要有注意事项提醒可能造成的危害，还应在明显处设置工作状态指示灯。操作人员必须严格遵守各项操作规程，减少患者所接受的辐射剂量；工作人员也应佩戴剂量卡，并定期接受检测。

（2）选择接地：医疗设备种类繁多，抗电磁辐射干扰的能力各异，应根据相关专业标准和设

备制造厂商的要求，选择适当的接地形式和接地阻抗。

（3）适当距离：多台医疗设备在同一场地使用时，各台电磁干扰源之间或干扰源和电磁敏感设备之间应保证适当的距离，以防止或降低相互间的干扰。

（4）防雷保护：对浪涌敏感的医疗设备，在其工作场所应设置防雷保护设施，以保护设备免受干扰。

（5）使用 UPS：对于快速瞬变电脉冲群敏感的医疗设备应选用 UPS 电源供电，以防止电源突变对设备造成的影响。

4. 风险评估　有多种方法可以对于医疗设备的使用风险进行评估。一般情况下，当有足够的数据时，应优先使用定量的风险评估，没有足够的数据时，定性的风险评估方法也可以满足要求。国际上比较流行的量化方法是风险值的综合风险评分系统，它是 Vermont 大学的技术服务方案。如表 10-32 所示，该系统一共分为临床功能、风险程度、问题避免概率、事故历史制造商 / 管理部门特殊要求 5 个部分，每个部分对应有不同的风险值。对医疗设备按照不同的类型和用途进行评分，评分决定风险程度：超过 13 分为高风险；9～12 分为中等风险；低于 9 分为低风险。

表 10-32　医疗设备风险评估评分表

评分标准，每个类别选择一个分数	权重	分数
临床功能		
不接触患者		1
设备可能接触患者，但是并不起关键作用		2
设备用于患者疾病诊断或直接监护		3
设备用于直接为患者治疗		4
设备用于生命支持		5
风险程度		
设备故障不会导致风险		1
设备故障导致低风险		2
设备故障会导致治疗失误、诊断错误或对患者监护失效		3
设备故障可能导致患者或使用者的严重损伤乃至死亡		4
问题避免概率		
维护或检查不会影响设备的可靠性		1
常见设备故障是不可预计的或不是可以预见的		2

续表

评分标准，每个类别选择一个分数	权重	分数
当常见设备故障不是非常明确时，通过 PM 能得到提示		3
常见设备故障类型是可以预计的并且可以通过 PM 避免		4
需要特殊规定或有制造商要求来进行 PM 或测试		5
事故历史		
没有显著的事故历史		1
存在显著的事故历史		2
制造商 / 管理部门的特殊要求		
没有要求		1
有独立于数值评级体系的测试要求		2

在实际工作中，应结合医院的实际工作情况建立医院医疗设备的风险评估系统，对每一类设备根据经验进行量化赋分，然后根据量化分值确定风险级别，从而确定哪些设备纳入风险管理系统并作为重点管控的医疗设备。高风险的医疗设备，如呼吸机、麻醉机、高频电刀、除颤器等，使用科室的设备管理员应每天检查设备的状态并记录，若有问题应通知责任工程技术人员进行处理，每个月责任工程技术人员应对设备进行巡查，每季度应进行一次预防性维护保养。

风险评估的另一种方法是定性评估，"风险"是指损害发生的概率和严重程度的结合，可通过二维风险图使其形象化。风险图（图 10-6）用 X 轴表示损害的严重性，用 Y 轴表示损害发生的概率。对于每一种危害或危害处境，可将损害的严重度和发生概率绘成风险图中的一个单独的点。

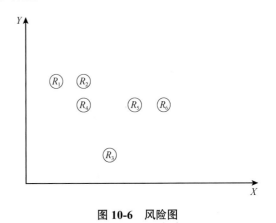

图 10-6　风险图

可也采用 $N×M$ 矩阵来描述与每种危害处境

相关的风险的概率和严重程度。应仔细的定义概率水平（N）和严重度水平（M）。通过划分可能概率和可能后果的范围可以形成一些格子。一个简单的例子是根据表 10-33 和表 10-34 的定义而形成的一个 3×3 矩阵。

表 10-33　定性的严重度水平的例子

标准项目	可能的描述
严重	致死或功能/结构的损失
中等	可消除的或轻微的创伤
可忽略的	不会造成创伤或造成轻微的创伤

表 10-34　简化的定量的概率水平的例子

标准项目	可能的描述
高	可能经常、频繁发生
中	可能发生，但不频繁
低	不可能发生、稀少或极少发生

用概率作行，损害的严重度作列，形成一个 3×3 的风险矩阵。估计的风险（R_1，R_2，R_3…）输入到适当的格子中。结果在图 10-7 中表示，风险矩阵的评价结果一般是风险可接受和风险不可接受。

定性的严重度水平

		可忽略	中等	严重
定性的 概率水平	高	R_1	R_2	
	中		R_4	R_5、R_6
	低		R_3	

图 10-7　风险矩阵

（二）性能测试和校准

医疗设备的使用安全除了设备自身安全外，其准确性也直接关系到医疗质量，甚至患者的生命安全。在医疗设备使用过程中，其性能是否下降，需通过专业的设备进行测试。医疗设备的性能测试及校准是借助于专业的技术手段或者专门的检测仪器，对在用的医疗设备进行必要的技术参数和电气安全性能测试，以了解和掌握再用医疗设备的性能状况。对已发生偏离的技术指标进行校准，以确保设备的使用质量，达到最佳的诊疗效果；包括周期性测试及维修后测试。性能测试的周期根据设备风险评估结果确定，一般高风险设

备的测试周期应为半年到一年，维修测试应在设备维修后进行，测试通过后方可投入临床使用。测试内容应按照国家和地方颁发的质量检测规程对医疗设备的性能参数进行检测；对于国家和地方没有颁发质量检测规程的医疗设备，可以根据医疗设备出厂参数说明及行业规范自行制定检测方法及流程，进行检测和比对。

1. 周期性性能测试　是指医疗设备使用一段时间后，对设备的技术指标进行测试，目的是确保医疗设备处于最佳性能状态，以保证医疗安全。周期性性能测试的内容是对设备的主要性能指标进行检测，如微量注射泵的流速误差，呼吸机的潮气量、吸呼比，多参数监护仪的血压、心率、血氧等。每次测试应保持测试条件一致，以保证测试数据的可比性。测试方法应科学合理，具备可操作性。对每一项测试指标应规定测试步骤和允许的误差范围。

测试项目和指标的合格标准应根据国家技术监督局的有关质量检测规程的标准要求、医疗行政部门规定的指导标准，并参照制造商说明书中技术文件要求，由负责医疗设备质量管理的临床工程技术人员制定。

性能测试的技术参数分为主要指标和一般性指标。通常情况下，主要指标一项偏离，则性能测试的结论即为"不合格"；一般性指标如果有一项偏离则一般不会认定设备整机测试不"不合格"，只有一般性指标的偏离项数量达到或超出标准允许的最大项数时，才会认定整机"不合格"。当一般性指标的测试结果出现偏离，但未认定为整机"不合格"时，应及时对偏离项进行校准，校准后设备可继续在临床使用，应提醒临床使用者在使用时注意偏离项对临床诊断、治疗可能会有影响。对于性能检测结论为"不合格"的设备应立即停止使用，并对设备进行维修，维修后进行重新测试，合格后方可继续使用。

2. 维修后测试　是指医疗设备在使用中出现故障或者周期性性能测试技术参数达不到要求，经过维修后，需对其性能指标进行测试，测试合格后才能返回临床科室使用。维修后测试的内容可按照新设备性能验收的内容进行，也可根据维修部位有针对性地进行测试。

第四节　医疗设备的绩效管理

绩效（performance）在管理学中被描述为机构中的组织及个人在特定时间内的工作表现和工作结果。简而言之，绩效是指组织、团队或个人，在一定的资源、条件和环境下完成任务的出色程度，是对目标实现程度及达成效率的衡量与反馈，与配套激励措施结合，以期达到激发员工工作积极性、提升企业工作效率的目的。

所谓绩效管理，就是对部门和员工建立绩效标准，据以评价部门和员工工作优良程度，其有效性已在诸多企业管理实践中被证实。中国古代先贤对人员评价有相对朴素的认知，如故赏不可虚施，罚不可妄加，赏虚施则劳臣怨，罚妄加则直士恨，所以绩效管理的核心思想是结合机构的发展目标，建立有效可行的评估方法，达到赏罚分明的目的。绩效评估方法有很多，主要包括书面描述法、关键事件法、评分表法、行为定位评分法、多人比较法、目标管理法、360 度反馈法等。

书面描述法简单易行，但考察形式过于单一，书面报告不易反映出实际工作结果，被评核人员写作水平容易影响评估结果；关键事件法可以总结丰富事例，但难以进行量化考核；评分表法是最为直接和传统的评核方法，相对耗时较少，考核数据可定量，但是对于具体工作行为信息难以评价；行为定位评分法是可以理解为关键事件法和评分表法的结合与扩展，对于具体工作行为进行衡量，但是比较耗时，难度更大；多人比较法适用横向比较，剔除懒惰或效益不佳员工，但风险较大；目标管理法目前是对管理人员和专职人员评价的首选方法，结果为导向的管理方式，操作难度较大，耗费时间；360° 反馈法是通过业务流程中同事反馈进行人员综合评价，能反馈出受评人员自身优势和不足，但不适于支持薪酬、晋升等决策，而且操作难度大、耗时长。

因为每种方法都具有一定使用局限性，所以需要针对不同场景、不同受评人员采用合适评价方法。例如，对管理人员通常采用目标管理法进行考核，目标是由员工和他们的管理者共同设立的，组织可以根据员工完成目标具体情况进行评价。目标管理法是一种结果为导向的管理方法，

处理不当容易变异成唯结果论的管理模式，如目标设定时间过长、不同指标权重设定不合理等，容易导致被评核组织和人员行为与机构发展需求相背离。所以在实际管理当中，往往是不同方法相结合，而且绩效管理是一个不断制订计划、执行、改正的 PDCA 环过程，整个绩效管理环节包括绩效目标设定、绩效要求达成、绩效实施修正、绩效面谈、绩效改进、再制定目标的循环，这也是一个不断地发现问题、改进问题的过程。

此外绩效评价指标设定包括正向指标和负向指标两种类型，顾名思义，正向指标指达成后即可获得加分，鼓励性更强；负向指标为未达成即被扣分，筛选性更强。在考核过程中，不同类型指标对被评价单位和个人会产生不同程度心理暗示，容易产生不同引导结果。

在现行较为成功的绩效评价体系当中，基本遵循以下原则：①全面性原则，对评价对象的考核应从多维度多角度评价，避免片面追求某个局部指标，造成与整体目标偏差。每个维度设定相应权重指标，从权重间接反映出不同维度的重要程度差异。另外，需注意项目评价中时间维度掌控，避免追求结果而忽略中间过程管理。②一致性原则，作为一种管理工具，必须能够为机构管理服务，通过考核指标体现组织的诉求，被评核组织或个人应能够通过考核指标明确机构发展方向，切忌出现与机构目标不一致甚至相互矛盾的考核项目，造成管理混乱。③可操作、可量化评估原则，管理指标应尽可能为客观性指标，可进行量化考核，标准应清晰明确，可转化为评分方式进行，尽量减少主观因素差异造成的评价偏差。④定制化原则，不同时间点，不同机构的目标千差万别，切不可生搬硬套，需结合自身实际状况，设定符合自身发展需求的绩效评价方案，而且在执行过程中，需结合当前状况进行自我修正，保持与机构发展目标一致性。

具体到如何对医疗设备使用管理进行绩效评价，目前仍是医疗机构在探索中的课题。绩效管理的目的是对部门及员工进行评价，不论采用何种评价方法，都需要首先能够准确描述出该部门在工作中担当的具体责任，即业务职能，方可以在职能描述的基础上设定相应的管理目标。

按照上述原则进行分析，医疗设备使用管理

绩效考核的主体围绕医疗设备使用全生命周期的全体参与人员，目的是希望通过对医疗设备使用过程中的参与部门和参与人员进行考核管理，以提升医疗设备使用管理水平，进而达到提升服务质量、提升安全性、提升设备使用效益、延长使用寿命等目的。前文已一再强调医疗设备及医疗设备应用环境的复杂性，尤其是使用过程当中，参与人员众多，需要对整个使用环节进行细分后，方有可能制定出针对性考核方案。本文采用部门类别对设备使用过程进行职能区分，相应的绩效评价即为使用部门评价、管理部门绩效和管理部门工程技术人员绩效三个部分，综合使用评分表法、行为定位评分法、目标管理法。

所有的绩效考核都涉及评核人和被评核人，被评核人是使用部门、资产管理部门、临床工程师，而评核人应该是医疗机构管理层，审视自己的同时改善管理上的不足。

一、医疗设备使用部门绩效评价

在医疗机构当中，使用部门的业务职能可以被描述为医疗设备需求发起者、医疗设备资产保管部门，负责医疗设备操作、日常保养、安全查核及设备故障后第一处理责任部门。接下来就对上述职能进行逐一分析，设定考核目标。

1. 需求发起者 需求发起者必然伴随一定的目标，如缩短患者等候时间，提升医疗服务水平，解决某些疑难病症，打造医疗品牌等，这些需求目标如果可进行量化，就可以作为设备引入后对使用部门使用情况绩效评核的参考。

因为现代医学技术复杂性，国家政策制定者在评估某项技术引入合理性时，也遇到非常大的困难，为了能够让评估和决策更科学，一些机构提出了卫生技术评估（health technology assessment，HTA），在一定程度上解决了需求目标量化的问题。具体在医院操作层面上又衍生出基于医院的卫生技术评估（hospital-based health technology assessment，HB-HTA）活动，使得评价操作性更强。HTA 在进行需求论证的过程中主要关注以下几个层面：临床获益、经济指标、机构影响力及医疗技术对社会、伦理、法律的影响等。因篇幅所限，这里不对 HTA 相关内容进行展开讲解，但 HTA

相关结果可以借用作为绩效评估的参考指标。

（1）临床收益：可以具体量化为设备服务量、阳性率、患者等候时间变化、手术时间、床位周转率等一系列指标，在进行设备购置决策论证过程中，会视设备情况加以引用，并依据现况推算目标值，设备到位后即可成为考核指标，表 10-35 仅参考性列入相关考核指标。不同设备临床收益的考核可能存在差异，如检查类设备侧重于服务量、阳性率考核，提升业务量也避免过度检查，而治疗类设备侧重于患者量及治疗效率考核。

表 10-35 临床效益考核指标

项次	考核内容	设定目标	实际数量
1	服务量		
2	阳性率（检查设备）		
3	患者等候时间变化		

（2）经济指标考核：经济指标是所有机构经营行为中管理者进行判断的最直接决策依据，即成本和收益的比较。医疗机构对医疗设备配置是一种典型的对有限资源进行分配的经营行为，新购置医疗设备会给医疗机构带来相应的经济产出，但也会有资金占用、空间占用和水电耗费等，运行过程中需提供相应的人力，还要不断进行维护维修，即耗费大量成本。所有医疗机构管理者都必然关心的问题是两者之间关系如何，所配置设备是否如预期达到相应产出，配置功能是否得到充分利用，未达成的目标如何进行改进。

要对医疗设备进行经济效益评估，需要首先明确成本和收益分别包括哪些内容，这里以北京市某三级医院设备经济效益模型为例进行分析。①收益：是指由某台医疗设备一段时期内直接创造的医疗产出的总和，不包括医用耗材、药品等间接收入。这种模型可以尽量去除间接因素影响，统一计算口径，避免造成重复计算。②成本：主要包括固定成本和变动成本两部分，固定成本包括用人薪资、设备折旧费用、空间折旧、管理费用、财务费用及其他费用；变动成本包括消耗不计价药品、材料费用和水电、空调等其他费用。

经济指标考核包括两个方向：①与预期收益目标进行比较，主要考核与服务量目标差异；②通过该段时期内设备收益-成本差异，计算出设备投资回收年限，与设备折旧期限进行比较，考核设备投资效益合理性。并且可以通过不同阶段的数据比较看出设备使用行为差异，如表10-36所示，指导使用部门和设备管理部门找出问题，寻求合理解决方案。

表10-36　设备投资效益表

	项目	预估金额	实际金额	差异金额
收入合计				
变动成本	药品材料费			
	其他变动成本			
固定成本	用人成本			
	设备折旧			
	维护费用			
	空间折旧			
	其他费用			
成本合计				
投资金额				
回收年限				

（3）医疗机构（使用部门）影响力评核：医疗机构影响力体现为医院整体价值，医疗设备在某些情况下会成为医院对外展示影响力和实力的名片，但是影响力无法量化，仅能从一些侧面数据进行反馈，如科研论文数量、科研成果、民众满意度甚至第三方机构的医疗机构或专业排名。具体是由哪一台（一类）医疗设备引发的机构（使用部门）的影响力变化更是无法量化，本文采用科研论文数量和民众满意度变化两个维度进行评核，如表10-37所示。

表10-37　医疗机构影响力评核表

项次	考核内容	设定目标	实际数量
1	科研论文数量		
2	科研课题数量		
3	院内满意度		

（4）社会、法律、伦理影响结果评核：与机构影响力类似，设备引入对上述内容的影响评价同样无法量化，可以参考一些侧面评价指标，如设备不良事件数量，医疗设备涉及召回案件数量，设备供应商涉及负面消息，设备导致医疗，设备服务特殊人群及发布相关新闻数量等。随着媒体行业的发展，相关信息的阅读数量和阅读反馈同样可以作为评价指标，如表10-38所示。

表10-38　社会、法律、伦理影响评核表

项次	考核内容	设定目标	实际数量
1	上报不良事件数量		
2	召回案件		
3	医院新闻推送及阅读量		

2. 设备保管者　医疗机构购置医疗设备，使用部门自然承担起医疗设备保管的职责，职能隐含需要对设备的日常使用进行基础性管理，包括确保资产完整、排除安全隐患、落实日常保养等。对这样的角色和职能进行考核，目的在于督促使用部门合理、安全使用设备，提升服务质量，延长设备使用寿命。从质量管理角度看待，实际上就是对设备使用质量进行相应评价和绩效管理。

（1）安全管理评核：ECRI在2013～2017年连续多年将操作过程风险列入年度十大医疗风险范畴，可见操作对于医疗设备风险管理的重要性。对设备日常使用环节利用PCA方法进行分析，可以发现使用环节涉及安全因素，主要包括人员操作熟练度、操作人员专注度、设备日常保养落实情况及设备（特别是急救和生命支持类设备）异常处理流程预案完善程度等，因此可以针对性设定绩效目标进行管理。

使用部门对设备熟悉程度可以从两个角度进行评估，其一是使用部门的人员培训和考核记录，可以从侧面反映出使用部门人员对设备的熟悉程度；其二是资产管理部门定期进行现场考核，抽查部分使用人员进行操作考核，并考察其操作规范程度，如监护仪、输注射泵等设备，需要操作人员熟悉基本功能和报警提示。

操作人员专注程度无法通过具体量化指标进行考核，2013年ECRI将操作人员工作中看手机列入十大风险中；2016年又将报警疲劳纳入其中，本质上都是操作人员专注度不足的体现。需要临

床工程师担负起监督管理员的角色，定期或不定期进行现场巡检，发现异常状况及时反馈。

设备日常保养需要临床工程师协助设定基本保养规范，依照设备属性设定合理的风险等级，如某些设备需要每天进行自检检查以确保处于随时可用状态。进而依照保养规范要求检查使用部门落实情况，同样可以采用记录与现场评估结合的方式设定相应的管理目标。

异常处理应急机制应该是当设备突发异常状况时，使用部门的最佳处理方案，同样可以采用前文方法进行考核，所以首先需要具备相应的规章制度，其次使用人员需要定期进行模拟演练，演练的记录需要完整，进一步有条件的情况下可以进行相应的模拟考核，如除颤器突发故障应急处理流程等。

依照上述内容，可整理考核目标，如表10-39所示。

表 10-39　安全管理考核指标

项次	考核目的	考核指标
1	使用人员熟悉设备操作	记录完整。每年至少1次设备使用培训，并记录存档 每台设备配置简易操作卡 使用人员熟悉设备操作规程。抽取部分设备使用人员演示操作要点，熟悉基本报警信息和正确操作过程 临床工程师需要定期进行巡检以督导使用部门正确使用设备，不合理操作应反馈并记录
2	提升操作人员专注度	制度完善，临床工程师需定期进行巡检以督导使用部门人员提升专注度，如有异常及时反馈，并留存反馈记录
3	使用部门落实日常维护制度	制度完善，设备具备保养规范，并指导日常维护 记录完整，查核设备是否依照日常保养规范记录保养 现场检查，抽取部分设备检查外观、时钟及日常性能指标检测
4	使用部门落实应急处理方案	制度完善，使用部门应具备应急制度并要求每年至少1次应急演练 记录完整，定期演练记录每年至少1次 现场模拟演练，现场考察急救应急设备调配，是否符合制度要求

（2）其他管理评核：除上述安全相关的工作内容外，还需关注到使用部门在设备资产保管人角色上的其他职能，如确保资产完整性、设备日常管理落实情况等，如表10-40所示。

表 10-40　其他管理评核考核指标

项次	考核目的	考核指标
1	制度完善	明确使用部门应担负日常管理职能 每台设备需指定专门保管人
2	落实日常管理要点	定位存放，设备使用后及时归位 记录完整，保管部门需定期进行资产清点。借用/租用设备记录完整 设备故障提示，故障设备应有专门存放地点或提示标示 报修及时，设备故障后及时报修，并留存记录 验收、建档资料完整

二、医疗设备管理部门绩效评价

参照对使用部门的评价，首先需要准确描述医疗设备管理部门的工作职责。因不同医疗机构内部组织架构差异，医疗设备管理部门可能是多个部门，甚至是外包服务机构，然而对于医疗机构而言，相对应的组织职能是必须存在的，本节内容也是基于对组织职能的评价。为统一名称，本节内容以医疗设备管理部门统称，其职能应该包括医疗设备配置论证、采购执行、设备维修/保养管理、资产档案维护、维修耗材管理、工作品质管控等。简而言之，医疗设备管理部门的职能是参与医疗设备在医疗机构内全生命周期管理过程，那么评价也要围绕这个过程。

1. 规章制度完备性评估　任何机构只有具备了完善的管理体系才能摆脱因人而治的窘境，工作流程方能顺畅，才有壮大和发展的基础。这种体系最直接的体现方式就是规章制度，不论具体参与部门是哪些，从规章制度当中可以梳理出设备全生命周期管理所需的工作环节是否完整，工作流程的链条是否通畅，关键环节是否有相应管控措施，整个流程是否符合相应法律法规要求。上述内容实际上属于整个医疗机构管理系统评估，特别是涉及资金使用环节的流程及制度，评估方法非常复杂，通常是由专业的咨询公司进行长时间的访谈、跟踪、建模及评估，进而提出相应的改善建议和策略。规章完备性评估的核心思想是希望制度无盲区，覆盖全流程，设定明确的人员层级和权限，并且能够通过流程对权限进行管控。但是因篇幅所限，本文仅选择规章制度的完整度进行评核，即医疗机构所颁布的规章需要有明确规定参与医疗设备管理的各个部门角色；需要规定医疗设备管理部门在管理过程中需进行论证、采购、设备维修保养、档案维护、品质管控、指导设备配置和使用部门绩效考核等工作。

2. 论证及购置环节评估　医疗设备购置因为涉及资金使用、发展规划等决策事务，在医疗机构通常属于重大事项，属性不同，区分度较大。《政府采购法》明确规定公立医疗机构资金使用的要求，此外还有《医疗器械监督管理条例》《医疗器械临床使用安全管理办法》等法律法规规定的采购使用环节等诸多细节，因此购置及论证环节的核心考核导向是符合法律法规要求，如表 10-41所示。

表 10-41　论证及购置环节考核方法

项次	考核导向	考核方法
1	论证过程符合法规要求	规章制度检查：需规定设备购置立项前进行详细论证，并且论证参与人员应包括临床专家和行政部门人员
		规划记录检查：依照预算管理要求设定医疗设备购置年度资金使用规划
		论证记录检查：论证材料完整，大型设备论证需包括必要性说明、投资效益分析、空间、场地人员准备情况等，论证充分合理
2	采购过程符合法规要求	规章制度检查：需规定详细采购流程，包括针对不同资金来源、不同采购方式规定，需符合政府采购法规要求
		流程记录检查：超限额设备需实行公开招标，采购流程符合要求，采购过程全程监管、审计、档案资料完整；非公开招标设备采购流程符合法规要求，采购过程公正公开，论证充分合理

3. 维修保养质控管理评核　维修保养是医疗设备管理部门的核心工作之一，使用过程管理也最初起源于维修和保养业务。维修和保养工作的目的在于降低运行成本，延长设备使用寿命，因此可以通过目标管理法对两项工作设定管理目标。考核指标首先需要调研同级医院工作状况及市场状况，如人员配置情况、维护成本、工作品质等，必须要经过充分论证调研方能够取得合理的数据，进而才能进行相应的绩效考核，考核指标如表 10-42 所示。

表 10-42　维修保养质控管理考核指标

项次	考核导向	考核指标
1	部门配置合理	设备管理部门配置合理维修人员，数量每百床 1.25 位（参考实际工作量或参考同地区同级别医院）；人员学历职称结构合理（参考同地区同级别医院设定）；配置必备的检测和质控设备；维护场所空间合理，涉及有毒有害作业应有合适的维修场所和有效防护措施
2	开展必要维护工作	规章制度完善，应有规章规定临床工程师工作内容，保养设备应具备详细保养规范，质控应有质控检查标准；记录查核，要求有覆盖全院设备巡检、保养、维修、质控相关记录；现场查核，应配置必备设备，并检查临床工程师保养、质控操作是否符合规范标准要求
3	成本管控	年维护成本不超过设备购置价格 8%（比例可依据市场调研状况及同地区同级别医院过往数据），维护成本较上年度降低 5%（不包括新增设备及淘汰设备）
4	提升工作品质	用户满意度 4 分以上（5 分制）；3 天维修完成率 85%；1 个月内维修完成率 100%；当月保养完成率 100%；当月质控完成率 100%；7 天重复维修率 1%

（1）人员配置情况：为了实现相应的管理需求，必须配置适当数量的人员，而且人员背景、资质、年龄结构等应相对合理。为简化考核，通常采用同一地区医疗机构每百床配置工程师数量作为标准，某种程度上忽略了不同医疗机构发展方向差异导致的设备数量、设备价值和工作量的差异，如可将医院自行维护设备数量和价格作为参考，评估过往或同级别医院平均故障率和保养维修质控等工作所需时间，进而设定合理的人员比例；委托原厂或第三方维护设备可视设备所需配合人员数量配置。

（2）成本管控考核：通常医疗设备原厂年保修价格是设备购置价格的 8%～10%，即可以此作为参考，估算全院设备年维护成本作为工作目标；如果是相对成熟的医疗机构，年度维护成本可参考过往 3 年平均值，为了进一步降低运营维护成本，亦可设定相应的成本管控目标，如维护成本降低，可设定相应的目标值，如较上年度降低 5%。需要注意的是，人力成本亦应在该项成本考核内容范围之内。

（3）工作品质考核：成本控制虽然利于医疗

机构发展，但如果被过度追求，影响临床业务品质则得不偿失，因此需要从工作品质方面进行要求，平衡成本管控造成的影响。例如维修成本，需要在不影响临床使用和质量的前提下尽可能降低，如果采用低质量材料或维修时间过长，可能会引起临床使用的困难。但是品质的概念相对复杂，且不易量化，为方便进行量化考核，本文仅提供若干参考指标。首先是用户满意度，临床使用部门是维修保养工作的直接受益者，可以借助用户满意度评价对工作进行整体评估，虽然偏主观，但仍不失为有效的管理手段。满意度可以从维护响应时间、维修时效、维修质量、临床工程师服务态度等若干维度进行，采用5分制，考核目标设定至4分，相关反馈可与系统记录进行比对，查找问题。其次是工作时效性考核，可以设定目标进行管控，如维修工作3天完成率85%，1个月维修完成率100%，保养计划当月完成率100%，质控计划当月完成率100%等。最后可以通过重复维修比例进行品质管控，如设备7天重复维修率小于1%。

4. 其他管理工作评估　设备管理工作重在细节，临床工程师需要具备越来越多的管理素质和管理技巧，以参与到繁复的行政管理工作当中，如计量管理、档案数据维护、高故障率设备分析等，甚至参与到对使用部门进行考核和设备购置论证意见中。而这些工作的质量如何进行评估，还需要从结果，即目标设定入手分析，如表10-43所示。

表 10-43　其他管理工作考核指标

项次	考核导向	考核指标
1	强检设备符合法规要求	强检设备登记覆盖率100%，需记录计量有效期及计量结果；在用设备计量证有效率100%
2	数据档案完整	规章考核，明确规定档案内容及存放时间。具备专用档案存放地点，档案存放超过设备使用寿命5年以上，应包括验收记录及保养记录
3	降低设备故障率	设备故障统计覆盖率100%；高故障率设备改善纳入年度工作计划，并进行PDCA分析及改善追踪
4	指导合理使用设备	选择高故障率设备及常用设备对使用部门进行定期使用培训，每年至少1次；记录完整，对临床使用部门的监管、培训记录；记录完整，指导高风险类设备管理应急预案（包括临床科室）和演练记录；不良事件记录完整并依时效要求报提

5. 信息化水平评估　应对管理的需求，信息化是必然的选择，而且不是局部工作的信息化，是设备全生命周期管理纳入信息化方能依托数据支撑开展精细化管理。而信息化只应被看作管理工具，并非管理目标，核心要求实际是规章制度对设备生命周期管理的全覆盖，只有在制度和流程的基础上才能够实现有价值的信息化。另外，信息数据的应用价值在于数据的有效性和互通性，信息化应尽量符合上述原则推进，此部分内容已在信息化管理章节有详细介绍，本章仅针对上述原则实现评估。因信息化内容非常复杂，且已经在国际上有相对完整的评价体系，如美国医疗信息与管理系统学会（Healthcare Information and Management Systems Society，HIMSS）评价，就是针对医疗机构信息系统建设情况进行的全面评估。本文所做评估仅以功能作为评价指标，以上述管理目标中功能作为评价考核指标，如表10-44所示。

表 10-44　信息化水平考核指标

项次	考核导向	考核指标
1	信息系统全覆盖	具备信息系统，支撑设备全生命周期管理所需全部功能模块；医疗设备报告、诊疗数据整合至医院信息系统，覆盖率10%（依医疗机构实际状况设定个性化目标）；可依托系统统计计算设备卫生经济相关数据

三、临床工程师绩效评价

伴随着管理意识和管理水平的提升，现代医疗机构越来越认识到人员对机构的重要性，因此愈发重视人员管理的科学化和精细化，通常会建立对全体员工整体绩效管理和配套激励措施，以达到激励员工、拉动机构发展的目的。具体到医学工程技术人员绩效评价，往往因为临床工程师在医疗机构当中比例较少，工作难以量化考核，而采用按照部门主管主观打分或者"平均奖"方式处理，容易导致内部管理目标不明确，工作绩效区分度不足，给管理造成混乱。

对临床工程师进行绩效管理，核心内容还是需要对临床工程师的工作职能和工作内容进行细化，并且与机构发展方向保持一致而设定相应的管理目标。因不同医疗机构内部组织架构和管理体系存在一定差异，临床工程师工作范畴亦不相同，以最常见的维修工作为例，就分为自行维修和委外维修两种。顾名思义，自行维修是由医院内部工程技术人员进行维护管理；委外维修是委托原厂或第三方人员进行维修，相对应的绩效目标和管理措施也会产生区别，所以临床工程师评核方式仍然需要结合实际工作内容和工作环境。本节所提及的临床工程师不限于医疗机构内部的员工，是对所有参与医疗机构内医疗设备管理的临床工程师的统称，谨依照前文所描述一般临床工程师工作内容进行绩效评价，希望借助有限的篇幅，探讨如何对临床工程师进行绩效管理；以提升临床工程师工作积极性。

最直接的方法就是评分表法，对临床工程师进行评价，如人员资历、制度掌握程度、技术水平、行政能量等若干个维度进行评核，采用 5 分制进行打分，并绘制出维度图（图 10-8），可以结合部门全部人员平均值找出该工程师不足，进行针对性提升。

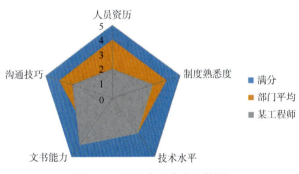

图 10-8　部门人员能力评估图

但是该评价方法的缺陷同样明显，评分表法通常是反映人员整体印象，评价主观性较大，不仅考评维度难以选择，而且无法体现具体的工作情况，难以通过有效的激励措施提升人员的工作积极性或调整工作方向。所以可以采用行为定位法或目标管理法将关键工作和工作目标结合，设计相对合理的评价制度。

临床工程师工作内容主要包括对医疗设备进行日常维护和资产管理，以期望设备能够安全、稳定运行，降低医疗机构运行成本。本文仅依照前文所描述一般临床工程师工作内容进行绩效评价，评价指标细分为人员职级、工作量、工作强度、出勤率、工作完成率、主管评价及用户满意度等若干维度。具体评价有两种方法，第一种方法可以采用百分制，先对上述内容首先进行归一化处理，即在百分制内容下统一打分标准，但是缺点

在于总分评核难以体现出具体每一项下面人员的工作情况。第二种方法是先设定每个项目所占比例，逐项进行归一化处理，如表 10-45 所示，为某医院发展阶段临床工程师绩效评核内容及比重，可以在一定程度上避免百分制的缺陷。下文即采用第二种方法进行评核，项目需结合医疗机构实际情况进行增减，所占比例亦应随业务发展需要随时调整，见表 10-45。

表 10-45　部门人员评核

人员职级	工作量	出勤率	日常目标达成	主管评价
15%	20%	20%	25%	20%

绩效评核与绩效奖励相结合，方能对员工起到激励作用。可以将绩效奖金总额度首先按上述比例进行切分，再逐项进行全员评核，能够有效地看到每位临床工程师在具体工作上的差异，让部门主管能够有针对性地进行调整和改善。

1. 人员职级绩效评核与奖励　人员职级是对人员年资、贡献度和学术地位的综合评价，由于临床工程师认证体系尚未完善，这里暂用一般工程技术人员职称体系名称，总分 15 分，参考评分如表 10-46 所示。

表 10-46　人员职级绩效评核

职级	评分
教授级高级工程师	15
高级工程师	12
工程师	10
助理工程师	8
技术员	5

2. 工作量绩效评核　临床工程师的工作量重点体现在所管理设备的数量上，临床工程师参与管理的设备数量越多，可能发生的维修、保养案件也相应增加；另外，设备的价值也能够从某些侧面反映出管理的难度，通常来讲，设备价值越高，对医院的重要性越大，相应的管理要求也越多。临床工程师同时担负着大量行政管理工作，因此也应在相应的评核当中予以考虑。

综上依照工程师所负责管理设备资产总数量、总价值及其他行政管理业务逐项评分，设定每人总分不超过 10 分。评分细则如表 10-47 所示。

表 10-47 工作量绩效评核

项目名称	评分标准
管理设备总价值	6000 万元以上 4 分 4000 万元～6000 万元（含）3 分 2000 万元～4000 万元（含）2 分 2000 万元（含）以下 1 分
管理设备总数量	300 台以上 4 分 200～300 台（含）3 分 100～200 台（含）2 分 100 台（含）以下 1 分
行政管理工作 （可累计）	委员会执行秘书 1 分 计量管理员 1 分 代理部门主管 1 分

通过该表可以反映出工程师的具体工作量，但是不应该鼓励临床工程师超负荷工作，应当在评核之后予以工作量调整，避免因工作负荷过重造成管理质量下降，因此后续会在工作质量指标上予以调整和体现。

3. 日常工作目标达成考核 目标管理法是最为直接的一种绩效管理手段，临床工程师的工作目标可以细化出很多，如设备完好率、维修时间、当月保养完成率、重复维修案件数量等，具体评价方法可以按照达成情况细分，特别是工作完成效率指标可以在一定程度上避免工作负荷过大造成的管理品质下降，暂定总分 25 分，目标值设定如表 10-48 所示。

表 10-48 日常工作目标达成考核

项目名称	目标值	评分标准
当月保养完成率	100%	达到 100% 10 分 97%（含）～100% 8 分 94%（含）～97% 6 分 91%（含）～94% 4 分 88%（含）～91% 2 分 88% 以下 0 分
自行维修 3 日完成率	85%	达到 85% 及以上 10 分 80%（含）～85% 6 分 75%（含）～80% 2 分 75% 以下 0 分
当月 3 日内重复维修案件数量	1 次	不大于 1 次 5 分 多于 1 次 0 分

上述内容及评分措施仅供参考，工程师工作目标并不限于上述内容，行政管理工作的时效性、资产档案的完整性等均可以作为评核人员的指标。

4. 出勤考核 出勤是评价员工对工作态度的最基本要素，因此设定比重较高。为了奖勤罚懒，考核方法应当同时具备正向和负向评分。例如，设定基础得分为 80 分，每位工程师如实际出勤时间不少于应出勤时间 80% 可得，如低于 80% 或每月缺勤时间超过 5 天（不包括公出、出差），则为 0 分。在此基础得分上对应加分及扣分项目，加分后总分不超过 100 分，扣分到 0 分为止，评分细则如表 10-49 所示。依据每个工程师的当月考勤得分，可进行该项目绩效奖金分配。

表 10-49 出勤考核

项目名称	评分标准
基础得分	实际出勤时间不少于应出勤时间 80% 为 80 分 低于 80% 或每月缺勤时间超过 5 天，则为 0 分
扣分项目	当月内考勤异常*1 次 5 分 当月内请假每天 5 分
加分项目	当月临时加班每 4 小时 5 分 排班/夜班人员 5 分

*考勤异常包括迟到、旷工、早退等

5. 主管评核 部门主管理应对部门人员工作负责，同时也最为了解每个员工特点，评核由 2 个部分组成，如表 10-50 所示，即技术能力评核（保养维修工单主管评核总分）和行政能力评核，总分设定为 20 分。技术能力评分基础为 0 分，统计当月维修和保养案件主管评核加减分情况（如表 10-50 所示），总分不超过 15 分；行政能力评分是指评估人员当季度行政业务处理的质量及效率，总分不超过 5 分，不低于 0 分，两项相加总分最低为 0 分。因此，可根据每个工程师的得分进行该项目下的绩效奖金分配。

表 10-50 主管评核

项目名称	评分标准
技术能力评分 （加分项目）	自行维修重要设备每次加 1～2 分 单次开发替代品成本节约 30% 以上 4～5 分 维修耗材替代品开发 1 次 2 分 设备保养规范修订 1 分
技术能力评分 （扣分项目）	维修品质不佳 1 分 定期保养落实不到位 2 分 未按手册或保养规范执行操作造成异常 5 分
行政能力评分	0～5 分

由于临床工程涵盖范围广，本文仅提供几类评核内容作为参考。例如，成本控制也是临床工程师的重要工作内容，上述评价标准仅在主管个案评核部分给予打分，对于成本控制的引导力度不足，如果要重点引导，亦可单独设定绩效指标，并予以相应奖励；再如使用部门的满意度也应该是评价临床工程部门服务状况的重要指标，但是操作难度较大，如果借助信息化手段能够降低这类评价难度，亦可以将其作为评价指标。

四、结　语

绩效管理并不是单纯地进行利益分配，而是希望通过管理和经济手段，促进单位与员工的共同成长。通过考核发现问题、改进问题，找到差距并进行有针对性的提升。医疗机构在医疗设备管理所追求的目标应该是设备配置合理、运行安全稳定、效率提升、成本降低、人员各司其职等，在追求上述目标的过程当中，自然会运用到各类管理工具，绩效管理只是其中一种，因此目标才是管理的核心所在。

目标是会随机构和人员的成长而变化的，通常来讲，初期可能会追求管理的全面性，随着整体管理水平提升，再设定个性化目标并进一步向追求品质管理方向调整，因此绩效管理是一个动态管理的过程，首先是设定目标需要切合实际，而且避免某项指标的引导，如对工程师的评核工作量是一个方面，工作质量也需要一同考虑，避免片面追求工作量而导致工作质量的下降。其次需要不断监控和调整，绩效管理实际上是一个不断试验的过程，各类指标的比例、目标的设定都可能产生跟设计之初不一致的结果，所以需要对指标不断进行优化，纠正偏差。最后绩效管理工具本身也需要不断进行改善，绩效管理方法历经演变，从评分表法到360度评价法，从简单到复杂，没有任何一种单一的方法可以满足所有管理需求，需要在各种应用实践中不断改进、融合和创新，本文所介绍的各种方法也有其局限性，各位读者仍需要结合各自实际进行改善。

第五节　医疗设备信息化管理

一、医疗设备信息化管理现状

如前文所述，2014年修订的《医疗器械监督管理条例》中第三十二条规定"国家鼓励采用先进技术手段进行记录。"所谓的"先进手段"自然包括了信息化技术。信息化技术可谓包罗万象，在应用层面根据管理程度也有不同的层级区分，在现阶段能够大致区分为以下几个应用层级。

1. 静态数据表格　最为常见的医疗设备管理模式，通过利用商业化的文书系统（如Excel、WPS等）进行记录，记录如购置价格、采购时间、设备名称等基本信息，因为管理需求不断增加，会导致数据内容越来越多，但是因为记录工具的限制，记录的方式只能是"一维"的，通过不断增加行列的方式进行处理，一旦涉及设备的时间维度数据，如何时进行维修，全年进行过多少次保养等，处理上就存在极大的困难。

2. 数据库记录　针对单一表格静态记录的缺陷而发展出来的进阶记录手段，数据库是由一张张"数据表"（table）构成，每个表都能记录存储一类的事项，每个表都有一个栏位作为"主键"（primary key），指的是一个列或多列的组合，其值能唯一地标识表中的每一行，通过它可强制表的实体完整性。主键主要是用于其他表的关联，以及本记录的修改与删除。例如，医疗设备管理数据库中最基本的表是设备资产信息表，为了区分每台医疗设备，必须给每台设备分配一个资产编号，这个资产编号也就成为这个表的"主键"，而设备维修记录表则可能以时间或者生成编号的形式作为"主键"，同时包括资产编号信息，如此两张表就可以通过这种方式联系到一起，管理方式也就相应地能够从"一维"扩充到"二维"。最直接的就是能够从时间维度进行相应的统计工作，但是信息的准确性和完整性往往成为限制数据库记录的重要因素，管理越来越细致，随时可能出现新的管理需求，但是数据库数据往往缺少此类数据支撑，导致管理缺失。而且数据库容易产生所谓"信息孤岛"，信息在医疗机构中往往是以业务流的形式进行传递，业务上游部门和下游部门数据需要保持一致，如果上游部门封闭建设数据库，则必然导致下游部门无法获取有效数据，不同部门计算口径存在偏差，如此一来则对机构决策和管理产生极大的不良后果。

3. 全生命周期设备管理　对数据库的架构要求更为复杂，需要从制度层面对医疗设备管理相关信息和业务流进行整合，即顶层设计是要求覆盖全部医疗设备管理相关部门，医疗设备全生命周期管理已经在前文有了详细说明，管理的核心思想是要通过技术手段实现医疗设备从论证到采购，再到使用过程维修保养及最后的报废流程全部纳入统一管理，如采购部门、使用部门、财务部门、临床工程部门等，所有部门在这个系统内共同制造数据、使用数据、维护数据。虽然对于临床工程部门进行医疗设备的日常管理已经足够，但是对于整个医疗机构而言，又存在产生一个新的"信息孤岛"的风险。

4. 全院业务流信息系统整合（决策支持系统）基于目前技术水平和管理能力能够架构出的整合度最高的信息管理系统，不光是对医疗设备管理数据进行整合，还要对治疗过程当中的数据进行收集整理，甚至能够实现信息系统与医疗设备的互相操作，如医嘱命令整合到输注射泵系统，全程护理人员只需进行医嘱核对和药物配置，设备操作完全由信息系统指令操作；再如，电子病例中整合医疗设备提供的治疗诊断数据，如此可以分析现有设备动用率和使用情况等。但是不同厂家产品的信息接口并不一致，目前整个行业内也仅有少数标准数据协议，如影像设备等支持DICOM和HL7协议，而医疗机构中广泛使用的大量设备则是各种各样的非标准协议和数据接口，需要投入大量的人力进行整合工作，建立不同设备的连接范式和技术框架。最终整合后的信息系统可以实现医疗机构管理全覆盖，能够通过多维度的数据作为决策依据。

在未来，如果能够实现跨医疗机构的数据系统，甚至能够通过大数据模型分析进行管理行为预测和及时干预，如规范临床工程师维修保养工作流程，评估临床工程师工作行为的合理性，甚至利用人工智能手段协助工程师进行故障判断和指导维修过程。

但是通过调研国内医疗机构，现实却是非常残酷，可以清楚地看到"先进手段"应用大部分仍然停留在静态数据表的阶段，能够实现局部数据库式管理已经较少，全生命周期设备管理的机构则是更少。换句话讲，目前国内医疗设备管理模式仍然是人工、粗放、分散、定性的模式，这种模式由于对人的依赖性强，容易产生疏漏和错误。另外，目前的这种模式对医疗器械管理中监督作用不明显，无法做到透明化管理，容易滋生医疗设备管理中的腐败。

信息化管理的优势显而易见，不仅能消除手工操作的弊端，还能动态了解其管理的医疗设备的使用和分布情况。通过学习国外先进医疗机构，我们已经能够充分认识到信息技术不仅仅是一种管理工具，更是精细化管理实现过程中不可缺少的必要组成部分，可以说信息技术管理手段的落后也制约了医疗机构中临床工程部门的管理工作。本节将重点讨论信息化管理做什么及如何做的问题，即如何通过整体设计建立有效的信息管理系统，并且付诸管理实践。

二、信息化与规章制度

第一节中已经讲过，国内法规体系相对发展滞后，导致管理理念和管理工具发展也相对缓慢。美国早在1976年就推出了《医疗器械修正案》，授权FDA管理医疗设备安全和质量，到1990年已经正式颁布了著名的《医疗器械安全法令》，而我国则是2000年才正式颁布《医疗器械监督管理条例》，2014年的修正版正式提出"使用先进手段"进行医疗设备管理。时间上和技术上的差距我们必须要正视，但并不意味着我们会一直落后，应用层面只是技术问题，解决了管理的核心问题，我们也能够实现对先进地区和国家医疗机构的追赶甚至超越。这里我们必须反复提及规章制度的重要性，前文已经讲过，医疗机构的工作是由业务流串联起来的，信息化的核心就是要把这些业务流通过技术手段在电脑上实现，而换个角度看，业务流实际上就是每个部门工作行为的一种关联，而部门的工作行为是部门工作职能的具体表现，即各种规章制度的具体呈现。简而言之，信息系统和规章制度实为一体，就如同一枚硬币的两个面，信息系统想要能够成功应用，必须以现有规章制度作为执行的保障和依据，规章制度的落地生根也需要依靠信息系统的支撑和管制，二者相辅相成、缺一不可。有很多信息系统建设失败的案例，根本原因就是缺少制度准备，造成业务流与信息流无法同步，出现了"让使用人适应信息系统，还是让信息系统适应使用人"的两难选择。所以对于医疗设备管理的信息化建设必须以规章制度和业务流梳理作为前提，也就是通常所说的"顶层设计"需要做好。

要进行顶层设计，需要首先明确什么是规章制度及如何设计规章制度，前面讲规章制度的表现形式是每个部门的具体业务流程和行为，而这些业务流程的本质则是机构内部各部门的沟通过程。沟通指意义的传递和理解，特别强调了意义的传递，如医疗设备固定资产建档，采购部门需要把采购相关数据传递给使用部门，告诉他们采购已经完成，信息包括具体的设备规格型号、购置价格等；还需要把信息传递给临床工程部门，临床工程部门比照信息进行设备验收；还要把信息传递给财务部门，纳入医院整体账目信息。"意义的理解"则是要求在信息传递上使用能够互相理解的方式，如给临床工程部门的信息应该能够进行验收操作，至少需要包括招标文件采购合约等内容，否则根本无从验收。完美的沟通可以理解为接受者所得到的认知和想法与发送者完全一致。沟通过程是有成本的，包括时间成本、信息失真等，而机构管理者最主要的工作就是尽量降低沟通成本，减少沟通障碍。管理者将各种沟通网络形式（链式、轮式、全通道式等）在机构管理过程中固化就成为所谓的规章制度。

但是目前从各医疗机构的情况上可以看出，规章制度的准备工作非常薄弱，甚至已经存在的规章制度也往往无人遵循，成为一纸空文，现存医院的各种业务流更是因人而异，总结起来就是人治而非法治。前面几个章节已经将临床工程师要做什么及怎么做的问题进行了梳理，临床工程师建立了基本的管理思维，本节讨论的重点是如何将前面的措施抽象成为制度和流程，即提升到概念技能的层次。因此，信息系统的建设不是一个部门的局部事务，而是应该建立在机构立场上

的全局建设项目，不仅是因为涉及部门多，更重要的是对管理者的能力有较高的要求，需要有较强的全局观和高度抽象思维能力。

进行信息化建设需要先解决医疗机构医疗设备管理的制度和工作流程上的问题，梳理起来主要有以下几个方面的问题。

1. 管理目的不明确　最明显的就是不知道管理什么及怎么管理，前三节已经大篇幅讨论了临床工程师工作职能的问题，医疗设备的临床使用管理实际上就是将医疗设备在医疗几个的整个生命周期进行有效管控，信息系统直接作用就是将管控内容进行记录，如采购过程、设备验收基础信息、历次维修保养记录、质量控制记录等，如此一来就可以需要对每个参与部门和每个业务流程建立相应的规章制度，进而形成管理系统。

2. 组织机能模糊不清　最常见的说法就是"这件事该谁做？"完全由管理者临时决定，决定的依据全凭管理者认知，非常容易导致业务流断档，因此部门机能不清最容易造成业务流混乱，出现难事没人愿意做或有利的事大家抢着做的现象，更无从谈起信息系统建设。我们梳理业务流则务必先理清部门组织架构和组织机能，对于部门机能应该秉持以下几个基本原则：首先就是权利责任对等原则，每个部门的工作内容（或称组织机能）实际上可以视为这个部门调动相关资源的权利，如临床工程部门有设备论证立项的职能，实际上意味着该部门有调配医疗机构的资金资源、空间资源甚至人力资源的权利，秉持权责一致的原则，论证的结果也需要由该部门负责，才不至于权利被滥用；相应的也会引导该部门的管理者思考如何进行科学论证，才能让结果更有说服力。其次是最简化原则，原则上业务不相关部门不需要参与业务流程，越短的流程越容易进行调整和管控。不仅如此，抽象地看，业务流程实际上就是信息传递流程，借用信息学对信息传递的一些基本理论，传递过程越短，信息损耗也越少，信息传递效率越高，相应的沟通成本也越低，也就是常说的组织架构的"扁平化"，但是"扁平化"的组织对机构管理者的要求也更为严格，可能存在每个管理者身兼数职的状况，需要能够快速处理"扁平化"带来的大量信息，但是随着机构发展，组织架构必然越来越复杂，如何"扁平化"实际上

也是管理领域在不断探索的问题。最后是设定管控措施，管控的目的是要保持业务流程的完整性，避免出现没有业务流发起部门或没有下游接收部门，管控措施主要有两种。第一种方法是设定管控时间进程或业务内容，保障信息传递的准确性和时效性，同时后一个流程部门也能够对前一个流程部门起到有效的制约和查核作用，这种方法相对简单、直接，但是监督效果有限；第二种方法是设立独立的监督机构，对各个业务流程进行梳理、协调，能够不断地做出改善和调整，查缺补漏，但是会导致机构的复杂化。两种方法各有优缺点，关键在于与机构的发展相适应，如绩效管控是由临床工程部门负责还是由独立的品质管控部门负责都是可选的方式。

3. 各类操作标准化不足　最直接的例子就是设备资产编号的编码标准，类似于医疗设备身份证，如果没有标准必然造成管理混乱。再如设备保养和质量控制，缺少统一的保养规范，每个工程师都有自己认为的保养周期和保养方法，测量数据更是无法判断合格与否。标准化是一个繁杂的系统性工程，因篇幅所限，本文不进行展开讲述，解决标准化最好的方法就是建立全院性的标准化项目小组，根据管理中遇到的问题逐项解决并建立管理标准。

4. 路径依赖或思维惯性　这将导致科学的工作流程和管理制度建立或者更新困难，最常见的表述就是"我们之前如何如何做，也管理的很好啊。"这实际上反映出来的就是管理参与者的思维方式仍然停留在原有的管理模式当中，对新模式和新制度的否定。本质上仍然是基层管理者管理能力不足，无法从全局看到制度完善对机构带来的好处，需要进行管理者的能力培训和提升。一个机构的规章制度不可能一成不变，需要不断地适应外部环境变化，很多时候行为最能体现对变化的适应，只不过没有固化成为规章制度，如外部有新法律法规发布，机构内必然在工作上有所调整。因此，机构的各个层级的管理者也需要具备管理者思维，才能不断修正规章制度，维持自身的稳定发展。

5. 规章制度不具备可操作性和可执行性　最常见的表现就是将外部法规直接变为机构内部规章制度，完全不考虑跟机构组织结构和部门机能

的匹配；或者只做简单修改，出现了模糊不清的表述，如"相关部门"和"有关单位"等，结果就导致按照规章制度完全无法找到具体的业务负责部门。另外一种表现则是经常出现规章制度互相抵触的情况，法律体系中有法律效力位阶的概念，可大致分为上位法、下位法、同位法。从规章制度的渊源而言，就法律效力大小而言，效力大的为上位法，它之下生效的为下位法。但是医疗机构内规章制度往往缺少统一的修订部门，导致每个部门都在修订各自的规章制度，从效力上看属于同位阶规章，效力相等，各自为政自然无法避免出现规章制度抵触情况，而同位阶规章制度抵触时执行起来必然产生不可调和的矛盾。因此，规章制度修订势必需要从机构管理层开始着手，组织专门的编订委员自上而下理清规章制度所属位阶和对应的效力，如再发生抵触，亦可遵循上位法优先的原则达到管理目的。如此方能实现机构规章制度协调统一，这样的制度才能够用来指导业务流程，减少异常状况发生。

针对上述问题将医疗机构内的工作流程梳理完成之后才真正有可能将医疗设备的管理纳入信息化管理范畴，下面就根据全生命周期的医疗设备信息化管理的要求，梳理信息化建设的建议供读者参考。

三、全生命周期医疗设备管理信息化

当医疗机构已经将规章制度、组织架构、业务流程等一系列准备工作完成时，管理者自然会想到借助信息管理工具将信息的传递过程固化，也就是所谓的信息化。具体到医疗设备管理方面，信息化最重要的功能是要实现对医疗设备全方位管理，促进医疗机构管理向规范化、科学化、精细化方向发展。前文提到，医疗设备信息化管理分为四个层次，虽然第四个层次的数字化医院是所有机构都向往的目标，但是目前国内几乎没有医疗机构能够实现，而且因为涉及大量的跨系统对接及技术框架设计工作，暂不在本文做详细讨论，但是第三个层次医疗设备全生命周期管理确实是当前管理阶段急需且能够弥补当前医疗机构医疗设备管理上的短板，而且设备管理系统需求相对独立和单纯，所以本文先从全生命周期设备

管理系统入手，计划讨论并明确一套有效并且具备一定前瞻性的建设需求，帮助临床工程师推动医疗设备管理信息化建设，提升医疗机构对医疗设备的管理水平，以达到精细化、科学化管理目的，同时在此基础上，未来能够形成建设标准并产生标准数据接口，实现跨医疗机构的数据互联互通、信息共享，降低管理成本，提供科学决策依据。

（一）管理系统设计原则

实现管理系统首先要明确管理的目标，要围绕医疗设备的日常使用进行全方位的数据收集和整合，实现与管理工作同步。因此，必须要秉持一定的管理原则进行设计，梳理起来主要应当遵循以下九项原则。

1. 闭环管理原则 医疗设备管理信息系统建设需要建立全生命周期的闭环管理，应包括论证、申购审批、招标采购、合同签订、安装验收、培训、入库出库、资产台账管理、维修维保、巡检、预防性保养、计量、不良事件上报、质控检测、报废、效益分析、档案管理等，系统应逐步与医院 HIS、LIS、RIS、电子病历等系统实现数据和流程的高度对接。

2. 精细化管理原则 医疗设备管理信息系统建设是从无到有、从人为手工管理到电子化管理、从粗放管理到精细化管理的过程，通过结构化的数据模型、流程管理的优化，大数据的分析，结合图文、语音、视频，建立全过程精细化管理信息系统平台。

3. 标准化原则 医疗设备管理信息系统能否长久地发挥管理作用，一方面取决于系统的架构设计，另一方面更取决于医院医疗设备管理信息系统标准化体系的建立，如设备分类、设备编码、名称规格等标准，通过建立标准化的编码规则和规范，对后期的扩展使用、数据的统计分析、预警管理打下坚实的数据基础。

4. 智能化原则 医疗设备管理信息系统应采用物联网类应用技术，借助包括但不限于无线网络、移动感应设备、手机终端等，实现如精准扫码管理、批量感应管理、自动分配任务和信息推送管理等内容，并能通过大数据智能分析进行绩效管理，持续改进工作方法，优化工作流程。

5. 安全性原则 医疗设备管理信息系统的主体数据应放在医院内网服务器，采用多种有效信息安全技术，强化信息安全和保密措施，对关键数据进行加密存储传输，对内外网的数据交互需进行安全有效的保护及监控，使用人可通过外网手机 APP 或微信平台等进行实名认证后对部分信息有限度使用，充分保证数据安全性、完整性。一方面系统需要提供基于用户名、密码的用户身份认证系统和分别基于角色、基于功能的用户权限管理功能；另一方面，需要提供数据库数据恢复和备份，必须保证系统的可靠性和稳定性，必须保证系统的全天候正常运行，并提供系统异常情况下的后备解决方案。

6. 实用性原则 实用性是评价医疗设备管理信息系统的主要标准。它应该符合医院现有和今后发展的体系结构、管理模式和运作程序，能满足医院一定时期内对信息的需求。支持科室信息汇总分析与核算，支持医院对资产的宏观监督与控制。建议优先选择基于 b/s 架构系统，具备界面友好、操作简便、数据易获取等特性，使用后可提高服务质量、工作效率和管理水平。

7. 经济性原则 医疗设备管理信息系统基础的条件应借助医院现有的无线网络、有线网络、硬件平台、信息集成平台等，以无须投入大型基础性建设为先决要素，量力而行，从业务管理的需求情况逐步完善系统所有模块建设。

8. 个性化定制原则 医疗设备管理信息系统平台的建设，在实现整体建设标准的前提下根据医院的业务管理需要进行个性化的细节定制开发及新业务管理的开发，以满足医院个性化管理的要求。

9. 总体规划分步实施原则 医疗设备管理信息系统的建设应进行总体规划，分步实施，结合医院业务管理现状，优先解决工作量最大、效率最低、管理上急需的业务，再逐步解决其他的业务需求，稳步推进。

（二）管理系统实现功能需求

秉持上述基本原则，再详细讨论管理功能具体应该包括哪些内容。完整的医疗设备管理信息系统应尽量覆盖医疗设备在医疗机构使用的全生命周期，即包括论证、采购、使用、维护、评估、报废等各个环节，从前文的临床工程师工作内容来看，至少应当涵盖十四个方面的功能，分别是论证管理、采购管理、基本信息管理、验收管理、培训管理、日常巡检保养管理、预防性维护管理、故障报修管理、质控管理、计量管理、不良事件管理、效益评价、资产管理、报废管理。各医疗机构可结合自身实际，依照总体规划分步实施原则稳步推进，如有能力，也可扩展更多功能。下面逐一介绍上述功能及所需工作细节。

1. 论证管理功能 论证是设备购置前的重要环节，而且是各级法律法规严格要求的内容，随着管理的细致，论证的内容也越来越复杂，论证维度也越来越多，同时也越来越强调论证的科学性。论证的本质是对被论证项目设立合理的预期，即申请购置的设备预期获得的收益和预期付出的成本，收益和成本都是多方面的，因此需要综合评估并且利用现有已知数据进行修正。具体内容可以参照 HTA 原则进行设计，包括临床获益、经济指标、机构影响力，以及医疗技术对社会、伦理、法律的影响等四个方面，因此在论证管理功能设计上，系统需要尽量满足上述四个方面的论证内容，而且涉及如工作量、服务量、经济指标等数据型指标，应当以规范的数据结构进行存储，方便未来能够对数据进行分析和追踪，成本除了一般性支出费用外还需要同时包括空间支出等隐性成本，如此论证内容才能够相对完整。而且每个项目应该以一定规则设立项目编号，能够与后段采购管理、固定资产管理相关联，如此才能完整进行项目追溯。

2. 采购管理功能 论证通过并准许立项的项目列入设备预算项目库，执行采购过程中需能够管控资金形式及采购形式，同时尽可能完整地完整地采购信息进行汇总，如招标代理机构信息，评标报告和中标通知书，采购合同及合同付款进度情况，建立合同管理台账信息，按合同支付进度进行时间提醒。

3. 基本信息维护功能 采购完成的设备需要建立设备作为医院资产的基本信息，依照现有的管理经验，管理信息越完善、丰富对未来的管理越有益处。以资产编号为例，资产编号作为设备唯一的身份信息需要能够具备高度的可识别特性，因此需要尽量涵盖各类分类编码信息，如财政、食药监系统分类等，尽量能满足未来管理统计

需求及外部对接需求。必要信息还应包括设备的财务相关信息、注册证信息、大型设备配置证信息、生产厂商和供应商所有资质信息、设备使用部门、保管人和具体位置、设备责任工程师、计量证信息、预排定保养周期和保养时间等。资产基本信息数据需要能够进行维护。例如，签订维保合同的设备，还需能够记录维保合同内容、维保周期等。

4. 验收及档案管理功能 依照第二节所讲内容要求，系统需要能够将验收信息及之后的固定资产档案进行信息化关联。例如，验收报告电子化，指明档案存放的空间和内容清单，甚至将档案信息进行电子化存储。虽然电子化能够解决存储空间和时间的限制，但是纸质档案存储有相应的法规要求，而且原始纸质文档数据的重要性在现有技术条件下还是不能被电子存储替代的。验收主要是后段付款动作的重要依据和凭证，信息的完整性才是该部分功能所要管控的重点，因此这部分功能主要是以存储和查询为主。目前主要的存储仍然是以树状结构的"文件夹"形式为主，随着信息量的爆炸式增加，会导致文档存储效率低效，数据冗余，尤其是跨文件夹的文件搜索调阅存在困难，因此文档存储需要更为优化的网格式结构。

5. 培训管理功能 培训记录需要能够存储相关培训课件资料供人员学习，还需要能够记录从设备验收到运行过程中的每次培训的参加人员和培训时间，而且培训功能不应该成为独立的信息孤岛，应该能够与设备的资产信息进行关联，能够作为设备使用评价的一环。

6. 日常巡检管理功能 从基础设备信息中筛选设备保养负责人，每隔一定周期提醒临床工程师进行所负责设备巡检目录并能够自动带出巡检要点和规范，执行结果能够记录至系统。

7. 预防性维护管理功能 根据设备使用情况和风险等级，需要定期开展设备预防性维护，系统能够自动排定保养计划并到期提醒临床工程师开展工作，并存储已经制订的预防性维护规范，维护完成后能够记录预防性维护的起止时间，过程中更换配件的，需要记录配件的市场价格。

8. 故障报修管理功能 依照医院实际情况，使用科室可采用多种渠道报修，报修信息内容可采用文字、语音和图片等多种形式，内容需清晰

准确，并提供故障设备存放地点、联系人等相关信息，报修信息可通过网络传输至临床工程部门或直接推送至责任临床工程师。系统除具备记录维修的起止时间、维修方法及故障分析、记录维修配件的市场价格功能外，需进行有效工作时间管控，如对未及时接单的工程师进行提醒，对超长期维修案件进行提醒等。

9. 质控管理功能 系统可依照设备类别及风险等级对设备进行质量控制检测提醒并进行维护，需包括但不限于北京市医管局有严格质控要求的设备，并可根据设备质量控制标准，打印相关质量控制表单供质控人员记录原始数据，原始数据表可电子化存档，有条件的单位该系统应支持质控数据录入和分析。如质控结果为不合格，应转系统报修提醒或提示使用部门受限使用。

10. 计量管理功能 计量实际上是质量控制的一个环节，因为是上升到法律层面的管控，因此需要建立一套证照管理功能，需支持强检类设备计量证效期管理及计量结果管理，如计量证到期提醒、逾期时间记录，并且计量证更新后，可对信息进行快速维护，有条件的单位可记录计量证号、上传计量证。

11. 不良事件管理功能 系统需能够依照国家相关法规要求提供并记录疑似医疗设备不良事件相关内容，如使用情况、设备注册证信息等。并且与具体设备资产信息关联，纳入设备整体信息维护。现各机构已经有较为完善的不良事件上报系统，本功能应整合至全院系统当中，不应重复建设。

12. 效益评价功能 系统能够追溯到设备立项论证信息，如有条件可以与HIS系统实现数据共享，通过信息整合及计算进行设备使用中的效益评价，需要包括客观指标和主观评价两个方面，客观指标如工作量、检查阳性率、经济指标等；主观指标如机构影响力，社会、伦理、法律的影响等需要长期进行监控。

13. 临床工程师品质管理 管理者需要对临床工程师工作需要进行监督和反馈，如对每个维修案例进行评价打分，保养时效评估，工作平均时间反馈统计等。

14. 报废管理功能 超过耐用年限设备，系统需定期提醒资产管理部门进行检测以确定是否留用。经医院决策需报废的设备，依照国有资产管理规则，委托相关单位进行资产处置，相关处置信息可上传至系统存档，设备资产信息需标记为报废，资产管理部门协助财务部门进行资产账务处置。系统中标记为报废设备的所有相关数据仍需保留。

上述功能的实现过程实际上隐含着权限管理的功能，但是没有单独提出作为一项核心内容，甚至如果是全范围的电子化文书传签和文档存储，还应涉及电子签名及文书加密功能。例如，论证过程实际上是文书会签过程，如果完全按照无纸化流程进行设计，这个会签过程实际上是比较复杂的"一对多"的文书流转过程，即一个发起人，多位接收人，而且接收人需要将反馈信息回到发起人，如此完成整个会签过程。因此，看似简单的需求在实现过程中也是非常复杂的，必须把握好"顶层设计"的思路，使系统有足够的扩展性、兼容性和前瞻性，这样才能使系统被长期使用。

四、信息系统数据维护和使用

基于前文的标准讨论，如果信息系统能够实现医疗设备全生命周期信息化管理，必然会随着设备的使用积累大量的数据，如果实现跨医疗机构的数据互联，数据的累计可能更是惊人。如此庞大的数据量，并非单纯为了存储，数据的存在是用来进行更为精细化的管理，因此数据的质量会直接关系到分析结果的准确性。以维修为例，某监护仪故障，最为常见的故障就是袖带破损，但是报修描述的故障现象内容可能是千奇百怪，如血压无法测量、血压测不准甚至直接写坏了，对于计算机而言，依照目前的技术能力，自然语言过于复杂，还无法被直接分析解读，因此如果要对故障进行统计和分析，只能依靠人工筛选，或者从过往案件总结并维护出标准化字典，故障现象就可以直接标准化为"无法测量血压"，故障原因标准化为"血压袖带破损"，维修过程也简化成为"更换袖带"，并关联材料领用（或采购）记录，如此一来，计算机就能够通过标准化的信息对于后期数据分析，如统计一段时间内重复故障次数和维护成本，并协助分析重复故障原因。上述过程我们可以称为采集数据的标准化，是数据维护非常小但是非常重要的一部分工作。已经存在系统中的数据，因为缺少标准化信息，可能就需要人工或半自动的方式进行维护。目前对于数据质量的评价标准还是比较前沿的研究内容，但是随着系统中数据量的增加及管理需求的提出，数据的评价和标准化已成为大家关注的焦点。

数据的使用更是在不断探索，如可以利用过往一年的同一类设备进行故障原因分析，利用RCA 分析方法找出原因，并通过 PDCA 原则进行改善、监控、调整，降低故障。再如利用数据比对比较同级别医院配置差异性，指导医疗机构配置原则等。当信息能够以数据的形式存储，可利用的可能性将大幅提升，因篇幅所限，本文不在进行举例，希望各位读者开阔思路，通过数据分析能够将医疗机构的科学化和精细化管理更进一步。

第十一章

卫生经济学与医疗器械的经济管理

医疗器械是商品,即具有价值和使用价值,价值规律是商品生产和产品交换的经济规律,医疗器械的管理必然受价值规律所支配。因此,遵循价值规律对医疗器械实行经济管理,是调节医疗器械管理的重要杠杆,是医疗器械本身商品属性所决定的。

医疗器械的经济管理是医疗机构经济管理的重要组成部分。它是在社会主义市场经济体制下,运用卫生经济学原理及方法对医疗器械的寿命周期全过程实施管理,以合理的成本,取得医疗器械的最佳使用效益。

第一节 概 述

我国社会经济文化的不断发展,带来人们对医疗卫生服务的数量与质量需求日益增加和提高。基本医疗保障制度和医药卫生体制改革的目标是用比较低廉的费用,提供比较优质的医疗服务,努力满足广大人民群众基本医疗卫生服务的需要。

医疗器械是医疗卫生服务工作的物质基础,是医疗机构进行医疗、教学、科研和预防工作的物质保证,也是耗资最大、增值最快、最为直接地完成医疗卫生服务的重要因素。因此,运用卫生经济学原理及方法对医疗器械的寿命周期全过程实施管理,以合理的成本,取得医疗器械的最佳使用效益,是卫生经济管理工作的重要环节,也是加强医疗机构经济管理的重要内容。

一、卫生经济学的内涵

经济学是一门研究经济发展规律、研究如何

最优地利用和配置稀缺资源以达到理想目标的一门社会科学。所谓稀缺,就是相对于人们的欲望和需求而言,无论自然资源还是社会物质产品总是有限的,这种有限性被称为稀缺。将经济学的理论和方法应用于社会经济的各个部门,形成部门经济学,如人口经济学、劳动经济学、农业经济学、教育经济学、卫生经济学、金融经济学和环境经济学。

二、卫生经济学

卫生经济学是经济学的一门分支学科,是卫生部门和卫生服务领域中的经济学。卫生经济学研究的对象是卫生服务过程中的经济活动和经济关系,即卫生生产力和卫生生产关系。卫生经济学研究的内容是揭示上述经济活动和经济关系的规律,达到最优地筹集、开发、配置和利用卫生资源的目的,提高卫生服务的社会效益和经济效益。

卫生经济学理论与方法也是分析和评价卫生服务投入与产出、制定卫生政策和改进方案的主要工具之一。一般认为,人们对于卫生服务的要求和欲望是无限的,而能够用于卫生方面的资源总是十分有限的。卫生经济学研究的目的就是怎样最佳、有效、公平地使用稀缺的卫生资源,以满足人们日益增长的对卫生服务的需求。

三、医疗器械的经济管理

医疗器械是一种卫生资源,有限的资源与无限的需求是永恒的矛盾,合理配置和利用资源是解决这一矛盾的前提和重要方法。医疗器械合理供给就是将有限的资源发挥最大的效能。合理配置和使用医疗器械的关键是根据医疗机构发展规划和医疗服务需求，准确做出需求评价和效益预测，制定科学的医疗器械供给决策和管理策略。

医疗器械经济管理的原则是以合理的投入，发挥医疗器械最佳效能，获得尽可能大的社会效益和经济效益。医疗器械经济管理是对医疗器械寿命周期全过程的管理，按时间顺序主要包括医疗器械需求审核和供给决策，在院医疗器械的固定资产管理，医疗器械使用过程中的成本分析和成本控制管理，以及贯穿医疗器械全生命周期的卫生经济评价。

第二节　医疗器械需求与供给

在经济学中，供给与需求是密不可分、相辅相成的。同时，供给与需求也是相互对应的。每个人从出生到死亡都难免会遇到各种致病因素而影响健康。基于健康的需要，每个人在受到致病因素的影响时，均需要获得相应的医疗服务以维持健康。对医疗器械的需求是医疗服务对诊疗技术的物质需求，医疗器械是诊疗技术得以实现的技术支撑和物质保证。

以腹腔镜为例，患者腹部囊肿选择进行微创手术，开展腹腔镜微创手术就必须使用到腹腔镜设备，这是患者健康的愿望造成了临床诊疗技术的需求，诊疗技术形成了对腹腔镜的需求，都必须通过明确影响需求的主要因素对腹腔镜的需求进行预测和评估，结合供给的决定因素，为腹腔镜供给决策的制定和腹腔镜优化配置及运营管理效率的提升提供方法和依据。

一、需求的影响因素

（一）健康状况

健康是人们利用诊疗技术的最原始动力。健康不仅仅是指没有疾病或身体虚弱，而是身体、心理和社会适应能力的健全状态。通过安全有效地使用医疗器械，将诊疗技术应用于医疗服务中，从而改善人们的健康状况。一方面，使患者生理能力得以康复；另一方面，使疾病所造成的心理方面的压力（如疼痛）减轻，带来心理上的满足感。因此，当人们的健康状况发生变化时，其对卫生服务的需求也将发生改变（患者、康复中群体、亚健康群体等），也势必会影响对医疗器械的需求。

（二）时间的价值

影响需求的一个很重要的因素是时间价值。诊疗服务的时间（候诊时间、诊疗时间、住院时间、康复时间）被认为是诊疗服务的成本之一。尤其是随着服务货币价格减少，时间价值就显得更为敏感。降低时间成本，提高诊疗服务效率，也是满足诊疗服务需求的一个很重要因素，同时也成为影响医疗器械需求的一个重要因素。

（三）一般经济因素

根据传统经济学消费者理论，诊疗服务需求受到价格、收入、相关物品（服务）价格、对未来物品（服务）供应情况的预期及个人主观偏好等因素的影响，从而间接影响对医疗器械的需求。

1. 价格　价格越低，需求量会越大。例如，MRI 检查费用下降，导致在同等检查效果的情况下，患者会优先选择 MRI 进行检查，因此也就导致对 MRI 的需求量增大。

2. 收入　人们收入越高，购买力越强，需求也越多。例如，PET/CT 检查费用不变，但诊疗人群购买力增强，PET/CT 检查需求增多，导致 PET/CT 需求量增加。

3. 替代物品（服务）和互补物品（服务）　一般来说，物品（服务）的需求量与其替代品价格呈正向变动，即替代品的价格上升，替代品的需求量就会下降，则物品（服务）的需求量就会增加。手术费用上涨，可替代手术治疗的服务就会上升，其相关医疗器械的需求量就会增多。反之，物品（服务）的需求量与其互补品价格呈反向变动，即互补品的价格上升，则物品（服务）的需求量就会下降。例如，注射液和注射器配套使用，注射液价格上升，配套注射器的需求就会减少。

4. 医疗消费的偏好　消费者对各类卫生服务各自的主观评价。例如，有的地区偏重于西医服务，有的地区偏重于中医服务，那对相应医疗器械的需求也就不同。当然，这种偏好也会随时间发生变化。

5. 医疗保险收费的影响 医疗保险的介入，采用各种不同的方法对诊疗服务需求者进行补偿，会改变诊疗服务需求者对服务价格的敏感程度，从而改变需求行为，最终改变供给行为。例如，纳入医保的医用耗材和自费耗材的使用需求是不同的。

6. 诊疗人员的操作习惯和患者的就诊感受 诊疗操作人员更愿意使用人机交互界面友好、操作简单便捷的医疗器械，而患者愿意使用更具有人性化诊疗体验的医疗器械，因此这也将成为影响医疗器械需求的重要因素之一。

二、供给的决定因素

一个或多个供给因素的变化都会引起供给的变化。供给的决定因素有很多，既有经济方面的因素，也有非经济方面的因素。

（一）供给者的目标

在经济学中，一般假定供给者的目标是利润最大化。在此假定条件下，供给量的多少往往取决于这些供给能否给其带来最大利润。

但是，作为公益性供给，供给者的目标并非利润最大化，而是以医疗机构职能定位、医疗机构发展规划、重点学科建设及其他社会效益为目标，同样会产生一定的供给量。例如，医疗机构的职能定位目标是保民生、保基本，因此对于保基本的基础必备医疗器械的供给就是必须提供的；医疗机构的发展规划是医教研一体化发展，则科研和教学相关器械资源也是必需的供给投入。

医疗机构的供给目标，虽然无法突显经济效益目标，但也必须要考虑运营效率，必要时需要用优质学科来补充，补贴医疗机构在社会效益的供给。

（二）供给成本的变化

当供给所需的成本增加时，供给者就会缩减供给，甚至转向其他产品（服务）。在收入不变的情况下，供给会倾向于成本更低的选择。

成本主要由"投入的价格"和"技术的改进"所决定。例如，在医用耗材遴选时，对于功能相同或相近的医用耗材，医疗机构会优先考虑使用价格更低的医用耗材；在诊疗效果相同时，医疗机构会建议患者优先选择康复时间更短的诊疗手段。

（三）供给收益的变化

供给量与收益成正比，当其他条件相同时，收益增加，供给量就会相应地上升；收益减少，供给量就会相应地下降。收益与供给量的这种特殊关系称为供给法则。

除此之外，影响供给的因素还有其他相关产品（服务）的价格、卫生服务提供者的支付方式、健康保障制度、卫生服务提供能力与水平及政府财政补贴等因素都会影响供给量的变化。

因此，以提高人群健康为中心，以满足诊疗需求为导向，是医疗器械供给应遵循的指导原则。这就要求医疗器械的供给要从医疗器械需求的角度考虑，对医疗机构内的资源实行统筹规划与合理配置，从而使医疗器械供给和配置与医疗器械需求相适应，从而满足人们的诊疗需求，体现以人为本的理念。要避免一些领域出现"供大于求"或"供不应求"的状况，有效解决资源过剩与短缺的突出问题。

在考虑医疗器械需求合理性和必要性，确保供给决策合理性和可行性的过程中，要遵循以下几个原则：

1. 综合考虑社会效益与经济效益原则 社会效益与经济效益是密切相关、相互联系、相互制约的，即对立统一。医疗机构的主要责任就是为社会提供医疗服务和保健工作，支撑人们的生存与健康，满足患者需求。但医疗机构作为一个经济实体，经济效益直接影响医疗机构的生存与发展。医疗机构的社会效益是推动医疗机构经济发展的重要条件和手段，同时，经济效益是医疗机构满足患者健康需求、推动医疗机构技术进步的基础。在提升医疗机构服务的过程中，需要医疗机构投入更多的资源，因此在进行医疗器械供给决策过程中，本着兼顾社会效益和经济效益的原则，合理分配资源是推动医疗机构快速发展的最好选择。

2. 保证重点兼顾全局的原则 医疗机构的社会效益是医疗机构为社会提供医疗服务的质量、

数量、态度得到社会认可的总体评价。提升医疗机构的社会效益，就需要在不断提升医疗机构诊疗服务水平的同时体现医疗机构的诊疗特色，这是医疗机构生存和发展的生命线。因此，在进行医疗器械供给决策时，在兼顾医疗机构全局的基础上，重点发展优势学科，利用学科优势带动和补贴医疗机构社会效益，提升医疗机构运营能力。

3. 兼顾公平与效率的原则 公平对促进社会公正、全面提高医疗机构服务能力、推动医疗机构积极健康发展具有重要意义；效率则是不浪费资源，包括技术效率、经济效率、规模效率、成本效益、配置效益等。"效率优先，兼顾公平"曾一度被确立为我国社会主义市场经济体制建设和社会发展的一个原则，在这个原则下，我国的经济发展取得了显著的成效。进行医疗器械供给决策时，实现两者和谐统一是决策者必须关注的问题。

在公平的前提下，通过系统性评价影响医疗器械需求和决定医疗器械供给的各种因素，结合定量与定性分析方法，对医疗器械综合效益进行预测比较，在提高医疗机构医疗服务能力的同时，实现运营成本最小化则是医疗器械资源最优化配置的核心和目标。

第三节　医疗器械的资产管理

通过界定资产所有权，我国将一切应归国家所有的资产，统称为国有资产。国有资产可分为固定资产、流动资产等。目前，我国大部分医疗机构的资产（包括医疗器械）统属于国有资产。在医疗机构的国有资产中，固定资产所占的比重越来越大；在医疗器械中，价值较高的医疗设备成为医疗机构固定资产的主要组成部分。因此，加强对医疗设备的资产管理是充分发挥国有资产作用、防止国有资产的流失的有效方法。

一、医疗器械的计价

固定资产的核算与管理，既要计算反映其实物，在这里主要指的是医疗器械，又要反映其价值。为正确及时核算固定资产的增减变动情况和实际占用的价值，正确地计算修购基金，必须对医疗器械按照一定的标准进行计价。所谓计价，即以货币为计量单位来计算医疗器械的价值。医疗器械的计价范围包括购置费、安装调试费、运行维持费、仓储费、报废变价处理等。

二、医疗器械的日常资产管理

医疗器械中的固定资产主要是医疗设备，医疗设备的日常资产管理是资产管理部门对医疗设备进行分类编号，建立设备资产账和卡，登录固定资产总账、分户账并将账、卡存档管理。同时在设备上粘贴标签，做好设备的日常资产保管，定期复核查对，做到账、卡、物一致。它包括固定资产从投入运行到预防维修、修理、报损、报废的整个过程。

三、医疗器械的资产变动

为加强医疗机构国有资产的管理，维护国有资产的完整性及准确性，应做好医疗器械资产变动及产权管理工作。

对于医疗器械中的固定资产——医疗设备而言，一般按原值入账，除下列情况外，不得随意变动医疗设备固定资产账面价值：①根据国家规定对医疗设备进行重新估价的；②增加补充设备或改良装置的；③将医疗设备一部分拆除的；④根据实际价值调整原来暂估价值的，发现原来记录医疗设备价值有误的。

医疗设备的价值变动，由各资产管理部门负责办理，并及时通知财务部门，对有关账目做相应调整。

医疗设备的固定资产变动是指固定资产的增加和减少。固定资产的增加主要是指外购、自制、受赠、调拨等活动所引起的固定资产数量和价值量的增加。外购的固定资产应根据发票、验收单等凭证，填制固定资产卡片、办理入库、财务报销和使用单位领用手续。自制的医疗设备应在通过验收后，根据成本价值入账。

接受捐赠的医疗设备，应根据捐赠协议、发票等办理上账手续。无偿调入的医疗设备应根据调拨单办理资产上账手续。

医疗设备的固定资产减少主要分为以下几种情况：

1. 报废 凡符合下列条件之一的医疗设备应按报废处理：①严重损坏无法修复者；②超过使用寿命，基础件已严重损坏，虽经修理仍不能达到技术指标者；③技术严重落后，耗能过高、效率甚低、经济效益差者；④主要零部件无法补充而又年久失修者；⑤机型已淘汰，性能低劣且不能降级使用者；⑥设计不合理，工艺不过关，质量极差又无法改装利用者；⑦维修费用过高，继续使用在经济上不合算者；⑧严重污染环境，或不能安全运转，可能危害人身安全与健康又无改造价值者；⑨计量检测不合格，强制报废者。

2. 报损 医疗设备由于人为或自然灾害等原因造成毁损，丧失其使用功能的，按报损处理。报损、报废的医疗设备必须由使用单位提出申请，并填写"报损、报废固定资产审批单"，经技术鉴定确定无法修复使用，通过逐级审批后方可报损、报废。待报废医疗设备在未批复前应妥善保管，已批准报废的医疗设备在实际处理后，应及时办理财务冲销手续，资产管理部门凭批准的"报废单"进行减账处理。报损、报废固定资产所取得的残值收入统一上交单位财务部门。

3. 丢失 医疗设备由于使用或管理人员玩忽职守或保管不善，发生被窃、遗失等情况，按丢失处理。对此，应严肃认真地查清责任，分清情节轻重，必要时给予一定的经济赔偿和行政处罚。同时，资产管理部门要做好资产减账工作。

4. 调拨 为充分发挥医疗设备的使用效益，把本部门闲置不用的医疗设备调到另一部门使用，按调拨处理。本单位内医疗设备调拨时须填写"固定资产调拨单"并经调出、调入单位及资产管理部门负责人同意后方可办理。医疗设备产权发生变化，资产管理部门应做好固定资产的调账工作。单位外调拨医疗设备分为无偿调拨和有偿调拨。无偿调拨至本单位以外的医疗设备，资产管理部门应根据审批单做好固定资产的减账工作。有偿调拨医疗设备的价格由调入方及调出方协议商定。值得注意的是，在海关监管期内免税进口的医疗设备对外调拨时必须向当地海关申请监管变更或补交税款等手续。否则，不得外调。

5. 借用 医疗设备从本单位一部门借至另一部门使用，按借用处理。借出、借入双方应签订借用协议，应包括具体借期、交接验收手续、逾期及损坏、遗失的赔偿等内容。医疗设备使用地点发生变化，但产权不发生变化，资产管理部门不做账务处理，由借出方、借入方协商处理。

总之，为保证医疗设备的完整，防止医疗设备的流失，资产管理部门应定期对本单位内的医疗设备进行清查、核对，做到账目、账卡、账物相符。发生医疗设备变动时应办理相关手续，重新明确产权关系，以免发生账、物不符，造成医疗设备管理混乱的局面。发现盈亏现象时应查明原因，及时调整医疗设备账目，力求医疗设备完整、统计数字准确。

第四节 医疗器械成本核算和成本分析

医疗器械成本核算是按照《医院财务制度》的有关规定，核算医疗机构在投资或使用医疗器械的过程中将发生（投资预测）或已发生（投入使用）的物质消耗、劳务报酬及有关费用的数额和构成，其目的是预测和真实反映医疗活动的财务状况及经营结果。

一、医疗器械成本核算的意义

医疗器械成本核算的重要性主要体现在以下四个方面。

1. 有助于合理利用医疗器械资源 医疗器械成本核算可以促进医疗机构遵循和应用价值规律，合理利用医疗机构的人力、物力、财力资源，提高医疗器械使用率和利润率，降低医疗器械的使用成本。医疗器械成本核算是成本分析和成本控制的基础，医疗器械成本核算是提供资源利用效率、减少浪费、合理分配资源的重要手段。

2. 有利于提高医疗器械经济管理水平 医疗器械成本核算信息最重要的用途是评价医疗机构医疗器械经济管理水平，可以通过成本分析和对医疗器械资源使用行为的评价对经济管理水平做出判断，从而不断提高医疗器械经济管理水平。

3. 有利于增强成本节约意识

4. 促进现代医疗机构经济管理体系建设 医

疗器械成本核算重要意义之一就是通过对收费和成本比较，评价成本回收情况，评价医疗器械综合效率，即利用一定的标准去衡量实际成本和合理程度，从而实现以最小的成本生产既定的产出，这也是医疗器械供给决策者追求的重要目标之一。医疗卫生服务生产和提供有其自身规律，不同类型的医疗卫生服务成本核算和管理的要求也有差异，开展医疗器械成本核算和管理工作对医疗机构建立新的经济制度非常重要。

二、医疗器械成本的概念及分类

在经济学中，成本（cost）是指一个组织或个体为了生产或提供一定的产品或者服务所消耗的所有活劳动和物化劳动的货币总和。

所谓医疗成本就是指医疗机构在提供医疗服务过程中所消耗的所有资源的货币总和。

所谓医疗器械的成本就是指医疗机构为保证该医疗器械进行正常诊疗服务所消耗的所有资源的货币总和。医疗器械成本包括医疗设备和其他固定资产折旧费、房屋折旧金额、材料费、维修费、人员经费、管理费、水电气暖费用等。

（一）按成本的可追踪性分类

在所有成本分类方法中，根据成本的可追踪性分类是最基本的分类方法。根据成本的可追踪性，成本可分成以下两类：直接成本和间接成本。

直接成本是指能够明确追踪到某一既定成本对象的成本，即医疗器械（医疗设备、器具、耗材）在医疗服务项目中的消耗可直接计入该项目的成本。其包括设备本身及辅助设备折旧、所用房屋及其他固定资产折旧、医用耗材、维修费用等。

间接成本是指虽然是为完成医疗服务而发生的消耗，但是不能直接追踪到某一既定成本对象，而需先按发生地点或用途加以归集，再选择一定的分配方法进行分配后，才计入有关成本计算对象的费用。即为医疗器械使用提供服务而发生并分摊到医疗器械的费用，按照"谁受益谁承担"的分配原则和分配标准分摊至医疗器械成本中，如水电气暖等。

直接成本和间接成本是相对的，关键看成本测算的对象是什么。在大多数情况下，直接成本与间接成本的划分取决于成本测算对象。成本承受对象特别明确，直接计入的为直接成本。成本承受对象不明确，需要使用分摊方式计入则为间接成本。

（二）按成本行为

根据成本变化与产出变化的关系可以将成本划分为变动成本、固定成本和混合成本。

变动成本是指成本总额随工作量的变化而成正比例变化的费用，包括试剂费、卫生材料费等。

固定成本是指在一定时期和一定业务量范围内成本总额相对固定，不随工作量变化而变化的费用，包括固定资产折旧、办公费、劳务费等。

混合成本是指总额有变动，但其变化量与工作量的变化不成正比，如科室劳务费等。将它作一定的分解后最终可分为固定成本或变动成本。

（三）按成本的可控制性分类

成本核算的最重要的目的之一是在医疗器械使用管理过程中进行成本控制。为了便于评价成本管理控制的过程，需要将成本分摊到每个成本责任中心，这就需要按照成本可否控制将成本分为可控成本和不可控成本两类。

可控成本是指在既定时间内，管理者可以控制和影响的成本，如科室管理人员通过加强管理，控制医用耗材的浪费，从而降低医疗器械的使用成本。

不可控成本是指成本责任中心不能够控制的成本。例如，在某医疗设备购置安装完成之后，成本责任中心对其折旧成本不能进行控制，只能够按预先设定好的折旧方式进行成本计算。

（四）未来成本

实际已经发生的成本是用来预测未来成本的基础，但需要对其进行调整。为决策需要，下述四种类型的成本是选择决策方案的基础：可缩减成本、既定成本、增量成本和机会成本。

可缩减成本是指对卫生机构或机构内部某部门规模进行压缩，或者受到其他外力的作用必须控制成本支出时，未来能够缩减的成本。例如，国家要对医疗机构实现医保按病种付费，医疗机构需要缩减单病种所用医用耗材成本，如我们打算缩减30%，那缩减的成本就是30%×原医用耗材成本。变动成本与可缩减成本关系密切，往往包含在可缩减成本中。不过，可缩减成本也可能包括部分固定成本。

既定成本是指成本与环境变化没有关系，如缩减医疗机构规模、折旧和工资都是既定不可避免的。

增量成本是指因某一具体的管理行为或决策而引起的成本变化。例如，增开一项新诊疗技术会增加一百人的就诊量，这新增一百人就诊而增加的成本就是增量成本。

增量成本和可缩减成本之间存在很强的联系，它们可以认为是一个硬币的两个面。我们用增量成本表示某一能引起成本数量增加的管理行为或决策行为的成本变化，用可缩减成本表示某一能引起数量减少的管理或决策行为的成本变化。

机会成本是指在成本值一定和有多种选择方案的情况下，相对于选择的方案，所放弃方案的潜在收益。例如，医疗机构有1000万的投资，它可以用来购买某大型医疗设备，也可以用来扩建门诊楼。如果扩建门诊楼的潜在收益是1200万，购买医疗设备的潜在收益是900万，则扩建门诊楼的机会成本为900万，而购买医疗设备的机会成本为1200万。

（五）标准成本

在上述概念介绍中，没有区分实际成本和标准成本，标准成本在成本分析和经济管理方面的用途很大。

标准成本是指为了实现一定的标准产出而需要消耗的标准投入。标准可以分为两个层次，一是理想标准，它不考虑现实条件，指理论上应当达到的标准；二是现实标准，是指通过努力可以实现的标准。理想标准是努力的方向，而现实标准是制定具体管理措施的基础。结合上述成本分类，成本可以有标准变动成本和标准固定成本等。标准成本只能测算不能计算，因为其中很多成本支出属于标准化后的支出而不是记录的实际支出。测量标准成本有两种思路，一是假定服务产出是既定的或是标准的，然后测算实现该产出的标准投入是多少；二是先对服务投入进行描述和标准化，然后测算标准成本。

标准产出是指在可以利用的资源条件下，能够生产或提供的最佳水平的产品和服务。如何界定与测量产品与服务十分重要。医疗卫生服务属于多种形式的投入和多种形式的产出部门，与一般生产部门相比，产品界定较为困难。例如，汽车制造业，其最终产品是汽车。而医疗卫生服务产品可能是患者健康状况的改善，也可以是门诊人次数。

三、医疗器械成本核算方法

（一）成本核算框架

医疗器械成本核算系统与其他服务成本类似，从资源投入到服务产出是一个流水式的作业过程，其核心是如何将总的资源成本分配到各个核算单元中。

1. 总成本描述 一个机构某个时期（月或年）的总成本往往是既定的或是已知的。总成本的描述主要包括成本数量和结构两个方面。成本数量容易理解，是用货币单位表达。成本的结构就是对成本的要素进行分类。成本要素主要包括人力、设备、建筑用房、材料和管理等。成本要素的分类可粗可细，可以根据成本测算的目的而定。对成本进行分类不仅是成本分摊所需要的，也是成本分析和成本控制的基础。根据研究的需要，按成本与所发生服务的关系，则总成本 = 直接成本 + 间接成本。而按成本与工作量之间的关系，则总成本 = 固定成本 + 变动成本。

2. 单元成本核算 核算单元成本时，首先对核算单元进行明确的界定，确定是对哪些医疗器械进行成本核算；其次，对成本进行归集，根据核算单元确定直接成本和间接成本；最后，需要把间接成本分摊到核算单元。因此，单元成本核算的过程主要是如何确定分摊系数的问题。

（二）医疗器械成本核算的要素

1. 医疗器械成本构成 医疗器械成本构成分析是本测算特别是成本分摊及进行成本分析的基础。通常情况下，医疗器械成本构成可以分为五大类，包括固定资产折旧（包括所占用的房屋折旧金额）、材料成本、人力成本、维修保养成本、公务费（如管理费，水、电、气、暖、油费用）等。

（1）固定资产折旧：是医疗卫生服务成本的

主要构成部分，特别是在高等级医疗机构。根据固定资产的性质，可以将其分为房屋和设备两大类。由于各类固定资产使用的年限不同，需要对不同的固定资产采用不同的折旧办法。固定资产折旧成本的测算关键是确定合理的折旧率。

（2）材料成本：材料可以分为医用材料和非医用材料。材料成本用材料的购入价格计算。

（3）人力成本：卫生人才是医疗服务生产的主要要素。人力成本在医疗卫生服务总成本中占有相当大的比例。人力成本一般用支付给医疗卫生服务人员的所有报酬来计算，报酬包括工资、奖金、补贴、福利和社会保险费等。人力成本可以进行细分，如可以测算医疗机构医师的人力成本、护理人员的成本和其他卫生技术人员的成本；也可以测算行政后勤人员的成本。同时，还可以测算工资成本和奖金成本等。对人力成本进行细化主要取决于成本测算和分析的目的。在测算医疗卫生服务人力成本时，应当算全，也就是说，不要遗漏构成人力成本的要素，如各种补贴和福利费可能被遗漏。

（4）维修保养成本：对于购买维保和临时外送维修等方式的维修费用支出按实际支出计算；对于医疗机构自行维修的维修费用成本则包括如下内容。

$$维修保养成本 = 技术维修保养费 + 基本成本费 \tag{11-1}$$

其中：

$$技术维修费 = 技术服务费 + 专用维修仪器费（折旧） \tag{11-2}$$
$$基本成本费 = 零配件费用 + 耗材费用（修理） + 交通运输费用 \tag{11-3}$$

在基本成本费用中，交通运输费用的理解是维修人员外出购买或搬运零配件所花费的费用。争议最大的就是技术服务费和专用维修设备费。在医疗机构成本核算中，各类专用维修仪器应和其他医疗设备一样进行年限折旧，在维修活动中计算适当折旧费用是合理的。

例：一台1万元的专用维修仪器，其寿命定为10年，则当年的折旧费是10 000元/10年=1000元，

假设每年维修活动平均为20次，则每次维修活动的专用仪器费就是1000元×5%=50元。

技术服务费用标准建立直接影响到工程技术人员的工作效率、质量，采用分级修理标准比单纯按设备价值的百分比收取更为合理，首先按维修的复杂程度制定维修等级标准，同时考虑所维修的部件在设备中所处地位的重要程度，以及工程人员修理方式对整个维修成本的影响，然后具体制定技术服务费的标准。

通过对自行维修成本计算，同时与购买维保和临时外送维修费用对比，有助于体现工程人员自身价值，提高工程人员在医疗机构中的地位，为医疗机构维修技术的提升和发展创造条件，同时还可以最大限度地降低医疗机构医疗器械的使用成本。

（5）公务费：包括水、电、气、暖、油和管理等保证医疗设备正常工作条件的费用。这部分成本用其支出的费用计算。

2. 成本分摊方法　将发生的成本，按各成本要素加以分类归集，将与多个核算单元有关的共同费用在各受益核算单元之间，按适当的分摊系数分摊到各受益核算单元中。

因此，确定分摊系数是成本分摊的基础。分摊系数实际上有两个含义：一是用什么参数分摊成本，称为分摊参数；二是分摊的系数值是多少，称为分摊系数值。确定分摊参数需要根据成本要素的性质。例如，把某科室人员的成本分摊到某台医疗设备上，因为人员数决定了成本的大小，因此可以把人员作为分摊参数。分摊参数确定以后，可以计算分摊系数值，同样的例子，用于保证这台医疗设备正常运行的人员数量占科室总人数的比例就可以作为分摊此台设备人员成本的系数值。

需要注意的是，只有需要分摊的成本，才有必要确定分摊参数和计算系数值，能够在成本核算单元直接核算的成本（直接成本）不应采用分摊的办法。例如，某医疗机构医疗设备的人员成本都有直接的核算，则不需要采用分摊办法测算该项成本。

3. 医疗器械各成本要素的成本核算公式　具体公式如下所示。

$$设备年折旧费用 = 设备结算价格 / 有效使用年限 \tag{11-4}$$
$$其他固定资产年折旧费用 = 其他固定资产总价值 / 其他固定资产使用年限 \tag{11-5}$$
$$房屋折旧金额 = 建筑总面积 \times 每平方单价 / 房屋使用年限 \tag{11-6}$$

以上三项合计为固定资产支出费用。

$$材料成本 = 每年总使用数 \times 每次使用材料支出 \tag{11-7}$$

$$年人力成本 = \Sigma（每一位设备工作人员年报酬）= 院人均年报酬 \times 该设备工作人员数量 \tag{11-8}$$

$$年维修保养成本 = 年维保实际支出 = 技术维修保养费 + 基本成本费 \tag{11-9}$$

$$年管理支出 = [设备工作总人数 \div （全院总人数 + 使用床位数）] \times 全院管理支出费用 \tag{11-10}$$

$$水费支出 = [全年消费总支出 \div （全院员工总人数 + 使用床位数）] \times 设备工作人员数 \tag{11-11}$$

$$年电费支出 = （主要和辅助设备的功率 \times 每年的使用数 \times 电费单价）$$
$$+ （照明电源总功率 \times 每年照明总小时数 \times 电费单价） \tag{11-12}$$

$$年气支出 = [全院每年支出 \div 全院建筑面积] \times 设备建筑面积 \tag{11-13}$$

四、医疗器械的成本分析

通过上述介绍的成本核算方法，我们可以得到有关医疗器械方面的成本信息，利用这些信息，结合其他数据，进行更为深入的成本分析。通过成本分析，为医疗器械的供给、维修的选择、医用耗材的遴选和物流管理等工作预测成本效益，保证供给决策不失误，使有限的资源发挥最大的效能。

（一）成本分析的概念和意义

1. 成本分析的概念　成本分析就是利用成本计划、成本核算和其他有关资料，全面分析水平及成本构成的变动情况，研究影响成本升降的因素及其变动的原因，以寻求降低成本的途径和方法的一种成本管理活动。

2. 成本分析的意义　成本分析作为成本管理工作的一项重要内容，其重要意义表现在：①通过成本分析，有助于认识和掌握成本的变动规律，挖掘降低成本的潜力，提高医疗机构的社会效益和经济效益。②通过成本分析，对成本计划的执行情况进行评价，肯定成绩，指出存在的问题，为编制下期成本计划和做出新的经营决策提供依据，给未来的成本管理指出努力的方向。③通过成本分析，了解医疗机构的工作效率，进一步做好资源的优化组合，完善权、责、利相结合的综合目标管理责任制，调动全体员工的积极性，提高工作效率。④通过成本分析，了解各项资源的利用情况，提高资源的利用率，防止闲置积压。⑤通过成本分析，了解各项费用开支情况，促使医疗机构严格控制成本开支，不断挖掘内部潜力，降低服务成本。

（二）成本分析的主要方法

在成本分析中需要采用的各种分析方式和手段，统称为成本分析方法。根据医疗机构管理要求的不同，成本分析也会有不同的内容。常用的成本分析方法主要有对比分析法、比率分析法、因素分析法、盈亏平衡分析法等。

1. 对比分析法　也称为比较分析法，它通常是把相互关联的指标（技术、经济、业务工作指标）进行对比、分析，找出指标间的差异，查明影响原因和影响程度，寻找挖掘、降低成本和提高经济效益潜力的方法。对比分析法按照指标的性质，可以划分为绝对数比较和相对数比较两种方法。

绝对数比较由具有一定计量单位的数字构成，它表示一个工作时期，一定规模的统计指标。在评估分析报告时，一般常用方条图或点线图来表示绝对数。

相对数比较是为了审查评价指标之间的数量关系，就需要将有关指标加以比较。

经常进行的指标比较如下：

（1）实际指标与计划指标对比：通过对实际指标与计划指标对比，可以分析计划指标完成的情况，发现差异，为纠正偏差服务。

（2）报告期指标与上期或历史指标比较：通过比较分析本期与上期，本期与历史最好水平的差异，揭示发展趋势，有助于吸取历史经验，改进以后工作。

（3）本单位指标与同行业先进水平、国际先进水平比较：通过比较，找出本单位与国内、国际先进水平的差距，可以促使医疗机构扬长避短，明确努力方向，挖掘降低成本的潜力，为提高医疗机构的经济效益、社会效益服务。

在对比分析中，选择合适的对比标准十分关

键。选择的合适，才能做出客观的评价；选择的不合适，则可能得出错误的结论。与国内同业比较时，应注意技术在经济上的可比性；在进行国际比较时，则应注意社会条件的不同。

2. 比率分析法 是一种特殊形式的对比分析法。它通过计算医疗机构相关项目之间的比率，并揭示不同指标之间的内在联系，从而评价医疗机构成本状况，指出医疗机构经营管理中存在的问题的一种成本分析方法。通常计算的比率有趋势比率、结构比率和相关比率。

趋势比率是一种根据医疗机构连续多期的成本报表，求得成本指标前后各期数值的比率，用来分析成本变化及趋向的分析方法。趋势分析可以使用统计图示的形式，以绝对数或百分比进行比较，也可以通过编制比较报表来进行。

例1：某医疗机构 2011～2014 年医用耗材支出成本分别为 990 万元、1010 万元、1050 万元、1190 万元，则其定基发展速度和环比发展速度见表 11-1。

表 11-1　某医疗机构医用耗材支出成本趋势比率

项目	2011 年	2012 年	2013 年	2014 年
医用耗材支出成本	990 万元	1010 万元	1050 万元	1190 万元
定基发展速度	—	102.02%	106.06%	120.20%
环比发展速度	—	102.02%	102.94%	113.33%

通过以上计算可以看出，每年的成本都是在逐年递增，但递增的速度不一样，需要结合相关数据查明某些年份成本过快增长的原因，从而发现问题，提出改善措施。

结构比率是指某指标各组成项目占总体的比重。通过计算结构比率，可分析某指标内各组成项目之间的联系，用以评价指标内在的项目结构是否合理的分析方法。可以用于揭示成本构成内容的变化，反应指标的特征和变化规律。

相关比率是两个性质不同但又有联系的指标，以其中一个作为基数，求得两个数值的比率。相关比率要求被分析的项目确实相关，这样才能反映各数值之间的比例是否正常，为成本控制、协调各环节的平衡服务。

例2：在实际工作中，由于医疗机构的医疗设备不同的原因，单纯地对比收入、费用或结余等绝对数多少进行分析，不能说明各台医疗设备经济效益的好坏，如果计算成本收入率，就可以反映两台不同医疗设备的经济效益的好坏。

从表 11-2 可以看出，医疗设备 A 隔年的业务收入和成本费用都比医疗设备 B 高，但从绝对数上难以判断两台设备的好坏，但通过计算成本收入率，可以发现前两年医疗设备 B 的成本收入率较高，经济效益较医疗设备 A 差，后一年医疗设备 B 的成本收入率较低，经济效益比医疗设备 A 好。

表 11-2　某两台医疗设备 2013～2015 年的成本收入率对比

医疗设备	项目	2013 年	2014 年	2015 年
医疗设备 A	成本费用（万元）	904	992.69	1181.87
	业务总收入（万元）	719.43	1004.48	1175.74
	成本收入率（%）	125.7	98.8	100.5
医疗设备 B	成本费用（万元）	432.52	482.22	496.53
	业务总收入（万元）	327.39	483.71	527.71
	成本收入率（%）	132.1	99.7	94.1

3. 因素分析法 是依据分析指标与其影响因素的关系，从数量上确定各因素对指标影响方向和影响程度的一种方法。利用因素分析法对指标的变动进行分析时，应首先确定该指标的影响因素及各因素的相互关系，并建立各因素与该指标的函数关系，然后假定其他因素均无变化，依次测定每一个因素单独变化对指标所产生的影响。

连环替代法是最常用的因素分析法，在几个相互联系的因素共同影响着某一指标的情况下，可应用这一方法来计算各因素对指标变动的影响程度。

基本程度：A. 确定分析对象；B. 按影响指标的各因素的内在逻辑关系确定排列顺序，建立各因素与分析指标的函数关系；C. 逐项替代，计算各因素对指标的影响因素；D. 分析评价。

计算原理：设 0 为基期，1 为报告期，某一经济指标 A 受 x、y、z 三个因素的共同影响，是 x、y、z 三个因素相乘的结果，则：

基期指标 A_0： $x_0 \times y_0 \times z_0$　　　①

第一次替换： $x_1 \times y_0 \times z_0$　　　②

第二次替换： $x_1 \times y_1 \times z_0$　　　③

第三次替换：$x_1 \times y_1 \times z_1$　　　　④

总的影响额：④－①；其中，x 因素对 A 的影响额：②－①；y 因素对 A 的影响额：③－②；z 因素对 A 的影响额：④－③。

例3：某医疗机构医用耗材成本支出情况如表 11-3 所示，试用连环替代法分析各因素对医疗机构医用耗材支出成本的影响。

表 11-3　某医疗机构医用耗材支出成本情况

年份	项目			
	诊疗人次 x	医用耗材价格 y（天）	人次均诊疗医用耗材支出数量 z	医用耗材成本支出 A（万元）
2015	15 190	13.85	4.43	93.20
2016	19 950	13.33	5.59	148.66
增减	4760	−0.52	1.16	55.46

基期成本 $A_0 = x_0 \times y_0 \times z_0 = 15\,190 \times 13.85 \times 4.43 = 93.20$（万元）

第一次替换：$x_1 \times y_0 \times z_0 = 19\,950 \times 13.85 \times 4.43 = 122.40$（万元）

x 因素对 A 的影响额 $= 122.40 - 93.20 = 29.20$（万元）

由于收治患者增加而导致医用耗材支出成本比上年增长 31.33%，增加 29.20 万元，占成本总增加额 55.46 万元的 52.65%。

第二次替换：$x_1 \times y_1 \times z_0 = 19\,950 \times 13.33 \times 4.43 = 117.81$（万元）

y 因素对 A 的影响额 $= 117.81 - 122.40 = -4.59$（万元）

由于医用耗材采购价格而导致医用耗材支出成本比上年减少 3.75%，减少 4.59 万元，占成本总增加额 55.46 万元的 −8.28%。

第三次替换：$x_1 \times y_1 \times z_1 = 19\,950 \times 13.33 \times 5.59 = 148.66$（万元）

z 因素对 A 的影响额 $= 148.66 - 117.81 = 30.85$（万元）

由于人次均诊疗医用耗材支出数量而导致医用耗材支出成本比上年增加 26.19%，增加 30.85 万元，占成本总增加额 55.46 万元的 55.63%。

由此可以得出：在三个因素的共同影响下，该院 2016 年医用耗材支出成本比 2015 年增加了 55.46 万元。其中，收治患者增加和人次均诊疗医用耗材支出数量增加是导致医用耗材支出成本增加的主要因素，而医用耗材采购价格降低则使得医用耗材支出成本比上年有所减少，医疗机构应该从控制人次均诊疗医用耗材支出数量着手降低医用耗材支出成本。

4. 盈亏平衡分析法　也称为量本利分析法。这种方法用于医疗机构经营分析，就是要在既定的成本水平与结构条件下，找出医疗工作量、医疗成本、收益三者之间的最佳点，使医疗机构在成本一定的情况下收益最大，或者收益一定，成本最小。

盈亏平衡点又称为保本点，指医疗设备的收入和成本相等，医疗机构处于保本状态。它是衡量盈亏的一个标准，在成本不变的情况下，当收入等于盈亏平衡点时医疗机构保本，高于平衡点即可获得利润，低于平衡点则出现亏损。反之，收入一定的情况下，医疗设备成本水平或业务规模的变化，也可引起上述各种结果。因此，在分析医疗设备成本时，必须分析医疗设备成本、服务规模和业务收入的关系，分析单位医疗设备成本、服务规模和固定费用开支的效果、工资或材料成本变动时对盈亏的影响。

（1）盈亏平衡分析的基本理论：假设卫生服务提供量为 Q，收费价格为 P，单位变动成本为 V，总固定成本为 F，则 Q 在保本状态下有

$$Q \times P = Q \times V + F \qquad (11\text{-}14)$$

由此得到决定盈亏平衡点的数学模型为

盈亏平衡点工作量（Q）＝医疗固定成本（F）/

［医疗收费（P）－单位变动成本（V）］　(11-15)

盈亏平衡点业务总收入（S）＝盈亏平衡点医疗工作量 × 医疗收费　　　　(11-16)

例4：某医疗机构计划购置一台医疗设备，固定成本是 180 万元，平均每次使用成本为 30 元，平均每次诊疗收费为 50 元。计算该医疗机构的保本就诊量和保本点收入。

保本就诊量：$Q = 1\,800\,000 / (50 - 30) = 90\,000$

保本点总收入：$S = 90\,000 \times 50 = 450$（万元）

即如果能完成收入 450 万元，就诊人数 9 万人次就能达到盈亏平衡，可以保本，高于此数有利润，低于此数则出现亏损。

（2）盈亏平衡分析法在医疗机构经营中的用途

1）用于成本预测，确定目标成本：在预测的医疗工作量既定，固定成本也不能降低，更难以提高医疗价格的情况下，唯一的途径是降低变动

成本，以保证医疗机构成本。计算公式是

$$单位变动成本（V）=平均就诊人次收入-（固定成本/就诊人次）\qquad (11-17)$$

例5：一台医疗设备，固定成本是270万元，平均每次诊疗收费为60元，预计的就诊量为9万人次，则目标单位变动成本为：

$$V=60-（2\ 700\ 000/90\ 000）=30（元）$$

即平均每次就诊成本控制在30元能保本，低于30元则可以实现盈利。

2）用于扩大就诊服务量的决策：在保本的基础上，可以通过扩大就诊服务数量，既提高社会效益，又实现盈利。

例6：一台医疗设备，固定成本是270万元，平均每次诊疗收费为60元，预计的就诊量为9万人次，要实现预计收益300万元，则：

$$目标工作量（就诊人次数）=（固定成本+目标利润）/（平均每次诊疗收入-每次诊疗成本）=（2\ 700\ 000+3\ 000\ 000）/（60-30）=19（万人次）$$

也就是说，如果采购这样一台设备，并实现300万元的收益，就相应的要保证有条件接纳19万人次的就诊。否则，这个项目就不可行。

五、医疗器械的成本控制

成本核算是进行成本分析的依据和基础，成本分析的主要目的之一是进行成本控制，通过灵活运用成本控制的方法和思路，不断改进供给方案，使得在一定的投入水平上实现产出的最大化，以更好地满足不断增长的需求问题。

（一）成本控制的基本思路

成本控制的过程，实际上就是发现问题和解决问题的过程。因此，在医疗器械成本控制管理过程中，应当以问题为导向，明确以下几个问题：

1. 在工作和管理过程中，哪些环节是控制成本的关键？

2. 哪些是生产率较高和收益较大的医疗器械？

3. 上述哪些环节或部门对实现预期目标影响最大？

4. 如何改善工作和有效地进行成本控制？

5. 要达到成本控制的目标要采取的措施有哪些？

6. 要达到目标需要的成本信息及其他资源是什么？

7. 如何评价和监督达到目标的过程？

（二）成本控制的基本过程

如图11-1所示，一般来讲，成本控制有三个基本过程，发现问题（从0到t_1）；寻找问题的原因（从t_1到t_2）；解决问题（从t_2到T）。时间单位可以是分钟、小时、天、周、月、年。问题存在的时间越长（从0到T），该机构解决问题的效率成本就会越高。

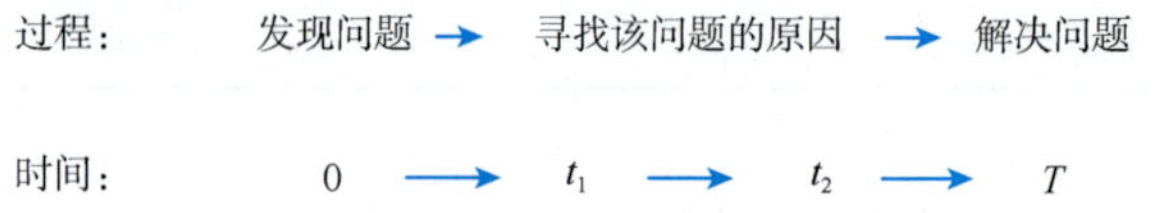

过程：	发现问题 →	寻找该问题的原因 →	解决问题
时间：	0 →	t_1 →	t_2 → T

图11-1 成本控制的基本过程

效率成本是指被用来描述成本控制过程中由于失控对一个机构造成的总成本，效率成本可以表示如下：

$$效率成本 =T\times R\times P\qquad (11-18)$$

式中，T为问题存在的总时间；R为每单位时间的损失或成本；P为该问题发生或被解决的可能性。

管理的目的应该是最小化所有情况下的效率成本。在达到这个目的的过程中，有两种方法可供选择：防患于未然（做之前预防）（P）；发现并解决问题（做之后解决）（T和R）。

在预防方法中，管理者通过使问题发生减少到最小程度（P）来最大可能地减少效率成本。减少问题发生可能性的关键是提高人员的素质。管理者不仅要雇佣那些最有能力的人员，还要给他们提供相应的训练机会和条件，以确保他们在工作中能够一直保持良好的状态。奖金制度（包括物质奖励和精神奖励）也是管理的核心问题。预防问题发生的方法已经被绝大多数机构所采用。

在发现问题和解决问题的方法中，降低成本的手段是尽可能减少问题存在的时间（T），要做到这一点，就要进行成本分析。成本分析有助于降低发现问题（从0到t_1）和分析问题（从t_1到

t_2）的时间，而解决问题（从 t_2 到 T）的时间则取决于管理中有效的激励机制。

第五节 医疗器械的经济评价方法

一、医疗器械卫生经济评价的目的和意义

医疗器械的经济评价是医疗器械管理及医疗机构经济管理工作中的一项重要内容，也是医疗机构总体经济评价的有机组成部分，是医疗机构综合经济评价的一个子系统。开展评价工作目的在于认识过去、说明现在、预测未来，以便全面提高医疗器械的综合效益。

医疗器械经济评价工作不但可以提高医疗机构整体经济管理素质，加强经营管理，实现效益最大化，而且能够对医疗器械的各方面进行有效分析，推动医疗器械自身管理，挖掘医疗器械潜力，提高医疗机构的总体竞争力；同时，有利于医疗机构开展新业务、新技术，推动科技进步；有利于医疗器械资产的保值与增值；有利于进行宏观经济决策。

二、卫生经济评价的方法

（一）卫生经济评价的特点

卫生经济分析与评价是对可供选择的卫生服务项目的成本和结果进行比较性分析。它贯穿于医疗器械全生命周期管理过程，其不仅用于医疗器械供给决策时选择最佳方案，还可以用于评价决策方案，不断改善管理方案，使医疗器械资源发挥更大的效益。

因此，经济学评价应具备两个基本的特征：一是评价时既考虑被评价项目的投入（成本），又考虑项目的结果（效益）；只知道结果不知道获得这一结果的代价是难以进行评价的。二是同时要在两个或两个以上方案之间进行比较选择。由于资源的稀缺性，我们不可能去做所有可以获得好的结果的事情，因此必须做出选择。不具备上述两个特征的评价，即只进行成本评价或结果评价，都是属于经济学的部分评价。

（二）医疗器械卫生经济评价前期准备工作

1. 建立完善的组织体系 进行医疗器械的经济效益评估需要有专门的组织机构、技术手段和人员。

2. 卫生经济评价对象的选择 按照医疗机构管理的具体需要，除大型医疗设备可以考虑开展单机经济评价外，在对医疗器械进行总体评价时可以按照生产要素、经济活动主体层次、成本核算单元来选择评估对象。医疗器械的经费来源、成本消耗、服务效果、寿命周期都不尽相同，这样划分经济评价对象基本能够涵盖经济评价工作的各个方面。

3. 成本核算体系的建立 医疗器械经济评价实际上体现了医疗器械总收益与总投入之间的比值。目前，国内的医疗价格市场在政策性的要求下，相对统一，医疗器械的总收益在管理水平不变的情况下，相对稳定。而其总体投入的成本核算能够直接影响经济效益产生的结果，直接反映出医疗机构各项管理水平的高低。因此，开展经济评价工作首先要以全面的成本核算体系为基础。同时，利用成本核算间的关系进行效益分析。

（三）医疗器械经济评价的主要方法

医疗器械的成本构成情况比较复杂。同时，有些技术服务的结果也往往难以用货币形式来表达。这就需要用适当的方法加以处理，使它能够用货币定量表示。所以，经济评价工作也要结合医疗机构实际，不能直接照搬一些评估标准或方法。

医疗器械进行卫生经济评价时，通常采用三种行之有效的办法：成本效果分析、成本效用分析和成本效益分析。医疗器械卫生经济评价不能只看到效率而不看到效果，综合使用多种有效手段，才能全面反映医疗器械的综合效益，促进医疗器械的科学化管理。

1. 成本效果分析法 是评价使用一定量的卫生资源（成本）后的个人健康产出的方法。资源消耗即成本用货币单位表示，健康产出用非货币单位表示，反映健康状况的改善，如发病率下降、延长寿命年等，也可采用一些中间指标，如免疫

抗体水平的升高等。

成本效果分析的指导思想是以最低的成本去实现确定的计划目标,任何达到目标的计划方案的效果越好;或者消耗一定卫生资源在使用中应该获得的最大的卫生服务效果,即从成本和效果两方面对备案方案之间的经济效果进行评价。当方案之间成本相同或接近时,选择效果好的方案;当方案之间的效果相同或接近时,选择成本较低的方案。

成本效果分析一般用于相同目标、同类指标的比较上,如果目标不同,活动的性质和效果就不同,这样的效果指标就难以比较,即使比较也没有什么实际意义。因此,成本效果分析的应用要依赖于效果指标的选择。

成本效果分析是采用相对效果指标(如某病发现率、控制率等)和绝对效果指标(如发现的病例、治愈的患者数量)作为产出或效果的衡量单位。这些反映效果的指标必须是衡量目标实现程度的尺度。因此,在选择方案的效果指标时,要遵守以下原则:

(1)有效性原则:效果指标必须能够准确地衡量所要达到的目标,确实反映其内容。例如,疾病防治的效果指标应当是该病的发病率和死亡率,而不是病死率。

(2)客观性原则:效果指标的选取应避免主观决断,要得到相关专业人员的认可,客观地反映其目标内容,即使由其他专业人员来衡量,结果也应当一致。

(3)特异性原则:指标要针对欲达到的目的来反映其内容的变化情况,而对其他情况的变化不做反映。例如,选用休工或休学天数作为衡量居民健康状况的指标就缺乏特异性,因为健康状况只是导致休工或休学的原因之一。

(4)灵敏性原则:效果指标应及时、准确地反映事物的变化情况。当方案的效果发生变化时,其效果指标必须发生相应的变化。

在实际应用中,大多数的文献都采用单位效果的成本作为不同干预措施的比较指标。如发现一例患者的成本、治疗一例患者的成本、治愈一例患者的成本等。

成本效果分析既可以从综合效果也可以从单项效果进行比较分析。只要能以最简单的方法对不同干预措施进行比较,从而做出选择,也就基本达到了成本效果分析的目的。

成本效果分析方法具体如下:①当各方案的成本基本相同时,比较效果的大小,效果最好为优选方案;②当各方案的效果基本相等时,比较成本的大小,成本最小为优选方案;③当各方案的成本和效果都不相同时,可使用成本效果比,如对每查出一例患者的成本进行比较。当预算不受约束时,成本可多可少,效果也随之变化,这时往往是在已存在低成本方案的基础上追加投资,可通过计算增量成本和增量效果的比率,如每多查出一例患者的成本,将其与预期标准比较,若增量成本和增量效果的比率低于标准,表明供给经济效益好,则供给的方案在经济上可行。

2. 成本效用分析法 是比较项目投入成本量和经质量调整的健康效益产出量来衡量卫生项目或质量方案实施效率的一种经济学评价方法。成本效用分析中健康改善用质量调整寿命年或与之相似的其他可能的变量来测量(如伤残调整寿命年)。结果表述为每获得一单位质量调整寿命年所需要的成本。

成本效用分析是成本效果分析的一种发展,或者说是成本效果分析的一种特殊形式。它与成本效果分析有相似之处,只是产出方面的指标不同。成本效果分析产出是单一的、项目特定的指标,而成本效用分析在产出方面是综合的、一般性的指标,可用于目标不同的项目之间的比较。

经济学中效用表示满足,可以理解为一个人从消费一种物品或服务中得到的主观上的享受或有用性。

卫生经济评价中的效用用延长寿命时间乘以延长寿命的效用值来表示,如质量调整寿命年的计算。

质量调整寿命年是指由于实施某项卫生项目挽救了人的生命,不同程度地延长了人的寿命。它是由延长的寿命乘以生命质量权重值获得的,在质量调整寿命年的测定中质量权重的确定是关键。质量权重必须建立在偏好基础上,越被期望的健康状态获得的权重越大;介于完全健康和完全死亡之间,分值在 $0 \sim 1$,0 代表死亡,1 代表完全健康;在等距量表中测量,量尺上相同长度的间隔有相同的意义。

成本效用分析法具体内容如下：①成本效用分析通过每一项的成本效用比，比较各项目获得每单位的质量调整寿命年所消耗或增加的成本，进而对不同项目的效率做出评价。②成本效用分析评价指标是成本效用比。它表示项目获得每个单位的质量调整寿命年所消耗或增加的成本量。成本效用比值越高，表示项目效率越低；反之，成本效用比值越低，表示项目效率越高。③成本效用分析中常用的确定健康状态效用值（或失能权重）的方法有三种：挑选相关专家根据经验进行评价的评价法；直接利用现有文献中使用的效用值指标的文献法；自己设计方案进行调查研究获得需要的效用值的抽样调查法。

3. 成本效益分析法　通过比较不同备选方案的全部预期效果和全部预期成本来评价备选方案，为决策者进行供给和管理决策提供依据。成本效益分析法是一种完美的经济学评价方法，决策标准非常简单，单个方案效益大于成本就是经济上可行的方案，多个方案净效益最大者为优。成本效益分析的基本原则就是，只要方案的效益大于成本，即净效益是正的，这个方案就是可行的。

成本效益分析法与成本效果分析法不同的是成本效益分析不仅要求成本，而且产出指标也要用货币单位来测量。从理论上讲，成本效益分析法是将投入与产出用可直接比较的统一的货币单位来估算，是卫生经济学评价的最高境界，但同时也是最难以操作的一种方法。因为这种分析方法要求将投入和产出均用货币单位来表示，这样就使得不仅项目间可以用精确的货币单位换算来比较优劣，而且项目自身也可以比较投入与产出收益大小，可是，在实际操作中会有难度。

对于效益的衡量，一般情况下，能用货币形式表示的主要是那些容易确定的效益，如生产的收益或资源的节省。因此，在进行卫生经济分析与评价时，重要的是找到合适的方法使用货币形式来反映健康效果。

成本效益分析法根据是否考虑货币资金的时间价值，分为静态分析法和动态分析法。

（1）静态分析法：不考虑货币的时间价值，即不计利息，不计贴现率，直接利用成本和效益的流转额，以增量原则计算方案投资在正常年度能带来多少净收益。在这里，贴现率是关键的参数。

所谓贴现就是投入的项目可能会持续一年以上，不同时间发生的投入和产出的经济意义不同，需要消除时间对投入和产出的影响，考虑资金的时间价值和生命的时间价值，因此对成本和效益/效果进行贴现。贴现是将不同时间所发生的成本和效益，分别按照相同的利率换算成同一"时间点"上的成本和效益的过程。贴现使用的利率称为贴现率。对方案的成本和效益进行贴现便于各方案之间进行合理的比较。常用的成本效益分析方法如下所述。常用指标有以下四种。

1）投资回收期：指以投资项目的各年现金净流量来收回该项目原投资所需要的时间。计算公式如下：

$$投资回收期 = 原投资额 \div 平均每年现金净流量 \quad (11\text{-}19)$$

$$投资回收期 = 各年末尚未收回的投资余额 \div 各年末累计现金净流量 \quad (11\text{-}20)$$

$$现金净流量 = 营业收入 - 营运成本 \quad (11\text{-}21)$$

$$现金净流量 = 营业净利 + 折旧 \quad (11\text{-}22)$$

若各年现金流量相等时采用公式（11-19）；不等时则用公式（11-20）；现实中，各年现金流入主要是营业收入，而现金流出主要是运营成本。

投资回收期是根据方案的预期投资回收期来确定方案是否可行的一种决策分析法，如果方案预期投资回收期比要求的回收期短，风险程度就比较小，则项目方案可行；反之，则不可行。这种方法的优点是计算简便，容易理解。其缺点有三个：第一，没有考察方案的整个寿命周期，未考虑回收期后的成本效益情况，即忽略了方案投资的长远利益；第二，只反映方案投资的回收速度，不能直接评价方案的收益能力；第三，没有考虑货币的时间价值，因此应避免片面依靠该指标做决策。

2）简单收益率：指达到设计产量的年份（即正常年度）所取得的现金净流量与原投资额之比。

$$简单收益率 = 平均每年现金净流量 \div 原投资额 \quad (11\text{-}23)$$

使用简单收益率评价方案时，要将其与标准简单收益率进行对比，若大于标准，则该方案在经济上可行；反之，则不可行。简单收益率一般用于判别项目方案是否可行。用此比较方案时，不能反映追加投资及全部可用资本的投资效果，此时需要采用追加收益率。

3）追加收益率：指两个方案现金净流量之差与原投资额之差的比，也即单位追加投资所带来的年现金净流量的增值。其计算公式如下：

$$追加收益率=\frac{方案2的现金净流量-方案1的现金净流量}{方案2的原始投资额-方案1的原始投资额} \quad （11-24）$$

将追加收益率与标准简单收益率作比较，若追加收益率比后者大，则表明追加投资的方案可行；反之，则不可行。比较多个方案时，需要逐一计算以淘汰方案，过程烦琐。多个方案比较则选择折算费用。

4）折算费用：指项目方案中年营运成本与简单收益和原投资额相乘之积的和。用于比较多个方案时，折算费用最小的方案为最优。

$$折算费用=年营运成本+标准简单收益率×原始投资额 \quad （11-25）$$

以上四个指标的测算对方案的评价、决策有一定参考价值，但都存在局限性，即没有考虑货币资本的时间价值。

（2）动态分析法：既要考虑货币的时间价值，把不同时点发生的成本和效益折算到同一时间进行比较，又要考虑成本和效益在整个寿命周期内的变化情况。常用的指标有四种：

1）净现值（NPV）法：根据货币时间价值的原理，消除货币时间因素的影响，计算计划期内方案各年效益的现值总和与成本现值总和之差的一种方法。此是反映项目在计算期内获利能力的动态评价指标。

$$净现值=\sum\frac{B_t-C_t}{(1+i)^t} \quad （11-26）$$

式中，B 为效益，C 为成本，i 为贴现率，t 为年限。为了使不同年份的货币值可以加总或比较，就要选定某一个时点作为基准点来计算各年效益和成本的价值。人们通常将方案的第一年年初作为计算现值的时间基准点，不同方案的时间基准点应该是同一年份。对初始投入相同或相近的几个互斥方案进行比较时，以净现值高的方案为优选方案。

在没有预算约束的条件下，几个互斥的对比性方案的选择应用净现值指标，该指标是有效的评价和决策指标。

但净现值法有一定的局限性，因为净现值的大小受计划期和初始投资额的影响，计划期越长则累计净现值就越大；初始投资额大其相应的净现值也往往较大。因此，要求不同方案的计划时期和初始投资相同或相近，否则用净现值进行比较时不能准确地反映各方面的差别。

2）内部收益率法：内部收益率指方案在计划期内使其净现值等于零的贴现率。其公式如下：

$$NPV=\sum_{t=0}^{n}\frac{B_t-C_t}{(1+i)^t}=0 \quad （11-27）$$

式（11-27）中可以看出，在计划期 n 及每年净现金流量不变的情况下，一个卫生规划方案的净效益 NPV 只与其使用的贴现率 i 有关，NPV 随 i 的增大而减少，故必然存在一个 i 值使得 NPV 正好等于 0，那么这个方案净现值为零的贴现率就是该方案的内部收益率（IRR）。

计算内部收益率的方法有两种：①试差法，用不同的贴现率，反复试算备选方案的净现值，直至试算出净现值等于零，此时的贴现率即为方案的内部收益率。②插入法，在使用两个不同贴现率试算方案的净现值得到正负两个相反的结果时，运用插入法来换算内部收益率的方法。计算公式如下：

$$IRR=I_1+(I_2-I_1)\frac{(NPV_1-NPV)}{(NPV_1-NPV_2)} \quad （11-28）$$

式中，I_1，NPV_1 分别为偏低的贴现率和相应为正的净现值，I_2、NPV_2 分别为较高的贴现率和相应为负的净现值。

内部收益率代表着方案的确切盈利率，它只是以投资的现金流量为依据，而不考虑其他外部因素的影响，故称为内部收益率。

内部收益率就是根据各备选方案的内部收益率是否高于平均收益率或标准收益率来判断方案是否可行的决策方法。如果方案的 IRR 大于标准收益率，则该方案可行；反之，该方案不可行。

3）年当量净效益法：年当量净效益即将方案各年实际发生的净效益折算为每年的平均净效益值。它是净现值考虑贴现率时的年平均值。

$$A=CR×NPV \quad （11-29）$$

式中，A 为年当量净效益；NPV 为各年净现值之和；CR 为资金回收系数（可查复利系数表）。

应用年当量净效益对方案进行评价和决策即年当量净效益法，一般对于不同计划期限的互斥方案采用该法进行比较、评价和决策。当各方案年当量净效益都为正值时，选用当量净效益高者为优。

4）效益成本比率法：效益成本比率是卫生计划方案的效益现值总额与成本现值总额之比，公式如下：

$$\frac{B}{C} = \frac{\sum_{t=0}^{n} \frac{B_t}{(1+i)t}}{\sum_{t=0}^{n} \frac{C_t}{(1+i)t}} \qquad (11\text{-}30)$$

式中，B 为效益；C 为成本；i 为贴现率；t 为年限。

效益成本比率方法适合于在由预算约束的条件下，要从一组项目中选择能够得益最大的项目实施，使一定量有限资源的分配获得最大总效益的情况。

当方案的效益大于其成本时，我们才考虑接受该方案，因此只有效益成本比率大于 1 的方案才是使得有限的资源获得较大效益的方案，多个方案比较时，按照效益成本比率大小顺序排列，比率高的方案为优选方案。

在成本效益分析中，由于方案的成本和效益可能出现正值，也可能出现负值，评价的标准见表 11-4。

表 11-4　效益成本比率四种情况的方案选择

方案种类	效益现值	成本现值	选择
A	+	+	B/C 大者为优
B	-	+	绝对放弃
C	+	-	必定选用
D	-	-	B/C 小者为优

三、应用卫生经济评价医疗器械应注意的问题

1. 要有科学理论基础　目前，对医疗器械经济评价方法有多种，应优先以管理需要为前提做好评价方法的科学性论证工作。

2. 注重可操作性　在制定卫生经济评价体系的过程中，面对大量的基础数据，要善于选择有代表性、易于采集和处理的可操作性数据。在实践中验证时医疗机构之间存在差异，造成对评价结果的需求不同。又由于我国医疗机构经济管理起步较晚，特别在医疗器械管理方面，因此根据本单位实际情况选择制定出来的标准，要在本单位的管理实践中得到进一步的验证，并不断根据历史数据进行修正。

3. 对于目前尚没有参与统计的指标，应该大胆尝试　随着医疗机构经济管理工作的全面发展，医疗器械卫生经济评价指标的建立和方法一定会更加完善。供给评价与使用评价要相互印证医疗器械在进入医疗机构时有多种方案可供选择，最终选择的方案是否达到了医疗机构总体综合效益要求，必须进行实际的经济分析。同时，正在进行的经济评价工作也应反馈到下一次的供给决策分析工作中。

总之，医疗器械作为最重要的卫生资源，运用卫生经济学的相关知识，提高医疗器械的运营效率和资源优化配置，对提高医疗机构的运营效率，促进医药卫生体制改革总体目标的实现具有重要的作用和意义。

第十二章

医疗器械的购置管理

近年来，随着医院发展进入高速期，各级医院的规模及现代化程度也不断壮大和提高，医疗器械在各级医院所占的份额也逐年增加，特别是各类医疗设备在医疗机构固定资产中的占比已超过50%。因此，医疗器械的购置工作不仅成为医院供应链管理中的关键环节，而且成为提高医院运营效率，保证医院医疗安全和质量的重要手段。

随着现代化医院科学管理理念的不断深入，医疗器械的购置管理也正逐步从制度规范和程序合法向重视购置工作的专业性与战略性建设转变。医疗器械购置管理的专业性体现在政策专业性、技术专业性和经济专业性等方面。购置管理的战略性则体现在以最低总成本建立供应链渠道的过程，而不是单纯以最低价格完成医疗器械购置工作。

因此，在确保医疗器械购置过程合规合法和及时准确的基础上，以提高诊疗安全性和有效性、推动临床医学技术发展为目标，兼顾提高资产使用效率，减轻医院运行成本。

第一节　医疗器械购置工作的专业性

一、政策专业性

医疗器械购置工作要遵循公平、公开、公正和诚实守信的原则，按照相关法律、法规规定的流程、方式进行阳光采购。所谓政策专业性，就是明确各类医疗器械购置政策的适用范围，根据不同的采购类别、资金来源、采购金额、采购时限，选择不同的采购方式，确保采购程序规范，最大限度地满足采购需求。

（一）资金来源

在现代医院医疗器械购置过程中，为了明确适用的法律法规，必须明确购置资金来源。对于以国家财政为中心的预算资金、国债资金及其他财政性资金，包括中央政府和地方政府的财政收支，与国家财政有关系的企业、事业和行政单位的货币收支，以及以财政性资金作为还款来源的借贷资金，都定义为财政性资金。

各级国家机关、事业单位和团体组织，凡使用财政性资金采购依法制定的集中采购目录以内的或者采购限额标准以上的货物、工程和服务的行为都属于政府采购行为。因此，在开展相应采购工作时，必须遵照《中华人民共和国政府采购法》及其相关制度。

国家机关、事业单位和团体组织的采购项目既使用财政性资金，又使用非财政性资金的，使用财政性资金采购的部分，也必须遵照《中华人民共和国政府采购法》及其相关制度开展工作。财政性资金与非财政性资金无法分割采购的，也统一遵照《中华人民共和国政府采购法》及其相关制度执行。

（二）采购方式

目前，使用频率最高的采购方式是招标，但是在招标采购以外还有多种采购方式，只有选择合理的采购方式才能确保整个医疗器械购置过程的规范性和公平、公正、公开原则。

医疗器械在采购交易主体中，属于货物类别。因此，本节将按照以下几部文件和法律，仅对与货物采购工作相关的采购方式进行介绍。

1.《世行采购指南》中的货物采购方式　《世行采购指南》是《国际复兴开发银行和国际开发协会贷款采购指南》的简称，以法律文件的形式在全部世行贷款项目的贷款协定和项目协定中被引用。从 20 世纪 80 年代初至今，世行为我国的城市建设、环境保护、教育扶贫等项目提供了大量的贷款，世行贷款项目要求的招标采购模式及做法对我国的采购工作有着积极的指导作用。时至今日，在我国发布的招标采购相关法律和各个部门发布的标准采购文件中都可以看到世行做法的影子，所以《世行采购指南》中的采购方式很值得我们参考。世界银行贷款项目中，货物采购有以下采购方式：

（1）国际竞争性招标（ICB）：这是世界银行贷款项目中最常用的一种采购方式。一般来说，货物采购合同为 20 万～ 50 万美元要采用国际竞争性招标方式采购，具体限额随国家或项目的不同而不同。

（2）有限国际招标（LIB）：实质上是一种不公开刊登广告而直接邀请投标人参与投标的国际竞争性招标。有限国际招标作为一种合适的采购方式，适用于供货商数量有限或有其他作为例外的理由，说明不完全按照国际竞争性招标的程序进行采购是正当的。

（3）国内竞争性招标（NCB）：是采购那些因其性质或范围不太可能吸引外国厂商和承包商参与竞争的货物和工程的最适当的方式。一般来说，国际招标限额以下的合同要采用国内竞争性招标方式采购。需要注意的是，国内竞争性招标的程序也应该包括发布招标公告、公开开标、公布评标结果和合同授予情况及投标人的投诉程序。如果外国厂商愿意在这种情况下参加投标，应该允许他们参加。

（4）询价采购：是对几个供货商（采购货物时）提供的报价进行比较的一种采购方式。通常应至少有三家报价，以确保价格具有竞争性。询价采购还可以细分为国际询价采购（IS）和国内询价采购（NS）。询价采购适合用于采购小金额的货架交货的现货或标准规格的商品或简单的小型工程。一般合同价在 10 万美元以下的合同才能采用询价和非招标的方式采购。

（5）直接签订合同：直接采购是在没有竞争（单一来源）的情况下直接签订合同。这种采购方式适用于下列情况：

1）对按照世行可接受的程序授予的现有货物或工程合同进行续签，以增购或增建类似性质的货物或工程。在这种情况下，应使世行满意地认为进一步的竞争不会得到任何好处，且续签合同的价格是合理的。如果事先考虑到有可能续签，原合同应包括有关续签合同的条款。

2）为了与现有设备相配套，设备或零配件的标准化可作为向原供货商增加订货的正当理由。证明这种采购合理的条件是原有设备必须是适用的，新增品目的数量一般应少于现有的数量，价格应该合理，并且已对从其他厂商或设备来源另行采购的好处进行了考虑并已予以否定，否定的理由是世行可以接受的。

3）所需设备具有专利性质，并且只能从单一来源获得。

4）负责工艺设计的承包商要求从特定供应商处采购关键部件，并以此作为性能保证的条件。

5）特殊情况，如应对自然灾害。

2.《中华人民共和国政府采购法》（简称《政府采购法》）中的货物采购方式　《政府采购法》于 2002 年由全国人大常委会审议通过，2003 年 1 月 1 日起生效，2014 年被修订。《政府采购法》是规范各级国家机关、事业单位和团体组织使用财政性资金采购依法制定的集中采购目录以内的或者采购限额标准以上的货物、工程和服务的行为的法律。该法中的采购方式同《世行采购指南》中的采购方式有很多相似之处。从采购方式的角度出发，该法全面地说明了各种采购方式对国内采购人确定采购方式有积极的指导意义。政府采购中规定的采购方式有以下所述几种。

（1）公开招标：指招标采购单位依法以招标公告的方式邀请不特定的供应商参加投标。具体流程见图 12-1。

根据《政府采购法》第二十七条、第二十八条的规定，符合限额标准的货物或服务均应采取公开招标方式。

（2）邀请招标：指招标采购单位依法从符合相应资格条件的供应商中随机邀请三家以上供应商，并以投标邀请书的方式邀请其参加投标。具体流程见图 12-2。

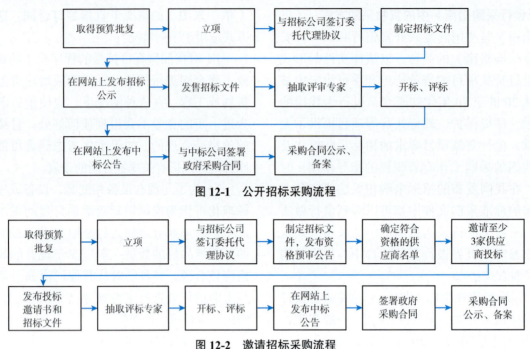

图 12-1 公开招标采购流程

图 12-2 邀请招标采购流程

根据《政府采购法》第二十九条的规定，对于具有特殊性只能从有限范围的供应商处采购，采用公开招标方式费用占政府采购项目总价值比例过大的可以采用邀请招标采购方式。

（3）竞争性谈判：指直接邀请三家以上合格供应商就采购事宜进行谈判的采购方式。具体流程见图 12-3。

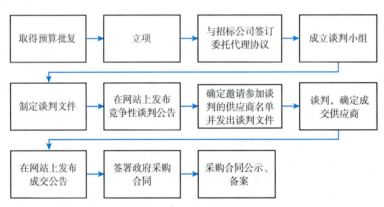

图 12-3 竞争性谈判采购流程

根据《政府采购法》第三十条的规定，对于招标时间不能满足用户紧急需要、招标后没有供应商投标或没有合格标的或重新招标未能成立、技术复杂不能提出详细规格或具体要求及不能事先计算出价格总额等情形可以采取竞争性谈判方式。

（4）单一来源采购：指在适当的条件下向单一供应商征求建议或报价进行的采购。这是一种没有竞争的采购方式。具体流程见图 12-4。

根据《政府采购法》第三十一条的规定，对于只能从唯一供应商处采购的、发生了不可预见的紧急情况不能从其他供应商处采购的、必须保证原有采购项目一致性或服务配套的要求需从原供应商处添购且资金总额不超过原合同采购金额1/10 的可以采用单一来源采购方式。

（5）询价：指向 3 个以上供应商发出询价书，对其报价进行比较以确定合格供应商的一种采购方式。具体流程见图 12-5。

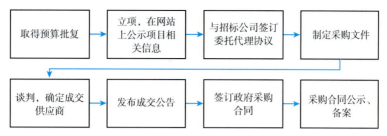

图 12-4　单一来源采购流程

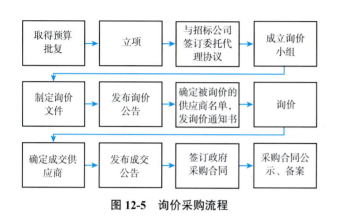

图 12-5　询价采购流程

根据《政府采购法》第三十二条的规定，对于采购的规格、标准统一，现货充足，市场价格幅度变化较小的政府采购项目可以采用询价采购方式。

（6）竞争性磋商采购：根据《财政部关于政府采购竞争性磋商采购方式管理暂行办法有关问题的补充通知》（财库〔2015〕124号），政府采购方式还包括竞争性磋商采购方式。对于政府购买服务，技术复杂不能提出详细规格或具体要求因艺术品采购、专利、专有技术或服务的时间、数量事先不能确定等原因不能事先计算出价格总额的，市场竞争不充分的科研项目，需要扶持的科技成果转化项目的，按照招标投标法必须进行招标的工程建设项目以外的工程建设项目可以采用竞争性磋商采购方式（图12-6）。

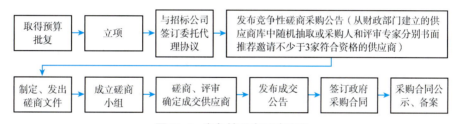

图 12-6　竞争性磋商采购流程

3.《中华人民共和国招标投标法》（简称《招标投标法》）**中的货物采购方式**　《招标投标法》是1999年全国人大常委会专门制定的用于指导招标投标活动的程序法，2000年1月1日起生效，2017年被修订。我国《招标投标法》主要是对招标的程序内容进行规范，招标分为公开招标和邀请招标。

（三）医疗器械购置过程中的其他政策要求

医疗器械因其特殊性，在开展购置工作过程中，还应符合《医疗器械监督管理条例》、《医疗器械使用质量监督管理办法》、《医疗卫生机构医学装备管理办法》、《医疗器械临床使用安全管理规范（试行）》等相关制度的要求。

1. 医院对医疗器械购置应实行统一管理，由其指定的部门或人员统一采购医疗器械，其他部门或人员不得自行采购。

2. 医院应当建立医疗器械采购管理制度，如成立由主要领导人为首的医疗器械委员会，讨论决策年度的采购计划，需要上级领导单位批准的要有申请报告、批准件等，方可进入采购阶段。

3. 医院在购置医疗器械时，应当索取、查验并妥善保存以下文件的原件或复印件，文件一定要清晰，其中查验极其重要，要保证文件的真实、有效。

（1）营业执照：采购产品要在营业执照规定的经营范围内，了解营业执照的变更情况：法人、营业地点、经营范围的变更等，年检的有效性等；可以登录该企业所在工商行政管理局网站进行企业信息查询。

（2）医疗器械注册证或备案6凭证：注意注册证的有效期，快过有效期的是否已申请重新注册。有无申请受理等，与采购的医疗器械规格型号是否一致。

（3）医疗器械生产许可证和（或）备案凭证：医疗器械生产单位一定要具有相关产品的生产许可证，否则不允许生产，更不能流入市场，采购时要核实生产许可证的单位名称、法定代表人、地址等与网站公布的内容是否一致。

（4）医疗器械经营许可证和（或）备案凭证：检查经营许可证是否和营业执照的经营范围一致，是否有年检记录。如供应商不是生产商而是代理商，供应商还需要提供生产商授予的真实有效的销售代理该产品的授权书，以保证医疗器械销售整个过程的真实、可靠。

（5）医疗器械产品合格证明：医疗器械产品合格证明经常随产品一起在产品包装箱内，通常要求提供同批号产品的质量检验资料，以保证产品的各项参数或提供相关的技术参数。

（6）销售人员的身份证和法人授权书原件：为保证拟采购的医疗器械的经销商及销售人员的真实、可靠，法律责任明确。

（7）其他资质文件：对于属于计量器具、消毒产品、特种设备范畴的医疗器械，还应当根据相应制度文件索取相应的资质材料。

（8）医疗器械相关票据原件：采购过程中，一定要有正式合同、发票、装箱单等，发票上要有相关供货单位的企业公章、财务专用章，并提供相应的复印件供验收时使用。

4. 合同的管理　经过相关的认证、招投标过程后，使用单位与供货者要签署采购合同或协议，依据供货商的承诺，明确医疗器械的名称、型号、规格、配置清单、附加设备等，以及注册证号（备案凭证号）、生产企业名称、数量、单价、金额等，尽可能翔实。

对于政府采购，应按照公示的成交结果签订政府采购合同。合同的保存除采购方与供应商之外，还应在招标代理机构和财政主管部门进行备案，合同内容需在相关网站上公示。政府采购合同及相关档案应保存至少15年。

（1）签约：依据《中华人民共和国合同法》规定，签约的合同至少要包括当事人的名称或姓名和住所、标的、数量、质量、价款或报酬、履行期限、地点和方式、违约责任、解决争议的方法等。除以上基本信息外，医疗器械合同还应包括当事人（供货方）的相关医疗器械资质、中标通知书、医疗器械注册证、货物的相关配置、售后服务的相关信息。

（2）款项支付：款项支付应该根据资金来源、风险等级及实际需要等具体情况来确定，一般情况下需兼顾医院与企业的利益，同时还要符合国家及上级主管部门的相关规定。

（3）保质期与保修期：质保期是指厂商承诺的产品在正常使用情况下不会危及人身或财产安全的时间段，质保期主要解决的是产品生产者和销售者在一定的时间内要对产品在使用过程中给他人造成产品以外的人身或财产损害承担损害赔偿的侵权责任，而且无论生产者和销售者有无过错都要承担的责任；保修期是指厂商向消费者出售商品时承诺的对该商品因质量问题而出现故障时提供免费维修及保养的时间段，保修期主要解决合同履行完毕后一定期限内出现的产品质量问题。

（4）进口管理与外贸合同：进口医疗器械需经检验检疫后方可进入中国境内，而且医疗器械按照高风险、较高风险和一般风险进行进口管理，其进口单位也分三类，对不同类进口单位进口的医疗器械其检验方式也不同。对以人民币以外的货币成交的医疗器械还需要与进口单位（外贸公司）签署外贸合同。

（5）关税及免税：关税是进出口商品经过一国关境时，由政府设置的海关向进出口商征收的税收，关税具有强制性、无偿性、预定性，不同种类的医疗器械具有不同的关税；非营利性医疗、科研、教学单位用于身体的康复、科研、教学的进口仪器设备，符合免税条件的可免征进口关税。

（6）运输保险与索赔：运输保险是适合运输发展而产生的一种财产保险业务，是投保人（被保险人）对所运输的货物向保险公司进行投保并获得保险公司签发保单的过程；索赔就是货物在运输过程中，若出现保单承保范围内的自然灾害或意外事故使货物受到损失，保险公司可按照保单给予相应的经济赔偿。

（7）报关与纳税：医疗器械报关一般是根据签订的进口合同，由国外供应商发货运输至国内码头，接收方依据到货通知单交换提货单，同时根据产品的监管条件依商检部门要求办理相应检验检疫后填报报关申请单，经海关受理并审价后出具出税单（关税税票、增值税票）并纳税。医疗器械的税率为一般纳税人为17%，小规模纳税人为3%，其他的附加税（城建税等）和相关税费也需要按规定缴纳。

（8）商检：简单来说就是商品检验，一般用于进出口贸易。通常检验检疫机构对进口医疗器械实施现场检验和监督检验两种方式，除此之外，对实施强制性产品认证制度的进口医疗器械还要查验单证，核对其是否相符强制认证标准；必要时抽取样品送指定实验室，按照强制性产品认证制度和国家规定的相关标准进行检测。

此外，医疗器械购置过程必须进行记录并留存，确保购置过程的可追溯。记录应当包括医疗器械的名称、型号、规格、注册证号（备案凭证号）、单位、数量、单价、金额、生产企业名称、供货者信息（名称、地址及联系方式）、购货日期等。

二、技术专业性和经济专业性

医疗器械是关乎人民健康的特殊产品，不仅技术含量高而且更新频率快，同时，医疗器械是医疗技术得以实现的技术支撑和重要物质保证，临床诊疗工作对医疗器械的需求不断增加，从而医疗器械购置成本和使用成本对医院运营管理影响巨大。因此，作为医疗器械购置人员就要求其不仅必须具备丰富的医疗器械专业知识，还必须具备相应的经济学理论，在购置医疗器械的过程中，要综合性、系统性、预测性、比较性、定量性地研究技术方案的社会效益和经济效益。

（一）技术与经济的关系

技术与经济是密切相关、相互联系、相互制约的，即对立统一。医疗器械购置工作就是要利用技术与经济的关系更好地为医院发展服务。

1. 统一方面　技术要在一定的经济条件下实现，而经济的发展离不开技术的推动。经济发展是技术进步的起因、归宿和基础，而技术的进步是推动经济发展的重要条件和手段。

2. 对立方面　一般情况下技术的先进性与经济的合理性是一致的，但有时并不如此，有些先进技术需要较高的经济投入。另外，先进的技术要有与之相适应的经济条件相匹配，不能脱离经济条件而谈技术的先进性。没有适当的经济条件作保障，很难产生或使用高质量的先进技术。

（二）医疗器械购置技术专业性和经济专业性处理原则

该原则要同时兼顾四组效益：社会效益与经济效益；直接效益和间接效益；远期效益和近期效益；局部效益和整体效益。

（三）技术专业性和经济专业性的研究内容

研究内容主要包含以下三方面：①研究技术方案的社会效益和经济效益，寻找最佳效果的方案；②研究技术与经济的相互促进与协调发展关系；③研究通过技术创新，推动技术进步，促进医院诊疗技术的发展和运营效率的增长。

因此，在医疗器械购置过程中，从临床诊疗技术需求和医疗器械功能定位出发，综合分析评估医疗器械购置成本和使用成本，通过明确医疗器械的技术优势、发展前景、先进性和实用性，以及医院所具备的使用条件，确保新购置的医疗器械在提高诊疗技术能力、提升诊疗服务效率、兼顾科教研防需要、促进医院运营管理、推动医院战略发展等方面发挥良好作用。

第二节　医疗器械购置工作的战略性

医疗器械购置工作的战略性是有别于常规购置工作的思考方法，它与普遍意义上的购置区别是前者注重要素是"最低总成本"，而后者注重要素是"单一最低采购价格"。所谓购置战略性是一种系统性的、以数据分析为基础的采购方法。简单地说，战略购置是以最低总成本建立服务供给渠道的过程，一般购置是以最低采购价格获得当前所需资源的简单交易。

一、医疗器械购置工作战略性的定义

购置工作战略性是计划、实施、控制战略性和操作性采购决策的过程，目的是指导采购部门的所有购置活动都围绕提高医院能力展开，以实现医院未来发展战略。它用于系统地评估一个购买需求及确认内部和外部机会，从而减少采购的总成本，其好处在于充分平衡内外部优势，以降低整体成本为宗旨，涵盖整个采购流程，实现从需求描述直至付款的全程管理。

二、医疗器械购置工作战略性的内容

医疗器械购置工作战略性包括四个方面的内容：供应商评价和选择、供应商发展、医院与卖方长期交易关系的建立和采购整合。前三个方面发生在采购部门和外部供应商群之间，统称采购实践；第四个方面发生在医院内部。

（一）供应商评价和选择

供应商评价和选择是战略采购最重要的环节。供应商评价系统包括：①正式的供应商认证；②供应商业绩追踪；③供应商评价和识别。

供应商业绩评价的指标体系通常由定价结构、产品质量、技术创新、配送、服务等方面构成。但根据战略不同，在选择供应商时所重视的业绩指标有所不同。如医院的战略计划是技术在行业中领先，则供应商现有技术在行业中的领先程度和技术创新能力是首要的评价与选择供应商的标准；其次考虑产品质量、定价结构、配送和服务。而对于战略定位于成本领先的医院，定价结构是最为敏感的指标，同时兼顾质量、技术、配送和服务。医院购置人员根据评价结果，选出对医院战略有直接或潜在贡献能力的目标供应商群。直接贡献能力是指供应商已具有的，在其行业中居领先地位的，与医院战略目标相一致的能力。潜在贡献能力是指那些由于供应商缺乏一种或几种资源而暂时不具备的，通过医院投入这些资源就能得到发挥的，对医院战略实现有重要帮助的能力。

（二）供应商发展

由于供应商选择时对供应商业绩有所侧重，

有时目标供应商的业绩符合了医院主要标准，而在其他方面不能完全符合要求；或有些潜在贡献能力未得到发挥，医院就要做一系列的努力，提高供应商的业绩。医院为提高供应商业绩或能力以满足医院长期或短期供给需求对供应商所做的任何努力包括：①与目标供应商进行面对面的沟通；②公司高层和供应商就关键问题进行交流；③实地帮助供应商解决技术、经营困难；④当供应商业绩有显著提高时，有某种形式的回报或鼓励；⑤培训供应商员工等。

（三）交易双方的关系建立

战略采购要和目标供应商完成战略物资的交易。战略采购使医院-供应商的交易关系长期化、合作化。这是因为战略采购对供应商的态度和交易关系的预期与一般采购不同。战略采购认为：①供应商是医院的延伸部分；②与主要供应商的关系必须持久；③双方不仅应着眼于当前的交易，也应重视以后的合作。

在这种观点的指导下，医院和供应商致力于发展一种长期合作、双赢的交易关系。采购部门改变一般采购多家比较和短期合同的采购手段，减少供应商的数量，向同一供应商增加订货数量和种类，使供应商取得规模效应，节约成本；并和供应商签订长期合同，使其不必卷入消极的市场竞争中，获得资源更高效的利用。在这种长期合作的交易关系中，供应商对医院有相应的回报：①供应商对医院的订单要求做出快速的反应；②供应商有强烈的忠诚于医院的意识；③愿意尽其所能满足医院的要求；④运用其知识和技术，参与医院产品的设计过程。

建立长期合作交易关系还要求双方信息高度共享，包括公开成本结构等敏感的信息。忠诚是长期合作交易关系的基础。但单纯靠双方自觉的忠诚显然不够。为提高交易效率和交易双方经营绩效，并保证双方致力于长期合作关系，交易双方共同对与交易有关的资产进行投资。这种资产离开了交易双方的特定关系会失去价值，称为交易特殊性资产。

（四）采购整合

随着采购部门在医院中战略地位的提高，采

购逐渐由程序化的、单纯的购买向前瞻性、跨职能部门、整合的功能转变。采购整合是将战略采购实践和医院目标整合起来的过程。与采购实践不同，采购整合着眼于企业内部，目的是促进采购实践与医院竞争优势的统一，转变医院高层对采购在组织中战略作用的理解。

采购整合包括采购部门参与战略计划过程，战略选择时贯穿采购和供应链管理的思想，采购部门有获取战略信息的渠道，重要的采购决策与医院的其他战略决策相协调。

三、医疗器械购置工作战略的方法

医疗器械购置工作战略的六种方法：战略分析、战略联盟、引入供应竞争、集中采购、采购管理优化、标准化。

（一）战略分析

谈判不是简单的货比三家，要进行供应市场分析，这种分析不仅包括日常成本信息和数据的收集、以往项目的成本分析积累、价格曲线走势的研判，物料质量等，还包括对采购物料的行业分析，甚至对宏观经济形势进行预判。这样才能掌握谈判的主动权，控制整个谈判的进程和大局。此外，医院还要对供应商的经营战略做出判断，以此来判断采购关系是否可靠。

（二）战略联盟

这是基于核心能力要素组合的战略采购理念。医院要与少数战略合作伙伴建立战略联盟关系而非简单的买卖关系，进行生产要素和物流流程的优化组合，以此来降低采购成本。此时，进行供应商的评估和管理不再是以交易为第一要则，而应该首先考虑是否符合战略匹配。

（三）引入供应竞争

通过招标方式，扩大对供应商的选择范围，引入竞争机制，科学公正地选择最符合自身利益需求的供应商。

（四）集中采购

通过增加采购量来提高议价的能力，降低单位采购成本，这是战略采购的根本。进行集团化采购的规划和管理在一定程度上减少了采购工作的差异性，提高了物流服务的标准化，减少了采购管理的工作量。但对采购物品差异性较大的医院来说应慎用。

（五）采购管理优化

医院经过前两个步骤，在将"物料采购数量"和"供应商数量"这两个影响采购成本的硬指标进行优化之后，就应当将成本降低工作转向管理优化方面：①通过电子商务降低采购成本；②通过对经济批量的计算来合理安排采购的频率和批量，降低采购费用和仓储成本；③优化生产 - 采购界面的流程，减少操作环节。事实上供应商提供的任何服务都是有成本的，以直接或间接的形式包含在价格中，医院只有将其细分，选择所需，才能降低采购总成本。

（六）标准化

采购不仅是定价与付款的问题，还包含了配套设备的对接、运输管理、质量管理和培训管理等问题。传统医院往往在购置时不考虑配套设备或信息化接口的对接问题。其结果是购置的医疗器械虽然满足了客户的基本需求，但功能方面仍有未满足客户需求的缺憾。因此，在产品购置阶段就应当充分考虑未来的使用成本和服务，提高标准化水平，减少差异性带来的后续成本。这是战略采购在供应链整体优化的充分体现。

第三节　医疗器械购置工作流程

医疗器械购置工作流程的制定、权限的设置是关键，对整个购置流程的每个环节形成专业分工、权衡制约的机制，才能确保医疗器械购置流程的规范性和合理性。

医疗器械购置工作权限包括申购的权限、供应商选择的权限、议价定价的权限、验收的权限和付款的权限，主要涉及五个方面，即授权审批流程、采购定价流程、专业权责分工、内部审计监督和成本标杆目标。

《政府采购法》及《中华人民共和国招标投标法》（以下简称《招投标法》）等国家和地方政

府出台法律法规及政策是各医疗机构实施医疗器械的购置管理的主要依据与准则。目前各医疗机构根据自身特点也建立了内部管理流程，基本流程见图 12-7。

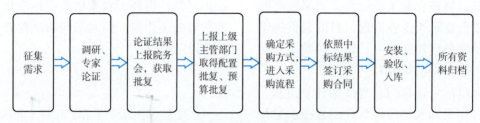

图 12-7　医疗器械购置管理基本流程

1. 制定购置计划　征集、制定医疗器械年度购置计划，一般应考虑医疗机构自身业务发展和学科建设的需要。

2. 调研与论证　计划的制订还应进行充分的市场调研和论证，满足医疗机构自身发展和业务要求。

3. 采购定价流程　在接到项目批复后，各医疗机构一般都会与招标代理机构签订委托代理协议，由招标公司依据《政府采购法》和《招投标法》确定采购方式进入相应的采购流程。

4. 采购工作中的规范性操作　采购的依据是《政府采购法》和《招投标法》，招标过程应全程记录归档并接受监督以保证整个过程公开透明，达到公平、公正。

我国采购相关的法律法规与政策见表 12-1。

表 12-1　我国采购相关法律法规与政策

序号	政策法规名称	级别
1	中华人民共和国政府采购法（2014 年修订）	法律
2	中华人民共和国招投标法（2017 年修订）	法律
3	中华人民共和国合同法	法律
4	中华人民共和国反不正当竞争法	法律
5	中华人民共和国预算法	法律
6	中华人民共和国政府采购法实施条例（国务院令第 658 号）	行政法规
7	中华人民共和国招标投标法实施条例	行政法规
8	省级以上人民政府公布政府采购集中采购目录及标准（中央预算政府采购项目—国务院）	文件
9	政府采购货物和服务招标投标管理办法	部门规章
10	政府采购非招标采购方式管理办法	部门规章

续表

序号	政策法规名称	级别
11	机电产品国际招标投标实施办法（试行）（商务部令 2014 年 1 号）	部门规章
12	政府采购信息公告管理办法（财政部令 19 号）	部门规章
13	政府采购供应商投诉处理办法	部门规章
14	政府采购代理机构资格认定办法	部门规章
15	政府采购进口产品管理办法（财库〔2007〕119 号）	规范性文件
16	关于环境标志产品政府采购实施的意见	规范性文件
17	关于建立政府强制采购节能产品制度的通知	规范性文件
18	关于进一步加强政府采购管理工作的意见	规范性文件
19	政府采购促进中小企业发展暂行办法	规范性文件
20	政府购买服务管理办法（暂行）	规范性文件
21	政府采购竞争性磋商采购方式管理暂行办法	规范性文件
22	关于未达到公开招标数额标准政府采购项目采购方式适用等问题的函	规范性文件
23	关于做好政府采购信息公开工作的通知	规范性文件
24	关于规范政府采购行政处罚有关问题的通知	规范性文件
25	关于《中华人民共和国政府采购法实施条例》第十八条第二款法律适用的函	规范性文件
26	关于加强政府采购活动内部控制管理的指导意见	规范性文件
27	关于在政府采购活动中查询及使用信用记录有关问题的通知	规范性文件
28	政府采购评审专家管理办法	规范性文件
29	关于进一步加强政府采购需求和履约验收管理的指导意见	规范性文件
30	关于进一步做好政府采购信息公开工作有关事项的通知	规范性文件

质量控制篇

第十三章

呼吸机质控检测技术与方法

第一节 概　述

呼吸机是临床救治呼吸功能不全或呼吸衰竭患者的一种通气设备。呼吸机的基本原理是将空气和氧气按一定比例混合，并按一定的通气模式和呼吸气道力学参数（潮气量、呼吸频率、吸呼比、气道峰压、呼气末正压和吸气氧浓度等），通过管路将空氧混合气体传送给患者，用以强制或辅助患者呼吸，从而维持患者的呼吸功能（图13-1）。呼吸机在临床使用及管理中暴露的问题很多，主要有产品设计缺陷、使用问题、管理问题、产品维护不及时等几个方面。呼吸机是生命支持类设备，风险等级最高，所以树立呼吸机质量管理意识，加强呼吸机的质量管理，使呼吸机安全、有效地服务于临床已成为业界共同面对的一个课题。

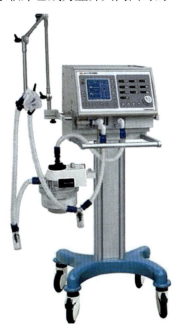

图 13-1　呼吸机

一、呼吸机的基本结构

呼吸机一般由主机、空氧混合器、气源、湿化器、外部管道组成，如图 13-2 所示。

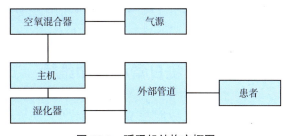

图 13-2　呼吸机结构方框图

（一）主机

主机是提供呼吸管理的装置。呼吸机的主机由控制电路、机械运动部件、显示屏及气路组成，它把空氧混合气体按照设定的参数（包括通气量、压力、流量、容量、呼吸频率、吸呼比）及选定的通气方式供给患者，并实时显示各种参数和波形。

（二）空氧混合器

空氧混合器的输入气体可以是压缩空气、环境空气或压缩氧气。氧气在空气中占 21%，因此，也可利用压缩空气、环境空气作为呼吸机的气源，供给呼吸困难的患者进行治疗。对换气功能有障碍的患者，必须适当提高氧浓度才能满足治疗需求，此时空氧混合器可连接压缩氧气源，并根据病情变化适当调整氧浓度，然后将气体送到呼吸机主机。

（三）气源

气源一般分为电动供气（电动方式）和压缩

气源（气动方式）两种。如果呼吸机以电动机为动力，可通过压缩泵或折叠式皮囊等装置产生一定的正压气流，向患者供气，称为电动方式。如果呼吸机采用压缩气泵，经过过滤、减压、湿化等处理后，再通过管道向患者供气，称为气动方式。

（四）湿化加热装置

湿化加热装置是替代鼻腔、口腔，具有对吸入气体湿化升温功能的装置。对呼吸机向患者提供的气体加以湿化的装置，称为湿化器。

（五）外部管道（呼吸回路附件）

呼吸机外部管道的作用是把经过湿化或雾化的气体供给患者，同时把患者呼出的气体通过呼吸活瓣直接排出。外部管道还要把呼吸信号反馈给主机，以便达到同步呼吸，有效地改善患者的换气效能。

二、呼吸机日常检查和维护

（一）外观及功能检查

1. 呼吸机应结构完整，无影响正常工作和妨碍读数的缺陷和机械损伤。

2. 呼吸机的电源开关应安装可靠，通断状态明显，控制按钮标识清晰，易于操控。

3. 呼吸机应具有仪器名称、生产厂家、型号、出厂编号等标识。

4. 呼吸机开机应能正常工作。

（二）使用前安全性能检查

1. 气源测试　将模拟肺和呼吸机管路与呼吸机连接好，选择控制吸气模式，潮气量设为 7.5L 以上，分别将氧浓度设定为 100% 或 21%，分别观察氧气气源和空气气源的压力是否下降严重，机器是否出现气源低压报警。

2. 漏气测试　用手将"Y"形接头堵住，观察机器气道压力表的摆动，正常情况下只可以有些许变动，否则表示呼吸管道气密性不好，有漏气情况发生，可用逐步分离的方法对呼吸管路和机器作进一步的详细检查。

3. 报警系统的测试　当患者的呼吸参数指标发生变化超出报警范围时，机器应立即发生声光报警，提醒临床工作人员进行处理。我们可用调节呼吸机的参数来试验呼吸机的报警系统是否正常。

（1）断电报警：取出呼吸机内部电池，开机后，断开外部电源，观察呼吸机声光报警功能是否启动，并以秒表记录报警持续时间是否超过 120s。装入内部电池，开机后再次断掉外部电源，呼吸机应转换至内部电源供电，且报警信号不启动。

（2）患者回路过压保护装置（最大压力上限）：将压力报警上限设定为 $100cmH_2O$（$1cmH_2O=0.098kPa$），增大潮气量，当气道峰值压力达 $100cmH_2O$ 时，应伴有声光报警，且启动过压保护功能，多余气体从旁路排放，呼吸机切换至呼气相。

（3）分钟通气量报警：呼吸机工作于 VCV（容积控制通气）模式，参数设置为潮气量 VT = 400ml、通气频率 f = 20 次/分，将分钟通气量报警上限设定为低于 8L/min 的水平，应有分钟通气量上限报警；将分钟通气量报警下限设定为高于 8L/min 的水平，应有分钟通气量下限报警。

（4）气道压力报警：将气道压力报警上限设定为 0.5kPa，呼吸机每次通气至气道压力上限时，伴有气道压力上限报警，并迅速切换至呼气相；将呼吸管路脱开，应有气道低压报警。

（5）氧浓度报警：将氧浓度报警上限设定为低于 40% 时，呼吸机应有氧浓度上限报警；将氧浓度报警下限设定为高于 40% 时，应有氧浓度下限报警。

（6）通气频率报警：将通气频率报警上限设定为低于 20 次/分时，呼吸机应有通气频率上限报警；将通气频率报警下限设定为高于 20 次/分时，应有通气频率下限报警。

（7）呼气末正压报警：将 PEEP（呼气末正压通气）报警上限设定为低于 $2cmH_2O$，呼吸机应有呼气末正压上限报警；将 PEEP 报警下限设定为高于 $2cmH_2O$，应有呼气末正压下限报警。

（8）通气窒息报警：将机械通气模式设置为辅助或自主通气，在无触发或呼吸回路开放的条件下，呼吸机应有窒息报警。同时，观察呼吸机是否自动切换到控制通气或后备通气模式。

（9）患者呼吸暂停报警测试：取下模拟肺 15 秒后，观察机器会否发出患者呼吸暂停报警（通常会先有潮气量下限报警）。再接上模拟肺，呼吸回路恢复，机器正常呼吸几次后报警消失，机器恢复正常。

4. 触发灵敏度测试　把呼吸机改为辅助吸气模式，把触发灵敏度设定为 $-0.2cmH_2O$，然后手动挤压并慢慢释放模拟肺，产生一个吸气负压值，当该值达到触发灵敏度设定值，呼吸机应能被触发，提供一次辅助吸气，再依次改变触发灵敏度设定值，若都能被触发，提供辅助吸气，则说明机器的灵敏度触发功能正常。

5. PEEP 测试　将 PEEP 值设定为 $5cmH_2O$，待机器工作稳定后，观察机器呼气末气道压力显示值是否与设定值一致，若相差太大，则必须进行压力校正。可分别设定不同的 PEEP 值进行多次测试。

6. 断电检查　当外界意外断电时，机器应立即报警，这是一个很重要的安全保护措施。关掉外部电源，机器开关保持开启状态，观察机器会否发出声光报警。通过上述检查后，继续让呼吸机运行一段时间，观察机器参数是否发生变化，若一切正常，即可投入使用。

（三）记录、流程和资质

1. 呼吸机使用人员应接受操作培训，并经考核合格。

2. 呼吸机使用前应登记记录，信息至少包括设备名称、规格型号、使用日期、使用人员。

3. 呼吸机使用前应熟悉操作规程并且知晓呼吸机故障应急预案。

（四）保养维护

1. 呼吸机设备每次使用后都要进行清洁和消毒。

2. 检查湿化器、面罩（硅胶垫、头带等）和呼吸管路是否有破损、损坏，如有，需及时更换，以免影响使用效果。

3. 湿化器水罐要经常检查、清洗，防止滋生细菌和霉变，可使用清洁剂或洗涤剂清洗。

4. 管路在不用时应该挂放在干燥通风的地方。

5. 对不同型号的呼吸机，要严格按照相应的使用说明书进行日常保养维护。

第二节　呼吸机的质控检测设备

目前，呼吸机通气参数质控检测设备主要有两种：一种是 PF-300 型，由瑞典生产；另一种是 VT900 型，由美国生产（图 13-3）。下面分别介绍这两种设备的性能特点。

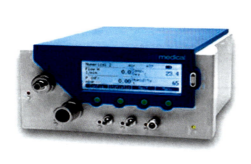

A

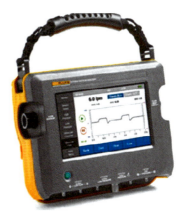

B

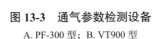

图 13-3　通气参数检测设备
A. PF-300 型；B. VT900 型

一、PF-300 型的性能特点及使用方法

PF-300 型是一款呼吸机、麻醉机及多种麻醉气体浓度的综合质量检测仪（图 13-3A）。

（一）使用特点

1. 用户操作界面及检测参数可自行定义，可对呼吸机、麻醉机进行双向压力、流量、容积、呼吸频率、湿度、温度、氧浓度等参数进行测量，并具有成人、小儿及高频通气检测模式。

2. 可应用于各种呼吸机、麻醉机及流量仪表的质量检测。配合测试软件可提供各种图表化分析数据和检测报告，使分析结果更加完善。

3. 自动测量气道温度，具有温度补偿功能，能自动测量气道湿度。

4. 呼吸触发：具备压力和流量两种触发模式，且触发阈值可调。

5. 气体标准：ATP、STP、BTPS、ATPD、AP21、STPH、BTPD、0/1013、20/981、15/1013、25/991、20/1013。

6. 与麻醉气体检测附件适配使用时，可测量麻醉机的多种麻醉气体浓度。

7. 适用于七种麻醉气体浓度监测，利用红外光光谱吸收原理，无消耗。

8. 能检测的麻醉气体种类：CO_2、N_2O、HAL（氟烷）、ENF（恩氟烷）、ISO（异氟烷）、SEV（七氟烷）、DES（地氟烷）。

9. PF-300 型检测设备供电方式为交流、直流两种方式。

（二）技术指标

高流量量程：$-300 \sim 300$L/min。

低流量量程：$-20 \sim 20$L/min。

低压量程：± 15kPa（150mbar）。

高压量程：$0 \sim 1000$kPa（10bar）。

流量单位：L/min，L/s，cfm，ml/min，ml/s。

压力单位：bar，mbar，cmH_2O，kPa，mmHg。

氧浓度：内置氧浓度传感器。量程为 $0 \sim 100\%$。

温度：主机内置温度传感器，自动测量气道温度，并自动修正流量精度，温度补偿。量程为 $0 \sim 50$℃。

湿度：主机内置湿度传感器，自动测量气道湿度。量程为 $0 \sim 100\%$。

呼吸频率（rate）：$1 \sim 1000$ 次 / 分。

吸气时间、呼气时间（Ti、Te）：$0.05 \sim 60$ 秒。

吸呼比：$1 : 300 \sim 300 : 1$。

吸气、呼气潮气量（VTi、VTe）：± 10L。

分钟通气量（Vi、Ve）：± 300L。

峰值压力（P_{peak}）、平均压（P_{mean}）、呼气末正压（PEEP）、平台压（$P_{plateau}$）：$0 \sim 150$mbar。

呼气、吸气流速：± 300L/min。

（三）连接方法、测量参数及显示方式

1. 正确连接呼吸机、检测设备和模拟肺　在双向或单向模式下测量呼吸机的参数。双向流模式相对于双向流连接。使用一个专用的"Y"形转接头将呼吸机连接到分析仪进气口，使用一根标准呼吸软管将模拟肺连接到分析仪出气口，参见图 13-4。

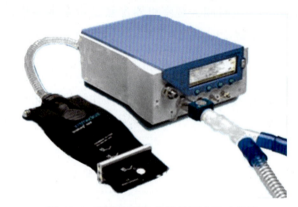

图 13-4　呼吸机通气参数检测实际连接图

2. 测量参数及显示方式　PF-300 型拥有全面的呼吸机测量参数，可通过自定义显示参数，见图 13-5。其支持的通气参数见表 13-1。

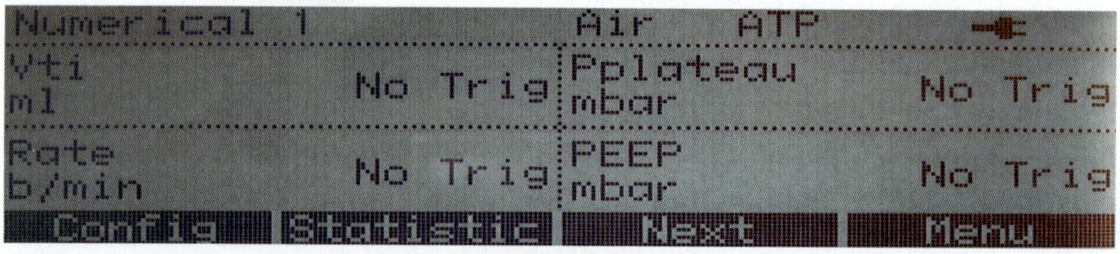

图 13-5　屏幕自定义显示各种参数

表 13-1　PF-300 型支持的通气参数

呼吸参数	缩写	呼吸参数	缩写
吸气潮气量	VTi	呼气末正压	PEEP
呼气潮气量	VTe	肺顺应性	C_{stat}
分钟通气量	MV	吸气时间	Ti
呼吸频率	RATE	呼气分钟通气量	Ve
吸呼比	I∶E	呼气时间	Te
吸气峰值压力	P_{peak}	吸气分钟通气量	Vi
吸气平台压	$P_{plateau}$	吸气峰值流量	PF Insp
平均气道压	P_{mean}	呼气峰值流量	PF Exp
氧浓度	O_2	高流速	Flow H
低流速	Flow L	大气压	P Atmo
高压测量	P_{High}	高流速实时压力	P（HF）
压差测量	P_{Diff}	温度	Temp
湿度	$H_{humidity}$	露点温度	Dew Pt
二氧化碳	CO_2	一氧化二氮	N_2O
氟烷	HAL	恩氟烷	ENF
异氟烷	ISO	七氟烷	SEV
地氟烷	DES		

二、VT900 型的性能特点和使用方法

VT900（图 13-3B）型可设计用于测试所有类型的医疗气体流量设备（如呼吸机、气腹机、测氧计），特别是需要高精度超低流量和超低压力测量值的设备（如麻醉机和流量计）。

VT900 型气体流量分析仪的气体流量通道内置有氧气、温度和湿度测量功能，可简化测试，并自动补偿环境条件。VT900 型配备外部触发输入和特殊的超低流量和超低压力端口。这些超低流量和超低压力端口可为需要进行关键低容量和压力测试的设备（如麻醉机和流量计）提供高精度测量。

（一）检测设备特点

1. 可创建自定义测试配置文件，简化测试程序。

2. 具有单通道、全量程气体流量功能，避免产生混淆。

3. 内置的管线传感器可自动测试湿度、温度和氧气，同时补偿大气压力和环境条件，从而缩短测试时间。

4. 通过超低流量和超低压力麻醉及流量计测试，确保患者的安全。

5. 测量值符合全球监管标准并使用 SI（国际单位制）测量单位。

6. 一体化设计，在进行不同的测试时无需额外的模块。

7. 通过使用外部触发输入选择自己的触发点，更好地控制测试。

（二）技术参数

1. 流量测量：单通道全量程流量测量，无须手动调整高低流量通道。量程，±300L/min；精度，±1.7% 或 ±0.04L/min。超低流量：量程，±0.750L/min，精度，±1.7%或 ±0.01L/min。容量：量程，±100L；精度，±1.75% 或 ±0.02L。

2. 压力测量：高压：量程，−0.8 ～ 10bar；精度，±1% 或 ±0.007bar。低压差分：量程，±160mbar；精度，±0.5% 或 ±0.1mbar。气道压力：量程，±160mbar；精度，±0.5% 或 ±0.1mbar。大气压：量程，550 ～ 1240mbar；精度，±1% 或 ±5mbar。超低压力：量程，0 ～ 10mbar；精度，±1% 或 ±0.01mbar。

3. 测量呼吸机参数：主要参数指标如下所示。

（1）吸气潮气量：量程，0 ～ 60L；精度，±1.75% 或 ±0.02L。

（2）呼气潮气量：量程，0 ～ 60L；精度，±1.75% 或 ±0.02L。

（3）分钟通气量：量程，0 ～ 100L；精度，±1.75% 或 ±0.02L。

（4）呼吸率：量程，1 ～ 1500 次 / 分；精度，±1%。

（5）吸气 / 呼气时间比（I∶E）：量程，1∶300 ～ 300∶1；精度，±2% 或 ±0.1s。

（6）吸气时间：量程，0 ～ 60s；精度，±0.02s。

（7）吸气保持时间：量程，0 ～ 60s；精度，±1% 或 ±0.1s。

（8）呼气时间：量程，0 ～ 90s；精度，±0.5% 或 ±0.01s。

（9）呼气保持时间：量程，0 ～ 90s；精度，±0.02s。

4. 可通过使用外部触发输入选择自己的触发点，更好地控制测试。

5. 采用 7 英寸（17.8cm）彩色触摸屏，可一次性查看多个测量值，并快速访问菜单选项。

6. 配备大容量板载存储器，可短期和长期记录并存储测试数据。可通过 USB 将数据转移至计算机，并将生成的测试文件上传至电脑进行简要报告。

7. 具有交流 / 直流电源选项和 8 小时电池续航时间，适合无法使用交流电源但又需要高精度的临床和现场环境。

（三）连接方法、测量参数及显示方式

1. 正确连接呼吸机、VT900 型分析仪和模拟肺，进行开机预热　连接方法见图 13-6。

检测设备实际使用时可在双向或单向模式下连接，测量呼吸机的参数。建议采用双向模式。

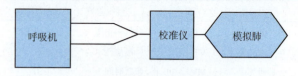

图 13-6　呼吸机通气检测示意图

双向流模式的连接请参见图 13-7。使用一个"Y"形转接头将呼吸机连接到分析仪进气口，使用一根标准呼吸软管将模拟肺连接到 VT900 型分析仪出气口。分析仪将显示呼吸机供应的气流量。

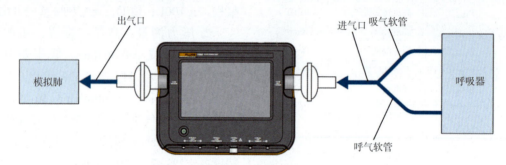

图 13-7　呼吸机通气参数检测实际连接图

对于每项测试，选择相应测试模式，然后设置测试选项。显示的选项取决于所选测试模式，如下所示。

（1）调零：校正选定测量项的传感器偏差。

（2）图形：选择用于绘图的参数。

（3）返回：返回上一屏幕。

（4）清除：清除图形和统计数据（最小值、最大值和平均值）。

（5）自动缩放：切换自动缩放和手动缩放。

（6）配置文件：选择不同的配置文件。

（7）保存：保存最终结果。

2. 测量参数及显示方式　VT900 型分析仪拥有全面的呼吸机测量参数（图 13-8），可通过全彩屏幕自定义显示参数，其支持的通气参数见表 13-2。

表 13-2　VT900 型分析仪支持的通气参数

呼吸参数	缩写	呼吸参数	缩写
吸气潮气量	VTi	呼气末正压	PEEP
呼气潮气量	VTe	肺顺应性	CMPL
分钟通气量	MV	吸气时间	Ti
呼吸频率	BPM	吸气屏气时间	TiH
吸呼比	I : E	呼气时间	Te
吸气峰值压力	PIP	呼气屏气时间	TeH
吸气平台压	IPP	吸气峰值流量	PIF
平均气道压	MAP	呼气峰值流量	PEF

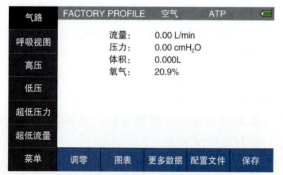

图 13-8　屏幕自定义显示各种参数

第三节　通气参数及误差计算

一、通气参数

1. 潮气量　根据呼吸机类型不同，分别连接模拟肺和成人或婴幼儿呼吸管路，成人型呼吸机

（adult ventilator）在 VCV 模式和 f=20 次 / 分、I：E=1：2、PEEP=2cmH$_2$O、FiO$_2$=40% 的条件下，分别对潮气量为 300ml、500ml、800ml 的点进行校准，并记录呼吸机吸气潮气量示值和校准仪潮气量示值，参考表 13-3。

表 13-3　潮气量测量记录表

	测试条件：容积控制（VCV）、f=20 次 / 分、吸呼比 I：E=1：2、PEEP=2cmH$_2$O、FiO$_2$=40%		
设定值（ml）	300	500	800
输出实测值（ml）			
误差（±15%）			
示值（ml）			
示值误差（±15%）			

2. 通气频率　在 VCV 模式和 VT = 400ml、I：E=1：2 条件下，分别对呼吸机通气频率为 40 次 / 分、20 次 / 分、15 次 / 分的点进行校准，并记录呼吸机通气频率示值和校准仪通气频率示值。

3. 吸气压力水平　在 PCV 模式和 f=15 次 / 分、I：E=1：2、PEEP=0cmH$_2$O 条件下，分别对呼吸机吸气压力水平为 40cmH$_2$O、25cmH$_2$O、15cmH$_2$O 的点进行校准，并记录呼吸机通气频率示值和校准仪通气频率示值。

4. 呼气末正压　在 PCV 模式和 IPL=20cmH$_2$O、f = 15 次 / 分、I：E=1：2 的条件下，分别对呼吸机 PEEP 为 15cmH$_2$O、5cmH$_2$O 和 2cmH$_2$O 的点进

行校准，并记录呼吸机 PEEP 示值和校准仪 PEEP 示值。

5. 吸入氧浓度　在 VCV 模式和 VT = 400ml、f = 15 次 / 分的条件下，分别对呼吸机吸气氧浓度为 30%、60%、90% 的点进行校准，并记录呼吸机氧浓度示值和校准仪的氧浓度示值。

二、通气参数误差计算

各项通气参数的测试采用多点测量法，分别记录测试仪实际测量值与呼吸机监测示值，并分别计算各测量点的示值误差和实际输出误差，见式（13-1）和式（13-2），各测量点误差的最大值即为该项参数校准的误差值。

$$\delta = \frac{Y - X}{X} \times 100\% \qquad (13\text{-}1)$$

$$\mu = \frac{Z - X}{X} \times 100\% \qquad (13\text{-}2)$$

式中，δ 为示值误差；μ 为输出误差；X 为呼吸机设定值（标称值）；Y 为呼吸机示值；Z 为校准仪示值（呼吸机输出实测值）。

三、通气模式分析

如图 13-9 所示，PF300 和 VT900 型分析仪都采用全彩液晶屏，可以显示流量、压力、容量的波形，便于进行通气参数分析。

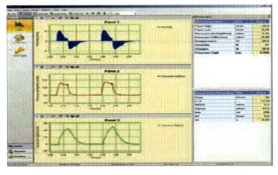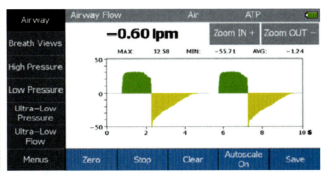

图 13-9　PF300 型分析仪（左图）和 VT900 型分析仪（右图）屏幕显示相关参数波形

（一）容积控制通气（VCV）模式分析

在 VCV 模式下，将校准仪观测的流量波形和压力波形分别与图 13-10 中的 VCV 模式通气波形

相比较，其吸气相流量波形类似方波或所设定的流量波形（flow pattern）、吸气暂停时流量为零、呼气相为反向快速减小的波形，可见其压力波形有明显的气道峰压、平台压，同时调节潮气量、

通气频率和吸呼比等通气参数时，流量和压力波形随之相应地改变。另外，在 PEEP = 0.5kPa 和吸气触发灵敏度等于 0.2kPa 时，用手挤压模拟肺，然后再松开，呼吸机可以同步触发通气，通气频率 f 改变，但潮气量不变。

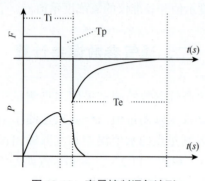

图 13-10　容量控制通气波形

（二）压力控制通气（PCV）模式分析

在 PCV 模式和 IPL=1.5kPa、I：E=1：2 的条件下，将校准仪观测到的压力波形与图 13-11 所示 PCV 模式通气波形相比较，可见其吸气相压力波形接近于方波，压力幅值为吸气压力水平 IPL，呼气相压力幅值迅速降至 PEEP，如果改变 IPL 大小，潮气量 VT 可随之增大或减小。

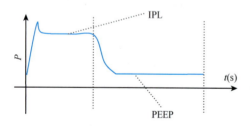

图 13-11　压力控制通气波形

（三）同步间歇指令通气（SIMV）模式分析

在 SIMV 模式和 VT = 400ml、控制通气频率为 20 次 / 分、平台时间为 5%、SIMV 频率为 10 次 / 分、PEEP = 0.5kPa、吸气触发灵敏度为 0.2kPa 的条件下，用手挤压模拟肺后再松开，可以使呼吸机同步触发一次控制通气，如果持续挤压和松开，呼吸机就随着挤压动作做类似于自主呼吸的通气，如果停止挤压模拟肺，用秒表计时，呼吸机大约每过 6 秒即重复触发一次控制通气，校准仪观测到的压力波形类似于图 13-12 所示。

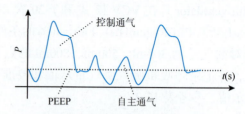

图 13-12　同步间歇指令通气波形

（四）压力支持通气（PSV）模式分析

在 PSV 模式和 IPL = 1.5kPa、PEEP = 0.5kPa、吸气触发灵敏度等于 0.2kPa 的条件下，用手轻轻挤压模拟肺后再松开，可以使呼吸机同步触发一次压力支持通气，气路压力可以达到 1.5kPa，如此循环往复，然后将校准仪观测到的压力波形与图 13-13 所示 PSV 模式通气波形相比较，可见其吸气相压力波形幅值快速升至吸气压力水平（IPL），呼气相压力波形幅值迅速降至 PEEP。

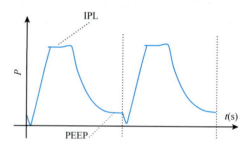

图 13-13　压力支持通气波形

（五）持续气道正压通气（CPAP）模式分析

在 CPAP 模式和 PEEP = 0.5kPa、吸气触发灵敏度为 0.2kPa 的条件下，用手轻轻挤压模拟肺，呼吸机在挤压模拟肺时，气路压力略升高，松开时略降低，且随着吸气阀向气路补气，使压力很快回到基线水平（PEEP = 0.5kPa），如此循环往复，随着挤压动作做类似于自主呼吸的通气，校准仪观察到的压力波形类似于图 13-14 所示。

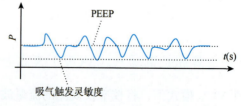

图 13-14　持续气道正压通气波形

婴儿培养箱（图 14-1）采用计算机技术对箱内温度（箱温 / 肤温）实施控制，根据设置温度与实测温度进行比例加热控制。内部空气采用热对流原理进行调节，营造一个空气适宜、温湿度适宜、温暖舒适、类似母体子宫的封闭环境，从而对婴儿进行培养和护理，主要用于早产儿和其他不能自身调节体温的新生儿。婴儿培养箱通常包括恒温罩、床垫、加热器、暖空气循环用风扇和温度控制器、湿度控制器、氧浓度调节器等部件。

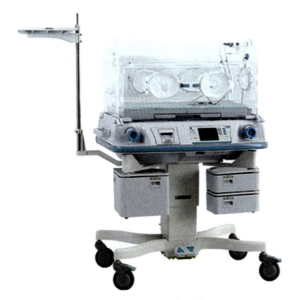

图 14-1　婴儿培养箱

婴儿培养箱已广泛应用于各医院的新生儿科及妇产科。但是随着广泛的使用，婴儿培养箱不良事件也逐渐增多。根据国家食品药品监督管理总局发布的医疗器械不良事件信息通报，婴儿培养箱主要不良事件具体表现有温度失控、通风系统故障、引起皮疹、划伤等。婴儿培养箱的质量控制引起了各方关注。

第一节　日常检查和维护

一、日常使用检查

1. 设备铭牌应完好，设备相关信息应完整。

2. 设备干净整洁，设备外观应无影响其正常工作或电气安全的机械损伤，确保附件完好。

3. 开关正常，各种按键或调节旋钮应能正常对设备相关参数进行设置。

4. 对培养箱的自检情况、时钟系统与安全状态进行确认。

二、常规保养维护

1. 由临床使用人员按照感染控制要求进行清洁、消毒和灭菌处理；处理过程应遵守设备服务手册的相关说明，避免损坏部件。

2. 及时更换破损、老化的配件和耗材，如传感器、导联线等；每年进行至少一次电气安全检测，并记录归档。由临床工程技术人员完成上述工作，并填写维护保养记录，信息至少包括保养内容、保养日期、保养人员等。

第二节　INCU II 作检测设备的婴儿培养箱检测方法

一、检测设备介绍

Fluke Biomedical INCU II 婴儿培养箱 / 辐射保

暖台分析仪（图14-2）是一款便携式培养箱分析仪，用于检验婴儿培养箱、移动式培养箱和辐射保温台的质量和安全指标。其优化了测试步骤，并满足所有全球标准（IEC 60601-2-19，IEC 60601-2-20，IEC 60601-2-21）及中华人民共和国国家计量技术规范（JJF 1260-2010）要求，可随时间变化检验对婴儿护理极为重要的参数。这些参数包括温度、气流、声级和湿度。本分析仪配有一块充电电池，并可在培养箱内持续运行达24小时，且不会损害环境的完整性。

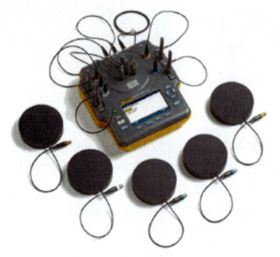

图14-2　婴儿培养箱检测设备

标配附件（图14-3）：①检测仪主机；②气流传感器；③湿度传感器；④声音传感器；⑤红色、绿色、黄色、白色及蓝色温度传感器；⑥红色、绿色、黄色、白色及蓝色温度传感器（辐射式）；⑦超细纤维放置垫；⑧探头支架；⑨USB A 至 Micro B 转换电缆；⑩K型热电偶；⑪交流电源适配器；⑫INCU Ⅱ便携包。

选配件：皮肤温度加热器组件。

二、检测方法

（一）检测前的准备工作

1. 婴儿培养箱床位温度、湿度测试点，温度测试点用 T_1、T_2、T_3、T_4、T_5 表示，湿度测试点为中心点，用 "H" 点表示，（H点与C点重合，因传感器为温、湿度复合型）布点见图14-4。

2. 标准要求将5支温度传感器分别置于床垫中心和床垫长宽中心线划分为四块面积的中心点，湿度传感器置于床垫中心，传感器放置在高出床垫表面上方10cm的平面上。将婴儿培养箱的温度控制器设定到所要求的控制温度、控制湿度（有此功能时），使婴儿培养箱正常工作。达到稳定温度状态（升温后观察婴儿培养箱显示温度至少1

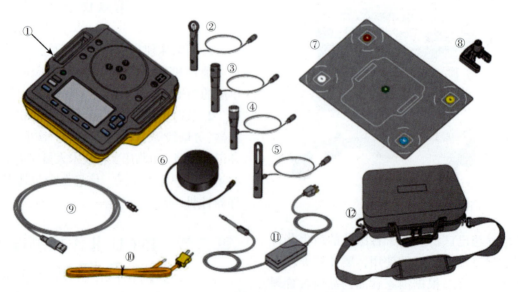

图14-3　婴儿培养箱分析仪附件图

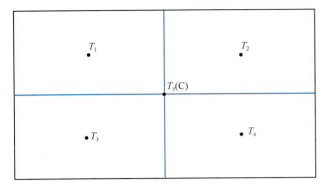

图 14-4 婴儿培养箱温度测试分布图

T_5 点为婴儿培养箱中心点温度测量点；T_1、T_2、T_3、T_4 为其他温度测量点；C 点为婴儿培养箱中心点与 T_5 位置相同；测量点离床垫表面上方距离为 10cm

小时）后开始读数，每 2 分钟记录所有测量点的温度，在 30 分钟内共测试 15 次。

3. 有些测试使用从每个褥垫象限中心获得的测量值，需要首先确定每个象限的中心以确保精度和可重复性。褥垫的尺寸可能不尽相同，需要使用放置垫以确保分析仪和传感器位于正确且可重复的位置。将放置垫放在褥垫的中心（图 14-5），然后通过测量找到每个象限的中心。通常，各褥垫象限的中心位于放置垫上的圆圈以内。对于尺寸不同的褥垫，可以在放置垫上做标记。每

次进行测试时，使用标记可确保传感器始终位于同一位置（图 14-6，图 14-7）。

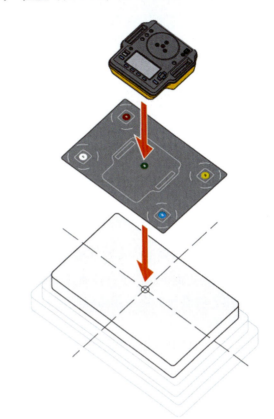

图 14-5 检测设备、放置垫与培养箱褥垫布局图

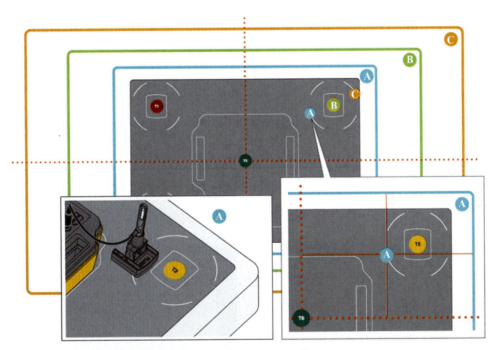

图 14-6 测量标记象限中心

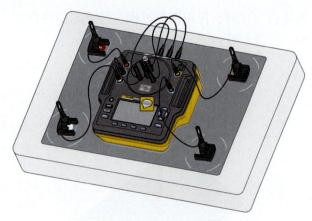

图 14-7 将探头放置在每个象限的中心

（二）控温性能检测

1. 温度偏差 控制温度分别设为 32℃或 36℃进行测量。在稳定温度状态下，按照式（14-1）计算显示温度平均值与平均培养箱温度之差。温度偏差应 $\leqslant \pm 0.8$℃。

$$\Delta \text{Td} = |T_{xa} - T_{5a}| \qquad (14\text{-}1)$$

式中，ΔTd 为温度偏差（℃）；T_{xa} 为显示温度 15 次记录平均值（℃）；T_{5a} 为培养箱温度（T_5 点温度）15 次测量的平均温度（℃）。

2. 温度均匀度 培养箱床垫托盘为水平方向，控制温度分别设为 32℃和 36℃进行测量。计算 T_1、T_2、T_3、T_4 每一点的平均温度与平均培养箱温度之差，见式（14-2）～式（14-5）。将其中最大的温度差作为温度均匀性，其数值应 $\leqslant \pm 0.8$℃。

$$\Delta \text{Tu}_1 = |T_{1a} - T_{5a}| \qquad (14\text{-}2)$$
$$\Delta \text{Tu}_2 = |T_{2a} - T_{5a}| \qquad (14\text{-}3)$$
$$\Delta \text{Tu}_3 = |T_{3a} - T_{5a}| \qquad (14\text{-}4)$$
$$\Delta \text{Tu}_4 = |T_{4a} - T_{5a}| \qquad (14\text{-}5)$$

式中，ΔTu_1、ΔTu_2、ΔTu_3、ΔTu_4 为 T_1、T_2、T_3、T_4 温度均匀度（℃）；T_{1a}、T_{2a}、T_{3a}、T_{4a} 为 T_1、T_2、T_3、T_4 15 次测量的平均温度（℃）；T_{5a} 为培养箱温度（T_5 点温度）15 次测量的平均温度（℃）。

3. 温度波动度 控制温度分别设为 32℃和 36℃进行测量。取式（14-6）计算得到的最大差值作为温度波动度，其值应 $\leqslant \pm 0.5$℃。

$$\Delta T_f = |T_{5s} - T_{5a}|\text{max} \qquad (14\text{-}6)$$

式中，ΔT_f 为温度波动度（℃）；T_{5s} 为培养箱温度（T_5 点温度）15 次测量的温度（℃）；T_{5a} 为培养箱温度（A 点温度）15 次测量的平均温度（℃）。

4. 平均培养箱温度与控制温度之差 控制温度设为 36℃进行测量，按式（14-7）计算平均培养箱温度与控制温度之差，其值应 $\leqslant 1.5$℃。

$$\Delta \text{Tb} = |\text{Tk} - T_{5a}| \qquad (14\text{-}7)$$

式中，ΔTb 为平均培养箱温度与控制温度之差（℃）；Tk 为培养箱温度（A 点温度）15 次测量的平均温度（℃）；T_{5a} 为控制温度（36℃）。

5. 温度超调量 控制温度设为 32℃，达到稳定温度状态后，将控制温度调至 36℃。按式（14-8）计算温度超调量。温度超调量应 $\leqslant 2$℃。

$$\Delta \text{Tc} = T_5 - 36 \qquad (14\text{-}8)$$

式中，ΔTc 为温度超调量（℃）（图 14-8）；T_5 为调整控制温度后，测得的培养箱温度的最大值（℃）。

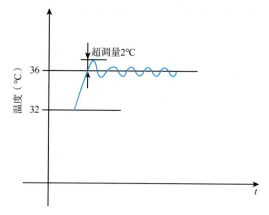

图 14-8 温度超调量示意图

6. 接触温度 利用温度传感器检测婴儿培养箱的接触点温度，保证金属部分 $\leqslant 40$℃和其他部分 $\leqslant 43$℃。

7. 数据记录 在 INCU Ⅱ 分析仪上选择温度测试并记录数据（图 14-9，图 14-10）。

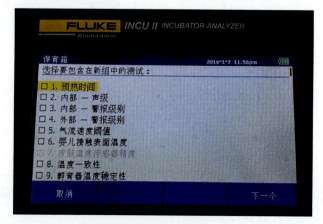

图 14-9 自动化测试选择界面

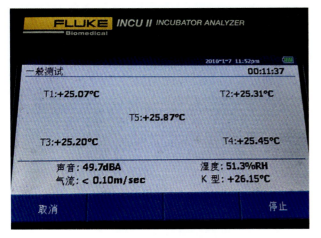

图 14-10　一般测试界面

通过实时数据显示和软件分析功能，可以完整地测量温度偏差、温度均匀度、温度波动度、培养箱平均温度与控制温度之差、温度超调量、接触温度等参数（图 14-11，图 14-12）。

（三）湿度相对偏差检测

1. 控制温度必须设定在 32～36℃。设定控制湿度（有此功能时），在稳定温度状态下，每 2 分钟记录测量点的湿度和显示湿度，测量 3 次，按式（14-9）计算湿度相对偏差。相对湿度偏差应不超过 ±10%。

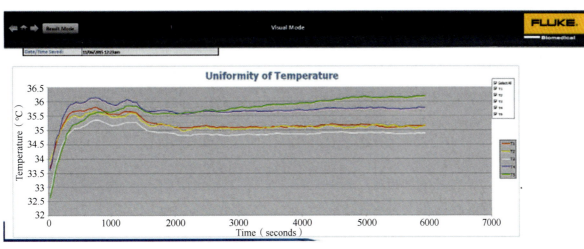

图 14-11　温度测试曲线

Test Name：	Uniformity of Temperature
Test Environment：	Incubator
Technician：	None
Incubator ID：	None
Location：	None
Date/Time Saved：	11/06/2015 12:23am

Uniformity of Temperature	
36 Deg-C；Horizontal	Measurement(Deg-C)
Average of T5	36.1
T5-T1	0.96
T5-T2	0.99
T5-T3	1.21
T5-T4	0.36
Test Result	FAIL

图 14-12　温度测试结果

$$\Delta Hd = |H_{xa} - H_a| \qquad (14\text{-}9)$$

式中，ΔHd 为湿度相对偏差（%）；H_{xa} 为显示湿度 3 次记录平均值（%RH）；H_a 为 C 点（图14-4）3 次测量的平均值（%RH）。

2. 在 INCU Ⅱ 中选择专用的湿度探头可以在测量温度的同时完成湿度检测（图 14-13）。

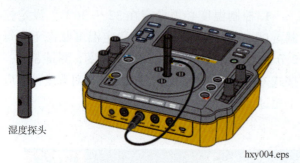

湿度探头

hxy004.eps

图 14-13　湿度检测探头

（四）噪声检测

1. 背景噪声检测　将声级计的传声器放置在婴儿床垫中心离床垫表面上方 10 ~ 15cm 处，关闭婴儿培养箱电源开关，测量婴儿舱内的噪声，即为婴儿舱内的背景噪声。

2. 正常使用状态婴儿舱噪声检测　正常状态下，将培养箱温度控制在 30 ~ 33℃，具备加湿功能的培养箱将相对湿度加湿至最大状态，将声级计的传声器放置在婴儿床垫中心离床垫表面上方10 ~ 15cm 处，测量婴儿舱内的噪声。在正常使用情况下，婴儿舱内的噪声（A 计权声压级）应≤ 60dB。

3. 报警噪声检测　将培养箱温度控制在30 ~ 33℃，具备加湿功能的培养箱将相对湿度加湿至最大状态。在婴儿培养箱报警状态下，分别测量婴儿舱内和婴儿舱外的噪声。报警器报警时，婴儿舱内的噪声（A 计权声压级）应≤ 80dB，箱外噪声（A 计权声压级）应≥ 65dB。

在 INCU Ⅱ 中选择专用的声音探头可以在测量温度的同时完成婴儿舱内噪声检测（图 14-14）。

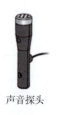

声音探头

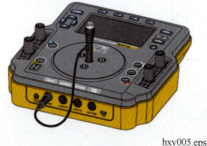

hxy005.eps

图 14-14　噪声检测探头

第三节　IncuTest 作检测设备的婴儿培养箱检测方法

一、检测设备介绍

（一）性能特点

1. 中文测量界面，操作提示功能。

2. PC 无线控制测量，保证密封环境。

3. 5 点温度同时测量（符合标准要求）。

（二）基本测量参数和功能

1. 集温度、湿度、噪声测量为一体。

2. 所有传感器可根据标准要求独立移动放置。

3. 支持婴儿培养箱箱体内、箱体外噪声测量。

（三）其他功能

1. 稳定温度状态（STC）自动判断。

2. 温度数值、曲线显示。

3. 自动数据存储、自动测试报告生成。

（四）主要技术指标

1. 加温范围　28 ~ 40℃；步进：2℃。

2. 分辨率　0.01℃。

3. 精度　+/–0.05℃。

二、检测方法

（一）检测前的准备

将检测仪 IncuTest 主机托盘放置到被检婴儿培养箱床垫上，按图 14-15 所示调整 5 个温度传感器的位置，噪声和湿度传感器放置在中心位置，湿度传感器置于四周。实测场景见图 14-16。

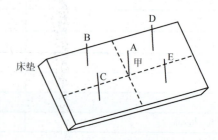

图 14-15　传感器位置布局

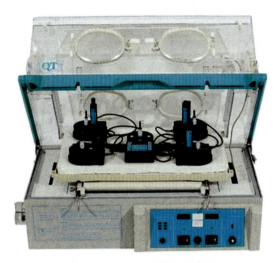

图 14-16　婴儿培养箱实测图

（二）程序启动

1. 双击桌面 vPad-IN 图标启动检测程序（图 14-17）。

2. 选择"运行检验"，在检验信息输入界面（图 14-18）填写被检设备相关信息。其中黄色字体为必填项，设备信息填写完毕点击"确认"。

（三）系统与通讯初始化

1. 打开检测仪主机电源，确认传感器位置正确后，点击"OK"。

2. 等待系统提示"连通'DAT'检测单元成功"后（图 14-19），点击"继续"进入测量界面。

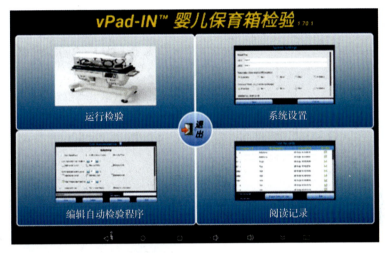

图 14-17　程序主界面

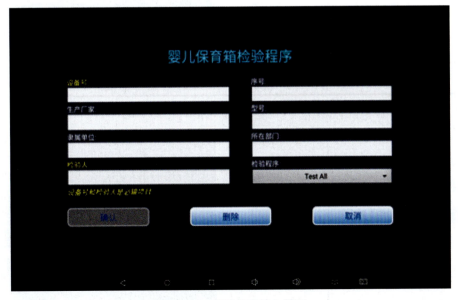

图 14-18　检验信息输入界面

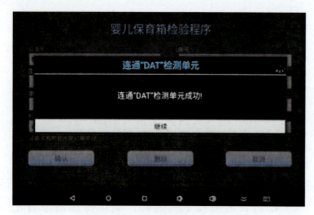

图 14-19 连通检测单元界面

（四）背景噪声检测

1. 按照程序说明，将声音传感器放置在培养箱中央位置，关闭培养箱电源开关，然后点击"OK"。

2. 检测过程中，点击"确认"记录背景噪声等级（图14-20）。

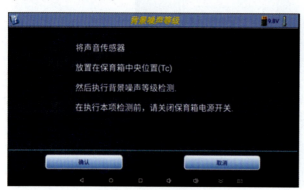

图 14-20 背景噪声

3. 检测完成后，点击"确认"进入下一项目检测（图 14-21）。

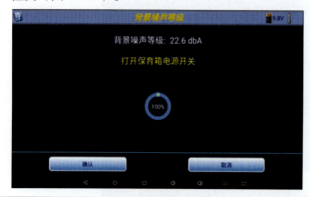

图 14-21 背景噪声数据确认

（五）气体风速检测

1. 按照程序说明，放置风速传感器至对应位置，打开传感器保护帽，然后点击"确认"。

2. 检测过程中，依次对中心及四周四个点的空气风速进行检测（图14-22）。

3. 检测完成后，点击"确认"进入下一项目检测。

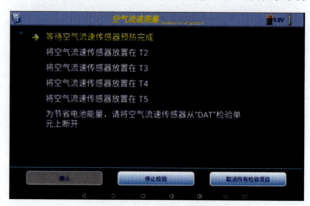

图 14-22 气体风速检测

（六）预热时间检测

1. 按照程序说明，设置被检婴儿培养箱。

2. 检测过程中，程序将自动记录中心 A 点空气温度变化，并计算该点温度从周围温度上升至设定温度的时间，即预热时间（图14-23）。

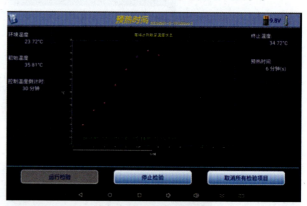

图 14-23 预热时间检测

3. 检测完成后，点击"下一个检验"进入下一项目检测（图14-24）。

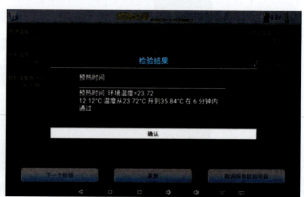

图 14-24 预热时间检测结果

（七）空气温度控制测量

1. 按照程序说明，设置被检婴儿培养箱（36℃，床垫水平）。

2. 检测过程中程序将自动记录5个温度传感器及湿度传感器的测量数据，并且自动判断是否达到稳定温度状态（图14-25）。

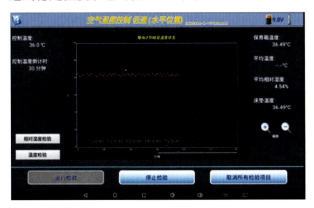

图14-25　自动记录空气温度测量数据

3. 检测完成后，点击"下一个检验"，进入下一项目检测。依次完成床垫倾斜（左倾斜/右倾斜）及32℃条件下的空气温度控制测量。

（八）皮肤温度控制测量

1. 按照程序说明，设置被检婴儿培养箱，然后点击"OK"。

2. 检测过程中，将检测仪依次设定温度点，观察皮肤温度控制器上面显示的温度（图14-26，图14-27）。

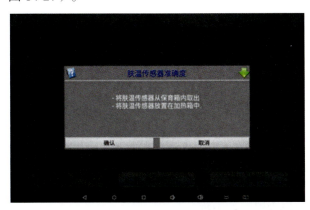

图14-26　依次设定温度检测点

（九）报警声音检测（箱体内部）

1. 按照程序说明，将噪声传感器置于中心A点，激活被检婴儿培养箱报警功能（如断开交流电源），然后点击"确认"。

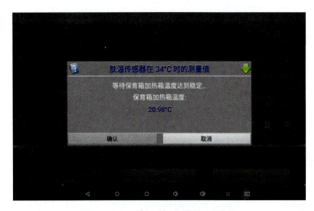

图14-27　肤温传感器的测量值

2. 检测过程中，点击"确定"将获取噪声等级。

3. 检测完成后，点击"确认"，进入下一项目检测。

（十）报警声音检测（箱体外部）

1. 按照程序说明，将噪声传感器从检测仪主机上拔出，使用miniDIN延长线连接到外部。激活被检培养箱报警功能（如断开交流电源），然后点击"确认"（图14-28）。

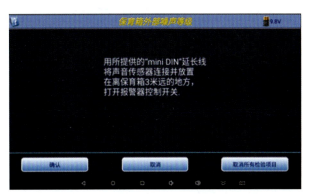

图14-28　培养箱外部噪声等级测试

2. 检测过程中，点击"确认"将获取噪声等级（图14-29）。

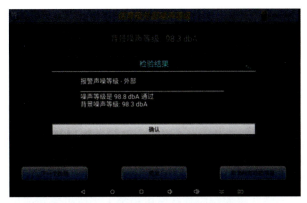

图14-29　培养箱外部噪声检测结果

3. 检测完成后，点击"下一个检验"，进入下一项目检测。

（十一）温度过冲检测（即温度超调量检测）

1. 按照程序说明，设置被检婴儿培养箱，然后点击"继续"（图14-30）。

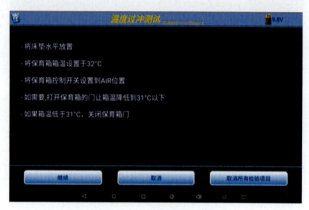

图14-30 温度过冲测试

2. 检测过程中，程序将自动记录中心A点温度传感器的测量数据（图14-31）。

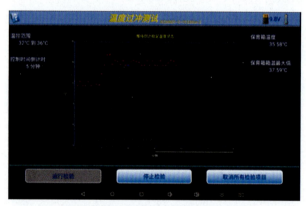

图14-31 温度过冲测量结果显示

（十二）查看测试数据

1. 在程序主界面（图14-17）下，点击"阅读记录"。

2. 在记录列表中，点击需要查看的测试记录。

3. 如果需要可以选择"复制到外部设备"，将数据传输至U盘中。

（十三）报警系统检查

婴儿培养箱应具有电源中断报警功能，当电源中断时报警器应发出相应的声光报警。

婴儿培养箱应具有风机报警，当风机停转或风道堵塞时，应自动切断加热器电源，同时发出相应的声光报警。将出风口与进风口分别用人为方式（如密织的布）阻塞，培养箱应能发出相应的声光报警。

婴儿培养箱应具有过热切断装置，其动作必须独立于所有恒温器。它必须能在婴儿培养箱显示温度上升到38℃时启动过热切断装置，并发出相应的声光报警，超温报警应是手动复位。对于控制温度可越过37℃并达到39℃的培养箱，应另配备在培养箱温度为40℃时的第二过热切断装置。在此情况下，38℃的过热切断作用应能自动或通过操作者的特别操作而停止。可使用电加热等设备对箱内或对超温监控传感器加热，当温度达到报警温度后，培养箱应发出相应的声光报警。对于控制温度可越过37℃并达到39℃的培养箱，38℃及40℃两个超温监控传感器均须检查。

第四节 婴儿培养箱的基础知识

1. 婴儿舱 一种环境可控的箱体，用于安放一个婴儿，并具有可观察到婴儿的部分。

2. 控制温度 在温度控制器上设定的温度。

3. 培养箱温度 婴儿舱内垫子表面中心上方10cm处的空气实测温度。

4. 稳定温度状态 在1小时的时间间隔内，培养箱温度变化不超过1℃时的状态。

5. 平均培养箱温度 在稳定温度状态时，均匀间隔读取的培养箱温度的平均值。

6. 温度偏差 在稳定温度状态时，显示温度平均值与平均培养箱温度的差值。

7. 温度均匀度 在稳定温度状态时，婴儿培养箱内不同位置的平均温度与平均培养箱温度之差。

通常将婴儿培养箱床垫以长宽中心线划分为4个象限，以每个象限的中心点作为婴儿培养箱的温度测量点，在稳定温度状态时，均匀间隔读取所有测量点的温度，计算每一个测量点的平均温度与平均培养箱温度之差，取计算得到的最大差值作为温度均匀度。

8. 温度波动度 在稳定温度状态下，培养箱温度与平均培养箱温度之差。

9. 温度超调量 为提高培养箱温度，调整控制温度后，培养箱温度超越控制温度的最大差值称为温度超调量（图14-8）。

第十五章

输液泵 / 注射泵质控检测技术与方法

第一节 概 述

　　输液泵 / 注射泵是一种能够准确控制输液速度，保证药物流速恒定、药量准确安全的医疗仪器。它们具备输注安全监控系统，通过控制输液导管达到控制输液速度、输液容量的目的，同时设置了多种报警功能，从而保证患者使用安全。

　　输液泵（图 15-1）通常是机械或电子的控制装置，常用于需要严格控制输液量和药量的情况，如应用升压药物或抗心律失常药物时、婴幼儿静脉输液或静脉麻醉等场合。

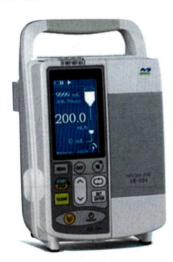

图 15-1　输液泵

　　医用注射泵（图 15-2）是一种定容型的输注泵，旨在将单位时间内的液体量及药物均匀注入静脉内，严格控制输液速度并保持血液中药物的有效浓度，具有操作简单、定时精度高、流速稳定等特点，已成为医院急救、治疗及护理方面的常用设备，广泛应用于 ICU、CCU、NICU 和手术室内。

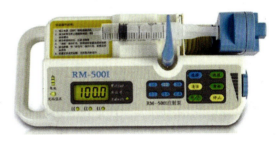

图 15-2　注射泵

　　输液泵 / 注射泵属于生命支持类设备，具有较大的应用风险。使用输液泵 / 注射泵的患者多处于病情多变的高危期，输入的常用药物包括血管活性药物、强心药物、抗心律失常药物、电解质溶液等。若输液过快，则可能导致中毒，严重时导致水肿和心力衰竭；若输液过慢，则可能发生药量不够或无谓地延长输液时间，使治疗受到影响，并给患者和护理工作增加不必要的负担。因此，为保证输液泵、注射泵临床使用的安全性、有效性和可靠性，应实施严格的质量控制管理。

　　输液泵 / 注射泵的质量控制包括定性检测和定量检测。其中，定性检测包括外观、监测预报警系统；定量检测包括流量精度、阻塞报警压力等。随着医疗技术的快速发展，临床使用的输液泵 / 注射泵的性能不断提高，因此输液泵 / 注射泵的质量控制检测设备必须具备较高的性能指标，主要包括以下几个方面的要求。

　　（1）精度：小于读数的 2%，一般为读数的 1%。

　　（2）量程：至少覆盖 0.1 ～ 1200ml/h。

　　（3）可靠性：较小液量即可得到可靠结果。

　　（4）流量、容积曲线显示：直接观察被检设备流量波动。

　　（5）阻塞报警：误差不大于读数的 1%。

（6）背景压力模拟：模拟临床正压和负压对流速的影响。

第二节　日常检查和维护

一、外观及功能检查

1. 被检输液泵/注射泵（以下简称输注泵）外观应干净整洁，输液泵门内应无污迹，注射泵槽应无污迹，传感器部位应无污痕。

2. 被检输注泵铭牌应完好，设备相关信息应完整，特别是对于输液管或者注射器的要求。

3. 被检输注泵用外部电源和内部电源（供电电池）供电时指示均应正常。

4. 被检输注泵应结构完整，无影响正常工作和妨碍读数的缺陷和机械损伤。设备的所有部件（箱体、电源线、拉栓、架杆、夹钳、输液泵门等）处于完好状态。

5. 被检输注泵的所有开关应灵敏有效，各种按键或调节旋钮应能正常完成对设备相关参数的设置。

6. 在正常照度或灯光下，屏幕显示内容应清晰可辨。

7. 警示或警示标示应工作正常，报警功能除指示灯或屏幕显示外，应同时伴有声音报警功能。

二、报警及安全系统检查方法

按照被检输注泵说明书提供的监测与报警功能进行定性验证。

1. 开门报警　输液泵工作过程中，在不停机状态下打开门，输液泵应产生相应的声光报警。

2. 气泡报警　输液泵工作过程中，在输液管路中用微量进样器打进大于生产厂规定尺寸的气泡。当气泡经过输液泵时，输液泵应产生相应的声光报警。

3. 先于注射结束的报警　选用一支直注射器，用标准介质进行实验，当注射泵将注射器中液体推至剩余一定量时，注射泵应产生相应的声光报警。

4. 注射完毕报警　选用一支直注射器，用标准介质进行实验，当注射器中液体注射完毕时，

应产生相应的声光报警。在输液泵工作前设置输液量，当输液量达到设置值时，输液泵应停机并报警。

5. 电源线脱落报警　将输注泵（有内置电源或备用电源）接通交流电源，仪器使用交流电供电工作状态，此时断开电源线，应能自动切换至内置电源或者备用电源供电并报警。

此外，还应对输注泵的各种提示功能进行检查。输液泵包括①启动提示；②电池电量指示；③交流/直流指示；④操作遗忘。注射泵包括①电池电量指示；②拉栓安装不妥；③操作遗忘。

第三节　IDA-5作检测设备的输液泵/注射泵检测方法

一、检测设备

Fluke IDA-5型输注泵检测仪（图15-3）是一种检查医用输注装置性能的测试仪器，可测量供应流速和容积，以及输液管路中闭塞或堵塞所产生的压力，具备四条通道，最多可同时独立检测4个输注装置。

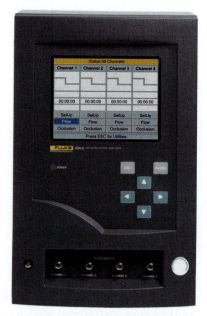

图15-3　IDA-5型输注泵检测设备

该检测仪可分析多种输液装置的性能，包括注射器、点滴计数、蠕动及容积测定型，还可分析非稳态流速泵。

二、检测设备连接

（一）连接输液装置

该检测仪通过前面板入口连接到输液装置。

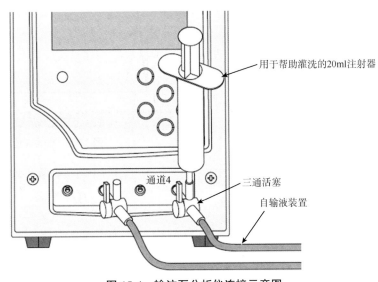

图 15-4　输注泵分析仪连接示意图

（二）连接注射器

图 15-4 中所示的通道 4 入口连接了一个 20ml 的注射器，注射器与一个三通活塞入口相连。注射器可用于帮助进行灌洗，可如图中所示使用，也可进一步从入口连接到更远处以帮助进行流量测试。此注射器可由各通道共享，并可在通道灌洗后移除。

（三）连接到入口管回路

连接到入口管回路中时，请遵循以下建议：①使用充分灌洗量（如 10ml），以除去气泡。②使用入口处活塞，以防止在两项测试之间液体从入口回流出来。③连接到入口回路时（如将灌洗注射器连接到活塞时），请确保不要引入新气，请勿使用之前已用于测试的输送装置或部件来进行患者输液。

（四）连接排水管

排水管路连接如图 15-5 所示。向该检测仪出口连接排水管时：①向每个通道连接不同的排水管；②不要将排水管连接到一起；③排水管在任

排水管和附件通过后面板连接件连接。如图 15-4 所示，建议所有输液装置通过三通活塞连接到本产品前面板入口。

何位置都不得高出本产品入口 10cm（4in）；④排水管的排水端不得低于本产品底部 10cm（4in）。

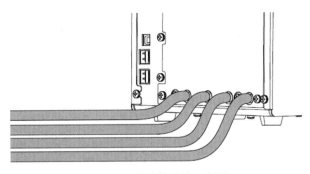

图 15-5　排水管连接示意图

（五）检测设备操作

1. 在打开检测仪前，应确保该检测仪已做过有效校准，并检查是否有磨损迹象。

2. 检测仪电源开关位于后面板上。

3. 打开检测仪，并且屏幕显示"Status All Channels"（所有通道状态）。

4. 按电源开关。如前"Status All Channels"屏幕出现且没有错误，说明检测仪准备就绪，可以使用。

5. 在检测仪和输注设备上分别设定流量和检测时间。设定输液泵流量为 25ml/h 和 100ml/h,注射泵流量为 5ml/h 和 25ml/h,检测时间均为 30 分钟。

6. 同时启动输注设备和检测仪,开始检测。当检测完成时,记录平均流量。

(六)其他注意事项

使用输送装置(管路、注射器等)之前,请确保装置在制造商规定的使用期限内。很多输送装置仅限一次使用。

三、流 量 测 试

要执行流量测试,请从菜单中选择"Flow"(流量),然后按"ENTER"键打开"Channel Flow"(通道流量),屏幕处于"Prime"(灌洗)模式。

屏幕左侧的竖直条是通道中液体的"Prime"(灌洗)指示器。如果通道中有空气,指示器将为红色。如果通道中有液体,指示器将为蓝色。随着液体流入通道,指示柱也从红色变为蓝色。蓝色间有红色间隔表示产品感知到测量系统中有气泡。设置仪器进行流量测试时,请向测量通道注入液体,直到灌洗指示器为蓝色并保持稳定。此时,屏幕底部菜单中的"Prime"按钮将变为"AutoStart"(自动开始),同时还会显示"Start"(开始)按钮。通道流量检测屏幕如图 15-6 所示,通道的流量曲线如图 15-7 所示。

需要注意的是,通电后通道第一次灌洗时,需最多 10ml 的液体才能注满测量通道。在同一通道进行后续测试,只需 1 ～ 2ml 液体。如果使用了三通活塞,则先关闭仪器的入口,然后再断开输液装置,以免通道中的液体漏出。

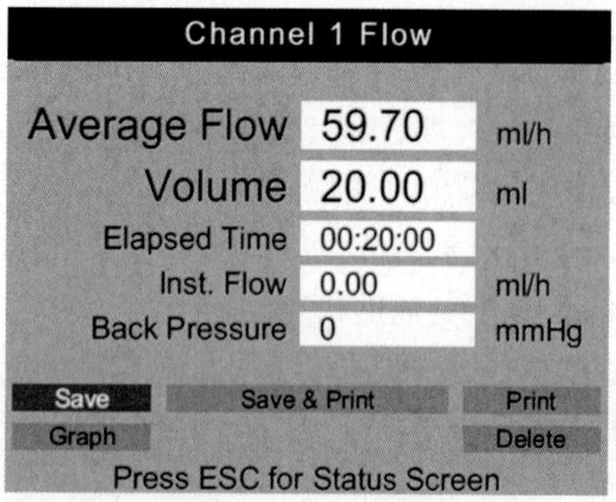

图 15-6　IDA-5 通道流量检测屏幕

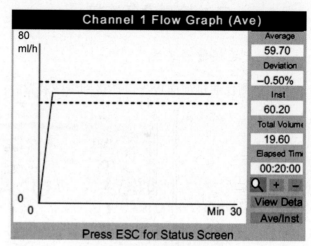

图 15-7　IDA-5 通道流量曲线

按照式(15-1)计算平均流量误差百分比 δ_{Q_i}。

$$\delta_{Q_i} = \frac{(Q_i - Q_0)}{Q_0} \times 100\% \qquad (15\text{-}1)$$

式中,δ_{Q_i} 为误差百分比(即流量示值相对误差),Q_0 为被检输注设备设定流量值,单位为 ml/h;Q_i 为测试仪平均流量示值,单位为 ml/h。对于验收检测,输注设备的流量基本误差应参照生产厂家技术参数进行评价;对于使用中检测,输注设备的流量基本误差百分比应小于 10%。

四、阻 塞 测 试

设定输注设备流量,如 50 ～ 100ml/h。若被检设备阻塞报警压力阈值能够选择,则分别将其置于最小值和最大值,完成阻塞报警测试。启动输注设备检测仪,记录阻塞报警时间和阻塞报警压力阈值,同时检查输注管路是否出现破裂或滴漏。对于验收检测,阻塞报警压力设定值与阻塞报警压力阈值之间的最大允许误差应参照厂家技术参数进行评价;使用中检测阻塞报警压力设定值与阻塞报警压力阈值之间的最大允许误差应 < ±30% 或 100mmHg(两者取较大者)。

第四节　Multi-Flo 作检测设备的输液泵／注射泵检测方法

一、检 测 设 备

Multi-Flo 型输注泵检测仪(图 15-8)可以为

多种输液泵、注射泵设备提供性能检测分析。该检测仪依据 GB 9706.27-2005/IEC 60601-2-24《医用电气设备第 2-24 部分：输液泵和输液控制器安全专用要求》设计。

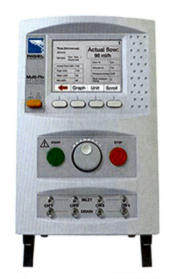

图 15-8　Multi-Flo 型检测仪

Multi-Flo 型输注泵检测仪配置 1/2/4 通道（最多可以升至 4 通道），以满足不同的检测要求；检测时背景压力设置范围为 −200 ～ 600mmHg；内置泵可实现自动灌注和排水；操作者可自定义测试序列，主机无需 PC 支持即可运行测试序列；主机内部存储支持测试数据和测试程序存储，24 小时实时数据存储；检测仪配有蓝牙模块，可实现无线通信；键盘接口辅助于 PC 快速通讯。

Multi-Flo 型输注泵检测仪流速测量范围为 0.01 ～ 1500ml/h，精度为读数的 ±1%；流量测量范围为 0 ～ 9999ml，精度为读数的 ±1%；压力测量范围为 −500 ～ 2500mmHg，精度为读数的 ±1%；丸剂量测量范围 0.1 ～ 100ml，精度为读数的 ±1%。

此外，还有一种 2000E 型输注泵检测仪（图 15-9）也可检测输液泵、注射泵、双流速泵、PCA 泵、肝素泵等仪器的流速、流量、丸剂量、丸剂间期，并可作喇叭曲线（图 15-10）分析。该检测仪也能满足多种输注设备对量程、精度测量的检测要求；测量数值、波形可直观显示；配有动态测量模式。

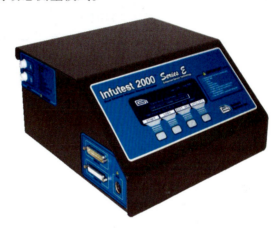

图 15-9　2000E 型输注泵检测仪

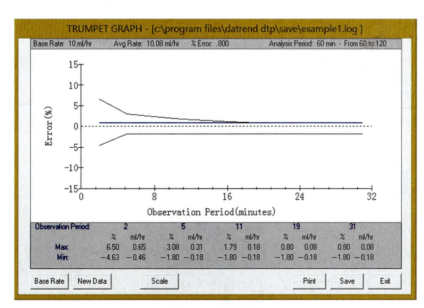

图 15-10　喇叭曲线

二、检测环境和辅助设备

（一）推荐检测环境条件

（1）环境温度：15～35℃。
（2）相对湿度：＜80%。
（3）大气压力：86～106kPa。
（4）电源：220V±10%，（50±1）Hz。

（5）周围环境：无明显影响输注泵正常工作的高频干扰及振动。

（二）其他辅助材料

1. 输液管路、注射器（带注射延长管） 如图 15-11 所示。
2. 测试介质 蒸馏水。
3. 测试容器 输液瓶、集液杯。

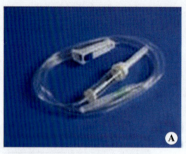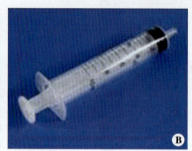

图 15-11 其他辅助材料
A. 输液管路；B. 注射器

三、检测项目和方法

（一）流量精度检测

1. 检测仪 Multi-Flo 开机 ①将 Multi-Flo 检测仪连接至主电源；②按下前面板上的电源键，开启 Multi-Flo 检测仪；③Multi-Flo 检测仪开机后显示主菜单，如图 15-12 所示。

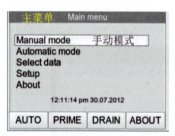

图 15-12 Multi-Flo 检测仪主菜单界面

2. 被检输注泵设置 按照被检输注泵操作说明连接电源，使蒸馏水充满整个输注管路，排出管路中存在的气泡。被检设备参数设置如下。

（1）流量设置：输液泵 25ml/h、100ml/h，注射泵 5ml/h、25ml/h。
（2）测试时间：120 分钟。
（3）背景压力设置：−100mmHg、0mmHg、+100mmHg（背景压力是指输液泵、注射泵液体输出端口处的压力。）

3. 灌注 将被检输液泵或注射泵液体输出端连接至检测仪进液端（Inlet），使用排水管连接至检测仪排液端（Outlet），输液泵和注射泵连接方式分别如图 15-13 和图 15-14 所示。

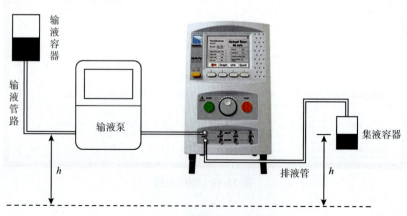

图 15-13 输液泵连接示意图

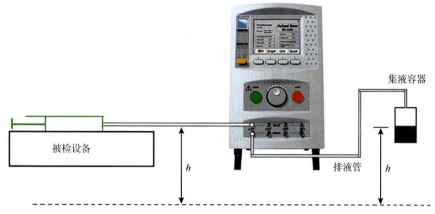

图 15-14　注射泵连接示意图

在 Multi-Flo 检测仪开机主界面下，按下"PRIME"键，进入灌注界面，如图 15-15 所示。

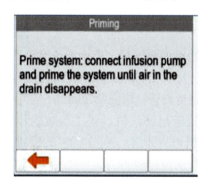

图 15-15　Multi-Flo 检测仪灌注界面

启动被检设备快注功能，观察检测仪排液端有无液体排出，直到无气泡排出时停止快注。操作检测仪，按"←"返回主界面。

4. 检测仪项目设置

（1）在主界面下，旋转旋钮键选择"Manual mode"，按下旋钮，进入通道选择界面，如图 15-16 所示。

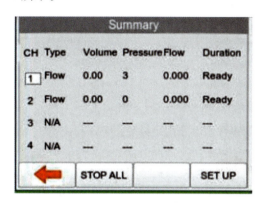

图 15-16　Multi-Flo 检测仪通道选择界面

（2）在通道选择界面下，旋转旋钮键选择通道（下面以通道 1 为例），按下旋钮键，进入项目设置界面，如图 15-17 所示。

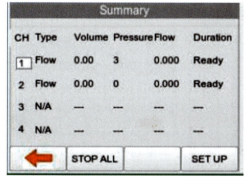 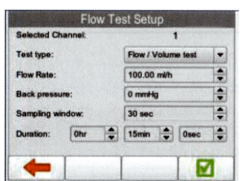

图 15-17　Multi-Flo 检测仪项目设置界面

（3）在检测项目设置界面下，旋转旋钮键选择设置项，按下旋钮键选中该项设置；再次旋转旋钮，此时旋钮键可对数值内容进行增加和减少调整（图 15-18），调整到目标数值后，按下旋钮键进行确认。完成所有项目设置后,确认。

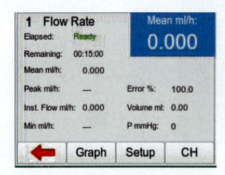

图 15-18　Multi-Flo 检测仪检测项目设置

（4）以注射泵 5ml/h 流量检测为例,设置参数（图 15-19）如下。

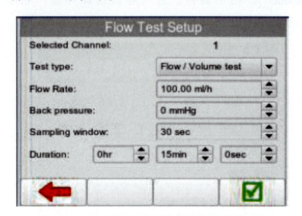

图 15-19　Multi-Flo 检测仪流量检测参数设置

1）测试项目"Test type:Flow/Volume test",即流量检测。

2）流速"Flow Rate:5ml/h"。

3）背景压力"Back Pressure":按检测需求设置,如 0mmHg、−100mmHg、100mmHg。

4）采样窗"Sampling window":30 秒。

5）测量时间"Duration"设置为 2 小时 00 分钟 00 秒。

5. 开始测量　启动被检设备的同时,按下检测仪绿色开始键（图 15-20）。测量过程中可以点击"Graph"查看流量和容积曲线（图 15-21）;点击"CH"进行通道切换。"Type"键用于切换流量、容积曲线。

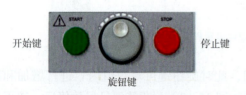

图 15-20　检测仪控制键

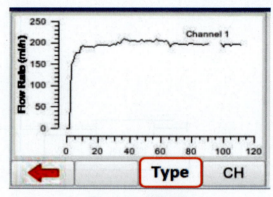

图 15-21　流量曲线

6. 停止测量　测量时间结束后,Multi-Flo 检测仪将自动停止测量,在原始记录表格上填写平均流速值即可。

（二）阻塞报警压力测量

1. 被检输注泵设置　被检设备连接等设置参考"流量精度检测"项目。被检设备参数设置如下所示。

（1）流量设置:输液泵 25ml/h,注射泵 5ml/h。

（2）阻塞报警阈值设置:若被检设备阻塞报警压力阈值可以设置,则分别将其设置为最小值和最大值分别进行检测。

（3）背景压力设置:−100mmHg、0mmHg、+100mmHg。

2. 检测仪项目设置　将"Test type"（测试项目）修改为"Occlusion test",即阻塞报警压力测试,界面如图 15-22 所示。将"Infusion pump type"（输注泵类型）设置为"Manual"（手动）。

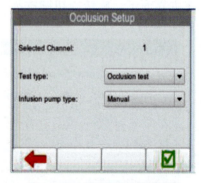

图 15-22　阻塞报警测试界面

3. 开始测量和停止测量　启动被检设备的同时,按下检测仪绿色开始键。测量过程中可以点击"Graph"查看压力曲线,点击"CH"进行通道切换,界面如图 15-23 所示。其中"Current mmHg"显示当前背景压力，"Peak mmHg"显示峰值压力、瞬时流量，"Bolus Volume ml"代表丸剂量。被检设备发出阻塞声光报警时，手动按下绿色开始键。检测仪将自动完成丸剂量计算。设备完成丸剂量计算后自动结束测量。在原始记录表格上分别记录峰值压力和丸剂量。

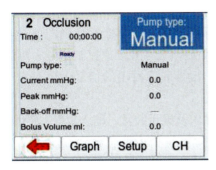

图 15-23 阻塞检测设置界面

4. 排水 断开被检输注泵出液端与 Multi-Flo 检测仪的连接。按"←"键返回主界面。旋转旋钮键选择单独通道或者所有通道，按下旋钮键，检测仪将自动进行排水，界面显示如图 15-24 所示。观察检测仪排液口无任何液体排出后，按"←"键返回主界面，然后关闭检测仪电源。

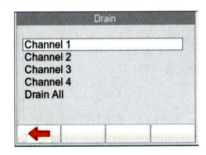

图 15-24 排水显示界面

第五节 输液泵/注射泵的基础知识

一、术语和定义

1. 输液泵 是一种通过正压控制，可准确控制输液滴数或输液流量，保证药物能够速度均匀、用量准确并且安全地进入患者体内并发挥作用的一种仪器。

2. 注射泵 通过一个或多个单独动作的注射器或相似容器来控制给患者输液的设备，并且这种设备的传输速率可由操作者设置并可由设备以单位时间内输送的体积来指示。

3. 流量 流体流过某一截面积的体积或质量与时间之比。体积与时间之比表示的流量为体积流量，质量与时间之比表示的流量为质量流量。

4. 阻塞报警阈值 输液泵或注射泵阻塞报警功能被激活时，用来判断阻塞状态的物理量的值。一般通过监测输液管路压力变化判断阻塞与否，称为阻塞报警压力阈值。

5. 团块（bolus） 短时间内输送的液体的离散量，也称为丸剂或液体元。

6. 保持静脉开放速率（keep-vein-open rate，KVO） 为防止输液泵或注射泵与患者静脉相连的管路末端被堵塞、保持静脉血管畅通所设置的输液泵或注射泵的输注速率。

7. 输注管路 从供液源经输液泵或注射泵将液体传输至患者的管路。

8. 患者管路 输液泵或注射泵和患者之间的输注管路。

9. 供液管路 供液源与输液泵或注射泵之间的输注管路。图 15-25 显示了供液源输液泵或注射泵和患者之间的连接方式。

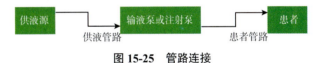

图 15-25 管路连接

二、输液泵的结构与原理

（一）结构与原理

如图 15-26 所示，输液泵主要由微机系统、泵装置、监测装置、报警装置、输入及显示装置、电源电路等 6 部分组成。

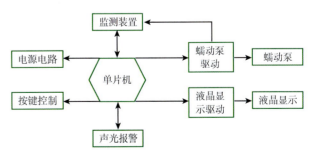

图 15-26 输液泵结构与原理

1. 微机系统 是整个系统的"大脑"，对整个系统进行智能控制和管理，并对检测信号进行处理，一般采用单片机系统。

2. 泵装置 是整个系统的"心脏"，是输送液体的动力源。目前，临床上使用最广泛的主要是蠕动泵。蠕动泵是利用滚轮连续转动，使医用输液泵管路一定部位受到挤压，产生蠕动，从而推动液体向前流动。

（1）指状蠕动泵：又称线性蠕动泵，其特点是体积小、质量轻、定量准确、使用方便、输液管安装方便。其结构如图 15-27 所示。指状蠕动泵有一根凸轮轴，凸轮轴上有多个（通常为 12 个）凸轮，这些凸轮的运动规律相差一定的角度（即相位），每个凸轮均与一个"手指"（即滑块）相连。工作时，步进电机带动凸轮轴转动，使滑块按照一定的顺序和运动规律上下往复运动，像波浪一样一次次挤压输液管，使输液管中的液体以一定的流速定向流动。指状蠕动泵比较精确，容易控制。其线性度与滑块的数目有关，当滑块数目超过 8 个时，线性度变得明显，脉动也明显较少。

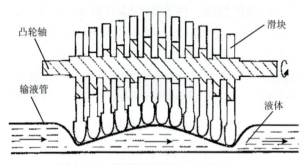

图 15-27 指状蠕动泵结构及原理示意

（2）盘状蠕动泵：具有圆弧形内周面的泵壳和中心轮，中心轮的边缘呈轴对称分布安装着一定数量的可转动的挤压轮，输液管夹在挤压轮和泵壳的圆弧形内周面之间，其结构如图 15-28 所示。工作时，步进电机带动中心轮转动，中心轮又带动其周围的挤压轮转动。挤压轮既绕中心轮公转，又绕自身轴线中心自转，挤压轮围绕中心轮顺序挤压输液管，使液体以一定的方向流动。

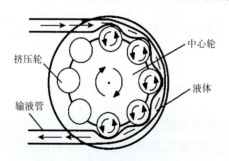

图 15-28 盘状蠕动泵结构及原理示意

3. 监测装置 主要是由各传感器组成，如红外滴数传感器（用于对液体流速和流量的监测）、压力传感器（用于对堵塞压力及漏液的检测）和超声波传感器（用于对气泡的探测）等。这些传感器测量到的信号经过放大处理后，送入微机系统进行分析。微机系统经过分析发出相应的控制信号和指令。

4. 报警装置 传感器感应到的信号经处理分析后，微机系统发出报警控制信号，再由报警装置响应。报警装置发出的信号主要有光电和声音两种形式。

5. 输入及显示装置 输入装置主要用于对输液参数（如输液量和输液速率等）进行设置。显示装置则负责显示各参数及输液泵的工作状态，一般采用 LED 数码管显示和 LCD 液晶显示，见图 15-29。

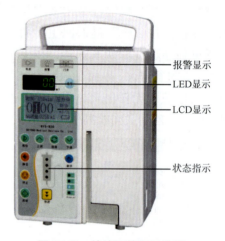

图 15-29 输液泵的显示装置

（二）功能目标

输液泵的功能目标：液体流速线性度好、脉动小；精确测量和控制输液速度；精确测定和控制输液量；对气泡、空液、漏液和输液管阻塞等异常情况进行报警，并即时自动切断输液通路；实现输液智能控制。输液泵应能在保证安全性、准确性的前提下，提高护理水平和工作效率。

（三）输液泵的核心

1. 流量控制系统 是输液泵的核心部分之一，其功能主要是完成对输液量、输液流量、KVO 流量和快速输注的精确控制。检测仪器依据采集数据生成流量曲线和喇叭曲线，对流量的准确性进行检测。

（1）流量曲线：根据试验周期的最初 2 个小时采集的流量数据作成的上升形曲线图，如图 15-30 所示。

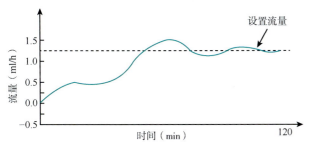

图 15-30　输液泵流量曲线

（2）喇叭曲线：根据试验周期第 2 个小时期间采集的数据作成，如图 15-31 所示。图 15-32 给出了喇叭曲线的计算窗口。

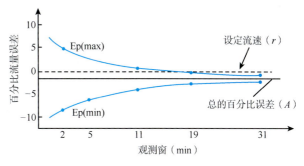

图 15-31　喇叭曲线

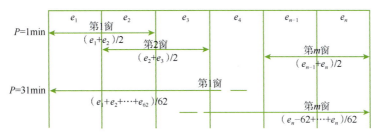

图 15-32　喇叭曲线计算窗口

（3）流量准确度测量的影响因素。①机械精度：主要由驱动装置决定，如蠕动泵的线性。②流量测试点：中等流速误差更小，偏小或偏大的流速水平误差更大。③输注管路：单性不同、阻力不同。④输液液体：黏性、表面张力、稀释度等。⑤背景压力：出液端压力不同，形成的反馈不同。⑥环境温度：液体的密度、输注管路的弹性。⑦测量时间：迟滞、稳定时间不同。

2. 监测报警系统　是输液泵保证输液安全的核心部分。

（1）管路气泡探测：依据谐振电路与超声的探测原理，探测管路中体积最小（0.05～0.20ml）的气泡。

（2）阻塞报警：当输注管路因某种原因阻塞，导致管路中压力升高，达到报警压力阈值后，即触发阻塞报警。输注液体黏度和输注管路是影响阻塞报警的主要因素。

三、注射泵的结构与原理

注射泵的基本结构主要由步进电机及其驱动器、丝杆和支架、控制部分和报警系统、电源系统等构成，如图 15-33 所示。因具有往复移动的丝杆、螺母，因此注射泵也称为丝杆泵。注射泵工作时，单片机系统发出控制脉冲使步进电机旋转，而步进电机带动丝杆将旋转运动变成直线运动，推动注射器的活塞进行注射输液，把注射器中的药液输入人体。通过设定螺杆的旋转速度可调整其对注射器针栓的推进速度，从而调整所给的药物剂量。注射泵通过机械装置推动注射器，因此可以实现高精度、平稳无脉动的液体输送。

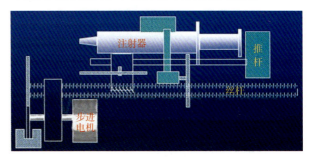

图 15-33　注射泵结构示意图

注射泵按用途可分为医用注射泵、实验室用微量注射泵和工业用注射泵；按通道数可分为单通道注射泵和多通道注射泵（双通道、四通道、六通道、八通道、十通道等）；按工作模式可分为单推注射泵、推拉注射泵及双向推拉注射泵；按构造可分为分体式和组合式注射泵；等等。

第十六章

多参数监护仪质控检测技术与方法

多参数监护仪（图 16-1）是一种生命支持设备，其能够对人体生理、生化指标进行经常性或连续性的监测，并具有存储、显示、分析和辅助诊断功能，能够对超出设定范围的生命体征参数作出实时警示。监护仪所提供的数据是医护人员诊断、治疗及抢救的重要参考依据，因此监护仪的质量控制至关重要。

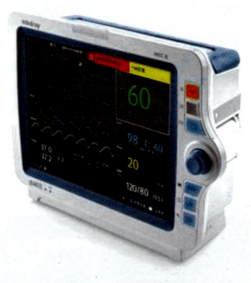

图 16-1　多参数监护仪

第一节　日常检查和维护

（一）外观检查

1. 设备铭牌应完好、设备相关信息应完整。

2. 设备干净整洁，设备外观应无影响其正常工作或电气安全的机械损伤。

3. 对于有插件的监护仪，应确保插件与主机接触良好，并确定安全锁定。

4. 确保附件完好，如导联线、血压袖带、血

氧探头等应无外观损坏或者断路现象；记录盒内应有记录纸。

（二）开机检查

1. 开关正常，各种按键或调节旋钮应能正常对设备相关参数进行设置。

2. 报警功能及取消报警功能正常，合理设置监护仪的参数报警上下限并打开心律失常报警检测功能。

3. 监护仪的电源指示灯应正常（如交流电指示灯有显示），以防止设备内置电池电量耗尽后设备自动关机。

4. 有正确的时间日期。

5. 屏幕亮度正常。

（三）使用记录和人员资质

1. 使用人员应接受监护仪操作规程和应急管理流程的培训，并经考核合格。

2. 使用多参数监护仪时，需要进行使用登记记录，信息至少包括装备名称、规格型号、使用日期、使用人员。

（四）保养维护

1. 临床使用人员应按照感染控制要求，进行清洁、消毒和灭菌处理；处理过程中应遵守设备服务手册的相关说明，避免损坏部件。

2. 按照设备服务手册的说明，对电池进行定期检查和保养，必要时及时更换。

3. 及时更换破损、老化的配件和耗材，如电源线、传感器、导联线等。

4. 每年至少进行一次电气安全检测,并记录归档。

5. 由临床工程技术人员完成上述第 2、3、4 条的工作，并填写维护保养记录，信息至少包括保养内容、保养日期、保养人员等。

第二节 ProSim8/8P 作检测设备的监护仪检测方法

一、检测设备

八合一 ProSim 8/8P 生命体征模拟仪是为整个监护仪系列提供性能指标检测的设备（图 16-2）。这一多功能模拟仪可测试心电、呼吸、体温、有创血压、心排血量、无创血压和血氧饱和度，并能模拟 Rainbow 多波长波形。ProSim 8/8P 生命体征模拟仪具有专业的保持连通的心电图接口，可确保导联连接。

二、检测项目和方法

（一）模拟 ECG 功能

1. 检测仪可模拟正常心电信号（ECG）及各种心律失常心电信号。心率（次 / 分）、信号幅值及 ST 段抬高均可通过用户界面控制，还可以模拟伪差。

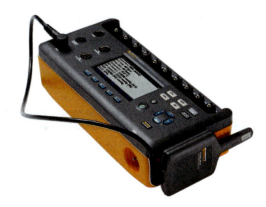

图 16-2 监护仪检测设备 ProSim 8/8P

2. 测量监护仪的 ECG 性能时，将检测仪连接至监护仪，如图 16-3 所示。最多可连接十个 ECG 导联。

3. 设置 ECG 参数。启动检测仪时，显示屏默认显示心率（60 次 / 分），患者类型为成人。信号幅值为 1mV，并显示在显示屏上。按软键可设置相应 ECG 参数，如图 16-4 所示。

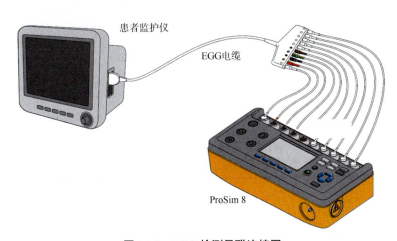

图 16-3 ECG 检测导联连接图

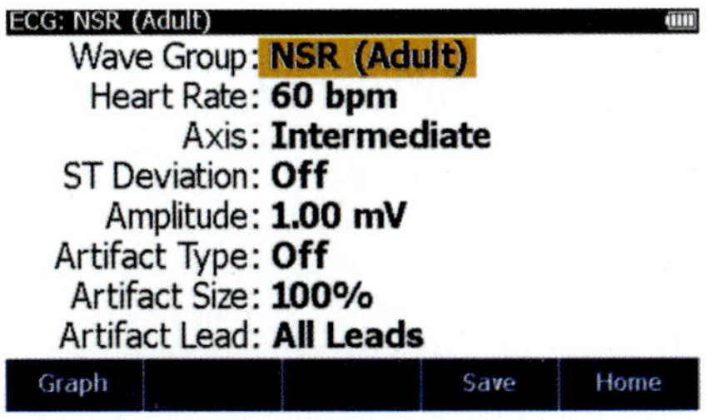

图 16-4 ECG 参数设置

4. 查看 ECG 波形。调节 ECG 模拟信号时，可按 ECG 屏幕上的"Graph"软键，在显示屏上查看信号。显示屏上将显示图 16-5 所示的波形图。

（二）模拟温度

产品进行温度模拟时连接至温度插孔的电缆类型决定用于模拟的温度探头类型。将监护仪的温度输入端连接至如图 16-6 所示的温度插孔。

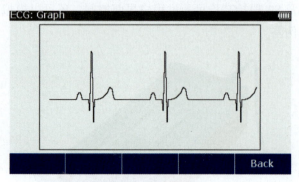

图 16-5　ECG 波形图

（三）模拟无创血压

1. 对于无创血压测试，按照图 16-7 所示将检

测仪连接至 BP 封套和被测监护仪。

2. 设置血压模拟，按检测仪显示屏上显示的 NIBP（无创血压监护）界面进行操作。

（四）模拟血氧饱和度

1. 将 SpO_2 假指连接至检测仪前面板上的 SpO_2 插孔，如图 16-8 所示。

2. 将被测监护仪的 SpO_2 传感器放置于假指上，如图 16-8 所示。注意检测仪显示屏倒数第二行的信号指示器。调整假指上的传感器，以实现最大信号强度。

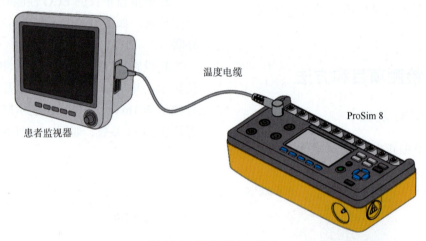

温度电缆

患者监视器

ProSim 8

图 16-6　温度测试连接图

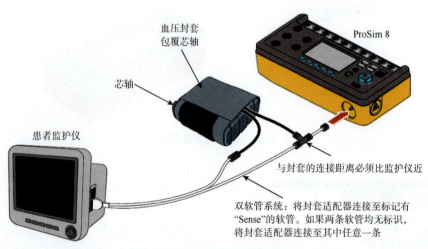

血压封套包覆芯轴

芯轴

ProSim 8

患者监护仪

与封套的连接距离必须比监护仪近

双软管系统：将封套适配器连接至标记有"Sense"的软管。如果两条软管均无标识，将封套适配器连接至其中任意一条

图 16-7　无创血压测试连接图

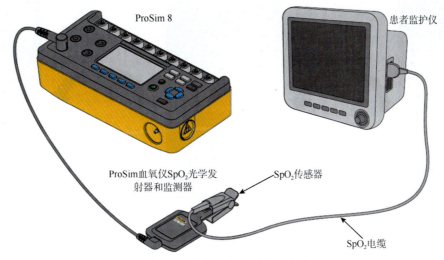

ProSim 8

患者监护仪

ProSim血氧仪SpO₂光学发射器和监测器

SpO₂传感器

SpO₂电缆

图 16-8 血氧饱和度测试连接图

第三节 vPad-A1 作检测设备的监护仪检测方法

一、检 测 设 备

（一）vPad-A1 检测设备（以下简称 A1 型，见图 16-9）的基本参数

1. ECG 幅值精度 ±2%。

2. SpO₂ 模拟精度 ±1%。

3. NIBP 压力精度 < 0.75mmHg。

（二）vPad-A1 的基本功能

1. 血氧 R 曲线模拟。

2. 正常窦性心律模拟：频率、幅度、ST 段、R 波宽度、干扰模拟可设置。

3. 心律失常模拟：配置 45 种以上心律失常波形，包含 AED 测试波形。

4. 呼吸模拟：频率、变化阻抗、吸呼比、窒息模拟可设置。

5. 函数波形：方波、三角波、正弦波等，频率幅度可设置。

6. 起搏波形模拟：多种类型可选、幅度可设置。

7. 温度、无创血压、心排血量模拟。

8. 胎儿监护仪检测功能扩展。

（三）vPad-A1 的主要特点

vPad-A1 的主要特点包括①生命体征模拟；②便携设计，蓝牙连接遥控测量；③交直流两用设计；④ 5″ 彩色 LCD；⑤自动模拟模式；⑥屏幕压力曲线显示；⑦无线蓝牙通讯；⑧内部数据存储。

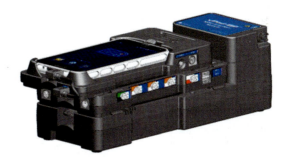

图 16-9 vPad-A1 型模拟器

二、检测项目和方法

（一）窦性心律检测

根据心电导联名称或颜色标准将被检监护仪连接至多参数模拟器 A1 型左右两侧面心电输出端子；按下 A1 型右侧的电源开关键，打开 vPad-A1 软件，连接主机，点击"ECG"，选择正常窦性心律，输入想要的参数，见图 16-10。

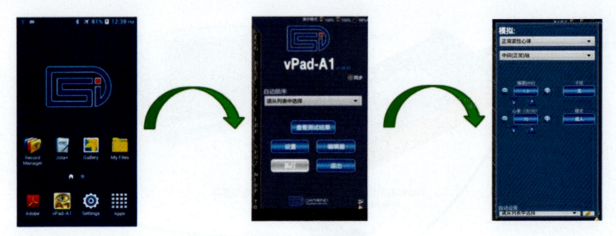

图 16-10　vPad-A1 软件界面

（二）心律失常功能检测

打开被检监护仪的心律失常分析功能，在 A1 上选择心律失常，设置想要的波形，观察监护仪有无心律失常显示及报警，并作相应记录。

（三）呼吸频率检测

在 A1 上选择"RESP"（呼吸），设置所需数据。等到监护仪示值稳定后，将监护仪示值填写到原始记录表格中，见图 16-11。

（四）过压保护测试

触碰一下"NIBP"，然后向左右滑动，直到屏幕上出现如图 16-12 所示的开机界面。设置目标

压力和释放时间，然后按"开始"。

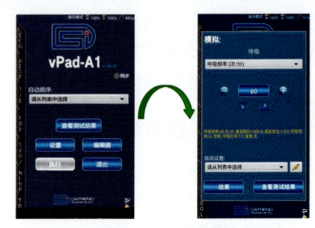

图 16-11　呼吸频率测量

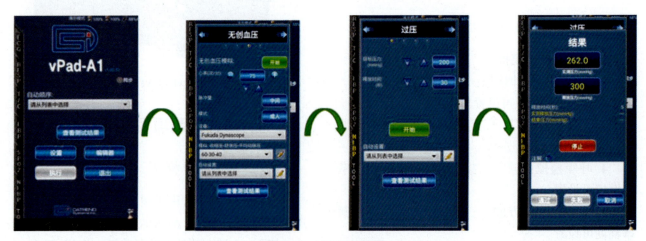

图 16-12　过压保护测量

（五）无创血压测试

点击"NIBP"，出现如图 16-13 所示的开机界面，设置参数，点击"开始"，然后按下监护

仪上的"NIBP"，等到监护仪示值显示后，将监护仪示值填写到原始记录表格中。

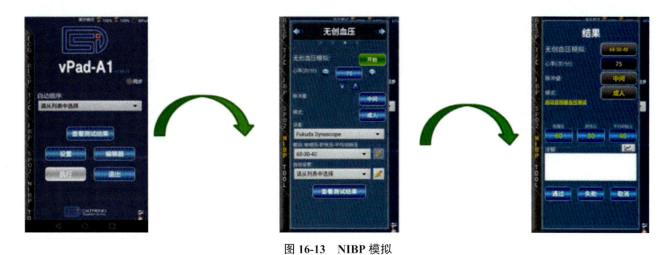

图 16-13　NIBP 模拟

（六）漏气率测量

触碰一下"NIBP"，然后向左右滑动，直到

屏幕上出现如图 16-14 所示的开机界面。设置起始压力和测试时间，然后按"开始"。

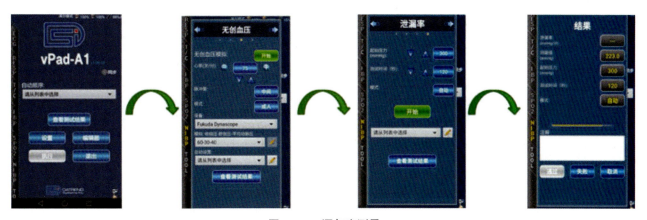

图 16-14　漏气率测量

（七）血氧饱和度测量

点击"SpO₂"，出现如图 16-15 所示的界面，然后选择曲线，设置参数，等到监护仪示值稳定后，将监护仪示值填写到原始记录表格中。

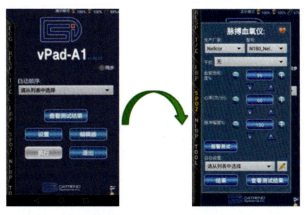

图 16-15　血氧饱和度模拟

第四节　监护仪的基础知识

监护仪是生命支持医疗设备，其应用目的是在临床监护过程中为医护人员提供患者的生命体征信息，帮助医护人员进行诊断和治疗。监护仪可以在几个小时甚至几百个小时内连续监护患者的生理状况，了解患者生理参数的变化趋势，因此监护仪是非常普及的医疗设备之一，在急诊、手术室、各类 ICU 中都是必备的设备。

监护仪按功能可分为通用多参数监护仪和专业监护仪（如麻醉监护、呼吸监护、血气监护、脑电监护、睡眠监护、胎儿监护等）。现在临床使用的监护仪主要是通用多参数监护仪，以模块式结构为主，原有的单一功能的专用监护仪逐步被通用多参数监护仪中的功能模块插件所替代。

一、监护仪的基本结构

现代医用监护仪主要由 4 个部分组成：信号检测部分、模拟信号处理部分、数字信号处理部分、信号显示 / 记录和报警部分。

监护仪通过电极和传感器拾取人体心电、血压、呼吸、氧饱和度等生理参数信号，并将这些信号转化为电信号。传感器是整个监护系统的基础，有关患者生理状态的所有信息都是通过传感器获得的。传感器有检测心电、血压、体温、呼吸等各种类型，其中每一类又有许多种适合不同要求的传感器。监护仪中的传感器要求能长期稳定地检出被测参数，且不能给患者带来痛苦和不适等，因此，它比一般的医用传感器要求更高。监护仪通过模拟电路对采集的信号进行阻抗匹配、过滤、放大等处理，由模 / 数转换器把人体生理参数的模拟信号转化为数字信号，送入数字处理部分，该部分电路由模 / 数转换器、微处理机、存储器等组成，是多参数监护仪的核心部分。微处理机接收来自控制面板的控制信息，对数字信号进行运算、分析和存储，在输出结果的同时协调、检测整机各部分的工作，如显示波形、文字、图形、分析报告，启动各类报警和打印纪录。监护仪的原理框图如图 16-16 所示。

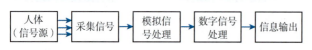

图 16-16 监护仪原理框图

二、监护仪的主要功能

监护仪主要具备以下生理参数的检测功能。

1. 心电检测（ECG） 主要监测内容是心电图，有单道、三道、五道、七道、十二道不同的监测方式可以选择。监护仪的心电检测主要以心率检测为主，另外兼顾 ST 段分析、心律失常事件回顾分析等宏观分析检测。

2. 无创血压监测（NIBP） 监护使用最多的是自动无创血压计，分为脉波法、振荡法、相位差法等。在实际使用中使用最多的是振荡测量法，它的原理是利用袖带充气到一定压力（一般为 180～230mmHg）时完全阻断动脉血流，随着袖带压力的减小，动脉血管将呈现完全阻闭→逐渐开放→完全开放的过程，动脉血管壁的搏动将在袖带内的气体中产生气体震荡波，气体震荡波信号最强处就是被测部位动脉的平均动脉压，由平均动脉压计算出动脉的收缩压和舒张压。

3. 有创血压监测（IBP） 是危重患者血流动力学监测的主要手段。由于有创血压传感器直接与血液连接，通过流体压力传递作用，从而获得血管内实时压力波形，从而计算出收缩压、舒张压和平均压，因此可以准确测量血压。

4. 血氧饱和度（SpO$_2$） 根据血红蛋白和氧合血红蛋白对光的吸收特性的不同，采用双波段 660nm/940nm 组合光，通过测量透过光量实现血氧饱和度的测量（氧合血红蛋白所占血红蛋白的比例）。

5. 脉率（Pulse） 测量一般由血氧饱和度传感器取得，即通过测量由于血管过血量改变引起的透光量的变化频率获得。血氧饱和度波形的变化即为透光量的变化。脉率与心率具有绝对相关性。

6. 呼吸（Resp）频率 参数来自于心电测量系统，通过电极测量胸腔容积变化引起的阻抗值的变化频率获得。此参数受外界因素影响较大，故此参数的参考率较低。

7. 体温（Temp） 由温度敏感电阻实现温度的实时测量，在麻醉状态，人体的温度会随环境温度变化，所以大型手术的体温监测比较重要。

三、影响监护仪测量的因素

（一）影响 SpO$_2$ 测量的因素

1. 传感器因素 ①传感器安置不到位；②传感器与血压袖带、动脉导管或者腔内管路在患者同一手臂上使用。

2. 环境因素 当强光照射到血氧探头上时，可使光接受器偏离正常范围，造成测量不准确。

3. 患者因素 ①测量过程中患者肢体的被测部位出现剧烈运动。②若患者存在碳氧血红蛋白、高铁血红蛋白或使用静脉注射染色药物，SpO$_2$ 值将有偏差。③患者末梢循环差，如休克、手指温度过低，都会导致被测部位动脉血流减少，使测量不准或测不出；连续长时间的监护同一部位或者患者同侧侧卧压迫，影响微循环，也会影响血氧饱和度的测量。④患者指甲过长或涂指甲油，会影响光的透过，导致信号检测困难。

（二）影响 NIBP 测量的因素

1. 袖带因素　①袖带过大或过小；②袖带放置的位置，通常左右臂测量血压测量值会相差 10 ～ 20mmHg，下肢比上肢血压测量值高 30 ～ 40mmHg；③绕扎袖带的松紧度。

2. 患者因素　①测量时患者的移动；②患者心律失常；③患者处于严重休克、低体温等状态；④患者连接有人工心肺机；⑤测量期间患者的血压急剧变化；在早晨、晚上、劳动、饱食、高热环境下血压测量值偏低；在寒冷、情绪激动、紧张、饮酒、吸烟等情况下血压测量值偏高。

3. 系统因素　①排气速度；②数据处理方法；③系统稳定度。

第十七章

除颤器质控检测技术与方法

除颤器（图 17-1）是一种通过胸壁对心脏施以电脉冲，实施电击治疗，消除心律失常，使患者恢复正常心律的医疗电子设备。它是目前临床上广泛使用的抢救设备之一，是重症监护室、手术室、急救室、救护车上重要的急救设备。除颤器一般由除颤充/放电电路、心电信号放大/显示电路、控制电路、心电图记录器、电源及除颤电极板等组成。另外某些除颤器还包含起搏功能，能将电脉冲传至心脏使其收缩，适用于需紧急心脏起搏的场合，如心脏停止、严重心动过缓、体内起搏器失效等。其具有疗效高、作用快、操作简便等优点。对除颤器这样的抢救设备要制订严密的维护保养计划，定期进行质控检测。

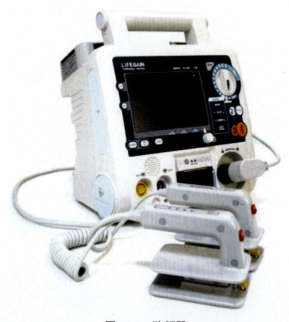

图 17-1　除颤器

第一节　日常检查和维护

一、外观及功能检查

（一）外观检查

1. 查看被检除颤器的外观及附件，除颤器各开关、旋钮、按键等应工作正常。

2. 检查附件是否齐全，且无影响其电气性能的机械损伤（如心电导联线绝缘层脱落等）。

3. 检查仪器标识是否清晰完整。

4. 检查非一次性使用的除颤电极表面光洁度，不得有影响正常工作的毛刺和过多的腐蚀斑点。

5. 检查其他辅助用品（如导电凝胶、一次性电极片等）是否整洁完备且在有效期内。

（二）开机功能检查

1. 开关应正常，各种功能按键（旋钮）、预置能量控制器和指示灯均满足使用要求，可正常工作。

2. 若使用充电电池供电，保证电池电量≥75%。

3. 除颤器设置的时间日期应正确。

二、保养维护

1. 清洁消毒。临床使用人员每日使用湿软巾和消毒剂对除颤器外壳、除颤手柄、除颤板和电缆进行清洁和消毒。

2. 每 24 个月更换一次电池，必要时应及时更换。

3. 按照设备服务手册，完成该型号除颤器特定的预防性维护。

4. 及时更换破损老化的配件。

5. 每年至少进行一次电气安全检测，并记录归档。

6. 由临床工程技术人员完成上述第 2 ～ 5 项的工作，并填写维护保养记录，信息至少包括保养内容、保养日期、保养人员等。

三、报警功能检测

（一）声光报警

检查所有报警功能是否正常，显示标志是否有效。如在工作期间关掉外部供电电源，除颤器应有声光报警并能通过自带电池继续供电工作。

（二）限值报警

通过说明书了解被测除颤心率上下限报警数值。利用除颤器分析仪的心电模拟功能，模拟低于报警下限的心率，如报警下限值为 35 次 / 分，设置模拟值为 30 次 / 分，通过电极板或者心电导联向除颤器输出心电模拟信号，被测除颤器应该出现声光报警，有提示音和闪烁灯。同理，增加心率至高于报警上限的心率，被测除颤器也应该报警。

（三）静音检查

除颤器出现报警后，可以通过按键或旋钮解除警报并静音。

第二节 Impulse 7000DP 作检测设备的除颤器检测方法

Impulse 7000DP 型除颤器 / 经皮起搏器分析仪（图 17-2）可对除颤器、自动除颤器（AED）、经皮起搏器等设备的性能进行质控检测和分析。Impulse 7000DP 型除颤器 / 经皮起搏器分析仪集除颤器分析仪、起搏器分析仪与心电模拟器于一体，且兼容除颤器波形测试与常见起搏器型号的算法。分析仪可针对除颤器的释放能量、充电时间、同步延迟时间和心电监护功能等项目进行测试。

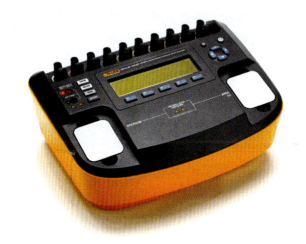

图 17-2 Impulse 7000DP 型除颤器 / 经皮起搏器分析仪

一、释放能量测试

根据除颤器能量输出选项范围，选择 6 个测试能量点，可选择 10J、30J、50J、100J、200J、300J，每个能量点至少测量一次，并选择两个能量点重复测量三次，通常选择最大能量点和临床最常使用的能量点（图 17-3）。记录每次除颤器分析仪上的能量实际输出值，并计算误差，允许误差为 15% 或 4J（取最大值）。例如，设定值为 360J，则输出能量应为 306 ～ 414J。

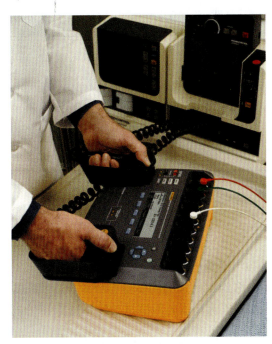

图 17-3 测试释放能量

按分析仪机身上的 "DEFIB" 软键，进入除颤器测试界面，选择 "Energy"，进入除颤器放电能量测试界面，界面如图 17-4 所示。分析仪可自动检测其放电能量。

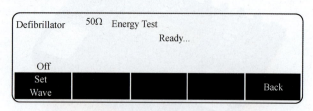

图 17-4　放电能量测试界面

二、充电时间测试

在测试最大能量点时，连续重复 3 次，若一分钟内完成连续充放电操作 3 次，即为合格，记录第三次的充电时间；操作时，选择除颤器分析仪充电时间测试功能，在除颤器分析仪倒数秒结束时开始充电，在充电完成时立即对除颤器分析仪放电，除颤器分析仪即显示出本次充电时间和能量。最大能量点充电时间小于 20 秒。

在除颤器测试界面，选择"Charge Time"，进入除颤器充电时间测试界面，界面如图 17-5 所示。

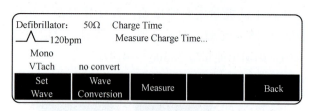

图 17-5　充电时间测试界面

将除颤器连接到分析仪，如图 17-3 所示。在图 17-5 界面状态下，按下"Measure"软键几秒钟后，分析仪开始倒计时。当倒计时达到零时，蜂鸣器响起，进行充电动作。分析仪开始累计充电时间。当除颤器充满电时，进行放电动作，同时充电时间计时结束。分析仪可自动检测其充电时间。

三、同步延迟时间测试

将除颤器设置为同步除颤模式，并将除颤器分析仪设置为同步时间测试功能，选择 ECG 输出为正常窦性心率。除颤器心电拾取功能可以通过心电导联线获取。若通过除颤手柄电极拾取心电图，连接方法同能量测试。获取到心电图的除颤器屏幕上会显示识别的 R 波点，看到此标识即可

进行同步模式电击除颤分析，分析仪接受电击之后即刻在屏幕上显示以毫秒为单位的延迟时间，记录此时间，小于 60 毫秒为合格。

在除颤器测试界面（图 17-6），选择"Sync"，进入除颤器同步延迟时间测试界面。

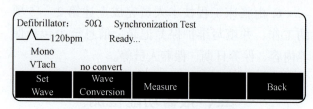

图 17-6　同步延迟时间测试界面

将除颤器连接到分析仪，除颤器调至同步模式，进行充电、放电动作。分析仪可自动检测其同步延迟时间。

四、心电监护功能测试

将除颤器拾取心电图的导联线或手柄连接至除颤器分析仪，除颤器显示正确的 ECG 图形和心率数值，设置 5 个心率点：30、60、120、180、100，并观察除颤器显示心率数值，观察心率在超出报警限时是否激活声光报警。

第三节　Uni-Pulse 作检测设备的除颤器检测方法

Uni-Pulse 型除颤器质量检测仪（图 17-7）根据 GB 9706.8—2009《医用电气设备第 2-4 部分：心脏除颤器安全专用要求》和 JJF 1149—2006《心脏除颤器和心脏除颤监护仪校准规范》设计，可对除颤监护仪、全自动体外起搏器、经皮起搏器进行质量控制检测。

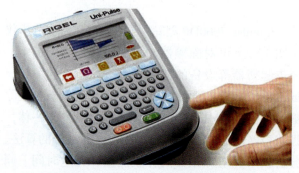

图 17-7　Uni-Pulse 型除颤器质量检测仪

质量控制检测内容包括除颤测试（释放能量、脉冲宽度、充电时间、能量损失率、同步延迟时间、自动除颤性能、除颤放电对心电监护部分的影响、充电及内部放电对心电监护部分的影响等）和起搏测试（起搏脉冲、抗干扰测试、灵敏度测试、复律测试等）。此外，也可选择功能和操作程序类似的蓝3型除颤/经皮起搏器质量检测仪（图17-8）对除颤设备进行质控检测。

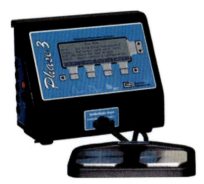

图 17-8　蓝 3 型除颤 / 经皮起搏器质量检测仪

一、释放能量检测

检测前将 Uni-Pulse 型随机附带的放电极板连接至主机。将被检除颤器独立心电导联（如果有）连接至 Uni-Pulse 型背部面板心电输出端子。

（一）释放能量点的选择

1. 应不少于 8 个能量点，且至少包括最小能量点和最大能量点。

2. 示例　某手动除颤器最小预置能量为 2J，最大预置能量为 360J，可选择能量点为 2J、20J、50J、100J、200J、360J。

（二）手动放电时机的选择

1. 在选择的能量点中，至少选择 2 个能量点做 3 次释放能量的测量，其中一点应为最大能量点，3 次放电时机分别选择在充电完成后、自动内部放电前和自动内部放电启动时间的中间时段。其他能量点可在自动内部放电启动时间内随机释放。

2. 示例　某手动除颤器自动内部放电启动时间为 55 秒，需测量 2J、20J、50J、100J、200J、360J 这 6 个能量点，选 20J 和 360J 能量点进行 3 次释放能量测量，放电时机可选择在充电完成 2 秒内、充电完成约 30 秒时、充电完成约 50 秒时。

（三）检测操作

1. 按下除颤器质量检测仪 Uni-Pulse 型前面板的电源键，检测仪将开机启动。

2. 按下 "❤" 键进入除颤器测量，界面如图 17-9 所示。

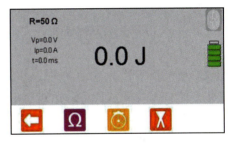

图 17-9　释放能量测量界面

3. 将除颤器预置能量置于选定的能量测试点。

4. 将除颤器放电手柄放置于 Uni-Pulse 型的电极板上（确保极性正确）。按下除颤器充电按钮，进行充电，充电完成后，对除颤器测试仪内置的 50Ω 阻性负载放电。

5. 放电完成后，Uni-Pulse 型屏幕（图 17-10A）上将直接显示放电参数：能量、峰值电压、电流、脉冲时间。按左右方向键可以查看放电波形（图 17-10B）。能量误差技术要求为 ±15% 或 ±4J（二者取较大值）。

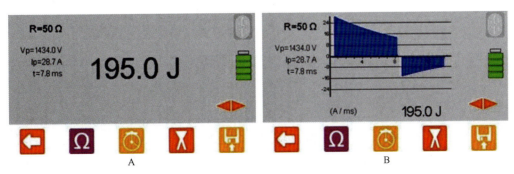

图 17-10　测量结果显示界面

图 17-10 中的下方五个图标依次为返回、更改放电阻抗设置（默认为 50 Ω）、充电时间测量、同步延迟时间测量、对测量结果和波形进行存储。

二、充放电次数检测

充放电次数检测技术要求：在 1 分钟（频繁使用的除颤器）和 90 秒（非频繁使用的除颤器）之内，在规定条件下应能保证完成三次充电和对 50 Ω 负载放电的循环操作。通过声音或充电完成指示灯确认被检除颤器处于完全放电状态。将能量分别置于 200J、200J、300J，在 1 分钟内一次进行充电、放电（对准检测仪放电极板放电）循环操作。

三、内部放电检测

除颤器能量选择置于 100J 充电。充电完成后，立即关闭工作电源开关，并对 Uni-Pulse 型检测仪进行放电，检测仪应不会接收到有能量释放。

除颤器能量选择置于 100J 充电。充电完成后，立即切断电源，等待 60 秒后，再次通电开机并对 Uni-Pulse 型检测仪进行放电，检测仪应不会接收到有能量释放。除颤器能量选择置于 100J 充电。充电结束 120 秒后，对 Uni-Pulse 型检测仪进行放电，检测仪应不会接收到有能量释放。

四、充电时间检测

充电时间技术要求为 < 15 秒。具体检测操作为将除颤器置于待机状态（需确认其储能装置处于完全放电状态），将预置能量置于最大能量点。操作除颤器质量检测仪，进入充电时间测量，界面如图 17-11 所示。按下除颤器充电按钮的同时点击检测仪屏幕上的 " ▶ " 键，观察除颤器的充电指示，提示充电完成后，立即对准检测仪放电极板进行放电。

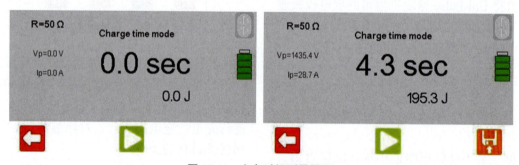

图 17-11　充电时间测量界面

五、同步延迟时间检测

同步延迟时间技术要求为 < 60 秒。具体检测操作如下所示。

1. 按照图 17-12 的两种连接方式（如果被检除颤器支持）分别进行同步延迟时间检测。

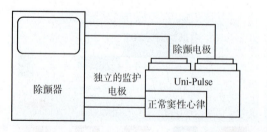 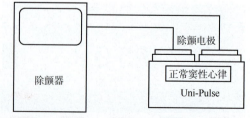

图 17-12　连接示意图

2. 除颤器预置能量置于 100J（或靠近 100J）的能量点。操作 Uni-Pulse 型检测仪，点击"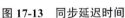"键进入同步延迟时间测量。

3. 点击"❤"键设置心率，直接通过数字键输入需要的心率，如 60 次 / 分。

4. 开启除颤器同步模式，此时除颤器应有清楚的视觉或听觉信号指示，除颤监护波形上应有同步触发标志。

5. 手动充电，充电完成后对检测仪放电。放电完成后，屏幕将显示同步延迟时间（图 17-13），记录该值。按"💾"键对测量结果进行存储。

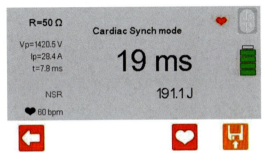

图 17-13　同步延迟时间

六、除颤监护仪除颤后心电输入恢复时间

在除颤脉冲产生 10 秒内，监护仪应恢复正常显示，且加载心电监护仪上的心电信号幅度在除颤前后变化不大于 ±20%。按照图 17-12 的两种连接方式（如果被检除颤器支持）分别进行除颤后心电恢复的检测。

由 Uni-Pulse 型检测仪输出幅度为 1mV 的窦性心律信号或正弦波（图 17-14）信号至除颤监护仪，设置输出波频率如图 17-15 所示。

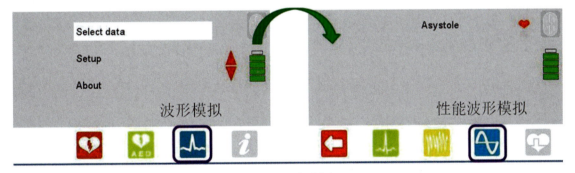

图 17-14　波形选择

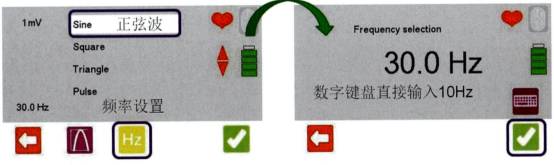

图 17-15　设置频率

Uni-Pulse 型检测仪输入信号后，被检设备屏幕上显示信号，并测量信号幅度，记为 H_0。设置除颤器为最大能量点充电，充电完成后，对准检测仪放电极板进行放电。放电 10 秒后，在监护仪屏幕上应见到测试信号，测量此时显示屏上所描记的信号幅度。按照式（17-1）计算幅度偏离量。

$$\delta_{RC} = \frac{H_{RC} - H_0}{H_0} \times 100\% \qquad (17\text{-}1)$$

式中，δ_{RC} 为显示回复后幅度偏移量；H_{RC} 为显示回复后所描记的信号幅度。

七、除颤监护仪对充电或内部放电的抗干扰能力

除颤后心电输入恢复时间的技术要求为幅度变化不大于 ±20%。按照图 17-12 所示的两种连接方式（如果被检除颤器支持）分别进行抗干扰能力检测。

由 Uni-Pulse 型检测仪输出幅度为 1mV 的窦性心律信号或正弦波信号至除颤监护仪，测量被检除颤器显示屏上所描记的信号幅度 H_0。被检颤器能量置于 100J 充电，充电完成后保持，等待储能装置内部放电，捕捉并测量充电或内部放电过程中显示屏上所描记的信号幅度偏离最大值 H_D，计算幅度偏离误差。

第四节　除颤器的基础知识

除颤器是用于心脏电击除颤的设备，它能完成电击复律。用较强的脉冲电流通过心脏来消除心律失常、使之恢复窦性心律的方法称为电复律术，也称为电击除颤。正常情况下的窦性心律是心脏节律活动，以窦房结（图 17-16）为起搏点；兴奋通过结间束、房室结、希氏束、浦肯野系统及心肌传导。当心脏存在多处起搏点，但多处起搏点搏动顺序不协调时，发生心室颤动。

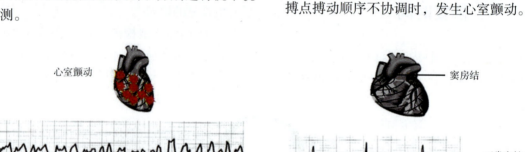

图 17-16　心室颤动和窦房结

一、除颤器的分类

（一）按电极板放置的位置分类

1. 体内除颤器　这种除颤器是将电极放置在胸内直接接触心肌进行除颤的。现代的体内除颤器是埋藏式的，它除了能够自动除颤以外，还能自动进行心电的监护、心律失常的判断、疗法的选择。

2. 体外除颤器　这种除颤器是将电极放在胸外，间接接触除颤。目前临床使用的除颤器大都属于这一类型。

（二）按是否与 R 波同步分类

1. 非同步型除颤器　这种除颤器在除颤时与患者自身的 R 波不同步，可用于心室颤动和心室扑动（因为这时没有振幅足够高、斜率足够大的 R 波）。非同步除颤时，由于与患者自身的 R 波不同步，放电脉冲的时间由操作者决定。

2. 同步型除颤器　这种除颤器在除颤时与患者自身的 R 波同步。一般是利用电子控制电路，用 R 波控制电流脉冲的产生，使电击脉冲刚好落在 R 波的下降支，这样使电击脉冲不会落在易激期，从而避免心室纤颤。

进行同步除颤时，心电监护仪上每检测到一个 R 波，屏幕上都会出现同步标识，充电完成后实施放电时，只有出现 R 波才会有放电脉冲。同步除颤常应用于除心室颤动和心室扑动以外的所有快速性心律失常，如室上性及室性心动过速、

心房颤动和心房扑动等。

二、除颤器的波形

　　除颤依靠成功地选择适当的能量，产生有效的电流通过心脏来获得除颤效果，低能量、高成功率和低心肌损伤是除颤技术的重点，目前除颤器的除颤波形有单相和双相两类。

（一）单相波

　　除颤放电单相主要有三种波形：单相衰减正弦波、单相切角指数波和单相阶梯波（图17-17）。单相衰减正弦波是最经典的、最常见的单相除颤技术，其脉冲形式是以单方向释放电流，是一种沿用了近四十年的除颤技术。

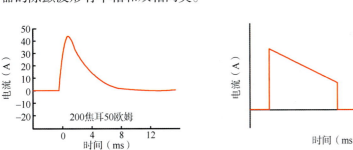
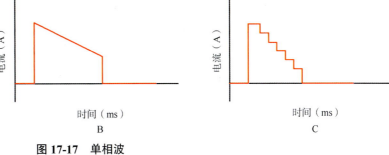

图 17-17　单相波
A.单相衰减正弦波；B.单相切角指数波；C.单相阶梯波

　　单相除颤技术的不足：①单相波除颤机制决定了其终止心室颤动的放电电流峰值太大，心肌功能损害比较严重。②假设人体的经胸阻抗都是50Ω，对经胸阻抗的变化没有自动调整性能，高阻抗患者的除颤效果有待提高。③心房颤动转复能力不理想。

（二）双相波

　　双相波主要有高能量双相切角指数波（图17-18）、低能量双相切角指数波（图17-19）、多脉冲双相（图17-20）和双相方波。

　　其中，双相波主要又有双相切角指数波和多脉冲双相指数波两种。

　　1. 双相切角指数波　双相除颤技术的电击电流双向性能能够减少电流峰值，增加电流均值，提高除颤成功率。还能感应经胸阻抗的变化，采用时间补偿或电压补偿的方式，改善高阻抗患者的除颤成功率。

　　2. 多脉冲双相指数波　如图17-21所示，脉冲输出有一半没有电流，降低了能量输出。两个阶段脉冲的持续时间固定为4ms，与心室细胞的激励时间相符。调整负相脉冲的幅度，以消除第一

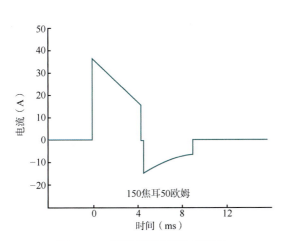

图 17-18　高能量双相切角指数波

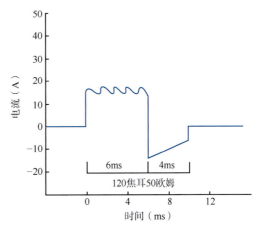

图 17-19　低能量双相切角指数波

个相位产生的残余电荷，降低发生的再次心室颤动（即正相脉冲用于除颤，负相脉冲用于消除正相脉冲在心肌上残余的电荷）的可能。

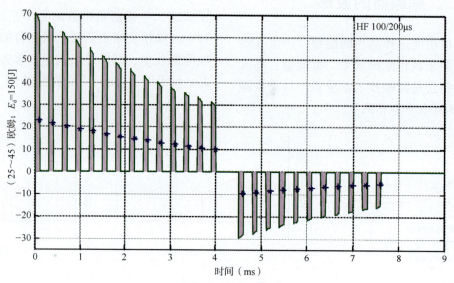

图 17-20　多脉冲双相

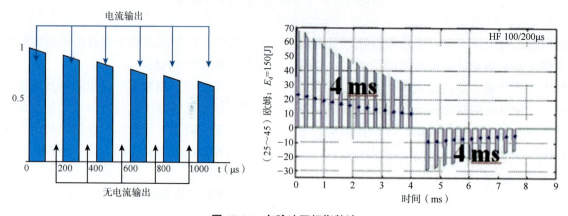

图 17-21　多脉冲双相指数波

第十八章

高频电刀质控检测技术与方法

第一节 概 述

高频电刀（图18-1）是一种取代机械手术刀进行组织切割的电外科器械。在与肌体接触时，它通过有效电极尖端产生的高频高压电流对组织进行加热，实现对肌体组织的分离和凝固，从而起到切割和止血的目的。高频电刀是由主机和电刀刀柄、患者极板、双极镊、脚踏开关等附件组成的。高频电刀的工作模式分为单极和双极，可完成电切与电凝。工作时，当高频电刀产生的高频高压电流通过高阻抗的组织时，会在组织中产生热，导致组织气化或凝固。在电外科使用过程中，电阻为 $100 \sim 2000\Omega$。随着组织的凝固，细胞中的水会汽化，使组织干燥，导致电阻不断增加，最后电流完全停止。

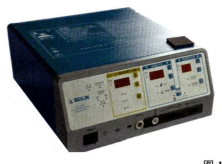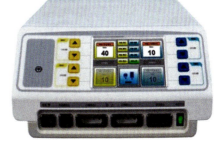

图 18-1 高频电刀

与传统机械手术刀相比，临床上使用高频电刀可缩短手术时间，减少患者失血量及输血量，操作简单方便。但高频电刀在临床使用及质量控制中也暴露出很多问题，如漏电灼伤、皮肤烧伤、功率不准、设备老化等。高频电刀作为高风险手术设备，其风险等级位居前列，所以高频电刀的质量控制是非常重要的。

第二节 日常检查和维护

一、外观及功能检查

（一）外观检查

1. 检查高频电刀铭牌、设备信息标识 应完好并有仪器名称、型号、出厂编号、生产厂家及除颤放电效应的防护标识，额定功率和额定负载等设备相关信息应完整。

2. 检查设备外壳 应无影响其正常工作或电气安全的机械损伤。查看设备接地情况，电源接地端子与机器外壳短接，辅助接地良好。

3. 检查电刀电极、中性电极接线、脚踏板等配件 应齐全，重复使用的附件线缆应完好无损。

4. 一次性使用耗材 按照耗材管理要求，应有记录。

（二）开机检查

1. 打开设备开关，查看设备电源开关有无损坏或有无接触不良现象，设备自检是否通过，各项声光指示是否正常。

2. 激发手术电极、脚踏开关各个控制钮，查看控制是否正常。

3. 在开机、各种控制开关操作过程中注意观察被检设备的各个颜色指示灯显示是否正常，绿色代表电源通过，黄色代表切割输出激励，蓝色代表凝血输出激励，红色代表设备故障。

4. 各种按键或调节旋钮应能正常对设备相关参数进行设置。

5. 高频电刀显示正确的时间日期，声光指示正常。

6. 附件连接有正常的指示。

（三）使用记录和人员资质

1. 使用人员接受设备使用培训并经考核合格，需要熟悉高频电刀操作规程和应急管理流程。

2. 使用高频电刀时，需要进行使用登记记录，信息至少包括装备名称、规格型号、使用日期、使用人员等。

二、维护保养

应按照设备服务手册的说明，定期进行消毒擦拭，及时更换破损老化的配件。每年进行至少一次电气安全检测，并记录在案。由临床工程人员完成上述工作，并填写维护保养记录，信息至少包括保养内容、保养日期、保养人员等。

第三节　QA-ES Ⅲ作检测设备的高频电刀检测方法

Fluke Biomedical QA-ES Ⅲ型高频电刀分析仪（图 18-2）可检测高频电刀的各项指标，包括输出功率、高频漏电流、峰峰电压、波峰因数、回路阻抗监测、负载电阻范围、功率分布曲线、血管闭合性等。该设备的电流测试准确度为 ±2.5%，可以测试大功率高频电刀。

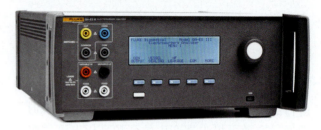

图 18-2　QA-ES III 型高频电刀分析仪

QA-ES Ⅲ型高频电刀分析仪具有完成测试所需的硬件和软件，无须再携带其他附件或电缆。存储器可以储存 5000 份测试记录，每次完成预防性维护或者故障排除后，无须再下载数据。设备符合国家计量技术规范 JJF 121—2009《高频电刀校准规范》。

一、输出功率测试

开启电刀分析仪在主菜单中按"F1"键，进入输出功率测试界面（图 18-3）。利用旋钮对测

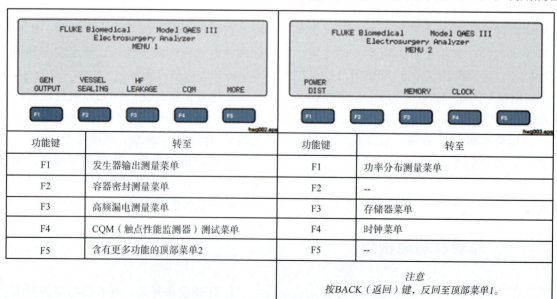

功能键	转至	功能键	转至
F1	发生器输出测量菜单	F1	功率分布测量菜单
F2	容器密封测量菜单	F2	--
F3	高频漏电测量菜单	F3	存储器菜单
F4	CQM（触点性能监测器）测试菜单	F4	时钟菜单
F5	含有更多功能的顶部菜单2	F5	--

注意
按BACK（返回）键，反回至顶部菜单1。

图 18-3　输出功率测试界面

试负载和延迟进行设置。在这个测试中，分析仪可提供 10～5200Ω 的可变负载。通过查看被测电刀机身的铭牌或者说明书（图 18-4），了解电刀在不同模式下的额定负载，并设置。例如，被测电刀在单极模式下的额定负载为 300Ω，所以分析仪上负载设为 300Ω，延迟时间设为 2 秒。

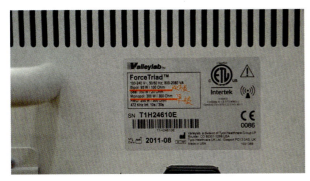

图 18-4 单极模式下的输出功率测试

如图 18-5 所示，利用连接线和鳄鱼夹，将电刀刀柄连接至分析仪的红色插孔，利用连接线将电刀的负极板插孔连接至分析仪的黑色插孔。根据检测表，首先检测单极电切的输出功率，设置高频电刀的单极电切功率。

通过电刀手柄的黄色按钮触发单极电切，按"F3"或"F4"键进行检测。分析仪有单次测量和连续测量两种测量方式，可任选其中一种方式测量。按"F3"键进行单次测量，测量数据将在延迟时间后显示在屏幕上并停留。按"F4"键进行连续测量，测量数据将连续显示在屏幕上。按"F3"停止测量。测量数据包括输出功率、工作电流、峰峰电压、波峰因数。按"F5"保存数据。

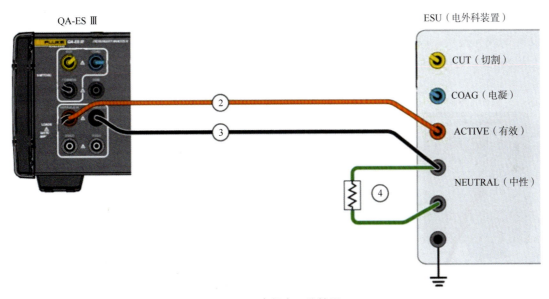

图 18-5 高频电刀连接图

二、高频漏电流测试

（一）单极模式下的手术电极漏电流（对于浮地隔离）

1. 设置负载与延迟。在主菜单中按"F3"键，进入高频漏电流测试界面。此时负载默认为 200Ω，延迟时间设为 2 秒。

2. 连接与设置。利用连接线和鳄鱼夹，将电刀刀柄连接至分析仪的红色插孔；利用连接线和鳄鱼夹，将电刀的接地端子与分析仪的黑色插孔相连；负极板保持连接（图 18-6）。

3. 分别设置电刀为电切模式的最大功率和电凝的最大功率。

4. 将"POLARITY"（极性）设置为"MONOPOL"（单极）。

5. 通过电刀手柄触发电刀，按分析仪上的"F3"或"F4"开启测量，读取电切或电凝模式的手术电极高频漏电流测量值。

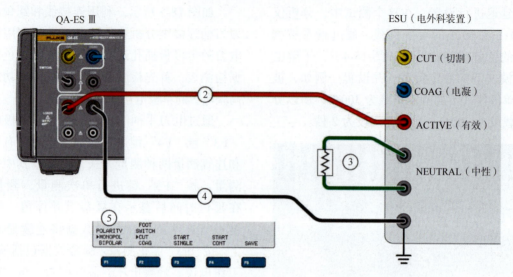

QA-ES Ⅲ

ESU（电外科装置）

CUT（切割）
COAG（电凝）
ACTIVE（有效）
NEUTRAL（中性）

POLARITY ►MONOPOL BIPOLAR　FOOT SWITCH ►CUT COAG　START SINGLE　START CONT　SAVE

图 18-6　单极模式下的手术电极漏电流（对于浮地隔离）测试连接

（二）单极模式下中性电极漏电流（对于浮地隔离）

1. 设置负载与连接。高频漏电流测试界面，负载默认为 200Ω，延迟时间设置为 2 秒。

2. 连接与设置。将电刀的中性电极（负极板）连接至分析仪的红色插孔；利用连接线和鳄鱼夹，将电刀的接地端子与分析仪的黑色插孔相连；电刀刀柄保持连接（图 18-7）。

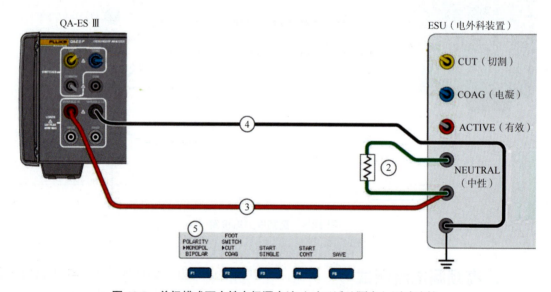

QA-ES Ⅲ

ESU（电外科装置）

CUT（切割）
COAG（电凝）
ACTIVE（有效）
NEUTRAL（中性）

POLARITY ►MONOPOL BIPOLAR　FOOT SWITCH ►CUT COAG　START SINGLE　START CONT　SAVE

图 18-7　单极模式下中性电极漏电流（对于浮地隔离）测试连接

3. 分别设置电刀为电切模式的最大功率和电凝的最大功率。

4. 将"POLARITY"（极性）设置为"MONOPOL"（单极）。

5. 通过电刀手柄触发电刀，按分析仪的"F3"或"F4"开启测量，读取电切或电凝模式下中性电极高频漏电流测量值。

（三）单极模式下中性电极漏电流（正常工作状态下）

1. 设置负载与延迟，在主菜单中按"F3"键，进入高频漏电流测试界面。此时负载默认为 200Ω，延迟时间设为 2 秒。

2. 连接与设置。利用连接线和鳄鱼夹，将电刀手术电极与固定负载（白色）左端连接，固定负载（白色）右端接口与电刀负极板连接。利用连接线将固定负载（白色）右端接口与分析仪的

测试单元（红色）插孔连接。利用连接线和鳄鱼夹，将分析仪的测试单元（黑色）插孔与电刀的接地端子连接（图 18-8）。

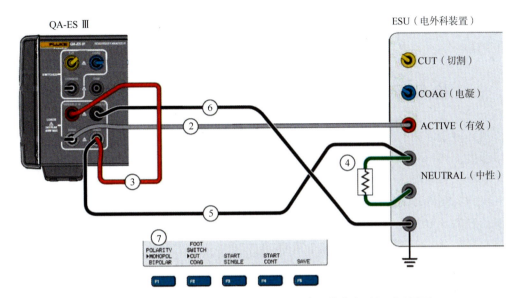

图 18-8　单极模式下中性电极漏电流（正常工作状态下）测试界面

3. 分别设置电刀为电切模式的最大功率和电凝的最大功率。

4. 将"POLARITY"（极性）设置为"MONOPOL"（单极）。

5. 通过电刀手柄触发电刀，按分析仪上的"F3"或"F4"开启测量，读取中性电极正常工作状态下的高频漏电流测量值。

三、回路阻抗报警检测

高频电刀具有一个报警器，用于监测两个中性电极连接之间的触点。当回路阻抗超过一定的范围，高频电刀将报警。使用 CQM（触点性能检测器）菜单测试高频电刀报警器。

1. 设置负载与延迟。按"F4"进入 CQM 测试界面。按"F1"并使用旋钮设置负载范围，从 0Ω 开始。

2. 连接方法与电刀设置。利用一分二的 CQM 专用测试线，将电刀的中性电极（负极端）连接到分析仪的 CQM 和黑色插孔上，电刀设为单极模式。

3. 测量。按"F4"开启自动测量，在自动模式下，电阻从当前值开始，然后每增加指定的秒

数（AutoTime）时都会增加 1Ω 步进值。当设备报警器响起时停止测试。可以开始和停止自动模式，并记录报警阻抗值。

第四节　Uni-Therm 作检测设备的高频电刀检测方法

Uni-Therm 型高频电刀质量检测仪（图 18-9）可检测高频电刀的各项技术参数。满足国际、国内检测标准 IEC 60601-2-2、GB 9706.4《医用电气设备 第 2-2 部分：高频手术设备安全专用要求》。该设备可变负载为 0～5115Ω，步进 5Ω，内置 2 个 200Ω 的固定负载，测试范围广、精度高。

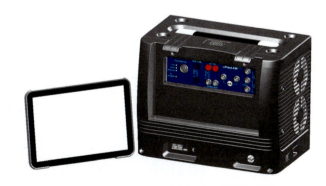

图 18-9　Uni-Therm 型高频电刀质量检测仪

Uni-Therm 型高频电刀质量检测仪电刀可控制信号输出，实现高频电刀自动控制；自动完成功率负载曲线测量，并与厂家标准曲线比较；内置连接示意图，方便使用人员；可自定义测试序列；具备无线蓝牙遥测技术，实现无线数据传输，采用安卓智能控制器。

一、检测环境

推荐的检测环境条件如下所示。

（1）环境温度：$15 \sim 35$℃。

（2）相对湿度：$< 80\%$。

（3）大气压力：$86 \sim 106$kPa。

（4）电源：$220V \pm 10\%$，（50 ± 1）Hz。

（5）周围环境：无明显影响正常检测工作的机械振动和电磁干扰。

二、检测项目和方法

（一）高频功率测量

1. 额定负载下的高频功率测量

（1）被检设备连接至电源，打开被检设备。

（2）将 vPad-RF 软件及平板电脑连接至主电源，按下电源键。

（3）打开 vPad-RF 软件连接至检测仪，连接界面如图 18-10 所示。

（4）操作检测仪，在开机主界面下，点击"高频输出"，进入功率设置菜单。设置高频负载，将阻抗值设置为被检高频电刀相应模式的额定负载。使用鳄鱼夹电缆将被检设备和检测仪按图 18-11 所示连接。

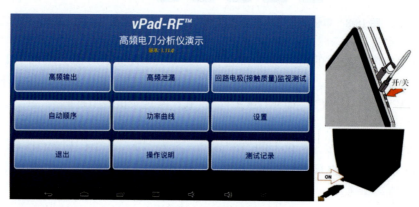

图 18-10　软件主界面

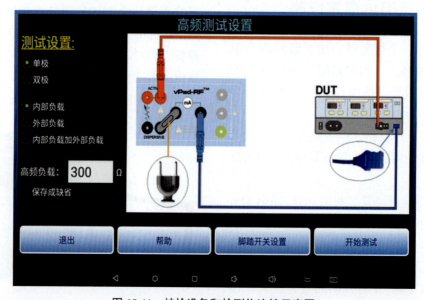

图 18-11　被检设备和检测仪连接示意图

（5）点击"开始测试"进入测量界面，根据要求设置被检高频电刀功率测量点，然后启动电切（或者电凝、双极）输出。点击"保存数据"可保存测试结果（图18-12），点击"示波器"可观察输出波形（图18-13）。

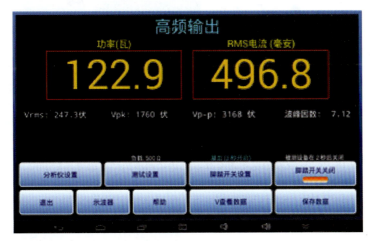

图 18-12　测量数据

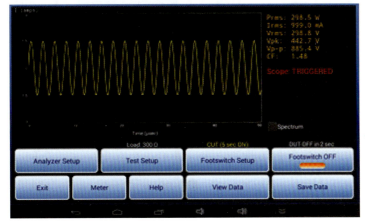

图 18-13　波形输出界面

2. 高频漏电流测量

（1）操作检测仪，在开机主界面下，点击"高频泄漏"，进入高频泄漏设置菜单（图18-14）。

根据不同测试项目选择相应的测试图（图18-15至图18-18）。

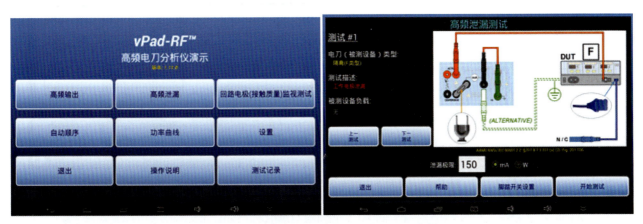

图 18-14　高频漏电流测量连接示意图及设置菜单

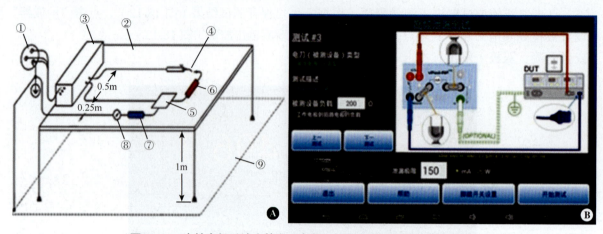

图 18-15 中性电极以地为基准、电极之间加负载时测量高频漏电流

A. 实物模拟图；B.示意图

①网电源；②绝缘台；③高频手术设备；④手术电极；⑤中性电极；⑥负载阻抗200Ω；⑦测试电阻200Ω；⑧高频电流表；⑨接地的导电平面

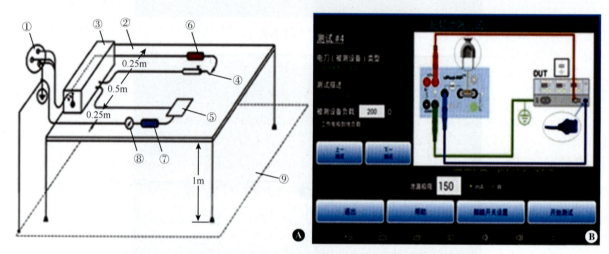

图 18-16 中性电极以地为基准、手术电极到地加负载时测量高频漏电流

A.实物模拟图；B.示意图

①网电源；②绝缘台；③高频手术设备；④手术电极；⑤中性电极；⑥负载阻抗200Ω；⑦测试电阻200Ω；⑧高频电流表；⑨接地的导电平面

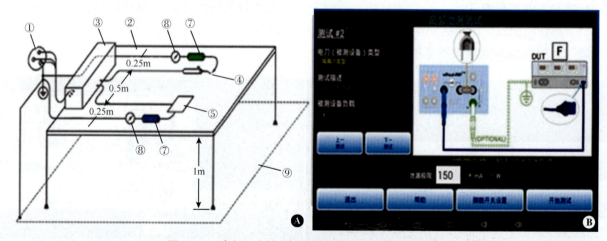

图 18-17 高频下中性电极与地绝缘时测量高频漏电流

A.实物模拟图；B.示意图

①网电源；②绝缘台；③高频手术设备；④手术电极；⑤中性电极；⑦测试电阻200Ω；⑧高频电流表；⑨接地的导电平面

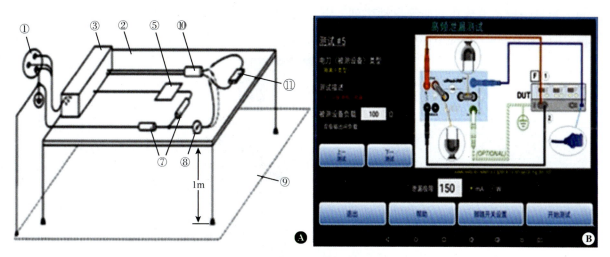

图18-18　测量双极电极的高频漏电流

A.实物模拟图；B.示意图

①网电源；②绝缘台；③高频手术设备；⑤中性电极；⑦测试电阻200Ω；⑧高频电流表；⑨接地的导电平面；⑩启动的双极电极；⑪负载电阻

（2）开始测量：测量项目确认后，按照实物模拟图和示意图进行被检高频电刀与检测仪的连接。启动被检电刀输出，点击"开始测量"，显示数据后将漏电流测量值记录在原始表格上，点击"保存数据"可将测试结果保存（图18-19）。

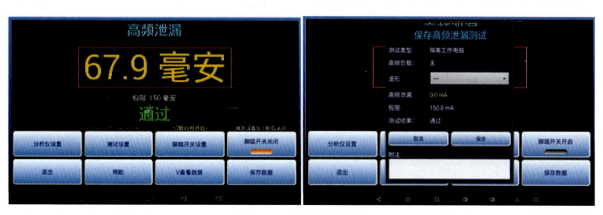

图18-19　漏电流测量数据

3. 功率负载曲线测量

（1）操作检测仪，在开机主界面下，点击"功率曲线"，进入功率测量菜单（图18-20）。选择设置好的自动序列。

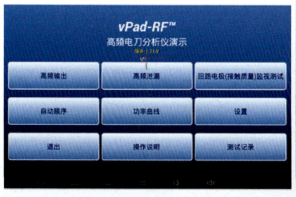
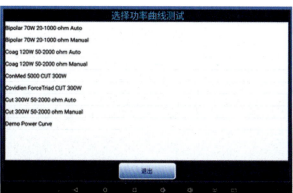

图18-20　功率负载曲线测量界面

（2）测量设置：编辑功率曲线自动序列。点击屏幕中的"设置"进入，然后点击"编辑功率"，根据需要编辑相应的测试点（图18-21）。

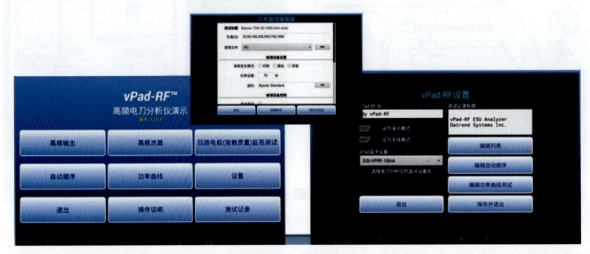

图18-21　测量设置

（3）开始测量：启动高频电刀电切（或者电凝、双极）输出；启动后，检测仪将自动按照设置变化阻抗完成功率负载曲线测量（图18-22）。

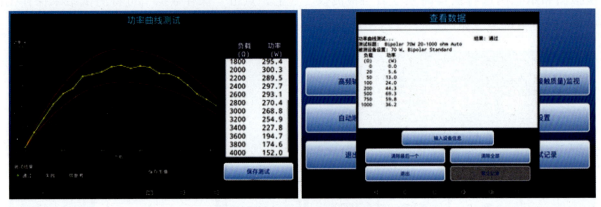

图18-22　功率负载曲线测量界面

（4）停止测量：测试完成，可保存测试结果及图形。

（二）中性电极安全管理报警阻抗测量

1. 操作检测仪，在开机主界面下，点击"回路电极监视"，进入中性电极安全管理（resistance emergency manager，REM）测量菜单。设定可设置阈值，点击"向上扫"和"向下扫"为自动模式。点击"▲▼"为手动增加减少阻抗，测试完成点击"保存数据"可保存测试结果（图18-23）。

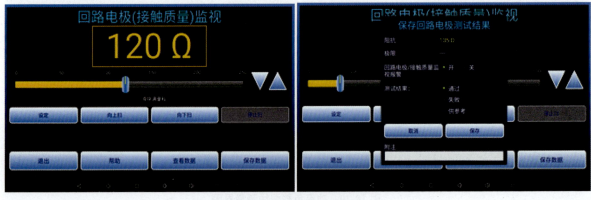

图18-23　REM测量界面

2. 被检设备与 vPad-RF 的连接。如图 18-24 所示。

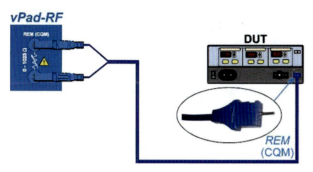

图 18-24　连接示意图

第五节　高频电刀的基础知识

一、术语和定义

1. 高频电刀（高频手术器）　是一种取代机械手术刀进行组织切割的电外科器械。与肌体接触时，其通过有效电极尖端产生的高频高压电流对组织进行加热，实现对肌体组织的分离和凝固，从而起到切割和止血的目的。

2. 单极模式　高频电刀工作过程中，高频电流通过手术电极作用于患者后，流经中性电极返回高频电刀。

3. 双极模式　高频电刀工作时，高频电流通过双极电极一端，作用于患者后流向双极电极另一端返回高频电刀的工作过程。

4. 切割　用高密度电流的高频电流通过手术电极上的一点以切割生物组织。

5. 凝血　利用高频电流通过手术电极对组织进行凝血。

6. 双极电凝　通过流过双极电极的高频电流使小血管或组织封合。

7. 手术电极　其尖端用来产生作用于患者的高频电流，起到切割和凝血的目的。通常称为刀笔。

8. 双极电极　在同一端口有两个手术电极的组件，工作过程中，高频电流主要在两个电极间流动，通常称为双极镊子。

9. 中性电极　与患者身体连接的面积比较大的电极，以提供低电流密度的高频电流回路，避免在人体组织中产生诸如灼伤之类有害的物理效应。也称之为板电极、敷肌板或分散电极。

10. 波峰因数　电压峰值与均方值的比值，它的范围用于衡量电切和电凝效果。

11. 实际输出功率　反映高频手术器械作用于患者的切割能力。实际输出功率与额定输出功率差值的大小可反映高频手术设备工作的稳定性及安全性能。

12. 高频漏电流　对地高频漏电流是高频手术设备重要的安全参数，确保患者不因设备高频漏电流超过规定范围造成灼伤等有害的物理效应。

13. 中性电极安全管理　避免设备或人为引起的中性电极故障造成灼伤等有害物理效应。

二、原理与组成

（一）工作原理

高频电刀实际上是一个大功率的信号发生器。其结构如图 18-25 所示，信号的宏观（低频）形态由函数发生器产生，经射频调制（高频）后，再经功率放大器放大后输出到电极。

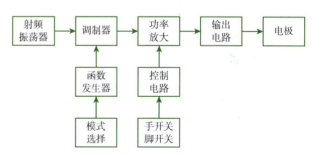

图 18-25　高频电刀原理框图

（二）基本组成

高频电刀标准配置包括主机、手术电极、中性电极、双极电极、脚踏开关、各式刀头和镊子、电源线、保护接地线等部件。现代高频电刀还设有电极板检测系统。

1. 主机　一般由大功率振荡器、微处理器（或逻辑控制电路）、调制器、传感器、耦合电路和电源组成。

2. 手术电极（图 18-26）　是一种用于直接接触组织，产生电外科中所要求的某些物理效应，如切割、凝血。单极电极是具有一个手术电极的电极。

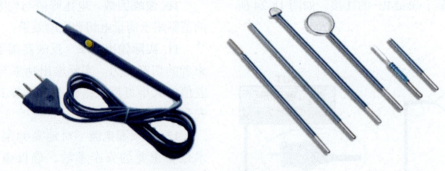

图 18-26　手术电极

3. 中性电极（图 18-27）　是一种与患者身体连接的面积比较大的电极。

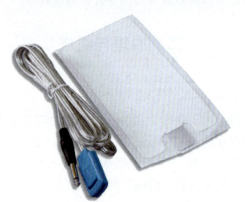

图 18-27　中性电极

4. 双极电极（图 18-28）　其作用范围只限于镊子两端之间，对机体组织的损伤程度和影响范围远比单极方式要小得多，故双极电凝多用于脑外科、显微外科、五官科、妇产科及手外科等较为精细的手术中。

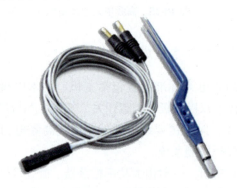

图 18-28　双极电极

5. 板电极检测系统　现代高频电刀都设有板电极检测系统，主要起以下三个作用：监测中性电极与机器间的电气连接；监测中性电极与皮肤的接触情况，如脱落、翘起等；监测高频泄漏状况。

三、输出波形和工作模式

（一）输出波形

电刀输出的典型波形有三种（图 18-29），分别对应电凝、电切和混合（同时具有切割和凝结的功能）三种不同的功能和应用。

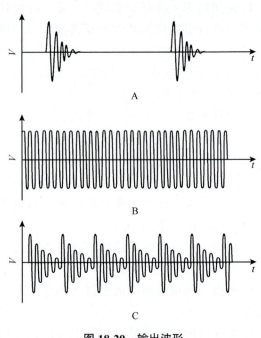

图 18-29　输出波形
A. 电凝；B. 电切；C. 混合

（二）工作模式

1. 单极模式　在单极模式中，用完整的电路来切割和凝固组织，该电路由高频电刀内的高频振荡器、放大器、连接导线和电极组成。工作时，高频电流的流经路线是高频信号发生器→手术电极→患者组织→中性电极→返回高频信号发生器，从而形成一个闭合回路。

单极模式的电极由手术电极和中性电极组成。手术电极将高频电流传递到患者身体手术部位，形成很高的电流密度，中性电极则收集作用于人体的高频漏电流，使其回到电刀，从而完成电流回路。中性电极将电能量很好地分散，电流密度较低，不至于在中性电极处发生烫伤。

当电刀作切割使用时，手术电极处的切割电流使细胞膨胀、爆裂、气化；作电凝使用时，笔式电极处的凝血电流则使细胞干化，从而减少失血。高频电刀可以通过改变输出电流波形达到以上目的。

2. 双极模式 双极电凝是通过双极镊子的两个尖端向机体组织提供高频电能，使双极镊子两端之间的血管脱水而凝固，达到止血的目的。它的作用范围只限于镊子两端之间，对机体组织的损伤程度和影响范围远比单极方式要小得多，适用于小血管（直径＜4mm）和输卵管的封闭。故双极电凝多用于脑外科、显微外科、五官科、妇产科及手外科等较为精细的手术中。双极电凝的安全性正在逐渐被人们认识，其使用范围也在逐渐扩大。

第十九章
血液透析机质控检测技术与方法

第一节 概　　述

　　血液透析机是现代医院里最重要的治疗设备之一，也被称为人工肾（图 19-1）。它被定期接入肾衰竭患者的循环系统中，把血液中的部分代谢废物和水分清除掉，同时调节体内电解质和酸碱平衡，这个过程即为血液透析。

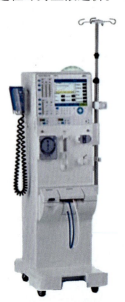

图 19-1　血液透析机

　　血液透析疗法是利用半透膜原理，将患者血液与透析液同时引进透析器，使两者在透析膜两侧呈相反方向流动，借助膜两侧的溶质梯度、渗透梯度和水压梯度，通过扩散、对流、吸附清除毒素；通过超滤和渗透清除体内潴留的水分；同时可补充需要的物质，纠正电解质和酸碱平衡紊乱。血液透析疗法替代了正常肾脏的部分排泄功能（但不能替代正常肾脏的内分泌和新陈代谢）。

延长了患者的生命，是抢救急慢性肾衰竭的最有效措施之一。

　　随着科学技术的发展，现代血液透析机都具有一系列的全自动监控系统，大大加强了透析治疗的有效性和安全性。监控装置作为现代化透析机的重要标志，包括温度、透析液浓度、流量、动静脉压和漏血及气泡报警等方面的监控，如温度自动控制系统、透析液自动监测系统、动/静脉压力监测系统、肝素泵流量监控等。

第二节　血液透析机的质控
内容及方法

1. 静脉压的监护

（1）质控内容：透析装置应有静脉压监护，其指示精度为 ±1.0kPa。静脉压监护设有可调节的高低限报警，报警动作误差 ±1.0kPa，其低限不得低于 +1.3kPa，声光报警的同时应切断血泵电源。

（2）质控方法

　1）在 +1.3 ～ +50kPa 范围内用标准压力探测仪监测，其指示精度应满足相应的规定。

　2）设预置报警值，然后用 50ml 注射器做加压实验，观察其报警动作，应满足相应的技术要求。

2. 透析液流量

（1）质控内容：透析液最大流量的监测，其误差不大于 ±5%。

（2）质控方法：将透析液流量调至最大，待其稳定后，用标准流量计进行定时计量，测量 3 分钟的流量，共测 3 次，取其算术平均值，应符合相应的要求。

3. 透析液压力监护系统

（1）质控内容：透析液压力可在 –50 ～ 0kPa 范围内任意调节，其指示精度为 ±1.0kPa，透析液压力报警值在 ±6.5kPa 以内可任意设定，当其达到预置压力报警值的 ±2.7kPa 范围，应发出声光报警。

（2）质控方法

1）通过输入不同的脱水速度及调节三通管的夹紧程度来观察透析液压的调节范围，用标准压力探测仪监测其压力，应符合相关的指标要求。

2）预设定一透析液压报警值，通过调节三通管的夹紧程度使透析液压达到其报警值，其动作应符合相关的指标要求。

4. 控温系统

（1）质控内容

1）透析液温度控制范围为 34 ～ 40℃，其示值误差不大于 ±1℃。

2）透析液低温报警点在 30 ～ 36℃ 范围内可任意设定，其报警值误差不大于 ±1℃。

3）透析液超温报警温度为 41℃，达到超温报警温度 ±0.5℃ 时应发出声光报警，同时切断加热电源，阻止透析液进入透析器。透析期间，装置的透析液出口处液温不得超出 41℃。

（2）质控方法

1）将透析液压调至 –26.7kPa，透析液流量调至 500ml/min，预设定温度 37℃，待稳定时，用分度值为 0.1℃ 的专用温度探测仪测量出口液温与温度指示之差值，应符合相应的要求。

2）设定透析液低温报警点，用分度值为 0.1℃ 的专用温度探测仪测量出口液温，其报警动作应符合相应的指标。

3）用模拟电位计输入超温信号观察温度指示，当指示达到（41±0.5）℃ 时报警动作应符合相应的要求。

5. 工作的稳定性

（1）质控内容：在连续工作的 6 小时中，其透析液流量、压力、温度的变化应符合表 19-1 的规定。

（2）质控方法：在电源电压变化不大于 5V，环境温度变化不大于 5℃，进液温度范围变化不大于 2℃ 的情况下，将装置调至正常工作范围，待稳定后，连续运转 6 小时，每半小时记录一次透

析液的流量、压力、温度，其变化范围应符合表 19-1 的相应要求。

表 19-1 透析机连续工作 6 小时后，透析液指标变化要求

流量变化	压力变化	温度变化
≤ 10%	≤ 10%	≤ 1℃

6. 漏血监护系统

（1）质控内容：在规定的最大透析液流量下，当每升透析液漏血大于 0.5ml 时，漏血探测器应发出声光报警，同时切断血泵电源，并阻止透析液进入透析器。

（2）质控方法：用光学玻璃片插入漏血检测器进行实验，该光学玻璃所具有的光学参数等效于红细胞比容为 20% 的血液 0.5ml 稀释在 1L 37℃ 透析液中的光学参数。在插入光学玻璃时，漏血报警器应发出声光报警。

7. 血液管道气泡监护系统

（1）质控内容：当静脉血路出现体积 0.05ml 的单一气泡时，应发出声光报警，同时切断血泵电源，并阻断静脉血液管道。

（2）质控方法：在 200ml/min 标准血流量的血液管道内，用注射器注入 0.05ml 单一气泡，报警动作应符合相应的规定。

8. 碳酸盐浓度和透析液浓度监护系统

（1）质控内容：当碳酸盐浓度或透析液浓度超过设定中心值的 ±5% 时应发出声光报警，并阻止透析液流向透析器。

（2）质控方法：用渗透压计测量，分别在碳酸盐混合液采样口和透析液采样口采样，当其浓度偏差中心值 ±5% 时，浓度监护报警动作应符合相应的指标要求。

9. 透析液除气装置

（1）质控内容：除气装置中的脱气泵入口压力 < –80kPa。

（2）质控方法：用标准压力探测仪测量脱气泵进口端压力，应符合相应的指标要求。

10. 脱水控制装置

（1）质控内容：脱水精度应 ≤ 30ml/h（脱水速度范围：0.2 ～ 1.99L/h）。

（2）质控方法：用三通管补充所需的脱水量，检测脱水泵的脱水量及脱水速度，应符合相应的要求。

11. 装置的渗漏情况

（1）质控内容：所有管道接头及容器均不得渗漏。

（2）质控方法：在管道中加压至 –13.3kPa，在 5 分钟内观察透析液压力表，应符合相应的要求（即压力表指示不变）。

12. 设备的报知系统

（1）质控内容

1）脱水报知：当脱水量积累值等于设定的目标值时，应有声光报知。

2）注入泵注入完毕报知：当注入泵注入完毕时，应有声光报知。

3）护士呼叫报知：当按下护士呼叫按钮时，应有声光报知。

4）脱水开关忘开报知：当设备处于透析运转状态或单超运转状态时，脱水开关处于关的状态时，应有声光报知。

5）血泵停止报知：当血泵处于停止状态（报警停止除外），开始透析或单超运转时，应有声光报知。

（2）质控方法

1）设定总脱水量及脱水速度，使设备进行透析运转，当脱水量累积值等于设定总脱水量时，观察设备动作，应符合相应的规定。

2）使设备进行透析运转，设定注入速度为 9.9ml/h，当注入泵移动至最左端时（注入完毕），设备的动作应符合相应的规定。

3）使设备进行透析运转，按下护士呼叫按钮，设备的动作应符合相应的规定。

4）使设备进行透析运转，人为关闭脱水开关，观察设备的动作，应符合相应的规定。

5）使设备进行透析运转，人为关闭注入泵注入开关，观察设备的动作，应符合相应的规定。

13. 血流量计示值误差

（1）质控内容：血流量计的示值误差应不大于示值的 ±10%。

（2）质控方法：设定血流量为 200ml/min，使用外径 12mm、内径 8mm 的血液管道，运转血泵，用模拟液测量 5 分钟，应符合相应的要求。

14. 断电报警

（1）质控内容：设备断电时应发出报警声，报警时阻止透析液流向透析器，同时超滤停止。

（2）质控方法：人为拔除电源插头使设备断电，设备动作应符合相应的要求。

第三节 血液透析机的日常检测

一、检测项目和技术要求

血液透析机检测项目和技术要求见表 19-2。从表中可看到，日常检测主要涉及透析液电导率、透析液温度、静（动）脉压、透析液压力、透析液流量及透析液 pH。

表 19-2 检测项目和技术要求

检测项目	技术要求
透析液电导率	最大允许误差：±5%
透析液温度	最大允许误差：±0.5℃
静（动）脉压监控	最大允许误差：±1.3kPa
透析液压力监控	最大允许误差：±2.7kPa
透析液流量监控	最大允许误差：–5%～10%
抗凝泵注入流量监控	最大允许误差：±5%
透析液 pH 监控（若有此功能）	最大允许误差：±0.1pH
称重计（若有此功能）	最大允许误差：±5.0g
脱水量	最大允许误差：±100ml/h
外壳漏电流	不大于100μA

二、日常质控检测方法

（一）透析液电导率示值误差检测

将透析机的透析液进口和出口分别连接到电导率检测仪的电导率探头上，透析机调到透析状态，透析温度调至 37℃，透析液流量调至 500ml/min，在透析机的量程范围内选取高、中、低 3 个测量点，调节透析液电解质浓度。待稳定后，记录下透析机电导率和电导率检测仪示值。

（二）透析液温度示值误差检测

将透析机透析液的进口和出口分别连接到温度检测仪温度探头的两端，透析液流量调至 500ml/min，在透析机量程范围内选取高、中、低 3 个测量点，调节透析液温度。待稳定后，记录下透析液温度和温度检测仪示值。

（三）透析液压力示值误差检测

将透析机透析液的进口和出口分别连接到标准压力检测仪压力探头的两端，透析温度调至37℃，透析液流量调至500ml/min，在透析机的量程范围内选取高、中、低3个测量点，调节透析液压力。待稳定后，记录下透析机透析液压力和压力检测仪示值。

（四）透析液流量示值误差检测

连接流量检测仪至透析液出口处，在透析机的量程范围内选取高、中、低3个测量点，每个点测量3次，记录下透析机透析液流量和流量检测仪示值。

（五）透析液 pH 示值误差检测

透析温度调至37℃，透析液流量调至500ml/min，用 pH 检测仪测出透析机透析液的 pH，测量3次。

三、血液透析机质控检测仪器

（一）测量参数

血液透析机质控检测仪器应能检测如下参数：①电导率；②温度；③压力；④ pH；⑤流量。

（二）血液透析机质控检测仪（97型）

97型血液透析机质控检测仪（图19-2）可连接多种标准附件，从左至右分别为流量探头接口、pH探头接口、压力探头接口、电导率/温度探头接口（图19-3）。

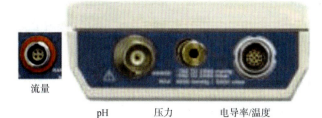

图 19-3　血液透析机质控检测仪（97型）接口图例

1.电导率/温度探头　采用碳素材料4极设计，该探头可以用于流速模式动态测量或反渗水浸蘸模式测量。探头自动锁闭接口设计，测量时无需附加适配接口（图19-4）。

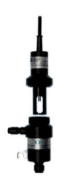

图 19-4　电导率/温度探头

2.专用流量探头　标准接口，可与透析机快速转接，直接显示流量和累计量结果，适用于稳定及脉冲流量测量（图19-5）。

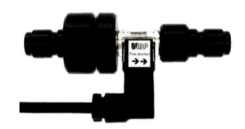

图 19-5　专用流量探头

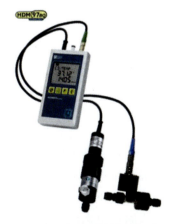

图 19-2　血液透析机质控检测仪（97型）

第二十章

医疗设备通用电气安全质控检测技术与方法

第一节 概 述

衡量和评价医疗设备临床使用质量时，我们一般都从其安全性、有效性和可靠性几个方面进行。医疗设备服务的对象是患者，且用于配合医生对患者进行诊断治疗，因而它的安全性直接关系到患者和操作者的健康及生命安全。我们可以认为，安全性指标对医疗设备来说，是最重要的评价指标。

表征医疗设备安全性的指标很多，有电、机械、化学、热、放射性、光、生物等方面的指标。本章主要介绍电气安全方面的内容。

电气安全风险在医疗设备所存在的所有安全风险中分布最为广泛（几乎所有的医疗设备都要使用电能），风险出现的概率最高。因此，在医疗设备的设计、制造、使用和临床质量管理、质量控制中应特别予以重视。

使用医疗设备所遇到的电气安全问题最主要的就是电击，电击分为强电击（或宏电击）和微电击。

1. 强电击（macroshock） 电流由体外经皮肤流进体内，然后从人体另外的部位流出，使人体受到电的冲击，称为强电击。例如，电流从人的左手流进体内，由右手流出体外（或其他部位流出体外）时感受到的电冲击即为强电击。电击的主要原因是人体与电源接触时，人体相当于一个等效电阻，如果形成导电回路，将有一定的电流流经人体。随着通过人体电流强度的增加，人受电击的感觉由弱到强，直到无法忍受、呼吸困难、心室纤颤，进而使心脏停止跳动。电击严重时可

烧伤皮肤和机体。人体受电击作用的强弱，除了与电流的强度密切相关，还与通过人体电流时间的长短和电流的种类（直流、交流、脉冲及交流电源频率）有关。我们常用的市电（50Hz）电源，其强电击的阈值最小，对人们遭受电击的危险性最大。

2. 微电击（microshock） 是指电流直接流经心脏所产生的触点现象。发生微电击时，电流强度一般都是比较大的，这样的大电流通过人体时，往往会有一部分通过心脏，即使分流到心脏的电流很微弱也可能引起心脏纤颤，尤其是心室纤颤。心室纤颤是电击致人死亡最主要的因素。

微电击的允许安全极限电流一般是 10μA。微电击是一种特别危险的电击，它往往在医务人员毫无察觉的情况下发生。临床上应重点关注心脏起搏器（除颤器）电极、心导管电极这一类容易使患者遭受微电击的危险器件。尤其是当这一类器件与心电监护、高频电刀及其他医疗设备联合使用组成一个系统时，要特别注意系统中是否有某台设备的漏电流值超过微电击的安全阈值。凡是可能产生通过心脏电流的医疗仪器设备，其漏电流绝对不能超过 10μA，否则将会造成危险。必须对这类仪器设备定期检测漏电流指标。

为了保证临床使用的医疗仪器设备不出现电气安全方面的风险和问题，需要全面地考虑防止电击的措施和保护方法。这需要设计生产和使用两方面共同努力。从设计生产角度考虑，可以把医疗设备设计成双重保护模式，使人体受到电击伤害的可能性降至最小。所谓双重保护模式，就是在医疗设备为防止电击而采取的"基础绝缘"的基础上再增加一种安全保护措施，这些安全保

护措施有①保护接地：即把设备外壳接地以防止电击的一种保护方法；②辅助绝缘：是在"基础绝缘"的基础上再增加一种绝缘方法；③安全低压电源：使用较低的安全电压供电，人接触到电路也不会受到电击，即使"基础绝缘"损坏或老化，也不会造成危险；④内装电源：这种电源实际上就是干电池或可充电电池，是最安全的电源；⑤绝缘触体部分：触体部分指医疗设备接触患者的部分，如心脏导管和埋植体内的起搏器的刺激电极，其触体部分直接接触心肌或心腔，所以必须切实限制由触体部分流出的漏电流，将其控制在安全阈值范围内，以此为目的，把触体部分与设备其他部分和接地点绝缘，这种方法称为绝缘触体部分。

医疗设备的电气安全问题除设计生产阶段所采用的种种安全措施外，在使用阶段实施严格的安全质量管理也是十分重要的，主要应做到如下几点：①严格按照操作规程使用医疗设备，如对保护接地、等电位接地、电源插接件等都要一丝不苟地按照相关规定连接好；②认真执行保证医疗设备质量安全的预防性维护计划、定期巡检、维护和保养；③定期实施以医疗设备电气安全为主要内容的质控检测，用专用检测仪器对医疗设备，尤其是对与人体有直接接触的 CF 型设备的触体部分（也称应用部分）进行检测。检测项目包括保护接地阻抗、对地漏电流、患者漏电流、患者辅助漏电流。

第二节　检测仪器与环境要求

一、电气安全检测仪

（一）检测标准

符合 GB 9706.1—2007《医用电气设备 第 1 部分：安全通用要求》标准。

（二）检测模式

电气安全检测仪的检测模式可以分为以下三种。

1. 全自动模式　电气安全检测仪按照用户预设的自动测试序列完成参数切换、正常状态和单一故障状态切换、参数测量和数据记录。

2. 半自动模式　电气安全检测仪按照用户预设的自动测试序列完成参数切换、正常状态和单一故障状态切换、参数测量和数据记录，但在通电/断电时，需由用户进行确认。

3. 手动模式　电气安全检测仪由用户手动选择测量参数，手动开始测量。

（三）全自动电气安全检测仪（288 型）

全自动电气安全检测仪（288 型）如图 20-1所示。

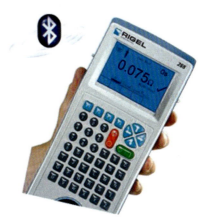

图 20-1　电气安全检测仪（288 型）

1. 全自动电气安全检测仪（288 型）的性能和特点

（1）支持国际、国内电气安全标准：IEC 60601-1（GB 9706.1—2007）、IEC 62353、AAMI、NFPA、AS/NZS 3551、VDE 0751。

（2）手持式设计：手持操作和测量 + 4″VGA 屏幕 + 全键盘操作。

（3）操作模式：手动模式、半自动、全自动模式。

（4）自定义测试序列：主机预置测试序列，用户可根据需要新建、复制新的序列。

（5）保护接地阻抗：测量过程能避免接触阻抗变化。

（6）应用部分支持：支持多达 10 组应用部分，包括 B 型、BF 型、CF 型。

（7）数据存储和访问：10 000 台设备测试数据容量，嵌入式设备管理系统。

（8）用户蓝牙无线通信：实现与 PC 的快速无障碍通讯。

2. 全自动电气安全检测仪（288 型）的按键功能　如图 20-2 所示。

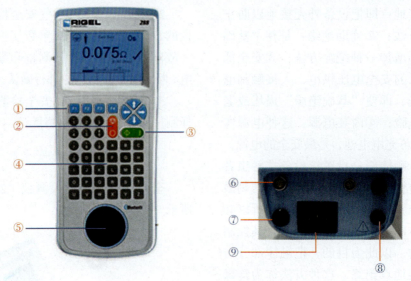

图 20-2 全自动电气安全检测仪（288 型）

①功能键 F1、F2、F3、F4；②关机键；③开机键；④数字、字母键盘；⑤被检设备供电端口；⑥应用部分模块接口；⑦288 型电源输入端；⑧测试电缆端口；⑨电源线测试连接端

二、检测环境要求

（1）环境温度：10 ～ 40℃。

（2）相对湿度：30% ～ 75%。

（3）大气压力：70 ～ 106kPa。

（4）供电电源：（220±22）V，（50±1）Hz。

（5）具备医疗系统所必需的合格地线。

（6）周围无明显影响检测系统正常工作的机械振动和电磁干扰。

第三节 检测对象、检测项目和要求

（一）检测对象

电气安全检测的重点是与人体有直接接触的

CF 型设备的应用部分，这些设备主要包括：①多参数监护仪、心电图机；②高频电刀；③除颤监护仪；④输液泵和注射泵；⑤呼吸机；⑥麻醉呼吸机。

（二）检测项目

电气安全检测的项目主要包括：①外观检查；②保护接地阻抗；③对地漏电流；④患者漏电流；⑤患者辅助漏电流；⑥外壳漏电流；⑦绝缘阻抗。

（三）检测项目指标要求

对上述检测项目的指标要求如表 20-1 所示。

表 20-1 电气安全检测项目的指标要求

检测项目		容许值					
保护接地阻抗		200mΩ					
绝缘阻抗		电源 Ⅱ 保护接地			应用部分 Ⅱ 保护接地		
		2MΩ			10MΩ		
电流		B 型		BF 型		CF 型	
		正常状态	单一故障状态	正常状态	单一故障状态	正常状态	单一故障状态
对地漏电流		0.5μA	1μA	0.5μA	1μA	0.5μA	1μA
外壳漏电流		0.1μA	0.5μA	0.1μA	0.5μA	0.1μA	0.5μA
患者漏电流	D.C.	0.01μA	0.05μA	0.01μA	0.05μA	0.01μA	0.05μA
	A.C.	0.1μA	0.5μA	0.1μA	0.5μA	0.01μA	0.05μA
患者辅助电流	D.C.	0.01μA	0.05μA	0.01μA	0.05μA	0.01μA	0.05μA
	A.C.	0.1μA	0.5μA	0.1μA	0.5μA	0.01μA	0.05μA

第四节　检测方法与流程

一、检测前的准备工作

1. 可在实验室测量的小型医疗设备，如输液泵、注射泵、监护仪、除颤器等设备，检测前应将被检设备和检测仪器置于清洁、绝缘良好的工作台上；需要到临床科室检测的大、中型医疗设备，应将检测仪器置于稳固、绝缘的台架上，尽量靠近被检设备摆放，以方便操作。

2. 登记设备信息。按照原始记录表格要求，填写被检设备所在科室、负责人姓名、联系电话；查看被检设备标牌，填写被检设备名称、制造厂家、型号规格、设备编号；查看温湿度计，记录温湿度等环境条件；最后填写检测人姓名及检测时间。

二、定性检查

（一）定性检查的内容

1. 检测电源插头有无破损、褪色，插针有无变形。

2. 电源接口处是否接触良好，有无裸露电线的情况。

3. 电源电缆是否因老化或化学物质腐蚀等因素引起变色（使绝缘性能下降）。

4. 设备外壳是否损坏。

5. 设备的一些部件，如刻度盘、开关、控制面板等是否损坏或丢失。

6. 设备的内部是否有异常响声。

7. 一些毛屑、纤维或液体的残余物，如消毒剂、化学溶液等物品是否在设备表面有残留。

8. 设备局部是否已变色，是否有烧焦味。

9. 所有必备的标签是否清晰完整地在设备上粘贴。

10. 直流电池供电设备的电池充电是否正常。

11. 充电指示灯是否正常。

（二）定性检查的方法

定性检查时要动用所有感觉器官：用眼看设备的电源线有无破损或切口，设备外壳是否损坏；用耳朵听设备内部是否有异常响声；用鼻子闻是否有烧焦味或附着的化学物质气味；用手触摸是否有发热的设备部件或导线。

（三）定性检查的结果记录

每项内容检查完成后，若符合要求，则在原始记录表（见后文相应内容）相应内容后的 **P** 栏内画"√"；若不符合要求，则在原始记录表相应内容后的 **F** 栏内画"√"。字母 **P** 为"**Pass**"缩写，代表"符合"；字母"**F**"为"**Fail**"缩写，代表"不符合"。

（四）定性检查的结果处理

全部定性检查内容完成后，如发现有不合格的项目，则检查结果判定为不合格，不进行后续定量检测。在原始记录表"检测说明"栏指出不合格项目，设备立即停用。待相应问题排除、重新检查合格后，方可进行定量检测。

三、定量检测

（一）注意事项

1. 在使用测试导线连接被检设备和检测仪（288 型）之前，首先检查测试导线的绝缘是否损坏或导线金属是否裸露在外，检查测试导联线的连通性，若导线损坏，更换后再使用。

2. 测试时，手指必须持握在测试导线上的安全挡板后方。

3. 由于带有危险电压，使用期间切勿打开检测仪机壳。

4. 检测仪必须正确接地。

5. 必须使用带有保护接地触点的电源插座，请勿使用两芯适配器或延长线，这样会断开保护接地的连接。

6. 必须选用适合测试的正确端子和功能。

（二）检测仪（288 型）与被检设备的连接

1. 被检设备电源线连接至 288 型前面板的被检设备供电端口，如图 20-3 所示。

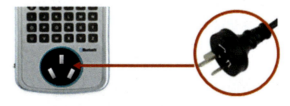

图 20-3　被检设备电源线与检测仪的连接

2. 黑色测试电缆鳄鱼夹端连接至被检设备保护接地端子或者已保护接地的可触及金属部分，如图 20-4 所示。

3. 被检设备应用部分连接至检测仪应用部分模块上，如图 20-5 所示。

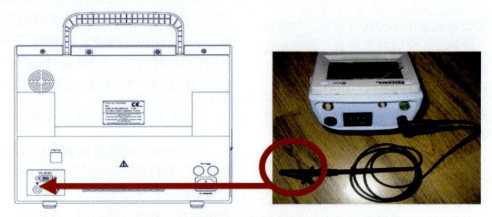

图 20-4　测试电缆鳄鱼夹与被检设备保护接地端子的连接

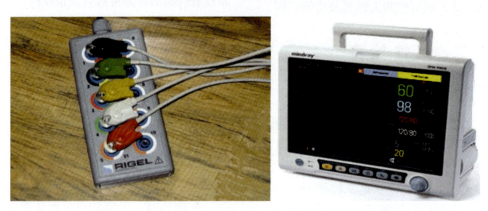

图 20-5　被检设备应用部分与检测仪应用部分模块的连接

（三）手动模式测量

1. 检测仪电源连接和开机

（1）电源连接：将检测仪 288 型专用电源线连接至其背部面板电源输入端（图 20-2 ⑦），电源线插头连接至带有接地连接的网电源插座。

（2）开机：按住绿色电源键（图 20-2 ③）并保持，直到主机发出"嘟"的提示音后松开即可，为保证测量数据的准确，请确保检测仪连接的网电源插座已进行接地。

2. 检测仪 288 型手动模式菜单　见表 20-2。

3. 保护接地阻抗测量

（1）项目选择：在开机主界面下，按功能键"F4"，选择"Manual Mode"，按"F4"键确认；按上下方向键选择"Earth Bond"，按"F4"键确认。

表 20-2　检测仪 288 型手动模式菜单

项目名称	中文名称	项目名称	中文名称
Manual Mode	手动模式	Earth Leakage	对地漏电流
Earth Bond	保护接地阻抗	Enclosure Leakage	外壳漏电流
Insulation	绝缘阻抗	Patient Leakage	患者漏电流
Insulation EUT	电源到保护接地	Patient Lkg（Auxiliary）	患者辅助电流
Insulation AP	应用部分到保护接地	Patient Lkg（F-Type）	应用部分加压患者漏电流
Insulation AP to mains	应用部分到电源	IEC lead test	电源电缆测试
Load Test	负载测试		

（2）启动测量：短暂按下绿色电源键，检测仪启动测量。默认测量时间为 2 秒。保护接地阻抗测量界面如图 20-6 所示。

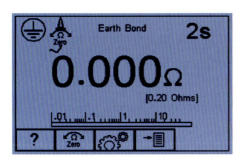

图 20-6　保护接地阻抗测量界面

（3）结果判断与记录：判断结果是否在允许范围内，并将数值填写在原始记录表格上。

（4）注意事项

1）在实际检测中，经常会遇到保护接地电阻测量值偏大的情况，这是因为保护接地电阻测量容易受到其他因素的影响。288 型检测仪采用专利测量技术，可以最大程度避免如接触阻抗等因素的影响。如保护接地电阻超出范围，建议通过手动方式重新测量，进一步排除干扰因素。

2）在重新测量时，应考虑以下因素：①确认电气安全检测仪与被检设备的连接是否正确；

②使用的测试电缆是否经过校准；③电源插头连接是否紧固，插头接触面积是否过小；④被检设备保护接地点表面是否干净，有无污渍或表面氧化现象，地线夹与保护接地点接触是否良好；⑤若有以上现象，应对保护接地点处理后重新测量；⑥被检设备的电源线是否符合国家标准，被检设备接地线是否过细；⑦必要时直接测量接地线阻抗，若接地线阻抗过高，需更换后重新测量被检设备。

（5）电源电缆排查

1）连接方法：将被检设备电源线拔下，电源线插头端连接至检测仪 288 型被检设备供电端口（图 20-2 ⑤）；电源线另外一端连接至电源线测试连接端（图 20-2 ⑨）。

2）项目选择：在主界面下，按功能键"F4"，选择"Manual Mode"，按"F4"键确认；按上下方向键选择"IEC lead test"，按"F4"键确认。

3）启动测量：短暂按下绿色电源键，检测仪启动测量。默认测量时间为 2 秒。电源电缆排查界面见图 20-7。

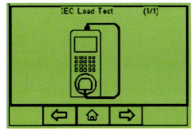 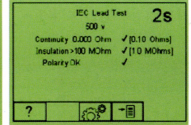

图 20-7　电源电缆排查界面

4）结果判断：若接地阻抗过高，需更换后重新测量被检设备。

4. 绝缘阻抗测量

（1）项目选择：在主界面下按"F4"键，按上下键选择"Manual Mode"，按"F4"键确认；按上下键选择"Insulation"，按"F4"键确认；按上下键选择"Insulation EUT"或者"Insulation AP"，按"F4"键确认。

（2）启动测量：短暂按下绿色电源键，检测仪启动测量。默认测量时间为 2 秒，绝缘阻抗测量界面见图 20-8。

5. 对地漏电流测量

（1）项目选择：在主界面下按"F4"键，按上下键选择"Manual Mode"，按"F4"键确认；

按上下键选择"IEC 60601-1"，按"F4"键确认；按上下键选择"Earth Leakage"，按"F4"键确认。

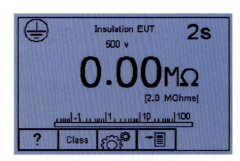

图 20-8　绝缘阻抗测量界面

（2）启动测量：短暂按下绿色电源键，检测仪启动测量，默认测量时间为 2 秒。对地漏电流测量界面见图 20-9。

（3）结果判断与记录：依次对每种状态进行检测，判断结果是否在允许范围内，并将数值填写在原始记录表格上。

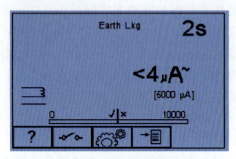

图 20-9 对地漏电流测量界面

（4）正常状态和单一故障状态切换：在测量界面通过图 20-10 所示图标完成正常状态和单一故障状态的切换。测量界面的左侧会显示当前测量状态的图标，状态图标如图 20-11 所示。

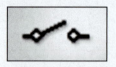

图 20-10 正常状态 / 故障状态切换图标

6. 外壳漏电流测量

（1）项目选择：在主界面下按"F4"键，按上下键选择"Manual Mode"，按"F4"键确认；按上下键选择"IEC 60601-1"，按"F4"键确认；按上下键选择"Enclosure Leakage"，按"F4"键确认。

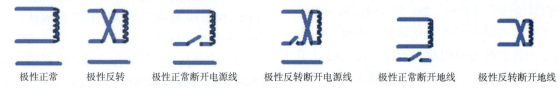

极性正常　　极性反转　　极性正常断开电源线　极性反转断开电源线　极性正常断开地线　极性反转断开地线

图 20-11 正常状态 / 故障状态显示图标

（2）启动测量：短暂按下绿色电源键，检测仪启动测量。默认测量时间为 2 秒。外壳漏电流测量界面见图 20-12。

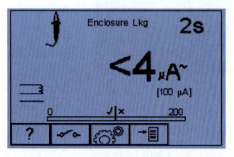

图 20-12 外壳漏电流测量界面

（3）结果判断与记录：判断结果是否在允许范围内，并将数值填写在原始记录表格上。

7. 患者漏电流测量

（1）项目选择：在主界面下按"F4"键，按上下键选择"Manual Mode"，按"F4"键确认；按上下键选择"IEC 60601-1"，按"F4"键确认；按上下键选择"Patient Leakage"，按"F4"键确认。

（2）应用部分设置（以监护仪为例，5 个 ECG 导联）

1）按照图 20-13 的顺序按下设置键"F3"，按下应用部分"F1"键，设置应用部分。

2）按照图 20-14 的顺序首先选中第 1 行，按编辑键"F2"，分别修改为"ECG""CF 型""5"，按下确认键"F4"。

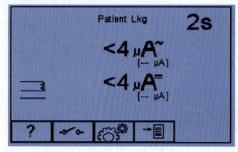
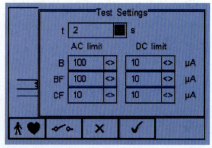

图 20-13 应用部分设置界面

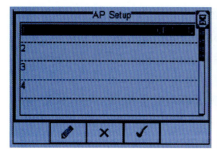 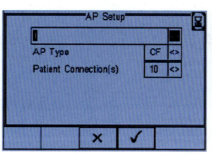 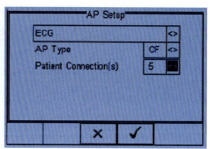

图 20-14　应用部分类型选择界面

（3）启动测量：短暂按下绿色电源键，检测仪启动测量。屏幕中测量结果的上方显示的是交流分量显示值，下方为直流分量显示值，默认测量时间为 2 秒，见图 20-15。

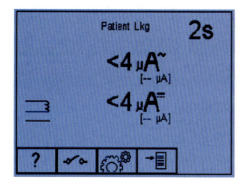

图 20-15　患者漏电流测量界面

（4）正常状态和单一故障状态切换：在测量界面通过图 20-10 所示图标完成正常状态和单一故障状态的切换。测量界面的左侧会显示当前测量状态的图标，状态图标如图 20-11 所示。

8. 患者漏电流电流测量（F 型应用部分加压）

（1）项目选择：在主界面下，按"F4"，按上下键选择"Manual Mode"，按"F4"键确认；按上下键选择"IEC 60601-1"，按"F4"键确认；按上下键选择"Patient Lkg（F-Type）"，按"F4"键确认。

（2）设置应用部分，与"7. 患者漏电流测量"中的第（2）部分相同。

（3）启动测量：短暂按下绿色电源键，检测仪启动测量。默认测量时间为 2 秒，见图 20-16。

（4）结果判断与记录：判断结果是否在允许范围内，并将数值填写在原始记录表格上。

9. 患者辅助漏电流测量

（1）项目选择：在主界面下，按"F4"，按上下键选择"Manual Mode"，按"F4"键确认；按上下键选择"IEC 60601-1"，按"F4"键确认；按上下键选择"Patient Lkg（Auxiliary）"，按"F4"键确认。

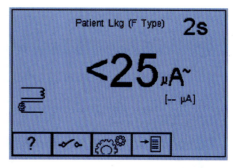

图 20-16　患者漏电流电流测量（F 型应用部分加压）

（2）设置应用部分：与"7. 患者漏电流测量"中的第（2）部分相同。

（3）启动测量：短暂按下绿色电源键，检测仪启动测量。默认测量时间为 2 秒，见图 20-17。

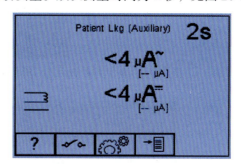

图 20-17　患者辅助电流测量

（4）结果判断与记录：判断结果是否在允许范围内，并将数值填写在原始记录表格上。

（四）自动模式测量

自动模式测量应在设备正常工作状态下进行，因此检测前应确认被检设备的电源开关已接通。如果设备电源开关为软开关或开机自检时间较长，建议选择手动测试。自动模式的测量流程如下所示。

1. 自动模式选择　在开机主界面下按"F4"键，选择"Auto Mode"，按"F4"键确认。

2. 被检设备信息输入　输入设备序列号、测试代码、检测周期，按下确认键"F4"，见图 20-18。

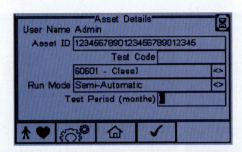

图 20-18 自动测量模式的设备信息输入界面

3.测量界面 按下确认键后,自动测量模式将启动,见图 20-19。

设备完成自动测试序列中的所有测试项目后,按下"F4"保存结果,见图 20-20。

4.查看检测结果 在主菜单下按"F4"键,选择"View Data",按"F4"键确认。选择要查看的数据,如图 20-21 所示。

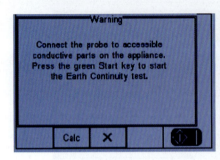 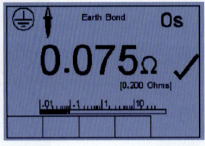 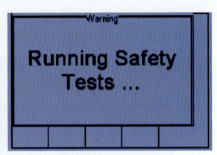

图 20-19 自动测量模式

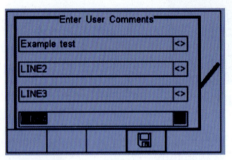

图 20-20 保存自动测量结果

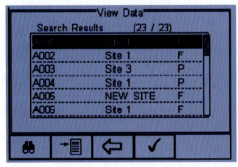 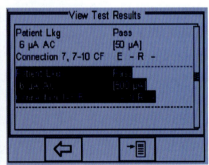

图 20-21 查看检测结果

四、检测记录与结果处理

图 20-22 给出了原始记录表格的示例。

1.如果在定性检测中发现有不合格的项目,待问题排除后再进行定量检测。

2.定量检测中所有检测项目均合格,才可认为被检设备的通用电气安全性能符合标准。

3.对于检测不合格的设备应立即停用,并进行检修。尤其是对于绝缘阻抗和漏电流引起的检测不合格情况,在被检设备完成维修并重新检测合格前,禁止进入临床使用。

4.对于检测合格的设备,粘贴专用合格标签。

设备科室		负责人		联系电话		检测依据		
被检设备名称		制造厂家		型号规格		设备编号		环境条件

定性检查 | P | F

	定性检查	P	F
设备电源线	网电源插头是否破损、褪色，插针有无变形		
	电源接口处是否接触良好		
	电源软电线是否老化、变性，从而使绝缘性能下降		
设备本身	设备外壳是否损坏		
	设备的部件如刻度盘、开头等是否损坏或丢失		
	设备内是否有毛屑、纤维等异物		
	设备的内部是否有异常响声		
	是否有烧焦味，设备局部是否已变色		
	所有必备的标签是否都在设备上		
设备电池	某些设备的电池充电是否正常		
	充电指示灯是否正常		
检测结果	合格 □　　　不合格 □	检测说明	

定量检测

电源部分	定量检测						检测结果	允许值	
	电源电压（V）								
	保护接地阻抗（mΩ）							200	
	绝缘阻抗（电源-地）（MΩ）							10	
	对地漏电流（μA）	正常状态	1:		2:				500
		单一故障状态	1:		2:				1000
	外壳漏电流（μA）	正常状态	1:		2:				100
		单一故障状态	1:	2:	3:	4:			500

应用部分	定量检测						允许值	
							B型BF型	CF型
	绝缘阻抗（应用部分-地）（MΩ）							
	患者漏电流（μA）	正常状态	1:		2:		100	10
		单一故障状态	1:	2:	3:	4:	500	50
	患者辅助漏电流（μA）	正常状态	1:		2:		100	10
		单一故障状态	1:	2:	3:	4:	500	50

注释

1. 环境条件：是否符合检测要求。
2. P=Pass，F=Fail。
3. 检测结果中正常状态：1格表示正常状态；2格表示正常状态，电源反向：这两种状态的允许值相同。
4. 检测结果中单一故障状态：1格表示断开一根电源线；2格表示断开一根电源线，电源反向；3格表示断开一根地线；4格表示断开一根地线，电源反向；这四种状态的允许值相同。
5. 如果被检仪器是Ⅱ类设备，则不需要检测保护接地阻抗和对地漏电流。

检测人：_____　　　　审核人：_____　　　　　　　日期：____年____月____日

图 20-22　原始记录表格示例

第五节　电气安全基本知识

一、医用电气设备分类

医用电气设备按电击防护措施可分为Ⅰ类设备、Ⅱ类设备和内部电源设备。

（一）Ⅰ类设备

Ⅰ类设备对电击的防护不仅依靠基本绝缘，而且还有附加安全保护措施，把设备与供电装置中固定布线的保护接地导线连接起来，使可触及的金属部件即使在基本绝缘失效时也不会带电。Ⅰ类设备的电气示意图见图 20-23。

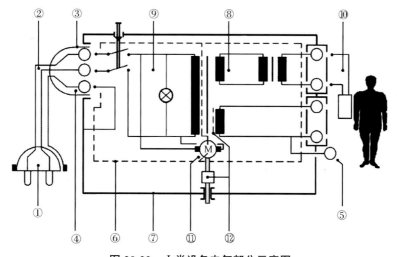

图 20-23　Ⅰ类设备电气部分示意图

①保护接地点的插头；②可拆卸电源软电线；③设备连接装置；④保护接地用接点和插脚；⑤功能接地端子；⑥基本绝缘；⑦外壳；⑧中间电路；⑨网电源部分；⑩应用部分；⑪有可触及轴的电动机；⑫辅助绝缘或保护接地屏蔽

Ⅰ类设备以保护接地作为附加安全保护措施，因此要求使用时必须确保进行接地，实现接地的方式可以是①采用固定地线作为保护接地导线；②用带有接地孔的电源插头和插座。Ⅰ类设备使用的电源线插头及插座如图 20-24 所示。

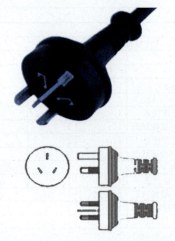

图 20-24　Ⅰ类设备使用的电源线

Ⅰ类设备可具有双重绝缘或加强绝缘的部件，或具有由安全特低电压运行的部件，或者具有用

保护阻抗来防护的可触及部分。

规定用外接直流电源的Ⅰ类设备（如用于救护车上的设备），如果其网电源部分与可触及金属部分之间的隔离是基本绝缘，则应提供独立的保护接地导线。

（二）Ⅱ类设备

Ⅱ类设备对电击的防护不仅依靠基本绝缘，而且还有双重绝缘或加强绝缘等附加安全保护措施，但没有保护接地措施，也不依赖于安装条件的设备。Ⅱ类设备可以因功能需要具备功能接地端子或功能接地导线，仅用于电路或屏蔽系统接地用。图 20-25 为带金属外壳的Ⅱ类设备的电气示意图。Ⅱ类设备使用的电源线插头如图 20-26 所示。

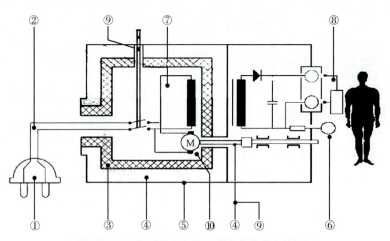

图 20-25　带金属外壳的Ⅱ类设备电气示意图

①网电源插头；②电源软电线；③基本绝缘；④辅助绝缘；⑤外壳；⑥功能接地端子；⑦网电源部分；⑧应用部分；⑨加强绝缘；⑩有可触及轴的电动机

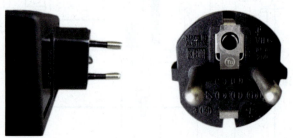

图 20-26　Ⅱ类设备使用的电源线插头

（三）内部电源设备

内部电源设备是能以内部电源运行的设备。内部电源可以是可充电电池，也可以是一次性使用电池。此类设备使用内部电源的情况可以分为如下几种。

1. 设备使用内部电源用于辅助供电，即设备由网电源供电，内部电源仅在网电源断电或其他应急情况下使用，如呼吸机、监护仪等设备。

2. 设备使用内部电源用于主要供电，即设备设计成只使用内部电源作为供电源，如外科电动手术工具、AED（全自动体外除颤器）等设备。

3. 具有和网电源相连装置的内部电源设备，必须是双重的分类，Ⅰ类设备、内部电源设备；Ⅱ类设备、内部电源设备。当其与供电网相连时应符合Ⅰ类或Ⅰ类设备的要求；当其未与供电网相连时应符合内部电源设备的要求。

二、术语和定义

1.绝缘

（1）基本绝缘：用于带电部分的对电击起基本防护作用的绝缘。

（2）辅助绝缘：附加于基本绝缘的独立绝缘，当基本绝缘失效时由它来提供对电击的防护。

（3）双重绝缘：由基本绝缘和辅助绝缘组成的绝缘。

（4）加强绝缘：用于带电部分的单绝缘系统，它对电击的防护程度相当于本标准规定条件下的双重绝缘。

图 20-27 为带金属外壳的Ⅱ类设备的绝缘示意图，图中③、④和⑨分别为基本绝缘、辅助绝缘和加强绝缘。

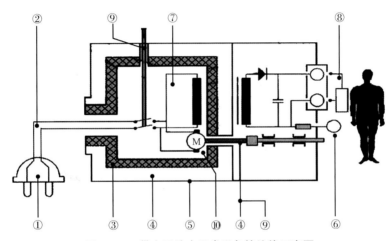

图 20-27　带金属外壳Ⅱ类设备的绝缘示意图

①网电源插头；②电源软电线；③基本绝缘；④辅助绝缘；⑤外壳；⑥功能接地端子；⑦网电源部分；⑧应用部分；⑨加强绝缘；⑩有可触及轴的电动机

2.设备部件

（1）网电源部分：设备中旨在与供电网作导线连接的所有部件的总体。就本定义而言，不认为保护接地导线是网电源部分的一个部分。

（2）外壳：设备的外表面，包括所有可触及金属部分、旋钮、手柄及类似部件、可触及的轴等。

（3）应用部分：按照电击防护程度可分为 B 型应用部分、BF 型应用部分和 CF 型应用部分，详见下文"3.应用部分"。

（4）信号部分：包括信号输入部分和信号输出部分，详见下文"4.信号部分"。

3.应用部分

（1）B 型应用部分：B 代表躯体，图 20-28 为 B 型应用部分的图标。

B 型应用部分应符合 GB 9706.1—2007 标准规定的对于电击防护的要求，尤其是关于漏电流容许值的要求的应用部分（注：B 型应用部分不适

合直接用于心脏）。

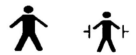

图 20-28　B 型应用部分的图标

（2）BF 型应用部分：B 代表躯体，F 代表浮置隔离，图 20-29 为 BF 型应用部分的图标。

BF 型应用部分应符合 GB 9706.1—2007 标准规定的对于电击防护程度高于 B 型应用部分要求的 F 型应用部分（注：BF 型应用部分不适合直接用于心脏）。

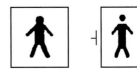

图 20-29　BF 型应用部分的图标

（3）CF型应用部分：C代表心脏，F代表浮置隔离，图20-30为CF型应用部分的图标。

CF型应用部分应符合GB 9706.1—2007标准规定的对于电击防护程度高于BF型应用部分要求的F型应用部分。

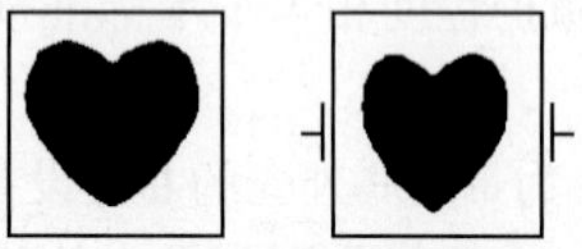

图20-30 CF型应用部分的图标

4. 信号部分

（1）信号输入部分：医用电气设备的一个部分，但不是应用部分，用来从其他设备接收输入信号的电压或电流，如为显示、记录或数据处理之用。

（2）信号输出部分：医用电气设备的一个部分，但不是应用部分，用来向其他设备输出信号的电压或电流，如为显示、记录或数据处理之用。

5. 接地端子和接地导线

（1）接地端子

1）保护接地端子：为安全目的与Ⅰ类设备导体部件相连接的端子。该端子预期通过保护接地导线与外部保护接地系统相连接。

2）功能接地端子：直接与测量供电电路或控制电路某点相连的端子，或直接与为功能目的而接地的屏蔽部分相连的端子。功能接地端子不得用作保护接地，要求有明显的标记，以与保护接地端子相区别。

（2）接地导线

1）保护接地导线：设备与电气装置电位均衡汇流排相连的导线。

2）功能接地导线：功能接地导线只能作为内部屏蔽的功能接地，且必须是绿色或黄色。

6. 电流

（1）对地漏电流：由网电源部分穿过或跨过绝缘流入保护接地导线的电流。

（2）外壳漏电流：在正常使用时，从操作者或患者可触及的外壳或外壳部件（应用部分除外）经外部导电连接而不是保护接地导线流入大地或外壳其他部分的电流。

（3）患者漏电流：从应用部分经患者流入地的电流，或是由于在患者身上出现一个来自外部电源的非预期电压而从患者经F型应用部分流入地的电流。

（4）患者辅助电流：正常使用时，流经应用部分之间的患者的电流，此电流预期不产生生理效应。例如，放大器的偏置电流、用于阻抗容积描记器的电流。

7. 正常状态和单一故障条件

（1）正常状态

1）正常极性：电源零线、火线极性正常。

2）反转极性：电源零线、火线极性反转。

（2）单一故障条件：设备内只有一个安全方面危险的防护措施发生故障，或只出现一种外部异常情况的状态。例如，断开一根保护接地导线；断开一根电源导线；F型应用部分上出现一个外来电压。

第二十一章

X 射线诊断设备质控检测技术与方法

第一节 概　　述

医疗设备质量控制（quality control，QC）的根本目的是保证设备的安全性和有效性。从狭义上讲，主要是指为确保医疗设备应用安全和量值准确，使用专业的检测设备，按照标准化的检测方法，检测在用医疗设备的性能指标、技术参数是否满足相应技术规范、设计标准等的要求，借以评估医疗设备质量，确认其可用性，从而能够及时发现并提前处置故障或不合格的医疗设备，确保医疗质量及医疗安全。从广义上讲，医疗设备的质量控制应该包括在设备采购、安装、使用、报废的全生命周期过程中，是排除可能影响医疗设备诊疗效果的不良因素、保持设备状态良好所采取的所有管理手段和技术手段。

对于医用 X 射线成像设备而言，其质量保证（quality assurance，QA）是指为获得稳定的高质量 X 射线诊断影像，同时又使人员受照剂量和所需费用达到合理的最低值所采取的有计划的系统行动；质量控制则是指通过对 X 射线诊断设备的性能检测、维护和对 X 射线影像形成过程的监测和校正，保证影像质量的过程。本章主要关注医用 X 射线成像设备的质量控制检测内容。

按照我国《医用常规 X 射线诊断设备质量控制检测规范》（WS 76—2017），设备的质量控制检测分为验收检测、状态检测和稳定性检测。验收检测（acceptance test）是指新设备安装完毕后或现有设备进行重大维修后，为鉴定其性能指标是否符合约定值而进行的质量控制检测。状态检测（status test）是指为评价运行中设备的性能指标是否符合相关标准要求而定期进行的质量控制检测。按照我国相关法律、法规的规定，医疗照射设备应每年进行一次状态检测，其目的是及时发现机器的性能变异，重点是控制照射剂量，保证医疗照射的质量，使设备始终在最佳状态下工作。稳定性检测（constancy test）是指为确定 X 射线诊断设备在给定条件下获得的数值相对于设备初始状态的变化是否符合控制标准而定期进行的质量控制检测。其中，验收检测和状态检测应委托有资质的技术服务机构进行，稳定性检测应由医疗卫生单位自身实施检测或者委托有能力的技术机构进行。

本章分节对医用数字 X 射线摄影系统、医用计算机断层摄影系统、数字减影血管造影系统、乳腺 X 射线摄影机等设备的检测技术和方法进行了介绍。

第二节　医用数字 X 射线摄影系统的质量控制检测

一、医用数字 X 射线摄影系统的检测项目与技术要求

根据国家卫生行业标准 WS 521—2017《医用数字 X 射线摄影（DR）系统质量控制检测规范》的要求，DR 系统的通用检测项目与技术要求应符合表 21-1 的要求，其专用检测项目与技术要求应符合表 21-2 的要求。

表 21-1　DR 系统的通用检测项目与技术要求

序号	检测项目	检测要求	验收检测 判定标准	状态检测 判定标准	稳定性检测	
					判定标准	周期
1	管电压指示的偏离	数字式高压测量仪	±5.0% 或 ±5.0kV 内，以较大者控制	±5.0% 或 ±5.0kV 内，以较大者控制	—	—
2	输出量重复性	测量 5 次	≤ 10.0%	≤ 10.0%	≤ 10.0%	3 个月
3	有用线束半值层（mm Al）	80kV	≥ 2.3	≥ 2.3	—	—
4	曝光时间指示的偏离	$t \geqslant 100$ 毫秒	±10.0% 内	—	±10.0% 内	3 个月
		$t < 100$ 毫秒	±2 毫秒内或 ±15.0% 内	—	±2 毫秒内或 ±15.0% 内	3 个月
5	有用线束垂直度偏离	检测筒和检测板	≤ 3°	≤ 3°	≤ 3°	3 个月
6	光野与照射野四边的偏离（cm）	1m SID	任一边 ±1.0 内	任一边 ±1.0 内	任一边 ±1.0 内	3 个月

表 21-2　DR 系统的专用检测项目与技术要求

序号	检测项目	验收检测 判定标准	状态检测 判定标准	稳定性检测	
				判定标准	周期
1	暗噪声	像素值或 DDI 在规定值内，或建立基线值，影像均匀无伪影	像素值或 DDI 在规定值内，或基线值 ±50.0%，影像均匀无伪影	像素值或 DDI 在规定值内，或基线值 ±50.0%，影像均匀无伪影	3 个月
2	探测器剂量指示（DDI）	DDI（10μGy）计算值与测量值 ±20.0%，DDI 或平均像素值建立基线值	基线值 ±20.0%	—	—
3	信号传递特性（STP）	$R^2 \geqslant 0.98$	$R^2 \geqslant 0.95$	$R^2 \geqslant 0.95$	3 个月
4	响应均匀性	CV ≤ 5.0%	CV ≤ 5.0%	CV ≤ 5.0%	3 个月
5	测距误差	±2.0% 内	±2.0% 内	—	—
6	残影	不存在残影或有残影而像素值误差 ≤ 5.0%	—	不存在残影或有残影而像素值误差 ≤ 5.0%	3 个月
7	伪影	无伪影	无伪影	无伪影	3 个月
8	极限空间分辨力	≥ 90.0% 厂家规定值，或 ≥ 80.0% f_{Nyquist}，建立基线值	≥ 90.0% 基线值	—	—
9	低对比度细节检测	建立基线值	与基线值比较，不超过 2 个细节变化	—	—
10	AEC 灵敏度	建立基线值	基线值 ±25.0% 内	—	—
11	AEC 电离室之间一致性	±10.0% 内	±15.0% 内	—	—
12	AEC 管电压变化一致性	建立基线值	±25.0% 内	—	—

二、术语和定义

1. 空气比释动能（K）　不带电电离粒子在质量为 dm 的自由空气中释放出来的全部带电粒子的初始动能总和 dE_{tr} 除以 dm。

2. 辐射输出量（radiation output）　离焦点某一给定距离的 X 射线有用束在单位 mAs 产生的空气比释动能（mGy/mAs）。

3. 焦点 - 影像接收器距离（focal spot to image receptor distance，SID）　有效焦点的基准平面至基准轴线与影像接收平面相交点的距离。

其中，影像接收器（image receptor）是用于将入射 X 射线直接转换成可见图像的设备，或将其转换成需要通过进一步变换才能成为可见图像的中间形式，如荧光屏、放射胶片、影像增强器或平板探测器等。

4. 基线值（baseline value）　设备性能参数的参考值。通常由验收检测合格所获得的值建立基线值，或由相应标准给定数值。

5. 探测器剂量指示（detector dose indicator，DDI）　为建立和显示影像曝光指数而采用的一种方法。

6. 曝光指数（exposure index）　用于表示DR系统剂量性能指标的一个参数量。

7. 信号传递特性（signal transfer property，STP）　DR系统的影像探测器入射面影像中心区域测量的平均像素值和影像探测器接受的入射空气比释动能之间的一种相互关系的描述。不同生产厂家的影像探测器之间有不同的相互关系，如线性、对数或方根关系。

8. 响应均匀性（response uniformity）　DR系统的影像探测器接收面上不同区域对入射空气比释动能响应的差异。

9. 残影（image retention）　由于影像探测器的前次影像信号清除不彻底而导致在随后一次读出影像中出现的前次影像的部分或全部。

10. 伪影（artifact）　影像上明显可见的图形，其不能体现物体的内部结构，也不能用噪声或系统调制传递函数来解释。

11. 空间分辨率（spatial resolution）　即高对比度分辨力（high contrast resolution），在特定条件下，特定线对组测试卡影像中用目力可分辨的最小空间频率线对组，单位为lp/mm。

12. 低对比度分辨力（low contrast resolution）　可以从一均匀背景中分辨出来的特定形状和面积的低对比度微小目标。

13. 低对比度细节（low contrast details）　在规定测量条件下，从一均匀背景中能分辨出来的规定形状和面积的最低对比度细节，以%表示。

14. 奈奎斯特频率（Nyquist frequency）　又称极限空间分辨率（limiting spatial resolution），是由采样间距a确定的空间频率，关系式为$f_{\text{Nyquist}}=1/(2a)$。

三、医用数字X射线摄影系统的稳定性检测

1. 输出量重复性　调节SID为100cm，诊断床上设置照射野为10cm×10cm，中心线束与台面垂直，照射野内放置一块铅板。将探测器（图21-1）放于诊断床上照射野中心的铅板上，在80kV、无附加滤过的条件下，以适当的mAs连续曝光5次，计算每次曝光的辐射输出量，并按照式（21-1）计算输出量重复性的变异系数。

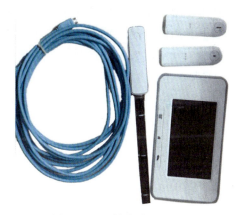

图21-1　X射线质量分析仪

$$CV=\frac{1}{\overline{K}}\sqrt{\frac{1}{N-1}\sum_{i=1}^{N}\left(K_{i}-\overline{K}\right)^{2}}\times100\%\quad（21\text{-}1）$$

式中，CV为变异系数，单位为%；K_{i}为每次输出量的测量值，单位为mGy/mAs；$\overline{K}$为N次输出量测量值的平均值，单位为mGy/mAs；N为输出量的测量总次数。

2. 曝光时间指示的偏离　采用数字式曝光计时仪器测量曝光时间，具体条件按仪器操作说明书设置。时间测量应重点检测临床常用时间档。

3. 有用线束垂直度偏离及光野与照射野四边的偏离　采用准直度检测板和线束垂直度测试筒（图21-2）进行检测，将检测板放在水平位置的平板探测器上，将检测筒放在检测板上，检测筒的中心与检测板的中心对准。调节SID为100cm，用手动方式将光野中心与检测板上的中心对准，然后再将光野边界与检测板上的长方框刻线重合，如重合不了，则记下光野与检测板刻线的距离。选用适当条件进行照射。

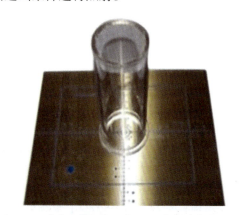

图21-2　准直度检测板（铜）和线束垂直度测试筒

观察检测筒上下两钢珠影像间的位置，当检测板上中心小圆半径为检测筒高度的0.05倍，大

圆半径为其 0.10 倍时，检测筒上表面中心钢珠的影像落在小圆影像内时，垂直度偏差小于 3°。在检测影像中，光密度较大的区域为照射野，线条方框中为光野，测出光野与照射野四边的偏离。

4. 暗噪声 关闭遮线器，用一块面积 15cm×15cm、厚 2mm 的铅板完全覆盖在遮线器出线口，设置最低管电流或最低 mAs 和最低管电压进行手动曝光并获取一幅空白影像。在预处理影像中央选取面积约 10cm×10cm 的感兴趣区（ROI），读取平均像素值，或记录 DDI。适当调整窗宽和窗位，目视检查影像均匀，不应看到伪影。所获得像素值或 DDI 值应在生产厂家规定值范围内或为基线值 ±50.0%。如果生产厂家没有提供规定值，则以验收检测时测量的像素值或记录的DDI值建立基线值。

5. 信号传递特性 设置 SID 为 180cm，如果达不到则设为最大值。调整照射野使之完全覆盖影像探测器，用 1.0mm 铜滤过板盖住遮线器出线口，设置管电压为 70kV，分别选取影像探测器入射空气比释动能为约 1μGy、5μGy、10μGy、20μGy 和 30μGy 进行曝光，获取每一幅预处理影像。在每一幅影像中央选取面积约 10cm×10cm 的 ROI，获取每幅影像的 ROI 平均像素值。

对于线性响应的 DR 系统，以平均像素值为纵坐标，影像探测器表面入射空气比释动能为横坐标，作图拟合直线（如 $P=Ak+b$），计算线性相关系数的平方（R^2）。

对于非线性响应的 DR 系统（如对数相关），应参考厂家提供的信息进行直线拟合［如 $P=a\ln(K)+b$］，计算线性相关系数的平方（R^2）。

6. 响应均匀性 取上述检测中获取的 10μGy 照射的影像，使用分析软件在影像中选取 5 个面积约 4cm×4cm 的 ROI，分别获取像素值，要求 ROI 分别从影像中央区和四个象限中央区各取一个，记录每个选点实测像素值 V_i，按式（21-2）计算像素值的变异系数。

$$CV = \frac{1}{\overline{V}}\sqrt{\frac{1}{5-1}\sum_{i=1}^{5}\left(V_i - \overline{V}\right)^2} \times 100\% \quad (21\text{-}2)$$

式中，CV 为变异系数，单位为 %；V_i 为第 i 个 ROI 的像素值；$\overline{V}$ 为 5 个 ROI 的平均像素值。

7. 残影 设置 SID 为 180cm，如果达不到则设为最大值。关闭遮线器，用一块面积 15cm×15cm、厚 2mm 的铅板完全覆盖在遮线器出线口，

设置最低管电压和最低管电流进行第一次曝光并获取一幅空白影像。打开遮线器取走铅板，在探测器表面中央部位放置一块面积 4cm×4cm、厚 4mm 的铅块。在 70kV 和探测器表面入射空气比释动能约 5μGy 的条件下进行第二次曝光。在第二次曝光后 1.5 分钟内，按照第一次曝光的要求进行第三次曝光，再获得一幅空白影像。

调整窗宽和窗位，在工作站监视器上观察第三次曝光后的空白影像中是否存在第二次曝光影像的残影（部分或全部）。如果发现残影，则利用分析软件在残影区和非残影区各取一个面积相同的 ROI，分别获取其平均像素值，残影区中的平均像素值相对于非残影区中的平均像素值的误差应不超过 5.0%。

8. 伪影 设置 SID 为 180cm，如果达不到则设为最大值。将屏片密着检测板（图 21-3）放在影像探测器上面，在 60kV 和约 10mAs 条件下进行曝光，获取一幅预处理影像。在工作站监视器上观察影像，适当调整窗宽和窗位，通过目视检查影像探测器的影像是否存在伪影。如果发现伪影，检查伪影随影像移动或摆动的情况，若伪影随影像移动或摆动，表示伪影来自影像探测器；不移动则表示伪影来自监视器。

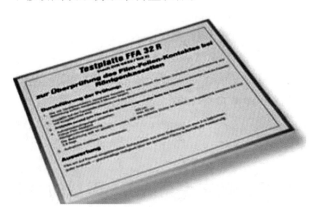

图 21-3 屏片密着检测板

第三节 医用计算机断层摄影系统的质量控制检测

一、医用计算机断层摄影的检测项目与技术要求

根据国家标准 GB 17589—2011《X 射线计算

机断层摄影装置质量保证检测规范》的要求，CT 的检测项目与技术要求应符合表21-3的要求。

表 21-3　CT 的检测项目与技术要求

序号	检测项目	检测要求	验收检测 判定标准		状态检测 判定标准		稳定性检测 判定标准	周期
1	诊断床定位精度（mm）	定位	±2		±2		±2	每月
		归位	±2		±2		±2	
2	定位光精度（mm）	—	±2		±3		—	—
3	扫描架倾角精度（°）	—	±2		—		—	—
4	重建层厚偏差 s（mm）	$s \geqslant 8$	±10%		±15%		与基线值相差 ±20% 或 ±1mm，以较大 者控制	每年
		$8 > s > 2$	±25%		±30%			
		$s \leqslant 2$	±40%		±50%			
5	$CTDI_w$（mGy）	头部模体	与厂家说明书指标相差 ±10% 以内		与厂家说明书指标相差 ±15% 以内，若无说明书 指标参考，应 < 50		与基线值相差 ±15% 以内	每年
		体部模体	与厂家说明书指标相差 ±10% 以内		与厂家说明书指标相差 ±15% 以内，若无说明书 指标参考，应 < 30			
6	CT 值（水）（HU）	水模体	±4		±6		与基线值相差 ±4 以内	每月
7	均匀性（HU）	水或等效水模体	±5		±6		与基线值相差 ±2 以内	每月
8	噪声（%）	头部模体 $CTDI_w < 50$ mGy	< 0.35		< 0.45		与基线值相差 ±10% 以内	半年
9	高对比分辨率（lp/cm）	常规算法 $CTDI_w < 50$ mGy	线对数 MTF_{10}	> 5.0	线对数 MTF_{10}	> 5.0	与基线值相差 ±15% 以内	半年
		高对比算法 $CTDI_w < 50$ mGy	线对数 MTF_{10}	> 11	线对数 MTF_{10}	> 10		
10	低对比可探测能力	—	< 2.5		< 3.0		—	—
11	CT 值线性（HU）	—	50		60		—	—

二、术语和定义

1. CT 剂量指数（CT dose index）　是用于表征 CT 单次扫描时受检者所受剂量的量。将模体内垂直于断层平面方向（Z 轴）上 z 点的吸收剂量 [$D(z)$] 沿 Z 轴从 $-l$ 到 $+l$ 对剂量曲线的积分，除以标称层厚（T）与扫描断层数（N）的乘积。积分区间的选取方法目前有 $-7 \sim 7T$，$-50 \sim +50$mm 等。国家标准 GB 17589—2011 中采用的是第二种积分区间，由此得到 $CTDI_{100}$。

$CTDI_{100}$ 沿着标准横断面中心轴线从 -50mm 到 $+50$mm 对剂量剖面曲线积分，除以标称层厚（T）与单次扫描断层数（N）的乘积。计算公式见式（21-3）。

$$CTDI_{100} = \int_{-50}^{+50} \frac{D(z)}{N \times T} dz \qquad (21\text{-}3)$$

式中，$D(z)$ 为沿着标准横断面中心轴线的剂量剖面曲线；N 为单次扫描所产生的断层数；T 为标称层厚。

剂量剖面曲线（dose profile）是将剂量表示为垂直于断层平面的直线上位置的函数。剂量剖面曲线上最大值 1/2 处的两点的间距称为半峰全宽（full width at half-maximum，FWHM）。

标称层厚（nominal tomographic slice thickness）是指 CT 机控制面板上选定并指示的层厚。

2. 加权 CT 剂量指数（weighted CT dose index，$CTDI_w$）　将模体中心点采集的 $CTDI_{100}$ 与外围各点采集的 $CTDI_{100}$ 的平均值按照式（21-4）进行加

权求和。

$$CTDI_w = \frac{1}{3}CTDI_{100,c} + \frac{2}{3}CTDI_{100,p} \quad (21\text{-}4)$$

式中，$CTDI_{100,c}$ 为模体中心点采集的 $CTDI_{100}$；$CTDI_{100,p}$ 为模体外围各点采集的 $CTDI_{100}$ 的平均值。

3. CT值（CT number） 用来表示与CT影像每个像素对应区域相关的X射线衰减平均值，通常用 Hounsfield 作为单位，定义如式（21-5）所示。

$$CT值_{物质} = \frac{\mu_{物质} - \mu_水}{\mu_水} \times 1000 \quad (21\text{-}5)$$

式中，$\mu_{物质}$ 为感兴趣区物质的线性衰减系数；$\mu_水$ 为水的线性衰减系数。

按照上述定义，水的CT值为0HU，空气的CT值为 -1000HU。

4. 螺距（pitch） 球管每旋转360°，诊断床的移动距离与总的成像探测器宽度之比称为螺距，定义如式（21-6）所示。

$$P = \frac{d}{MS} \quad (21\text{-}6)$$

式中，d 为球管每旋转360°诊断床的移动距离；M 为球管每旋转360°所成断层图像的数目；S 为每幅断层图像的标称层厚。

5. 均匀性（uniformity） 在整个扫描野中，均匀物质影像CT值的一致性。

6. 噪声（noise） 在均匀物质影像中，给定区域CT值对其平均值的变异大小可以用感兴趣区中均匀物质的CT值的标准偏差除以对比度标尺表示。

在 $CTDI_{100中心}$ 不大于40mGy的测量条件下：新安装的螺旋CT，扫描层厚为10mm，其噪声水平应不大于0.35%，且与随机文件规定的运行条件下的标称值的相对偏差应不大于 ±15%；运行中的螺旋CT，扫描层厚为10mm，其噪声水平应不大于0.35%。

7. 重建层厚（reconstructed slice thickness） 扫描野中心处灵敏度剖面曲线上的半值全宽（FWHM）是灵敏度剖面曲线（sensitive profile）上最大值1/2处两点间平行于横坐标的距离。灵敏度剖面曲线是CT系统相关响应量作为垂直于断层平面的直线上位置的函数。

需注意的是，在螺旋扫描中重建层厚取决于螺旋重建算法和螺距，因此这个厚度可能不等于标称层厚。

8. 空间分辨率（spatial resolution） 又称为高对比度分辨力（high contrast resolution），是当物体与背景在衰减程度上的差异与噪声相比足够大时，CT成像时分辨不同大小物体的能力。通常，物体与背景在衰减程度上的差异导致其相应的CT值相差100HU以上时，则可以认为其差异足够大。

9. 低对比可探测能力（low contrast detectability） CT图像中能识别的低对比度细节的最小尺寸。

三、CT稳定性检测

（一）检测工具

1. 50cm 直尺 用于检测诊断床定位精度。

2. 水模体 如图21-4所示，通常由生产厂家作为CT系统的标准配置附件提供。用于检测水的CT值、均匀性和噪声。

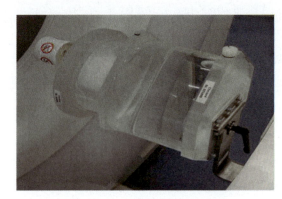

图21-4 CT随机配备的水模体

3. CATPHAN500模体（图21-5） 是一款用于检测医用CT性能的模体。在CT稳定性检测中，用CATPHAN500模体来检测高对比分辨率和重建层厚偏差。

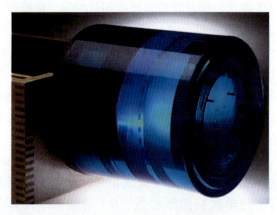

图21-5 CATPHAN 500 模体

CATPHAN 500 模体包含以下 4 个检测模块。①CTP401：用于检测层厚、CT值线性与对比度标度；②CTP528：用于检测高对比度分辨力；③CTP515：用于检测低对比度分辨力；④CTP486：用于检测场均匀性和噪声。

各模块之间的位置关系如图 21-6 所示。

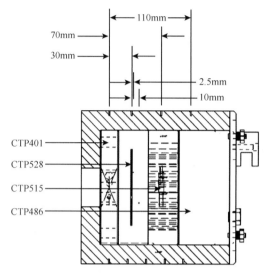

图 21-6 CATPHAN500 模体各模块间的位置关系

（1）CTP401 模块（图 21-7）：直径 15cm、厚度 2.5cm，内嵌两组 23° 金属斜线（X 方向和 Y 方向）和四个密度不同的小圆柱体。其中，小圆柱体的材料分别为①特氟隆（Teflon）：高密度物质，类似骨头，标准CT值为 990HU；②丙烯（Acrylic）：标准CT值为 120HU；③低密度聚乙烯（LDPE）：标准CT值为 –100HU；④空气：最低密度，标准CT值为 –1000HU。

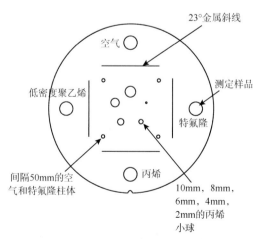

图 21-7 CTP401 模块的结构

（2）CTP528 模块（图 21-8）：直径 15cm、厚度 4cm，内嵌 21 组呈放射状分布的高密度线对结构。

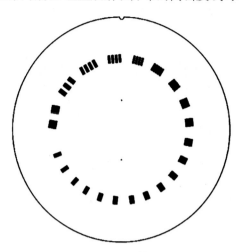

图 21-8 CTP528 模块的结构

（3）CTP515 模块（图 21-9）：直径 15cm、厚度 4cm，嵌有内外两组呈放射状分布的低密度孔阵结构。内层孔阵的对比度分别为 0.3%、0.5% 和 1.0%，直径分别为 3mm、5mm、7mm 和 9mm。外层孔阵的对比度分别为 0.3%、0.5% 和 1.0%，直径分别为 2mm、3mm、4mm、5mm、6mm、7mm、8mm、9mm 和 15mm。

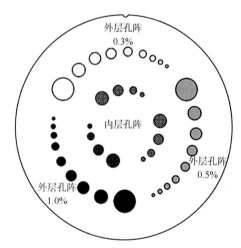

图 21-9 CTP515 模块的结构

（4）CTP486 模块（图 21-10）：直径 15cm、厚度 4cm，由所谓的"固体水"均匀材料组成。

4. 头部剂量模体、体部剂量模体（图 21-11）**和长杆电离室** 用于检测 $CTDI_w$。两个模体均由 PMMA 材料（聚甲基丙烯酸甲酯，俗称有机玻璃）制成，头部剂量模体直径为 16cm，体部剂量模体直径为 32cm，两个模体的长度均需大于 14cm。剂量模体在中心及圆周上设有探头孔，其中圆周上的探头孔在距离边缘 1cm 处呈 90° 分布。使用时，将长杆电离室分别插入相应探头孔中进行剂量检测（图 21-12）。

图 21-10 CTP486 模块的 CT 扫描图像

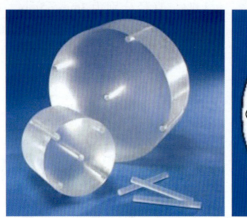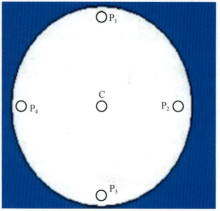

图 21-11 头部剂量模体和体部剂量模体实物及其内部结构

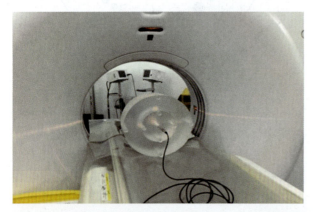

图 21-12 使用长杆电离室与剂量模体进行 CT 剂量检测

选取图像中心大约 5cm² 大小的 ROI，如图

（二）检测方法

1. 诊断床定位精度 将最小刻度为 1mm，有效长度为 500mm 的直尺靠近诊断床的移动床面固定，并保证直尺与床面运动方向平行，然后在床面上作一个能够指示直尺刻度的标记指针。分别对诊断床给出"进 300mm"和"退 300mm"的指令，记录进、退起始点和终止点在直尺上的示值，测出定位误差和归位误差。需要注意的是，检测时应保证床面负重 70kg 左右。

2. CT 值（水）、噪声和均匀性 采用均质水圆柱形模体进行检测，通常使用 CT 随机配备的水模体（直径一般为 20cm）。

将水模体固定在扫描床上，使模体圆柱轴线与扫描层面垂直并处于扫描野中心，采用头部扫描条件对圆柱中间层面进行扫描，且每次扫描模体中心位置处的辐射剂量应不大于 50mGy。

21-13 所示，测量该 ROI 的平均 CT 值、标准偏差，其中平均 CT 值作为水 CT 值的测量值，标准偏差除以对比度标尺作为噪声的测量值 n［式（21-7）］。

$$n = \frac{\sigma_{\text{水}}}{CT_{\text{水}} - CT_{\text{空气}}} \times 100\% \qquad (21-7)$$

式中，$\sigma_{\text{水}}$ 为水模体 ROI 中测量的标准偏差；$CT_{\text{水}}$ 为水 CT 值的测量值；$CT_{\text{空气}}$ 为空气 CT 值的测量值；$CT_{\text{水}} - CT_{\text{空气}}$ 为对比度标尺。

在图像圆周相当于钟表时针 3 点、6 点、9 点和 12 点的方向，据模体影像边沿约 10mm 处，选取大约 5cm² 大小的 ROI，如图 21-13 所示，分别测量这四个 ROI 的平均 CT 值，将其中与图像中心

ROI平均CT值的最大差值作为均匀性的测量值。

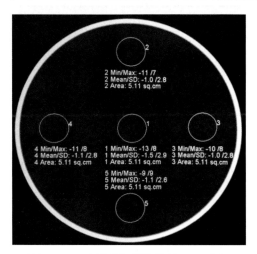

图21-13 水模体扫描图像的ROI选择

3.高对比度分辨力 其检测通常采用可通过直接观察图像进行评价的模体或使用通过计算调制传递函（MTF）评价高对比分辨率的模体。CATPHAN500模体是可以直接通过观察图像进行评价的方法。

将CATPHAN500模体置于扫描野中心，并使圆柱轴线垂直于扫描层面。扫描条件与CT值、噪声、均匀性检测相同。调整图像观察条件或达到观察者所认为的细节最清晰状态，如图21-14所示，但窗位不得大于细节CT值和背景CT值之差。

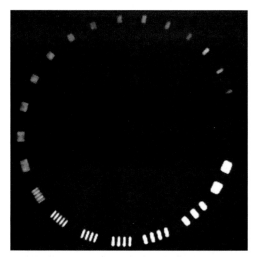

图21-14 高对比度分辨力检测图像

4.重建层厚偏差

（1）调节CATPHAN500模体，使其层厚测试模块（CTP401）的轴线与扫描层面垂直，并置于扫描野中心。

（2）设定影像的标称层厚，采用常用头部扫描条件进行轴扫描。

（3）将窗宽调至最小，逐渐调高窗位，当斜线的影像即将消失时，记录下此时的窗位L_1，测量背景模块的CT值L_2。

（4）把图像的窗位调节到（L_1+L_2）/2，测量此时的斜线影像投影长度X，即为FWHM。

（5）利用标记物的固定几何关系，计算得到重建层厚的测量值。

5.加权CT剂量指数（$CTDI_w$）

（1）采用人体组织等效材料的均质圆柱模体，头模直径为160mm，模体直径为320mm，分别在中心和距表层10mm处有可放置剂量探头的孔。

（2）将头模和模体置于扫描野中心，模体圆柱轴线与扫描层面垂直，探头的有效探测中心位于扫描层面的中心位置。

（3）分别按照临床常用头部和体部条件进行轴向扫描。

（4）记录剂量仪读数，并根据式（21-3）和式（21-4）计算得到$CTDI_{100}$和$CTDI_w$。

第四节 数字减影血管造影（DSA）系统的质量控制检测

一、DSA的检测项目与技术要求

DSA设备目前尚无专用标准，根据国家卫生行业标准WS 76—2017《医用常规X射线诊断设备质量控制检测规范》的要求，DSA设备的质量控制可参照WS 76—2017对部分通用项目进行检测，包括透视受检者入射体表空气比释动能率典型值、透视受检者入射体表空气比释动能率最大值、空间分辨率、低对比度分辨力、自动亮度控制、照射野与影像接收器中心偏差等参数。具体检测项目与技术要求见表21-4，其中影像增强器系统的空间分辨率要求见表21-5，影像接收器最大入射屏前空气比释动能率要求见表21-6。

表 21-4　DSA 的检测项目与技术要求

序号	检测项目	检测要求	验收检测判定标准	状态检测判定标准	稳定性检测	
					判定标准	周期
1	透视受检者入射体表空气比释动能率典型值（mGy/min）	非透视荧光屏设备，水模	≤ 25	≤ 25	≤ 25	6 个月
2	透视受检者入射体表空气比释动能率最大值（mGy/min）	水模，2mm 铅板	≤ 100	—	—	—
3	空间分辨率（lp/mm）	影像增强器透视设备	见表 21-5	≥ 0.6	基线值 ±20%	6 个月
4	低对比度分辨力	低对比度分辨力测试板	2%，≤ 7mm	4%，≤ 7mm	4%，≤ 7mm	6 个月
5	影像接收器入射屏前空气比释动能率（μGy/min）	非透视荧光屏设备	见表 21-6	见表 21-6	—	
6	自动亮度控制	不同厚度衰减层时亮度变化	平均值 ±10%	平均值 ±15%	基线值 ±30%	6 个月
7	照射野与影像接收器中心偏差	非透视荧光屏设备	≤ 2%SID	—		

表 21-5　影像增强器系统的空间分辨率要求

影像增强器入射屏直径（mm）	350（15in）	310（12in）	230（9in）	150（6in）
水平中心分辨力（lp/mm）	≥ 0.8	≥ 1.0	≥ 1.2	≥ 1.4

表 21-6　影像接收器最大入射屏前空气比释动能率

影像增强器入射屏直径（mm）	350	310	230	150
平板探测器长边尺寸（mm）	400	300	250	200
入射屏前空气比释动能率（μGy/min）	≤ 30.0	≤ 48.0	≤ 60.0	≤ 134.0

　　DSA 设备的检测也可以参照国家计量检定规程 JJG1067—2011《医用诊断数字减影血管造影（DSA）系统 X 射线辐射源检定规程》的相关内容。本节内容以卫生行业标准 WS 76—2017 的要求为主。

二、术语和定义

　　自动亮度控制（automatic brightness control，ABC）在 X 射线透视设备中，通过控制对 X 射线发生装置及影像增强器和电视显示系统的一个或几个因素来调节照射量率及影像亮度的操作方法。

三、DSA 稳定性检测

　　1. 透视受检者入射体表空气比释动能率典型值　此项检测应使用不带附加屏蔽材料的探测器。检测时，将尺寸为 30cm×30cm×20cm 的水模放置在探测器和影像接收器之间，在影像接收器最

大照射野尺寸下进行检测。影像接收器放在距焦点最近的位置，有自动照射量率控制（AERC）的设备采用 AERC 透视条件，无 AERC 的设备采用 70kV 和 3mA 的透视条件。将探测器放置在影像接收器前 30cm 进行检测。

　　2. 空间分辨率　此项可采用线对卡进行检测。对于非透视荧光屏设备，检测时应将线对卡紧贴在影像接收器的入射屏上或放在诊断床上，并使显示器中测试卡的线条影像与扫描线的方向成 45°夹角，以自动曝光控制条件或临床常用透视条件进行透视。如果出现影像饱和现象（影像全白），可以在线对卡上放一块 20mm 厚的铝板。从显示器上观察并记下能分辨的最大线对数。

　　3. 低对比度分辨力　可使用低对比度分辨力测试板进行检测。低对比度分辨力测试板由三块铝板组成，其中外侧两块铝板的尺寸为 18cm×18cm×2cm，中间一块铝板的尺寸为 18cm×18cm×0.8mm 且有两排直径为 1.5mm、3mm、5mm、7mm 的圆孔。

将低对比度分辨力测试板放在X射线管和影像接收器之间，尽量靠近影像接收器，照射野设为10cm×10cm。调整显示器的亮度对比度（如无自动曝光控制时，可同时调整X射线管电压和管电流），使测试板在显示器中的影像达到最佳状态，用目视法读出测试板孔径最小的孔。

4. 自动亮度控制

（1）将一块厚20mm的铝板放在诊断床上，照射野调节到略小于铝板。在自动亮度控制条件下，用亮度计测试监视器的荧屏亮度。

（2）增加一块1.5mm厚度的铜板，在不改变照射野尺寸、监视器亮度及对比度等的控制条件下，再测量监视器荧光屏亮度。

（3）改变照射野尺寸使其约为原尺寸的一半，重复步骤（1）和（2）的测试。

（4）在前三个步骤中，如果该系统只通过改变管电压自动调节亮度，则应检测低管电流（如1mA）和高管电流（如4mA）两种情况下的管电压值及荧屏亮度。如该系统只通过改变管电流自动调节亮度，则检测80kV时的电流补偿情况。

第五节　乳腺X射线摄影机及其他X射线诊断设备的质量控制检测

对乳腺X射线摄影机，测量自动曝光控制系统应采用至少三种不同厚度的专用检测模体，分别为20mm、40mm和60mm，模体厚度的误差应在±0.1mm范围内，半圆形模体的半径至少应为100mm，矩形模体的尺寸至少为100mm×120mm，检测半值层所用的标准铝吸收片，其纯度应不低于99.9%，厚度尺寸误差应在±0.1mm范围内，应使用适合测量乳腺X射线摄影专用的探测器，按照国家标准GBZ 186—2007《乳腺X射线摄影质量控制检测规范》执行。

图21-15为半圆形透明插件式乳腺模体，其主体结构为6mm厚度的甲基丙烯酸甲酯（PMMA）板，内部包含以下模块。

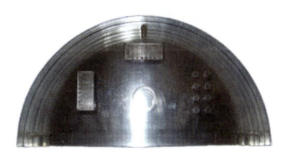

图21-15　半圆形透明插件式乳腺模体

（1）水平和垂直的高分辨率线对各6组，线对间距分别为5lp/mm、8lp/mm、10lp/mm、12lp/mm、14lp/mm、16lp/mm。

（2）低对比度物体：直径5mm的钻孔，共8个，深度分别为0.10mm、0.15mm、0.20mm、0.25mm、0.30mm、0.35mm、0.40mm、0.50mm。

（3）增加辐射衰减量的区域：①3.5mmPMMA+2.5mmPTFE的聚四氟乙烯区域，用于测量光学密度；②20mm厚度的PMMA板；③40mm厚度的PMMA块；④两排钢珠（每排5个），直径均为2mm，用于检查原发X射线束靠近胸壁侧信息的丢失。

（4）标记区域：用于放置剂量探测器和光学密度的测量。

其他X射线诊断设备的检测项目和技术要求按照国家卫生行业标准WS 76—2017《医用常规X射线诊断设备质量控制检测规范》及相关设备专用标准的要求进行。

此外，所有X射线诊断设备均属于《中华人民共和国计量法》规定的强制检定设备，应按照规定的周期进行计量检定。

第二十二章

医用超声成像系统质控检测技术与方法

第一节 概 述

按照国际通行的原则，对医学装备的基本要求是安全和有效，这两项是并行不悖的，贯穿于医学装备研制、生产、销售、使用、维修和法制监管等全过程。医用超声成像系统是现代医学装备中最重要和社会公众最熟悉的类别之一，其质量控制体系的建立和质量控制工作的开展是保证医用超声成像设备安全、有效地服务于临床的核心环节。本章第二节介绍了医用超声成像系统的检测装置，第三节介绍了医用超声成像系统的检测方法。

第二节 医用超声成像系统的检测装置

医用超声成像设备的检测装置主要包括三类：检测二维超声图像质量的装置、检测多普勒血流参数的装置和检测安全参数的装置。

一、二维超声图像质量的检测装置

检测二维超声图像质量的装置一般为各种用途的人体组织仿真超声模体，用于检测探测深度、轴向/侧向分辨力、盲区、几何位置示值误差、声束切片厚度、对比度分辨力等性能参数。

人体组织仿真超声模体是由美国在20世纪80年代首先研制出来的，通常由凝胶体物质组成，超声波在其中的传播速度和衰减特性都与人体组织中的情况类似。对于不同的测试目的，模块的设计各

不相同。例如，测试空间分辨率的模块，在不同位置埋有一些细尼龙线（靶线）。仿真模体为超声成像系统提供了一种客观而且非常直观的测试方法。

仿真模体的使用较为简单，一般将被检超声诊断仪的探头通过耦合剂放置在模体声窗上，然后调节被检设备，使之呈现期望图像，从而进行检测。

目前常用的仿真模体主要有美国 ATS 实验室生产的 549 型、538 型、532 型等，Gammex 公司的 405GSX LE、403GS LE/403 LE、404GS LE/404 LE、411 LE、421 等，CIRS 公司的 model 040GSE、042、049/049A、050、055 等和中国科学院声学计量测试站研制的 KS 系列产品。下面介绍几款有代表性的模体。

1. ATS 系列仿组织超声模体 基本特征见表 22-1。

表 22-1 ATS 系列仿组织超声模体的基本特征

仿组织材料	聚氨酯橡胶
声速	23℃时为 1450m/s，误差范围为 ±1.0%
衰减系数	0.5dB/（cm·MHz），误差范围为 ±5.0%
靶线材料	单丝尼龙
可扫描表面	4 面
扫描面大小	21.0cm×7.0cm，31.5cm×7.0cm
保养维护	不需保养，损坏后基本无法维修

（1）ATS 549 型多用途超声模体：美国 ATS 实验室生产的 549 型多用途超声模体（图 22-1A）可以在 2.25～15.0MHz 频率范围内对成像系统进行评估，其前 6cm 与高频段对应，6～30cm 的位置则与 7.5MHz 以下频段对应。该模体可以用于测试超声诊断系统的盲区、纵向/横向几何位置示值误差、灵敏度、探测深度、轴向/侧向分辨力、聚焦

区域、图像均匀性、灰阶和动态范围等。

　　如图 22-1B 和表 22-2 所示，ATS 549 型模体设计了用于距离检测的一系列靶线目标，还设计了不同尺寸和对比度的组织模拟目标结构。其中，垂直排列的 120 个囊状目标由圆柱形的无回声材料组成，可以在同一图像上显示同一组目标，这些囊状目标与背景材料的声学特性相似，因此可以消除由于扭曲、阴影或增强造成的伪影。该模型还提供了 6 个对比度在 −15 ～ +15dB 的灰阶目标，用以评价系统的动态显示范围和灰阶处理特性。

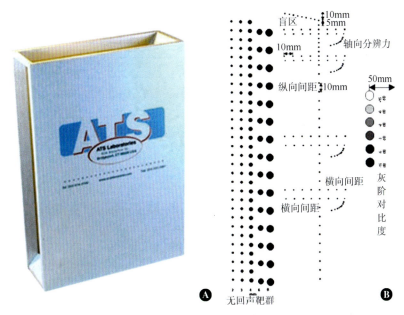

图 22-1　ATS 549 型模体

A. 实物图；B. 内部靶线群分布图

表 22-2　ATS 549 型多用途超声模体的技术指标

项目			技术指标
直径			0.05mm 或 0.12mm
位置容差			±0.1mm
尼龙靶线	纵向靶线群	分布深度（扫描面 1）	1.0 ～ 30.0cm
		相邻靶线间距　深度 1.0 ～ 6.0cm	0.5cm
		深度 6.0 ～ 30.0cm	1.0cm
	横向靶线群	靶线群数	8 组
		相邻靶线间距	1.0cm
		线阵排列组深度（扫描面 1）	2.0cm，5.0cm，14.0cm，20.0cm
		扇形 / 凸阵排列组深度（扫描面 1）	2.5cm，5.5cm，15.0cm，21.0cm
	盲区靶线群	横向相邻靶线间距	5.0mm
		纵向相邻靶线间距	1.0mm
		分布深度（扫描面 1）	2.0 ～ 10.0mm
	轴向 / 侧向分辨力靶线群	靶线群数	4 组
		相邻靶线间距	0.5mm，1.0mm，2.0mm，3.0mm，4.0mm
		第一个轴向靶线的深度　扫描面 1	2.5cm，5.5cm，15.0cm，21.0cm
		扫描面 2	7.0cm
		扫描面 3	13.0cm，19.0cm，28.5cm，31.5cm

续表

项目			技术指标
无回声靶	第一组	靶直径	2.0mm、3.0mm、4.0mm
		靶数量	30 个 / 直径，共 90 个
		分布深度（扫描面 1）	1.0 ～ 30.0cm 平均分布
	第二组	靶直径	6.0mm、8.0mm
		靶数量	15 个 / 直径，共 30 个
		相邻靶中心间距	2.0cm
		分布深度（扫描面 1）	2.0 ～ 30.0cm 平均分布
灰度对比靶		靶数量	6 个
		靶直径	10.0mm
		靶深度（扫描面 2）	5.0cm
		对比度（相对于背景材料）	+15dB、+6dB、+3dB、−3dB、−6dB、−15dB

（2）ATS 538N-H 型声束剖面和切片厚度模体：ATS 实验室生产的 538N-H 型声束剖面和切片厚度模体（图 22-2）提供了宽大的扫描平面，适用于相控阵探头、线阵探头或凸阵探头。该模体的仿组织介质由无回声的聚氨酯橡胶制成，其内埋置有一个回声材料制成的薄散射平面，散射平面与模体的一个扫描面成 45°，用于检测切片厚度；与另外一个扫描面成 90°，用于检测声束剖面。

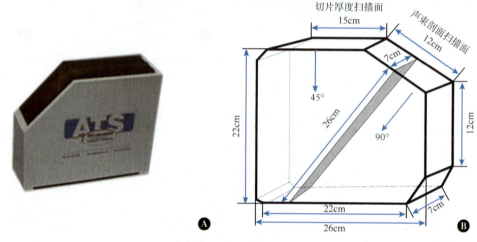

图 22-2　ATS 538N-H 型模体
A. 实物图；B. 内部靶平面分布图

当声束在仿组织介质中传播时，ATS 538N-H 型模体能够方便地显示不同深度上的声束剖面参数，如近场区、聚焦区、聚集深度、声束宽度、旁瓣和栅瓣及声束在远场区的发散情况。此外，还可以用与远场区幅值（近乎均一）相对比得到的亮度变化程度来显示近场区的幅值变化。

ATS 538N-H 型模体还可以用来检测超声成像系统在不同深度上的切片厚度。切片厚度是空间分辨力的一个参数，它反映了在声束主轴前方或后方的组织结构产生的回波信号对图像质量的影响程度。切片厚度的改变对图像质量产生的影响与轴向分辨力和侧向分辨力同等重要。切片厚度越薄，空间分辨率越好，反之则空间分辨率越差。

（3）ATS 532 系列对比度分辨力模体：ATS 实验室生产的 532 系列对比度分辨力模体（图 22-3）用于灰阶图像的对比度检测，模体主体为仿组织介质，其内埋置一系列对比度靶标。如图 22-4 所示，这些靶标为直径分段渐变的圆柱体，靶标物质的回波强度以仿组织介质为参照，可分为 8 个等级：±12dB、±9dB、±6dB 和 ±3dB。ATS 532A 的靶标直径分别为 2mm、4mm 和 8mm，ATS 532B 的靶标直径分别为 5mm、10mm 和 20mm。

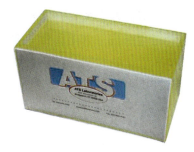

图 22-3 ATS 532 系列模体

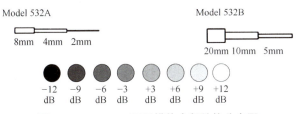

图 22-4 ATS 532 系列模体内部结构分布图

2. 中国科学院声学计量测试站研制的 KS107 系列超声模体 KS107 系列超声模体（图 22-5）是与 B 型超声诊断仪国家标准（GB 10152—

2009）和国家计量检定规程（JJG 639—1998）配套的模体，采用水凝胶型琼脂作为仿组织介质，其声速为（1540±10）m/s（23℃时），比 ATS 模体更接近于人体软组织的平均声速；衰减系数为（0.7±0.05）dB/（cm·MHz）。KS 系列超声模体需要定期保养，可维修。

（1）KS107BD 型和 KS107BG 型模体：主要用于检测超声诊断仪的探测深度、轴向分辨力、侧向分辨力、盲区、几何位置示值误差和囊性病灶直径误差等二维灰阶成像性能参数。KS107BD 型（图 22-6）适用于 4MHz 以下的低频 B 型超声诊断仪，KS107BG 型（图 22-7）适用于 5MHz 以上的高频超声诊断仪。尼龙靶线直径为（0.3±0.05）mm，靶线位置容差为 ±0.1mm。其囊性病灶靶标包括囊肿、肿瘤和结石三种典型病灶仿真结构。

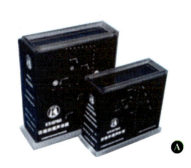
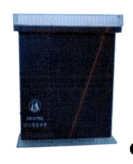
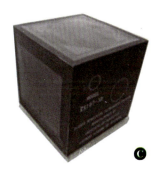

图 22-5 KS107 系列超声模体

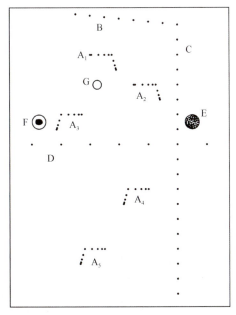

图 22-6 KS107BD 型超声模体靶标布置图

A₁ ～ A₅. 轴侧向分辨力靶群；B. 盲区靶群；C. 纵向靶群；D. 横向靶群；
E. 仿肿瘤；F. 仿囊（直径 10mm）和结石；G. 仿囊（直径 6mm）

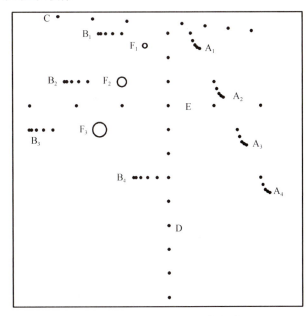

图 22-7 KS107BG 型超声模体靶标布置图

A₁ ～ A₄. 轴向分辨力靶群；B₁ ～ B₄. 侧向分辨力靶群；C. 盲区靶群；D. 纵向靶群；E. 横向靶群；F₁ ～ F₃. 直径分为 2mm、4mm、6mm 的仿囊

（2）KS107BQ 型切片厚度模体：除了漫反射靶之外，KS107BQ 型模体还加设了线靶群，其作用包括：①用作确定阈值增益状态的参照物，使切片厚度与轴向分辨力、侧向分辨力的测量条件相同，构成成套数据组；②提供俯仰方向声束断面的全貌；③核对由面靶读取的切片厚度数值。具体技术指标见表 22-3。

表 22-3　KS107BQ 型模体的技术指标

技术参数	技术指标
平面散射靶片层厚度	＜ 0.4mm
声窗表面 - 漫反射靶夹角	70°
靶线数	19
靶线直径	（0.3±0.05）mm
线靶位置容差	±0.1mm
声窗表面上红色标记线与模体中靶线夹角	70°

（3）KS107-3D 三维超声成像模体：KS107-3D 模体在仿组织材料背景中嵌埋有体积不同的弱回声卵形靶标两个（60cm³ 和 10cm³）和纵向线靶群一个，具有两个声窗。线靶群用于查验仿组织材料声速的准确状况，卵形靶用于三维成像中的目标体积测量，验证 B 型超声诊断仪的体积测量准确度。

二、多普勒血流参数检测装置

超声多普勒血流参数检测装置基本由多普勒模体、驱动泵、缓冲器、流量计、多普勒仿真血液和仿真血液储罐组成。其工作原理是由驱动泵驱动仿真血液在管道连接的回路内流动，由已校准的在线流量计进行流量的检测。通常可以检测超声多普勒仪器的血流方向识别、血流探测深度、流速准确度等。

1. ATS 超声多普勒检测装置

（1）ATS 700-D 超声多普勒流量控制器和泵系统：ATS 实验室生产的 ATS 700-D 超声多普勒流量控制器和泵系统（图 22-8）主要由可变速率容积泵、缓冲器、在线流量计和仿真血液储罐构成，其结构原理框图如图 22-9 所示。配接不同功能的多普勒模体，可以检测多普勒信号灵敏度、彩色血流灵敏度、血流探测深度、最大血流速度、血流速度示值误差、方向分辨力和血管狭窄度等。具体技术指标见表 22-4。

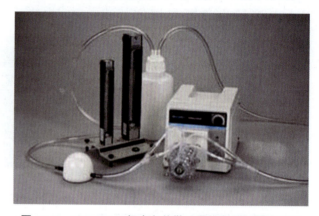

图 22-8　ATS 700-D 超声多普勒流量控制器和泵系统图

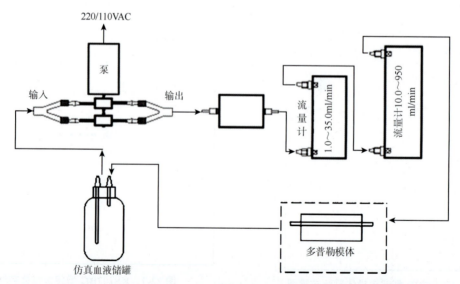

图 22-9　ATS 700-D 超声多普勒流量控制器和泵系统结构原理框图

表 22-4　ATS 700-D 超声多普勒流量控制器和泵系统技术指标

	项目	技术指标
泵	转速范围	6 ～ 600 r/min
	泵头数量	2
	开关位置及功能	前转 / 停止 / 反转
	流量范围	20 ～ 950ml/min
	工作电压	90 ～ 130 V（50/60Hz）
		200 ～ 260 V（50/60Hz）
	泵头管直径	3.1mm
流量计	数目	2
	流量范围	2.0 ～ 974ml/min
	流量最大允许误差	读数的 2%
	重复性	1%
储罐	容量	2.0L
仿真血液	密度	（1.04±0.01）g/ml
	黏度	（1.66±0.1）厘斯
	微粒大小	平均直径（30±3）μm
	微粒浓度	（1.7±0.1）×10^4 粒子 / 毫升

注：1 厘斯 =1mm²/s。

（2）ATS 多普勒模体：配接 ATS 700-D 多普勒流量控制器和泵系统使用的多普勒模体主要包括 ATS 523/523A 心脏多普勒血流模体、ATS 524/525 外周血管多普勒血流模体和 ATS 527 多普勒血流方向分辨力模体。

ATS 523/523A 心脏多普勒血流模体（图 22-10）在聚氨酯橡胶仿组织中埋置有 4 条不同直径的管路，以模拟组织深部的心血管和腹部血管。管路直径分别为 2mm、4mm、6mm 和 8mm。这两个型号的模体都具有 2 个固定角度的扫描面，以保持扫描声束与液体流动方向的夹角不变。ATS 523 模体的扫描面角度分别为 45° 和 60°，在 45° 扫描面的扫描深度为 5.0 ～ 16.0cm，在 60° 扫描面的扫描深度为 5.0 ～ 18.0cm；ATS 523A 的扫描面角度分别为 18° 和 56°，在 18° 扫描面的扫描深度为 3.0 ～ 11.0cm，在 56° 扫描面的扫描深度为 4.0 ～ 17.0cm。

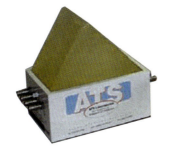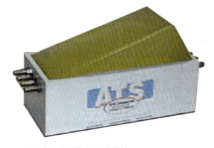

图 22-10　ATS 523/523A 心脏多普勒血流模体

ATS 524/525 外周血管多普勒血流模体（图 22-11）用于模拟表浅的血管，模体主体为聚氨酯橡胶仿组织，模拟血管的管路埋置在扫描表面以下 15.0mm 处。这两种模体都设有 4 条模拟血管管路，有所不同的是，ATS 524 模体的管路直径分别为 2mm、4mm、6mm 和 8mm，没有模拟血管狭窄的情况，如图 22-12 所示；ATS 525 模体的 4 条管路直径均为 8mm，但是分别模拟了 0、50%、75% 和 90% 阻塞的情况，如图 22-13 所示。

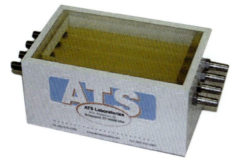

图 22-11　ATS 524/525 外周血管多普勒血流模体

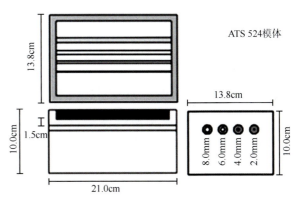

图 22-12　ATS 524 模体内部管路分布

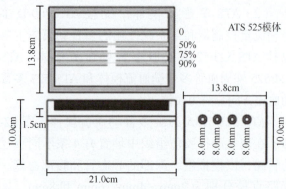

图 22-13　ATS 525 模体内部管路分布

ATS 527 多普勒血流方向分辨力模体（图 22-14）用于检测彩色超声多普勒成像系统对小血管中血流方向的识别能力。ATS 527 模体有 4 对直径 2mm 的管路，组成每一对管路的两条管路边缘之间的距离按照 1 ～ 4mm 的顺序递增，如图 22-15 所示。ATS 527 模体的两个扫描面角度分别为 18° 和 56°，在 18° 扫描面的扫描深度为 3.0 ～ 11.0cm，在 56° 扫描面的扫描深度为 4.0 ～ 17.0cm。

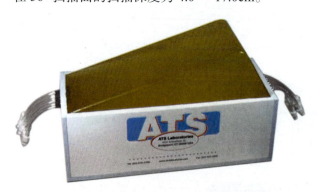

图 22-14　ATS 527 多普勒血流方向分辨力模体

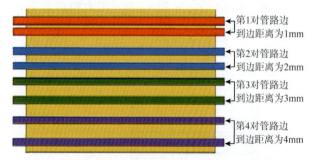

图 22-15　ATS 527 多普勒血流方向分辨力模体内部管路分布

2. 中国科学院声学所计量测试站研制的 KS205D-1 型多普勒模体与仿血流控制系统（图 22-16）由多普勒模体（包括超声仿组织材料、管路

和仿血液）、仿血流驱动泵、仿血液储罐、缓冲器、在线流量计组成，可以用于检测彩色超声多普勒仪器的血流方向识别、血流探测深度、流速准确度、取样游标位置准确度、灰阶 - 彩色图像重合度（配准）；检测经颅多普勒和脐带血流仪的血流方向识别、血流探测深度和流速准确度。

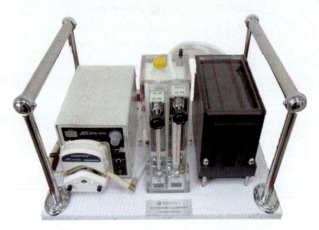

图 22-16　KS205D-1 型多普勒模体与仿血流控制系统

该系统的流量范围为 0.014 ～ 1140ml/min，测量量程为 0.278 ～ 2.78ml/s 和 1.67 ～ 16.7ml/s。其功能和操作与 ATS 700-D 系统基本相同。

3. CIRS 043 多普勒弦线模体（图 22-17）采用运动的弦线来模拟血流运动特性，主要由水槽、弦线、匀速步进电机和数字控制单元等部件组成（图 22- 18），水槽底部需铺有吸声材料。CIRS 043 弦线模体可模拟的波形包括几何波形和生理波形，每个波形有 1000 个数据点，可以提供准确、稳定的模拟。

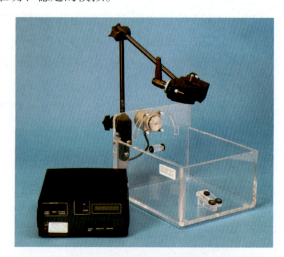

图 22-17　CIRS 043 多普勒弦线模体

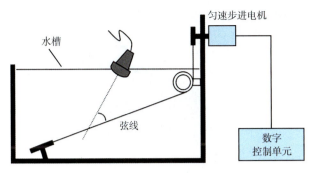

图 22-18　多普勒弦线模体结构示意图

CIRS 043 多普勒弦线模体的几何波形包括①峰值速度为 100cm/s、150cm/s、200cm/s 的正弦波（图 22-19）；②峰值速度为 100cm/s、150cm/s、200cm/s 的三角波（图 22-20）；③在 1cm/s、20cm/s、40cm/s、60cm/s、80cm/s、100cm/s 时停止的阶梯波（图 22-21）。

CIRS 043 多普勒弦线模体的生理波形包括成人颈总动脉、成人主动脉、成人股动脉、小儿脐动脉、狭窄颈总动脉、小儿动脉导管未关闭、小儿肾动脉、小儿大脑中动脉、小儿胸降主动脉等部位的生理波形。图 22-22、图 22-23 和图 22-24 分别给出了成人正常颈动脉、小儿脐动脉和小儿动脉导管未关闭的生理波形。

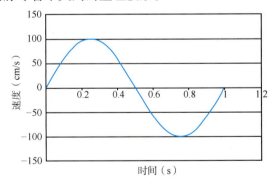

图 22-19　正弦

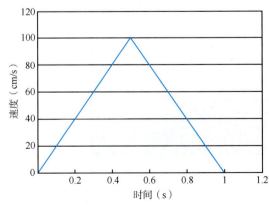

图 22-20　三角波

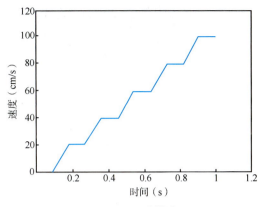

图 22-21　阶梯波

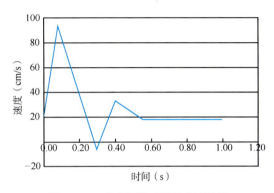

图 22-22　成人正常动脉的生理波形

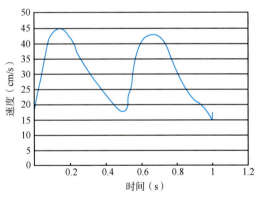

图 22-23　小儿脐动脉的生理波形

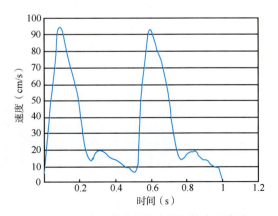

图 22-24　小儿动脉导管未关闭的生理波形

三、检测安全参数的装置

医用超声成像设备的安全性包括声安全和电气安全两部分。

1. 声安全检测装置——毫瓦级超声功率计 是用来检测各类医用超声成像设备超声源输出声强的主要器具，主要由消声水槽、反射靶、传感器和示值显示部分构成。毫瓦级超声功率计通常采用辐射力原理，是由接收靶和测微力传感器等构成的测量系统，可测量超声场中的辐射力。常用的毫瓦级超声功率计包括美国 Ohmic 公司的 UPM-DT-1 型（辐射力天平式）和国产的 BCZ100-1 型（浮力靶电磁力平衡式）。

（1）UPM-DT-1 型毫瓦级超声功率计（图 22-25）：采用电子天平测量声辐射力的方法来测量超声功率，主要包括反射靶、微量电子天平和防震系统。反射靶和支架悬挂在一个平衡支点上，构成一个单臂天平。当超声换能器发出的声波辐射到反射靶上的时候，由微量电子天平测量超声辐射力，根据压力与超声功率的对应关系即可测出超声功率的大小。使用时，将被测探头放置于气水介质中的空腔锥形靶上，将锥形靶连接到天平上。测试水槽衬有吸声介质以防止功率反射。

UPM-DT-1 型毫瓦级超声功率计对测试环境要求较高，需要在平整的工作面上放置，要远离门窗等容易引起空气流动或温度变化的地方，远离容易引起振动的物品。其读数稳定速度慢，且在

8mW 以下测量不稳定，分辨力为 2mW。

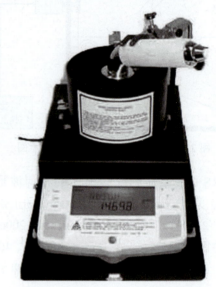

图 22-25　UPM-DT-1 型毫瓦级超声功率计

（2）BCZ100-1 型毫瓦级超声功率计（图 22-26）：采用磁电式力平衡机构来抵偿声辐射压力，主要由探头夹持器、消声水槽、全反射靶、磁电式力平衡装置、光电式零位测试电路和显示系统组成。全反射靶的动态特性及零位状态由平衡指示仪表显示，为了改进全反射靶在液体中的动态特性，使其示值稳定，此设备采用了零位自动跟踪电路，工作原理如图 22-27 所示。其测量频率范围为 0.5 ～ 10MHz，功率范围为 0 ～ 100mW，分辨力为 0.1mW，最大允许误差为 10%，读数 ±0.1mW。

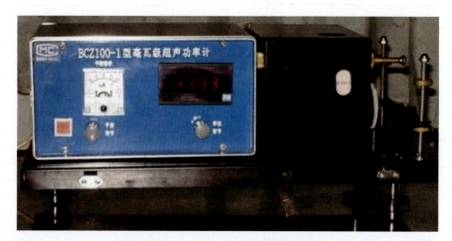

图 22-26　BCZ100-1 型毫瓦级超声功率计

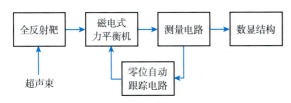

图 22-27　BCZ100-1 型毫瓦级超声功率计原理框图

根据超声计量学基本原理，作用于全反射靶上的超声源辐射功率按式（22-1）计算。

$$P = \frac{cF}{2\cos^2\theta} \quad (22\text{-}1)$$

式中，P 为总功率，单位为 W；F 为沿超声波轴线方向作用于靶上的力，单位为 N；c 为超声在液体中的传播速度，单位为 m/s；θ 为靶面法线与入射声束之间的夹角，单位为度（°）。根据式（22-1）可以求得

$$F = \frac{2\cos^2\theta}{c} \cdot P \quad (22\text{-}2)$$

超声束作用于全反射靶上的辐射压力 F 产生的力矩为

$$M_f = F \cdot L \quad (22\text{-}3)$$

式中，L 为全反射靶中心至转轴间的力臂长度。

磁电式力平衡机构中流过动圈绕组的电流 I 与动圈所在的恒定磁场相互作用，产生的转动力矩为

$$M_I = KI \quad (22\text{-}4)$$

式中，K 为转矩系数。

当采用抵偿测量法，全反射靶回到零位时，$M_f = M_I$，即 $FL = KI$，由此可得

$$F = \frac{K}{L} \cdot I \quad (22\text{-}5)$$

将式（22-5）代入式（22-1），得

$$P = \frac{c}{2\cos^2\theta} \cdot \frac{K}{L} \cdot I \quad (22\text{-}6)$$

由此可见，当超声束入射角 θ 不变时，磁电式力平衡机构动圈中的电流 I 与超声声功率 P 成正比，因此根据电流的大小可测出超声声功率值。

2. 电气安全分析仪　针对超声成像设备电安全的指标主要是漏电流指标，即患者漏电流、外壳漏电流和对地漏电流，可以使用电气安全分析仪进行测量。

使用电气安全分析仪检测超声诊断仪的漏电流时，需要将超声探头的发射声窗面和电气安全

分析仪的测试电极输出端同时浸入盛有生理盐水的容器中，之后在电气安全分析仪上选择相应的测试项进行检测。

第三节　医用超声成像系统的检测方法

目前，临床上主流使用的医用超声成像系统是彩色多普勒超声诊断仪。彩色多普勒超声诊断仪简称彩超，广泛应用于腹部脏器、心血管、小器官等部位的诊断。彩超工作时，探头向人体发射超声波并接收来自人体内部目标的回波，对回波信号进行处理后显示人体器官的二维灰度图像；对于运动目标的多普勒频移信息，则是利用自相关技术进行处理，经彩色编码后，实时地叠加在二维图像上，形成彩色血流图像。彩色多普勒超声成像既具有二维超声结构图像的优点，又同时提供了血流动力学的丰富信息。因此，我们在对其进行质量控制时，也需要分别对其二维灰度图像、多普勒血流测量及设备安全性方面进行检测。

一、外观及一般工作性检查

在不通电的情况下，检查被检仪器及配用的探头外部有无影响使用的机械损伤。被检仪器前后面板上的文字和标志应清楚，开关和按键应灵活可靠，紧固部位不应松动。通电后，被检仪器应有超声输出和正常显示，各开关和键钮应起相应作用。若超声探头有裂纹和破损，检测时切勿直接浸入水中。

二、二维灰度图像质量的检测方法

超声诊断仪二维灰度图像质量的检测项目主要包括侧向分辨力、轴向分辨力、探测深度、盲区、几何位置精度和囊性病灶直径误差。

1. 探测深度的检测

（1）将超声探头经耦合介质（水性凝胶型医用超声耦合剂或除气水）置于超声模体的声窗上，并保持声束扫描平面与靶线垂直。

（2）将探头置于模体的纵向线性靶群上方，

如果使用凸阵探头，应以探头顶端对准该靶群。调节被检仪器的总增益、时间增益补偿（TGC 或 STC，或近场、远场增益）、对比度、亮度，使屏幕上显示出由仿组织材料背向散光点组成的均匀声像图，且无光晕和散焦。对具有动态聚焦功能的机型，将其置于远场聚焦状态，在屏幕上读取纵向线性靶群图像中可见的最大深度靶线所在深度，即为被检仪器配用该探头时的探测深度（mm）。

2. 侧向分辨力的检测

（1）将超声探头经耦合介质置于超声模体的声窗上，并保持声束扫描平面与靶线垂直。

（2）将探头置于某一侧向分辨力靶群上方，调节被检仪器的总增益、TGC、对比度和亮度，将仿组织材料的背向散光点隐没，并保持所对靶群图像清晰可见，对具有动态聚焦功能的机型，令其在所测深度或其附近聚焦，横向微动探头，并可小幅度俯仰。读取侧向分辨力靶群图像中可以分辨的最小靶线间距，即为被检仪器配用该探头时在所测深度处的侧向分辨力。

（3）在有效探测深度范围内，由浅至深，对各侧向分辨力靶群重复以上步骤。

3. 轴向分辨力的检测

（1）将超声探头经耦合介质置于超声模体的声窗上，并保持声束扫描平面与靶线垂直。

（2）将探头置于某一轴向分辨力靶群上方，调节被检仪器的总增益、TGC、对比度和亮度，将仿组织材料的背向散光点隐没，并保持所对靶群图像清晰可见，对具有动态聚焦功能的机型，令其在所测深度或其附近聚焦，横向微动探头，并可小幅度俯仰。读取轴向分辨力靶群图像中可以分辨的最小靶线间距，即为被检仪器配用该探头时在所测深度处的轴向分辨力。

（3）在有效探测深度范围内，由浅至深，对各侧向分辨力靶群重复以上步骤。

4. 盲区的检测

（1）将超声探头经耦合介质置于超声模体的声窗上，并保持声束扫描平面与靶线垂直。

（2）将探头置于某一轴向分辨力靶群上方，调节被检仪器的总增益、TGC、对比度和亮度，将仿组织材料的背向散光点隐没，并保持所对靶群图像清晰可见，对具有动态聚焦功能的机型，令其在近场聚焦。读取盲区靶群图像中可见的最小深度靶线所在深度，即为被检仪器配用该探头时的盲区。对于近场视野小的探头，应将其横向平移，将盲区靶线陆续显示和判读。

5. 纵向几何位置示值误差的检测

（1）将超声探头经耦合介质置于超声模体的声窗上，并保持声束扫描平面与靶线垂直。

（2）将探头置于纵向线性靶群上方，并横向平移探头，使该靶群处于图像中央位置。调节被检仪器的总增益、TGC、对比度、亮度，将仿组织材料的背向散光点适当减弱，对具有动态聚焦功能的机型，适当调节焦点分布，使屏幕上显示出纵向线性靶群的清晰图像。

（3）将图像冻结，以每 20mm 为一段，用电子游标依次测量两靶线图像中心间距，按式（22-7）计算测量值与实际值的相对误差，取其中最大者作为被检仪器配用该探头时的纵向几何位置示值误差。

纵向几何位置示值误差 =（测量值 − 实际值）/ 实际值 ×100%   （22-7）

6. 横向几何位置示值误差的检测

（1）将超声探头经耦合介质置于超声模体的声窗上，并保持声束扫描平面与靶线垂直。

（2）将探头置于横向线性靶群中部进行扫描，调节被检仪器的总增益、TGC、对比度、亮度，将仿组织材料的背向散光点适当减弱，对于具有动态聚焦功能的机型，将声束聚焦调至该靶群所在深度附近，在屏幕上显示出该靶群的清晰图像。

（3）将图像冻结，以每 20mm 为一段，用电子游标依次测量两靶线图像中心间距，按式（22-8）计算测量值与实际值的相对误差，取其中最大者作为被检仪器配用该探头时的横向几何位置示值误差。

横向几何位置示值误差 =（测量值 − 实际值）/ 实际值 ×100%   （22-8）

7. 囊性病灶直径误差

（1）将超声探头经耦合介质置于超声模体的声窗上，并保持声束扫描平面与靶线垂直。

（2）将探头对准超声模体中部扫描，调节被检仪器的总增益、TGC、对比度、亮度，在屏幕上显示出由仿组织材料背向散光点组成的均匀性声像图，且无光晕和散焦。

（3）将探头移至指定囊性病灶上方进行扫描，

对具有动态聚焦功能的机型，令其在该囊所在深度附近聚焦。

（4）若可见表示囊性特征的无回波区，观察其形状有无偏离圆形的畸变。

（5）观察无回波区内有无可见的噪声干扰和充入现象。

（6）观察该囊图像后方有无增强现象。

（7）用电子游标测量该囊图像的纵向和横向直径，并与实际值比较，按照式（22-9）计算出囊性病灶直径误差。

直径误差 =（测量值 − 实际值）/ 实际值 ×100%
（22-9）

（8）对被检仪器临床实际配用的所有通用探头，重复以上内容。

三、多普勒血流测量部分的检测方法

彩色多普勒超声诊断仪血流测量部分的检测项目主要包括①血流速度误差：彩色多普勒超声诊断仪测得的血流速度相对于标称设定值的相对误差。②血流方向识别能力：诊断仪辨别血流方向并以血流图颜色和（或）多普勒频谱相对于基线的位置予以表达的能力。③血流探测深度：诊断仪在测量过程中超过该深度即不再能检出多普勒血流信号处的最大深度。

彩色多普勒超声诊断仪血流测量部分的检测装置可以使用超声多普勒流量泵系统，也可以使用多普勒弦线模体。

1. 使用超声多普勒流量泵系统的检测方法　按照图 22-9 的原理框图安装好超声多普勒流量泵系统和测试模体，确认各连接处紧密无误。启动控制泵，调节流量控制按钮，并观察流量计浮标位置，直至浮标指示的流量至要求的测试点。将被检彩色多普勒超声诊断仪的探头置于超声模体扫描面上，调节超声设备的各项参数进行检测。

2. 使用多普勒弦线模体的检测方法

（1）血流速度误差：进行多普勒血流速度测量时，将探头的扫描面置于水槽的液面下，对准模拟血管的弦线；调节被检仪器的总增益、对比度和亮度，使弦线在图像上清晰显示。将彩超置于血流速度测量状态，在弦线图像上选择适当的取样区，并使用多普勒角度校正功能，测量 3 次

血流速度，取平均值并计算相对误差。测量血流速度时，一般选择 50cm/s 和 100cm/s 两个测量点。

（2）血流方向识别能力：将探头的扫描面置于模体的液面下，对准两根并行的方向相反的弦线；调节被检仪器的总增益、对比度和亮度，使弦线在图像上清晰显示。微动探头，在图像上观察是否能清晰显示两个距离为 2mm 的颜色不同的血液流向。改变相对于探头的血流方向，观察血流图是否变为另一种颜色（红变蓝或蓝变红）。

（3）血流探测深度：将探头的扫描面置于模体的液面下，对准模拟血管的弦线；调节彩超的相关控制键，以获得清晰的弦线图像。测量时，将探头向弦线的较深处移动，直到彩色信号消失，此后将探头回退到彩色消失前的位置，将图像冻结后以电子游标测量此时弦线最远端的深度，即为血流探测深度。

四、超声诊断仪安全性的检测方法

1. 输出声强的测量　按使用规范安装毫瓦级超声功率计，沿水槽壁或经漏斗缓慢注入除气蒸馏水。将超声探头固定到探头夹具上，并调整位置，使其中心与功率计锥形靶中心对准。按下被检仪器的冻结键，操作功率计进行清零。然后取消冻结，使被检仪器处于临床所用声功率输出状态。对同一探头进行不少于 3 次声功率测量，取其测量结果的算术平均值，作为被检仪器配用指定探头时的输出功率 P。

按式（22-10）计算被检仪器配用指定探头时的输出声强。

$$I_{SAPA} = P/S \qquad (22-10)$$

式中，I_{SAPA} 为被检仪器的输出声强，单位为 mW/cm^2；P 为被检仪器的输出声功率，单位为 mW；S 为配用探头的有效辐射面积，单位为 cm^2。

UPM-DT-1 型毫瓦级超声功率计的操作程序如下所示。

（1）打开便携式仪器箱底部的四个夹子，功率计主机位于仪器箱的底座之上。

（2）将仪器放置在水平面上，并保持稳定且水平。尽量避免气流和机械振动。

（3）将定位钳安装于仪器的固定柱上，并拧

紧螺丝。

（4）向水槽中加入蒸馏水，加入水量距槽顶部6mm（约为0.25in，1in=25.4mm），注意蒸馏水的温度要与室温一致。

（5）将适配器插入电源插座，按下"ON/Zero/Off"按钮，使其开机。

（6）将锥形靶放入水槽中，并将其插入仪器的连接装置中。

（7）将探头固定于定位钳上，并使其保持水平对准锥形靶，深入液面下3～6mm（0.125～0.25in），检查探头表面是否留有气泡，以免影响检测结果。

（8）静置5分钟之后，在超声探头没有工作的条件下，按一下"ON/Zero/Off"按钮，使其归零。

（9）打开超声探头开关，待读数稳定后，记下读数。建议用多次测量取平均值的方法减小误差，注意每次测量前需要按下"ON/Zero/Off"按钮进行归零。

（10）检定完毕后，按下"ON/Zero/Off"按钮，关机，取下锥形靶和固定钳，倒掉蒸馏水，待仪器干透后装入便携箱。

2. 电气安全性测试 针对超声诊断设备电安全的指标主要是漏电流指标，即患者漏电流、外壳漏电流和对地漏电流，可以使用电气安全分析仪来测量。

在检测探头漏电流时，使用生理盐水作为传导介质，所以一定要先做外观检查，确保探头绝缘层的完整性。在检测时，把探头和电气安全分析仪的探针同时放在盛放生理盐水的容器里，盐水能覆盖探头前端2cm左右即可；探针另一端连接在电气安全分析仪的第一个心电导联接线柱上；安全分析仪选择心电导联检测模式，并设置成单导联模式。之后按照电气安全检测的相关要求来操作。

第二十三章

磁共振成像系统质控检测技术与方法

第一节 概 述

核磁共振（nuclear magnetic resonance，NMR）现象是磁矩不为零的原子核在外磁场作用下自旋能级发生塞曼分裂，共振吸收某一定频率的射频辐射的物理过程。磁共振成像（magnetic resonance imaging，MRI）系统是利用核磁共振现象进行人体成像的新型影像检查技术。

磁共振成像系统因其安全、无电离辐射、多方位任意角度成像、具有良好的组织分辨率等诸多特性，被广泛应用于人体各个系统的诊断中。随着磁共振成像设备的逐渐普及，各种快速成像序列相继问世，软件系统不断开发更新，磁共振成像技术在疾病的诊疗过程中越来越重要。磁共振成像设备如图23-1所示。

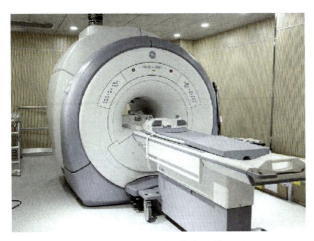

图23-1 磁共振成像系统

对磁共振成像系统开展科学合理的质量保证（quality assurance，QA）与质量控制（quality control，QC）工作，可使系统得以正常高效的运行，保障所产生的影像数据真实、准确、可靠，对临床和科研都具有十分重要的意义。目前，国外已有多个标准可用于指导磁共振成像系统的质量保证和质量控制工作。例如，美国放射学会（American College of Radiology，ACR）、国际电工委员会（International Electrotechnical Commission，IEC）和美国电气制造商协会（National Electrical Manufacturers Association，NEMA）等组织和机构都制定了磁共振成像系统质量控制测试的标准。这些标准通常是参考性的，所涉及的内容和相关技术指标也各有侧重。我国医用磁共振成像系统质量控制的相关标准包括：①卫生行业标准 WS/T 263—2006《医用磁共振成像（MRI）设备影像质量检测与评价规范》：该标准结合我国磁共振成像设备应用的实际情况，并参考了国际相关权威机构的技术报告和标准，适用于医用磁共振成像设备的验收检测和状态检测；②计量标准：目前尚未有全国性的 MRI 计量检定规程或计量校准规范正式公布，但是部分省市发布了地方性标准，如北京市质量技术监督局发布的 JJF（京）30—2002《医用磁共振成像系统（MRI）检测规范》等。

第二节 医用磁共振成像系统的检测设备

一、磁场强度检测仪

磁场强度检测仪采用高分辨率、高线性的霍尔效应器件对各种磁性设备的表面场进行测试。常用于医用磁共振成像系统检测的磁场强度检测仪有以下几种。

1. PT2025 型磁场强度检测仪（图 23-2） 其总量程为 0.043～13.7T，分辨率 10^{-7}T，相对精度低于 0.1ppm，绝对精度高达 5ppm。不同探头的工作频率和量程见表 23-1。PT2025 型磁场强度检测仪不受温度影响，具有极高的年稳定性。磁场搜索模式包括手动、半自动或全自动模式。

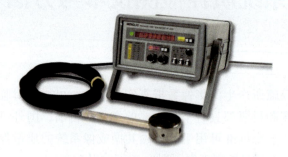

图 23-2　PT2025 型磁场强度检测仪

表 23-1　PT2025 型磁场强度检测仪探头量程

探头编号	量程（T）	频率（MHz）
1	0.043～0.13	1.9～5.6
2	0.09～0.26	3.8～11.2
3	0.17～0.52	7.5～22.5
4	0.35～1.05	15.0～45.0
5	0.7～2.1	30.0～90.0
6	1.5～3.4	7.5～22.5
7	3.0～6.8	15.0～45.0
8	6.0～13.7	30.0～90.0

2. THM1176 型三维磁场强度检测仪（图 23-3） THM1176 型是一台便携式仪器，由掌上电脑和三维霍尔探头组成。量程可覆盖 1nT 到 20 T，精度高达读数的 ±1%。可同时完成 X、Y、Z 三个方向及总场强测量，避免一维探头带来的方向依赖，从而大大提高了工作效率。

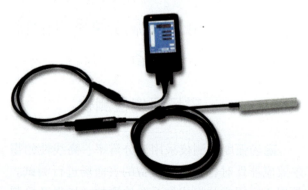

图 23-3　THM1176 型三维磁场强度检测仪

二、磁共振成像系统性能检测模体

磁共振成像系统性能测试模体主要用于测试医用磁共振成像系统体部成像的质量，包括磁场均匀性（空间均匀性）、扫描层厚/层间距、患者准直定位系统验证、信噪比、T_1 和 T_2 值、空间分辨率（高对比度分辨力）、密度分辨率（低对比度分辨力）和空间线性（几何畸变率）等参数。常用模体包括 Magphan SMR 170 体部模体和 Magphan SMR 100 头部模体。

1. Magphan SMR 170 医用 MRI 系统体部图像质量测试模体（图 23-4） 为外径 200mm 的圆柱形，壁厚 5mm，用于模拟人体躯体部位。内部包含一个边长 100mm 的立方体测试插件，图 23-5 为该立方体测试插件的剖面图。

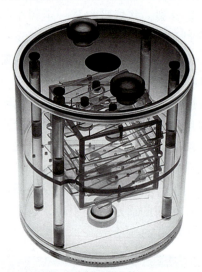

图 23-4　Magphan SMR 170 医用 MRI 系统体部图像质量测试模体

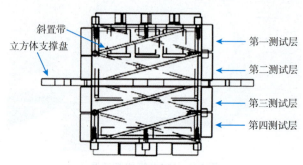

斜置带立方体支撑盘
第一测试层
第二测试层
第三测试层
第四测试层

图 23-5　立方体测试插件剖面图

2. Magphan SMR 100 医用 MRI 系统头部图像质量测试模体（图 23-6） 为外径 200mm 的球形，壁厚 5mm，内部包含一个边长 100mm 的立方体测试插件（图 23-5）。

Magphan SMR 100 模体用于测试医用磁共振成像系统头部成像的质量。

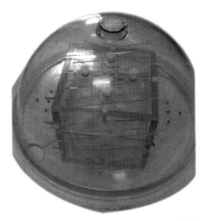

图 23-6 Magphan SMR 100 医用 MRI 系统头部图像质量测试模体

第三节 医用磁共振成像系统的检测方法

一、外观及一般工作性检查

1. 外观检查

（1）检查可见电缆是否破损、老化，电源接口处是否接触良好。

（2）检查激光警告标志、听觉警告标志、热气警告标志和 0.5mT 场强隔离区域标志是否完好。

（3）检查用户图标和键盘标志是否完好。

2. 部件检查

（1）检查失超阀门是否进水。

（2）检查维修塔外部是否有冰。

（3）查看磁体阀门压力表指针是否在绿色区域。

3. 软件检查
打开系统软件，查看用户文件是否存在和可读。

二、MRI 系统图像质量检测

（一）检测环境条件

（1）环境温度：15 ～ 35℃。

（2）相对湿度：< 80%。

（3）大气压力：86 ～ 106kPa。

（4）电源：（220±22）V，（50±1）Hz。

（5）周围：环境无明显影响磁共振正常工作的高频干扰及震动。

（二）模体准备

测试前需在模体内充填含顺磁离子的成像溶液，通常使用硫酸铜溶液，成像溶液浓度与弛豫时间见表 23-2。推荐的溶液配比为 1L 蒸馏水 +2g 五水硫酸铜（$CuSO_4 \cdot 5H_2O$）+3.6g 氯化钠（NaCl）。

表 23-2 磁共振成像溶液的浓度要求

试剂	浓度（mmol/L）	T_1 弛豫时间（ms）	T_2 弛豫时间（ms）
$CuSO_4$	1 ～ 25	860 ～ 40	625 ～ 38

（三）模体定位

把头部模体水平放置在扫描床上已装好的头部线圈内，用水平仪检查是否水平。模体轴与扫描孔的轴平行，定位光线对准模体的中心（立方体支撑盘）。先进行定位像扫描，由所得到的横断面定位像确定经过模体中心的矢状位的扫描，由所得的矢状位图像（图 23-7）确定对模体各层面的扫描。

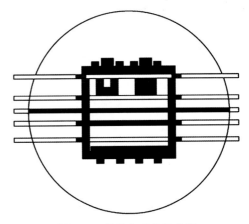

图 23-7 模体矢状位定位像

（四）扫描条件

1. 在性能检测中，均采用饱和恢复自旋回波成像脉冲序列（SE），TR=500ms，TE=30ms，FOV=25cm，矩阵 256mm×256mm，平均次数 2 次，单层扫描层厚 =10mm。

2. 扫描条件详解

（1）线圈（coil）：头部（head）。

（2）扫描矩阵（scan matrix）：256mm×256mm。

（3）脉冲序列（pulse sequence）：自旋回波（SE）。

（4）显示（重建）矩阵（reconstruction matrix）：256mm×256mm。

（5）重复时间（TR）：500毫秒。

（6）回波时间（TE）：30毫秒。

（7）视野（FOV）：250mm×250mm。

（8）单层扫描层厚（slice thickness）：10mm。

（9）激励次数（NEX）：2。

（五）MRI 图像质量参数的测量

1. 信噪比（SNR） 是指图像的信号强度与噪声强度的比值。信噪比测试在模体的溢流层（即模体内只有成像溶液的扫描层）图像上进行，测量方法有以下两种。

（1）一幅图像测量法：在图像中心区域选取范围约 100 个像素点的感兴趣区（region of interest，ROI），测定 ROI 内像素强度的平均值 S_{mean} 和标准偏差 SD；在图像外侧背景区域分别选择 4 个 ROI，测量并计算背景 ROI 内像素强度的总平均值 S_{back}。ROI 选取位置见图 23-8。按照式（23-1）计算信噪比。

$$SNR = (S_{mean} - S_{back})/SD \qquad (23\text{-}1)$$

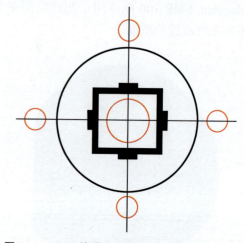

图 23-8　MRI 信噪比测量 ROI 选取位置示意图

（2）两幅图像测量法：用同一扫描参数做两次连续扫描，要求第一次扫描结束到第二次扫描开始时间延迟小于 5 分钟。然后将两幅图像相减，得到点对点相减的第三幅图像，如图 23-9 所示。在第三幅图像中心位置，选取占图像面积 75% 的感兴趣区，测定 ROI 内像素强度的平均值 S_{mean} 和标准偏差 SD，按式（23-2）计算信噪比：

$$SNR = \sqrt{2}\,S_{mean}/SD \qquad (23\text{-}2)$$

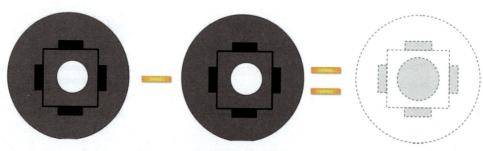

图 23-9　两幅图像测量法测量 MRI 信噪比

对于 1.5T 及以上的 MRI 系统，信噪比应不低于 150；对于 1.0T 的 MRI 系统，信噪比应不低于 100；对于 1.0T 以下的 MRI 系统，信噪比应不低于 80。

2. 图像均匀性 是指当成像物体具有均匀的磁共振特性时，磁共振成像系统在扫描整个物体过程中产生一个均匀信号响应的能力。其描述了 MRI 系统对模体内同一物质区域的再现能力。

在溢流层图像（图 23-10，图 23-11）上选取不同区域测量像素强度，测量区域的选择要能较全面反映图像的均匀程度，但不要太靠近边缘（通常在距图像边缘 1cm 以内）。测定所有 ROI 中像素强度均值的最大值 S_{max} 和最小值 S_{min}，按照式（23-3）计算图像均匀性。图像均匀性应不低于 85%。

$$U_{\Sigma} = \left(1 - \frac{S_{max} - S_{min}}{S_{max} + S_{min}}\right) \times 100\% \qquad (23\text{-}3)$$

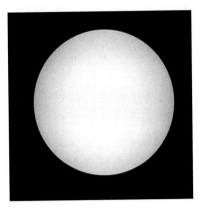

图 23-10　用于图像均匀性测量的溢流层圆形图像

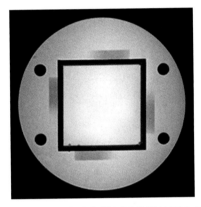

图 23-11　用于图像均匀性测量的溢流层方框图像

3. 空间分辨率　反映 MRI 系统在没有严重噪声时对两个相邻物体的分辨能力。图 23-12 为模体中空间分辨率测试层（第三测试层）的结构示意图，该测试层有 11 组线对，每组的线对密度分别为 1lp/cm、2lp/cm、3lp/cm、4lp/cm、5lp/cm、6lp/cm、7lp/cm、8lp/cm、9lp/cm、10lp/cm、11lp/cm。在空间分辨率测试层的图像（图 23-13）上调整窗宽和

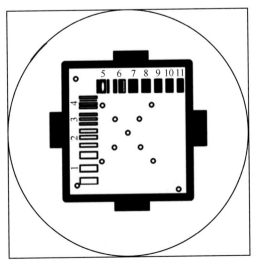

图 23-12　空间分辨率测试层结构示意图

窗位，使细节显示最清晰，用视觉确定图像中能分辨清楚的最小间距线对。对空间分辨率的基本要求见表 23-3。

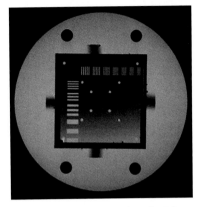

图 23-13　空间分辨率采集图像

表 23-3　MRI 空间分辨率的基本要求

线圈 类型	层厚 （mm）	视野 （mm×mm）	扫描矩阵 （mm×mm）	空间分辨率 （mm）
头部线圈	5～10	250×250	128×128	2
			256×256	1
			512×512	0.5

4. 空间线性　图像的空间线性又称几何畸变率，是指物体图像的几何形状或位置的改变程度，用图像中所显示的点相对它已知位置的偏移或图像中任意两点间的距离相对已知值的偏差表示。

测量空间分辨率图像中的小孔间的间距 D_M（主要是纵横方向），并与实际的距离 D_R（图 23-14）比较，按式（23-4）计算。

$$L = \frac{|D_R - D_M|}{D_R} \times 100\% \qquad (23-4)$$

5. 纵横比　在有效视野（UFOV）不小于 250mm 时，将窗宽调至最小，调整窗位至图像显示最佳水平，分别测量扫描图像上圆截面的纵向直径 L_z 和横向直径 L_h，按式（23-5）计算纵横比。

$$H = \frac{L_z}{L_h} \times 100\% \qquad (23-5)$$

图像纵横比应为 90%～110%。

6. 低对比度分辨力　是指当物体产生的信号强度与背景信号强度相近时，MRI 系统对物体的分辨能力，反映 MRI 系统的灵敏程度。

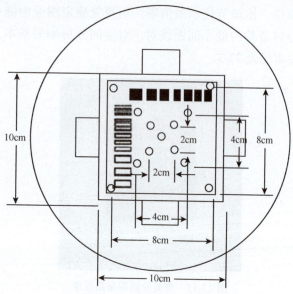

图 23-14　空间线性的测量

用 256mm×256mm 的扫描矩阵，有效视野不小于 200mm，扫描模体中的低对比度分辨力测试层（图 23-15）。调整窗宽和窗位至图像显示最佳，目测分辨出直径最小、深度最小的圆孔。

低对比度分辨力应能分辨直径为 6.0mm、深度为 0.5mm 的圆孔。

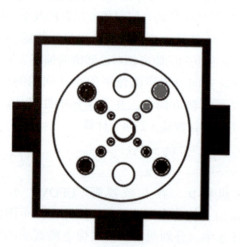

图 23-15　低对比度分辨力测试层

7. 层厚　是指断层分布的半峰全宽值（FWHM）。断层分布的定义为磁共振成像系统对于垂直穿过成像层的运动点源的响应。全部宽度的 1/10 是断层分布的另一个描述。

层厚的测量方法如下：调小窗宽，调高窗位，直到斜置带图像即将消失，这时的窗位值就是斜置带图像的灰阶最大值 L_1；在斜置带图像附近选择一个感兴趣区，这个感兴趣区的灰阶平均值就是背景值 L_2。把窗位值调到（$L_1 + L_2$）/2，此时测量斜置带图像的宽度，如图 23-16 所示。重复上述操作，分别测量图像中上、下、左、右四条斜置带的宽度。以四条斜置带宽度的平均值乘以 0.25，即为实际层厚值。

当标称层厚 ≥ 5.0mm 时，实际值与标称值之差的绝对值应不大于 1.0mm；当 2.0mm ≤ 标称层厚 < 5.0mm 时，实际值与标称值之差的绝对值应不大于 0.5mm。

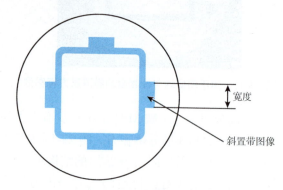

图 23-16　层厚测量示意图

8. 层厚的非均匀性　可表示层厚的非一致性变化程度。在层厚影像上测量 4 ～ 8 个层厚值，计算其标准偏差，以评价层厚的非均匀性。其中层厚非均匀特性应 ≤ 10%。

第二十四章

核医学成像设备质控检测技术与方法

第一节 概　述

核医学成像设备因其高灵敏度和高特异性的特点被广泛应用于临床诊断和研究。在神经系统、心血管系统、内分泌系统、消化系统、泌尿系统、骨关节系统的检查、诊断方面发挥着越来越重要的作用。随着 SPECT/CT、PET/CT 和 PET/MR 等多模态影像设备和成像技术的出现，核医学成像设备已经成为分子影像学技术最重要的支撑载体和物质基础，尤其是在肿瘤的早期诊断、神经疾病的检查和诊断及脑科学研究方面起到了不可替代的作用。

核医学成像设备的稳定性和可靠性决定了其诊断的准确性。该类设备大都很复杂、精密，对环境的要求也非常高，因此必须高度重视其质量控制工作，定期对设备进行检测和校正。本章主要介绍单光子发射计算机断层成像（SPECT）和 PET 的质量控制检测技术和方法。SPECT 和 PET 的质量控制工作通常可分为常规质控（routine QC）和验收质控（acceptance QC）。常规质控是指日常定期对设备进行的性能测试，以确保设备在最佳状态工作，并能及时发现设备性能降低的程度。按照测试的频度，常规质控可分为日质控（daily QC）、周质控（weekly QC）、月质控（monthly QC）和年质控（yearly QC），通常由厂家提供专用的测试程序，由核医学科技师进行操作。验收质控是指设备安装后对设备进行的全面性能测试，其目的是为了确保设备达到厂家标定的技术及操作性能。验收质控通常应在设备安装后立即进行，若验收测试结果表明设备没有达到厂家标定的性能，则应由厂家工程、维修人员对设备进行维修调试，达到标准要求时，设备才能启用。验收质控必须严格按照相关标准（如 NEMA 标准、IEC 标准或者我国国家标准）进行，并且应有厂家或供应商代表在场。另外，在设备出现较大故障、大修或调试后，或当机器搬迁到新址时，同样需要进行验收质控，以确保设备在最佳状态。

目前，SPECT 和 PET 的测试标准主要有 NEMA 标准、IEC 标准、IAEA（国际原子能机构）标准等。我国国家标准 GB/T 18988《放射性核素成像设备 性能和试验规则》采纳了 IEC 61675 的标准。但在核医学领域的实际工作中，NEMA 标准的应用最广泛。因此在 2013 年修订版本的 GB/T 18988.1—2013《放射性核素成像设备 性能和试验规则 第 1 部分：正电子发射断层成像装置》和 GBT 18988.2—2013《放射性核素成像设备 性能和试验规则 第 2 部分：单光子发射计算机断层装置》标准中分别以资料性附录形式增加了 NEMA NU2-2007《正电子发射断层成像装置性能测试》和 NEMA NU1-2007《伽玛照相机性能测试》标准的相关内容。

第二节 单光子发射计算机断层成像设备的质量控制检测

一、SPECT 质量控制检测装置

1. 点源　用于测试探头固有均匀性、空间分辨率、空间线性、能量分辨率及最大计数率。点源通常由 ^{99m}Tc 制成，直径一般要求在 5mm 以内，活度大小在 0.5～1mCi，点源活度应使计数率在

15～30kcps。常用点源通常为毛细管吸取放射性溶液制成。

2. 双线源模体（图24-1） 用于测试系统空间分辨率和全身扫描分辨率。其主体材质为硬塑料板，中间穿有聚乙烯管作为可灌注 ^{99m}Tc 的线源，灌注强度一般为 37～74MBq（1～2mCi）。

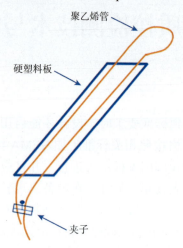

图 24-1 双线源模体结构示意图

3. 铅栅

（1）四象限铅栅模体（图24-2）用于测试探头的固有分辨率。模体分为四个象限，每一象限

铅栅的宽度和间隔相等，分别为 2mm、2.5mm、3mm、3.5mm，铅板厚度为 3mm。模体的面积应能完全覆盖探头有效视野。

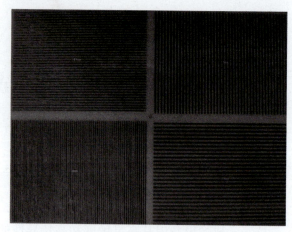

图 24-2 四象限铅栅模体

（2）单向铅栅模体（SLIT 铅栅）用于测试探头固有空间分辨率和固有空间线性，铅栅缝隙宽为 1mm，相邻两条线槽中心相距 30mm，铅板厚度为 3mm。模体的面积应能在 X 和 Y 两个方向完全覆盖探头有效视野，通常要求单向铅栅总尺寸 ≥ 59cm×45cm。图 24-3 为单向铅栅模体的图像。

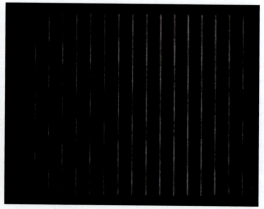

图 24-3 单向铅栅模体的图像

4. 灵敏度模体 通常为面源，用于测试系统灵敏度。采用有机玻璃空心平面模型，直径为 17cm，厚度为 2cm，使用时注入 3mm 深度的 ^{99m}Tc 液体，要求其排液口位于模体边缘，以方便清洗。

5. SPECT 性能测试模体（图24-4） 是内含已知形状和大小的测试样品的圆柱体，可以填充

已知浓度的放射性液体或者无放射性的水。该模体包括有机玻璃组成的三种插件，分别是热源病灶测试插件、冷源病灶测试插件和线性均匀性测试插件。

6. 辅助型工具 SPECT 设备检测需要配备一些辅助型工具，包括①点源可移动支架，要求高度可达到 3m；②手持式激光定位仪：用于定位点

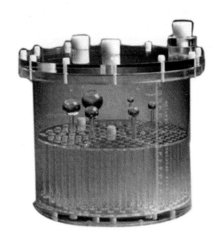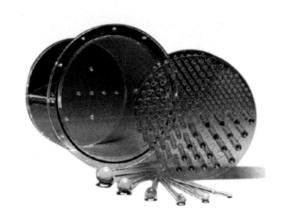

图 24-4　SPECT 性能测试模体

源位置，可使用十字线激光定位；③激光测距仪：要求测量范围为 0.05 ~ 40m，测量精度为 ± 1.5mm；④灵敏度模体支架：要求支架长度大于 45cm。

同时，SPECT 设备检测装置通常会配备配件包，里面一般包含卷尺、胶布、支架固定件、50ml 注射器、毛细管、橡皮筋等。

7. SPECT 质控分析软件　用于后期对 SPECT 的固有空间均匀性、固有空间线性、空间分辨率和系统灵敏度等进行计算分析。

二、SPECT 检测方法及操作步骤

（一）SPECT 性能测试模体的准备

1. 至少在使用前几个小时打开 SPECT 性能测试模体的盖板，注入蒸馏水或纯净水后将盖板盖上并固定好。

2. 通过盖板上的三个排气孔排净气体。在检测现场，取下盖板上的两个螺钉，从孔中用注射器抽出与需加入核素等量的纯净水。

3. 在放射性药物分装室的通风柜内用针筒将预先配置好的放射性活度为 800 ~ 1200MBq 的 ^{99m}Tc 溶液全部注入模体中。

4. 拧紧螺钉，上下左右摇动模体，将核素充分摇匀后进行定位，准备检测。

（二）最大计数率的测试

1. 取 4MBq 的 ^{99m}Tc 点源，悬挂在点源移动架

上，悬挂高度与 SPECT 探测器的中心点高度相同。

2. 取掉探头的准直器，将铅环放置在探测晶体的防护套上，探头平面与地面垂直。

3. 将 SPECT 设置为窗宽 20%，矩阵 256mm × 256mm，计数模式是高计数率。

4. 在垂直探测器平面中心点的水平线上移动点源，使之达到最大计数率。

（三）固有均匀性的测试

固有均匀性可描述当探头受到空间均匀通量的 γ 射线照射时，图像中计数密度均匀性的程度。固有均匀性的定量表示方法分为微分均匀性和积分均匀性两种，其中微分均匀性表示在探测视野内一定距离间计数密度的最大变化率；积分均匀性表示在探测视野内计数密度的最大偏差。影响固有均匀性的因素很多，如光电倍增管、能峰漂移、放大电路增益的匹配度、脉冲高度分析器的稳定性等。固有均匀性的测试过程需按照以下步骤进行。

1. 取 10 ~ 20MBq 的 ^{99m}Tc 点源，悬挂在探测器中心点的轴线上，距离探测器平面约 2m（有效视野直径的 5 倍）。

2. 取掉探头的准直器，将铅环放置在探测晶体的防护套上。

3. 将 SPECT 设置为窗宽 20%，矩阵 256mm × 256mm，均匀性校正处于"ON"位。

4. 预置计数 600 000Count，采集一幅图像。采集得到的图像如图 24-5 所示。

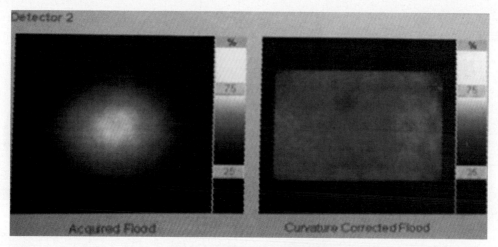

图 24-5　固有均匀性测试图像

（四）固有空间分辨率和固有空间线性的测试

固有空间分辨率和固有空间线性是图像质量的重要指标。固有空间分辨率表示设备能分辨的两点间的最小距离。固有空间线性描述图像的位置畸变程度，即线源在显像过程中同样显像为直线的能力，反映 SPECT 设备位置矩阵电路的性能。固有空间分辨率的影响因素主要有两个：一个是高能 γ 光子在晶体内的多次散射，另一个是在闪烁体晶体内产生的闪烁光子数的统计涨落，以及接下来闪烁光子在后续的各级光电倍增管中倍增的光子数的误差。固有空间分辨率和固有空间线性的测试过程需按照以下步骤进行。

1. 取 $20 \sim 40MBq$ 的 ^{99m}Tc 点源，悬挂在探测器中心点上方 5 倍于有效视野直径的位置处。或者将探测器平面垂直放置，点源悬挂在与探测器平面垂直的中心点高度的水平线且 5 倍于有效视野直径处。

2. 取掉探头的准直器，将铅环放置在探测晶体的防护套上，使探测器水平向上或垂直。

3. 将 SPECT 设置为窗宽 20%，矩阵 256mm×256mm，均匀性校正处于"ON"位。

4. 预置计数 300 000Count。

5. 将四象限或单向铅栅放置在探测器上，在不同矩阵条件下采集图像。

采集得到的图像如图 24-6 所示。

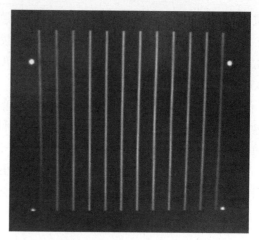

图 24-6　固有空间分辨率和固有空间线性测试图像

（五）系统均匀性的测试

系统均匀性是决定影像质量的最重要的指标。均匀性是指 γ 射线在均匀地照射探头时，在接收平面影像上的技术光点的均匀分布情况；或用点源放置在视野的不同位置上时产生相同计数率的能力。测试过程需按照以下步骤进行。

1. 在探头口安装被检测的准直器，使探测器水平朝上。

2. 取 $200 \sim 400MBq$ 的 ^{99m}Tc 点源模型。

3. 将 SPECT 设置为窗宽 20%，矩阵 256mm×256mm，预置计数 600 000Count，采集一幅图像。

（六）系统平面灵敏度的测试

1. 在准备好的灵敏度模型中注入经过测量的

准确的 40MBq^{99m}Tc，记录放射性强度被测定时的准确时间。

2. 在探头上安装低能平行孔准直器，探头面垂直朝上。

3. 在准直器面上覆盖一层塑料布，将灵敏度模型置于塑料布上。

4. 将 SPECT 设置为窗宽 20%，矩阵 256mm×256mm，均匀性校正处于"ON"位。

5. 登记累计 10^4 计数所需的时间，记录计数终点时间。

6. 移去灵敏度模型，在上述相等的时间内测量本底计数和计数率。

7. 在能量参数 140 ～ 360keV 范围内，对所有其他准直器重复第 2 ～ 6 步的测试过程。

采集得到的图像如图 24-7 所示。

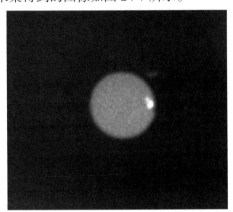

图 24-7　系统平面灵敏度测试图像

（七）系统计数率特性的测试

探测器能够识别两个闪烁光子的最短时间称为死时间，死时间会造成计数的丢失，因此在高计数率时真实计数率与观察计数率为非线性的关系，在低计数率时一般呈线性关系，一般用双源法测量。测试过程需按照以下步骤进行。

1. 在探头上安装低能高灵敏度的平行孔准直器，探头面垂直向下。

2. 将 SPECT 设置为窗宽 20%，矩阵 256mm×256mm，均匀性校正处于"ON"位，预置计数 10^{6}count。

3. 采用双源散射模型，置于支架上，使其对应于准直器面的中心，模型的井垂直并距离准直器面 5cm。

4. 将一个源放在模型井中，计数 10^{6}count，记

录计数时间和计数率。

5. 将第二个源放在第二模型井中，记录与上述相同时间内的两个源的总计数和计数率。

6. 从模型中移去第一个源，记录与上述相同时间内的两个源的总计数和计数率。

7. 从模型中移去第二个源，记录与上述相同时间内的本底计数和计数率。

8. 将源的顺序颠倒，重复上述步骤。

9. 完成上述计数，移去双源模型。

（八）断层图像均匀性、空间分辨率、层厚、几何参数的测试

1. 安装低能高分辨准直器。

2. 将准备好的 SPECT 性能测试模体水平放于扫描床面的中心线上，其长轴与床的长轴一致。

3. 将 SPECT 设置为窗宽 20%，常规矩阵，预置计数大于等于 500k/ 帧，探头旋转速度等其他条件均为常规条件。

4. 进行断层图像采集。

三、数据处理与报告

（一）最大计数率

测得的最大计数率，验收检测时不得小于出厂指标的 10%，应用状态检测时不得小于出厂指标的 15%。

（二）固有均匀性

1. 取 9 点平滑后的图像数据。

2. 在有效视野或中心视野（CFOV）中确定像素最大计数值 C_{max} 和像素最小计数值 C_{min}，按式（24-1）计算积分均匀性 IU。

$$IU = \frac{C_{max} - C_{min}}{C_{max} + C_{min}} \times 100\% \qquad （24-1）$$

3. 在有效视野与中心视野的 X–Y 方向上，逐行逐列确定任意 N 个（一般取 5 个）相邻像素中的最大计数值 N_{max} 和相邻像素中的最小计数值 N_{min}，按式（24-2）计算微分均匀性 DU。

$$DU = \frac{N_{max} - N_{min}}{N_{max} + N_{min}} \times 100\% \qquad （24-2）$$

（三）固有空间分辨率和固有空间线性

取固有空间分辨率的测试图像，目测图像能完整分辨的铅条的最小尺寸即为固有空间分辨率。在有定量测量功能的 SPECT 设备中，可用点扩展函数 DSF 或线扩展函数 LSF 进行描绘计算。

（四）系统均匀性

1. 取 9 点平滑后的图像数据。

2. 在有效视野和中心视野中确定最大和最小像素计数，按式（24-1）计算积分均匀性 IU。

3. 在有效视野与中心视野的 X–Y 方向上，逐行逐列确定任意 N 个（如 6 个）相邻像素中的最大计数值和相邻像素中的最小计数值，按式（24-2）计算微分均匀性 DU。

4. 系统均匀性一般比固有均匀性低 3%，如降低过大，则一般说明准直器有问题。

（五）系统灵敏度

将上述所有计数校正后，得到净计数率（减去本底计数率）C/S。参照所有净计数率测定放射性强度的相应时间，做放射性衰减校正。

每个准直器的平面灵敏度 $=C/S/Bq$。

（六）系统计数率特性

1. 记录每步所测量的时间和计数率。

2. 按式（24-3）计算有效脉冲对应的分辨时间 t（秒）。

$$t = \frac{2R_{12}}{(R_1 + R_2)(R_1 + R_2)} \times \ln\left(\frac{R_1 + R_2}{R_{12}}\right) \quad (24\text{-}3)$$

3. 按式（24-4）计算损失 20% 的计数的输入计数率 $R_{-20\%}$（CPS）。

$$R_{-20\%} = \frac{1}{t}\ln\frac{10}{8} \quad (24\text{-}4)$$

4. 按式（24-5）计算损失 20% 的计数时的观察计数率 $C_{-20\%}$（CPS）。

$$C_{-20\%} = 0.8 \times R_{-20\%} \quad (24\text{-}5)$$

（七）断层图像均匀性、空间分辨率、层厚、几何参数

1. 断层图像均匀性的计算与评估

（1）首先记录各图像号及采集的重建条件，然后调出重建后的均匀场源的断层图像，识别环形伪影的最大值或最小值，记为 $C_{min/max}$，并测量环形伪影边沿的信号强度值 C_1、C_2，由式（24-6）计算对比度 C。

$$C = \frac{C_{min/max} - C_{ave}}{C_{min/max} + C_{ave}} \times 100\% \quad (24\text{-}6)$$

式中，C_{ave} 为 C_1、C_2 的平均值。

（2）重复所有其他扫描横断面的计算，测定对比度的最大绝对值。

（3）计算中心值，在对应模体中心部位的图像位置上，取 5 个以上像素（对于 64 像素 ×64 像素矩阵，约为 3cm^2）的平均值。

（4）计算边缘值，在图像剖面上、下、左、右方向，距模体影像边缘约 2cm 处，分别选取 5 个以上像素大小的感兴趣区（一般约 3cm^2 范围），分别记录每个感兴趣区内的平均值，将其中与图像中心值的最大差值作为均匀性的测量值。

（5）使用剖面计算时，均匀本底与任何环形伪影之间的对比度不应超过 10%，测得的中心值和边缘值的差别也不应超过 10%。

2. 断层热源分辨力（孔径法）的确定 调出热源高分辨力模块断层图像，选择其中分辨力最佳的图像使用，目测或用像素 Profile 分布曲线图对孔径热源靶进行测量。

3. 图像几何线性和均匀性的确定 调出几何线性图像，测量方槽或方块的几何尺寸，对照模块的标称尺寸计算几何线性和均匀性。

（八）旋转中心精度的计算

1. 由式（24-7）计算旋转中心漂移 R_0。

$$R_0 = \frac{N + 1 - X_0 - X_{180}}{2} \quad (24\text{-}7)$$

式中，X_0、X_{180} 分别为 0° 和 180° 时 X 轴方向上的重心值，N 是图像的像素值。

2. 对每一对相隔 180° 的点源图像进行上述计算，得到一组 R_0 值。

3. 根据 R_0 值与角度描绘出对应的函数曲线。

4. 计算 R_0 值的平均值、标准偏差和相对于平均值的最大偏差。

四、放射性废物处理

检测结束后将点源和线源里的放射性溶液全部

转移到医院放射性废液收集容器中，将模体里的废液全部转移到医院放射性废液收集容器中，并用少量自来水分次（3次以上）冲洗模体内壁，将冲洗液一并转移到收集容器中。让其自行衰变，由医院根据制订的放射性废物处置办法处理。模体清洗后用检测仪器进行检测，符合相关要求后装箱保存。

将沾有放射性废液的注射器、棉球、滤纸等放射性固体废物放置在核医学专用固体放射性废物垃圾桶内，让其自行衰变，再由医院按放射性废物处置办法处理。

第三节　正电子发射断层成像设备的质量控制检测

一、PET质量控制检测装置

PET所有的测试均采用 ^{18}F 作为放射源。

1. 点源　PET质量控制测试所用点源通常用毛细管吸取少量浓缩的 ^{18}F 放射性溶液制成，毛细管内径≤1mm，外径不超过2mm。通常情况下，所吸取的放射性溶液在毛细管内的轴向长度应不超过1mm。

2. 圆柱形头部模体　为有机玻璃制成的空心圆柱形容器，其长度为（190±3）mm，外径为（200±3）mm，壁厚（3±1）mm。

散射源托架可用于散射测试，使用散射源托架可以在头部模体径向0mm、45mm、90mm的位置设置散射源，见图24-8。

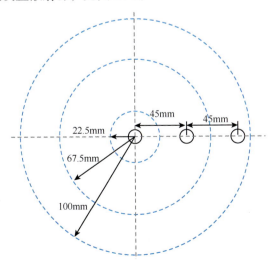

图24-8　插入散射源托架的模体位置图

圆柱形头部模体还包括聚四氟乙烯制成的实

心圆柱体插件和有机玻璃制成的空心圆柱体插件，实心圆柱体的长度为185mm、直径为50mm，空心圆柱体的外部长度为185mm、内部长度为182mm、外径50mm、内径46mm。按照图24-9所示的位置使用圆柱体插件可用于估算衰减校正。

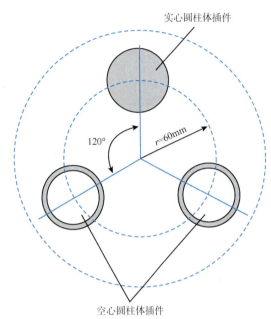

图24-9　估算衰减校正用的圆柱体插件位置图

3. PET体部模体　如图24-10所示，其配套插件包括6个直径分别为10mm、13mm、17mm、22mm、28mm和37mm的小球，其中直径为10mm、13mm、17mm和22mm的小球为热区，即实验时需注入高活度浓度（activity concentration）的放射性药物以模仿病灶；直径为28mm和37mm的小球为冷区，实验时不注入放射性药物。另外，在体部模体中心配套有低原子序数材料组成的圆柱体，用于模拟肺部衰减，其外径为（50±2）mm。

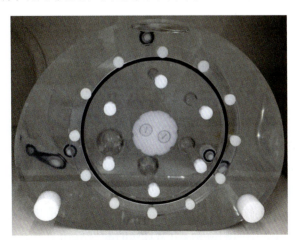

图24-10　PET体部模体（IEC 61675-1标准）

4. PET 手臂模体 为有机玻璃制成的空心圆柱形容器,其长度为(181±3)mm,外径为(90±2)mm,内径为80mm。

5. PET 质控分析软件 用于后期对 PET 的空间分辨率、灵敏度、散射分数和噪声等效计数率 NECR 指标进行计算分析。

二、PET 检测方法及操作步骤

(一)空间分辨率

空间分辨率分为横向分辨率和轴向分辨率,其可描述为断层成像装置复现示踪剂在物体的重建图像中空间分布的能力。测量由在空气中成像的点源或线源和重建图像使用陡峭的滤波函数来完成。虽然这不能代表患者真实的成像条件,即组织将产生散射且由于有限的统计要求使用平滑重建滤波函数,但是测得的空间分辨率在断层成像装置之间提供最好的情况来作为比较,指明最高可以达到的性能。

1. 横向分辨率 取线源悬挂于空气中,线源平行于断层成像装置长轴。在垂直于断层成像装置长轴的坐标上沿径向依次间隔50mm放置。对于横断视野小于310mm的断层成像装置,线源的半径位置为r=10mm,50mm,100mm;横断视野达到410mm的断层成像装置,线源的半径位置为r=10mm,50mm,100mm,150mm;大横断视野的断层成像装置,线源的半径位置为r=10mm,50mm,100mm,150mm,200mm。每个位置得到两个FWHM,分别为径向和切向。

2. 轴向切面宽度 取点源悬挂于空气中。在整个断层成像装置长度范围沿轴向小间隔递增移动点源。对于横断视野小于310mm的断层成像装置,将点源分别放置在三个位置:r=0mm,50mm,100mm;横断视野达到410mm的断层成像装置,将点源分别放置在四个位置:r=0mm,50mm,100mm,150mm;大横断视野的断层成像装置,将点源分别放置在五个位置:r=0mm,50mm,100mm,150mm,200mm。点源在轴向的递增间隔为期望轴向响应函数FWHM的1/10。

3. 轴向分辨率 对于轴向采样间隔小于或等于1/3轴向响应函数FWHM的断层成像装置,轴向空间分辨率由悬挂在空气中的点源决定。

点源沿径向以50mm的间隔放置,起始位置在中心,范围取决于横断视野,如在轴向切面宽度中的描述。

对于横断视野小于310mm的断层成像装置,取三个位置:r=0mm,50mm,100mm;对于横断视野达到410mm的断层成像装置,取四个位置:r=0mm,50mm,100mm,150mm;对于大横断视野的断层成像装置,取五个位置:r=0mm,50mm,100mm,150mm,200mm。每个点源以20mm的轴向间隔成像,开始位置在扫描中心,延伸至轴向视野边缘内10mm。

4. 数据采集 对上述所有源和位置进行采集,每个响应函数至少采集50 000计数,每个源的每个切面至少采集50 000计数。除了切面宽度测试外,可以使用多个放射源进行测试。

(二)散射测试

正电子在湮灭的过程中会形成初级γ射线的散射,导致对辐射源定位探测出现虚假的符合事件。

1. 放射源的准备 圆柱形头部模体内注入无放射性的水作为散射介质,插入散射源托架,在0mm、45mm、90mm半径位置插入线源插件,线源平行于柱模体型的轴线,如图24-8所示。模体置于视野的轴向和横向中心。

2. 数据采集 采集每一半径位置线源的正弦图数据。对于较小的轴向视野或测试模型位置中心17.0cm内,每一切面至少采集200 000计数。所有采集使用相同的采集时间。

(三)断层灵敏度测试

断层灵敏度是表征被探测效率的一个参数,在使用低活度放射源,其计数损失和偶然符合均可忽略的情况下,探测真符合事件。对于给定放射源布置,真符合事件的探测率取决于许多因素,包括探测器的材料、尺寸、聚焦率、断层成像装置的环形直径,轴向接收窗及间隔准直器的几何形状、衰减散射、死时间和能量阈值等。

1. 灵敏度测试 圆柱形头部模体中灌满水并排除气泡,加入已知活度的核素。将模体置于视野的轴向和横断面中心位置。

2. 相对灵敏度剖面测试 将点源悬挂在空气

中，沿断层成像装置的整个轴向长度做小间隔递增移动，测试点源的响应。点源位于断层成像装置横断面中心，轴向递增移动间隔为轴向响应函数 FWHM 期望值的 1/10。

3. 数据采集

（1）灵敏度测试的数据采集：对于较小的轴向视野或测试模型位置中心 17.0cm 内的切面，每一切面至少采集 200 000 计数。数据收集为正弦图，不需重建。

（2）相对灵敏度剖面测试的数据采集：每个剖面至少采集 50 000 计数，使用前面介绍的轴向切面宽度测试方法。

（四）计数丢失和随机测试

正电子断层成像装置的计数率特性的复杂程度取决于放射性空间分布和散射材料。真符合计数率的计数率特性几乎取决于"真对单"之比，并取决于单计数率的计数率特性和设置的测量条件。另外，计数率性能也会受到偶然符合量等条件的影响。

1. 放射源的准备　可以单独采用圆柱形头部模体模拟头部成像，也可以采用头部模体与体部模体、手臂模体组合的方式模拟心脏和腹部成像。

将测试模型内灌满水，排除气泡，加入已测定的核素。模型置于横向和轴向视野中央。

2. 数据采集　间隔要小于核素半衰期的一半，并直到真实事件的计数丢失率少于总计数的 1% 和随机率少于真实计数率的 1%。各次的采集持续时间 $T_{acq, j}$ 少于半衰期的 1/10。在足够高的计数率下至少测试 3 次，并有足够长的采集持续时间。

（五）均匀性测试

1. 放射源的准备　圆柱形头部模体注满水，排出空气，加入经测定活度的放射性核素。模体放置在视野轴向中心位置偏离中心轴 25mm 处。

2. 数据采集　模型采集时间要保证每一平面的平均计数不小于 200 000。

（六）散射校正方法的精度

1. 放射源的准备　圆柱形头部模体放置在视野轴向中心位置偏离中心轴 25mm 处。直径 50mm 的圆柱形插件放置在模型中半径为 0mm、45mm

和 90mm 位置。在空心圆柱体插件中注入无放射性水，排除空气。将已测定活度的放射性核素加入头部模体内，并充分搅匀。

2. 数据采集　在一个单独的发射采集期间，每一切面至少采集 20 000 计数。

（七）计数率校正的精度

1. 放射源的准备　圆柱形头部模体中灌满水，排出空气，加入放射性核素，模型置于视野中心。

2. 数据采集　测试的采集时间间隔应小于 1/2 半衰期，直到真实事件的计数丢失率小于总计数的 1.0% 且随机率小于真实率的 1.0%。每次单独的采集时间 $T_{acq, j}$ 小于半衰期的 1/4。

最后三次采集必须是在足够高的计数率和足够长的采集时间的条件下，以保证合适的统计量，避免分析不精确。生产厂家应该为仪器提供测试规程，包括初始活性浓度、采集次数和持续时间。

（八）衰减校正的精度

1. 放射源的准备　圆柱形头部模体放置在视野轴向中心位置偏离中心轴 25mm 处。3 个 50mm 的空心圆柱体插件放置在模体中轴径向距离 60mm 处，间隔 120° 放置，如图 24-9 所示。

对于穿透测试，在头部模体内注入无放射性的水。在其中一个空心圆柱体插件中注入无放射性空气，另外两个注入水。

对于发射测试，将已测定活度的放射性核素加入头部模体内，并和水充分搅匀。圆柱体插件的内容不变。

2. 数据采集　按仪器厂家推荐的方法进行模型的穿透扫描。对于发射测试，测试模型内加入定量的放射性，采用标准成像采集方式，每一切面至少有 20 000 计数。穿透和发射测试依次进行，随后作相应处理。如果两次测试之间模型被移走，必须精确地重定位。如果先进行发射扫描，必须经过 10 个半衰期后才能进行穿透测试。

三、数据处理与报告

（一）空间分辨率

1. 数据处理与分析　数据要进行死时间丢失

和随机符合校正。测试使用的核素是 ^{18}F，核素的活度使其产生的死时间丢失率或随机符合率不超过总事件率的 5%。所有的空间分辨率数据采用 ramp（斜坡）滤波器重建，取投影空间确定的 Nyquist 值为 Cutoff 值。轴向切面宽度不需重建。

在横断图像上，通过计数分布的峰值位置在两个正交方向作剖面图，得到两个一维的响应函数。在线源响应函数上分别计算两个方向的横断空间分辨率 FWHM。

在最靠近点源的切面上，通过计数分布的峰值位置沿轴向作容积图像的剖面图，得到一个一维的响应函数。在点源响应函数上计算轴向空间分辨率 FWHM。

记录在每一轴向位置点源的每一平面采集的计数，作出一维响应函数。通过该响应函数确定切面宽度 FWHM。该计算在每个半径位置的点源上重复。它们得到的是轴向响应函数。

FWHM 由响应函数的峰值、最大像素值 1/2 处相邻像素间的线性插值确定。结果值用距离（mm）表示，像素尺寸乘以像素数目得到距离。

2. 报告结论 在各半径位置取所有切面计算径向和切向分辨率 FWHM 的平均值，结果为系统分辨率。

轴向切面宽度结果为每一半径位置所有切面的每种形式（如偶数、奇数）的平均值。横断像素尺寸（mm）和轴向递增值（mm）也应相应计算得出结果。

对于可以进行轴向分辨率测试的系统，轴向分辨率结果为每一半径位置所有切面的平均值。轴向像素尺寸（mm）也应计算得出结果。可灌注放射源的尺寸应备注。

（二）散射测试

1. 数据处理与分析 数据要进行死时间丢失和随机符合校正，但不作散射和衰减校正。

测试模型两端 1cm 内的所有切面的正弦图要进行分析，如果断层野的轴向视野小于 17.0cm，则对所有切面都要进行分析。

每一正弦图 i 内所有位置超过测试模型中心 12cm 外的像素计数被设为 0。对于正弦图内每一投影角度 a，寻找具有最大值的像素作为线源响应的中心位置。移动各投影使含有最大计数的像素对准正弦图的中心像素。对准后产生一个总投影，总投影中的像素值是与总投影像素具有相同径向偏移的各角度投影像素之和［式（24-8）］。

$$C_{r,i,k} = \sum C_{r-\max,a,i,k} \qquad (24\text{-}8)$$

式中，r 是一个投影的像素号码；$-\max$ 表示在该投影中具有最大值的像素位置；i 表示切面；$k=1$、2、3，分别表示在半径 0mm、45mm、90mm 位置的线源。

总投影中包含两个计数点 $C_{L,i,k}$ 和 $C_{R,i,k}$，分别表示正弦图中心 40mm 宽带边缘的左右像素密度。采用线性插值法确定总投影中心像素两侧 20mm 处的像素密度。用 $C_{L,i,k}$ 和 $C_{R,i,k}$ 的平均值乘以 40mm 宽带内的像素数目（含小数值），再加上宽带外部像素的计数，得到 k 位置线源、第 i 切面的散射计数 $C_{S,i,k}$。

总投影所有像素值相加得到事件总计数 $C_{\mathrm{tot},i,k}$。对于 k 位置线源，计算在整个数据采集时间间隔 $T_{\mathrm{ACQ},k}$ 期间的平均放射性活度 $A_{\mathrm{AVE},k}$。

均匀分布放射源的每一切面散射分数 SF_i 按式（24-9）计算。

$$\mathrm{SF}_i = \frac{\left[\dfrac{C_{S,i,1}}{T_{\mathrm{ACQ},1}} + 8 \times \dfrac{C_{S,i,2}}{T_{\mathrm{ACQ},2}} + 10.75 \times \dfrac{C_{S,i,3}}{T_{\mathrm{ACQ},3}}\right]}{\left[\dfrac{C_{\mathrm{TOT},i,1}}{T_{\mathrm{ACQ},1}} + 8 \times \dfrac{C_{\mathrm{TOT},i,2}}{T_{\mathrm{ACQ},2}} + 10.75 \times \dfrac{C_{\mathrm{TOT},i,3}}{T_{\mathrm{ACQ},3}}\right]}$$

$$(24\text{-}9)$$

式中，下标 1、2、3 分别表示位置在 0mm、45mm、90mm 半径的线源。

2. 报告结论 对每一切面的测试进行分析，得到 SF_i 列表。取 SF_i 平均值，得到均匀放射源的系统散射分数 SF。

（三）断层灵敏度测试

1. 数据处理与分析 对正弦图做随机校正和死时间校正，但不做探头归一化、衰减校正或散射校正。每个符合事件被记录为一个仅一次通过断层视野的事件计数。对每一轴向位置采集的计数求和，得到一维响应函数，从而确定轴向响应函数。

（1）灵敏度测试：对模型的放射性活度进行衰减校正，确定数据采集时间段内的平均活度 A_{ave} 在每一切面 120mm 半径内，通过求和正弦图内所有像素值得到总计数 $C_{i, \text{TOT}, 120\text{mm}}$。

用式（24-10）得到无散射事件的切面灵敏度 S_i。

$$S_i = \frac{C_{i, \text{TOT}, 120\text{mm}}}{T_{\text{acq}}} \times \frac{1 - \text{SF}_i}{A_{\text{ave}}} \quad (24\text{-}10)$$

轴向视野内断层所有切面的 S_i 之和为总体系统灵敏度 S_{TOT}。

（2）相对灵敏度剖面测试：通过对每个响应函数的计数求和，计算相对点源切面灵敏度。应对每一切面的轴向响应函数进行切面灵敏度变化的归一化处理，即在每步采集的计数除以相对点源灵敏度。将归一化后的轴向响应函数绘制为以毫米为单位的距离函数，并显示为曲线图。无须进行用以校正断层采样不足的切面厚度的内插或反卷积处理。分析归一化的轴向响应函数，以确定当点源靠近每一切面中心时剖面的最大值（峰）。每一切面记录一个最大值。一对交叉切面剖面的像素值记录为最小值（谷）。对于每个最小（交叉）值 i，峰与谷的比率按式（24-11）计算。

$$\text{PV}_i = \frac{\text{Maximum}_i + \text{Maximum}_{i+1}}{2 \times \text{Minimum}_i} \quad (24\text{-}11)$$

计算平均值 PV_{ave}。

2. 报告结论

（1）灵敏度：对每一切面进行整个轴向视野列表 S_i，并报告 S_{TOT}。

（2）相对灵敏度剖面：对所有切面绘制归一化轴向响应函数，报告相对点源切面灵敏度，以及每一谷 i 的峰谷比率 PV_i 和平均峰谷比率 PV_{ave}。

（四）计数丢失和随机测试

1. 数据处理与分析

对于轴向视野≤17.0cm 的断层野，每一切面 i 的每次采集 j 产生正弦图。对于轴向视野＞17.0cm 的断层野，正弦图在中心 17.0cm 内产生。测试不进行探头灵敏度、探头移动（如摆动）、随机、散射、死时间或衰减的校正。

计算每一采集 j 的平均活度 $A_{\text{ave}, j}$ 和平均放射浓度 $a_{\text{ave}, j}$。

（1）死时间测试：在全部视野中，对每个正弦图的计数求和。根据断层野的设计，这一步骤产生 $C_{t+s+r, i, j}$ 或 $C_{t+s, i, j}$，即在第 j 次采集的第 i 个切面的计数。从 $C_{t+s+r, i, j}$ 中减去随机计数 $C_{r, i, j}$ 得到 $C_{t+s, i, j}$。

根据厂家的推荐，$C_{r, i, j}$ 可以通过标准的处理技术获得，如测试单符合和延迟符合。用式（24-12）计算真实及散射计数率 $R_{t+s, i, j}$。

$$R_{t+s, i, j} = \frac{C_{t+s, i, j}}{T_{\text{acq}, j}} \quad (24\text{-}12)$$

对每一切面 i，计算 $R_{\text{Extr}, I, j}$，如果已经没有死时间丢失，$R_{\text{Extr}, I, j}$ 应已在采集 j 被测试。为了减少统计涨落影响，$R_{\text{Extr}, I, j}$ 按式（24-13）计算。

$$R_{\text{Extr}, I, j} = \frac{A_{\text{ave}, j}}{3} \times \frac{R_{t+s, i, k}}{A_{\text{ave}, k}} \quad (24\text{-}13)$$

$k = 1$ 表示最低活度的采集。

对于每一采集 j 的每一切面 i，死时间百分率 $\text{PDT}_{i, j}$ 按式（24-14）计算。

$$\text{PDT}_{i, j} = 100 - \frac{R_{t+s, i, j}}{R_{\text{Extr}, I, j}} \quad (24\text{-}14)$$

在每一切面 i，线性插值用于确定死时间百分率 $\text{PDT}_{i, j} = 50\%$ 时的放射性浓度。

（2）真实事件率测试：在每一切面划一个宽度 240mm，跨越所有角度的矩形感兴趣区 ROI_i，中心对准正弦图的径向轴。求和每一正弦图 ROI 的计数。依据断层野设计的不同，这一过程将产生 $C_{\text{ROI}, i+s+r, i, j}$ 或 $C_{\text{ROI}, t+s, i, j}$，即第 j 次采集的第 i 切面的计数。从 $C_{\text{ROI}, i+s+r, i, j}$ 减去随机计数 $C_{\text{ROI}, r, i, j}$，得到 $C_{\text{ROI}, t+s, i, j}$。真实计数率 $R_{\text{ROI}, t, i, j}$ 按式（24-15）计算。

$$R_{\text{ROI}, t, i, j} = \frac{C_{\text{ROI}, i+s, i, j}}{T_{\text{acq}, j}} \times (1 - \text{SF}_i) \quad (24\text{-}15)$$

式中，SF_i 为散射分数。

随机计数率为

$$\frac{C_{\text{ROI}, r, i, j}}{T_{\text{acq}, j}} \quad (24\text{-}16)$$

对于没有死时间丢失的采集 j，计算每一切面 i 的 $R_{\text{ROI}, \text{Extr}, i, j}$。为了减少统计误差，$R_{\text{ROI}, \text{Extr}, i, j}$ 按式（24-17）得到。

$$R_{\text{ROI}, \text{Extr}, i, j} = \frac{A_{\text{ave}, j}}{3} \times \frac{R_{\text{ROI}, t, i, k}}{A_{\text{ave}, k}} \quad (24\text{-}17)$$

$k = 1$ 为最低活度的采集。

在每一切面 i，用线性插值计算当真实计数率等于随机计数率时的计数率和浓度。

按式（24-18）计算系统真实计数率 $R_{\text{ROI}, t, \text{sys}, j}$。

$$R_{\text{ROI}, t, \text{sys}, j} = R_{\text{ROI}, t, i, j} \qquad (24\text{-}18)$$

i 是轴向视野内的切面数目，视野 $\leqslant 17.0\text{cm}$。

按式（24-19）计算系统随机计数率 $R_{\text{ROI}, r, \text{sys}, j}$。

$$R_{\text{ROI}, r, \text{sys}, j} = R_{\text{ROI}, r, i, j} \qquad (24\text{-}19)$$

i 是轴向视野内的切面数目，视野 $\leqslant 17.0\text{cm}$。

用线性插值计算当系统真实计数率等于随机计数率时的计数率和浓度。

按式（24-20）计算系统 $R_{\text{ROI}, \text{Extr}, \text{sys}, j}$。

$$R_{\text{ROI}, \text{Extr}, \text{sys}, j} = R_{\text{ROI}, \text{Extr}, i, j} \qquad (24\text{-}20)$$

i 是轴向视野内的切面数目，视野 $\leqslant 17.0\text{cm}$。

2. 报告结论

（1）死时间测试：对于每一切面 i，列出死时间率 PDT_i 等于 50% 的浓度。画出浓度对于死时间率的函数，报告系统死时间率 PDT_{sys} 等于 50% 的浓度。

（2）真实事件率测试

1）对于每一切面 i，列出下述两组参数中较小的一组：真实率 $R_{\text{ROI}, t, i}$ 等于随机率 $R_{\text{ROI}, r, i}$ 时的真实率 $R_{\text{ROI}, t, i}$ 和真实率 $R_{\text{ROI}, t, i}$ 等于峰值或饱和时的真实率 $R_{\text{ROI}, t, \text{peak}, i}$。

2）对于系统，画出下述 3 个作为放射源浓度 $a_{\text{ave}, j}$ 的量：$R_{\text{ROI}, t, \text{sys}, j}$ 系统真实率，$R_{\text{ROI}, r, \text{sys}, j}$ 系统随机率，$R_{\text{ROI}, \text{Extr}, \text{sys}, j}$ 外延系统真实率。

3）对于系统，也要报告下述两组参数中较小的一组：真实率 $R_{\text{ROI}, t, \text{sys}}$ 等于随机率 $R_{\text{ROI}, r, \text{sys}}$ 时的真实率 $R_{\text{ROI}, t, \text{sys}}$ 和真实率 $R_{\text{ROI}, t, \text{sys}}$ 等于峰值或饱和时的真实率 $R_{\text{ROI}, t, \text{peak}, \text{sys}}$。

同时列出对应的活性浓度。

（五）均匀性测试

1. 数据处理与分析　对于轴向视野小于 17.0cm 的断层野，所有切面要被重建。如果轴向视野大于 17.0cm，仅重建落入中心 17.0cm 范围内的切面。应用所有校正（归一化、切面灵敏度、死时间、随机和散射），除非仪器不提供。使用计算的衰减校正方法。衰减系数应与其他测试相同，并按下述方法报告其数值。采用标准矩阵和像素尺寸，以及截止频率为 Nyquist 频率的 ramp 滤波器进行重建，Nyquist 频率在投影空间确定。

（1）相对灵敏度测试方法：在模型图像中心做直径 175mm 的圆，圆内用正交直线划分为边长大约 10mm 的方形区域，区域互不覆盖。在每个方形区域中，边长 $\leqslant 10\text{mm}$，区域内的像素数目应为整数。仅测试完整的方形区域，忽略围绕边缘的不完整方形区域。

（2）切面均匀性：在每一重建切面计算切面内均匀性。最大和最小百分比非均匀性 $\text{NU}_{i\,\text{max}}$ 和 $\text{NU}_{i\,\text{min}}$ 分别按式（24-21）和式（24-22）求取。

$$\text{NU}_{i\,\text{max}} = + \frac{\text{Max}(C_k) - \text{Ave}(C_k)}{\text{Ave}(C_k)} \times 100\%$$
$$(24\text{-}21)$$

$$\text{NU}_{i\,\text{min}} = - \frac{\text{Ave}(C_k) - \text{Min}(C_k)}{\text{Ave}(C_k)} \times 100\%$$
$$(24\text{-}22)$$

每一切面 i 对于方形区域 k：$\text{Max}(C_k)$ 为最大计数，$\text{Ave}(C_k)$ 为平均计数，$\text{Min}(C_k)$ 为最小计数。

在每一切面 i 按式（24-23）计算标准偏差 SD_i，并按式（24-24）计算变异系数 CV_i。

$$\text{SD}_i = \sqrt{\left[C_k - \text{Ave}(C_k)\right]^2 \times \frac{1}{k-1}} \quad (24\text{-}23)$$

$$\text{CV}_i = \frac{\text{SD}_i}{\text{Ave}(C_k)} \times 100\% \qquad (24\text{-}24)$$

式中，k 是切面 i 中方形区域的号码。

（3）体积均匀性：计算断层野整个视野（体积）的均匀性：体积的最大和最小百分比非均匀性 $\text{NU}_{\text{vol max}}$ 和 $\text{NU}_{\text{vol min}}$ 按式（24-25）和式（24-26）计算。

$$\text{NU}_{\text{vol max}} = + \frac{\text{Max}(C_j) - \text{Ave}(C_j)}{\text{Ave}(C_j)} \times 100\% \quad (24\text{-}25)$$

$$\text{NU}_{\text{vol min}} = - \frac{\text{Ave}(C_j) - \text{Min}(C_j)}{\text{Ave}(C_j)} \times 100\% \quad (24\text{-}26)$$

任一重建切面对于方形区域 j：$\text{Max}(C_j)$ 为最大计数，$\text{Ave}(C_j)$ 为平均计数，$\text{Min}(C_j)$ 为最小计数。

在每一体积，按式（24-27）和式（24-28）分别计算标准偏差 SD_{vol} 和变异系数 CV_{vol}。

$$\text{SD}_{\text{vol}} = \sqrt{\frac{1}{j-1}} \times \left[C_j - \text{Ave}(C_j)\right] \qquad (24\text{-}27)$$

$$CV_{vol} = \frac{SD_{vol}}{Ave(C_{vol})} \times 100\% \quad (24\text{-}28)$$

式中，j 是方形区域的号码。

（4）系统均匀性：计算交互（所有切面）均匀性：最大和最小百分比非均匀性分别为 $NU_{sy\,max}$ 和 $NU_{sy\,min}$，分别按式（24-29）和式（24-30）计算。

$$NU_{sy\,max} = +\frac{Max(C_i) - Ave(C_i)}{Ave(C_i)} \times 100\% \quad (24\text{-}29)$$

$$NU_{sy\,min} = -\frac{Ave(C_i) - Min(C_i)}{Ave(C_i)} \times 100\% \quad (24\text{-}30)$$

对任一重建切面 i：$Max(C_i)$ 为在切面 i 中所有方形区域平均计数的最大值，即 $Max[Ave(C_k)]$；$Ave(C_i)$ 为在切面 i 中所有方形区域 k 平均计数的平均值，即 $Ave[Ave(C_k)]$，$Min(C_k)$ 为在切面 i 中所有方形区域平均计数的最小值，即 $Min[Ave(C_k)]$。

按式（24-31）和式（24-32）分别计算系统标准偏差 SD_{sys} 和变异系数 CV_{sys}。

$$SD_{sys} = \sqrt{\frac{1}{i-1} \times [C_i - Ave(C_i)]} \quad (24\text{-}31)$$

$$CV_{sys} = \frac{SD_{sys}}{Ave(C_i)} \times 100\% \quad (24\text{-}32)$$

式中，i 为重建切面的号码。

2. 报告结论 列出在测试中使用的校正，指出哪种可能的校正被应用。报告每一切面的切面非均匀性 NU_i 和切面变异系数 CV_i，体积非均匀性 NU_{vol} 和体积变异系数 CV_{vol}，系统非均匀性 NU_{sys} 和体积变异系数 CV_{sys}。

（六）散射校正方法的精度

1. 数据处理与分析 对于轴向视野小于 17.0cm 的断层野，所有切面要被重建。如果轴向视野大于 17.0cm，仅重建落入中心 17.0cm 范围内的切面。应用死时间、随机和散射校正，除非仪器不提供。采用标准矩阵和像素尺寸，以及截止频率为 Nyquist 频率的 ramp 滤波器进行重建，Nyquist 频率在投影空间确定。

使用计算的衰减校正方法，衰减系数应与其他测试相同，并按下述方法报告其数值。

在每一重建切面定义 12 个 ROI，ROI 直径为（30±3）mm，每个 ROI 包含相同的像素数。其中一个 ROI 放置在无放射插件图像中心。其他 11 个 ROI 的位置的边缘距离模型图像的周边和插件图像的周边至少 20mm。测试每一切面 i 的每一个 ROI 的计数。

对于每一切面 i，散射校正后的残留散射分数 $SF_{corr,\,i}$ 按式（24-33）计算。

$$SF_{corr,i} = \frac{C_{cyl,i}}{C_{ave,i}} \times 100\% \quad (24\text{-}33)$$

式中，$C_{cyl,\,i}$ 是切面 i 圆柱体插件图像 ROI 的计数；$C_{ave,\,i}$ 是切面 i 其他 11 个 ROI 的计数平均值。取 $SF_{corr,\,i}$ 的平均值得到系统的残留 SF_{corr}。

2. 报告结论 列表标出可用于测试的校正，使用的衰减校正系数也要报告。列表报告每一切面的 $SF_{corr,\,i}$ 和系统残留散射分数值 SF_{corr}。

（七）计数率校正的精度

1. 数据处理与分析 对于轴向视野小于 17.0cm 的断层野，所有切面都要被重建。如果轴向视野大于 17.0cm，仅重建落入中心 17.0cm 范围内的切面。应用所有校正，采用标准矩阵和像素尺寸，以及截止频率为 Nyquist 频率的 ramp 滤波器重建图像，Nyquist 频率在投影空间确定。

对每一重建图像 i 进行分析，对每一采集 j 计算源的平均活性浓度 $A_{ave,\,j}$ 在每一切面的模型重建图像中心做直径 180mm 的圆形 ROI。测试每一切面 i 和采集 j 的真实计数 $C_{ROI,\,i,j}$ 按式（24-34）计算真实计数率 $R_{ROI,\,i,j}$。

$$R_{ROI,i,j} = \frac{C_{ROI,i,j}}{T_{acq,j}} \quad (24\text{-}34)$$

对每一切面 i 计算延伸真实计数率 $R_{Extr,\,i,\,j}$，它可从没有死时间丢失的采集 j 获得。为了减少统计影响，$R_{Extr,\,i,j}$ 按式（24-35）计算。

$$R_{Extr,i,j} = \frac{A_{ave,j}}{3} \times \frac{R_{ROI,i,k}}{A_{ave,k}} \quad (24\text{-}35)$$

$k=1$ 表示活度最低时的采集。

按式（24-36）计算每一采集 j 的每一切面 i 的相对计数率误差 $r_{i,j}$。

$$r_{i,j} = \left(100 - \frac{C_{ROI,i,j}}{R_{Extr,i,j}}\right) \times 100\% \quad (24\text{-}36)$$

2. 报告结论 对于每一切面，列出 $r_{i,j}$ 和 $A_{ave,j}$ 的值，取 $r_{i,j}$ 对于 $A_{ave,j}$ 的切面以线性图形轴画出最高值和最低值曲线。数据点可以连接成真实连续曲线。将 3 个最低值 $A_{t,\text{peak}}$、$A_{t,50\%}$ 和 $A_{t=r}$ 使用线性插值计算每一曲线的偏移 r_i。

（八）衰减校正的精度

1. 数据处理与分析　对于轴向视野 ≤ 17.0cm 的断层野，所有切面要被重建。如果轴向视野大于 17.0cm，仅重建落入中心 17.0cm 范围内的切面。应用所有校正，采用标准矩阵和像素尺寸，以及截止频率为 Nyquist 频率的 ramp 滤波器重建图像，Nyquist 频率在投影空间确定。发射数据重建中使用所有校正，包括由穿透测试得到的衰减校正。在发射图像中的每一切面，定义 3 个直径为 30mm 的圆形 ROI，分别对准空气、水、实心的插件图像，在活度均匀区域定义 9 个直径为 30mm 的圆形 ROI，外部 6 个 30mm ROI 全部定位在模型轴心 60mm 半径的位置。记录每一切面 i 每个 ROI 的总计数：$C_{\text{air},i}$、$C_{\text{solid},i}$、$C_{\text{water},i}$、$C_{1,i}$、$C_{2,i}$、…、$C_{9,i}$。数字下标表示在活度均匀区域的 9 个 ROI。

按式（24-37）计算每一切面的归一化计数。

$$C_{N,i} = \frac{C_{k,i}}{9} \qquad (24\text{-}37)$$

按式（24-38）计算每一切面中每个插件的相对误差 $C_{\text{insert},i}$。

$$C_{\text{insert},i} = \frac{C_{\text{insert},i}}{C_{N,i}} \times 100\% \qquad (24\text{-}38)$$

式中，insert 表示空气、实心和水。

每一切面的最大和最小百分比非均匀性分别为 $\text{NU}_{\text{insert max}}$ 和 $\text{NU}_{\text{insert min}}$，分别按式（24-39）和式（24-40）计算。

$$\text{NU}_{\text{insert max}} = +\frac{\text{Max}(C_{k,i}) - C_{N,i}}{C_{N,i}} \times 100\% \quad (24\text{-}39)$$

$$\text{NU}_{\text{insert min}} = -\frac{C_{N,i} - \text{Min}(C_{k,i})}{C_{N,i}} \times 100\% \quad (24\text{-}40)$$

2. 报告结论　列出每一切面的 $C_{\text{air},i}$、$C_{\text{solid},i}$、$C_{\text{water},i}$，报告这些误差的平均值。列出每一切面的 $\text{NU}_{A,i}$ 值。

四、NEMA 标准的 PET 检测方法

本节第二部分的检测方法符合我国国家标准 GB/T 18988.1—2013 的要求，该标准等同采纳了 IEC 61675.1—1998。但核医学领域的实际工作中，NEMA 标准的应用最广泛。NEMA 标准有多个版本，目前 NEMA NU2-2012《正电子发射断层成像装置性能测试》为 PET 性能测试标准的最新版本。NEMA 测试方法更为简便易行，但是其部分结果的误差相对于 GB/T 18988.1 和 IEC 61675 来说要更大一些。在临床工程检测的过程中，可以根据实际情况选择不同的测试方法和标准。

（一）NEMA 标准检测所需模体

在 NEMA NU2-2012 标准的测试中，主要用到以下几种 PET 测试模体。

1. PET 灵敏度模体　主要用于测量 PET 正电子探测能力和分辨率，通常包括 5 根不同内径和外径的金属套管，套管长度均为 70cm、壁厚均为 2.5mm，套管内径分别为 3.9mm、7.0mm、10.2mm、13.4mm、16.6mm。标配 2 根线源管和 1 件模体定位阶梯轴。

2. 散射分数模体　PET 散射分数模体为实心聚乙烯正圆柱体（图 24-11），长度为 70cm，外径为 20cm，在径向距离 45mm 的位置设有一个与圆柱体中心轴平行的线源管，标配 2 根线源管，主要用于测量散射分数、计数损失和随机测量。圆柱体通常分为几段，使用时需将其严密地组装起来。

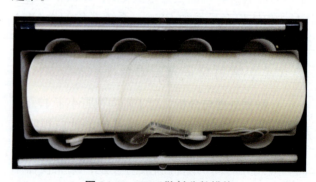

图 24-11　PET 散射分数模体

3. PET 空间分辨率测试支架（图 24-12）　用于支持灵敏度模体和毛细管点源，毛细管插孔坐标分别为（0，1cm）、（0，10cm）和（10cm，0）；灵敏度模体插孔坐标分别为（0，0）和（0，10cm）。

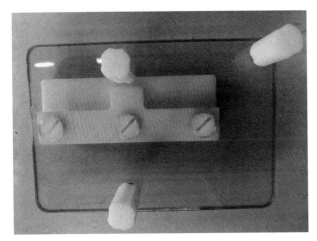

图 24-12　PET 空间分辨率测试支架

4. PET 体部模体（图 24-10）　主要用于测试图像质量及衰减校正与散射校正的精确性。

5. PET 性能检测配件包　配件包一般有线源管 4 根（包括备用 2 根，带帽）、封口膏 1 只、毛细管 6 只（包括备用 3 只）、散射模体固定销 3 个、内六角扳手 1 个和内六角螺丝 2 个。

（二）NEMA 标准检测的主要内容

NEMA NU2-2012 的主要测试内容包括①空间分辨率；②散射分数、计数损失和偶然符合测量；③灵敏度；④精确性：计数损失与偶然符合计数校正；⑤图像质量、衰减校正与散射校正的精确性。其中图像质量测试部分为 IEC 标准和 GB 标准没有的内容，所以在此对其检测方法进行重点介绍。

1. 模体准备　采用 PET 体部模体，至少在使用前几个小时开始准备，使用水和 ^{18}F 放射性药物充填模体，热区与背景区域的活度浓度比为 4 : 1。充填完成后充分摇匀，静置几个小时以保证放射性药物在水中充分扩散。将模体定位于 PET 扫描野中心，扫描开始时计算热区的活度浓度。

2. 数据处理与分析　根据 NEMA NU 2-2007 的标准，在重建图像中选取冷区及热区小球球心共面的层，以及 Z 轴上距该层 ±1cm 和 ±2cm 的层，分别读取冷区、热区和背景区域 ROI 的平均计数。冷区和热区 ROI 应该选取在小球范围内，ROI 的直径应尽可能接近小球的物理内径。每个背景区域 ROI 的计数记作 $R_{s,i,j}$，其中 s 为层号，值为 –2 ～ +2；i 为每层中选取的 ROI 的编号，每层 12 个；j 为背景区域 ROI 直径的编号，值

为 1 ～ 6，分别代表与 6 个小球直径（10mm、13mm、17mm、22mm、28mm 和 37mm）相对应的背景区域 ROI，背景区域 ROI 的选取如图 24-13 所示。

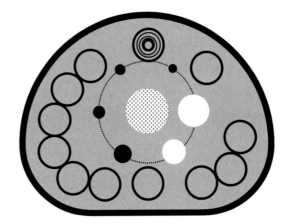

图 24-13　背景区域感兴趣区的选取

（参照 NEMA NU 2-2007 标准）

对于每个直径编号 j，在 5 层图像上共有 60 个背景区域 ROI。背景区域 ROI 的平均计数按式（24-41）计算。

$$C_{B,j} = \frac{\sum_{s=-2}^{+2}\sum_{i=1}^{12}R_{s,i,j}}{60} \qquad (24\text{-}41)$$

（1）冷区和热区的对比度：热区对比度 $Q_{H,j}$ 按照式（24-42）计算。

$$Q_{H,j} = \frac{(C_{H,j}/C_{B,j})-1}{(a_H/a_B)-1}\times100\% \qquad (24\text{-}42)$$

式中，$C_{H,j}$ 为热区 j 的平均计数；$C_{B,j}$ 为与热区 j 等直径的 60 个背景区域 ROI 的平均计数；a_H 为热区的活度浓度；a_B 为背景区域的活度浓度。

冷区对比度 $Q_{C,j}$ 按照式（24-43）计算。

$$Q_{C,j} = \left(1-\frac{C_{C,j}}{C_{B,j}}\right)\times100\% \qquad (24\text{-}43)$$

式中，$C_{C,j}$ 为冷区 j 的平均计数；$C_{B,j}$ 为与冷区 j 等直径的 60 个背景区域 ROI 的平均计数。

（2）背景变化率（N_j）：按照式（24-44）计算。

$$N_j = \frac{SD_j}{C_{B,j}}\times100\% \qquad (24\text{-}44)$$

式中，SD_j 为背景区域 ROI 计数的标准差，根据式（24-45）计算。

$$SD_i = \sqrt{\sum_{k=1}^{K}(C_{B,j,k}-C_{B,j})^2/(K-1)} \qquad (24\text{-}45)$$

式中，$C_{B,j,k}$ 为每一个直径编号为 j 的背景区域 ROI 的计数；K 为直径编号为 j 的背景区域 ROI 的总数量，$K=60$。

（3）衰减校正与散射校正的精确性：根据 NEMA NU 2-2007 的标准，在重建图像选取冷区及热区小球球心共面的层，以及 Z 轴上距该层 $\pm 1cm$ 和 $\pm 2cm$ 的层，在每层图像 i 的肺插件中心画出直径 30mm 的圆形 ROI，记录 ROI 内的平均计数 $C_{\text{lung},i}$。为了测量散射校正与衰减校正的残留误差，按照式（24-46）计算每层图像 i 的相对误差 $\Delta C_{\text{lung},i}$。

$$\Delta C_{\text{lung},i} = \frac{C_{\text{lung},i}}{C_{B,i}} \times 100\% \qquad (24\text{-}46)$$

式中，$C_{B,i}$ 为图像质量分析时所画的 60 个 37mm 本底 ROI 的平均计数值。

五、放射性废物处理

检测结束后将点源和线源里的放射性溶液全部转移到医院放射性废液收集容器中，将模体里的废液全部转移到医院放射性废液收集容器中，并用少量自来水分次（3次以上）冲洗模体内壁，将冲洗液一并转移到收集容器中。让其自行衰变，由医院根据制订的放射性废物处置办法处理。模具清洗后用专业设备测量，至符合标准后收好。

将沾有放射性废液的注射器、棉球、滤纸等放射性固体废物放置在核医学专用固体放射性废物垃圾桶内，让其自行衰变，再由医院按放射性废物处置办法处理。

第四节 一体化 PET/MR、PET/CT 和 SPECT/CT 设备的质量控制检测

PET/MR、PET/CT 和 SPECT/CT 等一体化多模态影像设备能够同时提供结构成像和代谢成像，PET/MR 还能进一步提供功能成像，因此日益受到基础研究和临床诊断的青睐。

随着这些一体化多模态影像设备在临床的普及应用，其性能评价和测试也成为临床工程学关注的热点。从理论上说，一体化多模态影像设备的性能评价和测试应该包括其各个成像模态单独的性能评价及多模态图像融合质量的评价，但是目前国际上尚未有相关标准的正式发布。

因此，目前对于 PET/MR、PET/CT 和 SPECT/CT 等一体化多模态影像设备的质量控制，其核医学部分的 PET 和 SPECT 性能测试主要参照本章内容执行，CT 和 MR 部分的性能测试和质量控制分别参照本书第二十一章第三节和第二十三章的相关内容执行。

参考文献

白培瑞, 白净, 2011. 基于二维阵列换能器的实时三维超声成像技术综述. 中国生物医学工程学报, 30 (6): 938-945.

北京市质量技术监督局, 2002. JJG (京) 30—2002 医用磁共振成像系统 (MRI) 检测规范.

柴凡, 赵庆丽, 张锋军, 等, 2017. 乳腺癌保留乳房手术联合术中放射治疗 60 例近期疗效观察. 中华乳腺病杂志 (电子版), 11 (1): 13-18.

常宝晶, 2016. 前列腺癌调强适形放射治疗临床研究. 医学信息, 29(2): 230-231.

陈子满, 2015. 放射影像诊断学. 合肥: 中国科学技术大学出版社.

陈旭, 齐凤坤, 康立功, 等, 2010. 实时荧光定量 PCR 技术研究进展及其应用. 东北农业大学学报, 41 (8): 148-155.

陈毅, 沈文同, 赵胜光, 等, 2016. Mobetron 术中放疗加速器的物理测试和操作技术. 实用临床医药杂志, 20 (5): 88-91.

陈渝, 齐悦国, 吴晓东, 等, 2004. 延长直线加速器磁控管使用寿命的方法. 医疗卫生装备, 25 (1): 41-43.

程东峰, 李鸿哲, 赵胜光, 等, 2016. 移动式直线加速器术中放射治疗进展期胰腺癌. 中华肝胆外科杂志, 22 (3): 155-158.

崔湧, 翟仁友, 刘小娟, 等, 2004. 计算机辅助检测在乳腺癌 X 线诊断中的应用. 中华放射学杂志, 38 (9): 937-941.

代瑾, 2010. CT 里的宝石. 中国医院院长, (11): 88-89.

邓春连, 2008. Co 治疗机放疗时钴源传输端效应的校正. 实用医技杂志, 15 (14): 1806.

邓建国, 2015. 医用电子直线加速器真空处理. 医疗装备, 28 (2): 112-113.

邓小武, 黄劭敏, 祁振宇, 2004. CT 模拟机的质量控制和质量保证检验. 中国肿瘤, 13 (9): 546-550.

邓又斌, 谢明星, 张青萍, 2011. 中华影像医学 (第 2 版): 超声诊断学卷. 北京: 人民卫生出版社.

杜其聪, 杨承欢, 罗春材, 2016. 2 种平板探测器在床旁摄影的临床应用对比研究. 医疗卫生装备, 37 (1): 71-73.

杜锡九, 刘德康, 沈立人, 等, 2015. 医用直线加速器控制系统软件设计. 医学信息, 28 (46): 1-2.

冯海燕, 景志忠, 房永祥, 等, 2009. 双向凝胶电泳技术及其应用. 生物技术通报, 1: 59-63.

高艳, 赵晋华, 2015. PET/MR 衰减校正技术的研究进展. 中国医疗设备, 30 (7): 75-78.

郭奕斌, 2014. 基因诊断中测序技术的应用及优缺点. 遗传, 36 (11): 1121-1130.

郭跃信, 2003. 鼻咽癌放疗后复发与残存病变的立体定向放射治疗. 陕西医学杂志, 32 (11): 993-994.

国家质量监督检验检疫总局, 2004. JJG 744—2004 医用诊断 X 射线辐射源.

韩丰谈, 2016. 医学影像设备学. 北京: 人民卫生出版社.

侯宁, 2012. 医用电子直线加速器放射治疗的质量控制分析. 中国医药指南, 10 (34): 235-236.

胡红波, 丘志芬, 邵高峰, 2017. 医用电子直线加速器应用质量检测结果分析. 医疗卫生装备, 38 (1): 101-103.

胡娟, 2011. (60) Co 远距离治疗机输出剂量的测量与校准. 医疗卫生装备, 32 (7): 100-101.

黄峻, 2015. 医用直线加速器剂量的校准因素及控制措施研究. 东方食疗与保健, 9: 247.

黄峻, 2015. 医用直线加速器输出剂量稳定性研究. 东方食疗与保健, 8: 84.

黄素红, 戴堂知, 2012. 医用直线加速器管理与日常维护. 医药前沿, 23: 365.

江苏省计量科学研究院, 2015. 医用 X 射线诊断设备计量与检测技术. 北京: 中国质检出版社.

姜婷婷, 张盛箭, 李瑞敏, 等, 2017. 对比增强能谱 X 线摄影对乳腺疾病的诊断价值. 中华放射学杂志, 51 (4): 273-278.

姜玉新, 张运, 2014. 超声医学高级教程. 北京: 人民军医出版社.

金浩宇, 2011. 医用超声诊断仪器应用与维护. 北京: 人民卫生出版社.

黎静, 张晋建, 文婷, 等, 2014. 螺旋断层放疗系统故障介绍及原因分析. 医疗卫生装备, 35 (6): 119-121.

李刚, 2008. 医用直线加速器磁控管原理及故障鉴别. 医疗卫生装备, 29 (6): 94, 122.

李亮, 隋志伟, 王晶, 等, 2012. 基于数字 PCR 的单分子 DNA 定量技术研究进展. 生物化学与生物物理进展, 39 (10): 1017-1023.

李秀忠, 2011. 如何提高适形放射治疗精度. 生物医学工程与临床, 15 (1): 96-97.

李玉, 徐慧军, 2015. 现代肿瘤放射物理学. 北京: 中国原子能出版社.

李治安, 2003. 临床超声影像学. 北京: 人民卫生出版社.

李祖江, 1996. 医用检验仪器原理使用与维修. 第 2 版. 北京: 人民卫生出版社.

林佳琪, 苏国成, 苏文金, 等, 2017. 数字 PCR 技术及应用研究进展. 生物工程学报, 33 (2): 170-177.

刘德明, 刘怡刚, 2004. 31 台 60Co γ 远距治疗机检测结果. 中华放射医学与防护杂志, 24 (2): 154-155.

刘德明, 刘怡刚, 李长虹, 2003. (60) Co 治疗机性能参数的自主控制方法. 职业卫生与病伤, 18 (1): 45-46.

刘吉斌, 王金锐, 2010. 超声造影显像. 北京: 科学技术文献出版社.

刘军, 黄林平, 周伟, 等, 2016. 术中放疗在早期乳腺癌保乳手术中的应用观察. 中日友好医院学报, 30 (3): 137-140.

刘军辉, 2011. 基于飞行时间技术的 PET 探测技术研究. 中国科学院研究生院，1-105.

刘鹏，于维海，肖开敏，2010. 医用直线加速器的质量保证和质量控制. 中国医疗设备，25（9）：97-98.

柳延虎，王璐，于黎，2015. 单分子实时测序技术的原理与应用. 遗传，3：259-268.

卢爱国，张金荣，程齐波，2013. 医院医疗设备质量控制体系的构建. 中国医疗设备，28（06），82-84，135.

罗氏诊断有限公司，2010. cobas® 6000 分析仪系列软件描述.

吕宏，吕忠海，1999. 立体定向适形放射治疗计划系统. 医疗装备，13（5）：23-24.

马金利，蒋国樑，2004. 全面的调强适形放疗质量保证概念. 中国肿瘤，13（8）：480-484.

马林，2014. 螺旋断层放疗系统的临床应用. 中国医疗设备，29（10）：12-14.

美国贝克曼库尔特有限公司，2002. IMMAGE 免疫化学系统操作手册.

孟亚秋，徐晓帆，顾军，等，2017. 术中放疗在早期乳腺癌保乳手术中的应用. 医学研究生学报，30（5）：534-536.

牛凤岐，2015. 国产超声体模及相关产品. http: //blog. sina. com. cn/s/blog_4e85c07a0102vsxj.html，2017/10/5 引用.

欧阳习，尹吉林，李小华，等，2009. NEMA NU 2-2001 标准在国内 PET／CT 性能测试的整体应用. 中国医疗设备，24（8）：28-32.

强永刚，2013. 医学辐射防护学. 第 2 版. 北京：高等教育出版社.

任宏伟，崔涛，徐胜鹤，等，2011. 常用超声功率计的原理及应用. 中国计量，（12）：110-111.

任伟，刘宝瑞，2016. 螺旋断层放疗系统在胸部肿瘤治疗中的临床应用. 癌症进展，14（5）：409-413.

尚进，李东，2012. ToMoTHERAPY 螺旋断层放射治疗的现状与应用前景. 中国医疗设备，27（2）：48-50.

邵向阳，徐伟文，2016. 下一代测序（NGS）技术的发展及在肿瘤研究的应用. 分子诊断与治疗杂志，8（5）：289-296.

石明国，于群，王鸣鹏，等，2013. 医用影像设备（CT/MR/DSA）成像原理与临床应用. 北京：人民卫生出版社.

宋立为，张海滨，2013. 医用超声多普勒成像设备质量控制检测技术. 北京：中国质检出版社/中国标准出版社.

孙海汐，王秀杰，2009. DNA 测序技术发展及其展望. 科研信息化技术与应用，（3）18-29.

孙涛，韩善清，汪家旺，2010. PET／CT 成像原理、优势及临床应用. 中国医学物理学杂志，5（1）：1581-1582.

田李，张颖，赵云峰，2015. 新一代测序技术的发展和应用. 生物技术通报，31（11）：1-8.

田新智，李永旭，韩宁，等，2009. CT 模拟系统在放射治疗中的应用. 医疗装备，23（1）：18-22.

万久庆，2006. 医用直线加速器磁控管更换技术探讨. 医疗卫生装备，27（10）：46-47.

万明习，2010. 生物医学超声学. 北京：科学出版社.

王丽珊，文智，2012. 浅谈分子影像学及分子探针. 第一届分子影像学齐鲁国际论坛暨第三届山东省分子影像学学术大会论文集，171-175.

王丽霞，吴秀红，魏永婷，等，2017. 术中放疗及检查对手术室环境影响的调查研究. 中华结直肠疾病电子杂志，6（1）：78-80.

王玉倩，薛秀花，2016. 实时荧光定量 PCR 技术研究进展及其应用. 生物学通报，51（2）：1-6.

文婷，黎静，张晋建，等，2015. 全身照射螺旋断层放疗剂量验证与分析. 广东医学，36（16）：2474-2475.

吴国旺，栗建辉，边怡超，2013. 超声波生物学效应及产科超声检查的安全性. 中国医疗设备，28（2）：43-48.

夏勋荣，姚绍卫，2014，JJF1438-2013《彩色多普勒超声诊断仪（血流测量部分）校准规范》解读. 中国计量，（4）120-121.

谢非，王捷，2015. 磁共振波谱分析（MRS）技术在前列腺癌诊断及外照射放疗（EBRT）靶区确定中的应用进展. 肿瘤预防与治疗，28（5）：295-298.

解增言，林俊华，谭军，等，2010. DNA 测序技术的发展历史与最新进展. 生物技术通报，8：64-70.

徐寿平，王连元，戴相昆，等，2008. 螺旋断层放疗系统原理及其应用. 医疗卫生装备，29（12）：100-102.

许少生，2002.（60）Co 外照机检修中应注意的安全问题. 医疗装备，15（4）：50.

雅培公司，2015. ARCHITECT 系统操作手册.

杨德平，刘维薇，2016. 数字 PCR 技术在临床诊断中的应用进展. 临床检验杂志，34（10）：785-787.

杨军，2007. 质子适形放射治疗计划. 医疗设备信息，22（10）：44-45.

杨绍洲，陈龙华，张树军，2004. 医用电子直线加速器. 北京：人民军医出版社.

杨晓玲，施苏华，唐恬，2010. 新一代测序技术的发展及应用前景. 生物技术通报，10：76-81.

姚伟荣，徐寿平，杜镭，等，2012. 螺旋断层治疗机实施剂量重建和剂量引导放疗的研究. 中国医疗器械杂志，36（5）：375-377.

游士虎，胡南，吴章文，等，2015. MRI 引导放射治疗中电子回转效应的蒙特卡罗研究. 原子核物理评论，32（3）：363-367.

于金明，2002. 二十一世纪的放射肿瘤学. 中华肿瘤杂志，24（6）：521-525.

于丽娟，2009. PET/CT 诊断学. 北京：人民卫生出版社.

余启峰，2006. 60Co 治疗机的临床应用. 肿瘤研究与临床，18（11）：790-792.

曾照芳，贺志安，2012. 临床检验仪器学（第 2 版）北京：人民卫生出版社.

查玉华，2004. 医用直线加速器磁控管伪故障的判断与修复. 医疗卫生装备，25（5）：65.

张国庆，廖杰，于力方，2003. 双向电泳技术在蛋白质组研究中的应用. 标记免疫分析与临床，10（3）：171-173.

张金葆，卢爱国，2010. 螺旋断层放疗系统的验收与质量保证规范. 医疗卫生装备，31（11）：124-126.

张小玲，关键，李美芝，等，2014. 数字乳腺摄影计算机辅助诊断对乳腺癌的检出价值. 放射学实践，（4）：408-411.

赵焕英，包金风，2007. 实时荧光定量 PCR 技术的原理及其应用研究进展. 中国组织化学与细胞化学杂志，16（4）：492-497.

赵强，2000. 医学影像设备. 上海：第二军医大学出版社.

赵庆军，何少商，2005. SPECT 应用质量检测方法. 中国医学装备，2（10）：53-55.

郑富强，2006. 放射治疗模拟技术的发展. 中国医疗设备，21（3）：21-22.

郑钧正，2009. 电离辐射医学应用的防护与安全. 北京：原子能出版社.

中国科学院声学研究所，2011. KS107BD/G 型仿组织超声体模使用说明书.

中华人民共和国国家卫生和计划生育委员会，2013. GBZ 130—2013 医用 X 射线诊断放射防护要求.

中华人民共和国国家卫生和计划生育委员会，2017. WS 521—2017 医用数字 X 射线摄影（DR）系统质量控制检测规范.

中华人民共和国国家卫生和计划生育委员会，2017. WS 76—2017 医用常规 X 射线诊断设备质量控制检测规范.

中华人民共和国国家质量技术监督局，1998. JJG 639-1998 医用超声诊断仪超声源.

中华人民共和国国家质量监督检验检疫总局，2002. GB 18871—2002

电离辐射防护与辐射源安全基本标准.

中华人民共和国国家质量监督检验检疫总局, 2003. GB/T 18988. 2-2013 放射性核素成像设备 性能和试验规则 第 2 部分: 单光子发射计算机断层装置.

中华人民共和国国家质量监督检验检疫总局, 2013. JJF 1438-2013 彩色多普勒超声诊断仪 (血流测量部分) 校准规范.

中华人民共和国国家质量监督检验检疫总局, 2013. GB/T 18988. 2—2013/IEC 61675—1: 1998 放射性核素成像设备 性能和试验规则 第 1 部分: 正电子发射断层成像装置.

中华人民共和国国家质量监督检验检疫总局, 中国国家标准化管理委员会, 2008. GB 9706. 9—2008 医用电气设备 第 2-37 部分: 超声诊断和监护设备安全专用要求.

中华人民共和国国家质量监督检验检疫总局, 中国国家标准化管理委员会, 2008. GB/T 16846—2008 医用超声诊断设备声输出公布要求.

中华人民共和国国家质量监督检验检疫总局, 中国国家标准化管理委员会, 2009. GB 10152—2009 B 型超声诊断设备.

中华人民共和国卫生部, 2006. WS/T263-2006 医用磁共振成像 (MRI) 设备影像质量检测与评价规范.

中华人民共和国卫生部, 2007. GBZ 186—2007 乳腺 X 射线摄影质量控制检测规范.

中华人民共和国卫生部, 中国国家标准化管理委员会, 2011. GB 17589—2011 X 射线计算机断层摄影装置质量保证检测规范.

钟日奎, 钟志龙, 梁伟玲, 等, 2008. Siemens Primus 型直线加速器速调管的维护与使用. 中国医疗器械信息, 14 (11): 47-49.

周小林, 2014. TOF-PET 系统的成像算法研究. 中国科学院大学, 1-150.

朱朝晖, 赵军, 尹大一, 等, 2014. SPECT (/ CT) 和 PET / CT 临床质量控制 与质量保证的基本要求 (2014 版). 中华核医学与分子影像杂志, 34 (6): 443-448.

邹念强, 唐韶华, 2016. 影响平板探测器图像质量的因素及解决方案. 中国医学装备, 13 (12): 17-20.

Badr S, Laurent N, Régis C, et al, 2014. Dual-energy contrast-enhanced digital mammography in routine clinical practice in 2013. Diagnostic & Interventional Imaging, 95 (3): 245-258.

Bailey DL, Townsend DW, Valk PE, et al, 2006. Positron emission tomography. basic sciences. Journal of Neuroradiology, 33 (4): 265.

Baker JA, Lo JY, 2011. Breast tomosynthesis: state-of-the-art and review of the literature. Academic Radiology, 18 (10): 1298-1310.

Bargalló X, Santamaría G, Del Amom, et al, 2014. Single reading with computer-aided detection performed by selected radiologists in a breast cancer screening program. European Journal of Radiology, 83 (11): 2019-2023.

Brem RF, Hoffmeister JW, Rapelyea JA, et al, 2005. Impact of breast density on computer-aided detection for breast cancer. Ajr American Journal of Roentgenology, 184 (2): 439-444.

Chen Y, Michalski D, Houser C, et al, 2002. A deterministic iterative least-squares algorithm for beam weight optimization in conformal radiotherapy. Phys Med Biol, 47 (10): 1647-1658.

Cole EB, Zhang Z, Marques HS, et al, 2012. Assessing the stand-alone sensitivity of computer-aided detection with cancer cases from the Digital Mammographic Imaging Screening Trial. Ajr American Journal of Roentgenology, 199 (3): W392-W401.

Faul CM, Flickinger JC, 1995. The use of radiation in the management of spinal metastases. J Neurooncol, 23 (2): 149-161.

Fischmann A, Siegmann KC, Wersebe A, et al, 2005. Comparison of full-field digital mammography and film-screen mammography: image quality and lesion detection. British Journal of Radiology, 78 (928): 312-315.

GB 18871—2002 中华人民共和国国家质量监督检验检疫总局, 2002. 电离辐射防护与辐射源安全基本标准.

Gerzten PC, Welch WC, 2000. Current surgical management of metastatic of spinal disease. Oncology (Williston park), 14 (7): 1013-1024.

Gong X, Glick SJ, Liu B, et al, 2006. A computer simulation study comparing lesion detection accuracy with digital mammography, breast tomosynthesis, and cone - beam CT breast imaging. Medical Physics, 33 (4): 1041-1052.

Goodwin S, Mcpherson JD, Mc Combie WR, 2016. Coming of age: ten years of nextgeneration sequencing technologies. Nature Reviews Genetics, 17 (6): 333-351.

Gur D, Bandos AI, Rockette HE, et al, 2010. Is an ROC-type response truly always better than a binary response in observer performance studies?. Academic Radiology, 17 (5): 639-645.

Honore B, 2001. Genome- and proteome-based technologies: status and applications in the postgenomic era. Expert review of molecular diagnostics, 1 (3): 265-274.

Jung NY, Kang BJ, Kim HS, et al, 2014. Who could benefit the most from using a computer-aided detection system in full-field digital mammography?. World Journal of Surgical Oncology, 12: 168.

Kamangar F, Dores GM, Anderson WF, 2006. Patterns of cancer incidence, mortality, and prevalence across five continents: defining priorities to reduce cancer disparities in different geographic regions of the world. J Clin Oncol, 24 (14): 2137-2150.

Klose J, Kobalz U, 1995. Two-dimensional electrophoresis of proteins: an updated protocol and implications for a functional analysis of the genome. Electrophoresis, 16 (6): 1034-1059.

Lalji UC, Jeukens CR, Houben I, et al, 2015. Evaluation of low-energy contrast-enhanced spectral mammography images by comparing them to full-field digital mammography using EUREF image quality criteria. European Radiology, 25 (10): 2813-2820.

Luczyńska E, Heinze-Paluchowska S, Dyczek S, et al, 2014. Contrast-enhanced spectral mammography: comparison with conventional mammography and histopathology in 152 women. Korean Journal of Radiology, 15 (6): 689-696.

Łuczyńska E, Heinze-Paluchowska S, Hendrick E, et al, 2015. Comparison between breast MRI and contrast-enhanced spectral mammography. Medical Science Monitor: International Medical Journal of Experimental and Clinical Research, 21: 1358-1367.

Miles NW, John NA, 2004. Chapter 2-Introduction to Emission Tomography. Emission Tomography, 11-23.

O'Farrell PH, 1975. High resolution two-dimentional electrophoresis of proteins. Journal of Biological Chemistry, 250 (10): 4007-4021.

Park JM, Franken EA, Garg M, et al, 2007. Breast tomosynthesis: present considerations and future applications. Radiographics, 27 Suppl 1: S231-S240.

Remouchamps VM, Letts N, Vicini FA, et al, 2003. Initial clinical experience with moderate deep inspirational breath hold using an active breathing, control device in the treatment of patients with left-sided breast cancer using external beam radiation therapy. Int J Radiat Oncol Biol Phys, 56 (3): 704-715.

Ryu S, Fang Yin F, Rock J, et al, 2003. Image-guided and intensity-modulated radiosurgery for patients with spinal metastasis. Cancer, 97 (8): 2013-2018.

Ryu SI, Chang SD, Kim DH, et al, 2001. Image-guided hypo-fractionated stereotactic radiosurgery to spinal lesions. Neurosurgery, 49 (4): 838-846.

Siebers JV, Lanterbach M, Keall PJ, et al, 2002. Incorporating multi-leaf collimator leaf sequencing into iterative IMRT optimization. Med Phys, 29（6）: 952-959.

Siemens Healthcare Diagnostics, 2013. ADVIA Centaur® XP 操作员指南

Siemens Healthcare Diagnostics, 2015. Aptio ™ Automation Service Training Automation.

Sixel KE, Aznar MC, Ung YC, 2001. Deep inspiration breath hold to reduce irradiated heart volume in breast cancer patients. Int J Radiat Oncol Biol Phys, 49（1）: 199-204.

Swatton JE, Prabakaran S, Karp NA, et al, 2004. Protein profiling of human postmortem brain using 2-dimensional fluorescence difference gel electrophoresis（2-D DIGE）. Molecular psychiatry, 9（2）: 128-143.

SYSMEX 公司, 2007. 自动血液分析仪 XE-5000 操作手册

SYSMEX 公司, 2017. XN-350 一般信息

Tanaka R, Takamori M, Uchiyama Y, et al, 2015. Radiological technologists' performance for the detection of malignant microcalcifications in digital mammograms without and with a computer-aided detection system. Journal of Medical Imaging, 2（2）: 024505.

Vanden Biggelaar FJ, Kessels AG, Van Engelsho Ven JM, et al, 2009. Strategies for digital mammography interpretation in a clinical patient population. International Journal of Cancer, 125（12）: 2923-2929.

Vandenberghe S, Marsden PK, 2015. PET-MRI: a review of challenges and solutions in the development of integrated multimodality imaging. Phys Med Biol. 60（4）: R115–R154.

Vandenberghe S, Mikhavlova E, D'Hoe E, 2016. Recent developments in time-of-flight PET. EJNMMI physics, 3（1）: 3.

Vivien Gibbɛ, 2013. 超声物理基础必读. 戴晴, 主译. 北京: 人民军医出版社.

Yang Y, Xing L, Li JG, et al, 2003. Independent dosimetric calculation with inclusion of head scatter and MLC transmission for IMRT. Med Phys, 30（11）: 2937-2947.